外科疑难病例精粹

主　编　王　杉

副主编　田　伟　张彦芳

编　委　（按姓氏笔画排序）

王　俊　王　杉　王晓峰

田　伟　孙永华　陈　彧

张彦芳　鲍圣德

秘　书　周　静

北京大学医学出版社

图书在版编目（CIP）数据

外科疑难病例精粹/王杉主编. —北京：北京大学医学出版社，2008.1

ISBN 978-7-81116-151-9

Ⅰ. 外… Ⅱ. 王… Ⅲ. 外科－疑难病－诊疗 Ⅳ. R6

中国版本图书馆 CIP 数据核字（2006）第 181984 号

外科疑难病例精粹

主　　编：王　杉
出版发行：北京大学医学出版社（电话：010-82802230）
地　　址：（100083）北京市海淀区学院路 38 号　北京大学医学部院内
网　　址：http：//www. pumpress. com. cn
E - mail：booksale@bjmu. edu. cn
印　　刷：莱芜市圣龙印务有限责任公司
经　　销：新华书店
责任编辑：赵　曼　　**责任校对：**金彤文　　**责任印制：**张京生
开　　本：889mm×1194mm　1/32　　**印张：**27.5　　**字数：**801 千字
版　　次：2008 年 2 月第 1 版　2008 年 2 月第 1 次印刷　**印数：**1－4000 册
书　　号：ISBN 978-7-81116-151-9
定　　价：99.00 元

编写人员（按姓氏笔画排序）

北京大学第一医院

田孝东　万远廉　王东民　刘荫华　张彦芳　杨尹默　汪　欣
陈焕年　陕　飞　黄莛庭　鲍圣德

北京大学人民医院

尹慕军　王　杉　王　俊　王秋生　王晓峰　王福顺　叶雄俊
叶颖江　白文俊　刘　军　刘　刚　刘　隆　刘士军　刘彦国
安友仲　曲星珂　朱继业　许克新　许清泉　张小明　张学民
张晓鹏　李　伟　李　运　李剑锋　李　清　李清乐　杨　帆
杨　波　杨晓东　杨德启　陈　彧　陈国强　周　静　季　勇
金　滨　姜冠朝　赵　鸿　赵　辉　徐　涛　梁　斌　黄晓波
彭吉润　焦　洋　程西奎　董　雷　廉　波　熊六林

北京大学第三医院

修典荣　姚宏伟

北京大学第四临床医学院（北极积水潭医院）

于东宁　毛玉江　田　伟　田　文　刘　波　刘兴华　孙　林
孙永华　朱以明　吴新宝　张　波　张　辉　张自琴　张伯松
张国安　张普柱　李　庭　李　莹　李文东　苏永刚　贡小英
陈　欣　武　勇　赵春鹏　高志强　曹奇勇　黄　雷　龚晓峰
蒋协远　覃凤钧　解亦斌　蔺锡侯

目 录

一 神经外科

病例 1　颈胸部麻木 10 年，疼痛 4 年

张彦芳　鲍圣德

▶ 病历摘要

女，42 岁。主因“颈胸部麻木 10 年，疼痛 4 年”入院。入院前 10 年无诱因出现颈胸部麻木，常在做饭时烫伤，有时被利器划伤不自知。在当地医院间断服用复方维生素 B、丹参等药物治疗无明显改善。近 4 年来出现颈部疼痛，自觉麻木等不适逐渐加重。当地医院行 X 线平片报告“脊柱侧弯、颈椎僵直”，诊断为“颈椎病”，给予中成药（药名不详）、按摩等治疗无好转。1 个月前在我院神经内科就诊，查体发现双侧 C5 - T4 痛觉消失，触觉存在，双手鱼际肌萎缩，诊断为脊髓空洞症。1 周前在外院行 MRI 检查显示左侧基底节、脑干左侧、脊髓空洞症（图 1A、B、C、D）；Chiari 畸形 Ⅰ 型。为进一步治疗收入我科。

患病以来无头痛、恶心及呕吐，四肢活动无障碍。既往体健，否认“抽风”、“鼻窦炎”、“中耳炎”、“高血压病”等病史。个人史和家族史无特殊。

体格检查： T 37℃，P 72 次/分，R 18 次/分，BP 130/70mmHg。体重 60 千克，身高 1.62 米。皮肤、巩膜未见黄染，全身浅表淋巴结无肿大。咽不红，扁桃体不大，甲状腺不大。颈部对称，双侧颈动脉搏动一致，未见静脉怒张。双肺呼吸音清，未闻干湿性啰音。心界无扩大，心音有力，心律整齐，心率 72 次/分。腹软，无压痛，无反跳痛，肝脾未触及。四肢关节无红肿、畸形。头颅正常，胸椎向右侧凸。神志清楚。理解力、记忆力和计算力正常。时间、人物、地点定向力正常。双眼视力正常、视野无缺损。眼底：视乳头边界清楚，色淡红；动、静脉直径比 2/3，未见出血及渗出。左侧睑裂小，眼球稍内陷；双眼球自然居中位，各方向活动充分，无复视和眼球震颤；双眼调节和辐辏运动正常。左侧瞳孔小于右侧，直径

2mm，右侧 3mm；双侧瞳孔正圆，对光反应灵敏。左侧面部少汗，痛觉下降。右侧面部痛触觉正常，双侧颞肌、咬肌对称有力，无肌萎缩。双侧角膜反射对称灵敏，下颌反射无亢进。双侧额纹、鼻唇沟对称；双眼闭目及鼓腮对称有力，示齿、口角无偏斜。双耳听力正常，双侧 Rinne's test（+），Weber's test 居中，双侧 Schwabach's test 对称正常。无吞咽困难和构音不清。悬雍垂居中，双侧软腭上抬有力对称，咽、腭反射稍迟钝。双侧转头耸肩对称有力，双侧胸锁乳突肌、斜方肌无萎缩。伸舌居中，未见舌肌萎缩及肌束纤颤。双侧 C5－T4 痛觉消失，触觉、音叉震动觉和关节位置觉正常。双手鱼际肌、双前臂尺侧和冈上肌群萎缩，右手和前臂可见肌束纤颤。四肢肌力Ⅴ级，肌张力正常。双上肢指鼻试验、下肢跟膝胫试验稳准。双侧腹壁反射对称灵敏。双上肢肱二头肌反射、肱三头肌腱反射、桡尺骨膜反射、双下肢膝腱反射和跟腱反射对称。双侧掌颌反射（－），双侧 Hoffmann 征及 Rossolimo 征（+）。双足 Babinski 征和 Chddock 征（－）。颈无抵抗，双 Kernig 征（－）。其他系统检查无阳性发现。

入院诊断：脑、脊髓空洞症。

术前诊治经过：入院后查血尿便常规及心、肺、肝、肾功能检查未见明显异常。胸部 X 线平片报告“两肺、心未见异常”。

▶ 病历讨论

A **医师（神经外科医师）：**本病例定位、定性诊断很明确，是脑脊髓空洞症，属少见病例。但临床表现与 MRI 显示的病变范围不一致。有如下特点：（1）感觉障碍的范围小于病变长度。如果空洞在脊髓实质内，感觉障碍的范围应与空洞长度一致。（2）空洞很粗，临床仅发现上肢的肌肉萎缩，下肢无锥体束损害的表现。（3）左侧睑裂小，眼球内陷和瞳孔缩小属于 Horner 综合征，应该与颈膨大损害有关。但面部感觉障碍与空洞在脑干部位的一侧，没有交叉性表现，不好解释。（4）按照 Gardner 学说，脊髓空洞应与Ⅳ脑室存在交通。但本病例的空洞从脊髓延伸到基底节，却没有显示脊髓空洞与Ⅳ脑室的通道。所以，本病例用 Gardner 学说难以解释。由此也引出本病例的治疗问题。单纯枕下减压术不一定有效。空洞很长，但不能确定上下是否贯通。建议同时行枕下减压术和空洞-蛛网膜下腔分流术。

B **医师（神经外科医师）：** 基本同意 A 医师的意见，本病例属脑、脊髓空洞症，临床上罕见。面部感觉障碍应与同侧三叉神经脊髓束或脊髓核受累有关，所以无脑干损害应有的交叉性表现。本病例脑内空洞基本上未引起神经系统缺陷。一般来说，囊性压迫要比实性压迫轻。与脊髓髓内肿瘤相比，脊髓空洞症起病隐匿，发展缓慢，病程较长，这也是传统上进行鉴别诊断的要点。换句话说，脊髓空洞症的临床表现就是较轻，与影像学显示可以不一致。脊髓空洞症的形成因素复杂，目前还没有一种学说能够完全解释。原发性脊髓空洞症几乎都合并 Chiari 畸形或其他枕颈区畸形。Chiari 畸形分为三型，而脊髓空洞症主要见于 Chiari 畸形 I 型，合并空洞症者为 A 型，无空洞者为 B 型。所以，本病例脊髓空洞症的形成仍可能是先天性发育异常，不能单纯用脑脊液动力学说解释。病情不断发展可能与脑脊液动力有关，其原因主要是枕颈区的脑脊液循环梗阻。无论何种学说，解除枕颈区的脑脊液循环梗阻是关键，所以枕颈区减压术很重要。本病例空洞粗而长，同时行空洞-蛛网膜下腔分流术，效果可能更可靠。

C **医师（神经外科医师）：** 同意 B 医师的分析诊断。与其他髓内囊性病变如肠源性囊肿等相比，本病例的临床表现特别是锥体束受损的表现仍然较轻，这主要与空洞主体位于脊髓中央管有关。脊髓空洞症也称为脊髓积水空洞症，包括脊髓积水和空洞两种病理状态，临床上难以区分。有些儿童出生时即有很长的脊髓空洞症，伴有多种先天发育异常，如 Chiari 畸形、脊髓纵裂畸形等。同时临床也见到脊髓空洞增大增粗的病例，大多数病例在成年出现症状，缓慢逐渐发展。所以同意 B 医师的意见，空洞的形成和发展因素有可能不同。本病例病情逐渐加重且伴有疼痛，有手术适应证。可以行枕下减压术和空洞-蛛网膜下腔分流术。

▶ 手术及术后恢复情况

完善术前各项辅助检查后，于 1988 年 9 月在全麻下行枕下C1－C2 减压和 T1－T2 空洞-蛛网膜下腔分流术，术后 1 周疼痛消失。术后 8 个月复查 MRI 示脑、脊髓空洞均明显缩小（图 2A、B、C、D）。神经系统体征无变化。

▶ 最后诊断

脑、脊髓空洞症。

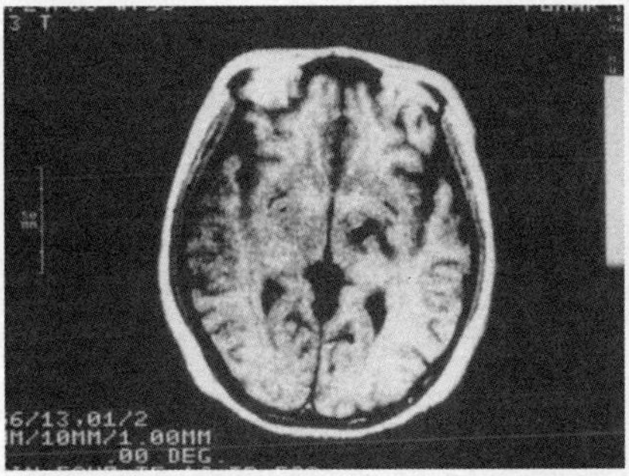

图 1 A

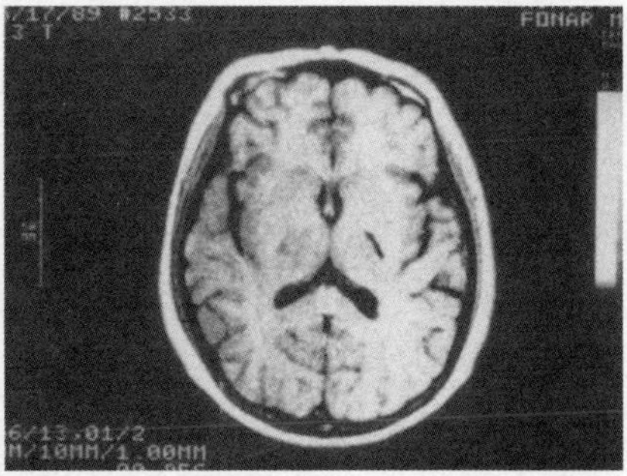

图 2 A

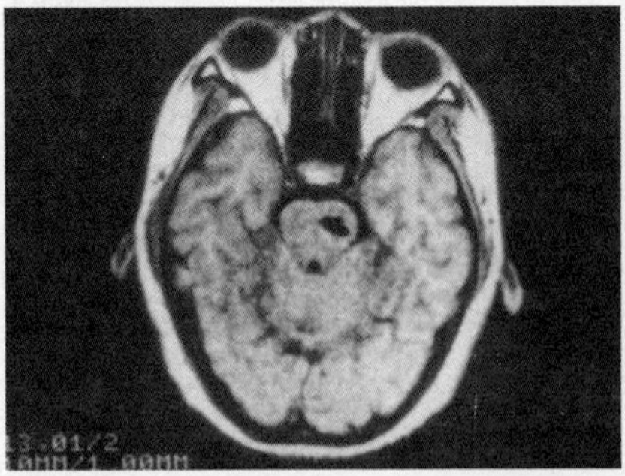

图 1 B

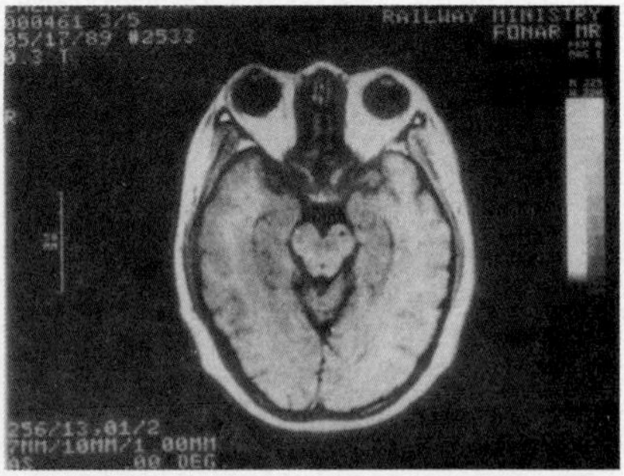

图 2 B

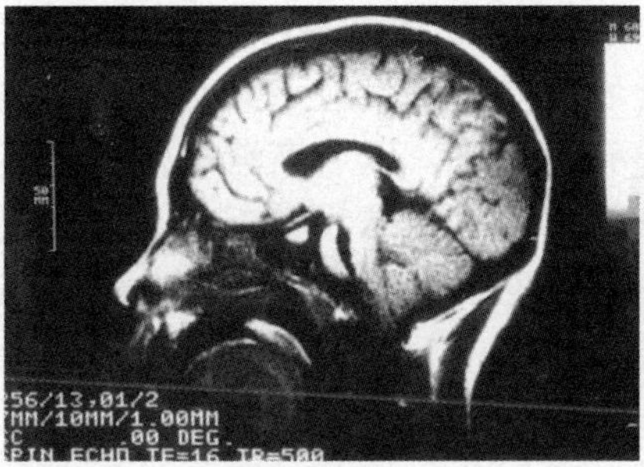

图 1 C

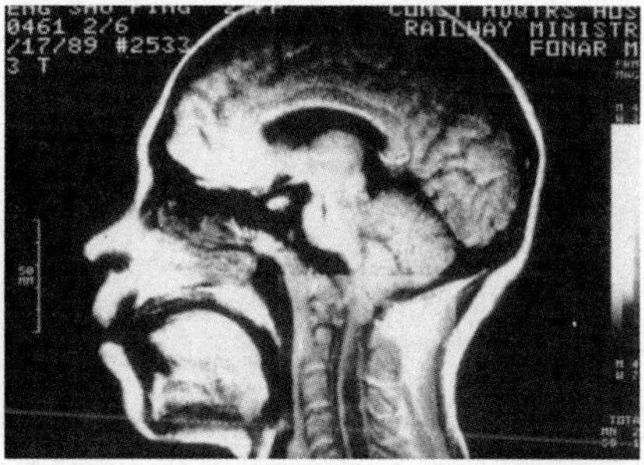

图 2 C

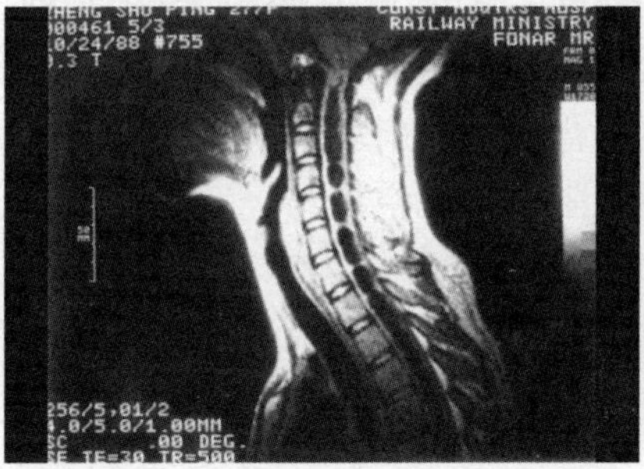

图 1 D

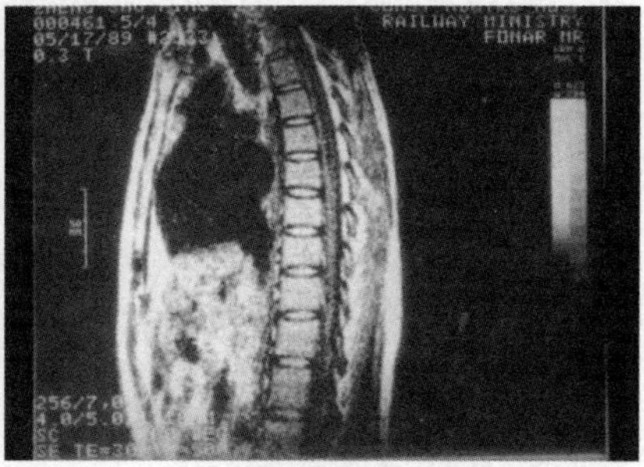

图 2 D

▶ 专家点评

脊髓空洞症分为交通性和非交通性。前者指空洞与中央管和第Ⅳ脑室相交通，这种交通在影像学资料上还不易发现，目前多指合并枕颈区畸形的患者；后者指髓内独立的空腔，多见于继发性脊髓空洞症。交通性脊髓空洞症也叫脊髓积水空洞症，包括两种病理类型。早在 1827 年 Oliver 就发现扩大的脊髓中央管，使用了脊髓空洞症来描述这一状态。以后，Stilling（1859）证实了幼年和成年脊椎动物的脊髓中央管终生存在。Schüppel（1865）将病理性扩大的脊髓中央管称为脊髓积水症。Simon（1875）将与中央管不连续的髓内空洞称为脊髓空洞症。到目前为止，临床还不能将存活患者的两种病理状态明确区分。

本病以节段性分布的痛温觉下降而触觉保留的分离性感觉障碍

为主要临床表现。运动障碍以手、前臂的下运动神经元麻痹为主。大多数患者的临床表现较轻，与脊髓实质内病变应该具有的表现程度很不一致。说明许多病例可能是脊髓积水，以后渐渐累及脊髓实质。目前业内已习惯脊髓空洞症这一名称。总结我科近 200 例病例具有以下临床特点：(1) 发病年龄最小见于出生后 3 个月；(2) 临床表现相对很轻。感觉障碍的范围均小于空洞的长度。运动障碍少于感觉障碍，仅限于前角细胞损害表现的手部肌肉不同程度的萎缩。极少数患者出现锥体束征。与此相比，创伤、脊髓血管畸形伴发的空洞比较细小，但临床表现较重。(3) 基本上都合并枕颈区发育异常，如扁平颅底、Arnold-Chiari 畸形，后者最常见，皆为Ⅰ型。MRI 显示 Arnold-Chiari 畸形Ⅰ型的扁桃体背面在枕骨大孔区多呈现转折，嵌顿明显。Ⅱ、Ⅲ型的扁桃体背面为一斜坡。(4) MRI 显示脑脊液在枕骨大孔区围绕扁桃体尖梗阻，未见空洞与Ⅳ室存在交通。3 例后正中孔异常，手术证实 2 例局部粘连；1 例为颗粒状淀粉样组织。(5) 改善枕颈区蛛网膜下腔脑脊液循环的多种方法均能见到空洞塌陷。有的病例在术后第 2 天即可见到空洞塌陷。有的则在 3 个月后才发现空洞塌陷。

在 MRI 应用于临床以前，枕颈区畸形主要通过 X 线平片发现。对于本病常伴发的 Chiari 畸形的发生率之高认识不足。MRI 应用于临床以后，大家发现几乎所有的交通性脊髓空洞症患者都伴发 Chiari 畸形，由此带来对本病发病机理的认识和治疗观念的很大改变。Chiari 畸形又称小脑扁桃体下疝。是以小脑扁桃体延长为主的后颅窝中轴脑组织向下移位，经枕骨大孔进入颈椎管的畸形。本病分为三型：Ⅰ型，仅有小脑扁桃体下疝。Ⅱ型，小脑扁桃体和下蚓部、延髓、脑桥、Ⅳ脑室均延长下移，末端进入椎管内。Ⅲ型，在Ⅱ型的基础上，伴脑积水和脊膜、小脑膨出。成人以Ⅰ型最多见，常合并脊髓空洞症。合并脊髓空洞者为 A 型；无脊髓空洞者为 B 型。Ⅱ、Ⅲ型多见于婴幼儿。为什么脊髓空洞症多见于Ⅰ型 Chiari 畸形，业内少有解释。我们推测Ⅰ型患者更容易造成枕骨大孔区脑脊液循环的梗阻。有关脊髓空洞症发生发展的学说主要包括脑脊液动力异常学说（Gardner 水锤效应学说；Ball 和 Dayan 血管周围间隙渗透学说；William学说）、先天性胚胎发育异常学说、血循环异常、创伤、免疫等学说。本文报告的病例，空洞从脊髓延伸到脑干、基底节区域，确实罕见，文献报告不多。其空洞发生的机理很难用其中一种学说解释。一种疾病包含两种不同的病理状态，其发病机理必有区别。作者认为本病的形成与发展应该分开探讨。既然脊髓积水占有很大的比例，空洞的形成应该与胚胎发育有关。尽管Gardner学说不能解释所有病例，但从治疗的结果看，改善枕骨大孔区的脑脊液循环的各种方法均有效，多数患者术后可见到空洞塌陷。既然各种方法都有效，手术设计就应该选用简单的一种。本病例于1992年收治，当时国内MRI还未普及。从现在的观点看，是否需要行空洞-蛛网膜下腔分流术值得商榷。

病例 2　左上下肢活动不利 7 个月

张彦芳　鲍圣德

▶ 病历摘要

男，15 岁。主因“左上下肢活动不利 7 个月”入院。患者于入院前 7 个月无诱因出现左上下肢活动不利。行走时左腿“跟不上”，左手动作笨拙。阅读时头晕。病前偶有头痛，但均不剧烈，不伴有恶心、呕吐。自己口服抗感冒药物、去痛片治疗可以好转。病后 3 个月到当地医院神经内科就诊发现：左上下肢肌力Ⅳ$^{+}$级，左足 Babinski 征（＋）。CT 扫描显示“右颞叶深部一个类圆形囊性病灶，囊壁有钙化”。当地医院神经外科诊断为“颞叶肿瘤”。在全麻下行肿瘤切除术，术中发现病灶有“乳白色光滑囊壁”，穿刺未抽出液体，但针孔流出黑色血凝块。疑为巨大动脉瘤，用明胶海绵贴于针孔后，终止手术。术后第 1 天自觉左上下肢活动较术前明显好转。查体发现左上下肢肌力Ⅴ$^{-}$级。因害怕动脉瘤的手术风险大，出院后没有继续就医。1 个月前再次出现左上下肢活动不利。复查 CT 扫描显示“右颞叶深部多个类圆形囊性病灶，囊壁有钙化”。1 周前来我院就诊，门诊以右颞叶多发占位病变收入神经外科。

患病以来饮食正常，大小便习惯无改变，体重无明显变化。无抽风史。既往体健，否认“抽风”、“外伤”、“反复鼻衄”等病史。患者在医院出生，分娩顺利，产程正常。家族中无类似病例。

体格检查： T 37℃，P 72 次/分，R 20 次/分，BP 100/70mmHg。体重 45 千克，身高 1.6 米。巩膜无黄染，腰部可见一小片咖啡牛奶斑，骶尾部有 1 皮凹，无毛发。全身浅表淋巴结无肿大。咽不红，扁桃体不大，甲状腺不大。颈部对称，双侧颈动脉搏动一致，未见静脉怒张。双肺呼吸音清，未闻干湿性啰音。心界无扩大，心音有力，心律整齐，心率 72 次/分。腹软，无压痛，无反跳痛，肝脾未触及。四肢关节无红肿、畸形。头颅和脊柱外观正常。神志清楚。

理解力、记忆力和计算力正常。时间、人物、地点定向力正常。床旁检查双眼视力正常、视野无缺损。眼底：视乳头边界清楚，色淡红；动、静脉直径比2/3，未见出血及渗出。双侧睑裂等大，无眼睑下垂。双眼球无凸出及凹陷，位置自然居中，各向活动充分，无复视和眼球震颤。双眼调节和辐辏运动正常。双侧瞳孔等大正圆，直径3mm，对光反应灵敏。双侧面部痛触觉对称正常，双颞肌、咬肌对称有力，无肌萎缩。双侧角膜反射对称灵敏，下颌反射无亢进。双侧额纹对称，左侧鼻唇沟稍浅；双眼闭目对称有力，示齿、左侧口角力弱。双耳听力正常，双侧 Rinne's test（＋），Weber's test 居中，双侧 Schwabach's test 对称正常。无吞咽困难和构音不清。悬雍垂居中，左侧软腭上抬力弱，咽、腭反射灵敏。双侧转头耸肩对称有力，双侧胸锁乳突肌、斜方肌无萎缩。伸舌偏左，未见舌肌萎缩及肌束纤颤。左侧肢体痛、触觉均轻度减退，四肢音叉振动觉、关节位置觉及运动觉对称。四肢肌肉无明显萎缩，无肌肉压痛，无束颤、肌球及肌凹。左上下肢肌力Ⅳ级，肌张力正常。双上肢指鼻试验、跟膝胫试验稳准。左侧腹壁反射和提睾反射迟钝。左上肢肱二头肌反射、肱三头肌腱反射、桡尺骨膜反射稍活跃，左下肢膝腱反射和跟腱反射均活跃。双侧掌颌反射（－），双侧 Hoffmann 征及 Rossolimo 征（－）。左足 Babinski 征和 Chddock 征（＋）。颈无抵抗，双 Kernig 征（－）。其他系统检查无阳性发现。

入院诊断：右颞多发血肿，巨大动脉瘤出血？

术前诊治经过：入院后查血尿便常规及心、肺、肝、肾功能检查和血液各项生化检查未见明显异常。胸部X线平片报告：“两肺、心未见异常”。腹部B超无阳性发现。入院后行 MRI 增强扫描显示右颞顶深部多个类圆形囊性占位，互相毗邻相连（图1～4）。病灶前方贴近侧裂，囊壁有点片状钙化。DSA 未见动脉瘤或血管畸形。

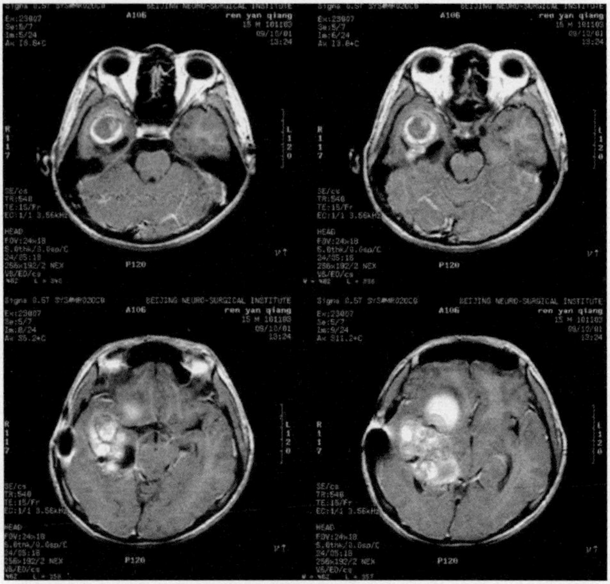

图 1　慢性扩展性血肿 T1 加权像

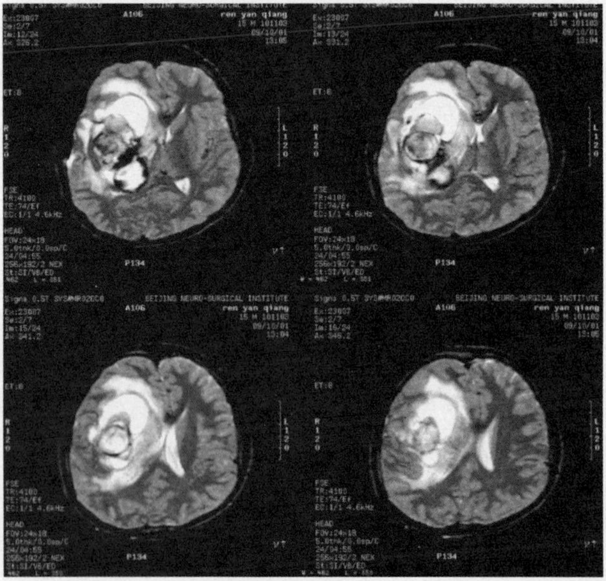

图 2　慢性扩展性血肿 T2 加权像

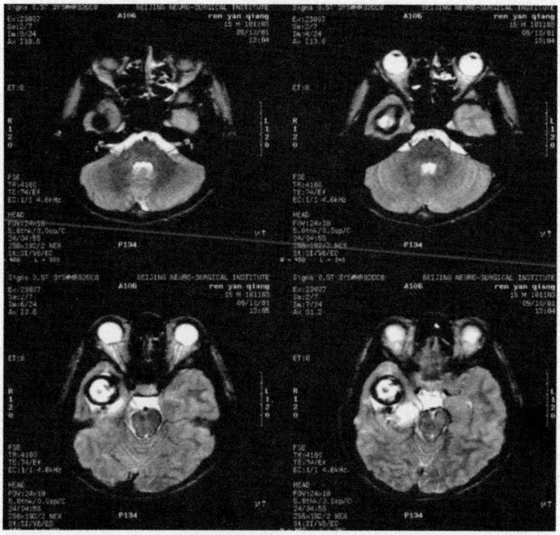

图 3　慢性扩展性血肿 T2 加权像

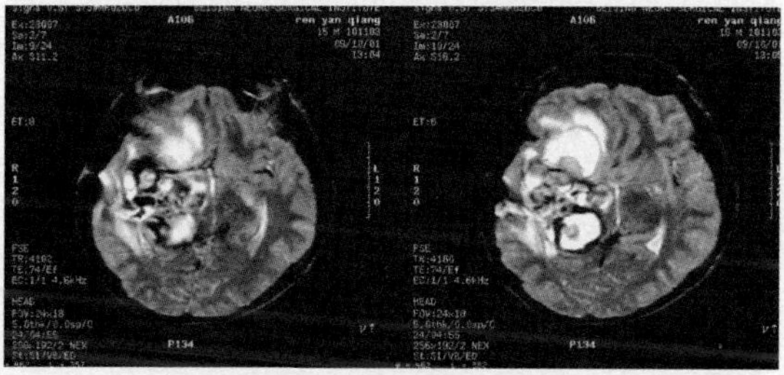

图 4　慢性扩展性血肿 T2 加权像

▶ 病历讨论

A 医师：本病例有如下特点：（1）少年，男性，正常自然分娩出生。（2）起病慢，无诱因，进展缓慢，病程较长。（3）以左上下肢肌力弱为主要症状，发病时无剧烈头痛史。（4）以左侧脑性偏瘫为主要表现。与病灶大小相比，临床表现相对较轻。（5）DSA 未见血管畸形和动脉瘤。MRI 显示左颞顶深部多囊占位，接近侧裂，累及基底神经节和丘脑区域。定位诊断：右侧大脑半球内。本病例影像资料显示右颞顶多个囊性占位病变。由于部位较深，累及内囊而引起左半身感觉障碍和左上下肢脑性偏瘫，与皮层损害关系可能不大。定性诊断：（1）表皮样囊肿。病人为少年男性，中颅窝底是表皮样囊肿的好发部位之一。临床表现相对较轻，提示有可能是脑外占位由颅底长入脑内。MRI 显示左颞顶深部多发囊性占位，似乎相连。符合表皮样囊肿的生长方式。且表皮样囊肿可有钙化。（2）胶质瘤。胶质瘤占脑实质内肿瘤的第一位，因此不能除外。多数高分级胶质瘤的影像学显示边界相对清楚，常有多灶性肿瘤。但临床表现相对较轻，瘤周水肿不明显，不支持胶质瘤。（3）转移瘤。颅内多发肿瘤以转移瘤最多见。该病例第一次术前为一个病灶，术后 3 个月发展为多发病灶。尽管术中曾穿刺出陈旧血液，由于是家属自述，可靠性差。DSA 未显示动脉瘤，进一步提示病灶为具有生长能力的肿瘤。

B 医师：本病例的定位明确。定性诊断：（1）胶质瘤可能性不大。本病例病程中有一好转的间隔。左下肢肌力一直为Ⅳ左右，进展并不明显。这些特点均支持良性病变。此外，少年患者的胶质瘤多发生在幕下，幕上少见。当然，一些肿瘤在受刺激后，生长可以加快，但本病例的临床表现不太支持。（2）转移瘤的可能性也不大。还是因为临床特点不支持。转移瘤患者在不经过治疗的情况下，生存期达 7 个月，到目前为止无明显颅内压增高，非常少见。（3）先天性肿瘤的可能性大。表皮样囊肿囊壁有时较厚，其内容物有时呈黑绿色，易与陈旧血液混淆。病人在外院第一次术后出现好转，不好解释，其资料不可忽视。术中曾流出陈旧血液，但流出的量和术中是否切除颞极不详。建议让家属取得当地医院的手术记录。

C 医师：基本同意 B 医师的分析诊断，但血管性疾病不能除外。大家均未提到动脉瘤的可能，可能是因为 DSA 未能显示。事实上，有许多动脉瘤患者在第一次血管造影时不能发现，可能是由于血管痉挛、动脉瘤血栓等因素引起。所以，对于自发性蛛网膜下腔出血的患者第一次血管造影未发现动脉瘤时，应该定期复查。只是由于国内情形不同，病人恐惧手术或有创检查，同时又因为经济原因等方面的考虑，接受复查者很少。本病例第一次术前为一个病灶，术中见到囊壁，曾穿刺出陈旧血液。这些情况决不能忽视。动脉瘤可以反复出血。如果瘤顶指向脑内，常造成脑内血肿。但病人没有剧烈的头痛史，比较特殊。有可能是由于每次出血量不大，且位于脑内。既不引起颅内压增高，也不刺激脑膜的缘故。

▶ 手术及术后恢复情况

于2001年9月26日在全麻下行原切口开颅手术。术中发现侧裂粘连紧密，试分不成。用脑针穿刺颞极后方，皮层下1厘米抽出陈旧血液。沿穿刺方向，电灼并切开皮层和较韧的囊壁，证实病变为血肿。血肿腔大，不规则分叶，结合MRI显示，考虑血肿互相沟通。吸出陈旧血块后，血肿塌陷，其壁稍韧。考虑到本次复发原因不明，将血肿壁大部分离切除，送病理检查。继续探查，切除颞极，发现其深部又有一孤立瘤样囊性肿物，紧贴侧裂，梨形，壁乳白色，硬而光滑，如同血管壁。结合病史，有动脉瘤可能。小心分离瘤周，似有一蒂指向侧裂血管。蒂上有一动脉骑跨。继续分离蒂周，瘤周组织有许多钙化和血管。慎重起见，先用1个动脉瘤夹将此“蒂”夹闭。瘤壁硬，用尖刀在瘤体上切开，吸出内部血块，血块分层，中央红色，近壁处为铁锈脆片。分离并掀起瘤体，贴瘤夹切断，检查残“蒂”，未发现供血动脉。囊壁病理检查报告“纤维增生组织，伴有出血、钙化”。术后左上、下肢肌力和左侧肢体感觉障碍恢复正常。复查CT发现近丘脑区域仍有1个血肿残留，观察至今无发展，病情无反复。

▶ 最后诊断

右颞顶慢性扩展性血肿。

▶ 专家点评

慢性扩展性血肿是颅内血肿的一种少见的特殊类型，以往不被业内重视。到目前为止，国内多数专业书籍没有分类描述。文献报道以个例多见，近年来报道的病例有所增加。本病主要的病理特征是在血肿周围有一层厚壁包膜，内含不同时期的血凝块。既有陈旧性血液，也有新鲜的出血。反复的新鲜出血可能是血肿不断扩大的原因。本病的发病机制尚不清楚。在手术切除血肿时，常在血肿周围发现隐匿性血管畸形、微小动脉瘤，或者在周围脑组织内检出血管淀粉样变性。此外，也见于外伤后的患者。所以，目前多数学者认为本病与隐匿性血管畸形、微小动脉瘤、血管淀粉样变性、外伤等有关。其中，隐匿性血管畸形是主要病因。隐匿性血管畸形常在脑内血肿区域反复多次渗血或小量出血，周围脑组织受血肿及其分解产物的刺激发生炎性反应，毛细血管和纤维结缔组织增生形成血肿的包膜。包膜内层富含管壁脆弱的新生毛细血管，容易发生反复出血或渗血，从而使血肿逐渐增大。但是，隐匿性血管畸形等原发疾病的反复出血也是血肿逐渐增大的主要因素。

本病可见于各年龄组，青年患者居多。由于血肿慢性扩展，多为隐匿起病，缓慢进展。临床表现与其他占位性病变相似，可出现颅内压增高的表现，如头痛、恶心、呕吐等。有些病例首发症状为癫痫。压迫功能区者可出现相应的神经功能缺陷。血肿多位于皮质下白质，好发于颞、顶、枕叶。本病易误诊为脑肿瘤。随着认识水平的提高，根据 MRI 表现，本病的术前诊断率不断提高。但伴发的隐匿性血管畸形在术前不能发现，DSA 检查除了占位引起的血管移位外，不能显示血管畸形。CT 一般表现为脑内低密度或混杂密度占位，内含新鲜的出血时，可出现区域性高密度灶。增强扫描囊壁呈环形或结节样强化。与不典型的脑脓肿、胶质瘤等难以鉴别。MRI 的 T1 加权像显示血肿为均匀或斑片状高信号或等信号灶，周围为环状或弧形低信号或无信号带。T2 加权像显示血肿为高信号灶。由于周围脑组织水肿也为高信号，血肿周围的低信号或无信号带更为明显。这是本病的特征性改变。本病例具有上述特征，由于当时缺乏经验，术前没有考虑到本病。从本病例的治疗经过看，穿刺治疗效果可能不好。第二次手术术后残留的 1 个结节距离侧裂和最早出现的结节较远。术中将血肿壁大部切除，特别是将最早的血肿壁切除，有可能同时将引起反复出血的病因清除。因而，残留结节观察至今没有变化。此经验是否可靠有待继续观察。

▶ 参考文献

1. 陈伟建，诸葛启钏，郭献忠. 慢性扩展性血肿的影像学表现. 中国临床医学影像杂志，2001，12（3）：155-157

2. 廖圣芳，王汉东，陈汉明. 慢性扩展性脑内血肿误诊分析. 中国误诊学杂志，2005，15（9）：1688-1689

病例3　间断腹痛3个月，头晕、视物成双2个月

张彦芳　鲍圣德

▶ 病历摘要

女，44岁。主因“间断腹痛3个月，头晕、视物成双2个月”入院。患者于入院前3个月无诱因出现中上腹胀痛，无放射，伴恶心、呕吐，同时感胸闷、心悸。在内科查心电图、腹部和盆腔B超、腹部CT、血常规、肝功能、免疫学指标和C3等检查未见异常。胃镜报告表浅性胃炎，食管、十二指肠无病变。血淀粉酶正常，尿淀粉酶2552U/L，诊断为胰腺炎。给予禁食、抑酸、补液等治疗1个月，腹痛好转，仍有恶心、呕吐。入院前2个月，患者在治疗“胰腺炎”期间，出现头晕、视物成双影，检查发现双眼球水平震颤，双内收不充分。查TCD、电测听和听诱发电位等未见异常。眼震图示“双侧周围性前庭功能低下”。颈胸椎MRI未见异常。头颅MRI平扫示：胼胝体膝部及其左上方脑白质内小片状长T1、长T2信号影，无中线移位。考虑脱髓鞘病变。2天后MRI强化示：双侧脑室、三脑室、四脑室室管膜明显增强（图1～3）。脑脊液检查：蛋白稍高（0.665g/L）。小淋巴细胞32%，大淋巴细胞53%，单核细胞13%，未见幼稚细胞和肿瘤细胞。普通和结核菌培养阴性，其他各项生化、常规、免疫球蛋白和寡克隆区带均在正常范围。经反复解释，病人同意脑组织活检后，转入我科。

20年前曾患“结核性胸膜炎”，已治愈。10个月前因视物模糊在眼科诊为“眼色素膜炎”，口服激素、肠溶阿司匹林治疗半年后，部分好转。否认高血压、冠心病、糖尿病、胆石症等病史。父亲死于肺癌，其余家族史无特殊。

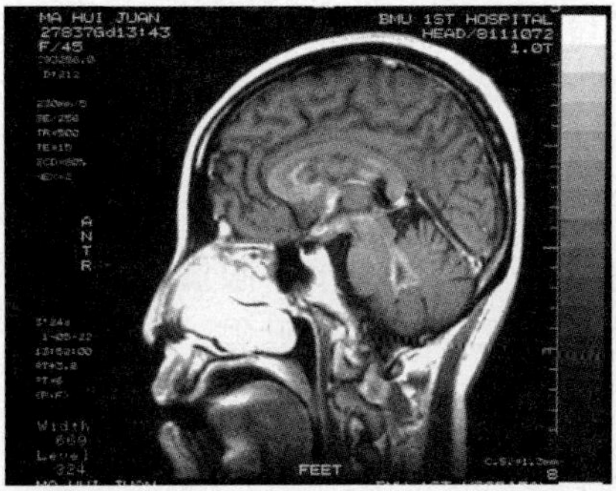

图 1

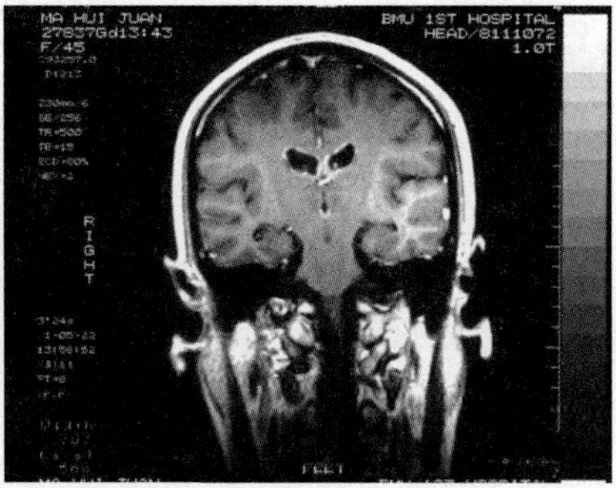

图 2

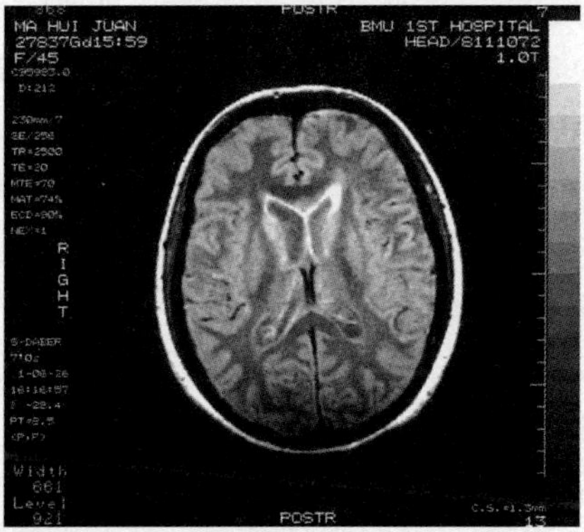

图 3

体格检查： T 36.4℃，P 86 次/分，R 16 次/分，BP 90/60mmHg。营养发育正常。皮肤、巩膜未见黄染，全身浅表淋巴结无肿大。咽不红，扁桃体不大，甲状腺不大。颈部对称，双侧颈动脉搏动一致，未见静脉怒张。双肺呼吸音清，未闻干湿性啰音。心界无扩大，心音有力，心律整齐，心率 86 次/分。腹平软，脐上有轻压痛，无反跳痛，肝脾未触。Murphy 征（－），移动性浊音（－），肠鸣音略活跃，4～5 次/分。四肢关节无红肿、畸形。脊柱和头颅外观正常。神志清楚。理解力、记忆力和计算力正常。时间、人物、地点定向力正常。双眼近视力 J1，视野无缺损。眼底：视乳头边界清楚，色淡红；动、静脉直径比 2/3，未见出血及渗出。双侧睑裂等大，无眼睑下垂。双眼球无凸出及凹陷，位置自然居中。向左视：左眼角膜缘距外眦 2mm，右眼角膜缘距内眦 2mm；向右视：左眼角膜缘距内眦 3mm，右眼角膜缘距外眦 2.5mm；眼球上下活动充分。向上视时有向左上的斜行眼震；向下视时有垂直向下的持续眼震，方向不恒定；向左有快相向左水平持续眼震；向右有快相向右水平眼震，右眼眼震幅度大于左眼；眼球居中时，左眼可见自发水平眼震。双眼右视有复视，两缘平行，其余方向无复视。双眼调节和辐辏运动差。双侧瞳孔等大正圆，直径 3mm，对光反应灵敏。双侧面部痛触觉对称正常，双颞肌、咬肌对称有力，无肌萎缩。双侧角膜反射对称灵敏，下颌反射无亢进。双侧额纹、鼻唇沟对称；双眼闭目及鼓腮对称有力，示齿、口角无偏斜。双耳听力正常，双侧 Rinne's test（+），Weber's test 居中，双侧 Schwabach's test 对称、略短。无吞咽困难和构音不清。悬雍垂居中，双侧软腭上抬有力对称，咽反射亢进。双侧转头耸肩对称有力，双侧胸锁乳突肌、斜方肌无萎缩。伸舌居中，未见舌肌萎缩及肌束纤颤。双侧痛、触觉，音叉振动觉，关节位置觉及运动觉对称正常。四肢肌肉无明显萎缩，无肌肉压痛，无束颤、肌球及肌凹。四肢肌力 V 级。四肢肌张力低下。双上肢指鼻试验、跟膝胫试验稳准。双侧腹壁反射对称灵敏。双上肢肱二头肌反射对称、低下，肱三头肌腱反射、桡尺骨膜反射、双下肢膝腱反射和跟腱反射均未引出。双侧掌颌反射（一），双侧 Hoffmann 征及 Rossolimo 征（一）。双足跖反射（+），双足 Babinski 征和 Chddock 征（一）。颈中度抵抗，双 Kernig 征（一），Laséque 征（一）。其他系统检查无阳性发现。

入院诊断：颅内病变，性质待查。

术前诊治经过：入院后查血尿便常规、生化及心、肺、肝、肾功能检查未见明显异常。感染筛查试验（HbsAg、抗 HCV、抗 HIV1/2、RPR）均（一）。脑脊液常规：细胞总数 60 个，白细胞（单核）1 个。脑脊液生化：蛋白 934 g/L；葡萄糖 6.95 mmol/L；氯 118.6 mmol/L。胸部 X 线平片报告“两肺、心未见异常”。腹部和盆腔、血液和骨髓穿刺检查均无阳性发现。

▶ 病历讨论

A 医师（神经内科医师）：本病例特点：（1）女性，中年；（2）突然起病，进行性发展，病程 3 个月；（3）首发症状为腹痛，尿淀粉酶支持“胰腺炎”，1 个月后出现头晕、眼球震颤等脑干损害的局灶神经系统表现；（4）主要体征包括双侧垂直和分离性眼震、眼球运动异常和颈抵抗。（5）头颅 MRI 平扫示：胼胝体膝部及其左上方脑白质内小片状长 T1、长 T2 信号影，无中线移位。MRI 强化示：双侧脑室、三脑室、四脑室室管膜明显增强。其他检查包括腹部和盆腔 B 超、腹部 CT、血液和骨髓穿刺、肝功能、免疫学指标、颈胸椎 MRI 均无特殊发现。脑脊液检查显示淋巴细胞和蛋白含量增高，未找到明确的肿瘤细胞。（6）20 年前患“结核性胸膜炎”。10 个月前患“眼色素膜炎”。父亲死于肺癌。住院后一直不能明确诊断，提请各位专家讨论

B 医师（神经内科医师）：定位诊断：（1）垂直眼震定位于脑干。分离性眼震及眼球运动异常定位于双侧内侧纵束，未侵及侧视中枢。因内侧纵束为白质，不在听觉通路上，所以脑干听觉诱发电位正常。（2）颈抵抗，四肢腱反射低下定位于脑膜。且影像学检查支持病变广泛分布于脑膜和室管膜。定性诊断：（1）炎症，结核性脑膜炎。因患者年轻，有结核性胸膜炎病史，影像学检查示脑膜和室管膜增厚强化。但血液和脑脊液检查不支持，且结核性脑膜炎很少出现脑干受损体征。（2）肿瘤：全市会诊脑脊液细胞学和免疫组化，有一专家怀疑 T 细胞淋巴瘤。

C 医师（肿瘤医院医师）：患者病史中无发热、头痛，各项检查未发现颅外淋巴瘤的迹象，所以可能是颅内原发肿瘤。原发颅内淋巴瘤多位于脑实质内，脑膜淋巴瘤多为颅外转移而来。此病例 MRI 显示如此明显的脑膜增厚和加强是否为其他类型的颅内肿瘤需要神经外科协助。淋巴瘤若位于脑膜上则脑脊液中淋巴细胞数目应很多，但此患者脑脊液常规检查细胞数少，白细胞数更少。脑脊液涂片的细胞均经过离心处理，不能准确反映细胞情况。建议病灶组织活检。不同类型的淋巴瘤治疗差异很大，所以应明确病理后再考虑用药。

▶ 手术及术后恢复情况

于2001年8月在局麻下行立体定位病灶组织活检术，手术顺利。术后1周病理检查报告“恶性非霍奇金淋巴瘤，B细胞型”。然后转入血液科化疗，2年后死亡。

▶ 最后诊断

原发性中枢神经系统恶性非霍奇金淋巴瘤，B细胞型。

▶ 专家点评

原发性中枢神经系统淋巴瘤非常少见，有关其发生率的各家报道不一。有人报道约占原发中枢神经系统肿瘤的0.6%～1.2%，占全身恶性淋巴瘤的0.7%。但近期国外的报道逐渐增多，多发于AIDS、先天性免疫缺陷和接受器官移植的患者。国内也应该提高对本病的认识，给予重视。

目前认为原发性中枢神经系统淋巴瘤诊断应满足以下条件：(1)肿瘤首发于中枢神经系统；(2)经各种检查除外全身其他部位可能存在的淋巴瘤。对于后者目前主要依靠全身体检、B超、血液和骨髓等检查。多数患者是B细胞型非霍奇金淋巴瘤，少数是T细胞型；但是，颅内缺乏淋巴系统，本病的细胞起源和发病机理尚不明确，存有争议。本病例最后资料符合原发性中枢神经系统淋巴瘤的诊断标准。文献报道多数病例的CT或MRI显示为颅内团块样占位，只有少数可沿室管膜向下扩散。本例强化MRI显示属于后者，实属少见。病灶弥散分布于室管膜，无中线移位等表现都易与炎性病变混淆，术前定性诊断困难。

本病例以腹痛为首发症状，治疗“胰腺炎”期间出现头晕、眼球震颤等神经系统表现。尽管病程短，但进展快符合恶性肿瘤的一般规律，其临床经过并不具备定性的佐证，临床诊断颇费周折。阅读文献和现有的书籍发现，实际上本病的临床表现和影像显示均缺乏特征，脑脊液检查也少有阳性发现，常规的临床诊断分析难以准确，确诊需要病理检查。由于多数原发性中枢神经系统的淋巴瘤对放疗和化疗比较敏感，对于不宜切除的肿瘤，进行活检意义很大。所以，提高对本病的认识，争取尽早明确病理诊断是早期选择正确的治疗、延长生存的唯一手段。

病例 4　第二性征发育及情绪烦躁 15 个月

张彦芳　鲍圣德

▶ 病历摘要

男，2 岁。主因“第二性征发育及情绪烦躁 15 个月”入院。入院前 15 个月家长注意到患儿生长发育较同龄儿快，肢体粗壮，未就诊。近 5 个月来发育更明显，并且情绪急躁、易激怒，面部痤疮、四肢汗毛明显，声音变粗如成人，阴毛生长，阴茎粗大如成人。笑声粗，但无怪异面容或痴笑，无四肢抽搐史。除了偶有近似“妈”的呼叫外，尚无其他语言。患儿平时多动不能制止，不受环境影响。玩耍时注意力不集中，乱扔东西。尿量、尿次正常。未发现视力不清和头痛的表示，无呕吐。1 个月前到某神经外科专科医院就诊，MRI 发现下丘脑肿瘤，报告为“下丘脑错构瘤”。因肿物较大，手术风险大，不予手术治疗。建议药物治疗。1 周前来我院就诊，再次建议药物治疗。但家属认为长期药物治疗，费用昂贵，坚决要求手术治疗。门诊以下丘脑错构瘤收入神经外科。

患病以来饮食正常，大小便习惯无改变，体重无明显变化。无四肢抽搐史。患者在医院出生，分娩顺利，产程正常。家族中无类似病例。

体格检查： T 36.5℃，P 100 次/分，R 30 次/分，BP 90/55mmHg。体重 16.5 千克，身高 98cm。巩膜无黄染，额面部大量痤疮，色鲜红。右大腿内侧可见 1 小片咖啡牛奶斑，阴茎粗大，可见阴毛生长（图 1）。全身浅表淋巴结无肿大。咽不红，扁桃体不大，甲状腺不大。颈部对称，双侧颈动脉搏动一致，未见静脉怒张。双肺呼吸音清，未闻干湿性啰音。心界无扩大，心音有力，心律整齐，心率 100 次/分。腹软，无压痛，无反跳痛，肝脾未触及。四肢关节无红肿、畸形。头颅和脊柱外观正常。神志清楚。查体欠配合。眼底：视乳头边界清楚，色淡红；动、静脉直径比 2/3，未见出血及渗出。双侧睑裂等大，无眼睑下垂。双眼球无凸出及凹陷，位置自然居中，各向活动充分。双侧瞳孔等大正圆，直径 3mm，对光反应灵敏。双侧角膜反射对称灵敏，下颌反射无亢进。双侧额纹、鼻唇沟对称；双眼闭目对称有力，示齿无偏斜。无吞咽困难，声音粗如成年男性。悬雍垂居中，双侧软腭上抬对称有力，咽、腭反射灵敏。双侧转头耸肩对称有力，双侧胸锁乳突肌、斜方肌无萎缩。伸舌居中，未见舌肌萎缩及肌束纤颤。双侧痛、触觉，音叉振动觉、关节位置觉及运动觉对称正常。四肢肌肉无明显萎缩，无肌肉压痛，无束颤、肌球及肌凹。四肢肌力 V 级，肌张力正常。双上肢指鼻试验、跟膝胫试验稳准。双侧腹壁反射对称灵敏。双上肢肱二头肌反射、肱三头肌腱反射、桡尺骨膜反射、双下肢膝腱反射和跟腱反射均对称引出。双侧掌颌反射（—），双侧 Hoffmann 征及 Rossolimo 征（—）。双足 Babinski 征和 Chddock 征（—）。颈无抵抗，双 Kernig 征（—）。其他系统检查无阳性发现。

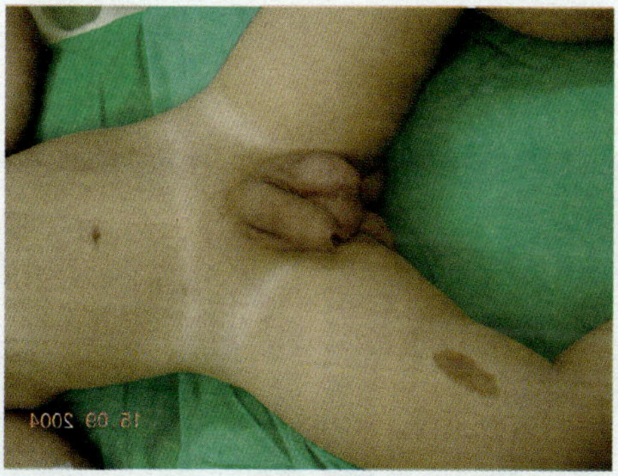

图 1

入院诊断： 下丘脑错构瘤?

术前诊治经过： 入院后查血尿便常规及心、肺、肝、肾功能检查和血液各项生化检查未见明显异常。睾酮 395.4ng/ml（参考值 0～45）；余 FSH、LH、E_2、ACTH、Cor 均正常。胸部 X 线平片报告："两肺、心未见异常"。手部 X 平片示 6 块腕骨（图 2）。头颅 X 平片示牙齿发育超过同龄（图 3）。MRI 显示下丘脑肿物向下延伸到斜坡，右侧大脑脚受压变形，脑干向后移位。增强扫描未见肿物强化（图 4-8）。

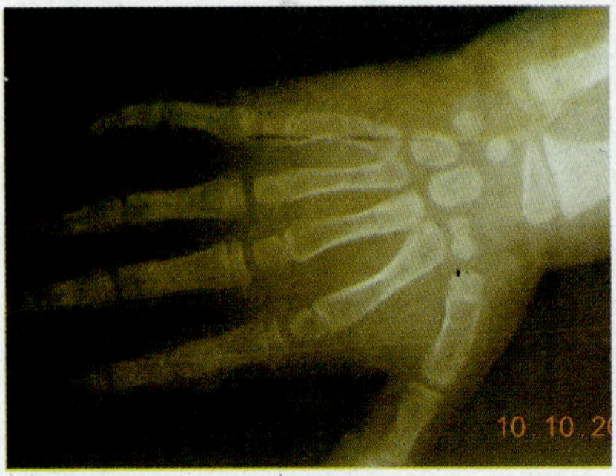

图 2

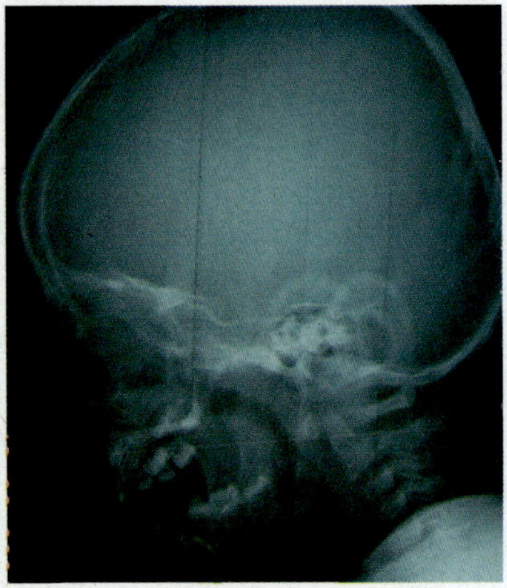

图 3

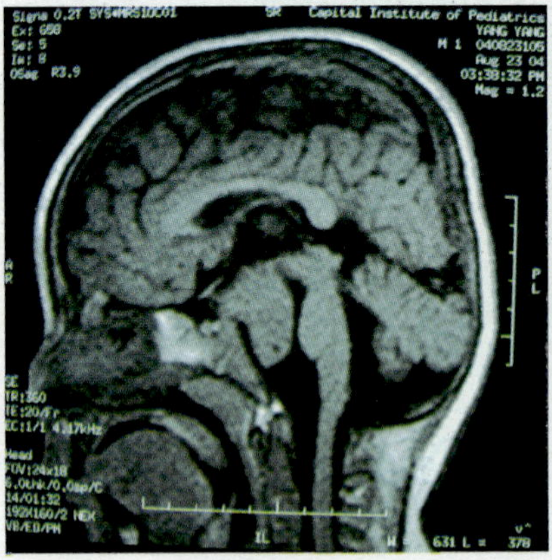

图 4

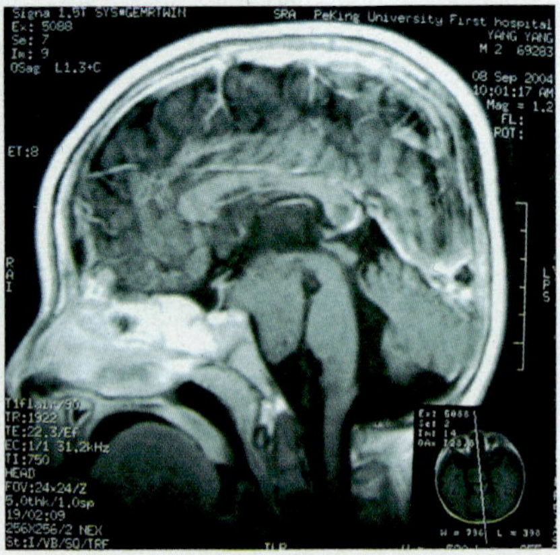

图 5

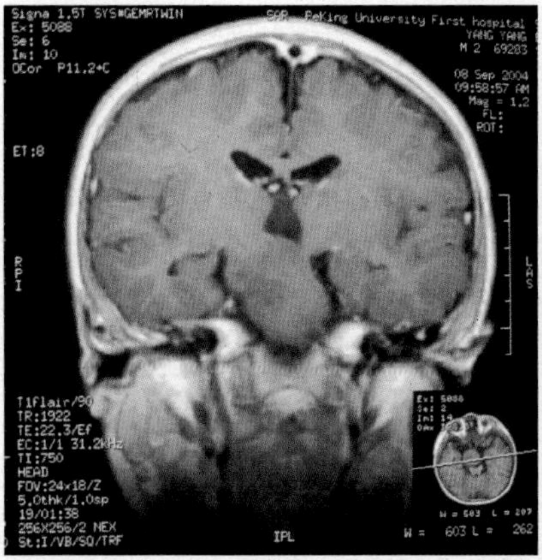

图 6

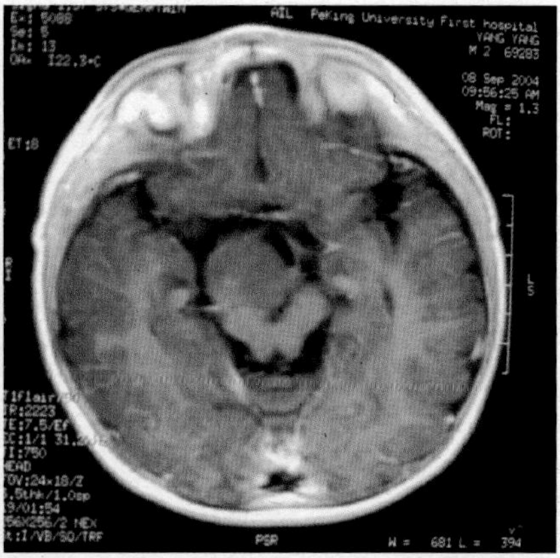

图 7

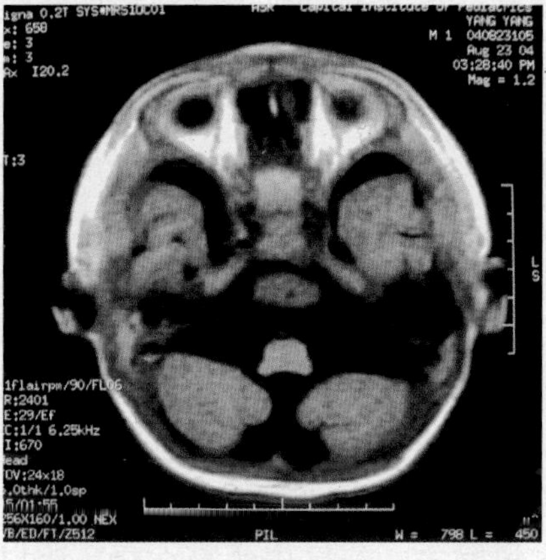

图 8

▶ 病历讨论

A 医师：本病例有如下特点：（1）婴幼儿，男性，正常自然分娩出生。（2）起病隐匿，进展缓慢，病程较长。（3）以情绪急躁、易激怒，性早熟为主要表现。无痴笑样发作。（4）查体：面部痤疮，声音变粗，阴毛生长，阴茎粗大等第二性征发育明显。智力发育落后于同龄。（5）睾酮增高。手部 X 平片示 6 块腕骨说明该患儿已达 6

岁骨龄。MRI 显示下丘脑肿瘤向下发展到鞍后斜坡，T1 加权像呈与脑皮质相近的等信号；T2 加权像呈稍高信号；增强扫描无强化。

定位诊断：本病例影像学资料显示下丘脑区域肿物，同时以性早熟为主要表现，说明肿物来自下丘脑。定性诊断：（1）下丘脑错构瘤。下丘脑错构瘤很少见，国内在近几年才有报道，既往对此病认识不够。本病例为 2 岁男孩，性早熟明显，MRI 显示下丘脑肿瘤，增强扫描无强化。这些特点都比较符合文献对此病的描述。（2）生殖细胞瘤。多见于男性儿童，也常出现性早熟表现。但本病例进展慢，无颅内压增高的表现，特别是 MRI 增强扫描不强化，不支持生殖细胞瘤。（3）颅咽管瘤。本病多出现发育迟缓或其他内分泌低下的表现。影像学检查常有钙化和囊变，其实质部和囊壁有增强。所以，本病例为颅咽管瘤的可能性不大。（4）胶质瘤。该区胶质瘤常早期出现颅内压增高，视力下降或视野缺损，病程进展快。影像学检查多为不均质的肿块，增强扫描多有不同的强化。所以，胶质瘤的可能性也不大。

B 医师：同意 A 医师的分析和诊断。本病例为下丘脑错构瘤的诊断成立。本病发病率极低，到目前为止大概有 200 例左右。国内只是在近年开始报道，但例数增加很快。本病虽然少见，但临床表现和 MRI 特征明显，认识提高后诊断不难。本病的难点在于治疗。事实上，下丘脑损伤是神经外科病人的主要死亡原因。在择期手术的病例中，下丘脑损伤导致的死亡高于脑干损伤。所以涉及下丘脑区域的手术风险极大。本病例已在外院得到诊断。X 教授是该方面专家，也提出手术风险大，建议用药物治疗。所以，应该再次向家属建议药物治疗。

C 医师：同意 A、B 医师的分析诊断和意见，下丘脑错构瘤的诊断成立。关于手术的风险及药物治疗问题，在入院前后已向 3 代内的亲属反复交代。他们已经到过几家医院就诊，对此病的特点和风险很清楚。目前来说，药物治疗太贵，家属不能承担。因此，家属坚持手术治疗。目前针对下丘脑错构瘤的手术包括经侧裂入路和经胼胝体穹窿入路，目前以前者为主。对于本病例建议经侧裂入路手术。

▶ 手术及术后恢复情况

患儿于全麻下接受右翼点入路下丘脑错构瘤切除术。开颅后分开侧裂，显露并探查视交叉池及右侧第二、三间隙，显露垂体柄、右侧动眼神经、后交通动脉和脉络膜前动脉等。发现这些区域穿支动脉丰富，覆盖肿物表面。随后决定经颈内动脉分叉后被肿瘤撑开的间隙向后切除肿瘤。肿瘤主要位于垂体柄、斜坡后方的脚间池内，与第三脑室底部相连。肿瘤质地中等，较易切除，血供丰富，但棉片压迫可止。术中近全切除肿瘤，见到瘤周之软膜并予以保留，同时也注意保护贴敷瘤周的穿支动脉、后交通动脉和脉络膜前动脉不受损伤。术后患者第二性征发育停止、痤疮逐渐减少。情绪、异常行为均有明显好转。但遗留左侧肢体偏瘫。病理报告“下丘脑错构瘤”（图9）。复查MRI示右侧苍白球梗死、病灶近全切除，继发脑积水。术后1个月睾酮400ng/ml。术后3个月复查睾酮10ng/ml。

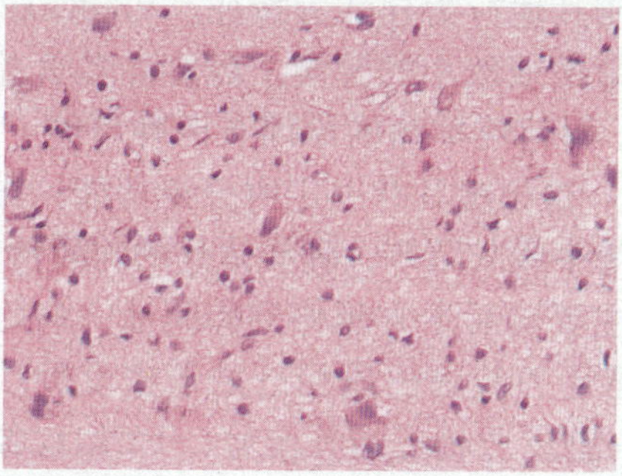

图9

▶ 最后诊断

下丘脑错构瘤。

▶ 专家点评

下丘脑错构瘤又称下丘脑神经元错构瘤或灰结节错构瘤，发病率很低。随着神经影像学的发展，对本病的认识有很大提高。目前国内外文献报道约 200 余例，国内报道的病例增加很快。本病由 Le Marquand 和 Russel 于 1934 年首先报道。目前认识到下丘脑错构瘤并非真正的肿瘤，而是一种少见的先天性畸形。Diebler 等认为本病的发病原因是胚胎期间神经管闭合不全综合征，约发生于妊娠 5～6 周的胎儿发育阶段，由正常脑组织在异常部位形成异位肿块。肿块多起自下丘脑的灰结节和乳头体，主要向后下方脚间池生长，有时可突入第三脑室底部，偶见肿瘤位于视交叉前方，肿瘤广基底或带蒂与脑组织相连。肿块可单独存在或同时伴有其他脑发育畸形，如胼胝体缺如、视-隔发育不良、灰质异位、微小脑回畸形和大脑发育不良等。病理检查可见错构瘤是由分化良好的分布不规则、而形态各异的各种神经元构成，星形细胞及神经节细胞散在分布于纤维基质间。

本病多在儿童发病，文献报道女性略多于男性。临床表现：(1) 性早熟；(2) 痴笑样癫痫；(3) 性早熟和痴笑样癫痫同时存在；(4) 以智力下降或其他行为异常为特征。Valdueza 等曾认为性早熟的表现主要见于带蒂或较小的肿瘤。目前许多学者认为性早熟的有无与此关系不大。引起性早熟的原因有两种可能：(1) 下丘脑受压后释放激素，(2) 错构瘤具有一定内分泌功能。典型的下丘脑错构瘤的影像学表现为中线灰结节、乳头体处的均质性球块，多在鞍背、垂体柄的后方，主要向后下方延伸到脚间池。病灶边界清楚，圆形或类圆形。CT 显示为与脑皮质相近的等密度肿块，无强化。MRI 的 T1 加权像呈与脑皮质相近的等信号；T2 加权像可呈现等高、稍高和高信号；增强扫描无强化。许多人提出 T1 加权像显示下丘脑不增强的等信号肿块是本病的特征性表现，绝大多数病例为均质性。

由此可见，下丘脑错构瘤属于少见病例。对本病的认识提高后，根据 MRI，诊断不难。本病患者多数死于青春期发育之前，早年无满意的治疗方法。随着显微外科技术的提高，手术治疗逐渐成为首选方法，内分泌治疗和立体定向放射治疗的选择和效果尚有争议。本文报道的病例术前已经明确诊断，术后出现左侧脑型偏瘫，其经验需要总结。可能与穿支动脉受牵拉或血管痉挛有关。所以，术中全程保护穿支动脉是关键。有人提出术中全程局部贴敷罂粟碱棉片可能有益。

▶ 参考文献

1. 罗世祺，李春德，马振宇等. 下丘脑错构瘤显微外科手术治疗. 中国临床神经外科杂志，2003，8（6）：425-428
2. 温智勇，温晓慧，任少华. 下丘脑错构瘤的CT、MR检查. 中国误诊学杂志，2003，3（5）：648-650

病例5　产后头痛，精神差6个月

张彦芳　鲍圣德

▶ 病历摘要

女，26岁。主因“产后头痛、精神差6个月”入院。入院前6个月正常分娩，产程顺利，无大出血史。产后一直无乳，口服催乳的中药及相关食物无效。怕冷，常抱怨周围有凉风、冷气。自觉全身乏力，提不起精神。食欲差，进食少。有时头痛，双颞胀痛为主。无恶心、呕吐。自认为是产后正常过程，没有就医。6个月来病情一直不见好转，无月经。同时，头痛逐渐加重，“止痛片效果越来越差”。一直无视物模糊及视物成双影等。1个月前在外院内科就诊，行CT轴扫未发现颅内异常。1周前行MRI检查发现：蝶鞍增大，鞍内组织明显均匀强化，边界清楚，未见明显出血信号，视交叉轻度上抬，颈内动脉海绵窦段无受压移位（图1）。MRI报告“垂体腺瘤”。为进一步治疗门诊以“垂体腺瘤”收入我科。

患病以来大、小便习惯无改变，无多饮、多尿。四肢活动无障碍。既往体健，否认“抽风”、“胃炎”、“鼻窦炎”、“甲状腺肿大”、“肾炎”、“高血压病”等病史。个人史和家族史无特殊。

体格检查： T 36.5℃，P 60次/分，R 18次/分，BP 100/65mmHg。体重55千克，身高1.60米。皮肤、巩膜未见黄染，无浮肿，全身浅表淋巴结无肿大。无腋毛，阴毛稀疏，乳晕色淡。皮肤稍粗糙，无异常的色素沉着。咽不红，扁桃体不大，甲状腺未触及。颈部对称，双侧颈动脉搏动一致，未见静脉怒张。双肺呼吸音清，未闻干湿性啰音。心界无扩大，心音有力，心律整齐，心率60次/分。腹软，无压痛，无反跳痛，肝脾未触及。四肢关节无红肿、畸形。头颅、脊柱正常。神志清楚。理解力、记忆力和计算力正常。时间、人物、地点定向力正常。双眼视力正常、视野无缺损。眼底：视乳头边界清楚，色淡红；动、静脉直径比2/3，未见出血及渗出。双侧

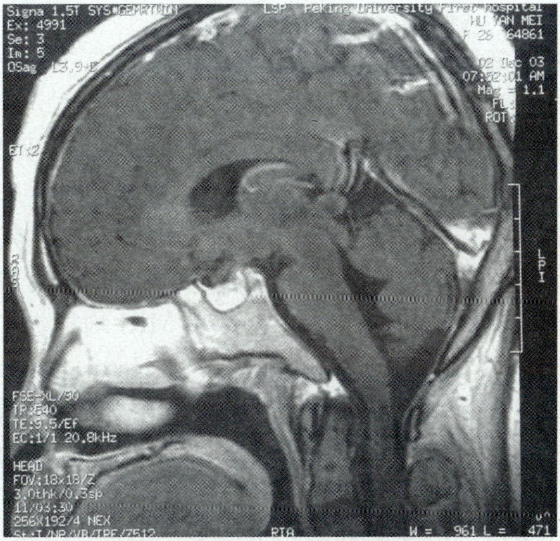

图 1　淋巴细胞性垂体炎 MRI

睑裂等大，无眼睑下垂。双眼球无凸出及凹陷，位置自然居中，各向活动充分，无复视和眼球震颤。双眼调节和辐辏运动正常。双侧瞳孔等大正圆，直径 3mm，对光反应灵敏。双侧面部痛、触觉对称正常，双侧颞肌、咬肌对称有力，无肌萎缩。双侧角膜反射对称灵敏，下颌反射无亢进。双侧额纹、鼻唇沟对称；双眼闭目及鼓腮对称有力，示齿、口角无偏斜。双耳听力正常，双侧 Rinne's test (十)，Weber's test 居中，双侧 Schwabach's test 对称正常。无吞咽困难和构音不清。悬雍垂居中，双侧软腭上抬有力对称，咽、腭反射灵敏。双侧转头耸肩对称有力，双侧胸锁乳突肌、斜方肌无萎缩。伸舌居中，未见舌肌萎缩及肌束纤颤。双侧痛、触觉，音叉振动觉，关节位置觉及运动觉对称正常。四肢肌肉无明显萎缩，无肌肉压痛，无束颤、肌球及肌凹。四肢肌力 V 级，肌张力正常。双上肢指鼻试验、跟膝胫试验稳准。双侧腹壁反射对称灵敏。双上肢肱二头肌反射、肱三头肌腱反射、桡尺骨膜反射、双下肢膝腱反射和跟腱反射均对称引出。双侧掌颌反射（一），双侧 Hoffmann 征及 Rossolimo 征（一）。双足 Babinski 征和 Chddock 征（一）。颈无抵抗，双

Kernig 征（－）。其他系统检查无阳性发现。

入院诊断： 垂体腺瘤。

术前诊治经过： 入院后查血尿便常规及心、肺、肝、肾功能检查未见明显异常。胸部 X 线平片报告："两肺、心未见异常"。头颅平片示头颅内外板光滑，蝶鞍内径正常，骨质及前后床突光滑，未见明确骨质破坏。CT 冠状扫描示蝶窦气化良好，副鼻窦黏膜无增厚、囊肿。鞍膈饱满上抬，垂体柄左移，鞍内明显均匀强化，无法辨认正常垂体。MRI 同病历所述。CT 和 MRI 均报告"垂体腺瘤"。激素水平测定：GH 0.64ng/ml（正常），PRL 14.5ng/ml。8AM 皮质醇＜1μg/dl，ACTH＜10pg/ml。性激素水平：雌二醇 34.0pg/ml（绝经期：20～88）；孕酮 0.12ng/ml（绝经期 0～0.78）；FSH 4.74mIU/ml（绝经期 16.74～113.59）；HLH 3.66 mIU/ml（绝经期 10.87～58.64）。甲状腺功能：TT_3 1.33nmol/L（1.34～2.73）；TT_4 77.03nmol/L（78.38～157.4）；FT_3 5.61 pmol/L（3.67～10.43）；FT_4 10.03 pmol/L（7.5～21.1）；TSH 0.37 μIU/ml（0.34～5.6）。

▶ 病历讨论

A 医师（神经外科医师）： 本病例有如下特点：（1）青年女性，既往体健，围产期发病。（2）以产后无乳、闭经、纳差、乏力、畏寒和进行性加重的头痛为主要表现。无明显的尿量增多。（3）查体：阴毛稀疏，无腋毛，乳晕色淡；视力、视野正常，眼底检查未见异常。（4）GH、PRL、ACTH 不高，8AM 皮质醇、甲状腺功能和性激素水平下降。（5）MRI 示鞍内占位病变，明显均匀强化，边界清楚。总地来说，鞍内占位病变引起内分泌功能改变，首先考虑垂体腺瘤，可能是无功能性腺瘤。本病例蝶窦气化良好，无鼻窦炎等禁忌，建议经鼻蝶窦入路手术。

B 医师（神经外科医师）： 本病例定位诊断为鞍内占位，从发病几率考虑，应首先考虑垂体腺瘤，但也可见于其他疾病，如鞍内颅咽管瘤，Rathke 囊肿等。本病例有些特殊，A 医师没有注意到：（1）围产期发病，病前月经正常，能正常受孕。妊娠期间基本正常，无特殊病史。分娩时产程顺利，无大出血，产程中无低血压休克的表现，无产褥期感染等引起垂体缺血坏死的病因。（2）内分泌异常涉及三个下级腺体的功能低下，与病变的体积似乎不成比例。与以前见到的同类病例相比，内分泌功能低下更为严重。这些特点对垂体腺瘤的诊断提出质疑，但也没有否认的证据。MRI示鞍内组织全部均匀强化，是否有其他疾病的可能？个人缺乏经验，提出来仅供参考。

C医师（神经外科医师）：同意B医师的分析诊断。本病例看似简单，其实定性比较复杂。病前月经正常，能正常受孕，确实不支持垂体腺瘤。产后出现比较明显的内分泌功能低下，临床常见Sheehan综合征。但本病例产程顺利，无大出血，无低血压休克，无产褥期感染等引起垂体缺血坏死的病因。MRI显示垂体增大。这些证据都不支持Sheehan综合征。所以，本病例情况复杂，有可能是少见病例。还有一个特点应该注意，病人以进行性加重的头痛为主述，说明鞍内压力较高。建议行经额底入路手术，这样如遇特殊情况，可以随机处理。

▶ 手术及术后恢复情况

于2005年5月在全麻下行右侧翼点入路肿物部分切除术。术中发现：鞍膈饱满，与视交叉接触。切开鞍膈，其内为暗黄色组织，质地均一，质韧，吸引器无法吸除。取瘤镊取少量组织送做冰冻病理切片检查，报告“符合垂体瘤表现”。取瘤镊继续分块取之，仍较韧，性质与以往垂体瘤不同。鞍膈张力降低后，终止手术切除。术后患者头痛症状消失。复查MRI：垂体明显变小，大部分均匀增强，其内可见小圆形未增强区，垂体周围结构未见异常。石蜡病理切片示：鞍内少许垂体腺组织伴大量淋巴细胞浸润，符合淋巴细胞性垂体炎（图2）。术后进一步行自身免疫检查：甲状腺球蛋白抗体（－），甲状腺过氧化物酶抗体（－），甲状腺受体抗体（－），抗胃壁细胞抗体（－）。胰岛细胞抗体（－），GAD抗体（－）。ANA谱（－），ANCA（－）。流式细胞分析：T淋巴细胞（$CD3^+$）85.0%（50.0～84.0）；B淋巴细胞（$CD19^+$）11.0%（5.0～18.0）；辅助淋巴细胞（$CD3^+/CD4^+$）56.0%（27.0～51.0）；抑制淋巴细胞（$CD3^+/CD8^+$）29.0%（14.0～44.0）；NK 淋巴细胞（$CD3^-/CD16^+CD56^+$）4.0%（7～40）；T 淋巴细胞 H/S 比值（$CD4^+/CD8^+$）1.93%（0.7～2.8）。

▶ 最后诊断

淋巴细胞性垂体炎。

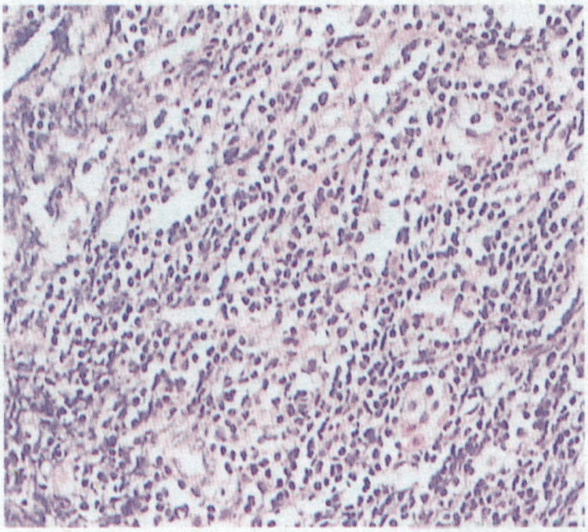

图 2 病理诊断（HE 染色）：淋巴细胞性垂体炎

▶ 专家点评

首例淋巴细胞性垂体炎于 1962 年由 Goudie 和 Pinkerton 报道。国外文献总结，1962～1999 年共有 145 例经活检证实为淋巴细胞性垂体炎。近 10 年来，国内累计报道 10 余例。随着病例报道的积累，对本病的认识逐渐提高。目前认为本病是一种少见的器官特异性自身免疫性内分泌疾病，细胞免疫和体液免疫均有异常。病理上以垂体组织内淋巴细胞浸润为主要特征。本病的发病机理尚不清楚。由于临床上女性病例明显多于男性，男女之比约 1∶8.5，且主要影响妊娠晚期和产后年轻女性。有人推测妇女在产后随着垂体逐步缩小释放大量垂体抗原或母婴之间存在交叉抗原抗体反应。也有人提出与病毒感染、遗传因素等有关。本病的临床表现和严重程度不一，以垂体前叶功能低下最为常见。可同时伴有其他自身免疫性疾病，如原发性甲状腺炎、系统性红斑狼疮、自身免疫性肾上腺炎、萎缩性胃炎和甲状旁腺炎等。垂体前叶功能低下可能使单一激素、多种激素或全垂体功能低下，与垂体大小无关。单一激素低下以促肾上腺皮质激素缺乏最常见，在妊娠晚期出现低血糖等相关症状。全垂体功能低下主要表现为乏力、嗜睡、肥胖、毛发脱落、闭经或阳痿等。由于垂体增大导致鞍内压力增高或压迫邻近的视交叉、视神经、海绵窦、垂体柄等结构，病人可出现类似垂体腺瘤的临床表现，如头痛、视力下降、视野缺损、脑神经麻痹、溢乳或高泌乳素血症、尿崩症等。有文献报道本病可同时伴发垂体腺瘤和颅咽管瘤。

本病应与Sheehan综合征、各种鞍内肿物鉴别，但在实际工作中很难做到。当鞍内肿物与妊娠、自身免疫性疾病或尿崩症并存时，应考虑到本病。目前只能依靠病理检查确诊。实验室检查应包括垂体激素、甲状腺、肾上腺、性腺等下级靶腺功能的相关检查，血沉升高，免疫学检查可见抗核抗体阳性，抗垂体抗体阳性等。影像学检查特异性不明显，与垂体腺瘤难以鉴别。典型的CT或MRI显示为垂体及其周围如硬膜等组织呈现对称性均质性增强的团块影，向鞍上或周围发展。也可表现为某一区域衰减而周围组织环状增强、垂体柄增大等。本病的临床过程无法预测，有些患者可以部分或全部自愈。有些病人持续恶化。目前尚无确定的治疗方案，主要根据垂体激素变化和靶腺功能降低进行药物治疗。手术适用于肿物持续增大并伴周围结构压迫症状者。手术的主要目的是活体病理检查，同时缓解鞍内压力及其对周围结构的压迫。一般病例则应随访观察。

由此可见，淋巴细胞性垂体炎罕见，在术前难以确诊。由于鞍内病变有多种，以垂体腺瘤最为常见。所以临床上常以垂体腺瘤作为第一诊断。因此，本病例的特点值得总结：（1）青年女性，既往体健。围产期发病，起病快，进行性加重。（2）以产后无乳、闭经、纳差、乏力、畏寒和进行性加重的头痛为主要表现。病前月经正常，能正常受孕。妊娠期间基本正常，无特殊病史。分娩时产程顺利，无大出血，产程中无低血压休克的表现，无产褥期感染等引起垂体缺血坏死的病因。（3）查体：阴毛稀疏，无腋毛，乳晕色淡。（4）内分泌检查提示 3 个下级腺体的功能低下，这在垂体腺瘤患者中少见。(5) MRI 示鞍内垂体均匀增大，鞍内组织全部均匀强化。不足之处是缺乏术前全面的自身免疫功能检查。

▶ 参考文献

1. 武晓泓，刘超. 淋巴细胞性垂体炎的研究进展（综述）. 国外医学内分泌分册，2002，22（2）：113-115
2. 刁宏宇，喻博，潘蔚然等. 淋巴细胞性垂体炎二例报告并文献复习. 中华神经外科杂志，2004，20（6）：497-499

二 胸外科

病例6 进行性气促10余年

刘 军 王 俊

▶ 病历摘要

男，56岁，“进行性气促10余年”入院。患者10余年前出现活动后气促，静息时无不适感，剧烈活动后或感冒后出现憋气。就诊于当地医院，诊断为“慢性支气管炎”。于发作时间段服用药物（具体不详）可好转。3年前憋气加重，就诊于外院，诊断为“肺气肿”。半年前无明显诱因突然出现憋气加重，不能活动。就诊于当地医院诊断为“右气胸”，行胸腔闭式引流一周后好转，出院两天后再次出现上述症状，再次诊断为气胸，又行闭式引流后好转。患者近半年来憋气加重，来我院就诊，诊断为肺气肿。指导进行2个月的术前康复体能训练。今为进一步治疗肺气肿收住院。体重无明显减轻。既往史吸烟30支/天×40年，个人史、家族史无特殊。体格检查见桶状胸，肋间隙宽，胸部呼吸运动减弱，双侧语颤弱，未及胸膜摩擦感，双侧叩诊过清音，呼吸音弱，未闻及干湿性啰音及胸膜摩擦音。余未见阳性体征。

入院诊断： 肺气肿。

入院后完善各项辅助检查： 血、尿、便常规正常。胸部CT：双肺透过度增加，右上肺组织破坏严重。肝肾功能正常。6分钟试验可行走300米。超声心动未见肺动脉高压征象。动脉血气：PaO_2 70 mmHg，$PaCO_2$ 48 mmHg。肺功能：FEV_1 1.09L，34%预计值，TLC 144%预计值，RV 281%预计值，DLCO 56%预计值，提示通气功能重度损减，以阻塞型为主；残总比增高，提示肺气肿；弥散功能降低；气道阻力增加。肺灌注显像：左肺血流灌注占全肺血流灌注的54.8%。

▶ 病历讨论

甲医师（胸外科住院医师）：患者老年男性，有长期吸烟史，且吸烟量较大，为COPD高危因素，患者咳、痰、喘等症状多年，查体见桶状胸，肋间隙宽，胸部呼吸运动减弱，双侧语颤弱，双侧叩诊过清音，呼吸音弱，考虑肺气肿诊断明确。患者右侧有反复自发性气胸发作，有手术处理指征。查运动能力、肺功能、高分辨率薄层CT扫描及核素肺灌注显像，如肺功能允许并存在肺组织严重破坏的切除靶区，可考虑行肺减容手术。

乙医师（胸外科主治医师）：同意甲医师对患者病情的分析，符合手术适应证，可以考虑肺减容手术。肺气肿为慢性疾病，多见于老年人，肺功能差、肺组织破坏严重的患者，术前应完成4～6周的康复训练并最大程度控制可能存在的肺部感染，以提高运动能力和手术耐受力，同时减少术后并发症。本患者已在理疗科指导下完成6周的训练，满足手术准备的要求。肺减容手术术后处理有一些特殊之处：①对于接受LVRS的患者，由于其术前肺功能很差，术后不可能很快恢复到正常水平，故而放宽拔管指征，尽早拔除气管插管，减少机械通气时间，会减少并发症的发生；②为避免再次插管及由此产生的并发症，即使术前$PaCO_2$不高，术后短期内也可允许轻度CO_2潴留；③为防止术后肺水肿的发生，应使出入量呈轻度负平衡；④胸腔引流管接水封瓶，一般不加负压吸引，目的是尽可能地减少漏气的出现。除非出现＞30％的气胸或严重的皮下气肿，则加5～10cmH_2O的负压；⑤合理应用抗生素、积极物理治疗并清理呼吸道、尽早下地活动，以减少肺部并发症。

丙医师（胸外科主任医师）：同意前面两位医师对患者病情的分析，本患者可以考虑肺减容手术。肺减容手术的概念是20世纪50年代后期提出的理论，主要内容是上述病理变化造成了阻塞性通气障碍和肺组织的过度充气，肺减容手术的原理就是纠正由过度充气引起的异常病生理变化。

（1）生理情况下，胸膜腔内为负压。此负压牵引肺及其小气道扩张，而扩张的肺产生弹性回缩力协助呼气。肺气肿时肺过度充气，胸内负压减小，已有腔壁破坏的小气道呼气时塌陷，引起阻塞性通气障碍。肺减容手术，减小肺体积，恢复胸内负压，减少小气道梗阻，并增加肺弹性回缩力产生的呼气动力。

(2) 肺气肿病变程度不均一，病变严重的部分顺应性高、通气多但血流少，却可以压迫周围相对正常的肺组织，妨碍其通气，引起通气/血流比失调。肺减容术通过切除严重病变区，使整体病变趋于均匀，从而改善通气/血流比。

(3) 肺气肿时，横膈被体积扩大的肺压迫变平，运动幅度减小，产生胸腔内负压的效率降低。肺减容术后，膈肌恢复正常形态，呼吸功能得以改善。

(4) 肺气肿时胸内压升高还可以影响回心血量，加重右心负担。切除部分肺组织将改善血流动力学状况。

由于手术并发症的问题，肺减容的理论和手术方法直到40余年后通过Cooper医师改良手术方法才得到学术界的接受。Cooper重新设计了手术切口，改善了视野；使用了切开缝合器加快了肺组织的切割和缝合速度；尤其是使用新材料——特制牛心包垫片加固肺切缘，大大减少了肺漏气，提高了手术的安全性。1995年之后肺减容术在世界各地先后广泛开展起来，拯救了大批终末期肺气肿病人的生命。

▶ 手术及术后恢复情况

患者入院1周后在全麻下行右侧胸腔镜肺减容手术。右侧腋中线第8肋间小切口置入胸腔镜，分别于右侧第4肋间腋前线、腋中线及第6肋间腋后线行小切口置入操作器械。以直线缝合切开器加用牛心包垫片自右上叶前段开始至右上叶后段呈弧形似剥香蕉皮样将右肺上叶尖段、部分前段及后段切除，切除范围约占右肺上叶1/2。加水充气确认无活动性出血及明显漏气后，放置胸腔闭氏引流管2根。手术室脱机拔管。术后恢复顺利，于术后第3、5天拔除胸引管，顺利出院。自觉气促症状明显缓解。术后3个月肺功能随访FEV_1增加51%，生活恢复自理。

▶ 最后诊断

肺气肿。

▶ 专家点评

肺减容手术患者与其他胸部手术患者群相比，基础肺功能差，手术风险大，选择合适的手术病人非常重要。以往的肺减容手术病人的选择，建立在个人经验和理论推导上，没有严格的随机对照试验依据。第一个大规模肺减容手术效果的前瞻性随机对照研究——美国国家肺气肿治疗试验组（National Emphysema Treatment Trial，NETT）2003 年发表了最终的报告。该研究从 1998 年 1 月～2002 年 7 月，从 3777 名终末期肺气肿患者中挑选了 1218 位进行了肺减容手术与内科治疗的对照研究，其中有 580 名患者接受了手术治疗（28 例未术），包括 174 名行胸腔镜手术、406 名正中开胸；另 610 名内科治疗，平均随访 29.2 个月。此项研究通过手术与内科治疗患者进行随机对照比较，证实了肺减容手术可以改善生存率、运动能力和生活质量；同时，依据对比结果，在以往的手术适应证基础上进行再分类，首次确定了最可能的手术受益人群，具有划时代的意义。NETT 的主要结论，即患者的再分类，概括如下：

1. $FEV_1 \leqslant 20\%$ 预计值，伴 $DLCO \leqslant 20\%$ 预计值或肺气肿病变均匀分布；

2. 肺气肿病变以上叶为著，康复训练后运动能力较差（男性<40 W，女性<25 W）；

3. 肺气肿病变以上叶为著，康复训练后运动能力较好（男性>40 W，女性>25 W）；

4. 肺气肿病变非上叶为著，康复训练后运动能力较差（男性<40 W，女性<25 W）；

5. 肺气肿病变非上叶为著，康复训练后运动能力较好（男性>40 W，女性>25 W）。

以上的 5 组中，组 1 为高危患者群，此组患者手术死亡率高（术后 30 天死亡率达 16%），运动能力和肺功能改善小，生活质量无变化，为肺减容手术的绝对禁忌证；组2的患者较内科治疗组死亡率下降一半以上（风险比 RR＝0.47），运动能力和生活质量显著改善（$P<0.001$），为最佳适应证；组3术后生存率与内科治疗类似（RR＝0.98），但运动能力及生活质量有明显改善（$P=0.001$ 及$P<0.001$）；归于组4的患者术后生存率（RR＝0.81）、运动能力及生活质量改善均不明显；组5术后生存率降低一倍（RR＝2.06），且运动能力及生活质量无改善，列为绝对禁忌证。有一点需要说明的是，以往筛选肺减容手术病人的时候，使用6分钟步行试验的距离衡量运动能力，而NETT试验中认为功率自行车测试更为客观，所以选用了这个指标。从本患者各项检查结果看，可归于组2，为肺减容手术适应证。因右上肺存在明确靶区，可行胸腔镜右侧肺减容手术。

NETT结果的发表，使得理想的手术适应证限于上叶病变为主的患者，因此肺减容手术的方法仅剩上叶减容。减容操作，右侧手术从前侧接近水平的位置开始，左侧则自舌段开始，切除经肺尖向后外侧延伸，终止于斜裂上端，整个切缘呈“∩”形，切除量约为上叶的1/2～2/3。肺减容手术有几点注意事项：①由于病变肺组织强度低，为防止切缘漏气，切除应使用由垫片加强的机械切割缝合器完成，垫片材料以牛心包片为主。②切缘的形状应与胸廓形状尽量相近，切除范围也不宜过大，避免形成空腔，造成术后漏气。以解剖性肺叶切除替代肺减容手术的概念是不合适的。③手术结束前必须严格检查和处理所有的漏气。最有效的方法是缝合；极小的漏气孔，也可用自身血凝块或生物胶覆盖，但此方法的效果还未定论。④为防止术后上叶与胸膜顶之间残留有空腔，可松解下肺韧带和/或肺尖部的胸膜。同时，术后宜放置2根引流管，均置于胸膜顶部。

肺减容手术最为常见的，也是比较特殊的术后并发症是持续漏气>7天，发生率约为40%～50%，漏气部位多在切缘的外侧、松解粘连处和置胸腔镜套管部位的肺表面。其应以保守治疗为主，可长期带胸管；若保守治疗无效，漏气严重，才考虑二次手术修补。但此前应充分考虑修补的可行性，因为手术可能会导致更严重的损伤和漏气。采用牛心包垫片加固切缘和术后尽早拔管减少机械通气是预防持续漏气的最主要方法。

肺减容术诞生至今，有了一定的发展和变化。以往激光治疗已基本淘汰，垫片加固的机械切割缝合器切除是公认的手术方法。手术的入路，通常采用正中开胸或胸腔镜手术。标准后外侧开胸不具备正中切口不变换体位完成双侧手术的优点，并且对胸壁肌肉的损伤也较严重，有增加术后呼吸系统并发症的可能。至于国内使用较多的腋下小切口，的确有微创价值，适合于无胸内粘连的上叶肺减容手术，但不适合存在较重粘连的患者。

Kotloff 等对比了 80 例胸骨正中切口肺减容术和 40 例胸腔镜手术，发现两种手术的肺功能和症状改善类似，但胸骨正中开胸患者的死亡率高于胸腔镜组。Kotloff 分析原因时认为是胸骨正中开胸患者的年龄大造成了这一情况。但是，Kotloff 的资料中，对于高龄病人，胸腔镜手术的死亡率低于胸骨正中开胸。NETT 也进行了正中开胸和胸腔镜肺减容手术效果的对比（具体见表 1），显示 VATS 手术恢复较开胸手术迅速。理论上胸骨正中切口与胸腔镜优缺点见表 2。以上资料显示胸腔镜的切口较胸骨正中切口暴露好、并发症少，并且现代胸腔镜创伤小、痛苦轻、恢复快，对于身体情况较差的严重肺气肿患者更为适用。因此，有条件和有经验的单位，胸腔镜肺减容术是更好的选择。

表 1　NETT 正中开胸组和胸腔镜肺组减容手术效果对比

	正中开胸	胸腔镜	
术后 90 天死亡率	5.9%	4.6%	$P=0.67$
住院天数	9 天	8 天	$P=0.05$
术后 30 天独立生活比例	70.5%	80.9%	$P=0.11$
31.4 个月肺功能和生存率随访			无显著差异

手术范围上，在手术方式的选择方面，有单侧和双侧减容的区别。McKenna 对单侧和双侧肺减容术的回顾性研究显示：单侧肺减容术 FEV_1 平均增加 31%，而双侧手术增加 57%；术前依赖吸氧的

患者中，单侧手术组有36%摆脱对吸氧的依赖，双侧组这一数字为68%；单侧组，术前呼吸困难分级为3～4级的患者百分比由术前的76%降至术后的44%，双侧组术前、术后的数字分别为73%和12%。双侧手术的疗效优于单侧，而上述两组的并发症和手术死亡率并无差异。

表2 胸骨正中切口与胸腔镜优缺点

	胸腔镜	胸骨正中切口
伤口并发症	肋间神经炎	胸骨裂开、感染
手术暴露		
上叶	好	好
下叶	好	差
背侧	好	差
技术难度	熟练的胸腔镜技术	易
公众接受	微创	有创
术后活动限制	无	上举运动
既往胸骨正中切口	不增加风险	增加风险

但是，双侧肺减容术不能完全取代单侧手术。单侧肺减容术的适应证：①单侧病变；②既往一侧胸腔手术史或胸膜固定；③一侧肺移植；④病变严重的一侧行单肺通气时无法满足生理要求。但对于其他病人，双侧手术是更好的选择。

肺减容手术的近期疗效令人满意，总结1996年MEDLINE检索的双侧肺减容手术病例报告738例，术后FEV_1平均增加61%，6分钟步行距离平均增加45.7%，依赖吸氧减少62%。但是受手术开展时间的限制，缺乏远期疗效的资料一直是肺减容手术的“软肋”，时至今日发表的数据仍然十分有限。比较详细的报告中术后逐年生存率概括见表3。生活质量、肺功能的改善，因各家标准不尽一致，仅以Yusen和Cooper等的200例资料为例（见表4）。

表 3　双侧肺减容术后远期生存率（%）

生存率（年）	1	2	3	4	5	6	7
Gelb 和 McKenna 等胸腔镜双侧手术 26 例	96	81	69	54	42	38	15
Fujimoto 和 Stamatis 等随访的胸腔镜或正中开胸双侧手术 88 例			83.5		71.0		
Ciccone 和 Cooper 等正中开胸双侧手术 250 例	93.6	89.6	84.4	76.1	67.7		

表 4　正中开胸双侧肺减容手术 5 年随访结果（Yusen 等 200 例资料）

随访时间	6 个月	3 年	5 年
呼吸困难程度（修订的 Medical Research Council 五级评分变化 1 级以上）	81%	52%	40%
生活质量［Medical Outcomes Survey Short-Form 36 (MOS-SF36）百分评分增加 10 分以上］	93%	78%	69%
自我满意程度（差、一般、满意、很满意、非常满意评分很满意或以上）	96%	89%	77%
肺功能（FEV_1 增加 12%以上）	83%	58%	52%

值得一提的是 Meyers 等追踪对比了 65 例双侧肺减容和 22 例拟行手术却因费用支付问题未手术患者的生存率，手术组的 3 年生存率为 83%，而后者仅 64%。随访时间虽短，但此为迄今为止远期效果唯一的随机对照研究。

虽然缺乏对照研究，但肺气肿是一种进行性发展的疾病，综合已有的内科治疗资料，FEV_1 的下降速度可达每年 70ml；当 FEV_1 小于 30%预测值时，半数的患者将在 3～4 年内死亡；NETT 内科治疗组中的患者群也有接近 11%的年死亡率。肺减容手术术后肺功能、运动功能改善可持续 3～5 年以上，42%～71%的 5 年生存率其远期疗效还是非常鼓舞的。

▶ 参考文献

1. Fessler HE，Permutt S. Lung volume reduction surgery and airflow limitation. Am J Respir Crit Care Med. 1998，157：715
2. Fishel RJ，McKenna RJ Jr. Video-assisted thoracic surgery for lung volume reduction surgery. Chest Surg Clin N Am. 1998，8：789
3. Martinez FJ，Flaherty KR，Iannettoni MD. Patient selection for lung volume reduction surgery. Chest Surg Clin N Am. 2003，13：669-85
4. National Emphysema Treatment Trial Research Group. A randomized trial comparing lung-volume reduction surgery with medical therapy for severe emphysema. N Engl J Med. 2003，348：2059-73
5. National Emphysema Treatment Trial Research Group. Patients at high risk of death after lungvolume-reduction surgery. N Engl J Med. 2001，345：1075-83

病例 7　进行性呼吸困难 10 个月，明显加重 1 个月

刘彦国　王　俊

▶ 病历摘要

女，34 岁，主因“进行性呼吸困难 10 个月，明显加重 1 个月”收入院。患者于 10 个月前无明显诱因出现呼吸困难，无发热、咳嗽、咳痰，无咯血、胸痛、胸闷，无盗汗、消瘦、乏力。未诊治。患者呼吸困难渐加重，近 1 个月呼吸困难明显，于外院查胸部 CT 提示：气管内新生物（见图 1）。门诊以“气管内肿瘤”收入院。发病以来患者精神睡眠食欲差，大小便正常，体重无明显变化。既往史无明显异常。

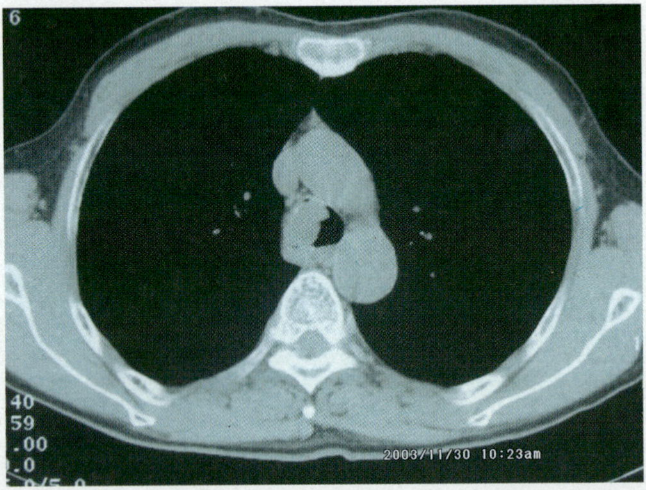

图 1　气管下段隆凸上可见软组织影，长度约 2.5cm，近端及远端气道尚通畅。

入院查体：生命体征平稳，发育正常，半坐卧位。全身浅表淋巴结未及肿大。头颈腹部查体未见明显异常。双侧锁骨上未触及肿大淋巴结，气管居中，肋间隙正常，胸廓未见明显畸形，双侧呼吸动度一致，双侧语颤对称。未及胸膜摩擦感，双侧肺下界位于锁骨中线第6肋间，腋中线第8肋间，肩胛下角线第10肋间，叩诊清音，听诊双肺未闻及明显干湿性啰音，无胸膜摩擦音。

入院后完善各项辅助检查：血常规、尿常规正常。大便常规镜检正常，大便潜血（—）。肝肾功能正常。肿瘤标志物检测：癌胚抗原、甲胎蛋白、癌抗原19-9均在正常范围。心电图：窦性心律，大致正常。胸片提示心、肺、膈未见明显异常，气管下段隆凸上可见软组织影，长度约2.5cm，近端及远端气道尚通畅。纤维支气管镜检查发现气管腔内距隆凸3个软骨环的右前壁可见菜花样新生物，长度约2.5cm，管腔阻塞85%，镜身不能通过，肿物质脆，易出血。腹部超声、全身骨扫描、头颅CT均未发现异常。纤维支气管镜活检标本病理提示气管内腺样囊性癌。

▶ 病历讨论

甲医师（胸外科住院医师）：患者为年轻女性，10个月来进行性呼吸困难，近1个月明显加重，不伴有发热、咳嗽、咳痰、咯血、胸痛、胸闷、盗汗、消瘦、乏力等其他呼吸系统疾病症状和结核感染中毒症状。既往没有相关疾病病史及其他各系统疾病的病史。系统查体及专科查体未见明显异常。入院后完善各项辅助检查：血常规、尿常规、便常规正常；肝肾功能正常；肿瘤标志物检测均正常；心电图未见明显异常。结合各项辅助检查结果：①胸片提示气管下段隆凸上可见软组织影，长度约2.5cm，近端及远端气道尚通畅；②纤维支气管镜检查发现气管腔内距隆凸3个软骨环右前壁可见菜花样新生物，长度约2.5cm，管腔阻塞85%，镜身不能通过，肿物质脆，易出血；③腹部超声、全身骨扫描、头颅CT未发现异常；④纤维支气管镜活检标本病理提示气管内腺样囊性癌。气管内恶性肿瘤的诊断明确。肿瘤局限，无远处转移，患者一般情况尚好，有手术指征，应尽早采取手术治疗。

乙医师（胸外科主治医师）： 同意甲医师的意见，气管内肿瘤属于较少见的肿瘤，腺样囊性癌多数为低度恶性肿瘤，手术治疗是最佳的治疗方式。治疗原则应彻底切除病变，重建通畅的气道。该患者各项术前检查完备，有明确的手术指征，无手术禁忌证，应行手术治疗。常规治疗方式包括气管局部切除、气管环形切除、气管袖式切除，该患者最佳的手术是气管环形切除术。手术中应准备两套消毒的气管插管和麻醉机管道。麻醉采用全身麻醉，单腔插管，注意插管深度，防止肿瘤脱落阻塞远端气道引起患者窒息。患者肿瘤长度不长，不需要游离左侧肺门，因此手术切口选用常规的侧开胸即可，以避免切断胸骨造成的各种胸骨并发症和纵隔感染。

丙医师（胸外科主任医师）： 两位医师的分析思路很清晰，治疗原则正确。需要补充的是，整个手术操作的重点和难点在于麻醉。以往曾经有这样的教训：气管内肿瘤在插管或者气管切开过程中脱落，完全阻塞气管或健侧支气管，造成患者窒息。因此，在进行麻醉前首先利用硬质气管镜清除气道内肿瘤主体，再进行插管手术等一系列操作，可以使本来复杂的麻醉变成一次常规的麻醉操作，保证手术安全。该患者术前就已经有比较严重的呼吸困难，因此采用纤维支气管镜显然是不合适的，尽管它痛苦小，局麻下就可以进行，但是操作过程中不能给患者进行通气，患者很难耐受长时间的操作，同时操作过程中的出血和组织碎片很可能会阻塞远端气道。采用硬质气管镜可以在操作的同时进行通气，保障了操作全过程中患者的氧合，操作孔道大，可以进行双手操作，并且可以利用粗大的吸引器不断的吸出血和组织碎片，因此它是最佳的选择。

▶ 手术及术后恢复情况

入院后 3 天行外科手术治疗：硬质气管镜气道内肿瘤清除，气管环形切除术。静脉全身麻醉，不插管，患者取颈部过伸仰卧位，肩下垫枕，由麻醉医师用喉镜辅助暴露声门，术者将硬质气管镜按常规方法置入气道后接驳喷射通气供氧，呼吸频率 20～40 次/分。探查见气管腔内距隆突 3 个软骨环右前壁可见菜花样新生物，长度约 2.5cm，管腔阻塞 85%，肿物质脆，易出血，首先以冷冻探头反复冻融肿瘤，再以大号活检钳将肿瘤分块取出，出血部位用氩气刀处理，彻底止血，再行气管插管。将患者改左侧卧位，取右侧第四肋间后外侧切口，逐层进胸，游离气管下段和右侧肺门组织，于距肿瘤1cm处切断远端气管，台上插入无菌气管插管至左侧主支气管，接驳麻醉机。于距肿瘤1cm处切断近端气管，将远近端气管拉拢，以可吸收缝线行气管端端间断单纯缝合，以周围带血供的结缔组织包绕吻合口。胸腔内放置胸腔闭式引流管。彻底止血，逐层关胸。将下颌悬吊于胸前，术毕。

术后恢复过程顺利：术后当日患者恢复清醒，拔除气管插管，返回普通病房。手术后第2天恢复饮食，复查血常规、生化、电解质基本正常，胸片双肺复张好，第3天下地活动，第5天拔除胸腔闭式引流管，伤口Ⅱ/甲愈合，第9天拆除伤口缝线后出院。

▶ 最后诊断

病理诊断：气管内腺样囊性癌。

▶ 专家点评

大气道恶性病变可以引起严重的呼吸困难、喘鸣、咯血以及阻塞性肺炎等症状，甚至威胁病人的生命。临床上遇到无哮喘病史的中青年病人，出现疗效差的哮喘症状时，应考虑到气管肿瘤的可能。对于大多数这类病人，外科手术切除及气道重建是最佳的治疗方法。对于由于解剖学限制、转移性病变或全身情况无法耐受手术的病人，内镜手术是一种有效的姑息性治疗方法。其治疗目的是解除气道梗阻，恢复气道通畅，改善患者的症状和生活质量，并且有可能延长他们的生存时间。

气管镜自发明以来已经有一百多年的历史，历经了硬质气管镜和可弯曲性纤维支气管镜两个重要发展阶段。目前纤维支气管镜的优点已经得到公认，胸外科医师基本都能够熟练操作纤支镜进行气管和支气管检查并治疗许多气道内简单的病变，这使得硬质镜曾一度被遗忘。然而，对于大气道严重梗阻，尤其是阻塞超过85%，病人处于极度呼吸困难和严重缺氧时，纤支镜不能保证有效的通气，可能加剧患者的缺氧甚至导致其死亡；此时只有硬质气管镜既能保障病人有效地通气，又可快速地清除阻塞气道的瘤体，恢复气道通畅。

硬质气管镜的手术适应证主要包括：

1. 诊断方面：（1）气道深层组织的活检，（2）儿童的支气管镜检查，（3）获取更好的图像资料。

2. 治疗方面：（1）大咯血的治疗，（2）气道狭窄的扩张，（3）气道腔内的激光治疗，（4）气道腔内支架植入，（5）气道的异物摘除，（6）气道腔内肿瘤切除，（7）冷冻治疗，（8）电凝治疗，（9）气道内黏稠分泌物清除。

相对于纤维支气管镜，硬质气管镜的优势有：

1. 操作同时可进行持续通气或喷射通气，延长了可操作时间，保障手术安全。

2. 管腔大、操作空间大。

3. 易于控制大咯血或术中出血，包括硬质镜压迫球囊压迫，肾上腺素棉球压迫、电凝、激光、氩气电凝等止血措施均便于施用。

4. 便于取出较大异物或组织。

5. 可用口径较大的吸引装置，便于及时吸出管腔内积血及脱落的组织块、防止阻塞气道。

6. 操作医师可利用硬质气管镜感受肿物质地。

7. 前端斜面可用于铲除肿瘤，同时压迫止血。

8. 直接扩张气道狭窄。

9. 便于放置支架，采用CO_2激光、冷冻等治疗措施。

10. 不易燃烧。

目前对于各种气道内疾患的硬质镜处理策略如下：

1. 窄蒂良性肿瘤的治疗：在镜下先行肿瘤活检，送快速冰冻检查。这类腔内生长肿瘤主要是错构瘤、平滑肌瘤等。根据肿瘤血运情况，决定是否先采用冷冻或电烧破坏肿瘤血供，以减少渗血或出血。用大号气管镜活检钳将肿瘤夹碎后取出；若术中发生大块肿瘤脱落，为安全起见，应立即将其推入一侧主支气管内，以确保对侧肺正常通气，随后再将肿瘤分次或一次取出。肿瘤蒂部用冷冻和/或电刀灼烧处理，即彻底止血又可预防复发。

2. 宽蒂良性肿瘤和低度恶性肿瘤的治疗：宽蒂良性肿瘤镜下切除容易损伤支气管壁导致穿孔或残留，应及时中转开胸；此外，即使术前纤支镜活检考虑良性，术中也常规再次送冰冻检查，如证实为恶性，则立即中转开胸彻底切除。

对于可根治切除的气管原发恶性肿瘤，由于大气道几近阻塞，常规气管插管开胸手术存在巨大的麻醉风险。应先行硬气管镜下肿瘤大部烧灼切除、随后气管插管插过肿瘤部位、再开胸根治切除，最大限度地保障了麻醉和手术的安全。

无法手术切除的恶性肿瘤所致大气道狭窄发病急，患者常于数日内死亡。常规方法不易实施。硬质镜治疗大气道恶性狭窄有独到的优势。手术方法可概括为两类，一是通过球囊扩张、激光、电灼、剜除等气道再通术，另一类是支架植入术。前者多用于向腔内生长的菜花样肿瘤，并且所致狭窄长度较短者（<3cm），此类型切除时不易损伤壁外结构如大血管等，安全性较高；后者多用于外压性狭窄或较长的腔内肿瘤性狭窄，优点是安全可靠，不易损伤支气管壁造成穿孔，此外，带膜支架还可用于封堵支气管瘘，效果可靠。

▶ 参考文献

1. Wood DE. Management of malignant tracheobronchial obstruction. Surg Clin North Am，2002，82：621-42
2. Stephens KE Jr，Wood DE. Bronchoscopic management of central airway obstruction. J Thorac Cardiovasc Surg. 2000，119：289-296
3. Conacher ID. Anaesthesia and tracheobronchial stenting for central airway obstruction inadults. Br J Anaesth，2003，90（3）：367-74
4. Wain JC. Rigid bronchoscopy：the value of a venerable procedure. Chest Surg Clin N Am，2001，11（4）：691-9
5. Simoff MJ. Endobronchial management of advanced lung cancer. Cancer Control，2001，8（4）：337-43

病例8　左肩背部持续性疼痛2个月，CT发现左肺尖部占位1月余

李　运　王　俊

▶ 病历摘要

女，58岁，主因“左肩背部持续性疼痛2个月，CT发现左肺尖部占位1月余”入院。患者2个月前无明显诱因出现左侧肩部及腋窝下疼痛，伴左侧胸背部相邻部位疼痛，疼痛为持续性，并向左前臂及手掌传导，患侧上肢活动无明显受限，无肌力减退，无充血水肿。自述患侧面部无汗，无患侧眼睑下垂及视物模糊。无发热、咳嗽、咳痰、咯血，无胸闷、憋气、呼吸困难以及心悸等症状。一个月前患者于我院门诊行胸部X线及CT检查发现左肺尖部占位，大小约4cm×6cm，临床诊断：左肺尖部癌。已行局部放疗20次，总剂量40Gy。一周前复查胸部CT示：左肺尖占位较前明显缩小。此次为进一步行手术治疗收入我院。患者自发病以来，一般情况可，饮食、睡眠良好，二便正常，体重无明显减轻。

入院查体：生命体征平稳，皮肤黏膜无黄染、无苍白，全身浅表淋巴结未触及肿大；心、腹未见异常；双上肢肌力、感觉正常；颈静脉无怒张，头面部无水肿，双侧锁骨上淋巴结未触及肿大，气管居中。胸廓对称无畸形，双侧肋间隙无明显增宽，双侧呼吸运动均匀一致。胸壁静脉无曲张，双侧语颤对称，未及胸膜摩擦感，双肺叩诊清音，双侧肺下界于锁骨中线第6肋间、腋中线第8肋间、肩胛下角线第10肋间。双肺呼吸音粗，左上肺呼吸音稍弱，未闻及干啰音及胸膜摩擦音。无副癌综合征，未见杵状指、Cushing征、肌无力及肺性骨关节病等。

入院诊断：左肺尖部癌。

入院后完善各项辅助检查：血、尿、便常规正常。肝肾功能正常。肿瘤标志物检测：CEA、NSE、CYFRA211、CA125、CA19－

9 均在正常范围。心电图：窦性心律，大致正常。胸部 CT 报告（见图 1）：左肺上叶尖后段软组织影，直径约 20mm，与两个月前 CT 片比较有明显缩小，肿物与周围胸膜界限不清，可见毛刺及分叶，CT 值 30～60Hu，5、6 区可见多发小淋巴结影。心影及大血管未见异常。印象：左侧 Pancoast 瘤。纤维支气管镜检查、头颅 CT、全身骨扫描以及腹部 B 超检查未见异常。肺功能检查示：FEV_1 3.24L，FEV_1% 143%，MVV% 134%，DLCO% 99%，通气及弥散功能正常。

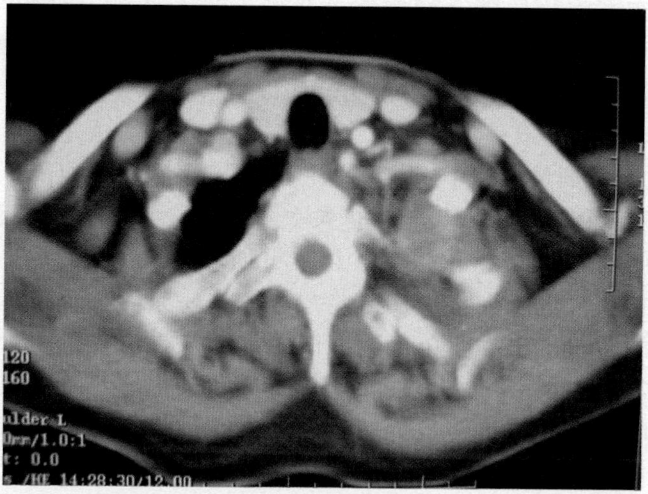

图 1　左肺尖部占位，与周围胸膜界限不清，侵及第 1、2 后肋

▶ 病历讨论

甲医师（胸外科住院医师）：患者为老年女性，2 个月前无明显诱因出现左侧肩部及腋窝下疼痛，伴左侧胸背部相邻部位疼痛，疼痛为持续性，并向左前臂及手掌传导，患侧上肢活动无明显受限，无肌力减退，无充血水肿。自述患侧面部无汗，无患侧眼睑下垂及视物模糊。一个月前患者于我院门诊行胸部 X 线及 CT 检查发现左肺尖部占位，大小约 4cm×6cm。临床诊断：左肺尖部癌。已行局部放疗 20 次，总剂量 40Gy。一周前复查胸部 CT 示：左肺尖占位较前明显缩小。入院查体一般情况可，生命体征平稳，左肺上叶呼吸音稍弱，余未见明显异常，血尿便常规检查、肿瘤标记物及生化检查未见异常，心电图检查正常，纤维支气管镜检查、头颅CT、全身骨扫描以及腹部B超检查未见异常，肺功能检查正常。目前患者诊断基本明确，无手术禁忌证，应手术切除病变。

乙医师（胸外科主治医师）：同意甲医师的意见，该患者临床症状以及影像学表现比较典型，肺上沟瘤诊断成立。目前肺上沟瘤的标准治疗为术前放疗联合手术切除。近几十年来的临床经验证实经过联合方案治疗后肺上沟瘤常可获得长期生存（5年生存率约为30%～34%），个别病例甚至能够治愈。但对于椎体、臂丛神经和锁骨下血管广泛受侵，纵隔淋巴结转移以及远处转移的病例，则为手术禁忌证。术前放疗加扩大切除联合应用的实施方法是先给予35～40Gy的放疗剂量，放疗范围包括肿瘤、局部胸壁和上纵隔，2～3周后如未发现远处转移，再施行扩大手术切除。术前放疗的目的在于缩小肿瘤范围，抑制肿瘤生长，以便更加彻底地切除肿瘤。之所以采用半量放疗剂量而不使用全量放疗，主要原因在于破坏肿瘤周边的癌细胞，使手术时可能播散的癌细胞缺乏再生的能力，在减少播散危险的同时又不损伤用于修复的正常组织，从而减少放疗和手术的合并症和危险性。结合该患者，目前已完成术前放疗后两周余，效果明显，身体状态良好，完善术前各项检查，无手术禁忌证，应尽早行扩大的手术切除，术后根据病理类型决定进一步化疗方案。

丙医师（胸外科主任医师）：同意两位医师的意见。需要补充的是，由于肺上沟瘤属于周围型肺癌，要取得其病理学诊断相对困难。纤维支气管镜检查往往难以发现肿瘤并取得活检，文献报道痰找瘤细胞的阳性率也很低。不过由于其临床症状的典型性，对于可能手术的患者，并不强调术前一定要取得病理学诊断的必要性。在治疗方面，目前的研究显示肺上沟瘤的最佳治疗模式仍是以术前放疗加手术切除为主。术前给予半量放疗，可减少肿瘤的局部复发，降低术中肿瘤细胞播散的几率，与单纯放疗或单纯手术或术后放疗相比较，生存率有明显提高。不过，在肺上沟瘤综合治疗的方式上目前也存在较大的争论。除了术前放疗联合手术的方式外，有学者主张高剂量的单纯放疗，有学者主张术前术后放射治疗的“三明治”方式，有学者主张单纯的术后放疗，也有学者提出术前放疗加术中后装治疗，方法和观点很多，但以第一种治疗方式（术前放疗联合手术）报告最多。由于以往的各种研究资料均为回顾性的资料积累分析，结论缺乏说服力，究竟哪种治疗模式更好，尚需更多的前瞻性随机对照研究加以证实。值得欣慰的是，2000 年美国的 Kraut 等报告了肺上沟瘤综合治疗的第一个多中心前瞻性研究，方案设计为对于可能手术的肺上沟瘤患者，先接受两个周期的放化疗，具体剂量为顺铂 50mg/m^2，d1，d8，d29，d36；足叶乙苷 50mg/m^2，d1－5，d29－33；化疗期间同时接受 45Gy 的放疗。肿瘤无进展的患者 3～5 周后接受手术治疗，术后再接受两个周期的同样剂量 EP 方案。总共 111 例患者进入研究，83 例接受手术，其中病理学完全切除 75 例（90％），28 例为病理学完全缓解（34％），全组 3 年无瘤生存率达 60％。鉴于 Kraut 等的研究所取得的良好效果，术前放化疗联合手术及术后化疗的治疗模式，有可能取代术前放疗模式成为肺上沟瘤新的治疗标准方案。

▶ 手术及术后恢复情况

入院后 1 周余行外科手术治疗：扩大的左肺上沟瘤切除，左肺上叶切除，纵隔淋巴结清扫术。全麻成功后，患者取右侧卧位，常规消毒、铺单。行标准的肺上沟瘤后侧手术入路切口（肩胛骨旁长切口），逐层切断或剥离胸壁各层肌肉，充分显露上部肋骨及胸椎横突，经左侧第 4 肋间进胸。探查肿物位于左上肺尖后段，大小约 3cm×4cm，形状不规则，质硬，侵及第 1、2 后肋及臂丛神经下干 T1 神经根，尚未侵及锁骨下血管。余肺未触及异常，叶间裂分化良好。肺门活动度良好，未触及明显肿大淋巴结。为便于操作，先以直线切割缝合器距离肿物边缘约 2cm 处行左肺上叶部分切除。而后以肋骨剪离断第 1、2 肋，结扎并切断相应的肋间血管，于第 1 及第 2 肋骨表面切断中、后斜角肌止点，注意保护臂丛神经、交感神经链及锁骨下血管，以小刀切断 T1 神经根后整块切除左肺上沟瘤。而后于主动脉弓下打开纵隔胸膜，解剖叶间裂，游离并结扎切断左肺上叶各动静脉分支，游离并以支气管残端闭合器夹闭并切断左肺上叶支气管，完整切除左肺上叶。切断下肺韧带，并顺序清扫下肺静脉旁、隆凸下、左肺门以及第5、6组等处纵隔淋巴结。以无菌蒸馏水及生理盐水反复冲洗胸腔，吸痰膨肺，残端闭合满意，无漏气及出血。严密止血，确认无活动性出血后于第7肋间腋后线及腋前线分别留置28号胸腔引流管各一根，清点器械、敷料无误后，关胸，术毕。手术顺利，术中出血约300ml，术后病人安返病房。

术后常规给予补液、抗炎、祛痰等治疗，恢复过程顺利，左肺复张良好。术后第4天拔除前侧胸腔引流管，术后第6天拔除后侧胸腔引流管；术后第9天伤口拆线，伤口Ⅱ/甲愈合；术后复查血常规、生化、电解质基本正常。术后第10天出院。术后2周开始化疗。

▶ 最后诊断

左肺尖部大细胞癌。病理诊断：（左）肺及肋骨切除标本，肺内坏死及玻璃样变纤维结缔组织中可见散在及条索状肿瘤细胞浸润，肿瘤细胞体积较大，异型明显。免疫组化：CK7（+），CEA（+），EMA（+），Vimentin（－），Calretinin（－），SP－A（－），符合大细胞癌。（气管旁、隆凸下、肺门、叶间、主肺动脉旁、降主动脉旁）淋巴结未见癌转移。

▶ 专家点评

肺上沟瘤，又称为肺尖部癌，是肺癌的一种特殊类型，由于其发生于肺上叶尖部，并局限于狭窄的胸廓入口处，因此随着肿瘤的生长和局部扩散，很容易累及或侵犯周围的毗邻结构，如臂丛神经、肋间神经、星状神经节、交感神经链以及邻近的第1、2肋骨和脊椎，从而产生严重的肩背部疼痛、上肢麻痹、肌肉萎缩以及Horner综合征等（也即Pancoast综合征）。

1924年Pancoast首次将这一类肿瘤命名为“肺上沟瘤”，并对其特殊的临床表现进行了详细描述。因此，肺上沟瘤也被称为Pancoast 瘤。所谓肺上沟被认为是锁骨下动脉在胸膜顶和肺上叶尖部通过时所形成的沟，又称为锁骨下沟，但在解剖学上，并不存在肺上沟这一解剖结构或标志。

肺上沟瘤属于周围型肺癌，其最常见的病理类型为恶性程度较低的鳞癌（约占 60%），其次为大细胞癌和腺癌，文献中偶可见到有肺尖部小细胞癌的报道。通常，根据肺上沟瘤的影像学改变并结合其典型的临床表现，诊断并不困难，据 Paulson 报道，肺上沟瘤临床诊断的准确率可达 95%以上。但由于肺上沟瘤的位置特殊，想要取得病理组织学诊断则相对困难。纤维支气管镜检查很难取得病理，文献报道痰找瘤细胞的阳性率也仅为 16%左右。不过，对于可能手术治疗的病例，由于临床表现的典型性，术前取得病理学诊断并非必不可少，但对于已失去手术机会的病例，为确定下一步的治疗方案，可采用通过锁骨上斜角肌切口进行经胸膜顶的切开活检或在 CT、B 超引导下行细针穿刺肺活检，以期获得组织或细胞学诊断，文献报道成功率很高，通常可达到 90%以上。

有关肺上沟瘤的治疗，在上世纪 50 年代以前还被认为是无法手术治疗的，只能采取姑息性放疗，其原因在于肿瘤侵犯邻近结构在技术上无法切除治愈。1956 年，Chardock 和 MacCallum 报告了第一例肺上沟瘤整块切除并辅以术后放疗而获得长期生存的病例。1961 年，Shaw 首次提出并报告了术前放疗（30G）加手术治疗肺上沟瘤获得成功。Shaw 的这一治疗方案沿用至今，并被认为是对肺上沟瘤进行标准治疗的里程碑。近几十年来的临床经验也证实了术前放疗联合手术切除是肺上沟瘤的最佳治疗方案。经过联合方案治疗后常可获得长期生存（5 年生存率约为 30%～34%），个别病例甚至能够治愈。但对于椎体、臂丛神经和锁骨下血管广泛受侵，纵隔淋巴结转移以及远处转移的病例，则为手术禁忌证。

术前放疗加扩大切除联合应用的实施方法是先给予 35～40Gy 的放疗剂量，放疗范围包括肿瘤、局部胸壁和上纵隔，2～3 周后如未发现远处转移，再施行扩大手术切除。术前放疗的目的在于缩小肿瘤范围，抑制肿瘤生长，以便更加彻底地切除肿瘤。之所以采用半量放疗剂量而不使用全量放疗，主要原因在于破坏肿瘤周边的癌细胞，使手术时可能播散的癌细胞缺乏再生的能力，在减少播散危险的同时又不损伤用于修复的正常组织，从而减少放疗和手术的合并症和危险性。

肺上沟瘤的手术切除实质上是一个扩大的胸壁整块切除术，切除范围包括第 1～3 肋骨的后部、第 1～3 胸椎受累的部分椎体和横突、肋间神经根、臂丛神经下干、部分星状神经节和交感神经链、受累的肺叶可酌情行肺楔形或肺叶切除术，同时应施行纵隔淋巴结清扫术。

肺上沟瘤的手术方式根据手术入路的不同，可分为经背部径路的肺上沟瘤切除术以及经颈部“L”形切口的前方径路肺上沟瘤切除术。两种手术方式各有利弊，其中前一种术式更为常用，通过肩胛骨旁长切口，术野显露更加充分，切除范围也更广泛，尤其适用于需扩大切除整块胸壁的病例，但其对锁骨下血管受侵处理稍显困难。经颈部切口前方入路行肺上沟瘤切除，其最大的优点在于胸廓出口显露满意，可以安全地解剖、彻底切除受累的锁骨下血管，便于锁骨下动脉的重建。但由于其对后胸壁显露欠佳，只适用于肺上沟瘤侵犯范围小，尚未累及第 3 肋骨及椎体的病例，如术中探查发现肿瘤侵犯范围较大，需切除第 3 甚至第 4 肋骨以及受累的椎体时，则需另行一后外侧剖胸切口。

肺上沟瘤扩大切除术后并发症除了通常肺切除术后常见的并发症之外，还可能发生一些特殊的并发症，如脑脊液漏、Horner 综合征以及尺神经分布区域感觉异常等等。脑脊液漏的预防主要在于术中肋间神经切断时的正确处理。一旦发现有脑脊液溢出，应使用肌肉填塞椎间孔并加以缝扎，经处理后可仍有少量的脑脊液溢出，通常在 24～48 小时内自行停止。术后基本处理方法包括降低漏液部位的脑脊液静水压，可使用地高辛或利尿剂，必要时可行多次腰穿。应用足量抗生素预防感染。

▶ 参考文献

1. Kraut M, Rusch V, Crowly J, et al. Induction chemoradiation plus surgical resection is a feasible and highly effective treatment for Pancoast tumors：initial

results of SWOG 9416 (Intergroup 0160) trial. Proc Am Soc Oncol. 2000，19：1906a

2. Dartevelle P，Chapelier A，Macchiarini P，et al. Anterior transcervical approach for radical resection of lung tumors invading the thoracic inlet. J Thorac Cardiovasc Surg. 1993，105：1025-1034

病例9 咳嗽、咳痰1个月，胸片发现右肺占位半个月

李剑锋 王 俊

▶ 病历摘要

男，49岁，主因“咳嗽、咳痰1个月，胸片发现右肺占位半个月”入院。患者1个月前无明显诱因出现刺激性咳嗽，伴胸闷，并于当晚出现咳黄痰，量较多，无发热。此后又反复出现3次类似症状，咳嗽逐渐加重，多数为灰褐色痰，无咯血或痰中带血，未予特殊治疗。半个月前于当地医院拍胸片发现右肺占位，进一步行胸部CT检查证实为右肺占位，为进一步诊疗转入我科。患者自发病来，无声音嘶哑、胸背部疼痛，无低热、盗汗，精神可，食欲、睡眠一般，大、小便正常，体重无明显变化。既往17年前因“十二指肠溃疡”行胃大部切除术。吸烟史20余年，平均10支/天。

入院查体：生命体征平稳，皮肤黏膜无黄染、无苍白；全身浅表淋巴结未及肿大。腹部查体上腹部正中可见长约15cm手术瘢痕，余未见异常；颈静脉无怒张，胸廓无畸形，双侧呼吸动度一致，气管居中，双侧语颤对称一致；双肺叩诊清音，肺下界正常。双肺呼吸音清，未闻及干湿啰音或胸膜摩擦音。心脏查体（—）；脊柱及四肢无畸形，肌力正常，病理反射未引出。外院胸部CT：右肺下叶可见一直径约2cm类圆形阴影，不规则，有分叶。

入院诊断：右肺下叶占位，肺癌?

入院后完善各项辅助检查：血常规：WBC 7.55×10^9/L，Neu% 45%；血生化：正常；心电图检查：左心室肥厚。腹部B超未见异常。纤维支气管镜检查未见异常。入院1周后复查胸部增强CT：右肺下叶后基底段可见一直径约0.5cm和一直径约1.0cm大小类圆形结节，二者紧贴，稍分叶，位于后方者可见毛刺影，有中度增强，右侧腔静脉内侧可见数个肿大淋巴结，大者直径约3.0cm，腔静脉

受压（见图1），与1个月前相比较肺内结节稍增大，大支气管开口通畅，左肺未见异常。

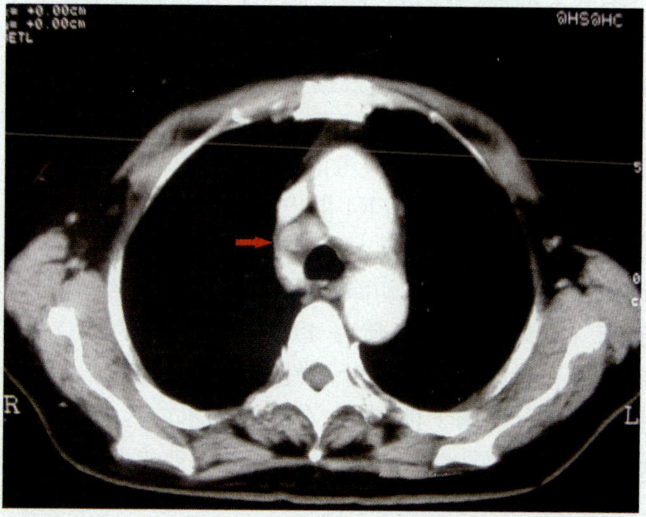

图1　上腔静脉内侧可见数个肿大淋巴结，大者直径约3.0cm，腔静脉受压。

▶ 病历讨论

甲医师（胸外科住院医师）：患者为老年男性，1个月前出现刺激性咳嗽，伴胸闷，咳大量黄痰，无发热。半个月前外院胸片和胸部CT检查证实为右肺下叶占位。根据入院前胸部CT所示，考虑右肺下叶占位，性质为恶性肿瘤（如原发性支气管肺癌）可能性大，但患者有咳黄痰病史，根据患者入院前胸部CT所示，病灶周围有多个小实变影，尚不能除外炎症可能。入院后1周患者复查胸部CT，发现R4区淋巴结明显肿大，上腔静脉受压，且与1个月前CT比较，肺内病灶有所增大，故考虑原发性支气管肺癌，纵隔淋巴结转移的诊断可能性大，临床分期为Ⅲa期（T1N2Mx）。

乙医师（胸外科主治医师）：目前诊断已经基本明确，即右肺下叶恶性肿瘤，考虑为支气管肺癌，患者影像学检查提示有纵隔R4区淋巴结肿大，考虑为恶性肿瘤纵隔淋巴结转移。肺部占位伴纵隔淋巴结肿大应如何鉴别是该病例的难点。临床通常将胸部 CT 扫描检查所见直径>1.0cm 的淋巴结作为淋巴结转移的诊断标准。但引起纵隔淋巴结肿大的原因很多，除了肺癌，还可以有其他肿瘤，以及炎症、结核或结节病等。并且在原发性肺癌中，引起纵隔淋巴结肿大的主要原因也可能是炎症。根据 CT 检查的淋巴结大小来判断病变，其假阳性率或假阴性率均较高。纵隔镜手术是明确纵隔淋巴结良恶性的“金标准”，故首先应考虑行颈部纵隔镜检术（cervical mediastinoscopy，CM），来明确 R4 淋巴结是否存在转移性癌。该患者 R4 淋巴结若为阳性，则属 N2 期，应行新辅助化疗；若 R4 淋巴结阴性，可考虑直接开胸手术切除，同时行纵隔淋巴结清扫。

丙医师（胸外科主任医师）： 以上两位医师的诊疗分析思路清晰、准确。该患者诊断右肺下叶恶性肿瘤基本明确，考虑有纵隔淋巴结转移，临床分期属于Ⅲa 期。在目前的术前检查中，CT 扫描检测纵隔淋巴结的敏感性明显高于普通 X 线，能直观地发现纵隔内肿大的淋巴结。但缺点是对所观察到肿大的淋巴结是否均为转移性的判断仍然不甚理想。PET 在评价纵隔转移的敏感度、特异度及准确度方面均优于 CT 扫描，特别是其阴性准确率更高。但 PET 假阳性率相对较高，对于 PET 结果阳性的病人则仍应行相关有创检查，使假阳性的病人不会失去宝贵的根治手术的机会。纵隔镜检查在肺癌术前分期中，其敏感性和特异性分别达到 95%以上和 100%，是肺癌纵隔淋巴结转移诊断最准确的方法。故对于该患者，应先行颈部纵隔镜检术明确 N 分期。

▶ 手术及术后恢复情况

手术情况：全麻成功后仰卧，肩部垫高，颈部后仰过伸位，按胸骨正中开胸术消毒铺巾，于颈部正中胸骨切迹上一横指行一长约 3cm 小切口，沿颈白线向两侧分离牵引颈前肌群显露气管，剪开气管前筋膜，以食指钝性分离气管前间隙直至隆凸，沿该间隙置入纵隔镜，直视下探查气管周围及隆凸下，可见 R4 淋巴结明显肿大，触之质韧，包膜完整，以穿刺针穿刺除外血管后，以活检钳多处取活检，术中冰冻病理提示：转移性鳞癌。严密止血，未见活动性出血，于淋巴结创面填塞止血海绵一块，退镜，逐层缝合颈部切口，手术顺利结束。术中出血少量，术后待病人清醒后顺利拔除气管插管，返回病房。

术后予常规抗炎治疗，颈部伤口Ⅰ/甲愈合。术后给予紫杉醇240mg+卡铂400mg方案新辅助化疗2个周期，化疗不良反应轻。复查胸片及胸部CT提示右肺下叶占位及纵隔淋巴结较化疗前明显缩小，化疗效果PR。全身骨扫描检查及头颅CT检查未见肿瘤转移征象。颈部纵隔镜手术8周后于全麻下行右肺下叶切除，纵隔淋巴结清扫术。术中见肿瘤位于右肺下叶背段，大小约2cm×2cm，尚未侵及脏层胸膜，余肺及壁层胸膜未见异常。切除右肺下叶后顺序清扫下肺韧带旁、食管旁、隆凸下、气管旁以及肺门等处淋巴结。手术顺利，出血不多，术后拔气管插管安返病房。术后恢复好，术后第3天拔除胸引管，术后第6天出院。出院后继续行与术前相同化疗方案，全身化疗2个周期，并行纵隔适形放疗，随访至今良好。

▶ 最后诊断

右肺下叶鳞状细胞癌（T1N2M0）。病理诊断：（右肺下叶）中-低分化鳞癌，肺动脉旁、隆凸下淋巴结未见癌转移（0/2，0/6）。

▶ 专家点评

对于肺癌患者来说，术前明确TNM分期，对于确定治疗方案和判断预后均具有重要意义。其中，对于可能手术的非小细胞肺癌（non small cell lung cancer，NSCLC）患者，术前明确其纵隔淋巴结有无转移更是至关重要。

目前肺癌的新辅助化疗已为多数学者达成共识，并逐渐成为Ⅲa（N2）期肺癌的规范治疗方案。Ⅲa期肺癌是指无远处转移、淋巴结侵犯限于同侧纵隔或隆突下、病灶位于胸腔内的局部晚期肿瘤，包括T3N1M0和T1-3N2M0。新辅助化疗要求治疗前对于肺癌的纵隔淋巴结状态进行准确的病理学评估。然而，大量的临床实践表明，传统的放射学诊断方法（CT、MRI）准确性较低，存在较高的假阳性率和假阴性率。FDG-PET是一种敏感的亲肿瘤显像检查，其利用恶性肿瘤细胞异常增殖需要过度利用葡萄糖，FDG 主要被恶性肿瘤细胞摄取的原理，故而在纵隔淋巴结癌转移组织中表现为放射性浓聚。PET 对于阳性结果的判断标准不依赖于淋巴结的大小，而取决于其代谢的强度，从而弥补了 CT 的不足。PET 在肺癌分期中，虽然其敏感性、特异性及准确性均超过 CT，但仍有一定的假阳性和假阴性。近期的结果提示，PET 在肺癌纵隔淋巴转移的评估中，敏感性仅为 64.4%。而对于那些不需要手术的病灶，比如活动性结核瘤及炎性肿物，PET 的假阳性率又太高，且 PET 价格过于昂贵，目前难以广泛应用。而纵隔镜技术由于可以获得明确的淋巴结病理性证据，所以一直是判断是否存在纵隔淋巴结癌转移的“金标准”。目前的观点是，对于 CT 检查阳性（纵隔淋巴结≥1.0cm）、PET 阳性的患者，应进一步行纵隔镜检查以明确其 N 分期；而对于 CT 检查阴性、PET 阴性者的患者是否常规行纵隔镜检查尚存在争议。1997 年 DeLeyn 等对 235 例可手术并经 CT 检查纵隔淋巴结阴性的 NSCLC 患者进行颈部纵隔镜检查，结果还有 47 例（20%）纵隔淋巴结阳性（N2）。因此，有人主张，对于所有可能手术的 NSCLC 患者，无论 CT 检查有无纵隔淋巴结肿大，均应常规行纵隔镜检查。有学者认为，PET 能在一定程度上减少纵隔镜的应用，目前看来是不能替代纵隔镜技术的。2002 年 Kernstine 等通过对 237 例 NSCLC 的回顾性研究，对比分析了纵隔镜检查与 PET 在肺癌纵隔淋巴结分期中的作用，结果显示 88%的患者在 PET 检查后，仍需接受纵隔镜检查以明确纵隔淋巴结的病理性质。根据我中心经验，纵隔镜手术对于肺癌纵隔淋巴结分期具有很高的敏感性、特异性和准确性，分别达到了 97.7%、100%和 98.3%。根据纵隔镜检查结果，我们对 N0 或 N1 的患者积极手术治疗；对于 N2 者先行新辅助化疗后，再根据具体情况决定是否手术治疗；对于 N3 者放弃手术，常规给予放疗或化疗，有效地减少了手术探查率和不完全切除率。纵隔镜手术虽是一种有创检查方法，但只要操作技巧掌握得当，同样具有很高的安全性。据国外大宗临床资料统计，传统纵隔镜手术并发症通常不超过 2.5%，死亡率低于 0.5%。纵隔镜手术的常见并发症有出血、气胸、喉返神经损伤，罕见并发症包括气管和支气管损伤、食管穿孔以及偏瘫等。

新辅助化疗（neoadjuvant chemotherapy）也称诱导化疗（induction chemotherapy）或术前化疗（preoperative chemotherapy），是在局部治疗前的化学治疗，是在最早时间应用药物治疗的特殊策略，目前已成为许多实体肿瘤多学科治疗体系中的一个重要组成部分。从理论上讲，术前化疗的作用有：①对原发肺癌和区域淋巴结转移癌细胞具有减灭作用，能使原发灶和转移淋巴结病期降低，提高肺癌完全切除率，降低剖胸探查率；②在影响肺癌术后长期生存率的诸多因素中，术后远处转移是外科治疗失败的主要原因。外科治疗作为一种局部治疗手段，是以全或无的方式清除肿瘤组织，但其无法处理临床中肺癌可能存在的隐匿性病变或微小转移病变。在非小细胞肺癌中，恶性细胞转移播散可能发生在原发肿瘤的早期。新辅助化疗可早期消灭肺癌微转移，提高肺癌根治机会，进而提高患者生存率和生活质量；③与术后化疗相比，术前新辅助化疗后可以再从切除的肿瘤标本中了解化疗的敏感性，通过评估最初治疗方案对原发肿瘤的疗效，更能客观地评价每一个体对不同化疗方案、化疗药物的有效性，从而选择对不同个体更有效的化疗药物，为以后辅助用药提供指导。

有研究提示原发肿瘤可产生血管形成抑制物，在有效的化疗前切除原发肿瘤会促使肿瘤新血管形成，而导致微小转移灶生长。术前化疗消灭临床常规检测手段检测不到的微小转移灶，避免体内潜伏的微小转移灶在原发肿瘤切除后由于体内肿瘤量减少而加速增殖，并可使肿瘤细胞活力降低，一定程度上减少术中或术后远处播散的机会，从而减少术后复发和远处转移。另外术前化疗作为防止抗药的方法也可能起着重要作用，在肿瘤中存在抗药的细胞，肿瘤负荷小时开始化疗，常常没有抗药现象出现，术前化疗消灭敏感的肿瘤细胞，然后手术切除包括不敏感的肿瘤细胞。

虽然理论上术前化疗有诸多优势，一些小样本的随机对照研究也显示术前辅助化疗可明显提高5年生存率。但目前临床上进行肺癌术前化疗的临床试验却结论不一。新辅助化疗后手术治疗与直接手术比较，新辅助化疗能否提高可手术非小细胞肺癌的生存率仍不能明确。因此有必要进一步开展随机对照研究，明确新辅助化疗对可手术非小细胞肺癌病人预后的影响。

▶ 参考文献

1. Belani CP, Adjuvant and neoadjuvant therapy in non-small cell lung cancer. Semin Oncol, 2005 (2 suppl 2): S9-S15
2. Nagai K, Tsuchiya R, Mori T, et al. A randomized trial comparing induction chemotherapy followed by surgery with surgery alone for patients with stage Ⅲa N_2 non-small cell lung cancer (JCOG92009) [J]. J Thorac Cardiovasc Surg, 2003; 125: 254-260
3. 赵辉，王俊，刘军等. 纵隔镜检查在胸部疾病诊断及肺癌分期中的价值 [J]. 中国胸心血管外科临床杂志，2003，10 (2): 131 133
4. Gonzalez-Stawinski GV, Lemaire A, Merchant F, et al. A comparative analysis of positron emission tomography and mediastinoscopy in staging non-small cell lung cancer. J Thorac Cardiovasc Surg, 2003, 126: 1900-1905
5. 吴一龙主编. 肺癌多学科综合治疗的理论和实践. 北京：人民卫生出版社，2000，59-60

病例10　刺激性咳嗽3个月，CT检查发现右肺占位2个月

杨　帆　王　俊

▶ 病历摘要

男，67岁。主因“刺激性咳嗽3个月”门诊于2002年10月22日以“右肺下叶癌”收住我院胸外科。患者3个月前无明显诱因出现刺激性咳嗽，无咳痰、咯血，无发热、盗汗、乏力，无胸闷、胸痛，无喘息、憋气。在当地医院行胸片及肺CT检查发现右肺下叶实性占位。曾予抗炎输液等治疗10天，2个多月前复查胸片见肿物大小无明显变化。在当地医院行纤维支气管镜活检病理示：肺癌(后经我院病理科会诊后诊断为：低分化鳞癌)。为进一步治疗来我院。患者自发病以来精神可，食欲佳，大小便同前，体重减轻约5kg。

患者既往有冠心病，不稳定性心绞痛20年，开始为劳累或情绪激动后出现心前区憋闷不适，无明显疼痛，无左上肢放射痛，服用硝酸甘油类药物后可以缓解，之后此种症状每年发作4～7次，劳累或情绪激动可诱发，有时亦可无明显诱因发作。每次持续数分钟到1小时，偶可自行缓解，但多数情况下均需要口服硝酸甘油类药物后方可缓解。1年前曾在当地市级医院行冠脉造影检查，提示冠状动脉多支狭窄。否认糖尿病、肾病，否认肝炎、结核病等传染性疾病或接触史。否认特殊食物及药物过敏史。抽烟40余年，约20支/天，已戒除2个月。

入院查体：一般情况可，全身皮肤黏膜无黄染及苍白，浅表淋巴结未触及，双侧呼吸动度一致，语颤无增强与减弱，右肺下界位于右侧锁骨中线第6肋间、右侧腋中线第8肋间、肩胛下角线第10肋间；左肺下界位于左侧腋中线第8肋间、肩胛下角线第10肋间。双肺呼吸音清，右下肺呼吸音稍减弱，未及干湿啰音及胸膜摩擦音。

心率90次/分，律齐，未闻及杂音和异常心音。腹部及四肢查体均未见异常。

入院后完善各项检查：

- 血常规：WBC 8.9×10^9/L，RBC 4.2×10^{12}/L，HGB 131g/L，PLT 225.7×10^9/L。
- 血生化：ALT 37U/L，AST 26/L，TP 65g/L，ALB 38g/L，BUN 5.99mmol/L。
- 心电图：T波轻度改变。
- 腹部B超：脂肪肝，肝及双侧肾上腺未见转移结节。
- 超声心动：左室流出道流速增高，左室舒张功能减低，左室射血分数65%。
- 肺功能：FVC 2.26L（73%Ref），FEV_1 1.35L（61%Ref），TLC 5.19L（118%Ref），RV 2.86L（153%Ref），DLCO 14.6（78%Ref），通气功能轻度损减，以阻塞型为主，残气量增高，弥散功能降低，气道阻力增高。
- 头颅CT：未见异常。
- 全身骨扫描：未见明显放射性浓聚灶。
- 核素肺灌注扫描：右肺中下偏后视野血流灌注减低，右肺血流灌注占总肺血流灌注的41.5%。
- 肿瘤标志物检测：癌胚抗原、甲胎蛋白、癌抗原19－9、癌抗原125、NSE、血清骨胶素211均在正常范围。
- 复查冠状动脉造影检查：右冠近段（50%～60%）×5mm狭窄，中远段90%×10mm狭窄，前向血流3级；左冠脉主干中远段（50%～80%）×5mm狭窄，LAD开口以下（70%～90%）×20mm弥漫性狭窄，中间支开口80%×3mm狭窄，前向血流3级；LCX开口以下90%×5mm狭窄，中远段（75%～95%）×25mm弥漫性狭窄，前向血流3级；诊断冠心病，左主干伴三支病变，累及LAD、LCX和RC。

入院诊断：右肺下叶癌，冠状动脉粥样硬化性心脏病，不稳定性心绞痛。

▶ 肺癌手术前辅助治疗经过

- 2002 年 9 月 25 日第一次新辅助化疗：紫杉醇 240mg d1，卡铂 300mg d1，患者耐受良好，无严重化疗不良反应。
- 2002 年 10 月 10 日在我院心脏外科行非体外循环下（off-pump）冠脉搭桥手术：LMA-LAD，PDA-SXG-AO，Cx-SXG-AO，手术过程顺利，术后恢复好。
- 2002 年 10 月 23 日第二次新辅助化疗：紫杉醇 240mg d1，卡铂 300mg d1，患者耐受良好，无严重化疗不良反应。

▶ 两个疗程化疗后复查

肺 CT：双肺野纹理稍重，右肺下野背段见一团块影，约 4.0cm×5.0 cm×5.0 cm 大小，边缘毛刺，有分叶，其内见不规则空洞，肿物 CT 值 46.62Hu，增强后强化明显，CT 值为 82.97Hu，右下叶背段支气管开口狭窄，纵隔内可见数个小淋巴结，肺门未见肿大淋巴结影，与 2002-9-16 片比较，病灶明显缩小。

肺功能：FVC 1.67L（63% Ref），FEV_1 1.10L（54% Ref），TLC 4.98L（113% Ref），RV 3.31L（177% Ref），DLCO 11.4（63%Ref），通气功能中度损减，以阻塞型为主，残气量增高，弥散功能降低，气道阻力增高。

▶ 病历讨论

甲医师（胸外科住院医师）：患者老年男性，有 40 余年的吸烟史，刺激性咳嗽 3 个月，无明显咳痰、咯血，无低热、盗汗、乏力，无胸闷、胸痛，无喘息、憋气。在当地医院行胸片及肺 CT 检查发现右肺下叶实性占位，纤维支气管镜检查活检病理示：肺癌。患者携当地医院的病理切片来我院，经我院病理科会诊后诊断为：低分化鳞癌。患者自发病以来精神可，食欲佳，大小便同前，体重减轻约 5kg。患者既往有冠心病史 20 年，反复发作不稳定性心绞痛，1 年前在外院冠脉造影检查发现冠状动脉多支狭窄。住院后行血尿便常规及生化检查均未见异常；心电图示 T 波轻度改变；肺功能检查示通气功能轻度损减，以阻塞型为主，残气量增高，弥散功能降低，气道阻力增高。全身骨扫描、腹部B超、头颅CT等确定肿瘤分期的检查均未见转移。肺灌注扫描示右肺中下偏后视野血流灌注减低，右肺血流灌注占总肺血流灌注的41.5%。再次复查的冠状动脉造影检查提示左主干伴三支病变，累及LAD、LCX和RC。近两个月左右在我院胸外科、心脏外科分别接受新辅助化疗及冠脉搭桥手术等治疗，化疗的方案为：紫杉醇240mg d1，卡铂300mg d1，两次化疗患者耐受良好，无严重化疗不良反应。目前为冠脉搭桥手术后近1个月，第2次新辅助化疗后两周。关于下一步针对肺癌的治疗，请各位上级医师给予指导。

乙医师（胸外科主治医师）：患者老年男性，肺癌合并冠状动脉硬化性心脏病，冠脉搭桥术后1个月，新辅助化疗两周期，第2次化疗后两周。冠心病心绞痛经冠脉搭桥手术后，心肌缺血症状已明显缓解，心功能改善，可以耐受开胸手术。从肺癌的分期上讲，该病例应属能够接受根治手术的T2N0－1M0，即Ⅰ期或Ⅱ期病例。目前经过了两个周期的新辅助化疗，肿瘤明显缩小，化疗效果应属"PR"，我认为可以考虑行肺癌根治手术治疗。但前提是征得患者和家属的理解与配合，并向其充分说明手术风险。

丙医师（胸外科主任医师）：合并冠心病不稳定性心绞痛的病人是肺癌患者的高危因素。以往对于此类病人采用药物治疗的方法控制心绞痛，需要待心绞痛症状完全缓解，短期内没有复发时方可考虑手术。近年来对于冠脉造影检查确诊的严重冠脉狭窄的病人，如本例，采用冠状动脉搭桥手术，短期内很好地改善了心肌的血液供应，使患者心脏功能得以改善，能够比较安全地耐受开胸的肺癌根治手术。关于新辅助化疗在早期肺癌中的价值，目前国际上正在不断探索，在欧洲有几个大宗的针对早期肺癌的前瞻性研究正在进行中，初步报告出来的结果还存在争议，但多数还是支持的。本例因为心脏问题未能及时手术而被迫接受了两周期含铂类方案的新辅助化疗。从复查CT的结果看，肿瘤明显缩小，直径减小超过了50%，所以化疗效果应属"PR"。因此，可以说，是冠脉搭桥手术及新辅助化疗的结合，使该原本没有根治手术机会的高危肺癌患者重新获得了根治手术的可能。目前恢复一般状况较好，接受治疗的愿望强烈，应当向患者说明手术风险。做好预防术中心律失常及心功能不全的各种准备，尽可能采用保留胸肌的小切口手术，减小手术创伤。

▶ 手术及术后恢复情况

手术时间：2002年11月11日。手术过程：患者取左侧卧位，右侧第5肋间保留胸肌小切口进胸，探查见右侧胸腔内有黄色清亮的胸水约150毫升，脏壁层胸膜未见转移结节，肿瘤位于右肺下叶背段，大小约5cm，局部肺表面胸膜增厚纤维化。与上叶后段及中叶胸膜有粘连。叶裂分化尚好，分离粘连后，行右肺下叶切除，常规行R10组及7组、R4组、3组淋巴结清扫或取样术。手术过程顺利，术中出血约200ml。

患者于术后带气管插管返SICU病房，予呼吸机辅助呼吸，抗炎、抑酸及输液等治疗，严密心电、血压监测。次日晨顺利脱机拔管，转回胸外科普通病房。术后5天拔除胸腔引流管，术后8天康复出院。住院期间无心律失常及心绞痛发作。

▶ 最后诊断

病理诊断：右肺下叶鳞癌，伴大片坏死，支气管残端净，周围及纵隔淋巴结未见癌转移。

▶ 专家点评

本病例是一个典型的存在围术期高危因素的肺癌患者，经过冠脉搭桥手术及新辅助化疗及根治性切除手术等综合治疗，取得了比较理想的结果。现就高危肺癌患者的围术期处理以及肺癌的新辅助化疗两方面问题评论如下。

肺癌的围术期高危因素包括高龄、心肺功能不全、严重心律失常以及冠状动脉粥样硬化性心脏病等，对于此类患者，一般强调以下术前术后的注意事项：首先，术前严格强化宣传，指导训练咳嗽、排痰、呼吸功能锻炼，超声雾化吸入，应用抗生素预防肺部感染，治疗高血压、心功能不全等伴发疾病，使用极化液行心肌保护，根据各项检查结果综合评估、设计最佳手术方案和并发症处理措施。术前定时定量吸氧，部分病人可给予1个疗程高压氧舱治疗，以改善肺功能，改善组织缺氧。其次，手术中外科医师熟练手术操作，减少肺及其他组织损伤，减少手术意外，严密监测血气，麻醉插管给氧，经常吸痰、间歇膨肺，避免肺萎陷时间过久。术后尽早下床活动。术后强化呼吸道管理是手术成功的关键：半坐卧位拍背、咳嗽、体位引流；抗生素药液超声雾化吸入；挤压气管或环甲膜穿刺、抗生素药液支气管内注射刺激咳嗽、排痰；年老体弱咳嗽无力者应用纤维支气管镜检查并吸痰，抗生素药液支气管灌洗；重症呼吸功能不全、呼吸衰竭者应用呼吸机辅助支持，特别注重脱机过渡期及脱机后管理。对无严重合并症、生命体征平稳的病人，应逐步调整呼吸机参数，争取尽早脱机，以免长期使用而加重呼吸机疲劳乃至呼吸机依赖，导致脱机困难或失败。上机时间短、肺功能改善明显、自主呼吸、咳痰有力者，尽可能一次性脱机；对于呼吸机依赖者采用强制脱机床旁观察，加强宣教、鼓励病人自主适应。

新辅助化疗在肺癌治疗中的价值逐渐受到重视，尤其是Ⅲa（N2）期肺癌患者，一般认为首先行两周期新辅助化疗然后再接受手术治疗能够较直接手术治疗提高患者的5年生存率10%～15%。由于受Ⅲa期肺癌治疗良好结果的鼓舞，目前人们开始探索早期肺癌，主要是对Ⅰb期和Ⅱ期肺癌新辅助化疗的价值。大宗病例研究结果尚未公布，初步报告的结果尚存在争议，但总体结果还比较令人鼓舞。从理论上讲，新辅助化疗在治疗Ⅲ期非小细胞肺癌中的主要作用有：（1）对原发肺癌和区域淋巴结转移癌细胞具有细胞减灭作用；（2）能使原发灶和转移淋巴结病期降低，提高肺癌切除率和肺癌完全切除率，降低剖胸探查率；（3）可早期消灭肺癌微转移，提高患者肺癌根治机会，进而提高患者生存率和生活质量；（4）术前新辅助化疗较之术后化疗更能客观地评价每一个体对不同化疗方案、化疗药物的有效性，从而选择对不同个体更有效的化疗药物。

▶ 参考文献

1. Abolhoda A，Martin J，Ginsberg RJ，et al. Morbidity and modality for pul-

monary resections in lung cancer after induction treatment. Lung Cancer, 2000, 29 (suppl1): 89

2. 周清华. 肺癌外科治疗的新理论和新技术. 中国肺癌杂志，2000，3 (6): 406-410
3. Tanoue LT. Preoperative evaluation of the high-risk surgical patient for lung cancer resection. Semin Respir Crit Care Med, 2000; 21 (5): 421-32
4. Birim O, Kappetein AP, Goorden T, et al. Proper treatment selection may improve survival in patients with clinical early-stage nonsmall cell lung cancer. Ann Thorac Surg, 2005 Sep; 80 (3): 1021-6
5. Linden PA, Bueno R, Colson YL, et al. Lung resection in patients with preoperative FEV_1 <35% predicted. Chest, 2005 Jun; 127 (6): 1984-1990
6. 吴一龙主编. 非小细胞肺癌的术前术后综合治疗. 中国肺癌杂志，2000，3 (6): 415-418

病例 11　间断咳嗽 7 个月，加重 3 个月，胸部 CT 检查发现双侧肺门占位及纵隔多发肿大淋巴结 1 月余

姜冠朝　王　俊

▶ 病历摘要

女，59 岁，主因“间断咳嗽 7 个月，加重 3 个月，胸部 CT 检查发现双侧肺门占位及纵隔多发肿大淋巴结 1 月余”入院。患者 7 个月前无明显诱因出现间断咳嗽，咳嗽为刺激性，无发热、咳痰、咯血，无胸闷、憋气、呼吸困难以及心悸、盗汗等症状。曾于当地医院给予口服抗炎、镇咳等治疗，但症状无明显好转。3 个月前患者自觉症状进行性加重，并伴有乏力、胸闷等症状。1 个月前就诊于当地医院，行胸部 X 线及 CT 检查，发现双侧肺门软组织影伴纵隔多发肿大淋巴结，诊为“肺癌伴纵隔淋巴结转移，小细胞肺癌可能性大”。于当地医院给予 EP 化疗方案两周期（具体剂量不详），但患者症状仍无明显改善，复查胸部 CT，双肺门占位及纵隔肿大淋巴结无明显变化，为进一步诊治，遂来我院。患者自发病以来，精神食欲可，睡眠可，大、小便正常，体重无明显变化。

入院查体：生命体征平稳，皮肤黏膜无黄染、无苍白，全身浅表淋巴结未触及肿大；心腹未见异常；颈静脉无怒张，头面部无水肿，双侧锁骨上淋巴结未触及肿大，气管居中。胸廓对称无畸形，双侧肋间隙无明显增宽，双侧呼吸运动均匀一致。胸壁静脉无曲张，双侧语颤对称，未及胸膜摩擦感，双肺叩诊清音，双侧肺下界于锁骨中线第 6 肋间、腋中线第 8 肋间、肩胛下角线第 10 肋间。双肺呼吸音稍粗，未闻及干、湿啰音及胸膜摩擦音。无副癌综合征，未见杵状指、Cushing 征、肌无力及肺性骨关节病等。

入院诊断：双肺门占位伴纵隔淋巴结肿大原因待查。

入院后完善各项辅助检查：血、尿、便常规正常。肝肾功能及

各项生化检查正常。肿瘤标志物检测：CEA、NSE、CYFRA211、CA125、CA19-9均在正常范围。血管紧张素Ⅰ转化酶（ACE）稍高于正常值。心电图：窦性心律，大致正常。胸部CT报告（见图1）：双侧肺门软组织影，纵隔2R、4R、5、6、7组淋巴结明显肿大，部分可见融合。心影及大血管未见异常。印象：双肺门占位伴纵隔淋巴结肿大，肺癌？结节病？纤维支气管镜检查以及支气管黏膜活检、头颅CT、全身骨扫描以及腹部B超检查未见异常。肺功能检查示：通气及弥散功能正常。

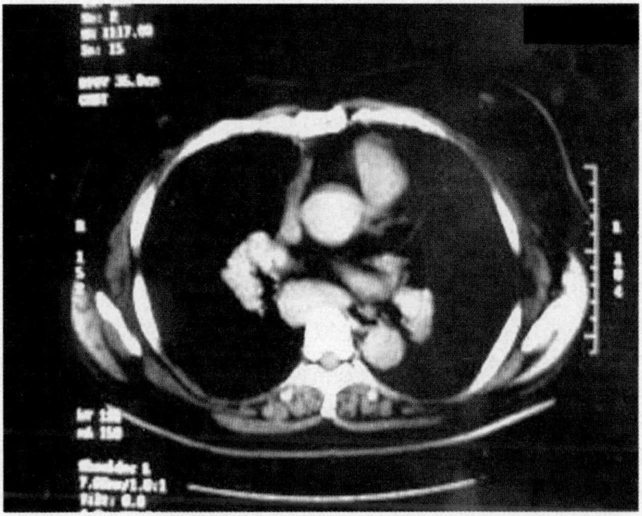

图1　双侧肺门及纵隔对称性多发肿大淋巴结

▶ 病历讨论

甲医师（胸外科住院医师）：患者为老年女性，7个月前无明显诱因出现刺激性咳嗽，无发热、咳痰、咯血，无胸闷、憋气、呼吸困难以及心悸、盗汗等症状。3个月前自觉症状进行性加重，并伴有乏力、胸闷等症状。1个月前就诊于当地医院行胸部X线及CT检查，发现双侧肺门软组织影伴纵隔多发肿大淋巴结，诊为“肺癌伴纵隔淋巴结转移”，并给予EP化疗方案两周期（具体剂量不详），但患者症状仍无明显改善，复查胸部 CT，双肺门占位及纵隔肿大淋巴结无明显变化。入院查体未发现明显异常，血尿便常规检查、肿瘤标记物及生化检查未见异常，血管紧张素 I 转化酶（ACE）稍高于正常值。心电图检查正常。纤维支气管镜检查以及支气管黏膜活检、头颅 CT、全身骨扫描以及腹部 B 超检查均未见异常。肺功能检查示：通气及弥散功能正常。胸部 CT 报告：双侧肺门软组织影，纵隔 2R、4R、5、6、7 组淋巴结明显肿大，部分可见融合。结合临床表现及各项辅助检查，考虑患者双侧肺门占位伴纵隔淋巴结对称性肿大，诊断以胸部结节病可能性大，但不能完全除外恶性肿瘤（如肺癌、淋巴瘤）以及纵隔淋巴结结核的可能，故应进一步行颈部纵隔镜纵隔淋巴结活检，以明确病理诊断及治疗方案。

乙医师（胸外科主治医师）：同意甲医师的意见，患者目前诊断尚未明确，有必要通过有创检查方法明确其病理诊断，以指导治疗。纵隔气管周围病变因纵隔内结构复杂，组织来源多样，同一病变可能发生于纵隔的不同部位，而同一部位又可能发生多种病变，放射学所提供的影像学诊断十分有限。又因其没有腔道与外界相通，常用的内窥镜方法不能发挥作用，致使纵隔病变常常成为临床诊断上的难点，容易造成误诊误治。纵隔镜手术作为一种用于上纵隔淋巴结探查和活检的技术，具有简单易行，安全可靠，取材满意等诸多优点，对纵隔疑难疾病具有很高的的确诊率，尤其是对术前误诊为恶性肿瘤的良性疾病更有价值，避免了因误诊误治给患者带来的危害。

丙医师（胸外科主任医师）：两位医师的分析思路很清晰，处理原则正确。需要补充的是，表现为肺门及纵隔淋巴结肿大的疾病原因十分复杂，大体可分为良恶性两大类，单靠影像学诊断有时难以区分，容易误诊误治，而纵隔镜检查为解决这一难题提供了一种有效的手段。通常经纵隔镜纵隔淋巴结活检后，在病理学上区分良恶性疾病并不困难，但有时纵隔淋巴结结核与胸部结节病不仅在影像学上难以区别，而且在病理诊断上也有一定困难。这主要是由于纵隔淋巴结结核以增殖性结核多见，而增殖性淋巴结结核在 HE 染色下如未见明显的结节融合或干酪样变，常易与结节病相混淆。这两种疾病的治疗原则是完全不同的，结节病可用激素治疗，而结核病则禁用或慎用激素。如遇见此类情况，通常的做法为首先抗结核治疗2～3个月，如无效可在抗结核治疗的保护下试用激素治疗。

▶ 手术及术后恢复情况

入院后1周行外科手术：经颈部电视纵隔镜纵隔淋巴结活检术。全麻成功后，患者取仰卧位，肩部垫高，头部后仰，按胸骨正中开胸术消毒铺巾。于颈部正中胸骨切迹上一横指行一长约3cm小切口，沿颈白线向两侧分离牵开颈前肌群显露气管，剪开气管前筋膜，以食指紧贴气管钝性分离气管前间隙直至隆凸。沿该间隙置入电视纵隔镜，直视下探查气管周围及隆凸下，可见R2、R4及7组淋巴结明显肿大质韧，包膜完整，以穿刺针穿刺除外血管后，以活检钳于R2、R4组肿大淋巴结多处取活检，术中冰冻病理提示：慢性肉芽肿性炎，结节病可能性大。严密止血，未见活动性出血，退镜，逐层缝合颈部切口，术毕。手术顺利，术中少量出血，术后待病人清醒后拔除气管插管，安返病房。

术后常规给予口服抗感染治疗，恢复过程顺利，术后2天出院，术后5天门诊拆线，伤口Ⅱ/甲愈合；术后复查血常规、生化、电解质基本正常。内科进一步治疗观察。

▶ 最后诊断

胸部结节病Ⅰ期。病理诊断：（纵隔淋巴结）慢性肉芽肿性炎，未见干酪样坏死，符合结节病表现。

▶ 专家点评

结节病是一种原因未明的多系统非干酪性肉芽肿性疾病，可侵犯全身多个器官，最常累及胸部脏器（肺及胸部淋巴结），其次为皮肤、眼、神经系统和心脏等。目前研究认为其病因可能为外源性物质（包括感染、理化、植物等因素）的刺激与人体淋巴免疫系统功能障碍相互作用的结果。因常见双侧肺门淋巴结肿大，故以呼吸道吸入性感染为最可能的病因。

几乎 90%的结节病可累及肺和（或）胸部淋巴结。根据其影像学表现，胸部结节病可分为以下各期（1994 年全国结节病会议第三次修订草案）：

0 期：属于早期结节样肺泡炎阶段，肺部 X 线检查阴性。约占总病例的 8%。

Ⅰ期：双侧肺门和（或）纵隔淋巴结肿大，常伴右侧气管、支气管旁淋巴结肿大，约占 51%；最终消散者占 65%。

Ⅱ期：肺门淋巴结肿大，伴肺实质浸润性改变，作为初发表现者占 29%；约 49%可消散。肺部病灶常为弥漫粟粒样至 1cm 以上片状、棉絮状或结节状浸润影，可伴网织状改变。

Ⅲ期：仅见肺部浸润或纤维化，无肺门淋巴结肿大。作为初发表现很少见（约占 12%）；约 20%可消散。肺部病变可从浸润到不同程度的纤维化，伴囊肿性改变的蜂窝肺。

胸部结节病典型的影像学改变是双侧肺门和纵隔淋巴结对称性肿大。胸部结节病的影像学表现比较典型时诊断较易，但临床中仍有不少将典型结节病误诊为肺癌或淋巴瘤进行化疗或放疗的病例；而不典型的结节病更是难以与纵隔淋巴结结核、肺癌、淋巴瘤等疾病相鉴别。据国内大宗临床资料显示，结节病误诊率高达 63.2%(285/451)。究其原因主要是：①结节病缺乏特征性临床表现，现有的实验室检查敏感性及特异性较低，对明确诊断价值不大。②纵隔内结构复杂，组织来源多样，纵隔淋巴结肿大原因十分复杂，可由多种良恶性疾病引起，影像学提供的资料对诊断帮助十分有限。又因其没有腔道与外界相通，常用的内窥镜方法不能发挥作用，致使纵隔病变成为临床诊断上的难点。③结节病相对少见，临床医师对其认识不足，尤其是对于影像学表现不典型的结节病更是缺乏认识。

结节病的诊断需从三个方面考虑，即与临床表现相符合的影像学改变，非干酪样坏死的组织学依据和排除其他肉芽肿性疾病，其中确诊依赖于对肉芽肿组织的活检。以往常采用经纤维支气管镜活检、CT 或 B 超引导下经皮肺穿刺，甚至开胸探查等方法。前两种检查方法的诊断阳性率与结节病的分期有关，对于肺内弥漫性浸润病变的Ⅲ期患者阳性率较高，而对于以肺门及纵隔淋巴结肿大为主要病变的Ⅰ、Ⅱ期患者阳性率明显偏低；开胸探查活检在胸部结节病中的阳性诊断率虽然很高，文献报道可达100%，但其创伤大，患者常难以接受。

电视胸腔镜手术因其视野清晰、创伤小，近几年来在胸部疾病的诊断治疗上应用较多，它不仅可以对胸内淋巴结进行活检，也可对周围型肺结节以及胸膜、纵隔肿物等病变进行诊断。但就肺门和（或）纵隔淋巴结肿大为主要表现的Ⅰ、Ⅱ期胸部结节病的诊断和鉴别诊断而言，胸腔镜手术与纵隔镜手术相比仍有诸多不足：（1）操作相对复杂，需全麻双腔气管插管，单肺通气。（2）检查范围局限于单侧胸膜腔和纵隔。（3）并发症相对较高。1996年，Gossot等对比纵隔镜手术与胸腔镜手术对纵隔病变活检的效果，认为两者诊断率无明显区别，但接受胸腔镜手术的患者术后并发症及住院天数明显高于接受纵隔镜手术的患者。由此看来，胸腔镜手术似乎更适合于纵隔镜难以到达或同时需胸膜腔内多处活检的纵隔病变。

纵隔镜手术作为一种用于上纵隔淋巴结探查和活检的技术，具有简单易行，安全可靠，取材满意等诸多优点，对临床上难以明确诊断的Ⅰ、Ⅱ期胸部结节病的确诊率很高，避免了因误诊误治给患者带来的危害。颈部纵隔镜手术主要用于气管周围、隆凸下及双侧主支气管旁淋巴结及肿物的活检；但主肺动脉窗和主动脉旁及前纵隔则为其盲区。胸骨旁纵隔镜手术可很好地解决上述问题，弥补颈部纵隔镜手术的不足。然而，纵隔镜手术也有其一定的局限性，难以对位于后纵隔和下纵隔的病变进行活检，对于这些患者可考虑采用胸腔镜手术或经食管镜超声引导针吸活检。

结节病预后良好，约2/3患者自然缓解。肾上腺皮质激素可使结节病肉芽肿发生退行性变，从而达到控制症状的目的，目前仍为结节病的首选药物。无症状的肺门和（或）纵隔淋巴结肿大病例，可望自行消散，不必采用肾上腺皮质激素治疗，但应追踪观察。一般推荐剂量为强的松20mg～40mg、1次/天，有心脏结节病或神经系统损坏者可增加激素用量，应用激素后1～3个月要进行评估，反应良好者可逐渐减量至5mg～10mg，1次/天，治疗时间不少于12个月，激素疗效不佳可能与纤维化病变、激素抵抗、剂量不足、依从性差有关。甲氨蝶呤单用或与激素合用可治疗复发难治性结节病，硫唑嘌呤、环孢素 A、氯喹对结节病也有一定的疗效。晚期结节病还可考虑肺移植。

▶ 参考文献

1. 中华医学会呼吸系病学分会结节病组. 结节病诊断及治疗方案（第三次修订稿草案）. 中华结核和呼吸杂志，1994，17：9-10
2. 李铁一，李辉，冀景玲. 胸部结节病影像诊断值得注意的问题. 中华放射学杂志，2003，37：299-302
3. Gossot D，Toledo L，Fritsch S，et al. Mediastinoscopy vs thoracoscopy for mediastinal biopsy：result of a prospective nonrandomized study. Chest，1996，110：1328-1331
4. 赵辉，王俊，李剑锋等. 纵隔镜检查在胸部结节病诊断中的价值. 中华医学杂志，2005，85（13）：919-921

病例 12　全身乏力 2 个月，查体发现双肺多发结节 2 周

赵　辉　王　俊

▶ 病历摘要

男，35 岁，主因“全身乏力 2 个月，查体发现双肺多发结节 2 周”入院。患者 2 个月前无明显诱因出现全身乏力症状，偶有干咳，无咳痰、痰中带血、咯血症状，无午后低热、盗汗，无喘憋、胸闷、胸痛等症状。2 周前常规体检时行胸片检查发现双肺多发结节，为进一步诊治遂来我院。患者病程中无发热，无头面部水肿、声音嘶哑、持续肩背痛、关节疼痛等症状，精神、食欲可，睡眠一般，大小便正常，体重无明显增减。

入院查体：生命体征平稳，皮肤黏膜无黄染、苍白；心脏及腹部查体未见明显异常；全身浅表淋巴结未及肿大。胸廓无畸形，双侧肋间隙无明显增宽，呼吸运动无减弱，胸壁静脉无曲张。双侧语颤无增强减弱，无胸膜摩擦感。双肺叩诊清音，右肺下界位于右侧锁骨中线第 6 肋间，右侧腋中线第 8 肋间、肩胛下角线第 10 肋间，左肺下界位于左侧腋中线第 8 肋间、肩胛下角线第 10 肋间。听诊双肺呼吸音清，双肺未闻及干湿啰音。

入院诊断：双肺多发结节性质待查。

入院后完善各项辅助检查：血常规、尿常规、便常规正常。肝肾功能正常。肿瘤标志物检测：癌胚抗原、甲胎蛋白、癌抗原 19-9、癌抗原 125、NSE、血清骨胶素 211 均在正常范围。心电图：窦性心律，大致正常。腹部 B 超：肝、胆、胰、脾、双肾未见明显异常。胸片检查：双肺纹理增粗，可见多发结节影。胸部 CT 检查（见图 1）：双肺多发结节影，直径 1～3cm 不等，边界尚清楚，未见明显分叶、毛刺、胸膜皱缩表现，纵隔淋巴结未见明显肿大。印象：恶性肿瘤双肺转移可能性大。纤维支气管镜检查：各叶、段支气管

开口通畅，支气管黏膜光滑，未见明显新生物。头颅 CT：正常。肺功能：正常。全身骨扫描：未见异常骨盐代谢浓聚灶。

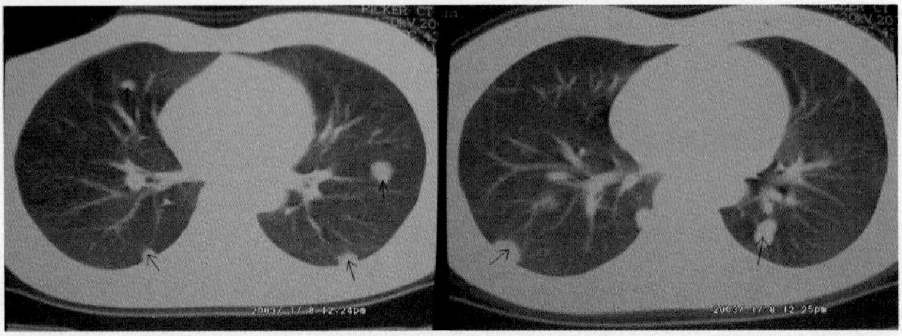

图 1　中年男性的双肺多发结节（肺化学感受器瘤）

▶ 病历讨论

甲医师（胸外科住院医师）：患者中年男性，35 岁，2 个月前无明显诱因出现全身乏力症状，偶有干咳，无咳痰、痰中带血、咯血症状，无午后低热、盗汗，无喘憋、胸闷、胸痛等症状。2 周前常规体检时行胸片检查发现双肺多发结节，为进一步诊治遂来我院。患者病程中无发热，无头面部水肿、声音嘶哑、持续肩背痛、关节疼痛等症状，精神、食欲可，睡眠一般，大小便正常，体重无明显增减。患者入院后完善各项辅助检查，血、尿、便常规正常。肝肾功能正常。肿瘤标志物检测：癌胚抗原、甲胎蛋白、癌抗原 19－9、癌抗原 125、神经烯醇化酶、血清骨胶素 211 均在正常范围。心电图、腹部 B 超、头颅 CT、肺功能及全身骨扫描均正常。结合各项辅助检查结果：①胸片：双肺纹理增粗，可见多发结节影。②胸部 CT：双肺多发结节影，直径 1～3cm 不等，边界尚清楚，未见明显分叶、毛刺、胸膜皱缩表现，纵隔淋巴结未见明显肿大。印象：恶性肿瘤双肺转移可能性大。③纤维支气管镜检查：各叶、段支气管开口通畅，支气管黏膜光滑，未见明显新生物。患者目前双肺多发结节诊断较为明确，根据影像学特点考虑恶性肿瘤双肺转移诊断可能性较大，但患者年纪较轻，一般状况良好，常规检查尚未发现恶性肿瘤原发病灶，故暂无法排除其他性质占位诊断可能，目前术前检查与准备已齐全，综合考虑存在手术指征，未见明显手术禁忌，可考虑行电视胸腔镜胸腔探查、肺内结节活检术，术后病理辅助明确诊断。

乙医师（胸外科主治医师）：同意甲医师的意见，患者各项术前检查完备，无手术禁忌证，应行电视胸腔镜肺内结节活检手术明确诊断。根据目前患者影像学特点，应首先考虑恶性肿瘤双肺转移诊断，其原发病灶常见的有乳腺癌、肝癌、消化道恶性肿瘤、肉瘤及骨源性恶性肿瘤等。此患者为中年男性，日前无呼吸道、消化道特异性症状，全身骨扫描未见异常骨盐代谢浓聚灶，全身查体也未见明确软组织肿块，所以此诊断目前尚存在疑义，不能排除肺部良性病变诊断可能，如肺结核，影像学也可表现为肺内多发结节，但较大结节旁常伴有卫星灶，结节内多有钙化，患者常伴有低热、盗汗等结核中毒症状。仔细询问病史，患者无结核接触史，亦无以上症状。故根据目前资料，诊断难以明确，有待术后病理明确诊断。

丙医师（胸外科主任医师）：两位医师的分析思路很清晰，诊治原则正确。需要补充的是，此患者除要考虑常见的肺部占位性病变以外，还应考虑某些少见疾病，如肺部隐球菌病、副神经节瘤和肺部霉菌感染等，前二者在影像学上无特异性表现，可为单发结节亦可为多发，结节边缘多光滑齐整、无毛刺，可呈浅分叶状，患者多无特异性症状，结节为多发时常难与恶性肿瘤肺部转移相鉴别，需依靠活检病理结果。肺部霉菌感染病原为曲霉菌形成霉菌球时，X线表现也可为占位性病变，但此类疾病常继发于其他肺部慢性疾患如肺结核、矽肺、支气管扩张症、肺囊肿等，主要症状为血痰或大咯血，其他症状有反复咳嗽、慢性消耗等，胸部X线表现为球形病灶，病灶上方有新月形空气层，该空气层常因体位不同而出现位置改变，这也是此症的特异性诊断依据。此患者根据目前资料尚难明确诊断，电视胸腔镜肺内结节活检术创伤相对较小，术中活检结节应送冰冻病理检查，若为恶性病变，手术结束，根据最终石蜡病理结果进一步寻找原发灶，选择相应化疗方案；若为良性病变、结核或真菌感染可中止手术，手术后抗结核或抗真菌治疗，若为其他良性病变可考虑镜下逐一切除肺内结节。

▶ 手术及术后恢复情况

入院后1周行外科手术治疗：电视胸腔镜左侧胸腔探查、肺结节切除术。患者全麻成功后，取右侧卧位，于左侧胸壁第7肋间腋中线打孔置入胸腔镜，第4肋间腋前线、第5肋间腋后线取操作孔置入镜下器械，探查发现：胸腔内无明显粘连、积液，壁层胸膜光滑，左肺表面可见多发结节，大小不等，略高出肺表面，在脏层胸膜内，质韧，色灰白。以卵圆钳提起左肺上叶一直径约1cm肿物，基底部以4号丝线结扎，切除肿物，装入自制标本袋取出胸腔，剖视肿物切面为暗红色，鱼肉状，无出血坏死，无明显包膜。术中送检冰冻病理，结果回报：未见明显干酪样坏死，未见明确真菌菌丝样结构，可见大量不典型细胞呈巢样排列，细胞巢内可见纤维及血管组织。根据术中冰冻病理结果考虑良性变变可能性大，遂以相同方法切除左肺内可及结节共11枚，直径0.5～2cm不等。吸痰、生理盐水冲洗胸腔，确认肺组织无活动性出血及漏气后，留置28号胸腔闭式引流管一根，关闭各切口，手术结束。

患者术后予抗炎、补液、雾化等治疗，术后4天复查胸片提示左肺复张良好，胸引流量小于100ml，胸腔闭式引流管水柱波动较小，听诊双侧呼吸音对称，予患者拔除胸腔闭式引流管。患者术后恢复顺利，伤口Ⅱ/甲愈合，术后复查血常规、生化、电解质基本正常。术后6天出院。

▶ 最后诊断

肺化学感受器瘤。病理诊断：肿瘤细胞排列成轮廓分明的巢状，细胞巢内可见纤细的纤维血管性内质围绕，肿瘤细胞大小较一致，胞浆宽，呈颗粒状，嗜双色性，细胞呈圆柱形或卵圆形，核仁明显（图2）。肿瘤细胞内偶可见巨大或深染的细胞粒，胞浆内可见包涵体样嗜酸小体。免疫组化：CgA（+++）（图3）。

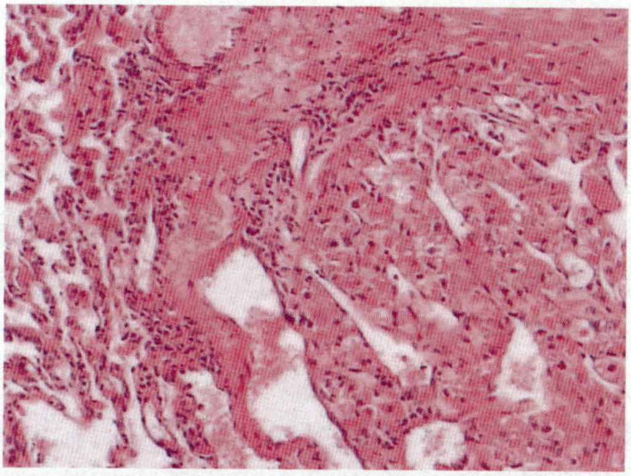

图2 HE染色 100×

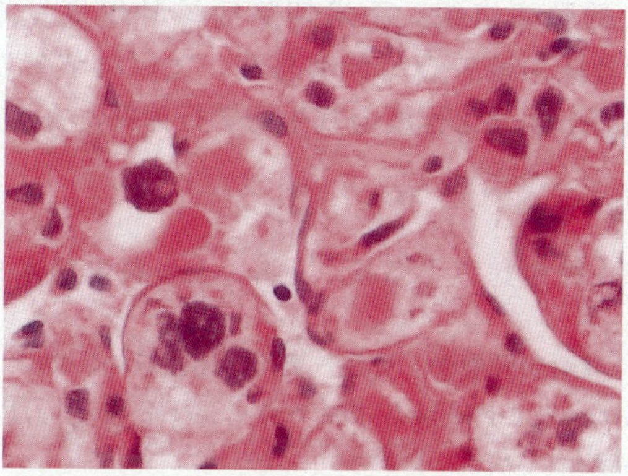

图3 HE染色 400×

▶ 专家点评

肺化学感受器瘤又称非嗜铬性副神经节瘤，1958年由Hepleston首先报道，目前该病尚无发病率统计资料，国内、外均为散在报道。从检索到的报道文献来看女性较男性多见，成人多于儿童。肺化学感受器瘤在症状上无明显特异性，单发且瘤体较小时可无症状，或有轻微咳嗽、咳痰表现，多发或瘤体较大时患者可能出现气促、呼吸困难、痰中带血甚至咯血症状。原发性肺化学感受器瘤X线检查特点多为肺部单发结节，边缘光滑齐整、无毛刺，可呈分叶状；为多发结节时，结节多大小不等，常伴肺门或纵隔淋巴结肿大。化学感受器瘤98％发生于颈动脉体和主动脉体，原发于肺者极为罕见，肺化学感受器瘤在解剖结构上也与血管结构密切相关，常发生于肺血管尤其是动脉血管周围，但极少有与血管相通者。单发肺化学感受器瘤多生长缓慢，呈良性经过；肺化学感受器瘤为多发结节时，常伴有局部浸润或肺门、纵隔淋巴结节转移，此时多认为肿瘤呈恶性表现。肺化学感受器瘤瘤体可呈粉红色，一般无包膜覆盖，密度均匀，切面多呈鱼肉状。在组织学方面，肺化学感受器瘤由单层或巢状排列的柱状或圆形细胞组成，其间由结缔组织或扩张的血管分隔。肺化学感受器瘤治疗方式主要为手术切除，单发瘤体可做局部切除，瘤体较大时可行肺叶切除或全肺切除；多发瘤体时也应尽量切除较大的肿瘤组织。手术切除后该肿瘤复发率约为7％～25％。多数作者认为该肿瘤为低度恶性，尤以结节多发时为著。但该肿瘤的组织形态学分化程度与其生物学行为并不完全一致。

▶ 参考文献

1. 余孝庭主编. 肿瘤病理学基础. 上海：上海科学技术出版社，1986. 422-428
2. 邓侠进主编. 软组织肿瘤学. 贵州：贵州人民出版社，1988. 104
3. Heppleston AG. A caroid-body like tumor in the lung. J Pathol Bacteriol, 1958, 75: 461

病例 13　四肢无力进行性加重 40 余天，CT 发现双侧胸膜病变、纵隔肿瘤 10 余天，吞咽困难 10 天

赵　辉　王　俊

▶ 病历摘要

男，58 岁，主因“四肢无力进行性加重 40 余天，CT 发现双侧胸膜病变、纵隔肿瘤 10 余天，吞咽困难 10 天”入院。患者 40 余天前晨起无明显诱因突发双下肢无力，行走困难，于当地医院就诊，肌电图检查考虑为“格林-巴利综合征”，给予丙种球蛋白治疗 2 周后效果不明显，继而出现双上肢及背部无力。10 余天前行胸部 CT 检查提示双侧胸膜多发结节，气管隆凸下后方肿物。10 天前出现咀嚼无力、吞咽困难，仅能进流食，为进一步治疗来我院。患者自发病来食欲、睡眠差，无发热、咳嗽、胸闷、气短或咯血等，无眼睑下垂。大、小便正常，体重减轻约 10kg。

入院查体：生命体征平稳，构音障碍，皮肤黏膜无黄染、无苍白；双侧眼睑无下垂。腹部查体未见异常；颈静脉无怒张，胸廓无畸形，双侧呼吸动度一致，气管居中，双侧锁骨上未及肿大淋巴结，双侧语颤对称一致；双肺叩诊清音，肺下界正常。双肺呼吸音清，未闻及干湿啰音或胸膜摩擦音。心脏查体（—）；脊柱及双下肢无畸形，双下肢肌力Ⅲ级，双上肢肌力Ⅳ级，双下肢腱反射减弱，病理反射未引出。外院胸部 CT：双侧胸膜广泛增厚并有结节，纵隔内隆凸下可见软组织肿物；胸腺未见异常。外院行肌电图提示“肌源性损害”，符合 Lambert-Eaton 综合征。

入院诊断：中纵隔占位，肌无力待查，Lambert-Eaton 综合征？

入院后完善各项辅助检查：血常规：WBC 14.0×10^9/L，Neu% 80%；血生化：ALT 92U/L，AST 70U/L，碱性磷酸酶 198U/L，转肽酶 142U/L；心电图大致正常。腹部 B 超、头颅 CT

及纤维支气管镜检查未见异常。复查胸部增强 CT（见图 1）：双侧胸膜广泛不规则增厚，可见多个小结节，其内部可见钙化。中纵隔气管隆凸下可见一椭圆形软组织肿块，边界清晰，内部密度均匀，最大截面 2.5cm×2.4cm，CT 值 20.05Hu，增强后病灶均匀中度强化，CT 值 66.18Hu，病灶与周围大血管界限尚清。食管阶段性受压变窄。余纵隔、双肺门未见肿大淋巴结。双肺内（一）。肌电图表现为低频递减，高频递增；新斯的明试验阳性。

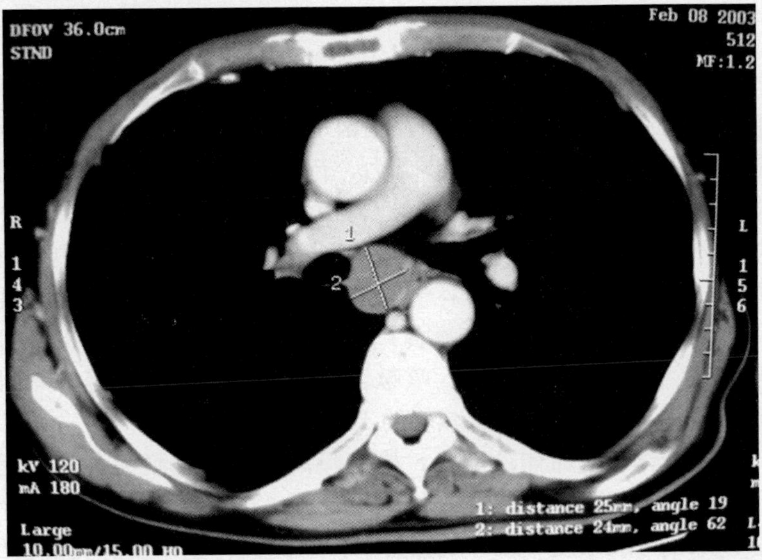

图 1　术前胸部 CT 气管隆凸下可见 2.5cm×2.4cm 大小椭圆形组织肿块、界清、密度均匀、造影中度强化

▶ 病历讨论

甲医师（胸外科住院医师）：患者 40 余天前无诱因突发双下肢无力，行走困难，继而出现双上肢及背部无力。10 余天前进一步出现咀嚼无力、吞咽困难，仅能进流食，无发热、咳嗽、胸闷、气短或咯血等，无眼睑下垂。体重减轻约 10kg。查体：构音障碍，双眼睑无下垂，双下肢肌力Ⅲ级，双上肢肌力Ⅳ级，双下肢腱反射减弱。

结合各项辅助检查结果：①胸部 CT 检查提示双侧胸膜多发结节，气管隆凸下方肿物，增强后中度强化。②肌电图表现为低频递减，高频递增；③新斯的明试验阳性。目前中纵隔占位诊断明确，但性质待定，恶性肿瘤可能性大，须手术后病理确诊。另外，患者肌无力的病因尚不明确，根据肌电图的特点，考虑患者肌无力原因为 Lambert-Eaton 综合征可能性大，但应注意和重症肌无力（Myasthenia Gravis，MG）相鉴别。

乙医师（胸外科主治医师）：同意甲医师的意见，Lambert-Eaton 肌无力综合征（Lambert-Eaton myasthenic syndrome，LEMS）又称恶性肿瘤合并肌无力综合征、癌性肌无力综合征，比较少见。大多数病人伴有恶性疾病，尤以小细胞肺癌最为常见。该患者胸部增强 CT 显示双侧胸膜广泛不规则增厚，可见多个小结节，其内部可见钙化。中纵隔气管隆凸下可见一椭圆形软组织肿块，CT 值 20. 05Hu，增强后病灶均匀强化，CT 值 66. 18Hu，根据其影像学表现考虑中纵隔恶性肿瘤可能性很大，胸膜结节可能为陈旧病变。该病灶与周围大血管界限尚清楚，双肺内、纵隔其余部位、双肺门均未见肿大淋巴结，亦无远处转移征象，手术切除应该问题不大。患者术前可服用糖皮质激素及抗胆碱酯酶药物控制肌无力症状。

丙医师（胸外科主任医师）：以上两位医师的诊疗分析思路清晰、准确。诊断上考虑中纵隔恶性肿瘤，小细胞癌可能性大。但应注意的是，该病症状与 MG 相似，且新斯的明试验亦显示阳性。所以目前纵隔占位尚不能除外异位胸腺瘤可能，明确诊断仍须手术后病理。LEMS 与 MG 的鉴别要点是：LEMS 临床上 95％的病例以四肢无力为首发症状，尤以下肢为重，但连续肌肉收缩后症状反而减轻，疲劳试验阴性；泪腺、唾液腺分泌减少；肌电图在复合肌中的动作电位反应增加，一般不累及眼外肌；继发于恶性肿瘤者有体重减轻等症状。而 MG 病人多以眼肌无力为首发症状；肌肉连续收缩后肌力下降，疲劳试验阳性；腺体分泌亢进；肌电图改变与 LEMS 相反。治疗上从两方面进行：即通过药物控制肌无力症状及手术切除肿瘤。根据目前辅助检查结果所提示，未见局部浸润侵犯或有远处转移征象，有手术根治切除可能，可以考虑手术切除纵隔肿瘤。

建议先以胸腔镜探查，争取彻底切除纵隔肿瘤，并同时行胸腺扩大切除手术。

▶ 手术及术后恢复情况

术前每日 1 次口服地塞米松 11.25mg（逐渐递减，术前用量 1.5mg）及每日 3 次溴化吡啶斯的明 60mg 控制肌无力症状，症状较入院时缓解。因患者吞咽困难，食欲差，故入院后予静脉营养支持治疗。患者入院后查血常规提示白细胞计数及中性粒细胞分类增高，予抗炎治疗 2 周后血象正常。但患者转氨酶升高，经保肝治疗后术前转氨酶降至正常。

术中情况：全麻成功后左侧卧位，于右胸第 7 肋间腋中线、第 4 肋间腋前线和第 5 肋间腋后线切口，置入胸腔镜探查胸腔，见胸腔内无胸水或粘连，壁层胸膜及膈肌表面胸膜密布玻璃样变性组织，取 1 块送病理，肺表面亦见玻璃样变性组织 2 处，切除后送病检。于奇静脉弓下方、气管隆凸分叉下可见椭圆形实性肿物约 4cm×4cm 大小，其旁可见直径约 1.5cm 灰黑色质硬淋巴结。胸腺外观未见异常。因肿瘤及淋巴结血供丰富，遂中转小开胸，经右胸第 4 肋间小切口入胸，切除隆凸下肿物及周围淋巴结，并切除胸腺和清扫前纵隔脂肪组织。蒸馏水浸泡胸腔后，以大量生理盐水冲洗胸腔，仔细止血，留置 28 号胸引管 1 根，冷冻第 4、5、6 肋间神经后，逐层关胸，手术顺利结束。

术后予常规抗炎治疗，继续每日 1 次口服地塞米松 1.5mg 及每日 3 次口服溴化吡啶斯的明 60mg，术后 1 周内因痰液较多，咳痰乏力，故间断辅助吸痰。术后第 5 天拔除胸引管。术后复查血常规、生化、电解质基本正常。术后肌无力症状逐渐缓解，伤口Ⅱ/甲愈合，第 10 天出院。

▶ 最后诊断

中纵隔小细胞癌。病理诊断（见图 2）：（纵隔）小细胞癌，伴出血、坏死及大量炎症细胞反应。胸膜结节为玻璃样变性纤维组织。淋巴结未见转移。

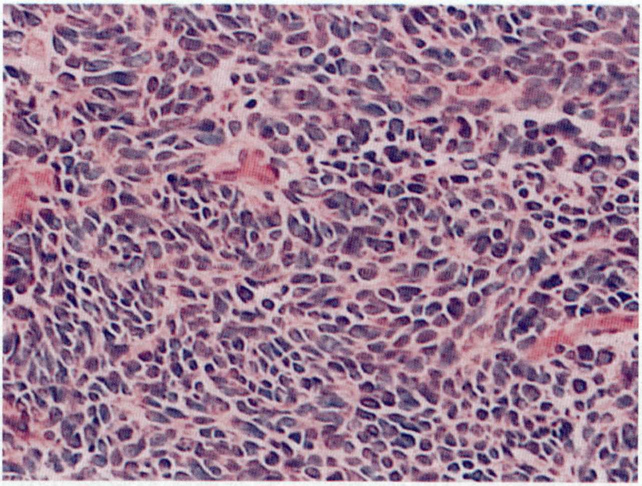

图2　病理诊断（HE，400×）：小细胞肺癌

▶ 专家点评

1955年，Anderson等首先报道了1例47岁的支气管肺癌的男性患者，伴有进行性近侧肢体肌无力及腱反射减弱。1956年，Lambert和Eaton从临床及电生理特征上将该病与重症肌无力进行了鉴别。Lambert-Eaton肌无力综合征（LEMS）是一种临床少见的累及神经-肌肉接头的自身免疫性疾病，常与恶性肿瘤相伴随（伴癌率50%～87%），尤其是高度恶性的小细胞肺癌（SCLC）（占癌性LEMS的68%～86%）。原发于纵隔的肺外小细胞癌（extrapulmonary small cell carcinoma，ESCC）继发LEMS更为罕见，此病例即为一例罕见的中纵隔小细胞肺癌继发LEMS。同时也有许多LEMS不伴有恶性肿瘤，并常与其他自身免疫性疾病相伴随，如甲状腺疾病、干燥综合征、重症肌无力等。有作者认为若发病年龄在40岁之前，则伴有肿瘤的可能性小。

关于LEMS的发病机制近年来的研究发现，所有LEMS患者中69%～95%的病例可检测到抗电压门控的Ca^{2+}通道（VGCC）抗体。此抗体主要与运动神经末梢上的P/Q型Ca^{2+}通道相结合，发生免疫反应，从而减少突触膜上的 Ca^{2+} 通道数量，降低 Ca^{2+} 内流，进而引起神经活动电位下降，而 Ach 的释放强烈依赖于 Ca^{2+}，故而 Ach 释放减少，出现肌无力。另一种自身抗体即抗 Hu 抗体在小细胞肺癌合并 Lambert-Eaton 肌无力综合征的患者有时亦发现滴度增高。虽然 16％的无 Lambert-Eaton 肌无力综合征的小细胞肺癌患者也可检测到抗 Hu 抗体，但其滴度较低。

Lambert-Eaton 肌无力综合征主要临床表现为肌无力，早期以躯干和双下肢近端肌无力为特征，后期可累及上肢和眼睑等。首发症状中下肢无力最多见，偶见构音障碍和复视为首发症状者。70％的患者有脑神经症状，以复视和眼睑下垂最常见，其次为吞咽困难和咀嚼无力，眼外肌和呼吸肌很少累及。80％患者有自主神经功能障碍，如口干和阳痿等。LEMS 体征主要是腱反射减弱或消失，无感觉异常。和重症肌无力不同，Lambert-Eaton 综合征在反复运动后症状减轻。Lambert-Eaton 综合征的诊断方法并不复杂，主要依靠外周神经重复电刺激检查确定，在低频电刺激下（2～5Hz），动作电位波幅递减，在高频电刺激下（20～50Hz），动作电位波幅递增（超过 2～20 倍）。由于肌无力常早于肿瘤诊断（71％），对 Lambert-Eaton 综合征的患者应仔细检查和密切观察，以除外小细胞肺癌和其他恶性肿瘤。

Lambert-Eaton 肌无力综合征主要应与重症肌无力相鉴别（见表 1）。MG 是神经肌肉接头处乙酰胆碱受体自身致敏和破坏所致的典型的以抗体为媒介的自身免疫性疾病，其中 65％～85％的患者体内存在抗 AchR 抗体，诊断较为明确，对抗胆碱酯酶药治疗有效，尚有部分患者抗乙酰胆碱受体（AchR）抗体阴性，对单一抗胆碱酯酶药治疗不敏感。现已证实在眼肌型肌无力患者中，近年来的研究发现有些 MG 患者不仅有骨骼肌无力，也可有其他系统或器官受损的表现，如神经系统、心和平滑肌等。目前许多附加的诊断方法可作为 MG 的辅助诊断，如①冰敷实验，即：高热会加剧肌无力症状，而低温则有助于提高肌力，低温冰敷实验通过冰袋敷在眼周围大约 2 分钟，在 2 分钟内即可显著提高眼睑组织的肌力，甚至恢复至正常水平。②MG 患者血清中除乙酰胆碱受体抗体（AchR-Ab）外，还可以检测到其他抗体，如血清骨骼肌柠檬酸提取物（CAE）和肌联蛋白抗体检测。③补体及IL－6的检测：MG是具有细胞免疫依赖性的体液免疫介导的、补体参与的针对神经肌肉接头突触后膜AchR的自身免疫性疾病。最近的研究表明，具有高浓度AchR抗体的MG患者血清中补体C3、C4水平也升高；MG患者血清IL－6水平增高，并且胸腺瘤或胸腺增生患者IL－6水平显著高于胸腺正常者。

除重症肌无力外，Lambert-Eaton肌无力综合征还应与其他表现为四肢无力的神经疾病进行鉴别，如：（1）格林-巴利综合征：为急性起病的四肢对称性无力，常伴咽喉肌麻痹和面肌无力，与急性暴发型MG相似，但前者很少侵犯眼外肌，新斯的明试验阴性，肌电图呈神经源性损害，运动传导速度降低、腱反射减弱或消失，可有四肢远端的末梢型感觉减退，脑脊液可呈蛋白细胞分离现象。（2）周期性麻痹：周期性麻痹是以反复发作的四肢近端弛缓性瘫痪为特征的肌病，常伴有血钾改变。我国以低钾型多见，青壮年多见，男多于女，下肢重于上肢，可伴肢体酸痛，数小时达高峰，腱反射减弱或消失，血钾降低（$<$3.5mmol/L），心电图呈低钾改变（P－R间期延长，QRS增宽，ST降低，T低平，出现U波）。1～2天可缓解，常有反复发作史，新斯的明试验阴性。有的伴有甲状腺功能亢进。此外，其他疾病如进行性肌营养不良、运动神经元病、线粒体肌病、脂质贮积性肌病、糖尿病性肌萎缩症、甲亢性肌病等亦需与LEMS相鉴别。

在治疗上，首先，对于伴癌性LEMS，成功的抗癌治疗常可以改善症状甚或完全缓解。对于无远处转移、可切除的恶性肿瘤，应尽量争取手术切除，术后配合化疗等辅助治疗；若无法根治切除，则联合使用放、化疗控制肿瘤。本病例患者出院后行辅助化疗3周期（EP方案）。随访1年余，未见复发或转移，双下肢仍感觉乏力，其他症状已完全消失。

其次，对于非癌性LEMS，主要是控制肌无力重症，目前的治疗方法有：①3，4－二氨基吡啶（3，4－DAP）：由于有60%以上的LEMS患者血清中可测到抗电压门控的钙通道（VGCC）抗体，氨基吡啶类药物通过延长神经末梢的电压门控的钙通道的活性，进而

促进 Ca^{2+} 的内流及依赖 Ca^{2+} 的释放。用该药治疗 LEMS 不仅有效，而且安全。并用胆碱酯酶抑制剂如溴吡啶斯的明可增加疗效，有报道有效率可高达 92%。②免疫抑制剂：伴癌性或非癌性 LEMS 经对症治疗无明显缓解者，可予免疫抑制剂治疗，如强的松 60～80mg/d。联合应用强的松和硫唑嘌呤疗效优于单独应用强的松。当肌力改善后应减小激素用量。硫唑嘌呤无效还可改为环孢素。③LEMS 的发生与体液免疫密切相关，血浆置换治疗可使临床症状获得改善；④免疫球蛋白大剂量静脉注射对许多自体免疫性神经肌病的治疗均有重要作用，尤其是对以自身抗体为主要发病机制的疾病有效。单独应用血浆置换或免疫球蛋白效果短暂，应合用免疫抑制剂。

不伴癌的 LEMS 预后较好，生存期较长，自确诊后中位生存期约 6.9 年以上。而伴癌性 LEMS 的预后主要取决于原发肿瘤的转归，自 LEMS 确诊后中位生存期为 8.5～19 个月，约 2/3 的患者死于癌转移。

表 1　MG 与 Lambert-Eaton 综合征的鉴别要点

	MG	LEMS
病变性质及部位	突触后膜 AchR 病变	突触前膜电压依赖性钙通道
性别	女性多	男性多
伴发疾病	其他自身免疫病	恶性肿瘤
临床特点	眼外肌、延髓肌受累，全身性骨骼肌波动性肌无力，活动后加重，休息后减轻，晨轻暮重	四肢肌无力为主，下肢症状重，脑神经支配肌肉不受累或轻
疲劳试验	阳性	短暂用力后肌力增强，持续收缩后再次疲劳
Tensilon 试验	阳性	阳性或不明显
肌电图表现	低频、高频电刺激均使波幅降低，低频更明显	低频波幅降低，高频使波幅增高
血清 AchR－Ab 水平	增高	不增高

▶ 参考文献

1. Sanders DB. Lambert-Eaton myasthenic syndrome：diagnosis and treatment. Ann N Y Acad Sci，2003，998：500-508.
2. Wirtz PW，Smallegange TM，Wintzen AR，et al. Differences in clinical features between the Lambert Eaton myasthenic syndrome with and without cancer：an analysis of 227 published cases. Clin Neurol Neurosurg，2002，104：359-363
3. Oyaizu T，Okada Y，Sagawa M，et al. Lambert Eaton myasthenic associated with an anterior mediastinal small cell carcinoma. J Thorac Cardiovasc Surg，2001，121：1005-1006
4. Tim RW，Massey JM，Sanders DB. Lambert-Eaton myasthenic syndrome：electrodiagnostic findings and response to treatment. Neurology，2000，54：2176
5. Seneviratne U，de Silva R. Lambert Eaton myasthenic syndrome. Postgrad Med J，1999，75：516-520

病例14　胸闷3个月，CT发现前纵隔囊实性占位半个月

姜冠朝　王　俊

▶ 病历摘要

男，18岁，主因“胸闷3个月，CT发现前纵隔囊实性占位半个月”收入院。患者于3个月前无明显诱因出现胸闷，无发热、咳嗽、咳痰，无咯血、胸痛，无盗汗、消瘦、乏力。未诊治。半个月前于外院查胸部CT提示：前纵隔囊实性占位。门诊以“前纵隔占位”收入院。发病以来患者精神睡眠食欲差，大小便正常，体重无明显变化。既往史无明显异常。

入院查体：生命体征平稳，发育正常。全身浅表淋巴结未及肿大。头颈腹部查体未见明显异常。双侧锁骨上未触及肿大淋巴结，气管居中，肋间隙正常，胸廓未见明显畸形，双侧呼吸动度一致，双侧语颤对称。未及胸膜摩擦感，双侧肺下界位于锁骨中线第6肋间，腋中线第8肋间，肩胛下角线第10肋间，叩诊清音，右侧胸骨旁叩诊呈浊音，听诊双肺未闻及明显干湿性啰音，无胸膜摩擦音，右侧胸骨旁呼吸音减弱。

入院后完善各项辅助检查：血常规、尿常规正常。大便常规镜检正常，大便潜血（一）。肝肾功能正常。肿瘤标志物检测：癌胚抗原、甲胎蛋白、癌抗原19－9均在正常范围。心电图：窦性心律，大致正常。胸部正侧位片提示前纵隔占位，直径约10cm，边界清楚，无分叶，凸向右侧胸腔，肿物内部有不规则钙化影。胸部CT提示前纵隔囊实性新生物，直径约10cm，边界光滑清楚，无分叶、毛刺，肿物中心有不规则钙化，增强后可见肿物周围不规则强化，内部无增强（见图1）。腹部超声、全身骨扫描、头颅CT均未发现异常。

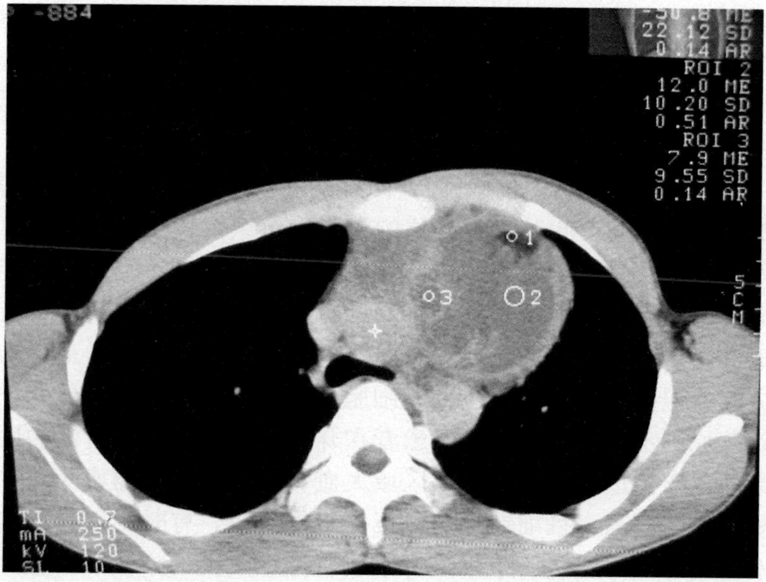

图1　前纵隔囊实性新生物，直径约10cm，边界光滑清楚，无分叶、毛刺，肿物中心有不规则钙化，增强后可见肿物周围不规则强化，内部无增强。

▶ 病历讨论

甲医师（胸外科住院医师）：患者年轻男性，3个月来胸闷，不伴有发热、咳嗽、咳痰、咯血、胸痛、盗汗、消瘦、乏力等其他呼吸系统疾病症状和结核感染中毒症状。既往没有相关疾病病史及其他各系统疾病的病史。系统查体未见明显异常，胸部查体提示右侧胸骨旁巨大实性占位。入院后完善各项辅助检查：血常规、尿常规、便常规正常；肝肾功能正常；肿瘤标志物检测均正常；心电图未见明显异常。结合各项辅助检查结果：①胸部正侧位片提示前纵隔占位，直径约10cm，边界清楚，无分叶，凸向右侧胸腔，肿物内部有不规则钙化影；②胸部CT提示前纵隔囊实性新生物，直径约10cm，边界光滑清楚，无分叶、毛刺，肿物中心有不规则钙化，增强后可见肿物周围不规则强化，内部无增强；③腹部超声、全身骨扫描、头颅 CT 未发现异常。前纵隔巨大肿瘤诊断明确，但性质不清楚，综合病例特点及辅助检查，考虑畸胎瘤的可能性较大，因此首选的治疗方式为手术切除。目前患者一般情况尚好，有手术指征，无明显手术禁忌证，应尽早采取手术治疗。

乙医师（胸外科主治医师）：同意甲医师的意见，前纵隔肿瘤中常见的有畸胎瘤、胸腺瘤、异位的甲状腺组织，较少见的还有淋巴瘤等。目前认为该患者畸胎瘤的可能性最大，但是年轻病人不能完全除外淋巴瘤及其他生殖细胞肿瘤的可能，影像学结果暂不支持胸腺瘤和甲状腺瘤的诊断。如为畸胎瘤，则一期手术切除是最佳的治疗方式，但是如为淋巴瘤或精原细胞瘤等，则首选化疗和放疗，两者治疗原则不同。因此，建议患者在开胸手术切除前进行活检明确诊断，以支持进一步治疗。该区域大血管及重要的脏器密集，穿刺活检的风险较高，且细针穿刺的标本组织量少，有时难以分辨胸腺瘤和淋巴瘤，因此建议采用全麻下胸骨旁纵隔镜的方法取活检，立即进行冰冻病理检查，根据结果采取进一步处理措施，若是淋巴瘤或精原细胞瘤，则结束手术等待进一步化疗和放疗，如为畸胎瘤或胸腺瘤，则前外侧开胸行纵隔肿瘤切除术。这样既可以迅速为患者明确诊断并采取针对性治疗措施，又减少了患者的痛苦，避免了多次手术并缩短了住院时间。

丙医师（胸外科主任医师）：两位医师的分析思路很清晰，治疗原则正确。特别是乙医师采取的治疗策略。另外需要补充的是，对于根治性手术切口的选择。以往常采用的巨大纵隔肿瘤切除的切口是胸骨正中切开术，已经成为一个成熟的手术切口，但是容易出现术后胸骨相关的一些并发症，如胸骨浮动，胸骨感染等。根据我们的经验，我认为胸骨旁纵隔镜的切口选择在第 3 肋间横切口，如冰冻病理明确了需手术治疗，则直接延长为前外侧切口，如显露不满意，可以横断胸骨，称为蛤壳状切口，显露纵隔器官视野好，操作快速、简便，不需要胸骨电锯，使用钢丝锯既可在几分钟内切开胸骨，手术后胸骨固定容易，胸骨感染几率低。手术前还应做一些准备，因肿瘤较大，与纵隔大血管关系密切，应做好体外循环下更换人工血管的心理和物质准备。另外如果术中发现是低度恶性肿瘤，可以一期将肿瘤主体切除后局部放置放射性粒子进行局部放疗，可以取得更好的治疗效果。

▶ 手术及术后恢复情况

入院后3天行外科手术治疗： 胸骨旁纵隔镜肿物活检，横断胸骨前外侧开胸前纵隔畸胎瘤切除术。双腔插管全身麻醉，患者取平卧位，肩下垫枕，取右侧第3肋间胸骨旁横切口，长约4cm，逐层切开进入纵隔，置入纵隔镜探查见肿物光滑，边界清楚，与周围组织界限清楚，切开后见肿物呈囊实性，其内可见皮脂样物，并可见毛发，临床考虑畸胎瘤，取多块组织送冰冻病理检查回报为畸胎瘤。延长切口为前外侧开胸切口，并横行切断胸骨，显露肿瘤全貌，见呈膨胀性生长方式，直径约10cm，包膜完整，未侵犯周围脏器，可以完整切除。打开纵隔胸膜，沿周围正常间隙钝性结合锐性将肿瘤完整游离后切除，术中注意保护右侧膈神经。胸腔内放置胸腔闭式引流管。彻底止血，逐层关胸。术毕。

术后恢复过程顺利：术后当日患者恢复清醒，拔除气管插管，返回普通病房。手术后第2天恢复饮食，下地活动，复查血常规、生化、电解质基本正常，胸片双肺复张好，第6天拔除胸腔闭式引流管，伤口I/甲愈合，第9天拆除伤口缝线后出院。

▶ 最后诊断

病理诊断：良性畸胎瘤，各胚层分化良好，可见毛发、皮脂及少量钙化组织和软骨成分。

▶ 专家点评

关于畸胎瘤： 根据目前流行的三分法可以把纵隔分为前、中、后三个部分，每个部分有其好发的肿瘤。前纵隔好发的肿瘤有畸胎瘤及其他生殖细胞肿瘤、胸腺瘤、异位的甲状腺肿、淋巴瘤等。生殖细胞肿瘤在纵隔肿瘤中占10%，在前纵隔肿瘤中约占20%，其中畸胎瘤是最常见的纵隔生殖细胞肿瘤。畸胎瘤可以包含3种胚层成分：内胚层、中胚层、外胚层，分为成熟型、未成熟型和恶性三种。

成熟型良性畸胎瘤多见，手术切除是最佳的治疗方式。

关于纵隔镜：纵隔气管周围病变因其解剖学上的特殊性，放射学所提供的影像学诊断十分有限。又因其没有腔道与外界相通，常用的内窥镜方法不能发挥作用，致使纵隔病变成为临床诊断上的难点，延误进一步治疗。

纵隔镜术是瑞典医生 Carlens 于 1959 年首先正式介绍的用于上纵隔探查和活检的一种手术技术，胸骨旁纵隔镜手术是在标准的纵隔镜手术基础上逐渐发展起来的。现在在欧洲和美国应用较广泛。目前是纵隔淋巴结、纵隔肿瘤及纵隔感染等疾病诊断和治疗以及肺癌术前病理分期的最重要检查方法之一。纵隔镜的主要适应证包括：

1. 诊断性适应证：（1）纵隔淋巴结活检：主要用于原发性肺癌，转移癌，食管癌，头颈部癌，淋巴瘤，炎性和肉芽肿病，结节病，结核病，尘肺等。（2）纵隔肿瘤、囊肿、移位器官的诊断：胸腺和胸腺瘤；水囊瘤，间皮囊肿，支气管源囊肿；畸胎瘤，包括皮样囊肿；胚胎细胞或其他肿瘤；移位的颈部器官，甲状旁腺，纵隔甲状腺肿。

2. 治疗性适应证：胸腺切除术治疗重症肌无力，胸腺探查治疗甲状旁腺瘤，纵隔囊肿的摘除，纵隔积存物的引流或清除（血肿、乳糜、脓肿），置入房性心脏起搏器。

常用的纵隔镜手术方式包括标准的颈部纵隔镜手术和胸骨旁纵隔镜手术。标准的颈部纵隔镜手术是上纵隔探查和肿物活检最常用的方法，而胸骨旁纵隔镜手术主要用于肿大的第Ⅴ、Ⅵ组淋巴结的活检，评估肺门肿瘤的可切除性（是否 T4），穿刺活检失败的前纵隔肿物的活检和上腔静脉梗阻综合征的诊断。纵隔气管周围病变因其解剖学上的特殊性，放射学所提供的影像学诊断十分有限。又因其没有腔道与外界相通，常用的内窥镜方法不能发挥作用，致使纵隔病变成为临床诊断上的难点，延误进一步治疗。

关于蛤壳状切口：前纵隔肿瘤的一旦发现，就应该积极的手术治疗，根治性切除是最佳的治疗方案。由于纵隔组织结构复杂，重要的器官、大血管繁多，显露困难，手术风险较大，因此，恰当的选择手术切口就成为能否安全迅速地切除肿瘤的重要保障。以往的的手术切口包括前外侧开胸切口、胸骨正中切开切口或者胸骨部分切开的半蛤壳切口等，这些切口都有各自的优点，也都存在着一定的不足，如前外侧开胸切口损伤小，美观影响小，但是显露差，一旦出现特殊情况不易处理；胸骨正中切口术野清晰，可从容面对各种术中可能出现的意外情况，甚至体外循环等，但是操作复杂，器械要求高，特别是二次手术困难，出现胸骨并发症的几率高，损伤较大。因此，积极的改进手术切口，对于前纵隔肿瘤的治疗来说就显得十分重要。

采用横断胸骨的前外侧开胸手术与以往的正中开胸手术进行比较，有以下几方面优点：（1）手术操作简单、开胸速度快，手术时间短，出血少；（2）显露范围大，向上可以显露甲状腺下极，无名动脉及无名静脉，如肿瘤侵犯该血管，可以较容易的显露其全长，游离后切断；（3）术中纵隔内各个重要脏器均位于操作者直视下，便于采取应急措施如体外循环等；（4）术中如发现肿瘤侵犯范围超过预期设想，可方便的延长切口或切断肋软骨以增加显露范围；（5）对器械要求低，特别是二次手术的病人，不需要摆动锯，在基层可以开展；（6）以往采用胸骨正中切口，常担心切开胸膜，恐造成胸腔内积气或积液，所以操作时缩手缩脚，经剑突下引流并非胸腔内最低点，可能引流不充分，术后残留胸腔积液；（7）胸骨感染和胸骨不愈合是正中开胸手术的严重并发症，采用横断胸骨的术式基本上可以避免胸骨切开的各种并发症，不易出现胸骨浮动、胸骨感染、胸骨后感染，胸骨容易固定，仅钢丝固定两针即可；（8）这种切口沿皮肤纹理，女病人的切口甚至掩藏于乳房下，切口隐蔽，瘢痕小，对美观影响小，术后瘢痕效果明显好于常规胸骨正中切口。

▶ 参考文献

1. Ohta M, Hirabayasi H, Shiono H, et al. Hemi-clamshell approach for advanced primary lung cancer. Thorac Cardiovasc Surg, 2004, 52: 200-205
2. Ohta Y, Murata T, Tamura M, et al. Surgical resection of recurrent bilateral mediastinal liposarcoma through the clamshell approach. Ann Thorac Surg. 2004, 77: 1837-1839

3. Doss M, Woehleke T, Wood JP, et al. The clamshell approach for the treatment of extensive thoracic aortic disease. J Thorac Cardiovasc Surg. 2003, 126: 814-817
4. Jougon J, Dromer C, Mac Bride T, et al. Synchronous left lung transplantation and right pneumonectomy for end-stage bronchiectasis through Clamshell approach. Specific problems. Eur J Cardiothorac Surg. 2002, 22: 833-835
5. Rusca M, Carbognani P, Bobbio P. The modified "hemi-clamshell" approach for tumors of the cervicothoracic junction. Ann Thorac Surg. 2000, 69: 1961-1963

病例 15　右上肢无力 1 年 3 个月，加重伴眼睑有时下垂 3 个月，发现前纵隔占位 1 个月

李剑锋　王　俊

▶ 病历摘要

女，42 岁，主因“右上肢无力 1 年 3 个月，加重伴眼睑有时下垂 3 个月，发现前纵隔占位 1 个月”入院。患者 1 年 3 个月前无明显诱因出现右上肢无力，尤以举手梳头时表现明显，下肢肌力稍减退，上台阶时感下肢乏力；自认为颈椎病发作，未行特殊治疗，不伴胸痛及胸闷憋气，无呼吸困难。感症状加重并出现双眼复视，眼睑有时下垂 3 个月，用力可睁开，视力正常，并出现吞咽困难，咀嚼无力。1 个月前到当地医院就诊，CT 检查示“前纵隔占位”，考虑重症肌无力、胸腺瘤，给予溴化吡啶斯的明口服，每日 90mg，症状较前减轻，但时有反复，加大剂量至 180mg 可缓解。今为进一步诊治来我院就诊，门诊以“前纵隔占位，重症肌无力”收住院。患者自发病以来无长期发热史，精神、睡眠可，饮食、大小便正常，体重如常。既往史、个人史、月经婚育史、家族史无特殊。体格检查右上肢反复握拳后肌力稍减弱，余未见阳性体征。

入院后完善各项辅助检查：血、尿、便常规正常。肝肾功能正常。肿瘤标志物检测：癌胚抗原、甲胎蛋白、癌抗原 19－9、HCG 均在正常范围。心电图：窦性心律，大致正常。肺功能正常范围。胸片未见肺部活动性病变。胸部 CT：胸腺区主动脉弓旁偏左见形态不规则、边缘清晰，最大层面约 3.2cm×3.2cm 病灶，增强扫描后病灶不均匀强化，诊断：“胸腺瘤”。腹部 B 超未见异常。

术前诊断：重症肌无力，前纵隔占位，胸腺瘤？

▶ 病历讨论

甲医师（胸外科住院医）：患者主因“右上肢无力1年3个月，加重伴眼睑有时下垂3个月，发现前纵隔占位1个月”入院，首先考虑重症肌无力诊断：中年女性，右上肢无力伴眼睑下垂、复视、偶有吞咽咀嚼无力，口服溴比斯的明症状可缓解，支持该诊断，可行氯化腾喜龙试验或单根纤维肌电图明确。第二诊断前纵隔占位，性质待查：胸部CT示前纵隔内偏左侧肿物，约3.2cm×2.2cm大小，边界清楚。前纵隔占位诊断明确，性质考虑：（1）胸腺瘤：位于前纵隔，多呈圆形或椭圆形，壁薄，边界清楚，增长较慢，依据患者肌无力临床表现及CT表现，首先考虑该类疾病，手术后病理鉴别。（2）胸腺癌：位于前纵隔，为原发于胸腺的恶性肿瘤。患者前纵隔内占位边界清楚，且胸腺癌极少伴随肌无力症状，似不支持。术后病理明确。（3）畸胎瘤：多位于前纵隔，皮样囊肿为囊性，常混有骨骼、肌肉等组织，形状不规则，壁不均匀，无肌无力症状，故暂不考虑该诊断。患者重症肌无力伴前纵隔占位，完善各项检查后行手术切除。

乙医师（胸外科主治医师）：同意医师甲对患者诊断的分析，此患者手术指征明确。重症肌无力患者易于在围术期出现危象，主要包括肌无力危象和胆碱能危象，因此手术时机的选择和术前准备十分重要。综合文献报告和根据我们的临床经验，手术时机的选择应考虑如下情况：①重症肌无力病人随机体免疫状态的变化，症状的严重程度可有起伏，故手术应选择在病人症状最轻，服药量最少时进行。②病期越长术后反应越差，故重症肌无力病人一经确诊，应尽可能早地施行手术治疗。结合本患者病史1年3个月，症状较轻，药物控制满意，为良好的手术时机，宜尽早手术。重症肌无力患者术后有以下几点注意事项：①合理选用术后抗生素、镇痛药等药物，应用方面避免使用影响神经肌肉兴奋传导、降低肌细胞膜兴奋性或抑制呼吸的药物，如氨基糖苷类抗生素。②手术中、后可应用肾上腺皮质激素配合胆碱酯酶抑制剂控制症状，剂量以控制症状为目的。③术后严密观察病情变化，注意胆碱能或肌无力危象的发生并及时处理，如影响呼吸肌，积极予机械通气支持。

丙医师（胸外科主任医师）：同意前面两位医师对患者诊断和治疗原则的分析。重症肌无力是典型特异性自身抗体介导、T 细胞依赖的自身免疫性疾病，与胸腺瘤有密切关系，一般认为，约 10%～30%的重症肌无力患者有胸腺瘤，同时胸腺瘤患者中约 30%存在肌无力症状。

重症肌无力的分型临床上常用 Osscrman 分型，具体如下：

Ⅰ型：只有眼肌的症状和体征，无死亡率；

Ⅱa 型：轻度全身肌无力，发作慢，常累及眼肌，逐渐影响骨骼肌及延髓肌。无呼吸困难，对药物反应好，死亡率低；

Ⅱb 型：中度全身肌无力，累及延髓肌，呼吸尚好，对药物反应差，死亡率低；

Ⅲ型：急性爆发性发作，早期累及呼吸肌，延髓和骨骼肌受损严重，对药物反应差，但死亡率低；

Ⅳ型：后期严重的全身型重症肌无力。最少在Ⅰ型或Ⅱ型症状出现 2 年后才达到此程度，可逐渐发作或突发，对药物反应差，预后差。

患者属于 Osserman 分型第Ⅱa 型，宜及早治疗。1936 年 Blalock 医生首先有意识地将胸腺切除法应用于治疗重症肌无力；从此以后，越来越多的事实证明了胸腺切除术在治疗重症肌无力中的价值。1977 年，Jaretzki 发现纵隔和颈部区域脂肪组织中存在异位的胸腺组织。胸腺瘤 32%伴有周围局部组织侵犯，常规胸腺切除后，有 15%出现复发，3%出现远处转移。目前，多数学者认为重症肌无力都应作胸腺扩大切除术，即切除颈所有胸腺组织和前纵隔脂肪组织。

患者 CT 检查示前纵隔占位，结合重症肌无力症状，首先考虑胸腺瘤。胸腺瘤与侵袭性胸腺瘤（旧称恶性胸腺瘤）在病理学角度无严格区别，病理学结果也不能预测肿瘤的生物学行为，侵袭性胸腺瘤的诊断以肿瘤侵犯包膜或周围结构而确定。胸腺瘤临床上多使用基于 Bergh（1978）的分期经 Masaoka（1981）改良的临床分期系统，即 Bergh-Masaoka 分期：

Ⅰ期：肉眼见完整包膜，无镜下包膜外侵犯；

Ⅱ期：镜下越出包膜或肉眼见侵犯纵隔脂肪组织或纵隔胸膜；

Ⅲ期：肉眼见侵犯邻近结构（如：心包、大血管或肺）；

Ⅳa 期：胸膜腔播散（胸膜或心包转移）；

Ⅳb 期：淋巴或血源转移，胸腔外播散（以骨转移最为常见）。

从 CT 考虑，患者前纵隔占位如为胸腺瘤，最可能为Ⅰ期，适合手术治疗。继续口服溴比斯的明控制症状，可考虑行胸腔镜探查，胸腺扩大切除术。

▶ 手术及术后恢复情况

患者完善各项检查后在全麻下行胸腔镜探查，胸腺扩大切除术。从左侧腋中线第五肋间置胸腔镜探查，左侧腋前线第二肋间，锁骨中线第五肋间行操作切口，术中见胸腺位于前上纵隔偏左，约 3cm×3cm×2cm 椭圆形结节状，与左肺粘连。行胸腺及前纵隔脂肪切除（胸腺扩大切除术）。台下剖视标本：肿物位于胸腺左叶内，椭圆形无分叶，包膜完整，剖面浅黄色，送病理。留置胸引流管一枚，接胸腔闭式引流瓶。手术顺利，出血约 50ml，清醒后顺利拔除气管插管，术后第三天顺利拔除胸引流管。患者术后未出现明显眼睑下垂等肌无力症状，未给予口服药。术后 5 天出院。术后病理：胸腺瘤。

▶ 最后诊断

重症肌无力，胸腺瘤。

▶ 专家点评

胸腺解剖位置的特殊性决定了胸腺切除手术方法的多样性。传统手术方法系经胸骨正中切口开胸完成，优点是适于各期胸腺瘤，但创伤大是其最大缺点。颈部切口可以用于小于 3cm 的非侵袭性胸腺瘤和重症肌无力病人采用，优点是不开胸，对呼吸干扰小，适于高龄体弱病人，缺点是显露差，不能切除较大肿瘤，更不能清除纵隔脂肪，存在争议。胸腔镜手术综合了正中切口的良好显露和颈部切口的微小创伤两方面优点，初步结果令学术界关注。但目前对

VATS方法亦存在争论，焦点集中在手术技术的可行性和重症肌无力病人的疗效可靠性等方面。

1. VATS胸腺手术的可行性：我们的经验是右胸入路的优点避免了主动脉弓的遮挡，而且上腔静脉、双侧无名静脉显露清楚，对上纵隔脂肪清扫更加清楚安全。利用胸腺缺乏大的血管等解剖特点，利用钝性分离的方法，有经验的术者可轻松地完成手术，因此VATS胸腺全切术是可行和安全的。

2. 治疗重症肌无力的可靠性：重症肌无力的手术范围一直存在争议，多数学者主张尽可能地扩大手术切除范围以提高手术效果，而广泛采用的标准术式是胸骨正中切口，此术式最大的问题在于创伤大，疼痛明显，对术后咳痰影响大，增加机械辅助通气发生率或持续时间。也有学者采用颈部切口切除胸腺及有限清扫纵隔脂肪的方法，虽然手术并发症相对减少，但不能切除>3cm的肿瘤，清除前纵隔脂肪十分困难。更有胸骨正中+颈部横切口，称为“最大”胸腺切除，范围除前纵隔外还包括颈部气管前脂肪。但创伤大，而完全缓解率只有37.9%，与其他术式相比并无显著优势。Mack于1996年报告了33例VATS胸腺扩大切除术治疗重症肌无力，完全缓解率为18.2%，改善率为87.9%。同时对文献进行了Meta分析，发现与上述各种术式组结果无统计学差异，证明VATS手术效果是可靠的。

3. 较传统方法的优越性：胸腔镜切除范围与正中开胸相仿，但仅需3个长1.5～2.5cm的微小套管切口，不需牵开肋骨，术后疼痛轻，较之其他手术方式并发症少，住院时间明显缩短。采用VATS胸腺扩大切除治疗重症肌无力潜在的价值在于使早期全身型和部分单纯眼肌型患者放弃观望和消极等待态度，积极地接受早期手术治疗。资料显示，30%～70%的单纯眼肌型（Ⅰ型）患者最终将发展为全身型，而早期手术是改善预后的重要相关因素之一。

综上所述，胸腔镜技术应用于重症肌无力和胸腺瘤的治疗，在同等疗效的前提下可以达到微创的效果。但同时，我们也要认识到胸腔镜胸腺切除有其适应证：①Ⅰ期胸腺瘤，②重症肌无力，和③其他胸腺良性疾病（如巨大囊肿）。此术式尤其适用于年老体弱、合并其他疾病而不适于开胸患者。Ⅰ期胸腺瘤即使体积稍大（>3cm），有经验的胸腔镜医师也可顺利切除。重症肌无力病人合并肺功能低下或使用皮质激素治疗等不适于正中开胸手术者，可采用胸腔镜治疗，对术后肺功能和切口愈和影响小。但Ⅱ期以上胸腺瘤，以及合并胸膜腔致密粘连的病例不适于胸腔镜手术，是胸腔镜的局限之处。

▶ 参考文献

1. Cooper JD，AI-Jilaihawa AN，Person FG，et al. An improved technique to facilitate transcervical thymectomy for myasthenia gravis. Ann Thorac Surg 1988；45：242-7
2. Jaretzki A Ⅲ，Barohn RJ，Ernstoff RM，et al：Myasthenia Gravis：Recommendations for Clinical Research Standards. Ann Thorac Surg，2000；70：327-34.
3. Mack MJ，Landreneau RJ，Yim AP，et al：Results of VATS thymectomy in patients with myasthenia gravis. J Thorac Cardiovasc Surg 1996：1352-1360，
4. Yim AP，Kay RL，Izzat MB. Vidio-assisted thoracoscopic thymectomy for myasthenia gravis. Semin Thorac Cardiovasc Surg 1999 Jan；11（1）：65-73
5. Scelsi R，Ferro MT，Scelsi L. Detection and morphology of thymic remnants after vidio-assisted thoracoscopic extended thymectomy（VATET）in patients with myasthesia gravis. Int Surg 1996，Jan-Mar；81（1）：14-7

三 心脏外科

病例 16　发现心脏杂音 17 年

廉　波　陈　彧

▶ 病历摘要

男，17 岁，主因“体检发现心脏杂音 17 年”入院。患者 17 年前出生后体检发现心脏杂音，并伴有婴幼儿期发育迟缓，易患呼吸道感染，剧烈哭闹时出现口唇紫绀，青少年期患儿未出现明显发育异常，未给予相应治疗。期间患儿明显出现营养差，常因扁桃体炎诱发上呼吸道感染，活动耐量受限，无法上体育课，可从事轻体力活动，平素未出现口唇紫绀，无喜蹲踞。未出现夜间不可平卧，胸闷憋气，无心慌，无下肢水肿出现。半月前于当地医院行超声心动检查发现：先天性心脏病，室间隔膜部缺损，室水平双向分流，肺动脉重度高压。为进一步治疗收入我院。患者精神状况好，睡眠佳，食欲好，大小便无明显异常，体重无明显变化。

入院查体： 生命体征平稳，四肢血压左上 100/60mmHg，右上 100/60mmHg，左下 110/60mmHg，右下 115/60mmHg，全身皮肤黏膜未见黄染，无苍白，口唇及甲床未见紫绀，全身浅表淋巴结未触及；发育正常，营养状况差，扁桃体已摘除。胸部查体可见左心前区胸壁明显隆起，双肺呼吸音粗；心尖搏动最强点位于左锁骨中线外 1cm，未触及明显震颤，心音有力，律齐，于胸骨左侧第四肋间可闻及收缩期Ⅲ/6 级吹风样杂音，三尖瓣听诊区未闻及明确杂音，心前区未闻及心包摩擦音；腹部查体未见异常；双下肢未见水肿。

入院诊断： 先天性心脏病，膜部室间隔缺损，肺动脉重度高压，窦性心律，心界向左扩大，心功能Ⅱ级。

入院后完善各项辅助检查，血常规未见高血红蛋白血症、尿常规未见异常；大便常规无异常，大便潜血（—）。生化检查提示肾功能正常，肝酶正常，胆红素升高，总胆红素 40.4μmol/L（正常值为 1.7～25.7μmol/L），直接胆红素 13.1μmol/L（正常值为 1.7～

6.8μmol/L)。电解质及凝血未见明显异常。心电图：电轴右偏，顺时针右转位，V_2、V_3、ST段上斜性抬高0.1～0.15mV。心脏三位相：肺野清晰未见异常密度影，右肺门血管影增大，肺动脉段明显膨隆，心横径不大，左心缘膨隆，心尖圆钝，右前斜位食管未见明显压迹，左前斜位示心缘与脊柱影重叠。印象：两肺肺血增多，右心室轻度增大，肺动脉段膨隆，符合室间隔缺损。两肺未见活动性病变。腹部超声检查未见异常。超声心动示：主动脉根部内径3.46cm，主肺动脉内径2.6cm，右肺动脉内径1.86cm，左肺动脉内径1.89cm，左房内径3.86cm，室间隔厚度1.08cm，左室舒张末内径5.05cm，左室收缩末内径3.23cm，左室后壁厚度0.91cm，右室内径3.12cm（前后径），左室射血分数65%，主、肺动脉内径正常，左房、右室增大，余房室内径正常。右室前壁增厚，左室室壁厚度正常，室间隔及左室后壁运动稍错位，余室壁运动幅度未见明显异常，室间隔近十字交叉处连续中断2.60～2.70cm，断端明确，房间隔连续完整，三尖瓣隔叶腱索位于室间隔右室面，余瓣膜结构及启闭未见明显异常。室水平双向分流，以右向左为主，估测肺动脉压力89mmHg。印象：先天性心脏病，巨大室间隔缺损，室水平双向分流，左房右室增大，右室肥厚，肺动脉重度高压。右心导管检查：上腔静脉血氧饱和度68%，下腔静脉血氧饱和度74%，右房中部血氧饱和度65%，右房下部血氧饱和度71%，右室心尖血氧饱和度77%，右室中部血氧饱和度79%，右室流出道血氧饱和度81%，右室压力101/9（47）mmHg，主肺动脉血氧饱和度79%，左肺动脉血氧饱和度80%，肺动脉内压力99/61 mmHg，导管径路示左右心室间异常通路，压力示重度肺动脉高压99/61（77）mmHg，肺动脉-右心室连续测压无明显差别，血氧资料示下腔静脉-右房氧饱和度差距不大，提示心房水平无左向右分流，右房-右室的氧饱和度差距10%提示心室有左向右分流，印象：先天性心脏病，室间隔缺损，重度肺动脉高压。

▶ 病历讨论

甲医师（心脏外科住院医师）：患者为青春期男性，患者17年前出生后体检发现心脏杂音，并伴有婴幼儿期发育迟缓，易患呼吸道感染，剧烈哭闹时出现口唇紫绀，活动耐量受限，无法上体育课，可从事轻体力活动。入院查体生命体征平稳，四肢血压正常，口唇及甲床未见紫绀，发育正常，营养状况差，胸部查体可见左心前区胸壁明显隆起，双肺呼吸音粗；心尖搏动最强点位于左锁骨中线外1cm，未触及明显震颤，心音有力，律齐，于胸骨左侧第四肋间可闻及收缩期Ⅲ/6 级吹风样杂音，三尖瓣听诊区未闻及明确杂音，心前区未闻及心包摩擦音；腹部查体未见异常；双下肢未见水肿。入院后完善各项辅助检查，①血常规未见高血红蛋白血症、尿常规未见异常；生化检查提示肾功能正常，肝酶正常，胆红素升高，总胆红素 40.4μmol/L（正常值为 1.7～25.7μmol/L），直接胆红素 13.1μmol/L（正常值为 1.7～6.8μmol/L）。②心脏三位相：两肺肺血增多，右心室轻度增大，肺动脉段膨隆，符合室间隔缺损。两肺未见活动性病变。③超声心动示：先天性心脏病，巨大室间隔缺损，室水平双向分流，左房右室增大，右室肥厚，肺动脉重度高压。④右心导管检查：导管径路示左右心室间异常通路，压力示重度肺动脉高压 99/61（77）mmHg，肺动脉-右心室连续测压无明显差别，血氧资料示下腔静脉-右房氧饱和度差距不大，提示心房水平无左向右分流，右房-右室的氧饱和度差距 10%提示心室有左向右分流。印象：先天性心脏病，室间隔缺损，重度肺动脉高压。患者室间隔缺损诊断明确，有明确手术适应证，但患者同时存在肺动脉重度高压，心室水平双向分流，手术有一定风险性，术后可能出现急性右心功能衰竭，导致患儿死亡。

乙医师（心脏外科主治医师）：同意甲医师的意见。患者病史无心功能不全表现，各项术前检查已完备，肝肾功能好，肺部无明显发育异常表现，无明显手术禁忌证。结合患儿超声心动检查提示明显膜部巨大室缺，影响患儿的正常生活，并出现肺动脉高压表现，建议尽早手术治疗室缺。心脏病存在左向右分流患者晚期均会出现肺动脉高压表现，早期为动力性肺动脉高压，原因是血氧饱和度低，引起肺动脉血管痉挛，肺血流量增加，致使肺动脉压力升高，此时肺血管本身病变不重，随着肺血管在压力负荷的不断作用下，肺血管本身发生病变，血管内膜及中膜增厚，管壁变性，血管管腔变窄，出现解剖性肺动脉高压。此患者的肺动脉高压在使用吸氧治疗及开搏通扩血管治疗后压力有所下降，说明患儿存在动力性及解剖性肺动脉高压，在正规吸氧治疗及开搏通扩血管治疗的基础上，术后患儿右心负荷情况不会过重。建议积极手术治疗，术后注意患者肺功能变化，注意氧合，适当使用扩血管药降压治疗，同时注意右心功能变化。

丙医师（心脏外科教授）： 两位医师的分析思路很清楚，治疗原则正确。需要补充的是①根据患者的病史及查体情况诊断室间隔缺损已经明确，此患儿的室缺类型为膜部室缺，膜部室缺根据缺损位置可分为单纯膜部室缺，隔瓣后膜部室缺，嵴下膜部室缺。患儿的超声心动图检查提示为隔瓣后膜部室缺，术中在修补室缺过程中一定要找到明确的室缺的边缘，此种室缺往往是漏斗形的，右室口小，左室口较大，右室面缺损边缘往往为三尖瓣隔瓣，必要时切开隔瓣进行修补，在修补室缺的下缘时注意传导束。②另外膜部室缺常合并心内其他畸形，术中需注意进行探查有无其他畸形。③室缺患儿大部分伴有肺动脉高压表现，我们可以以肺动脉压力为主要依据再合并其他临床表现对室间隔缺损进行分级，此患儿肺动脉收缩压与周围动脉压比大于0.91，全肺阻力明显升高，心电图提示右室肥厚，X线提示肺动脉段膨隆，肺门血管增粗，此患儿室缺分级为Ⅲ级，手术风险性较大。结合此患儿肺动脉高压在使用吸氧治疗及开搏通扩血管治疗后压力有所下降，患儿还是有手术可能性，另外室缺分流量较房缺大，肺动脉压力的增高部分为室内压力传导所致，在修补室缺后右室内压力下降，可以适当缓解肺动脉高压。建议积极手术治疗，术中注意室缺的修补过程，注意有无合并其他心内畸形，术后注意降肺动脉压治疗。

▶ 手术及术后恢复情况

入院10天后患儿行手术治疗——全麻体外循环室颤下行膜部室间隔缺损修补术，卵圆孔未闭修补术。术中患者取仰卧位，常规消毒铺单后，取胸骨正中切口，逐层切开皮肤、皮下脂肪、胸骨前肌肉组织、骨膜，胸骨锯正中锯开胸骨，打开心包探查左房、右室扩大，常规建立体外循环，主动脉 20 号插管，上下腔静脉分别为 32、34 号静脉插管，转机后降温至室颤，切开右房房壁，发现卵圆孔未闭畸形，通过三尖瓣可见膜部室缺位于三尖瓣隔瓣后，术中诊断：卵圆孔未闭，室间隔缺损。剪开三尖瓣隔瓣，发现缺损大小 2cm 左右，决定使用自体心包进行修补，游离部分自体心包，使用 4－0 滑线连续缝合修补室缺，其中在近隔瓣的边缘使用带垫片编织线间断缝合三针。缝合完毕后，再使用 4－0 滑线缝合三尖瓣隔瓣及卵圆孔，探查未见有左向右漏血，缝合右房房壁，顺利脱离体外循环机，严格止血，放置心包及纵隔引流管后逐层关闭胸腔，术毕。

术后给予循环呼吸监测，多巴胺辅助循环，小剂量硝普钠减低体循环阻力，呼吸机辅助呼吸，保证氧饱和度在 100%，患者清醒后逐渐减少呼吸机辅助呼吸条件，并顺利脱离呼吸机，给予吸氧治疗保证氧合，停用静脉血管活性药物，增加口服药物，地高辛强心治疗，开搏通（ACEI）降低肺动脉压治疗。观察患儿未出现急性右心功能不全表现。术后两天拔除心包纵隔引流管，伤口愈合Ⅰ/甲；术后复查血常规，生化检查无异常，电解质情况稳定，无心功能不全表现后于术后 9 天出院。

▶ 最后诊断

先天性心脏病，膜部室间隔缺损，房间隔缺损（卵圆孔未闭），肺动脉重度高压，窦性心律，心界向左扩大，心功能Ⅱ级。

▶ 专家点评

室间隔缺损是在胚胎期发育不全形成的异常交通，在室水平产生左向右的分流。它通常是单独存在，有时也可合并其他心内畸形。从病理上可将室间隔缺损分为膜部缺损、漏斗部缺损、肌部缺损，其中膜部缺损最多见，肌部缺损最少见。膜部室缺根据缺损位置可分为单纯膜部室缺、隔瓣下膜部室缺、嵴下膜部室缺，其中隔瓣下膜部室缺距离房室束较近，且往往是漏斗形的，右室口小，左室口较大，右室面缺损边缘往往为三尖瓣隔瓣，术中一定要明确室缺边缘，注意保护房室束；嵴下型室间隔缺损距离主动脉瓣右冠瓣较近，术中注意不要损伤主动脉瓣。漏斗部室缺可分为干下型和嵴内型，此两型共同的特点就是左向右的分流可以直接进入右室流出道或肺动脉，而干下型位于肺动脉瓣下，造成主动脉瓣环不稳定，加上异常的血流容易造成主动脉瓣右冠瓣脱垂。肌部室缺少见，可以单发也可以为多发。

病理生理方面当室间隔缺损时，就会出现室水平分流，分流量的大小及方向取决于缺损大小、位置及两心室压力差。早期表现为右心系统负荷增加，出现右心室的增大及肥厚、右室内压力升高，同时肺内血流增加，出现肺淤血、肺循环阻力升高；随着时间的延长，右室内压力进一步增加、肺血管变性、肺血管管腔狭窄，肺动脉压力进一步升高，出现右室压力超过左室，室内分流则表现为双向或右向左，当分流只有右向左时就会导致艾森曼格综合征，临床出现紫绀和右心衰竭。此过程在漏斗部室缺的患者中发展很快，早期可出现肺动脉压升高，此类患者常在很小时就必须行手术治疗。

肺动脉高压是指肺动脉平均动脉压大于 20mmHg 或收缩压大于 30mmHg，其发生的机制主要与肺动脉内血流及肺动脉管径有关，另外与肺血管数量及血液黏滞度相关。在存在左向右分流的患者中，肺血流量增加，血氧饱和度低，引起肺动脉血管痉挛，随着肺血管在压力负荷的不断作用下，肺血管本身发生病变，血管内膜及中膜增厚，管壁变性，血管管腔变窄，出现肺动脉高压。早期的肺血流量增加，血氧饱和度低，引起肺动脉血管痉挛，为动力型肺高压，可以通过治疗逆转，最后因肺血管病变管腔狭窄导致解剖性肺动脉高压为不可逆性。其临床表现为 X 线提示肺动脉段膨隆，肺门血管增粗，残根症等。临床上评价肺动脉高压可以使用超声心动检查，也可使用右心导管检查。而肺动脉高压的治疗主要为三方面，第一保证氧合，减少肺血管痉挛的因素；第二可以使用降低肺血管阻力的药物；第三保证左心功能，减少肺淤血。如果出现艾森曼格综合征建议肺移植手术。因为室缺均存在左向右分流，会引起肺动脉高压。因此可根据肺动脉压力为主要依据再合并其他临床表现对室间隔缺损进行分级，Ⅰ级为肺动脉收缩压与周围动脉压比小于 0.45，

Ⅱ级为肺动脉收缩压与周围动脉压比在 0.46～0.90 之间，Ⅲ级为肺动脉收缩压与周围动脉压比大于 0.91。

现在室间隔缺损的治疗仍以手术为主，在手术前要对室间隔缺损情况进行评价，首先要判断室缺的位置、大小、多少，再就是评价肺动脉压升高的快慢及程度。如未出现右向左分流，并且考虑室缺自封的可能性不大，建议早期手术治疗；另外漏斗部室缺的特点建议早期手术治疗；出现双向分流需评价肺血管压力情况在保守治疗后是否可适当下降，如可适当下降建议尽早手术治疗。如保守治疗肺动脉压力无明显变化或已出现艾森曼格综合征建议行心肺联合移植手术。

▶ 参考文献

1. Tayyare，G. etc. A rare case of pulmonary hypertension. As a result of ateriovenous fistula after cardiac surgery. Int Heart J，2005，46（3）：551-6
2. Zhang，ZW. The development of a new perimenbranous ventricular septal defect occluder. Zhong Hua Xin Xue Guang Bing Za Zhi，2005，33（3）：228-31
3. Pawelec-Wojtalik，M，etc. Closure of left ventricle perforation with the use of muscular VSD occluder. European Journal of Cardio-thoracic Surgery：official journal of the European Association for cardio-thoracic surgery，2005，27（4）：714-6
4. Sulafa，AK. Echocardiographic differentiation of atrioventricular septal defects from inlet ventricular septal defects and mitral valve clefts. The American journal of cardiology，2005，95（5）：607-10
5. Tokanana，C，etc. Delayed onset malignant hyperthermia after a closure of ventricular septal defect. The Japanese journal of thoracic surgery. 2005，58（3）：201-5

病例 17　发现心前区杂音 3 年，活动后气促、紫绀 1 年半

廉　波　陈　彧

▶ 病历摘要

女，3 岁，主因“发现心前区杂音 3 年，活动后气促、紫绀 1 年半”入院。患者 3 年前出生后体检发现心脏杂音，并伴有婴幼儿期发育迟缓，喂养困难，易患呼吸道感染，明显营养状况差，未给予相应治疗。1 年半前患者出现剧烈哭闹、轻体力活动后气促、呼吸困难、口唇及指端紫绀，活动耐量明显受限，无法与同龄儿童共同玩耍，轻体力活动后喜蹲踞。未出现夜间不可平卧，胸闷憋气，无心慌，无下肢水肿出现，未诉头痛、头昏出现，无昏厥。1 年半来上述症状进一步加重，半月前于当地医院行超声心动检查发现：先天性心脏病，右室肥厚，右室流出道狭窄，室间隔膜部缺损，室水平双向分流，主动脉骑跨超过 50%。为进一步治疗收入我院。患者病史中精神状况好，睡眠佳，食欲好，大小便无明显异常，体重无明显变化。

入院查体：生命体征平稳，四肢血压左上肢 75/55mmHg，右上肢 80/55mmHg，左下肢 115/75mmHg，右下肢 110/70mmHg，体重 12kg，身高 90cm，全身皮肤黏膜未见黄染，无苍白，口唇及甲床未见紫绀，全身浅表淋巴结未触及；发育不正常，营养状况差，扁桃体未见肿大。胸部查体胸壁无畸形，双肺呼吸音粗；心尖搏动最强点位于左锁骨中线外 0.5cm，胸骨左缘第三、四、五肋未触及明显震颤，心音有力，律齐，于胸骨左侧第三四肋间可闻及全收缩期Ⅴ/6 级粗糙的吹风样杂音，心前区未闻及心包摩擦音；腹部查体未见异常；双下肢未见水肿，四肢无畸形，未见杵状指。

入院诊断：先天性心脏病，法洛四联症，窦性心律，心界左大，心功能Ⅱ级。

入院后完善各项辅助检查：血常规未见高血红蛋白血症、尿常规未见异常；大便常规无异常，大便潜血（—）。生化检查提示肾功能正常，肝酶正常。电解质及凝血未见明显异常。术前血气检查二氧化碳分压28.4mmHg，氧分压78.1mmHg，氧饱和度94%，血红蛋白12.4g/dl。心电图：电轴右偏，顺时针右转位。心脏三位相：肺野清晰未见异常密度影，双肺纹理稍重，右肺门血管影不大，肺动脉段无明显膨隆，心横径不大，右心缘膨隆，心尖圆钝，右前斜位食管未见明显压迹，左前斜位示心缘与脊柱影未见重叠。印象：两肺无明显肺淤血，右心室轻度增大，符合法洛四联症右室增大表现。两肺未见活动性病变。腹部超声检查未见异常。超声心动示：主动脉根部内径1.52cm，主肺动脉内径1.38cm，右肺动脉内径0.85cm，左肺动脉内径0.52cm，主动脉骑跨于室间隔之上，骑跨率大于50%，主动脉瓣启闭正常，肺动脉发育异常，肺动脉瓣增宽，增厚，开放受限。右房，右室增大，余房室内径正常。右室前壁增厚，大约0.7cm，左室壁不厚，运动幅度正常，室间隔近十字交叉处连续中断1.10cm，房间隔连续完整，三尖瓣隔叶腱索位于室间隔右室面，余瓣膜结构及启闭未见明显异常。室水平双向分流，以左向右为主，肺动脉瓣上流速达4m/s，肺动脉瓣流速4.86m/s。印象：先天性心脏病，法洛四联症，肺动脉瓣狭窄，左肺动脉发育不良。右心导管检查：导管径路示左右心室间异常通路，右室压力60/34（48）mmHg，肺动脉-右心室连续测压明显差别，血氧资料示下腔静脉-右房氧饱和度差距不大，提示心房水平无左向右分流，右房-右室的氧饱和度差距10%提示心室有左向右分流，右室造影主动脉早期显影示骑跨，左室提前显影，有体肺侧支循环显影，肺动脉狭窄，包括瓣膜及右室流出道。印象：先天性心脏病，肺动脉狭窄，主动脉骑跨，室间隔缺损，符合法洛四联症的心内畸形表现。

▶ 病历讨论

甲医师（心脏外科住院医师）：患者为婴幼儿女性，患者3年前出生后体检发现心脏杂音，并伴有婴幼儿期发育迟缓，喂养困难，易患呼吸道感染，明显营养状况差，未给于相应治疗。1年半前患者出现剧烈哭闹、轻体力活动后气促、呼吸困难、口唇及指端紫绀，活动耐量明显受限，无法与同龄儿童共同玩耍，轻体力活动后喜蹲踞。入院查体生命体征平稳，四肢血压正常，口唇及甲床未见紫绀，发育不正常，营养状况差，胸部查体未见胸壁畸形，双肺呼吸音粗；心尖搏动最强点位于左锁骨中线外 0.5cm，胸骨左缘第三、四、五肋未触及明显震颤，于胸骨左侧第三四肋间可闻及全收缩期Ⅴ/6 级粗糙的吹风样杂音；腹部查体未见异常；双下肢未见水肿。辅助检查：①血常规未见高血红蛋白血症、尿常规未见异常；生化检查提示肾功能正常，肝酶正常，术前血气检查二氧化碳分压 28.4mmHg，氧分压 78.1mmHg，氧饱和度 94%。②心脏三位相：无明显两肺肺淤血，右心室轻度增大，符合法洛四联症右室增大表现。两肺未见活动性病变。③超声心动示：先天性心脏病，法洛四联症，肺动脉瓣狭窄，左肺动脉发育不良。④右心导管检查：导管径路示左右心室间异常通路，右室压力 60/34（48）mmHg；肺动脉-右心室连续测压明显差别；血氧资料示下腔静脉-右房氧饱和度差距不大，提示心房水平无左向右分流；右房-右室的氧饱和度差距 10%提示心室有左向右分流；右室造影主动脉早期显影示骑跨，左室提前显影，有体肺侧支循环显影，肺动脉狭窄，包括瓣膜及右室流出道。印象：先天性心脏病，肺动脉狭窄，主动脉骑跨，室间隔缺损，符合法洛四联症的心内畸形表现。患者症状及查体，辅助检查均为典型的法洛四联症表现，法洛四联症诊断明确，有明确手术适应证，患者症状较重建议早期行根治性手术治疗。

乙医师（心脏外科主治医师）：同意甲医师的意见。患者病史无心功能不全表现，各项术前检查以完备，肝肾功能好，无明显手术禁忌证。结合患儿病史症状，患儿的正常发育生活受影响，并出现活动后紫绀、呼吸困难，建议尽早手术治疗根治心内畸形。法洛四联症心内畸形表现为肺动脉狭窄，室间隔缺损，升主动脉骑跨，右心室肥厚。其突出表现为肺动脉狭窄，包括右室流出道狭窄，肺动脉瓣狭窄，肺动脉发育异常，甚者出现肺动脉完全闭锁，以左肺动脉为主。此患儿肺动脉发育异常诊断已明确，但未因肺动脉发育异常出现肺内灌注不足、氧合不佳表现，紫绀症状不重，因此不建议行减状手术。此患者存在右室流出道狭窄、肺动脉狭窄，术中解决此两项畸形后，肺动脉前狭窄解除，右室负荷会有所下降，减轻右室重构，防止发生右心功能衰竭。

丙医师（心脏外科教授）：两位医师的分析思路很清楚，治疗原则正确。需要补充的是：①根据患者的病史及查体情况诊断法四已经明确，患儿左右心室发育均可，术后不至于出现因左心发育异常的左右心不匹配的情况，在修补畸形时室缺类型为膜部嵴下型室缺，修补时注意上缘的主动脉瓣右冠瓣，后下缘距离三尖瓣隔叶较近，此处有传导束，在缝合时须注意避免损伤；右室流出道狭窄较重，必要时可使用补片成形。②另外法洛四联症常合并心内其他畸形，术中需注意探查有无右位主动脉弓、左上腔静脉、房缺合并肺静脉异位引流、动脉导管未闭、冠状动脉肺动脉异位引流。③此患者肺动脉狭窄表现为右室流出道狭窄、肺动脉瓣狭窄、肺动脉发育不良，但肺动脉与主动脉比例正常，在解除右室流出道狭窄、肺动脉瓣狭窄后右心负荷可以下降，近期症状可以明显缓解。但评价法洛四联症术后远期预后的指标为残余肺动脉狭窄程度，如果右室收缩压大于80mmHg，或右室-肺动脉压力阶差大于50mmHg常导致右心衰竭而死亡。因此在术中要保证肺动脉狭窄畸形矫正的质量，室缺修补的质量，同时注意术后肺动脉发育情况的监测。

▶ 手术及术后恢复情况

入院7天后患儿行手术治疗——全麻低温体外循环停跳下行法洛四联症根治术。术中患者取仰卧位，常规消毒铺单后，取胸骨正中切口，逐层切开皮肤、皮下脂肪、胸骨前肌肉组织、骨膜，胸骨锯正中锯开胸骨，打开心包探查右房右室扩大，常规建立体外循环，转机后降温至室颤，主动脉根部灌注停跳液，主动脉∶肺动脉＝1.2∶1，右室流出道震颤明显。切开右房房壁，右室流出道探查发现右室流出道肌壁肥厚，流出道梗阻；肺动脉瓣二瓣化，瓣交界粘连，开放受限，瓣膜未见明显钙化及赘生物形成；膜部嵴下型室缺，直径1.5cm；主动脉骑跨于室间隔之上，骑跨率大于50%。未见心内其他畸形。决定使用自体心包进行修补室缺，游离部分自体心包，使用4-0滑线连续缝合修补室缺，其中在近隔瓣的边缘使用带垫片编织线间断缝合三针。缝合完毕后，切除肥厚的流出道肌壁，剪刀剪开瓣交界，使用1.5cm探子扩张肺动脉，再使用自体心包补片、4-0滑线加宽右室流出道，排气后缝合右房房壁。探察右室流出道震颤明显减弱。顺利脱离体外循环机，严格止血，放置心包及纵隔引流管后逐层关闭胸腔，术毕。

术后给予循环呼吸监测，小剂量多巴胺、多巴酚丁胺辅助循环，小剂量硝普钠减低体循环阻力，呼吸机辅助呼吸，保证氧饱和度在100%，患者清醒后逐渐减少呼吸机辅助呼吸条件，并顺利脱离呼吸机，给予吸氧治疗保证氧合，停用静脉血管活性药物，增加口服药物，地高辛强心治疗。观察患儿未出现急性右心功能不全表现。术后两天拔除心包纵隔引流管，伤口愈合Ⅰ/甲；术后复查血常规，生化检查无异常，电解质情况稳定，无心功能不全表现后于术后8天出院。

▶ 最后诊断

先天性心脏病，法洛四联症，窦性心律，心界向左扩大，心功能Ⅱ级。

▶ 专家点评

法洛四联症是一种全心综合性畸形，包括肺动脉狭窄、室间隔缺损、升主动脉骑跨、右心室肥厚，是一种先天性紫绀型心脏病，属于大血管转位的发育畸形。肺动脉狭窄包括右室流出道狭窄、肺动脉瓣狭窄、肺动脉发育异常。其中肺动脉发育异常比较多见，有的可合并一侧肺动脉闭锁，导致肺实质发育异常，他们的发生往往同肺动脉前的狭窄相关，早期在肺动脉前的狭窄解除后肺动脉及肺实质会有发育。这也是为什么法洛四联症患者要尽早手术的原因之一；肺动脉瓣的狭窄多与先天性瓣膜发育不良有关，有的肺动脉瓣二瓣化，有的瓣膜呈膜样瓣叶、中间有针尖小孔，成人瓣膜上常有钙化及赘生物；右室流出道的狭窄最多见，有五个类型：异常肌束型、隔膜型、膜管型、局限肌肥厚型、长管型。此例患者存在局限性肌肥厚，导致流出道梗阻，肺动脉瓣二瓣化引起肺动脉狭窄、双侧肺动脉内压力较低、肺动脉灌注不良、肺动脉发育不良。室间隔缺损大多为嵴下型，少部分为干下型缺损。嵴下型室间隔缺损上缘为主动脉瓣右冠瓣，后下缘距离三尖瓣隔叶较近，此处有传导束。升主动脉骑跨是由于主动脉瓣顺时针向右转并跨于室间隔上，圆锥室间隔向右后移位，主动脉起始于双心室，接受双心室供血。右室肥厚常较重，多为继发，并伴有左室发育异常。

病理生理方面由于肺动脉狭窄引起肺血减少，肺的侧支循环增多；室间隔缺损造成左向右分流，但随着右室内压力的增加会出现双向分流或右向左分流；同时主动脉骑跨使右心未氧合的血进入主动脉，出现血氧饱和度下降、紫绀。同时右室压力升高造成右室肥厚，左室发育不良。

法洛四联症往往合并心内其他畸形的发生，如右位主动脉弓、左上腔静脉、房缺合并肺静脉异位引流、动脉导管未闭、冠状动脉肺动脉异位引流。右位主动脉弓和右位降主动脉在术中无需处理，其他的合并畸形必须积极矫正。

法洛四联症的治疗仍以手术治疗为主，手术治疗分为减状手术治疗和根治性手术。减状手术治疗主要适用于肺动脉严重发育不良的患儿，目的是增加肺部血流的灌注，改善紫绀症状，增加肺血管床，促使肺实质的发育，为根治性手术创造条件。对于无明显肺动脉及肺实质发育不全的患者建议积极行根治性治疗。根治性治疗的目的在于改善心内畸形，恢复正常血流动力学特性。主要包括肺动脉狭窄的解除和室间隔缺损的修补、主动脉骑跨的纠正两大部分。评价法洛四联症术后远期预后的指标为残余肺动脉狭窄程度，如果右室收缩压大于80mmHg，或右室-肺动脉压力阶差大于50mmHg常导致右心衰竭而死亡。因此在术中要保证肺动脉狭窄畸形矫正的质量，室缺修补的质量，同时注意术后肺动脉发育情况的监测。

▶ 参考文献

1. Chaturvedi, R, etc. Crossed pulmonary ateries in tetralogy of Fallot. Cardiology in the young, 2005, 15 (5): 537

2. Tanaka, S, etc. Prolonged survival in a female with untreated tetralogy of Fallot. Journal of UOEH, 2005, 27 (2): 188-95
3. Sideris, EB, etc. Total percutaneous correction of a tetralogy of Fallot variant with dominant pulmonary valve stenosis. Heart (British Cardiac Society), 2005, 91 (3): 345-7
4. Kolec, J, etc. Neonatal repair of tetralogy of Fallot results in improved pulmonary atery development without increased need for reintervention. European Journal of Cardio-thoracic Surgery: official journal of the European Association for cardio-thoracic surgery, 2005, 28 (3): 394-9
5. Budts, W, etc. Changes in QRS duration are associated with maximal exercise capacity in adult patients with repaired tetralogy of Fallot. International journal of cardiology, 2005, 15, 104 (1): 46-51

病例18 劳累后气促7年，加重伴夜间不能平卧1个月

刘 刚 陈 彧

▶ 病历摘要

女，45岁。因劳累后气促7年，加重伴夜间不能平卧1个月入院。患者7年前无诱因出现劳累后气促，喘憋，伴胸闷、心悸，休息后可好转。无胸痛、发热，无腹胀、腹痛，无晕厥、肢体活动不灵。7年来体力活动明显受限，上一层楼即可诱发症状。曾就诊于当地医院，诊为“风湿性心脏病”，予地高辛、双氢克尿噻、安体舒通等药物服用，患者症状反复发作。近1个月来加重，并出现夜间不能平卧，咳嗽、咳痰，痰中带血。坐位或半卧位症状减轻。为求进一步诊治来我院。患者发病以来，神智清，精神稍差。饮食差，大便正常，尿量稍少。既往有反复上感病史，无外伤手术史，无药物食物过敏史，无传染病史，月经规律，生有一子，16岁，健康。

入院查体：T 36.7℃，P 83次/分，R 20次/分，BP 100/70mmHg。发育正常，营养一般，神志清，精神欠佳。二尖瓣面容。全身皮肤黏膜无皮疹、黄染及出血点，浅表淋巴结未扪及。头颅及面部器官未见异常。咽不充血，伸舌居中。颈软，双侧颈静脉怒张，气管居中，甲状腺不大。胸廓对称，无畸形，触觉语颤无减低，双肺叩清音，双肺呼吸音粗，肺底部可闻及中小水泡音。心前区无隆起，心界向左扩大，心率98次/分，心律绝对不齐，脉搏短绌，心尖区闻及舒张期隆隆样杂音及收缩期Ⅲ级吹风样杂音，不传导，P_2增强。腹平软，肝肋下2cm，剑下4cm，边缘锐，质中。移动性浊音阴性。双下肢轻度水肿。生理反射存在，病理征阴性。

入院诊断：风湿性心脏病，二尖瓣狭窄并关闭不全，房颤心律，心界左大，心功能Ⅲ级。

入院后完善各项检查：血常规各指标均处正常范围，尿常规及

便常规未见异常，大便潜血阴性。生化检查示肾功能正常，总蛋白59g/L，白蛋白40g/L，肝酶正常，胆红素不高。血沉2mm/h，抗“O” 86.7IU/ml（正常0～200IU/ml），C反应蛋白1mg/L（正常<7.9mg/L）。心电图示房颤心律。胸片示双肺纹理粗重、模糊，未见明显实变及浸润影，心影增大，左心缘呈四弧征，右心缘呈双房影，肺动脉段凸出，右前斜位可见食管受压移位，左前斜可见气管分叉开大，余未见明显病变。印象：二尖瓣型心，肺淤血。超声心动示：升主动脉内径3.1cm，左房内径7.81cm，二尖瓣前叶曲线“城墙”样，室间隔厚度0.89cm，左室舒张末内径6.26cm，左室收缩末内径4.15cm，右室内径2.52cm，右房内径6.64cm×3.96cm，左室射血分数61%。MRⅡ级，TRⅠ级；主肺动脉内径轻微增宽，升主动脉内径正常，左房、左室扩大，右室不大，各室壁厚度及运动幅度未见异常，二尖瓣前后叶增厚，回声增强，前叶瓣尖显著开放受限，收缩期对合欠佳，主动脉瓣示三瓣叶，未见明显增厚及回声增强，启闭尚可，余瓣结构及启闭未见异常。心腔内未见异常回声。多普勒示MV：单峰，Vmax 2.66m/s，PTH法估测二尖瓣瓣口面积0.96cm^2。MR：Ⅱ级，TR：Ⅰ级，PG 37mmHg，Vmax 3.0m/s。印象：风湿性心脏病，二尖瓣狭窄（重度），二尖瓣关闭不全（中度），右房扩大，肺动脉高压。

患者入院后经强心、利尿、扩血管及间断吸氧等处理后，病情稳定，夜间睡眠良好，肺部啰音消失，下肢水肿消退。

▶ 病历讨论

甲医师（心脏外科住院医师）：患者女性，45岁。因劳累后气促7年，加重伴夜间不能平卧1个月入院。患者7年前无诱因出现劳累后气促、喘憋，伴胸闷、心悸，休息后可好转。7年来体力活动明显受限，上一层楼即可诱发症状。曾就诊于当地医院，诊为“风湿性心脏病”，予地高辛，双氢克尿噻、安体舒通等药物服用，患者症状反复发作。近1个月来加重，并出现夜间不能平卧，咳嗽、咳痰。为求进一步诊治来我院。患者既往曾有反复上感病史。入院查体：T 36.7℃，P 83次/分，R 20次/分，BP 100/70mmHg。发育正常，营养一般，神志清，精神欠佳。二尖瓣面容。全身皮肤黏膜无皮疹、黄染及出血点，浅表淋巴结未扪及。头颅及面部器官未见异常。颈软，双侧颈静脉怒张，气管居中，甲状腺不大。胸廓对称，无畸形，双肺呼吸音粗，肺底部可闻及中小水泡音。心前区无隆起，心界向左扩大，心率98次/分，心律绝对不齐，脉搏短绌，心尖区闻及舒张期隆隆样杂音及收缩期Ⅲ级吹风样杂音，P_2增强。腹平软，肝肋下2cm，剑下4cm，边缘锐，质中。移动性浊音阴性。脊柱四肢无畸形，生理反射存在，病理征阴性。入院诊断为风湿性心脏病，二尖瓣狭窄并关闭不全，房颤心律，心界向左扩大，心功能Ⅲ级。入院后完善各项检查，血常规各指标均处正常范围，尿常规及大便常规未见异常，大便潜血阴性。生化检查示肝肾功能正常。血沉、抗"O"、C反应蛋白均正常，无风湿活动证据。胸片示双肺纹理粗重、模糊，未见明显实变及浸润影，心影增大，右心缘呈双房影，肺动脉段凸出，右前斜位可见食管受压移位，左前斜可见气管分叉开大。超声心动示主肺动脉内径轻度增宽，升主动脉内径正常，左房、左室扩大，右室不大，各室壁厚度及运动幅度未见异常，二尖瓣前后叶增厚，回声增强，前叶瓣尖显著开放受限，收缩期对合欠佳，主动脉瓣示三瓣叶，未见明显增厚及回声增强，启闭尚可，余瓣结构及启闭未见异常。心腔内未见异常回声。印象：风心病，二尖瓣狭窄（重度），二尖瓣关闭不全（中度），右房扩大，三尖瓣反流（轻度），肺动脉高压（轻度）。患者风湿性心脏病诊断成立，以二尖瓣病变为主，应行手术治疗。

乙医师（心脏外科主治医师）：患者因劳累后气促7年入院，病情进行性加重，近1个月来明显。患者的主要的阳性体征有：二尖瓣面容，心脏杂音，肺部啰音，肝大，水肿等表现，心脏杂音反映了二尖瓣狭窄并关闭不全的病理基础，入院时有心衰表现，以左心功能不全为主，并有右心系统受累的表现。胸片及超声均印证了查体发现。故患者二尖瓣狭窄并关闭不全诊断成立。结合既往有反复上感病史，虽无明确的风湿热病史，亦应首先考虑风湿性心脏瓣膜病变。患者二尖瓣狭窄（重度）并关闭不全（中度），二尖瓣口面积$0.96cm^2$。需手术治疗。患者入院后经强心、利尿及其他辅助治疗后，病情很快得以控制，心功能得以维护。心衰得到纠正。目前无风湿活动证据，肝肾功能良好，无手术禁忌，可以安排手术。患者二尖瓣病变为狭窄并关闭不全，同时存在房颤心律，不考虑闭式扩张术，主张行二尖瓣置换术。患者合并三尖瓣反流，手术入路可选择升主动脉，上、下腔静脉插管建立体外循环，右房、房间隔切口入路行二尖瓣置换术，同时探查三尖瓣，以确定是否行三尖瓣成形。

丙医师（心脏外科教授）：同意上述二位医师意见，患者风湿性心脏病，二尖瓣狭窄并关闭不全诊断成立，无手术禁忌，可以行二尖瓣置换术。二尖瓣狭窄的手术有闭式二尖瓣扩张术，直视下交界切开术及瓣膜置换术。单纯性二尖瓣狭窄，瓣膜属于隔膜型，病变程度较轻，瓣体柔软，瓣下腱索乳头肌无明显变化，瓣膜无明显钙化者可行二尖瓣闭式扩张术。如果二尖瓣狭窄合并轻度关闭不全，瓣膜病变属于隔膜漏斗型，瓣口开放面积明显减少，腱索增粗，纤维化但无缩短，瓣体活动受限，房颤时间超过半年或有栓塞史者，应行体外循环下成形术。瓣膜病变呈高度严重改变，属于漏斗型。瓣体、腱索和乳头肌高度增厚、粘连、缩短和瘢痕化，瓣口面积明显减少者，应施行人工瓣膜置换术。瓣膜置换术可选择的瓣膜有机械瓣与生物瓣两种，各有优缺点。机械瓣使用持久，但需终生抗凝，可出现术后出血及血栓栓塞等并发症。生物瓣不需终生抗凝，但耐久性差，以往生物瓣的使用寿命为10～15年，但近年来随生物技术的提高，生物瓣的耐久性有所提高，国外的经验认为良好的生物瓣可持久应用20～30年。本例患者45岁，二尖瓣重度狭窄，患者同时合并房颤心律，房颤持续时间不详。为求良好手术效果，可同期行房颤手术。迷宫手术为治疗房颤的经典手术，房颤治疗成功率可达90%以上，但迷宫手术操作复杂，耗时长，易发生出血等并发症。近年来各种替代心房切开与缝合的能量消融不断应用于临床，可以选择能量消融来同期治疗房颤。我科最近应用微波消融治疗房颤有一定效果。该患者可同期行微波消融治疗房颤。

▶ 手术及术后恢复情况

入院后10天后患者行手术治疗：全麻低温体外循环室颤下行二

尖瓣置换+左房微波消融术。术中患者取仰卧位，常规消毒铺单后，取胸骨正中切口，打开心包探查心脏，见左房右房扩大。常规建立体外循环，主动脉20号插管，上下腔静脉分别为32、34号静脉插管，右上肺静脉插左室引流管。转机后降温至室颤，切开右房，探查三尖瓣见瓣环扩张，经卵圆孔入左房，左房内无血栓，探查二尖瓣，二尖瓣瓣膜明显增厚、粘连，呈鱼口状，瓣下结构挛缩。术中决定行二尖瓣置换及微波消融术。以FLEX2探头行心内微波消融，环绕左侧肺静脉及右侧肺静脉线路消融后，环左心耳消融，并沿左下肺静脉至二尖瓣环消融左房峡部，4-0滑线封闭左心耳。消融术毕后行二尖瓣置换，切除病变二尖瓣及挛缩之腱索，保留乳头肌。27#测瓣器可顺利通过瓣环，间断缝合27#机械双叶瓣于瓣环上，机械瓣活动良好，3-0滑线连续缝合房间隔切口，排气，2-0滑线行三尖瓣Devega环缩。关闭右房切口，复温，心脏自动复跳，窦性心律。停机过程顺利，鱼精蛋白中合肝素后彻底止血关胸，留置心外膜临时起搏导线，安放心包及纵隔引流后关胸安返心外监护室。术后4小时清醒，循环稳定，氧合满意，于术后7小时脱呼吸机。

脱机后继续强心利尿治疗，并服用胺碘酮防止心律失常，术后第二日拔除心包纵隔引流后服用华法林抗凝。调整华法林用量至凝血指标满意。术后14天拔除临时起搏导线，痊愈出院。出院时PT 20秒，凝血酶原活动度38%，INR 2.05，术后持续窦性心律，未再出现房颤心律。

▶ 最后诊断

风湿性心脏病，二尖瓣狭窄并关闭不全，三尖瓣反流，房颤心律，心界向左扩大，心功能Ⅲ级。

▶ 专家点评

风湿病是A型溶血性链球菌感染所引起的一种变态反应性疾病。大多反复发作，引起瓣膜纤维化、增厚、变形或钙化。一般风湿病发作至瓣膜狭窄形成的时间约需2～10年。慢性风湿性心脏瓣膜病各瓣膜的发病中，二尖瓣病变占95%～98%。二尖瓣狭窄在瓣膜病中最常见，女性多于男性。炎症病变引起瓣膜纤维化、增厚、变硬、瓣叶联合处粘连、融合，使瓣口狭窄，易发生钙化。病理上，二尖瓣狭窄可分为隔膜型与漏斗型两大类。在病理生理学改变上，二尖瓣狭窄首先影响左心房，左心房的血液不能完全进入左心室，部分血液存留于左心房，引起左房代偿扩张，长期的代偿使左房发生代偿性肥厚。如二尖瓣口狭窄程度较轻，左心房代偿良好，血液可保持正常流通，此时除查体发现二尖瓣区舒张期杂音外，患者可不出现明显症状。随瓣口狭窄程度加重，左房失代偿，左房扩大，左房压力升高，并影响至肺循环，使肺静脉与肺毛细血管压升高，造成显著的慢性肺淤血、间质水肿，导致肺换气障碍，引起呼吸困难，并可出现紫绀。患者表现为劳累后呼吸困难与阵发性夜间呼吸困难。肺淤血引起肺动脉高压，增加右心室的负荷，出现右室肥厚、心腔扩大，三尖瓣可产生相对性关闭不全。最后出现右心功能不全表现。二尖瓣狭窄者因左房进入左室的血量减少，左心室可因长期充盈不足，负荷减轻，左室多无扩张。二尖瓣狭窄并发血栓栓塞的发生率为 30%，狭窄伴有房颤的患者的栓塞发生率较无房颤者高 7 倍。二尖瓣狭窄所引起的心肺病变主要有：①左心房扩张与肥厚，有时形成“巨大左心房”，心房内膜纤维性增厚，左心耳内易有血栓形成；②肺呈显著慢性淤血；③肺动脉高压引起右心室肥厚与扩大；④右心室衰竭进而引起右心房扩张。风湿性心内膜炎可引起单纯的二尖瓣狭窄，但较少见，一般都不同程度的关闭不全，形成混合病变。二尖瓣混合病变常使瓣膜组织增厚，钙化变硬，瓣口呈“鱼口状”、固定，心脏收缩与舒张时，瓣口不能全开启，也不能全关闭。血流动力学的改变视病变中狭窄抑或关闭不全为主而有区别。

二尖瓣狭窄的手术治疗可选择闭式二尖瓣扩张术，直视下交界切开术及瓣膜置换术。然而，当瓣膜闭式扩张或直视下交界切开术不能提供长期的效果，应考虑行二尖瓣置换术。近年来，实验和临床研究证实了瓣下结构在保持左室正常形状及其功能上的重要性。因此，当二尖瓣必须替换时，应尽可能保留自身的瓣下装置或用 GORE - TEX 缝线替换自身的腱索以保持二尖瓣环乳头肌的连续性。在二尖瓣置换时，将病变的前瓣叶从两个交界间的瓣环上切下来。

当后瓣叶折叠后通常能同附着的腱索一起被完全保留。将瓣膜缝线穿过瓣环并通过瓣叶组织的边缘，则可将多余的瓣叶组织折叠进入瓣环。在瓣叶切除时应保留瓣环上一定宽度的瓣叶组织边缘以使最终植入瓣膜的预置缝线更牢固。切除瓣下组织时只能切除钙化和病变的腱索，而保留乳头肌的纤维顶端完整。切除过多的乳头肌可使左室壁薄弱，导致左室壁内血肿和破裂。

心房扩大和纤维化是房颤产生和维持的重要因素。心房扩大时，心房内可同时存在多个折返环，心房的纤维化又会引起传导和不应期的弥散度增加，这些改变都会促进折返而导致房颤。动物和人的心房标测结果可以发现多重折返波在心房内向不同方向散布。多重折返波理论成为近代外科治疗房颤的理论基础，打断折返回路的措施能够治疗房颤，Maze 手术就是将心房分割成电特性相互独立的区域，打断折返回路，并维持窦房结与房室结之间的传导。Maze 手术尽管能有效地治疗房颤，但其亦是一个复杂费时的手术，因而只有一小部分外科医生能承担 Maze 手术。因此，为了简化手术，出现了应用各种形式的能量来消融心房结构的改良术式。这些技术可以分为三类：低温技术，高温技术及常温技术。高温技术是使组织温度达到 50℃，从而产生组织电生理学的破坏，其机制可能是造成钙内流，从而破坏肌肉组织。低温技术的机制则可能是细胞内冰晶形成，细胞水肿和坏死及以后的纤维化所致。目前临床应用及研究阶段的能量形式有冷冻、射频、微波、激光、超声等形式。

对于二尖瓣狭窄合并房颤的病人，单纯行二尖瓣置换者其术后只有 8%的病人恢复并维持窦性心律，为减轻患者症状，保证良好手术效果，现多主张在瓣膜手术同期行房颤外科治疗。在瓣膜手术同期行射频或微波消融的病人术后窦性心律的维持率可达 70%以上。

▶ 参考文献

1. 张宝仁，邢建洲. 心脏瓣膜外科的发展与展望. 中华胸心血管外科杂志，2005，21（4）：193-195

2. McCarthy PM，Gillinov AM，Castle L，Chung M，et al. The Cox-Maze procedure：the Cleveland Clinic experience. Semi Thorac Cardiovasc Surg，2000；

12：25-29

3. Mathew R. Williams，Mauricio Garrido，Mehmet C. et al. Alternative energy sources for surgicall atrial ablation. J Card Surg，2004；19：201-206
4. Aquiline Hurle，Alicia Ibanez，Jose M，et al. Preliminary results with the microwave-modified Maze Ⅲ procedure for the treatment of chronic atrial fibrillation. Pace，2004；27：1644-1646

病例 19　渐进性乏力 10 余年，加重伴呼吸困难 4 个月

刘　刚　陈　彧

▶ 病历摘要

男，65 岁，主因“渐进性乏力 10 余年，加重伴呼吸困难 4 个月”入院。患者 10 余年前因“感冒”后自感乏力，活动量减少，伴有劳累后呼吸困难，偶有咳嗽，无痰，无发热，无胸痛、胸闷，无喘憋，无紫绀，无头晕，于当地医院就诊，考虑“上呼吸道感染”，给予抗生素（具体不详）治疗后症状稍有好转，未予进一步诊治。其后患者自觉活动量受限，体力活动减少，同时在秋冬季节易患“感冒”，同时出现夜间阵发性呼吸困难，坐起可缓解，伴有咳嗽、咳痰，未予进一步诊治。4 个月前患者再次患“感冒”，同时夜间阵发性呼吸困难加重，发作频繁，伴有咳嗽、咳痰，痰为粉红色泡沫状，不能平卧，端坐呼吸，言语困难，自服“丹参滴丸”症状缓解不明显，遂于当地医院就诊，当时查体发现心脏杂音（具体不详），考虑为“风湿性心脏病，心功能不全”，给予强心、利尿等治疗（具体不详），上述症状有所好转，住院期间行超声心动检查提示：二尖瓣重度狭窄伴轻度关闭不全，主动脉瓣中度关闭不全，现为进一步诊治由外院转入我院。患者自发病以来，体重下降约 3kg，精神、食欲、睡眠较差，大便同前，小便较前有所减少，每日 800～1000ml。既往无高血压、糖尿病、高血脂病史，无吸烟史。

入院查体： 体温 36.5℃，脉搏 80 次/分，血压 120/70mmHg，呼吸 18 次/分。皮肤黏膜无苍白、黄染，双肺呼吸音清，未闻及干湿啰音，心尖搏动点位于左锁骨中线与第五肋间交点外约 1 厘米，心界向左扩大，二尖瓣听诊区可闻及舒张期隆隆样杂音，无震颤，向左侧腋下传导；主动脉听诊区及主动脉第二听诊区可闻及舒张期叹气样杂音，无震颤，向颈部传导。双下肢无水肿。

入院诊断： 风湿性心脏病，二尖瓣狭窄（重度），主动脉瓣关闭不全（中度），窦性心律，心界向左扩大，心功能Ⅲ级（NYHA分级）。

入院后完善各项辅助检查： 血、尿、便常规基本正常。肝肾功能正常，凝血功能正常，血电解质正常。血沉85mm/h，“ASO”正常，RF阴性。心电图：左右心室肥厚，可见二尖瓣P波。胸部X线平片：双肺纹理增粗，心胸比率增大，以左房右室增大为主。超声心动：左房、右室、左室增大，左心室舒张末内径6.4cm，左心室收缩末期内径4.8cm，二尖瓣瓣口狭窄，瓣口面积0.8cm^2，舒张末期跨瓣压15mmHg；主动脉根部无增宽，主动脉瓣中度反流；余瓣膜未见明显异常。冠状动脉造影检查阴性。患者入院后给予检测尿量，予强心、利尿等治疗。

▶ 病历讨论

甲医师（心脏外科住院医师）： 患者老年男性，10年来逐渐出现乏力症状，伴有活动量受限，偶有夜间阵发性呼吸困难，4个月前症状加重，伴有端坐呼吸，咳粉红色泡沫样痰，不能平卧，无胸闷、胸痛症状，无紫绀，无喘憋。入院查体：生命体征平稳，双肺呼吸音清，未闻及干湿啰音，心脏查体心尖搏动点位于左锁骨中线与第五肋间交点外约1厘米，心界向左扩大，二尖瓣听诊区可闻及舒张期隆隆样杂音，无震颤，向左侧腋下传导；主动脉听诊区及主动脉第二听诊区可闻及舒张期叹气样杂音，无震颤，向颈部传导。双下肢无水肿。入院后行心电图示左右心室肥厚，可见二尖瓣P波；胸部X线平片示双肺纹理增粗，心胸比率增大，以左房右室增大为主；超声心动示左房、右室、左室增大，左心室舒张末内径6.4cm，左心室收缩末期内径4.8cm，二尖瓣瓣口狭窄，瓣口面积0.8cm^2，舒张末期跨瓣压15mmHg；主动脉根部无增宽，主动脉瓣中度反流。血沉85mm/h。结合患者的病史、体征及各项辅助检查结果，该患者基本符合风湿性心脏病联合瓣膜病，二尖瓣重度狭窄，主动脉中度关闭不全的诊断，目前患者二尖瓣手术的指征比较明确，主动脉瓣中度关闭不全可术中探查，根据术中情况决定是否行主动脉瓣手术。

乙医师（心脏外科主治医师）：基本同意甲医师意见，目前患者各项术前准备已基本完善，无手术禁忌证。患者二尖瓣重度狭窄诊断明确，已经出现左心衰症状，现已基本控制，有手术指征，应行手术治疗，手术方案选择二尖瓣置换术，对于瓣膜的选择考虑患者的年龄及长期生存时间，建议机械瓣膜为好。患者目前主动脉瓣关闭不全诊断同样比较明确，但中度关闭不全手术指征不是十分明确，术中可探查主动脉瓣，术中根据反流量的情况决定手术方案。患者目前联合瓣膜病的诊断基本明确，行冠状动脉造影检查除外冠心病，故考虑病因诊断为风湿性心脏病。

丙医师（心脏外科主任医师）：两位医师的分析思路很清晰，治疗原则基本正确。需要补充的是，目前在人工瓣膜的选择上，国外已经有越来越多的医疗中心开始应用生物瓣膜来替代机械瓣膜，理由是生物瓣膜可以消除患者长期抗凝所带来的危险的并发症，同时生物瓣膜同样也有较好的使用寿命，有文献报道生物瓣膜最长可以使用20年。但是目前国内对于生物瓣膜的认识程度以及生物瓣膜的使用寿命没有一个好的随访结果来证实生物瓣膜的优势，因此，考虑该患者的年龄建议采用机械瓣膜。其次，患者二尖瓣置换手术的指征很明确，而主动脉瓣的手术指征为：①跨瓣压差超过50mmHg；②瓣口面积小于0.5cm^2；③左心室扩大（收缩末期横轴大于5.5cm或者C/T大于0.55）；④严重主动脉瓣关闭不全（中-重度）；⑤急性主动脉瓣关闭不全（心内膜炎）；⑥瓣膜破裂。根据该患者目前检查结果及临床评估，主动脉瓣的手术指征不是十分明确，术中探查，根据术中情况再决定是否行主动脉瓣置换手术。

▶ 手术及术后恢复情况

患者入院后经过2周积极的强心、利尿等治疗，将心功能调整到较好的状态后行外科手术治疗——全麻低温体外循环下行二尖瓣置换术、主动脉瓣置换术。手术过程：取胸骨正中切口，主动脉、上下腔静脉建立体外循环，右房入路切开房间隔，显露二尖瓣，术中发现二尖瓣瓣口狭窄，瓣叶钙化、增厚，二尖瓣瓣口狭窄，未阻断主动脉探查发现主动脉瓣瓣叶闭合欠佳，瓣叶钙化、增厚，反流明显，属于重度关闭不全。术中诊断：风湿性心脏病，二尖瓣重度狭窄，主动脉瓣重度关闭不全。术中决定一并行二尖瓣置换术、主动脉瓣置换术，瓣膜选择机械瓣。手术过程较为顺利，升温复跳后患者心率偏慢，留置心外膜临时起搏器。停机过程顺利，彻底止血后，逐层关闭胸部伤口，关胸前留置心包及纵隔引流管，术毕。术后患者带气管插管安返心外监护病房。

患者术后第 1 天拔除气管插管，恢复过程较为顺利，术后每天口服华法林 2.5mg，PTA 控制在 45%左右，INR 在 1.8～2.0 左右。术后患者调节华法林用量稳定，心律稳定后 14 天拔除临时起搏器，患者术后第 16 天出院。

▶ 最后诊断

风湿性心脏病，二尖瓣重度狭窄，主动脉瓣重度关闭不全，窦性心律，心界向左扩大，心功能Ⅲ级（NYHA 分级）。病理诊断：（二尖瓣及主动脉瓣）瓣膜叶间粘连，瓣叶钙化、增厚，其内有慢性炎症细胞浸润，符合风湿性心脏病瓣膜改变。

▶ 专家点评

联合瓣膜病是指两个或者两个以上的瓣膜受到了疾病的侵犯，其病因主要是由风湿性心脏病所引起，并常常侵犯多个瓣膜。侵犯二尖瓣及主动脉瓣是最常见的；其次是三尖瓣、主动脉瓣及三尖瓣联合瓣膜病；四个瓣膜均被侵犯的病例较少。不同组合的联合瓣膜病变可以产生不同的血流动力学改变。多个瓣膜病变对心脏功能的影响是综合性的，因此要全面分析每个受侵犯瓣膜对心脏的影响。

根据上海长海医院报告的 680 例联合瓣膜病的外科治疗经验，有不同的瓣膜组合。有二尖瓣及主动脉瓣病变者 258 例，占 37.9%；有二尖瓣、主动脉瓣及三尖瓣功能性病变者 245 例，占 36.0%；二尖瓣加三尖瓣器质性病变 10 例，占 1.4%；二尖瓣、主动脉瓣及三尖瓣功能性关闭不全者 128 例，占 18.8%；二尖瓣、主动脉瓣病变及三尖瓣器质性功能障碍 39 例，占 5.7%。

二尖瓣狭窄合并主动脉瓣关闭不全的血流动力学变化随着二尖瓣狭窄及主动脉瓣关闭不全的程度不同而不同。重度二尖瓣狭窄的病人，其左心房扩大、左心房压力增高，肺淤血并伴有肺动脉高压。在轻度主动脉瓣关闭不全时，左心室增大不明显。这种病人由于二尖瓣狭窄，由左房到左室的血流减少，左室充盈不足，因而减少了左室的射血量，此时主动脉瓣的反流亦相应减少。此类病例发生左心室肥厚的时间延长，可能会低估主动脉瓣的反流程度，因为有较好的代偿机制，可能预后较好。在二尖瓣狭窄及主动脉瓣关闭不全的病人中，约有1/3的病人常可在胸骨左缘、舒张早期听到吹风样杂音，脉压差常正常。这种杂音是由主动脉瓣病变所引起的；当有严重主动脉瓣关闭不全时常伴有左室扩大，在主动脉听诊区常可听到隆隆样杂音，此杂音称Austin Flint杂音。该杂音是在舒张早期，血液经过狭窄的二尖瓣流入左室造成的。此类病人在进行外科手术时，应仔细考虑主动脉瓣的情况。如果主动脉瓣轻度关闭不全，可不考虑双瓣置换术；如果主动脉瓣中-重度关闭不全时，应考虑双瓣置换术或者二尖瓣置换术、主动脉瓣成形术。

由于联合瓣膜病的病程长、病情重、心脏扩大明显，并常伴有不同程度的心力衰竭。某些病人术前有心源性恶液质，再加上心肌纤维化、左右室心肌肥厚、长期肺动脉高压及肺血管阻力增高、肺功能减退，病人多伴有水潴留、电解质紊乱、肝淤血、肝硬化、肝肾功能损害。由于胃肠道长期处于淤血，食欲及吸收功能减退，病人处于低蛋白血症或不同程度的贫血。针对上述情况，对联合瓣膜病的病人，术前必须作充分的准备，以便改善病人的心功能及肺、肝、肾功能。目前药物治疗主要以强心、利尿、扩血管等治疗为主，辅以营养支持治疗。

1. 强心药物的使用：使用强心苷类药物治疗心力衰竭，特别是对各类瓣膜病、心肌收缩功能障碍者。常用地高辛，首次口服0.25～0.5mg，随后6～8小时再口服0.25mg，至总量1.25～1.5mg。亦可每次0.1mg，每日3～4次，总量达0.8～1.2mg，每日维持量0.125～0.25mg。同时应注意其不良反应及剂量的调整。常见的不良反应如恶心、呕吐、腹泻、头痛、失眠、黄视、绿视及视觉模糊等。严重者可有心律失常、室性早搏、房室传导阻滞、房性心动过速及室性心动过速等。可通过心电图、血药浓度监测，一般地高辛浓度为 3μg/ml，超过 45μg/ml 可确诊为中毒。

2. 利尿药物：首选噻嗪类，必要时加用强效利尿药，如速尿。就用利尿药可使体内钾水平下降，可以选用排钾与保钾利尿药同时应用。每日双氢克尿噻 2～5mg/kg，螺内酯 30～60mg/d。使尿量每日不少于 1500ml。

3. 血管扩张剂的使用：减轻心脏后负荷。每日口服消心痛 5～10mg，每日 3 次。卡托普利 12.5～25mg，每日 3 次。

4. 正性肌力作用药物：在治疗心力衰竭时，常用多巴胺、多巴酚丁胺类药物，其常用剂量常控制在 1.5～10μg/(kg·min)。

5. 心律失常的防治：快速房颤、室上性心动过速及房性早搏、室性早搏是较常见的联合瓣膜病人的心律失常。对于这些情况除应用地高辛外，还可应用慢心律、心律平以及阿替洛尔等。

6. 维持电解质平衡。

7. 营养支持及改善恶病质情况。

8. 改善肺功能：每日定时吸氧，抗生素雾化吸入，使用扩血管药物以利降低肺动脉压力。

根据二尖瓣狭窄、主动脉关闭不全的外科治疗的手术效果和预后来分析，主动脉瓣与二尖瓣置换术的手术死亡率为 4%～8%。上海长海医院报告的 680 例联合瓣膜病的外科治疗中，早期手术死亡 32 例，占手术死亡率的 4.71%，其中二尖瓣置换术与三尖瓣的手术死亡率为 2.35%，二尖瓣与主动脉瓣置换术的死亡率为 6.1%。

早期的手术死亡原因为低心排综合征，是与左心室的向心性肥厚及左室心肌劳损有关。其次与呼吸功能、肾衰竭以及多器官功能衰竭有关。此外，还与室性心律失常、左心室破裂、心脏压塞、脑栓塞、纵隔感染、瓣周漏等严重并发症有关。

晚期死亡率为 2.6%，主要原因为手术后期心力衰竭，其临床表现为右心衰竭的体循环静脉压增高、肝大、腹水、颈静脉怒张、下肢水肿。其发生原因与心肌病理改变轻重及手术时三尖瓣病变成形术的矫正程度有关。因此在联合瓣膜病的手术治疗后要经常观察。

对于轻度三尖瓣反流者，强调强心利尿的药物治疗，否则在严重三尖瓣反流及心力衰竭发生后再进行手术治疗时，其手术死亡率高达25%。其次的死亡原因是抗凝治疗及其并发症，抗凝过量将发生脑出血；抗凝不足将发生脑栓塞，因此术后要在医生的监护下，做好抗凝治疗的监测并及时调整药物剂量，防止并发症的出现。第三是细菌性心内膜炎，在体质衰弱、免疫力低下的病人，如有呼吸道感染或其他原因发热及炎症时，很容易发生心内膜炎，其死亡率较高。

▶ 参考文献

1. 刘美珍，王京生主编. 心脏瓣膜疾病诊断治疗学. 中国协和医科大学出版社. 2001，477-481

病例 20　发作性胸前区疼痛 5 个月，加重半个月

赵 鸿　陈 彧

▶ 病历摘要

男，64 岁，主因“发作性胸前区疼痛 5 个月，加重半个月”收入我院。患者于 5 个月前夜间休息时突发胸前区疼痛，为烧灼样疼痛、伴大汗，持续约 1 小时，急到当地医院就诊，行心电图检查示“急性下壁心肌梗死”，给予静脉溶栓治疗，缓解后出院；5 个月来患者规律服用阿司匹林、ACE－Ⅰ类药物、β－受体阻滞剂及长效硝酸酯类药物，未再出现上述症状。患者于半个月前晚饭后休息时再次出现胸前区烧灼样疼痛，伴左肩背部放射痛，持续 10 余分钟，含服硝酸甘油后 2～3 分钟内逐渐缓解；此后该症状反复出现，每日发作 2～3 次，休息时或轻体力活动时均可出现，无长时间发作，含服硝酸甘油有效。为进一步诊治收入我院心内科。

患者既往有高血压病史 10 年，应用钙离子拮抗剂控制血压于 130/90mmHg 左右；发现 2 型糖尿病 3 年，饮食控制，并服用二甲双胍类药物，未长期监测血糖；发现血脂升高 3 年，以胆固醇升高为主，未长期规律用药控制。

入院查体：T 36.7℃，P 76 次/分，R 17 次/分，BP（右上肢）135/90mmHg，身高 167cm、体重 69kg，一般状况可。双肺呼吸音清，未闻及干湿啰音；心脏相对浊音界未见扩大，心率 76 次/分，律齐，各瓣膜区未闻及病理性杂音；腹部平软，肝、脾肋下未触及，肠鸣音 4 次/分；双足背动脉可触及，颈部未闻及血管杂音，左 Allen's 试验 5 秒、右 Allen's 试验 6 秒。入院后行心电图示：陈旧性下壁心肌梗死。超声心动示：左室下壁心尖部运动减弱，未见反常运动，二尖瓣少量反流，EF 值 54%。双侧颈动脉超声示：双侧颈动脉粥样斑块形成，左侧颈动脉狭窄约 40%，右侧颈动脉狭窄约

50%。常规化验检查示：肝肾功能未见异常，胆固醇7.46mmol/L；监测空腹及三餐后血糖均有升高；未吸氧状态下测动脉血气示：pH 7.4、$PaCO_2$ 41mmHg、PaO_2 78mmHg、SaO_2 97%。患者于3天前行冠脉造影示：冠心病，三支病变；冠脉分布呈右优势型，左右冠脉开口与走行未见异常；左主干未见狭窄，前降支近中段90%×40mm狭窄，第一对角支开口处90%狭窄，回旋支之第一钝缘支开口处80%狭窄，右冠近段闭塞，可见前降支到右冠的侧支循环形成；同期行左乳内动脉造影示乳内动脉走行未见异常，未见斑块。为行外科治疗转入我科。转科后给予低分子肝素肌注，硝酸甘油持续泵入，每日仍有心绞痛发作。

▶ 病历讨论

甲医师（心外科住院医师）： 患者系老年男性，慢性病程。主因"发作性胸前区疼痛5个月，加重半个月"收入我院。患者5个月前出现了急性下壁心肌梗死发作，当地医院给予了静脉溶栓治疗。出院后当地医院指导患者药物治疗，未再出现上述症状。患者于半个月前在静息状态下再次出现胸前区烧灼样疼痛，每日发作2～3次，休息时或轻体力活动时均可出现，含服硝酸甘油有效。患者既往有高血压、2型糖尿病和高脂血症，且均未有效控制，构成了冠心病的高危因素。此次入院后调整用药，严格控制血压与血糖水平到正常范围。双侧颈动脉超声发现：双侧颈动脉粥样斑块形成，左侧颈动脉狭窄约40%，右侧狭窄约50%。结合冠脉造影结果，目前诊断明确为：冠状动脉粥样硬化性心脏病，不稳定性心绞痛，陈旧性下壁心肌梗死，三支病变，心界不大，窦性心律，心功能Ⅱ级；高血压病（临界高血压，极高危组）；2型糖尿病；高脂血症；双颈动脉狭窄。有明确手术指征，且患者最近心绞痛症状发作频繁，转科后给予低分子肝素肌注，硝酸甘油持续泵入，每日仍有心绞痛发作，应限期手术，考虑明日于全麻下行非体外循环冠脉搭桥术（off-pump coronary artery bypass，OPCAB）。目前考虑搭桥4根：分别是左前降支（left anterior descending artery，LAD）、后降支（posterior descending coronary artery，PDA）、第一钝缘支（the 1st obtuse marginal branch，OM_1)、第一对角支（the 1st diagonal branch，D_1)。根据《ACC/AHA 2004 Guideline Update for Coronary Artery Bypass Graft Surgery》中有关搭桥手术病死率、脑血管意外和纵隔炎的术前预测方法，可得出该患者的手术风险是：病死率1.8%、脑血管意外2%、纵隔炎0.9%。

乙医师（心外科主治医师）：同意甲医师的分析。该患者诊断明确，目前已给予最强的药物治疗，但仍不能有效地缓解心肌缺血症状；从冠脉造影上看，为包括左前降支近端狭窄在内的三支冠脉病变，狭窄形态为冠脉近中段的多处狭窄、长段狭窄，远端血管基本正常，适合手术治疗；且患者合并存在糖尿病，该病可明显增加支架术后的再狭窄风险，手术治疗是合适的选择。患者一个月来心绞痛症状发作频繁，为挽救缺血心肌，应于明日行OPCAB。在血管移植物的选择上：可取左乳内动脉（left internal mammary artery，LIMA）作为左前降支的血管桥，取左侧桡动脉（radial artery，RA）作为后降支的血管桥，另取一段大隐静脉（saphenous vein，SV）作为第一钝缘支和第一对角支的血管桥。我科目前已积极开展内窥镜取血管移植物技术，与传统方法相比该技术所获取的血管移植物的近期与中期通畅率未见差异，且具有明显微创的优点，该患者适于应用此项技术。

丙医师（心外科主任医师）：同意以上两位医师的分析。需要补充的是，该患者同时合并了双侧颈动脉狭窄，这在一定程度上增加了围术期脑血管意外的风险，但由于双侧狭窄均未超过80%，且患者既往无脑缺血发作，同期行双侧颈动脉内膜切除术是不恰当的，应注意维持围术期血流动力学平稳，减少并发脑血管意外的风险。同时该患者有陈旧性下壁心肌梗死，有频发的心绞痛症状，超声心动发现心功能受损，要做好术中应用体外循环与主动脉内球囊反搏（intro-aortic balloon counterpulsation，IABP）的准备。

▶ 手术及术后恢复情况

全麻插管，自右颈内静脉放置Swan-Ganz漂浮导管，右桡动脉测压；取左侧乳内动脉，为防止痉挛，乳内动脉腔内注入尼卡地平溶液，外包罂粟碱湿纱布备用；同时应用内窥镜技术取左侧全长桡动脉与左侧部分大隐静脉，大隐静脉置入含肝素的乳酸林格液中保存，桡动脉置入含尼卡地平的乳酸林格液、氧合血混合液中保存；倒“T”字形打开心包，暴露心脏，在非体外循环下依次完成，左乳内动脉与左前降支的吻合（LIMA—LAD），桡动脉远心端与后降支的吻合，桡动脉近心端与主动脉（aorta，AO）的吻合（PDA—RA—AO），大隐静脉近心端与第一钝缘支的吻合，大隐静脉近心端与第一对角支的吻合，最后完成两个大隐静脉远心端与主动脉的吻合（OM_1—SV—AO、D_1—SV—AO）。搭桥完成后，逐层关胸。患者带气管插管安返心外科重症监护病房。

患者返回监护室；给予机械通气。呼吸机条件：控制性机械通气（control mechanical ventilation，CMV）、潮气量（tidal volume，Vt）650ml、呼吸频率（frequency，f）12次/分、吸入氧浓度（FiO_2）60%、呼气终末正压（positive end-expiratory pressure，PEEP）4cmH_2O；心电血压监测：心率105次/分、窦性，血压160/70mmHg；通过术中置入的Swan-Ganz导管监测，中心静脉压（center venous pressure，CVP）13mmHg、肺动脉压（pulmonary artery pressure，PAP）35/24mmHg、肺毛细血管楔压（pulmonary capillary wedge-pressure，PCWP）16mmHg、心排血量（cardiac output，CO）5.5L/min、心排指数（cardiac output index，CI）3.1L/(min·m^2)。血管活性药物：多巴胺4μg/(kg·min)，尼卡地平0.1μg/(kg·min)。

丁医生（心外科监护室医师）：患者目前尚未完全从麻醉中苏醒，肌力也未恢复，应给予机械通气；同时给予充分镇静、镇痛，有助于患者术后早期的平稳恢复，待患者完全清醒、肌力完全恢复后，再逐步减低呼吸机条件，适时脱机。容量方面：根据CVP、PCWP、CO/CI以及血压调整，维持晶胶比例大约1∶1。血管活性药物方面：给予小剂量多巴胺持续泵入维持血流动力学稳定，尼卡地平持续泵入防止桡动脉痉挛，乌拉地尔持续泵入控制血压。持续泵入胰岛素严格控制血糖于正常水平。抗生素选用以抗阳性菌为主的头孢拉定。

患者于 8：00 PM 无明显诱因出现快速房颤心律，室率 110～120 次/分，血流动力学基本平稳，复查动脉血气无缺氧及酸碱电解质紊乱表现。

乙医生（夜间值班医师）：患者目前出现快速性房颤心律，未见明显诱因。虽然目前血流动力学各项指标基本平稳，但心率加快会增加心肌氧耗，容易导致心功能不全，可给予艾司洛尔缓慢静推，控制室率，尔后给予胺碘酮持续泵入转复心律。

患者于 9：30 PM 转为窦律，心率 80～90 次/分。患者于11：00 PM 清醒，肌力恢复，但鉴于患者曾有房颤发作，未改变呼吸机模式，给予充分镇静。

患者夜间未再有心律失常发作，停用镇静药物后，患者完全清醒，逐步减低呼吸机条件，于 9：00 AM 顺利脱机，脱机后生命体征平稳。开始给予以下口服药物：阿司匹林、β-受体阻滞剂、钙离子拮抗剂、长效硝酸酯类药物、ACE-Ⅰ类药物、他汀类降脂药物以及降糖药物，将胺碘酮从静脉制剂改为口服制剂。

患者于术后第 2 天从监护病房转至普通病房。于术后第 8 天出院。

▶ 最后诊断

冠状动脉粥样硬化性心脏病，不稳定性心绞痛，陈旧性下壁心肌梗死，三支病变，心界不大，窦性心律，心功能Ⅱ级；高血压病（临界高血压，极高危组）；2 型糖尿病；高脂血症；双颈动脉狭窄。

▶ 专家点评

该病例是典型的常规冠脉搭桥手术病例。现根据此病例对以下几方面进行探讨：

1. 冠心病治疗方法的合理选择

现代冠心病治疗有三种手段——药物治疗、介入治疗和冠状动脉搭桥术，而冠状动脉造影所提示的结果是选择合理治疗方法的基础。

这三种治疗方法各有其适应性和局限性。药物治疗为治疗冠心病的基础疗法，但除了他汀类降脂药和阿司匹林能令人信服地降低稳定型心绞痛患者的致残率和死亡率外，其他药物仅改善症状和运动功能而对生存率无肯定作用。介入治疗有创伤小、病人住院时间短、初次费用低、易实施和缓解症状显著等优点；并且对于急性冠状动脉综合征，尤其是急性心肌梗死早期患者可及时挽救生命，为择期CABG提供机会；但是介入治疗后再狭窄率高（特别对于糖尿病患者），不完全再血管化的发生率高，对伴有严重左心功能不全患者的疗效差，远期（>10年）疗效不肯定；目前药物释放支架开始在临床应用，尽管它可以减少术后近期的再狭窄，但其远期疗效有待观察。CABG有完全再血管化率高、远期再狭窄率低的优点，故能更有效地缓解症状，提高近期与远期的生存率，尤其适用于伴有糖尿病和心功能不全的患者；但初次费用高，围术期死亡率可能稍高，同时也有移植血管闭塞，需再次手术的风险；目前以OPCAB为代表的微创冠脉搭桥手术在临床上逐渐推广，该术式进一步拓展了冠脉搭桥手术的适应证，但目前尚缺乏有关这一术式与介入治疗的随机对比试验资料。

对于心绞痛患者，当冠状动脉造影明确病变血管后，推荐根据下述建议，合理选择血运方式：①单支冠状动脉病变：病变部位局限可首先考虑选择介入治疗，如果是近段或开口处病变可考虑小切口冠脉搭桥术，慢性闭塞病变或单支左主干病变不主张首选介入治疗。②多支冠状动脉病变：每支冠状动脉中只有单一的局限性病变，可考虑介入治疗；伴有左心功能不全或左主干病变的多支冠状动脉病变不考虑介入治疗；每支冠状动脉为单一弥漫病变或多处病变或伴有糖尿病，宜选CABG；三支冠状动脉病变，尤其是有完全闭塞者，优选CABG。

急性心梗后的治疗选择详见《急诊冠脉搭桥》一章中的有关内容。

由于该患者为包括右冠脉闭塞在内的三支病变，且合并有糖尿病，故手术治疗是合理选择。

2. 冠脉搭桥手术风险的评估

术前对患者进行病死率、脑血管意外、纵隔炎进行风险评估，已成为我科一项常规。但应当指出的是这些预测方法是基于对以往大宗的手术病例进行回归分析所得出的，目的是指导临床医师在术前进行有针对性的检查，积极控制高危因素，临床医师应根据每位患者的手术获益进行具体地权衡。比如该患者尽管存在糖尿病、周围血管疾病这些会增加病死率、脑血管意外、纵隔炎风险的因素，但该患者能从积极的再血管化治疗中得到更大的收益，所以只要在围术期进行针对性的控制，手术治疗是安全有益的。

3. 血管移植物的选择与获取

目前可供临床应用的血管移植物有以下 3 种：（1）带蒂的动脉血管，如乳内动脉、胃网膜动脉；（2）游离的动脉，如桡动脉、尺动脉；（3）游离的静脉，如大隐静脉、小隐静脉。尽管目前正在积极进行组织工程血管的研究，但尚不能应用于临床。由于冠脉搭桥手术的收益与移植血管的寿命有关，而移植血管的近期和远期通畅率与心脏并发症的发生率和死亡率有关，因此血管移植物的合理选择与应用是非常重要的。

就这三种血管而论，大隐静脉的获取较为便捷且本身有足够的长度，但它的远期通畅率最差，这是由于在高流速的冠状动脉血流的长期冲击下，静脉桥本身容易形成粥样斑块，形成再狭窄，尽管目前术后阿司匹林与他汀类降脂药物的积极应用，大大提高了静脉桥的远期通畅率，但缺乏大规模的临床试验证明其与动脉桥的远期通畅率相似，因此静脉桥通常用于对角支、钝缘支等供血面积较小的冠脉分支，或者应用于需要缩短手术时，尽快挽救濒死心肌的情况下。桡动脉是较易获取的动脉桥，由于其本身是动脉血管，所以可以长期承受高流速的冠脉循环，但桡动脉的缺点是易痉挛、且血管内皮易损伤，所以在获取过程中要采用不接触血管技术，获取后要放在含尼卡地平和氧合血的保存液中备用，前者可防止血管痉挛，后者可维持血管内皮的完整性，并且在术后要继续应用钙离子拮抗剂防止血管痉挛；但要注意的是，为防止桡动脉取出后术侧手臂血运不良，只有术前 Allen's 试验未见异常时，才可从患者的非优势侧手臂获取桡动脉。大量的临床试验表明，积极使用乳内动脉可提高患者术后近期与远期的生存率，这与乳内动脉有良好的远期通畅率有关；而且乳内动脉的应用可以减少与主动脉的吻合次数，这对于有明显主动脉壁钙化的患者更有意义；因此只要患者术中病情平稳，我科常规获取左侧乳内动脉；因为左前降支的供血面积最大、最重要，故此一般行左乳内动脉与有狭窄的左前降支的吻合。尽管有数个非随机对照研究表明，接受双侧乳内动脉搭桥的患者较少需要二次手术，远期生存率更高，远期效果更佳，但由于这增加了手术难度、手术时间以及术后切口感染的风险，因此目前该方法仅应用于较年轻的无糖尿病病史的病情轻的患者。

4. 非体外循环冠状动脉搭桥术

早在 1964 年，Kolessov 就完成了世界上第一例非体外循环冠状动脉旁路移植术。目前在世界领域内，随着操作技术的提高和各种类型手术器械的不断发展，OPCAB 手术发展迅速。体外循环下的冠状动脉旁路移植手术，常规需要体外循环和主动脉阻断、心脏停跳。虽然近十年中，其手术并发症逐渐下降，但该手术仍具有内在的缺点，其手术死亡和术后并发症主要和体外循环有关；同时尽管目前在心肌保护方面有了较大的发展，但主动脉阻断仍然对缺血的心肌有缺血损伤；另外，心脏复跳后的心肌再灌注损伤是心肌受损的主要病理生理学基础。由于 OPCAB 成功地避免了上述风险，这使得 OPCAB 手术显示了很低的住院死亡率和早期并发症率，并且造影证实血管畅通率与传统手术相当。因此 OPCAB 拓展了冠脉搭桥手术的适应证，尤其适用于高龄（≥70 岁）、心功能低下（EF＜40%）、肝肾功能不良、升主动脉钙化、有出血倾向、卒中后遗症等体外循环高危患者。

OPCAB 手术的类型大致可分为：①正中切口非体外循环下的冠状动脉搭桥术；②小切口冠状动脉搭桥术（minimally invasive direct cABG，MIDCAB）采用肋间、胸骨旁、部分胸骨劈开等小切口，通常 8～10cm，直视下或胸腔镜辅助下取下左乳内动脉蒂，用血管固定器固定前降支，将左乳内动脉与前降支作直接吻合；③电视胸腔镜辅助下的冠状动脉搭桥术（video-assisted CABG，VACAB）；④Hybrid技术，即结合微创冠状动脉旁路移植术和介入技术以治疗冠状动脉多支病变，比如，通过 MIDCAB 或 VACAB 完成乳内动脉和前降支的吻合，而介入治疗解决其他血管的狭窄问题。另外，近年也已开展局麻清醒状态下的 OPCAB 手术以及机器人辅助下的 OPCAB 手术。

最后应注意的是，体外循环的准备仍是 OPCAB 术中必不可少的。通常有以下 3 种准备方法：①“干备”：灌注师陪同手术全过程，体外循环机到位，氧合器、动脉滤器、回流室、动静脉插管等一次性用品不拆封、不装机、不预充，肝素按 1mg/kg 给予，有条件做 ACT 监测；②“湿备”：按常规方法完成体外循环机准备，完成预充，进行内循环，动静脉插管置于手术台上，外科医师可进行动静脉荷包缝合，肝素酌情给予 1mg/kg 或 3mg/kg，常规监测 ACT；③“急备”：在“干备”情况下病情发生变化，紧急改为“湿备”，部分患者经调整稳定后仍可完成 OPCAB，少部分患者需建立体外循环，在体外循环下完成 CABG。心外科医师可根据患者的病情决定准备方式，我们提倡在 OPCAB 期间要：保证“干备”、及时“湿备”、快速“急备”。特别对于刚开展 OPCAB 的单位，更应重视体外循环的准备。

▶ 参考文献

1. 万峰，陈彧，江龙. 1198 例非体外循环冠状动脉动脉旁路移植术的早期临床分析. 中华心胸血管外科杂志，2003，19；1024-1026
2. 郑毅，万峰，陈彧. 不同血管保存液对人桡动脉血管移植物的抗痉挛作用. 中华实验外科杂志，2004，21；1005-1006
3. 万峰，陈彧，张坚. 非体外循环冠状动脉动脉搭桥术的体外循环准备策略. 北京医学，2004，26；55-57

病例 21 劳累时胸闷半年，突发胸前区疼痛 2 小时

赵 鸿 陈 彧

▶ 病历摘要

男，54 岁，主因“劳累时胸闷半年，突发胸前区疼痛 2 小时”收入我院。患者于半年前开始出现劳累时胸闷症状，当地医院诊为“心肌缺血”，给予药物治疗，发作时含服硝酸甘油有效，此后该症状反复出现。患者于 2 小时前步行时突发胸前区剧烈疼痛，伴头晕、全身冷汗。1 小时后到我院急诊就诊，行心电图检查示：Ⅱ、Ⅲ、aVF 导联 ST 段弓背向上抬高，V1～4 导联 ST 段压低；查心梗三项示：CK－MB 4.1ng/ml、MYO 80.7ng/ml、TnI 1.7ng/ml。以“冠心病，急性下壁心肌梗死”收入我院。患者发现高脂血症 4 年，未行规律药物治疗。入院后急行冠脉造影示：冠心病，三支病变；冠脉分布呈右优势型，前降支近中段 90％×40mm 狭窄，第一对角支开口处 95％狭窄；回旋支近段 90％×10mm 狭窄；右冠中段闭塞，术中开通右冠，于右冠中段放置支架一枚；造影过程中频发室性早搏，伴有短阵室性心动过速，给予利多卡因 50mg 静注 4 次，室性心动过速消失，但仍有频发室性早搏；血流动力学不平稳，出现血压下降，最低达 70/40mmHg，给予多巴胺 9μg/(kg・min) 泵入，并紧急置入 IABP，血压可维持于 90/60mmHg。急请心外科会诊，转入心外科重症监护病房。现患者仍诉有胸前区疼痛。

入院查体：T 37.2℃，P 106 次/分，R 21 次/分，BP（右上肢）90/60mmHg，体重 80kg；急性病容，神志清楚，四肢末梢湿冷；双肺底可闻及细小的湿啰音；心脏相对浊音界未见扩大，心率 106 次/分，窦性心律为主，可闻及期前收缩，4～5 次/分，各瓣膜区未闻及病理性杂音；腹部平软，肝、脾肋下未触及，肠鸣音 4 次/分；双足背动脉可触及，颈部未闻及血管杂音。转科后于心梗后 4 小时复查

心电图示：Ⅱ、Ⅲ、aVF 导联 ST 段弓背向上抬高，V1～5 导联 ST 段压低；查心梗三项示：CK - MB 5.5ng/ml、MYO 103.6ng/ml、TnI 4.5ng/ml。

▶ 病历讨论

甲医师（心外科住院医师）： 患者为老年男性，急性病程。既往有心绞痛病史，入院 2 小时前突发胸前区剧烈疼痛，伴头晕、全身冷汗；1 小时后于我院急诊科行心电图示：Ⅱ、Ⅲ、aVF 导联 ST 段弓背向上抬高，V1～4 导联 ST 段压低；4 小时后查心梗三项示：CK - MB 5.5 ng/ml、MYO 103.6 ng/ml、TnI 4.5 ng/ml。目前患者仍诉有胸前区疼痛，伴有频发室性早搏、低血压；查体示：四肢末梢湿冷，双肺底可闻及细小的湿啰音。结合急诊冠脉造影结果，目前诊断明确为：冠状动脉粥样硬化性心脏病，急性下壁心肌梗死，三支病变，心界正常，窦性心律、频发室性早搏，心功能Ⅲ级（Killip 分级），右冠支架置入术后；高脂血症。患者目前尽管已通过介入治疗开通右冠血运，但在 IABP 辅助及大剂量血管活性药物治疗下，血流动力学极不稳定，仍有胸前区疼痛症状，伴有频发室性早搏。故目前考虑行急诊冠脉搭桥，及早开通左冠血运，挽救濒死心肌。

乙医师（心外科主治医师）： 同意甲医师对病情的分析，该患者同时存在左冠前降支近段与回旋支近段的严重病变，这相当于左主干病变；同时目前患者出现左室功能不全表现，说明仍有缺血心肌；如不能及时进行完全再血管化，有发展为心源性休克趋势，故应急诊手术治疗。目前看，拟搭桥三根：前降支、第一对角支和左回旋支（left circumflex artery，LCX）。在血管移植物的选用上，为缩短手术时间、简化手术步骤、尽快再血管化，完全选用大隐静脉。

丙医师（心外科主任医师）： 同意两位医师对病情的分析，急性心肌梗死病情凶险，急诊手术死亡率高，围术期并发症多，故首选介入与溶栓治疗。但对于冠脉病变解剖适于手术治疗，而不适于介入治疗，且存在大范围心肌受到缺血威胁而药物治疗无效的患者，急诊手术治疗是唯一选择。尽管在 IABP 辅助下大部分急诊手术患者均可耐受非体外循环搭桥手术，但该患者有可能因为无法耐受心脏搬动、术中血流动力学不平稳而中转体外循环，故应做好体外循环准备，进行体外循环的“湿备”，防止由于术中中转体外循环增加新的手术风险。

▶ 手术及术后恢复情况

全麻插管，自右颈内静脉放入 Swan-Ganz 导管；正中开胸，打开心包见心脏明显扩大，预置动、静脉荷包，开放切取左大隐静脉备用；在 IABP 辅助下，顺利完成非体外循环冠脉搭桥手术，搭桥 3 根，LAD—SV—AO、LCX—SV—AO、D_1—SV—AO；彻底止血，逐层关胸；在整个手术过程中仍有频发的室性早搏，偶有短阵室性心动过速，给予利多卡因 100mg 静推 2 次。患者带气管插管安返心外科监护病房。

患者术后返回监护室；给予机械通气，呼吸机条件：CMV、Vt 650ml、f 12 次/分、PEEP 4cmH_2O、FiO_2 70%。给予心电血压监测：心率 115 次/分、窦性心律、频发室性早搏，血压 85/50mmHg；通过术中置入的 Swan-Ganz 导管监测：CVP 15mmHg、PAP 26/19mmHg、PCWP 16mmHg、CO 3.9L/min、CI 2.1L/(min·m^2)；血管活性药物：多巴胺 9μg/(kg·min)，多巴酚丁胺 7μg/(kg·min)，硝酸甘油 0.2μg/(kg·min)。

丁医师（心外科监护室医师）：患者在急性心血管事件发生后的 6 小时之内通过急诊介入治疗开通了闭塞的冠脉，而后在 8 小时之内通过急诊冠脉搭桥手术完成了完全的心肌再血管化，因此患者的总体预后应当是好的。但缺血造成的顿抑心肌（stunning myocardium）舒缩功能的恢复需要一定时间，在此期间患者可表现为低心排和由于右冠闭塞造成的右室功能不全——表现为容量依赖，需要精细调整心血管活性药物以及液体的出入量；同时给予 IABP 辅助，以增加冠脉血流量，减少心肌耗氧。急性心梗后常会出现室性心律失常，目前该患者以频发室性早搏为主，应在防止低血钾、缺氧、二氧化碳蓄积等诱因的基础上，适量应用利多卡因，避免室性心动过速、室颤等恶性心律失常的发生。

患者夜间循环波动明显，对容量变化非常敏感；IABP 1∶1 辅助循环，多巴胺改为 10μg/(kg·min)，多巴酚丁胺改为 10μg/(kg·min)，硝酸甘油维持 0.2μg/(kg·min)；血流动力学参数：CVP 16mmHg、PAP 30/19mmHg、PCWP 17mmHg、CO 4.3L/min、CI 2.3L/(min·m^2)、血压 90/50mmHg；心率 110 次/分，窦性心律、频发室性早搏，给予利多卡因 100mg 静注 1 次，有效果但维持时间短，给予利多卡因持续泵入；患者于 6∶00 A.M. 清醒，烦躁明显，给予充分镇痛镇静，呼吸机条件未变；尿量少，间断给予速尿利尿，入量 750ml、尿量 340ml、引流 260ml；血气：pH 7.38、$PaCO_2$ 35mmHg、PaO_2 127mmHg、SaO_2 99%、乳酸 8.9mmol/L。

丁医师（心外科监护室医师）：患者目前出现了少尿、乳酸蓄积、四肢末梢湿冷等低心排综合征的临床表现，精细调整现有治疗，维持循环稳定。患者目前仍需要呼吸机支持，以保证充足氧供，必须等到低心排基本纠正后方可脱机。

患者经过 3 天的有效治疗后循环逐渐稳定，组织灌注改善——尿量增加、四肢末梢干燥温暖；逐渐减少血管活性药物用量，多巴胺减至 3μg/(kg·min)，多巴酚丁胺减至 2μg/(kg·min)，硝酸甘油减至 0.1μg/(kg·min)，IABP 1∶1 辅助循环。于术后第 4 天脱离呼吸机，脱机后患者呼吸平稳，循环稳定，并开始给予口服药物，包括：阿司匹林、β-受体阻滞剂、长效硝酸酯类药物、ACE-Ⅰ类药物、他汀类降脂药物、洋地黄类药物、利尿剂以及口服补钾；于术后第 6 天脱离 IABP，仅维持小剂量多巴胺泵入。患者于术后第 8 天停用全部输液，于术后第 10 天出院。

▶ 最后诊断

冠状动脉粥样硬化性心脏病，急性下壁心肌梗死，三支病变，心界正常，窦性心律、频发室性早搏，心功能Ⅲ级（Killip 分级），右冠支架置入术后；高脂血症。

▶ 专家点评

这是一例急性心肌梗死的患者，无法通过介入治疗实现完全的再血管化，出现了药物治疗无效的持续心肌缺血症状，同时并发了严重的急性心功能不全与室性心律失常，我们选择了急诊冠脉搭桥手术。患者病情凶险，术后并发了低心排综合征，但通过围术期积极的应用 IABP，以及精细的调整血管活性药物与循环容量，最终患者得以顺利的恢复。下面就这些治疗措施进行进一步的探讨。

1. 急性心肌梗死的外科治疗：急性心梗 6 小时后将会发生不可逆的心肌坏死，因此在 6 小时内开通闭塞血管，挽救濒死心肌，对于减少心肌梗死的死亡率以及梗死面积有着重要意义，在这一点上内科溶栓治疗与介入治疗有着时间上的优势，因此急性心肌梗死首选溶栓与介入治疗。同时由于急性心梗后 1 个月内（即急性心梗的急性期与恢复期），心肌正处于水肿阶段，此时手术治疗风险高、并发症多，因此对于需要手术治疗的急性心梗患者，通常先经内科保守治疗 1 个月后，再行手术治疗。但当急性心梗后出现以下情况时，可考虑行急诊搭桥手术治疗：（1）介入治疗失败，而冠状动脉解剖适于手术治疗，且疼痛持续存在或血流动力学不稳定；（2）冠状动脉解剖适于手术治疗，而无法实施介入治疗，持续或复发缺血，药物治疗无效，且有较大范围心肌受到威胁；（3）心肌梗死后室间隔破裂或二尖瓣反流，需要手术治疗时；（4）心源性休克：75 岁以下，ST 段抬高或左束支传导阻滞或后壁心肌梗死，心梗发病后 36 小时内出现休克，冠脉病变适于再血管化治疗，同时由于患者意愿，或存在禁忌证与不稳定情况，一直无法施行进一步的介入治疗，而手术可在休克发生后 18 小时内实施者；（5）左主干狭窄等于或大于 50%，并/或有三支病变，存在危及生命的室性心律失常。

对于该患者，从冠脉解剖上看，存在相当于左主干狭窄的左前降支与回旋支近段狭窄，冠脉病变适于手术治疗而不适于介入治疗；从症状上看，有急性心梗介入治疗术后药物治疗无效的心绞痛，说明仍有濒死的缺血心肌，同时出现了心功能不全与严重的室性心律失常；所以必须尽快实施急诊搭桥手术，挽救生命。

2. IABP在冠脉搭桥患者中的应用：IABP是一种心脏机械辅助装置，用以缓解心肌缺血，帮助心功能不全的患者顺利恢复。其原理是：通过置入降主动脉的球囊产生与心动周期同步的充放气，纠正心肌氧供与氧耗的失衡；在左室舒张主动脉瓣关闭时球囊充气，提高主动脉舒张压，以增加冠脉血流量；在左室收缩主动脉瓣开放的瞬间球囊放气，以减少左室后负荷，减少左室收缩做功与室壁张力，减少心肌耗氧。

对于拟行冠脉搭桥手术的患者，IABP常用于患者围术期出现以下情况时：（1）冠脉搭桥手术前，出现继发于急性心肌梗死的药物无法控制的心源性休克、室间隔穿孔、二尖瓣反流、乳头肌功能不良或断裂；出现顽固性的心绞痛发作，以及继发于缺血造成的室性心动过速；（2）冠脉搭桥手术中，出现血流动力学不稳定，无法耐受心脏搬动，作为辅助手段完成非体外循环冠脉搭桥手术；体外循环冠脉搭桥手术后，出现脱机困难；（3）冠脉搭桥手术后，出现低心排综合征。根据我们的经验，很多重症患者在IABP的辅助下可以安全的实施非体外循环冠脉搭桥手术，并在术后平稳恢复。IABP的撤离原则是逐步减低辅助条件，并在每次变动辅助条件后都对血流动力学的改变进行评估，准备脱机前的具体条件是：在小剂量的血管活性药物支持下，患者的心排指数大于2.0L/(min·m^2)，收缩压大于90mmHg，左房与右房压力小于20 mmHg，心率小于100次/分，每小时尿量大于0.5ml/kg体重。总的来说，只要遵循常规、合理操作，IABP是一种安全有效的机械辅助装置。

该患者由于在术前出现了急性心梗后的心功能不全、顽固性的心绞痛发作、频发的室性早搏、短阵室性心动过速，给予了IABP置入，在IABP辅助下顺利完成了非体外循环冠脉搭桥手术，帮助患者在术后顺利地从低心排综合征中恢复过来。

3. 心脏术后低心排综合征：低心排综合征是由于组织灌注不足所引起的综合征，在临床上当心排指数小于2.0L/(min·m^2)时即可出现低心排综合征，常伴有血压下降，周围血管收缩与组织灌注不足的表现。术后出现低心排综合征可增加各种并发症发生的风险，如呼吸衰竭、肾功能不全、神经系统并发症等。影响心排出量的因素有心脏的前负荷、后负荷、心律、心率和心肌收缩力，因此凡是术后出现可以影响上述因素的情况，均可引起心排出量下降，严重时导致低心排综合征。

其基本治疗方法是：

（1）坚持机械通气，保证供氧，减少自主呼吸做功的能量消耗，同时充分镇痛、镇静，防止因病人烦躁而增加能量的消耗。

（2）纠正内环境的紊乱，低心排造成的组织灌注不良常引起代谢性酸中毒、乳酸蓄积，并继发电解质紊乱，这对于心功能的恢复不利，且易引发心律失常。

（3）精细地调整前负荷，即容量负荷。根据Frank-Starling曲线我们可以了解到，正常人的心脏在该曲线的上升支工作，所以通过增加容量负荷，可以增加心室舒张末期容量，即增加心肌收缩前的初长度，也就是增加有效横桥数目，这样可以产生最大的心排出量，一般来讲维持CVP 10～12mmHg、PCWP 15～20mmHg可获得最佳的心排出量。但对于心功能不全的患者，心脏为尽可能地满足机体需求，已在Frank-Starling曲线的升支末端工作，此时容量负荷稍增加，便会引起肺水肿等心力衰竭的表现，而容量负荷稍减少，便会明显影响心排出量。因此需要精细地调整液体出入量，维持最佳的容量负荷。

（4）控制后负荷：低心排综合征常引起交感神经兴奋而导致后负荷增加，这一方面可以帮助机体在持续低心排状态下尽量维持血压，维持重要脏器的灌注，另一方面又会引起心肌收缩做功增加、耗氧增加，进一步加重心功能不全，形成恶性循环。因此要根据患者各项血流动力学参数，有效控制后负荷，只要平均动脉压维持在65～80mmHg，重要脏器的灌注不受影响，后负荷应尽量低。在充分镇静、镇痛、保温的基础上，可适量应用硝酸甘油、硝普钠等血管扩张剂。

（5）防治心律失常，优化心率：心律失常会严重影响原本非常脆弱的心脏功能，引起氧供与氧耗的失衡，降低心排出量，应及时纠正；同时过快的心率也会增加心肌氧耗，因此术后维持心率在60～90次/分为宜，当心率大于120次/分时便应寻找原因，积极处理。

（6）正性肌力药物的应用：低心排综合征的基本病因是心肌收缩力减低，因此正性肌力药物的应用是不可少的，但此类药物会增加心肌耗氧，同时有诱发心律失常的危险，故其应用原则是：在调整心率、心律、前后负荷等因素后，仍无法提高心排血量时，再给予正性肌药物。临床通常应用的此类药物有以下几个：多巴胺、多巴酚丁胺、肾上腺素、异丙肾上腺素、氨力农、米力农。在临床工作中，经常将正性肌力药物与血管扩张剂合用，以达到既增强心肌收缩力，又降低后负荷的效果，有效提高心排出量与血压。

（7）机械辅助装置的应用：低心排综合征经药物治疗后，血流动力学仍无明显改善，应尽早应用心脏辅助装置。目前可供临床应用的主要有以下几种：IABP，心室辅助装置（ventricular assist device，VAD），体外膜肺（extracorporeal membranous oxygenation，ECMO）。其使用的基本原则是：在大多数情况下首选 IABP，治疗继发于冠心病的心功能不全优于药物治疗，并且不增加心肌耗氧。VAD 可以完全或部分替代衰竭心脏做功，有利于受损心脏的恢复，且可以作为对于心力衰竭无法恢复的患者，进行心脏移植前的过渡。

▶ 参考文献

1. 陈彧，徐东，陈生龙. 非体外循环冠状动脉旁路移植术中转体外循环的原因探讨. 北京医学，2003，25；191-194
2. 陈彧，万峰，江龙. 急性心肌梗死后的冠状动脉旁路移植术. 北京大学学报（医学版），2003，35；512-514
3. 万峰，陈彧，王京生. 主动脉内球囊反搏辅助下的非体外循环冠状动脉旁路移植术. 中国循环杂志，2001，16；372-374

病例 22　突发胸前区疼痛 4 个月，活动后心悸、胸闷 2 个月

赵　鸿　陈　彧

▶ 病历摘要

女，67 岁，主因“突发胸前区疼痛 4 个月，活动后心悸、胸闷 2 个月”收入我院。患者 4 个月前夜间休息时突发胸前区剧烈疼痛，呈烧灼样，伴冷汗，持续不缓解，急到当地医院诊治，诊断为“急性前壁心肌梗死”，于心梗后 5 小时给予溶栓治疗，未行冠脉造影与介入治疗。病情平稳后出院，开始给予阿司匹林、ACE－I 类药物、β-受体阻滞剂、他汀类降脂药物及长效硝酸酯类药物治疗。患者于 2 个月前逐渐出现活动后心悸、胸闷症状，并有胸前区疼痛症状，可于静息时发作，服用硝酸甘油后可于数分钟内缓解。半个月前于当地医院行超声心动示：“左室心尖部室壁瘤形成，可见二尖瓣少量反流，EF 45%”；行心电图检查示：“V2～5 导联病理性 Q 波形成，V1～5 导联 ST 段弓背向上抬高，可见室性早搏”。患者既往有高血压病病史 7 年，服用降压 0 号，血压控制于（130～140）/90mmHg 左右；发现高脂血症 4 个月，以胆固醇升高为主，规律服用他汀类降脂药物，控制情况不详。

入院查体：T 36.3℃、P 65 次/分、R 17 次/分、BP（右上肢）140/90mmHg、体重 77kg、身高 174cm；一般状况可；双肺呼吸音清，未闻及干湿性啰音；心脏相对浊音界未见扩张，心率 65 次/分，窦性，可闻及期前收缩，1～2 次/分，各瓣膜区未闻及病理性杂音；腹部平软，肝、脾肋下未触及，肠鸣音 3 次/分；双足背动脉可触及，颈部未闻及血管杂音。入院后行心电图示：陈旧性前壁心肌梗死，室性早搏。X 线心脏三位像：心影增大，以左室增大为主。超声心动示：左室心尖部室壁瘤形成，可见附壁血栓，二尖瓣轻度反流，三尖瓣轻度反流，EF 50%。双侧颈动脉超声示：双侧颈动脉膨

大处多发斑块形成，左侧颈动脉狭窄约60％，右侧狭窄约50％。常规化验检查示：肝肾功能未见异常，血脂未见异常；未吸氧状态下测动脉血气示：pH 7.41、$PaCO_2$ 38mmHg、PaO_2 88mmHg、SaO_2 97％。患者入院后行冠脉造影示：冠心病，三支病变；冠脉分布呈右优势型，左右冠脉开口与走行未见异常，左主干未见狭窄，前降支闭塞，第一对角支开口处70％狭窄，回旋支的第一钝缘支开口处可见90％狭窄，右冠近中段弥漫性80％×40mm狭窄；左室造影可见左室扩大，二尖瓣少量反流，左室心尖部、前壁反常运动；同期行左乳内动脉造影示乳内动脉走行未见异常，未见斑块。

▶ 病历讨论

甲医师（心外科住院医师）：患者有高血压、高脂血症等冠心病的高危因素，于4个月在当地医院诊为“急性前壁心肌梗死”，心梗后6小时内在急诊给予溶栓治疗。2个月前开始逐渐出现心功能不全与静息时心绞痛症状，于当地医院行超声心动检查提示“左室心尖部室壁瘤形成”。为进一步诊治收入我院。入院查体：一般状况可；心脏相对浊音界未见扩张，心率65次/分，窦性，可闻及期前收缩，1～2次/分，各瓣膜区未闻及病理性杂音。入院后行心电图示：陈旧性前壁心肌梗死，室性早搏。超声心动图示：左室心尖部室壁瘤形成，可见附壁血栓，二尖瓣轻度反流，三尖瓣轻度反流，EF 50％。结合冠脉造影结果，目前诊断明确：冠状动脉粥样硬化性心脏病，不稳定性心绞痛，陈旧性前壁心肌梗死，三支病变，心界不大，窦性心律，室性早搏，心功能Ⅲ级（NYHA），左室心尖部室壁瘤形成；高血压病（临界高血压，极高危组）；高脂血症；双侧颈动脉狭窄。患者有室壁瘤伴随的相关症状，如心绞痛、心功能不全、室性心律失常，有手术指征，可于明日全麻低温体外循环下同期行冠脉搭桥术与室壁瘤切除术。

乙医师（心外科主治医师）：同意甲医师对病情的分析，从超声心动图与左室造影看，该患者室壁瘤瘤体较大，为尽量保持正常的左室几何形状，在室壁瘤切除后，应采取左室腔内补片成形术，即左心室成形术（geometric reconstruction of the left ventricular）。从冠脉造影上看应搭桥3根：对角支、钝缘支、后降支。血管移植物的选择是取左乳内动脉与左侧部分大隐静脉。

丙医师（心外科主任医师）：同意以上两位医师的分析，该患者有明确手术指征，应行手术治疗。由于该患者术前即存在室性早搏，术后可能依然存在，并有可能并发更为严重的心律失常，为利于术后对心律失常的治疗，术中应于心室表面预置起搏导线，必要时行临时起搏器治疗。患者有心功能不全表现，超声心动示射血分数下降，应作好术中体外循环脱机困难，放置IABP的准备。患者术前出现了继发于心肌缺血的二尖瓣少量反流，目前考虑不需手术纠正。

▶ 手术及术后恢复情况

全麻插管，放置Swan-Ganz漂浮导管，右桡动脉测压；正中开胸，取左乳内动脉，左大隐静脉；开胸后见左室心尖部与心包粘连，耐心分离粘连，打开心包，心脏表面探查见左室扩大，左室心尖部局部室壁变薄、反常运动，与周围正常心肌分界清楚；行升主动脉插管、经右心耳插入二极管，转机，并在体外循环下行冠脉搭桥手术，PDA—SV—AO、OM_1—SV—AO、D_1—LIMA；搭桥完成后，全身降温、心脏表面降温，低温诱发室颤，打开室壁瘤瘤体，清除血栓，再次确认正常心肌范围，根据室壁缺损大小修剪一合适形状毡片，带垫片间断褥式缝合于正常心肌上，外面用残存瘤体覆盖；全身复温、心脏复跳、脱机顺利，心脏复跳后偶有室性早搏，于心室表面缝置起搏导线，彻底止血，逐层关胸。患者带气管插管安返监护病房。

患者术后返回监护室；给予机械通气，呼吸机条件：CMV、Vt 700ml、f 12次/分、PEEP 4cmH_2O、FiO_2 60%。给予心电血压监测：心率110次/分、心律窦性、偶发室性早搏，血压110/60mmHg；通过术中置入的Swan-Ganz导管监测：CVP 9mmHg、PAP 29/16mmHg、PCWP 12mmHg、CO 7.3L/min、CI 3.8L/(min·m^2)；血管活性药物：多巴胺4μg/(kg·min)，多巴酚丁胺5μg/(kg·min)，硝酸甘油0.2μg/(kg·min)。

丁医师（心外科重症监护室医师）：患者于低温、室颤、体外循环下行室壁瘤切除术，术后初期注意复温、保暖，防止寒战增加耗氧；积极利尿，同时注意晶体液与胶体液输入的比例，防止组织水肿。室壁瘤切除术后，左室容积缩小，注意防止容量负荷过重，增加室壁张力，影响左室切口愈合。目前患者心电活动基本稳定，暂不需要应用临时起搏。

患者术后血流动力学逐渐平稳，于术后第 2 天脱机拔管，术后第 3 天转出重症监护病房；患者室性早搏基本消失，于术后第 7 天拔除临时起搏导线，术后第 8 天出院。

▶ 最后诊断

冠状动脉粥样硬化性心脏病，不稳定性心绞痛，陈旧性前壁心肌梗死，三支病变，心界不大，窦性心律，心功能Ⅱ级（NYHA），左室心尖部室壁瘤形成；高血压病（临界高血压，极高危组）；高脂血症；双侧颈动脉狭窄。

▶ 专家点评

该患者于急性前壁心肌梗死后继发了左室心尖部的巨大室壁瘤形成，术前有心功能不全表现，有心绞痛症状，有心电活动紊乱表现。经过手术治疗，这些症状都已消失，患者得以康复。下面就此病例进行进一步的相关探讨。

一、室壁瘤的概念与手术方法

室壁瘤是指各种原因造成的心室局部心肌薄弱纤维化而产生矛盾运动的病理改变，90％以上的室壁瘤是由冠心病引起的。室壁瘤可分为真性室壁瘤与假性室壁瘤，前者的瘤壁是病变的心肌，而后者由于是继发于左心室慢性破裂，因此其瘤壁是破口周围包裹的心包组织；两者都可能是心肌梗死的并发症，其处理原则相似。真性室壁瘤从影像学角度又可分为：无运动型、运动不良型和反常运动型；前两者是坏死心肌与存活心肌并存的结果，存活心肌常以冬眠心肌的形式存在，因此再血管化手术可能带来好处；而后者的瘤壁完全是坏死的、纤维化的心肌组织，如果产生了明显症状，手术切除是唯一治疗方法。

室壁瘤的病理生理基础是心肌梗死区域的矛盾运动，即舒张期瘤体向心内塌陷，而收缩期向心外膨出，这严重影响了左室的舒缩功能，特别是当室壁瘤超过左室的20%时，会导致心输出量明显下降与心力衰竭；另外室壁瘤的形成改变了心室的正常形状，加上可能存在的原有的乳头肌缺血，会导致轻重不等的二尖瓣反流，这进一步恶化了心功能。较大的室壁瘤使左心室逐渐扩大，左心室舒张末期压力上升，导致室壁张力增加、耗氧增加，促使心绞痛症状复发。由于心肌梗死破坏了正常的心内膜，引起了血小板聚集，同时由于心室正常形状的改变形成局部的涡流，可能会造成附壁血栓形成。室壁瘤常伴有室性心律失常，这是由于冬眠心肌与纤维化的心肌的电生理学特征发生改变，在与正常心肌的交界处容易形成折返环路，导致心律失常发生。

因此在临床上，除了无伴随症状的小室壁瘤外，室壁瘤一旦确诊都需要积极的手术治疗，特别是对于伴有心绞痛、心功能不全、频发室性心律失常等症状的患者。如果室壁瘤巨大，EF小于20%，特别是冠脉病变广泛，不适于搭桥手术治疗，则应考虑心脏移植。对于假性室壁瘤，由于容易破裂，更应积极手术治疗。

室壁瘤切除术须在体外循环下进行，可分为两种切除方法：对于小的室壁瘤（2～4cm）可选择室壁瘤切除缝合术，而对于大的室壁瘤（4cm以上）则应选择室壁瘤切除腔内补片成形术。这是由于大的室壁瘤切除瘤体后，行心室成形术较直接缝合有以下优点：（1）避免直接缝合造成的室壁切口张力过高；（2）应用补片进行心室成形，基本恢复了左室正常外形，避免了直接缝合造成的长而狭窄的心腔；（3）由于心肌纤维分浅深两层、呈螺旋状走行，大的室壁瘤切除术后缺损周边的心肌纤维收缩方向不一致，强行缝合会影响心脏收缩功能。

在室壁瘤切除术的同时进行冠脉搭桥手术，能否有效地再血管化是影响手术疗效的重要因素之一，通常前降支由于室壁瘤的累及而无法行搭桥手术。

该患者就是因为室壁瘤较大而行室壁瘤切除腔内补片成形术，且因为前降支受累而没有行前降支搭桥。

二、冠脉搭桥术后心律失常的防治

心律失常是冠脉搭桥术后最常见的并发症，心律失常总的处理原则是在消除病因的基础上，根据心律失常的类型以及其对血流动力学的影响决定是否积极处理。一般来讲当出现以下情况时应积极处理：(1) 出现血流动力学不稳定；(2) 心肌氧耗增加使心肌损伤加重；(3) 恶性心律失常如室性心动过速、心室颤动、心跳骤停。下面简要介绍临床常见的几种心律失常的防治方法：

1. 窦性心动过速：常见原因为术后疼痛、紧张、低血容量、发热或其他增加交感神经张力的原因。处理首先应纠正诱因，包括补充血容量、纠正低氧血症、足够的镇静、镇痛等；对带有气管插管的病人在无法交流时显出的烦躁等情况也应予适当的镇静；对心功能较好、心排指数（CI）升高，血压稳定或血压偏高、基本病因已得到治疗后仍为心动过速，在无禁忌证情况下可使用β受体阻滞剂，既可抗缺血又可抑制交感神经兴奋而达到降低心率的作用。

2. 心房纤颤：心房纤颤是冠脉搭桥术后常见的并发症，发生率在15%～30%，有时可高达40%。发生术后心房纤颤的有关因素是：年龄、术前有心房纤颤史、左房扩大、左主干病变、冠心病病情较重、搭桥支数、围术期未应用β-受体阻滞剂治疗、有严重术后并发症等。术后心房纤颤是否需要治疗以及治疗的紧迫性，主要由心室率以及患者对心律失常的血流动力学耐受状况来决定，当心室率大于100次/分时，应积极治疗。在排除各种房颤诱因后，当心房纤颤发作考虑为与左心功能减低有关时，应首选洋地黄制剂，如西地兰；在无心功能不全、休克或血压偏低时，可静脉注射小剂量β-受体阻滞剂；对于快速心房纤颤的复律，可选择胺碘酮治疗，但当伴有严重血流动力学障碍、严重低血压或心肌缺血时，应立即行直流电击复律。但应注意的是对于预激综合征伴房颤的患者，不宜应用洋地黄类药物，因该类药物可以缩短旁路向前传导，加重心律失常。反复发作心房纤颤的患者须口服抗凝剂（华法林）以预防血栓栓塞。

3. 室性心律失常：低血钾、低血镁、低氧血症等均可导致室性心律失常，有心肌梗死病史的患者发生室性心律失常的风险也明显增加。由于室性心律失常对循环影响大，高危的室性早搏易衍变为室速、室颤；因此冠脉搭桥术后，室性心律失常一经发现便应加强监护、积极处理，其治疗的目的一是缓解症状、二是预防猝死。除了积极纠正水电酸碱平衡紊乱、低氧血症或心力衰竭外，对于恶性、或潜在恶性的室性心律失常者（发生于器质性心脏病，左心功能低下，室性早搏成对、成串出现，非持续性室性心动过速，多形性室性心动过速，心室颤动），可选用β-受体阻滞剂、Ⅰa、Ⅰb、Ⅲ类抗心律失常药物，无效时可选用Ⅰc类药物，或者紧急电复律。

总之，对于术后出现的心律失常做到快速确诊、寻找并纠正诱因是非常重要的；应当认识到术后出现的大部分心律失常都是有诱因的，往往通过纠正诱因，心律失常便可纠正。而单纯依靠抗心律失常药物治疗是危险的，其一是因为治心律失常药物往往有致心律失常作用，尤其是在导致心律失常的诱因未纠正的情况下；其二是因为抗心律失常药物常会影响心功能，尤其是对有病变的心肌。

三、心脏手术患者中临时起搏器的应用

临时起搏器是指应用双极心外膜或心内膜电极及体外起搏器在4周以内维持心脏起搏。少数患者在4周后仍不能恢复正常心律而改为永久性起搏器。

（一）适应证

1. 心动过缓：完全性房室传导阻滞、莫氏Ⅱ度Ⅱ型房室传导阻滞、双侧束支阻滞、窦性心动过缓（小于50次/分）、房颤心律伴室率低于50次/分。

2. 快速性心律失常：室上性或室性心动过速，药物治疗无效，可应用超速起搏抑制心动过速，或用起搏器预防用药后导致的心动过缓；频发室性早搏、多源性室性早搏、伴心动过缓或长间歇者。

3. 重症、复杂心脏病术后：这些患者术后维持满意的心律、心率，对提高心排出量非常重要，以下情况可预置起搏导线。①心功能Ⅲ～Ⅳ级，尤其是Ⅳ级者；②冠心病患者EF为20%～30%，尤其小于20%者；③巨大心脏，心胸比率大于0.8者，及左心室径大于70mm者，尤其是大于80mm者；④复杂先天性心脏病，如完全性大动脉转位、三尖瓣闭锁、完全性心内膜垫缺损。

（二）术中放置起搏导线的注意事项

常在心脏手术结束后，将起搏导线缝置于心外膜下，因注意：①导线应避开冠脉血管；②两电极间距离应大于1.5cm，防止两导线接触；③若行房室顺序起搏，则心房、心室各放置一根导线；④胸腔内导线长短应合适，太长会缠绕，太短会挣脱。

（三）起搏参数的调控

术后临时起搏器通常采用VVI起搏模式，主要调整以下三个参数。

1. 起搏频率：频率设置根据不同目的而定，如为保持血流动力学稳定，设置标准是成人90次/分左右，儿童100～120次/分，婴幼儿120～140次/分。超速抑制频率应比过速的心率快10%。

2. 感知阈值：是各种同步起搏器的特征指标，指能够抑制起搏器发放脉冲的最低R波幅度，一般在无干扰的情况下设置为1.0mV，有干扰时可增大该值，应用电刀时应放于非同步起搏，

3. 起搏阈值：是引起心脏激动的最小脉冲强度，一般为3～6V。如电极局部心肌水肿、纤维化不能有效起搏，可加大该参数，最大到15～20V。如仍不能有效起搏，可交换电极，或重新选择不同部位置入心外膜电极。

▶ 参考文献

1. 黎介寿，吴孟超主编. 手术学全集（第二版）：心血管外科手术学. 北京：人民军医出版社，752-757
2. 万峰，王京生主编. 现代冠心病外科治疗学. 北京：中国协和医科大学出版社，735-773

病例23　胸前区及后背突发撕裂样疼痛6小时

刘　刚　陈　彧

▶ 病历摘要

女，51岁，因“胸前区及后背突发撕裂样疼痛6小时”急诊入院。患者6小时前无明显诱因感觉右胸部及后背撕裂样疼痛，伴大汗，难以忍受，无胸闷、憋气及晕厥、休克等，未向腹部及左上肢放射，于当地医院就诊，考虑主动脉夹层，给予硝普钠控制血压于110/60mmHg左右，间断给予吗啡镇痛，疗效不佳，为求手术治疗转入我院。患者高血压病史30年，最高150/110mmHg，无糖尿病史及冠心病史。无遗传性疾病及类似病史。

入院查体：T 36.8℃，BP 120/70mmHg（左上）、130/80 mmHg（左下）、130/80 mmHg（右上）、140/90 mmHg（右下），P 80次/分，R 16次/分。一般情况较差，急性重病容，平卧位，发育正常，营养中等。皮肤黏膜无紫绀及出血点，无黄染，浅表淋巴结未扪及，双瞳孔等大等圆，对光反射灵敏，双肺呼吸音清，未闻及干湿啰音。心音低，心率80次/分，律齐，胸骨左缘第Ⅱ～Ⅲ肋间可闻及舒张期叹气样杂音，心尖部可闻及第四心音，腹平软，无压痛及反跳痛，肝脾未触及。未闻及血管杂音，左颈总动脉搏动强于右颈总动脉，股动脉枪击音阳性，左股动脉搏动强于右股动脉，双足背动脉可触及，右侧弱。生理反射存在，病理征阴性。外院超声心动图示各房室内径在正常范围，升主动脉增宽，动脉前壁可见内膜飘动，形成真假腔，真腔内径23.6mm，假腔内径11.6mm，内膜破裂起始于瓣上1cm内，可见长4.58cm，远端显示不清，短轴观：撕裂范围11点至3点。室壁运动幅度在正常范围，未探及节段性运动异常。心包内未探及积液。多普勒：①主动脉瓣下探及反流2.35m/s，②二尖瓣左房侧探及小量反流。超声诊断①升主动脉增宽，②升主动脉夹层，③主动脉瓣关闭不全，④LVEF 67％。

入院诊断：主动脉夹层（DeBakey Ⅰ型），主动脉瓣关闭不全（轻度），心脏不大，窦性心律，心功能Ⅲ级。

入院后急查血常规示 WBC 14.5×10^9/L，N 90％，L 9.4％，RBC 3.89×10^{12}/L，Hb 119g/L，PLT 150×10^9/L。血肌酐及尿素氮轻度升高，电解质正常，尿常规正常，血沉 13mm/h。凝血时间 12.6s。肝酶正常，心电图示正常。胸片示纵隔增宽，心影增大，双肺纹理粗重。急诊 CT 示升主动脉夹层，累及双肾动脉以下，左肾动脉为假腔供血。腹部超声示腹主动脉内径增宽，约 2.5cm，于腹主动脉全程均可见前壁内膜脱落，呈线状强回声于管腔内漂动，彩色多普勒示真腔 1.0～1.4cm，假腔 0.8～1.1cm。

入院后完善各项检查，并以硝普钠 0.5～3μg/(kg·min) 控制血压，血压波动于（100～120）/(60～70) mmHg。入院第二日清晨，患者突然出现血压下降，最低 40/20mmHg，给予多巴胺后可维持在 110/70mmHg，心律窦性，心电图示Ⅱ、Ⅲ、aVF 导联弓背向下抬高。

▶ 病历讨论

甲医师（心脏外科住院医师）：患者女性，51 岁，体重 50kg，主因突发胸背部疼痛 6 小时由外科转入我科。患者 6 小时前无明显诱因感觉右胸部及后背撕裂样疼痛，伴大汗，难以忍受，无胸闷、憋气及晕厥、休克等，未向腹部及左上肢放射，于当地医院就诊，考虑主动脉夹层，给予硝普钠控制血压于 110/60mmHg 左右，间断给予吗啡镇痛，疗效不佳。患者高血压病史 30 年，最高 150/110mmHg，无糖尿病史及冠心病史。无遗传性疾病及类似病史。入院时阳性体征有胸骨左缘第Ⅱ～Ⅲ肋间可闻及舒张期叹气样杂音，颈部及后背部可闻及血管杂音，左股动脉强于右股动脉。外院超声心动示升主动脉夹层，主动脉瓣反流轻度，升主动脉宽 4.06cm，心腔均不大，我院 CT 示主动脉夹层（DeBakey Ⅰ型），累及双肾动脉以下，左肾动脉为假腔供血。入院诊断为主动脉夹层（DeBakey Ⅰ型），主动脉瓣关闭不全（轻度），心脏不大，窦性心律，心功能Ⅲ

级。入院后各项化验检查示：BUN 轻度升高，尿酮体阳性，可见管型及蛋白，血象较高。今晨患者患者突然出现血压下降，最低 40/20mmHg，给予多巴胺后可维持在 110/70mmHg，心律窦性，心电图示Ⅱ、Ⅲ、aVF 导联弓背向下抬高。

乙医师（心脏外科主治医师）： 患者根据患者病史，体征及辅助检查，患者主动脉夹层诊断明确。总结该患者有以下特点：①急性主动脉夹层（DeBakey Ⅰ型），范围自升主动脉至髂总动脉，最粗 4.6cm，左肾动脉受累，不能排除颈动脉受累。②急性主动脉瓣反流，超声心动图示轻度反流，与临床表现不完全符合，因该患者脉压较大，主动脉瓣区反流杂音明显，临床上出现左心功能不全表现，故主动脉瓣区反流应在中度以上，可能由于检查时患者心率较快而在超声心动图上不能显示出来。③目前存在冠状动脉供血不足的表现，心电图表现为Ⅱ、Ⅲ、aVF 导联弓背向下抬高，查此心电图表现亦可由心包炎解释。④患者存在心功能不全表现。⑤肾受累，表现为影像学检查结果及血肌酐及尿素氮轻度升高。⑥分析目前循环不稳定的因素可能有 A. 动脉瘤破裂，破入心包，胸腔，但发生此种并发症的患者多在短时间内死亡，故不支持；B. 夹层向主动脉近端发展，使冠状动脉受累，此种可能性最大；C. 因瓣膜反流所致急性心功能不全，可以解释本病人临床表现。在治疗上，患者属DeBakey Ⅰ型夹层，应急诊手术治疗，方案拟选择 Bentall's 手术，选择升主动脉或右侧股动脉插管。术后并发症主要有：出血，感染，脑损伤，肾功能不全等，需注意预防。

丙医师（心脏外科教授）： 同意上述两位医师意见。患者主动脉夹层（DeBakey Ⅰ型）诊断明确。Ⅰ型夹层的主要并发症包括血管破裂出血，主动脉瓣急性反流至左心功能不全，冠状动脉供血不足和心肌梗死等。患者目前病情加重，出现左心功能不全心肌缺血表现。分析患者入院后病情加重原因如下：①内膜向下剥脱影响冠脉开口，②血压低，影响冠脉灌注，③心脏杂音增加，肺部闻及啰音，可能为瓣膜反流加重所致，心衰、心率增快应为主动脉瓣急性反流引起。因急性血管破裂出血，破入心包腔内可引起患者迅速死亡，不考虑此并发症。主动脉夹层 DeBakey Ⅰ型应在并发症发生前手术治疗，Ⅱ型可在并发症发生以后手术。目前患者情况已恶化，左肾假腔供血，有肺部感染，升主动脉增宽，手术风险较高，急症手术死亡率可达30%。但急性升主动脉夹层病情危急，进展快，需急诊手术方能挽救生命。可供选择的术式包括Bentall's手术，Wheat's手术，象鼻手术等。Bentall's手术因切除了内膜破裂的升主动脉病变血管，不造成冠状动脉扭曲，是应用最多的手术。手术时体外循环插管应选择腋动脉或股动脉插管，而避免升主动脉插管，以免插入夹层分离的假腔，产生不良后果。心脏停搏液的灌注可选择顺灌或逆灌。术中力求人工瓣膜缝植处和各吻合口处操作精确、完美，防止血液渗漏，若术中吻合处渗漏严重，可选择Cabrol等倡导的方法，使人工血管周围间隙的血液暂时引入右心房，有利于早期停机。

▶ 手术及术后恢复情况

患者于入院第2日于全麻低温体外循环下行Bentall's手术。麻醉成功后，常规消毒铺单，暴露右锁骨下动脉。正中开胸，开心包，见心包腔内不凝血约300ml，左室稍大，主动脉增宽直径约5cm，上端与心包粘连。右锁骨下动脉插管，右房、下腔静脉插二级管引流静脉，建立体外循环，降温至室颤，心脏表面以冰屑降温。阻升主动脉，切开升主动脉，见主动脉外膜水肿增厚，组织松脆，主动脉瓣环上约1cm处内膜剥脱约3/4周，右冠状动脉开口处可见内膜剥脱，主动脉瓣叶脱垂。冠状动脉顺行灌注4∶1含血停跳液至心脏完全静止。切除原主动脉瓣，以带瓣管道（23号瓣，26号管道）间断褥式缝合于主动脉瓣环上，游离冠状动脉开口处，以钮扣法移植至管道上。原升主动脉远端以三明治法缝合后与带瓣管道缝合。开放升主动脉，复温，20W·S除颤一次，心脏复跳。修剪主动脉瘤壁，缝合在人工动脉上。鱼精蛋白中和肝素，多巴胺、多巴酚丁胺辅助下停体外循环。完善止血后逐层关胸，留置心包纵隔引流。

辅以多巴胺、多巴酚丁胺强心，小剂量硝普钠控制血压。术后4小时清醒，清醒后肢体活动正常，次日经呼吸功能训练后顺利脱呼吸机。术后24小时引流420ml。术后48小时后拔除引流管。渐停用静脉血管活性药物，加用地高辛、双氢克尿噻及开搏通治疗。根据凝血情况调整华法林用量。术后肌酐恢复正常，无肝肾功能损害。术后 10 日伤口痊愈出院。

▶ 最后诊断

主动脉夹层（DeBakey Ⅰ型），主动脉瓣关闭不全（轻度），心脏不大，窦性心律，心功能Ⅲ级。

▶ 专家点评

任何原因造成的主动脉内膜及中层的损伤，使血液能沿内膜的撕裂破口进入内膜与中层间形成血肿，并随压力传导向近端及远端伸延，形成中层分离性膨胀，称之夹层动脉瘤。主动脉内膜存在撕裂，血液由此裂口流入，使动脉管壁分离为两层，两层中的血液可向远、近心端两侧剥离。向近心端剥离者，有时可破入主动脉瓣，使瓣环扩大，形成主动脉瓣关闭不全；向远心端剥离者，血液自裂口破入夹层后，随血压高低及其他因素构成夹层血肿的范围。一般而言，内膜裂口位于升主动脉者，则夹层的血肿可局限于升主动脉弓部，或累及降主动脉；如裂口位于峡部远端者，则血肿大多向远心端延伸，而不向近心端发展。

主动脉夹层常用的分型方法有 DeBakey 分型和 Stanford 分型。按 DeBakey 分型将主动脉夹层分为Ⅰ、Ⅱ、Ⅲ型。Ⅰ型：主动脉壁剥离始于升主动脉，内膜破口多在升主动脉近端，向主动脉远端延伸至降主动脉。此类病人常因主动脉瓣环扩张造成主动脉瓣关闭不全。Ⅱ型：主动脉壁剥离局限于升主动脉，伸延多止于无名动脉起始部。内膜破口常在主动脉瓣上。亦常有主动脉瓣关闭不全。Ⅲ型：剥离始于左锁骨下动脉下方开口的远端，亦可向下伸延，如仅限于胸主动脉，称Ⅲ-a 型，累及腹主动脉时称Ⅲ-b 型。按 Stanford 分型可将主动脉夹层分为 A 型及 B 型。A 型者内膜撕裂口可位于升主动脉、主动脉弓或近段降主动脉，扩展可累及升主动脉及弓部，也可延及降主动脉甚至腹主动脉。B 型内膜裂口常位于主动脉峡部，扩展仅累及降主动脉或延伸至腹主动脉，但不累及升主动脉。Stanford 分型对于主动脉夹层的临床治疗方法选择意义较大，因而目前应用较多。

突然发生的剧烈胸痛是主动脉夹层的重要临床表现，诱因有抬重物，大便用力等。疼痛时伴有面色苍白、大汗、血压降低等。疼痛性质多为撕裂样，伴濒死窒息感，并向背、前胸、肩胛间及肢体放射。疼痛时可伴有周围动脉搏动消失、减弱或两侧肢体血压不一致。可出现吞咽受阻和或呼吸道梗阻，是由于局限性夹层压迫食管或气管而引起症状。夹层可累及主动脉各分支及其开口部位，从而影响相应脏器功能，如累及肾动脉而致肌酐、尿素氮升高等。在主动脉夹层的诊断上，如出现上述症状须怀疑主动脉夹层。夹层累及冠状动脉可出现心肌缺血、心肌梗死的心电图表现。X线平片可见纵隔影增宽和/或降主动脉扩张。有的病人可有左室扩张，左侧胸腔积液等。超声心动图是一种简便、无创的诊断方法，其主要发现为动脉扩张，腔内可见随血流摆动的膜样回声，管壁分层。彩色多普勒可见假腔内血流滞缓，若并发主动脉瓣反流、心包积液等则有相应超声表现。CT检查无创且安全可靠，可见动脉双腔，真腔常被挤压变小，增强CT可见夹层血肿起始部位，所累及的动脉范围及程度。MRI检查发现与CT相仿，但更加清楚。

急性A型夹层的治疗原则是急诊手术，术前急性心衰、脑部供血不足或有短暂性意识丧失并非手术禁忌证。延误手术时机往往导致病人因夹层破裂死亡。术前有效控制动脉压和镇痛、镇静是保证病人能被安全送至手术室的重要措施。急性B型夹层治疗原则是尽可能采用内科方法，但出现下列夹层破裂前兆时应急诊手术：①合并左侧中等量以上血胸，②纵隔血肿，③药物难以控制的高血压、胸腹痛，④出现内脏或下肢灌注不良症状，⑤夹层呈持续扩大。慢性A型夹层的外科治疗原则是一旦确诊，必须尽早手术或限期手术，尤其是合并严重主动脉瓣关闭不全者。而对慢性B型夹层的外科治疗，随着介入治疗的积极开展，多数可经主动脉内支架治疗，而当B型夹层累及弓部、有2个假腔并存、破裂口紧贴左锁骨下动脉开口，甚至累及到左锁骨下动脉时，必须采用外科手术方法。

胸主动脉夹层的手术技术是影响手术效果的关键因素。A型夹层的手术技术目前多采用深低温停循环，施行远端开放吻合技术，对于内膜破裂口仅在升主动脉者仅行升主动脉置换或同时作右半弓置换，破裂口位于弓部前壁或后壁，一般仅需做升主动脉或下半弓置换，破裂口位于弓部顶部或弓部部分分支血管受累时，则须行全弓置换或同时行弓部分支血管吻合，当合并有降主动脉峡部破口时，应同时做象鼻手术，可以利用旷置于降主动脉的人工血管封堵峡部的破口，70%的病人术后 MRI 筛查显示降主动脉夹层有血栓形成，避免了再次手术。B 型夹层常用的手术方法有左心转流技术、股股转流技术和深低温停循环技术等。急性 B 型夹层的手术范围原则上是置换近端降主动脉至无假腔的主动脉。目前主动脉内介入技术的发展，大部分 B 型夹层均可应用支架方法治疗，从而避免了手术风险。

▶ 参考文献

1. Erbel R, Alfonso F, Boileau C, et al. Diagnosis and management of aortic dissection. Euro Heart J, 2001, 22: 1642-1681
2. 徐志云，张宝仁，邹良建等. 胸主动脉夹层的外科治疗. 中华胸心血管外科杂志，2004，20（2）：81-83
3. Apayain AZ, Buket S, Posacioglu H, et al. Perioperative risk factors for mortality in patients with acute type A aortic dissection. Ann Thorac Surg, 2002, 74: 2034-2039
4. Bachet J. Acute type A aortic dissection: Can we dramatically reduce the surgical mortality? Ann Thorac Surg, 2002, 73 (3): 701-703

四 普通外科

病例24　发现右乳肿物5个月

杨德启

▶ 病历摘要

女，41岁，主因“发现右乳肿物5个月”入院，5个月前无意中发现右乳肿物，不伴有疼痛，无乳头溢液，亦无乳头内陷，皮肤无红肿、水肿等改变，无发热、胸痛。就诊于当地医院，诊断为右乳纤维腺瘤，未予治疗。5个月来肿物无明显增大或缩小，为进一步诊治来我院住院，患者自发病以来精神可，饮食好，大小便正常，体重无明显减轻。

入院查体：一般状况可，生命体征平稳，心、肺、腹未见明显异常。专科情况：双乳外形对称，双乳头等高、无内陷、无溢液，皮肤无红肿、无破溃，无酒窝征或橘皮征，右乳头外上方10点距乳头3 cm处可及一大小约5cm×4cm类圆形肿物，质地韧，表面不光滑，边界尚清，无触痛，可活动，与表面皮肤无粘连，与胸壁无固定，右侧腋窝可及数枚肿大淋巴结，最大者约2.0cm×1.5cm大小，质地韧，表面光滑，边界清，无触痛，可活动，与周围组织无粘连。左侧腋窝及双锁骨上及未及明显肿大淋巴结，左乳未见异常。

入院诊断：右乳肿物，性质待查。

入院后完善各项辅助检查：血尿便常规正常，肝肾功能正常，凝血功能正常，心电图、胸大片结果皆正常。肿瘤标志物检测：CEA、CA-153、AFP都在正常范围内。乳腺B超示（图1）：右乳外上方4.0cm×3.5cm大小低回声占位病变，呈分叶状，不规则，边界尚清，内部回声不均，有高回声光斑，后方回声增强，内部可见血流信号，不丰富，以动脉血流为主，RI为0.83。印象：右乳实性占位。钼靶（图2）：右乳外上方可见4.5cm×3.5cm大小高密度影，形态不规则，界限欠清楚，无钙化，印象：右乳肿物（不除外右乳癌）。

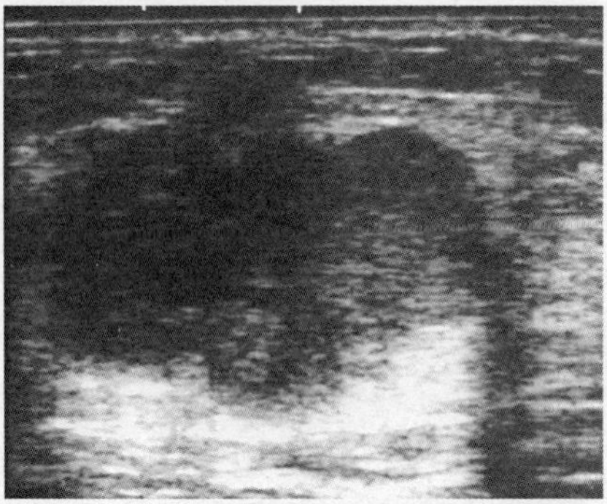

图 1　乳腺 B 超

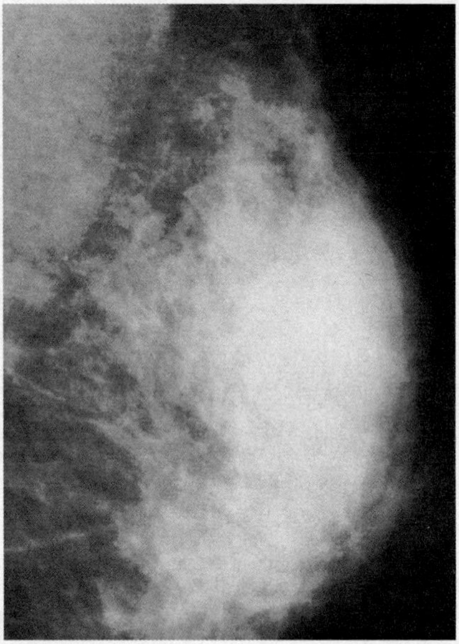

图 2　钼靶

▶ 病历讨论

甲医师（乳腺外科住院医师）：患者为中年女性，5 个月前无意中发现右乳肿物，不伴有疼痛，乳头无溢液、内陷，皮肤无红肿、水肿等改变。查体：右乳头外上方 10 点距乳头 3cm 处可及一大小约 5cm×4cm 类圆形肿物，质地韧，表面不光滑，边界尚清，无触痛，可活动，酒窝征阴性，右侧腋窝可及肿大淋巴结。乳腺B超示：右乳外上方4.0cm×3.5cm大小不规则低回声区，边界尚清，内部回声不均，血流不丰富。印象：右乳实性占位。钼靶：右乳外上方可见4.5cm×3.5cm大小高密度影，形态不规则，界限欠清楚，无钙化，印象：右乳肿物（不除外右乳癌）。目前右乳肿物诊断明确，疾病性质尚不清楚。从辅助检查看更倾向恶性疾病，但也不能除外炎症等良性病变，不过因钼靶未见病变有明确界限，亦无包膜特征，纤维腺瘤可基本除外，治疗上应尽早行手术切除肿物，明确病变性质。

乙医师（乳腺外科主治医师）：甲医师分析思路正确，从病变特点来看符合乳腺癌的特点，如发现右乳无痛性类圆形肿物，质韧或硬，表面不光，同侧腋窝可及肿大淋巴结。B超示：右乳不规则低回声占位病变。钼靶示：右乳外上方不规则高密度影，界限欠清。但中年女性病人浆细胞性乳腺炎（导管扩张症）的发病率亦很高，其临床特点亦符合炎症表现。治疗方面可先行肿物切除活检明确性质，若为良性可行肿物切除或局部广泛切除，因炎症性病变多数情况下范围较广。但病变若为恶性，因原发乳腺肿块较大，只能行右乳癌改良根治术，鉴于患者为中年女性，保留完整乳房外形对于患者来说意义重大，若术前先行核心针穿刺活检，明确诊断，再通过新辅助化疗（neoadjuvant chemotherapy，NCT）将肿物缩小降期后，多数患者可获得保留乳房的机会，该患者虽然肿物较大，不过肿物边缘距乳头达3cm，只要肿物缩小至3cm以下，就可以行保乳手术，所以我认为先行核心针穿刺活检，明确诊断更为合理。

丙医师（乳腺外科主任医师）：两位医师的分析思路很清晰，我同意乙医师的意见，该病例特点符合乳腺癌的表现，术前应先行核心针穿刺活检，明确病变性质。若证实为癌，经新辅助化疗缩瘤降期后，施行保乳手术是最好的选择。NCT最早开始于1973年意大利米兰肿瘤研究所对不能手术的Ⅲ期乳腺癌局部治疗前所取得的经验，且有它的理论基础和临床意义：（1）乳腺癌常伴发亚临床微小转移灶，它是乳腺癌复发转移的根源，早期应用全身治疗杀灭或减少微小转移灶，可望提高乳腺癌患者的远期生存率。（2）动物试验表明切除鼠模型的原发肿瘤后会使转移灶加速生长，NCT可减少这种生长并提高模型肿瘤鼠的生存率。（3）Goldie-Coldman 假说认为辅助化疗的延迟易导致抗药菌株的增加，所以早期应用 NCT，肿瘤耐药细胞株的产生较少，应该可提高乳腺癌患者的远期生存率。（4）NCT后临床和病理的反应情况可了解体内肿瘤对化疗的敏感度，迅速评价药物的疗效，较早地发现肿瘤的耐药性，这相当于获得了体内的药敏试验，为术后选择更好的化疗方案提供依据，并有助于判断预后。（5）NCT 可以缩小原发肿瘤，降低分期，明显增加手术切除及保乳机会。其在局部进展期乳腺癌的肯定地位已经得到确认，而后迅速应用于可手术乳腺癌的治疗，明显增加了乳腺癌保乳手术的机会，提高了生活质量。未来的主要目的是寻找有效的近期肿瘤疗效指标来预测远期生存率，以及观察如何才能提高远期生存率。另外需要提醒的是 NCT 后大多数肿瘤缩小非常明显，故而化疗前在体表用纹身标记原肿瘤部位可谓是明智的选择，这不仅便于外科手术范围的准确定位，更有利于病理医师的检查。

▶ 穿刺后术前治疗情况

入院后 3 天行乳腺肿物核心针穿刺活检，病理示：右乳腺浸润性导管癌，ER（－），PR（－），PS2（－），Cath-D（－），c-erbB2（－），nm23（＋），p53（＋）。最后诊断：右乳癌，TNM 分期：Ⅱb 期（T2N1M0）。以 TA 方案（紫杉醇 300mg，d1；吡喃阿霉素 80mg，d1）行术前化疗 4 周期。原发肿物明显缩小，不良反应可耐受，此次为行手术再次入院。专科情况：右乳外上方 10 点距乳头 3 cm 原肿块纹身标志处可及一大小约 1.5cm×1cm 类圆形肿物，质地韧，表面不光滑，边界尚清，无触痛，可活动，与表面皮肤无粘连，双侧腋窝及双锁骨上皆未及明显肿大淋巴结。乳腺 B 超示（图 3）：右乳外上象限可见 1.2cm×1.0cm 不规则低回声区，边界尚清，不规则，内部回声均匀，后方无改变，未见血流信号。印象：右乳癌化疗后改变。钼靶示（图 4）：右乳外上方可见 1.0cm×1.0cm 大小高密度影，形态欠规则，界限尚清，未见钙化，印象：右乳癌化疗后改变。入院诊断：右乳癌，TNM 分期：Ⅰ期（T1N0M0）。经 NCT 后原发肿瘤疗效达 PR，淋巴结疗效达 CR。复查上次入院各项辅助检查结果均在正常范围内。

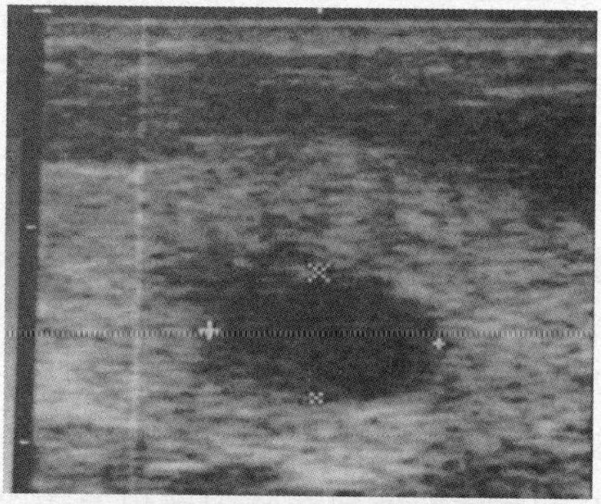

图 3　NCT 后乳腺 B 超

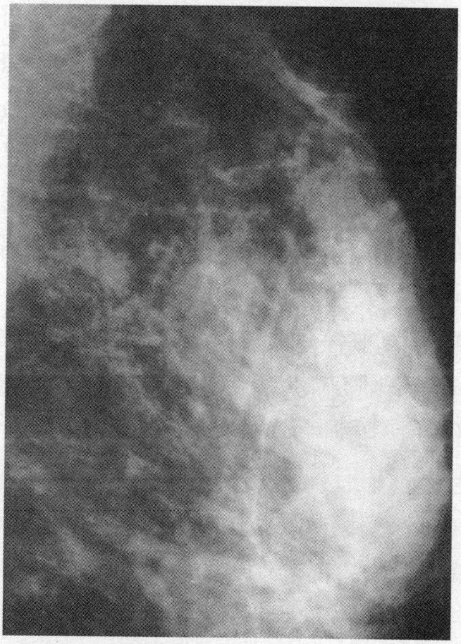

图 4　NCT 后钼靶

▶ 术前病历讨论

甲医师（乳腺外科住院医师）：患者右乳癌诊断明确，经过 4 周期 NCT，原发肿瘤疗效达 PR，肿瘤缩小至 1.5cm×1cm，符合保乳手术的适应证（肿瘤单发，肿瘤最大径小于 3cm，肿瘤距乳头 3cm

以上，肿瘤与乳房的比例适中，无多中心、多灶表现，患者同意保留乳房，有放疗设备和技术）。治疗上应行右乳癌保乳根治术（原发病灶切除，腋窝淋巴结清扫，术后全乳放疗及瘤床加量照射），术中切缘送冰冻病理检查，若切缘阳性，可行局部扩大切除，切缘仍呈阳性时行改良根治术。

乙医师（乳腺外科主治医师）： 同意甲医师的手术策略，但NCT后行保乳手术，病灶切除范围是按原肿瘤大小还是现在肿瘤大小来切？若按前者范围，是否失去了NCT意义，而按后者范围来切，易残留散在癌细胞巢，造成术后复发率增高。因为NCT降期后肿瘤缩小甚至消失，不易准确判断肿瘤部位及边缘状况，另外肿瘤细胞的变性对边缘判断也有影响，对于该患者虽然肿物仍可触及，但原肿瘤区域有无残留癌无法判断。对原发灶的切除范围若采用距现有肿物边缘外1cm行局部广泛切除，可能有增加残留癌细胞的风险，不过乳房外形好；而采用距现有肿物边缘外2cm的象限切除术，基本上可将原发肿瘤范围切除，残留癌的风险明显降低，但乳房外形稍差，所以术中切缘送冰冻病理检查，了解有无残留癌还是非常重要的，同时应重视术后石蜡病理切片有无残留癌灶，若部分切缘仍呈阳性，需行局部扩大切除或行改良根治术。

丙医师（乳腺外科主任医师）： 两位医师的治疗原则都很正确。NCT可缩小甚至消灭乳腺癌的原发肿瘤及腋窝转移淋巴结，降低疾病分期，使部分不可切除肿瘤转化为可切除肿瘤，不能保乳的患者获得保乳机会。但NCT后保乳可能稍增加局部复发率，这可能因为NCT后仍可能有少量癌巢或原位癌成分残留在瘤床周围，而术前一般很难确定原发病灶区域有无癌残留。有研究表明：NCT后肿瘤缩小呈两种方式：一种为向心性缩小，肿瘤界限相对清楚，周围极少残留散在癌巢，在这种情况下手术切除范围按现有肿瘤来切，虽然未包含或小于原发肿瘤区域，但切缘亦很少残留癌灶，复发率低，对这类患者行局部广泛切除加腋窝淋巴结清扫应该为最佳选择；另一种呈筛状缩小，肿瘤边界不清，周围常有残留散在癌巢，手术切除范围若未包含原发肿瘤区域，切缘周围易有癌残留，很难获得安全的切缘，复发率高。问题是如何判断肿瘤以哪种方式缩小？有资料表明：NCT降期后如果B超或钼靶显示肿瘤界限越来越清楚，提示肿瘤缩小可能呈向心性，但此结论仍有待大宗随机的前瞻性研究证实其可靠性。对于保乳术式来说，北美等地区常采用局部广泛切除加腋窝淋巴结清扫，因为乳房切除范围小，术后乳房形态更好，但复发率偏高，美国NIC的结果高达19%；而欧洲等国多采用1/4象限切除术加腋窝淋巴结清扫，手术范围大，术后乳房形态稍差，不过复发率明显下降；意大利米兰的结果表明复发率仅为7%。从该患者钼靶形态来看，降期后肿瘤界限更加清楚，符合向心性缩小特点，选择手术范围相对较小的局部广泛切除更为合理，因为切除范围小，术后乳房形态更好，易被年轻病人所接受，但切缘病理必须保证阴性。这就需与病理科医师密切协作，术中切缘多点取材避免或降低切缘假阴性的出现。

▶ 手术及术后恢复情况

入院后3天在全麻下行右乳癌保乳根治术。患者仰卧于手术台，右上肢外展90°，全麻成功后，常规碘酒、酒精消毒铺巾。取右乳肿块上方弧形切口长约6cm，逐层切开皮肤、皮下，沿现有肿块边界向周围游离皮瓣约2cm范围，将游离好的乳腺腺体以乳头为顶点、距现有肿瘤边缘至少1cm行楔形切除（图5），分别于内切缘、外切缘及乳头下方多点取部分乳腺组织送冰冻病理，了解切缘情况，电凝止血，冲洗伤口，冰冻结果回报：切缘未见癌组织。缝合乳腺断端，放置引流管一根接负压吸引器，钉皮机钉合皮肤。沿右腋下皮纹方向距腋顶5cm处另取弧形切口长约8cm，逐层切开皮肤、皮下，上下皮瓣游离各约3～4cm，前皮瓣游离至胸大肌外缘，后至背阔肌前缘，于喙肱肌水平部位下方切开喙锁筋膜，显露腋静脉，锐性分离腋静脉水平以下淋巴脂肪组织，结扎腋静脉水平3～4支血管小分支。于肩胛下血管内、外侧向下沿肩胛下肌、背阔肌表面清扫腋窝淋巴脂肪组织。注意保护胸长、胸背神经及肩胛下血管，移去标本。仔细电凝止血，冲洗伤口，腋下伤口放置引流管一根接负压吸引器，钉皮机钉合腋下皮肤，伤口局部加碎纱布加压包扎，术毕。

手术及术后恢复过程顺利，术后引流液颜色逐渐由淡红色转为淡黄色，引流量逐天减少，至术后第 5 天引流量减少至 10ml 时拔除引流管，术后第二天开始正常饮食，术后第 8 天～10 天间断拆除全部缝线，伤口Ⅱ/甲愈合，术后复查血尿便常规正常，肝肾功能正常，于术后第 7 天开始原方案的术后化疗，术后 2 周出院。

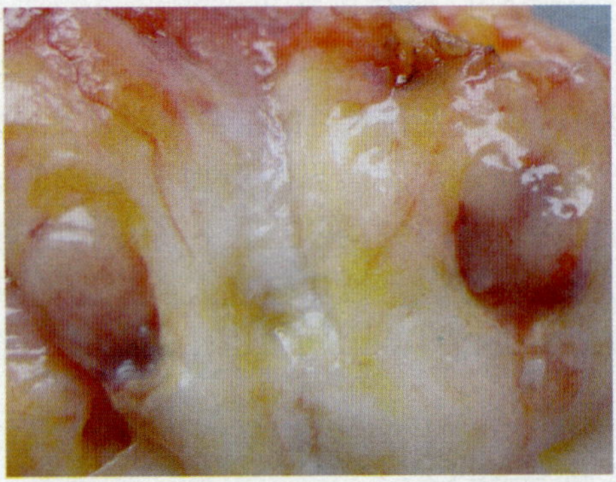

图 5　大体标本（术前化疗后）：残留癌直径 1cm×1cm

▶ 病理诊断

右乳癌。病理诊断：右乳腺浸润性导管癌（图 6），肿物直径 1cm，腋窝淋巴结未见癌转移（0/20），ER（－），PR（－），PS2（－），c-erbB2（＋＋＋），p53（＋），Cath-D（＋），nm23（＋）。TNM 分期：Ⅰ期（T1N0M0）。

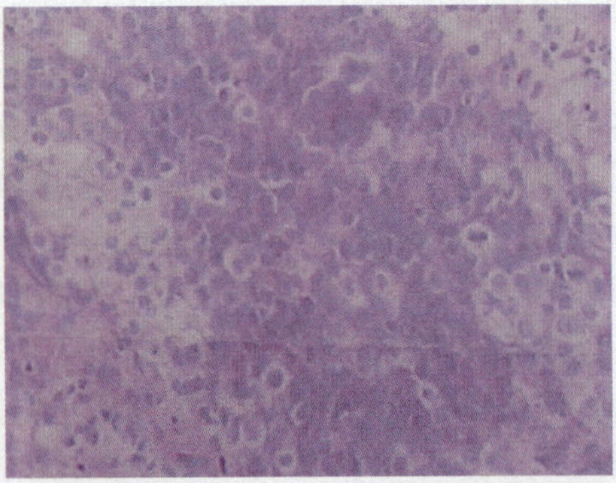

图 6　病理诊断（HE 染色，200×）：右乳浸润性导管癌

▶ 专家点评

乳腺癌是危害妇女健康的主要恶性肿瘤之一，仅用手术或放射疗法治疗局部晚期乳腺癌 10 年生存率不到 30%。针对乳腺癌诊断之初即存在的血行微小转移灶和原发癌采用全身治疗和局部治疗相结合的综合治疗方法，方能有效控制乳腺癌的发展。20 世纪 70 年代以来，NCT 概念的提出逐渐成为乳腺癌研究中的一个热点。所谓 NCT 是指在肿瘤局部治疗（手术或放射治疗）前给予的全身化疗，也有人称其为早期化疗、术前化疗或诱导化疗。随着人们对肿瘤细胞增殖动力学和肿瘤生物学特性的认识，发现肿瘤局部治疗前化疗的作用机理可能不同于术后的辅助化疗，且有它的理论基础和临床意义。故而赋予术前化疗新的概念——新辅助化疗，其在局部进展期乳腺癌的肯定地位已经得到确认。

1980 年开始应用于可手术乳腺癌的治疗，全球最大的 NCT 前瞻性随机对照研究是 1987 年美国 Fisher 领导的 NSABP（B－18 实验）对Ⅰ、Ⅱ期乳腺癌进行的研究，结果表明：共 1523 例可手术乳腺癌术前 4 周期的 AC 方案与相同方案的术后辅助化疗相比，749 例 NCT 组，ORR 达 80%，cCR 为 36%，病理完全缓解（pCR）9%，肿瘤直径越小化疗反应率越高，保乳机会增加了 12%。米兰癌症研究所的前瞻性研究也表明 NCT 后患者保乳手术机会大大提高，保乳率高达 85%，其获得保乳的机会与其原发肿瘤的大小成反比，直径小于 4cm 的肿瘤 90%以上可获得保乳机会，大于 5cm 者仅 62%获得保乳机会。随后大量 NCT 研究结果表明含蒽环类或紫杉醇类药物的联合方案效果最好。但 NCT 降期后保乳是否也增加了局部复发率？B－18 比较 69 例需行乳房切除术者经 NCT 肿瘤缩小保乳后局部复发率 14.5%（10/69），而原本即可行保乳手术者复发率仅为 6.9%（30/435），提示 NCT 可以增加保乳的机会，但可能稍增加局部复发率。

关于 NCT 后远期生存率的问题。B－18 比较 1523 例术前 4 周期 AC 与术后相同方案治疗早期乳腺癌的两组 5 年 OS 均为 80%，5 年无病生存率（DFS）为 67%，5 年远处无病生存率（DDFS）为

73%，均无统计学差异。EORTC10902 研究也证实了这一结果，698 例患者随机给予 4 周期 FEC 与术后 36 小时内以相同方案的辅助化疗比较，中位随访 56 个月，OS、DFS 均无统计学差异。故而目前认为 NCT 后生存率无明显提高，但至少尚未发现生存率的劣势。将来如何通过 NCT 提高患者的远期生存率有待于新的药物或新的化疗方案的突破性进展。

可喜的是 NCT 后大多数患者获得很好的近期临床疗效，这些结果对远期疗效有一定预测价值。研究结果表明：NCT 无效者是生存期短的独立预后指标，NCT 有效者总生存率或无瘤生存率高于无效者，获得 cCR 者比 cPR 者有更好的生存率。B－18 研究发现 cCR（79.3%）者 5 年 DDFS 优于 cPR（72.5%）和 cNR（65%）（$P=0.005$）。

NCT 后腋窝淋巴结疗效与原发肿瘤同样具有预后价值，腋窝淋巴结有转移者预后较差。Edinburgh 发现淋巴结阴性者 10 年 OS 达 85%，淋巴结 1～3 个阳性者为 50%，超过 3 个淋巴结阳性者为 0%。Milan 研究经验表明 8 年 DFS 随淋巴结增多有所下降，淋巴结阴性者为 75%，1～3 个淋巴结阳性者 51%，大于 3 个淋巴结阳性者为 35%。很显然腋窝淋巴结状态是非常重要的预后变量，不过它是术后才能评价，故而临床应用价值有限。

目前病理完全有效（pCR）被认为是最有效的生存预后指标，B-18 研究发现，pCR 者 5 年 DFS、RFS、DDFS 和 OS 好于 cCR 者（$P=0.001$）。说明 NCT 后 pCR 患者远期生存率明显提高。但 NCT 后只有 3%～20%的患者能达到 pCR，而且仅在手术后才能获得此证据，无法在治疗过程中作出早期判断，当然也无法尽早对治疗作出调整和指导，所以仍限制了 pCR 的临床应用价值。

乳腺癌因为其容易通过核心针活检测定许多生物学标志物，所以可成为一个理想的研究模型。我们可以通过化疗前、化疗过程中生物学标志物的特征预测远期疗效，现在逐渐成为 NCT 研究中的一个热点。很多研究通过 NCT 前后 Ki-67，凋亡指数（apoptotic index，AI），受体状况以及 c-erbB2 等指标的变化，寻找能预测总有效率、化疗耐药性的生物学标志物。不过由于这些研究需在治疗前获得足够的原发肿瘤有关生物学指标的信息，工作量大、难度也大，需有严格的研究设计和多中心协作。目前尚无结论性的资料，现有的结果也仅能提供临床参考，而且仍无一个指标能准确预测新辅助化疗的疗效。我们相信随着分子生物与微技术的发展，通过应用分子生物领域新的技术进行更大的前瞻性研究，将来肯定能够寻找到一种或几种 NCT 的生物学标志物，使得个体调节病人的治疗计划，迅速评价新的治疗措施的疗效成为可能。

当然 NCT 亦存在很多问题，NCT 前综合评估肿瘤大小及腋窝淋巴结状况不仅用于疾病分期，对于疗效的评判也相当重要。目前临床常规采用体检、B 超、钼靶等方法来评价疗效均有其局限性，对 cCR 后能否达到 pCR 很难做出准确判断。Abrahan 等认为核磁共振在 97%的病人中准确地估价了残留肿瘤与化疗后的纤维化，应该是评价 NCT 疗效的最好方法，然而其费用昂贵，无法作为常规方法用于 NCT 的动态疗效评价。NCT 后获得 cCR 或 pCR 的病例术后用或不用辅助化疗，都有产生过重或过轻治疗的危险。这些均有待于今后不断的临床实践进一步研究探讨，以便更加全面地评价 NCT 在治疗乳腺癌中的作用。

总之，NCT 源于不可手术的局部晚期乳腺癌的治疗，已成为局部晚期乳腺癌首选的治疗方法。目前在大的可手术乳腺癌中增加保乳手术机会的作用已经很好地确立。许多临床试验证明 NCT 可缩小甚至消灭乳腺癌的原发肿瘤及腋窝转移淋巴结，降低疾病分期，提高进展期乳腺癌的手术切除率，对早期疾病疗效更好，大大增加了保乳手术的机会。虽然 NCT 随机临床试验的结果并未发现生存率方面的优势，但少部分获得 pCR 者预示有好的 OS 和 DFS。NCT 潜在的优点包括基于体内药敏试验后修改治疗方案，根据肿瘤生物学指标预测特点选择治疗方案，避免耐药性，寻找能预测远期疗效的可靠的生物学标记物指导未来治疗，使得病人选择个性化治疗方案成为可能，并能迅速评价治疗方案的疗效。随着研究的深入，NCT 适应范围日益扩大，发展势头引人注目，在乳腺癌治疗中的意义将不断深化。

▶ 参考文献

1. Fisher B，Briant J，Wolmark N et al. Effect of preoperative chemotherapy on the outcome of women with operable breast cancer. J Clin Oncol 1998，16：2672-85
2. Smith I，Heys S，Hutcheon A，et al. Neoadjuvant chemotherapy in breast cancer：significantly enhanced response with docetaxel. J Clin Oncol 2002；20：1456-1466
3. Kuerer HM，Singletary SE，Buzdar AU，et al. Surgical conservation planning after neoadjuvant chemotherapy for stage II and operable stage III breast carcinoma. Am J Surg 2001；182：601-608
4. Rouzier R，Extra JM，Klijanienko J，et al. Incidence and prognostic significance of complete axillary downstaging after primary chemotherapy in breast cancer patients with T1 to T3 tumours and cytologically proven axillary metastatic lymph nodes. J Clin Oncol 2002；20：1304-1310

病例 25　左乳头血性溢液 40 天

杨德启

▶ 病例摘要

女，38 岁，40 天前无明显诱因发现左乳头溢液，为血性，量少，局部无皮肤红肿，无疼痛，来我院门诊做乳管造影出现外侧乳管显影并可见显影的Ⅰ级乳管部分缺损，结果提示“导管内乳头状瘤可能性大”，为求进一步治疗，15 天前由门诊以“左乳头溢液”收入院。当时入院查体双乳外形对称，双侧乳头无内陷，双乳表面皮肤无红肿、凹陷，无破溃，无橘皮征及酒窝征，左乳晕下未触及肿物，双乳皆未及肿块，挤压左乳晕周围可见左乳头中央孔内有暗红色血性液溢出，双侧腋下皆未及肿大淋巴结，双侧锁骨上未及肿大淋巴结。于 10 天前在局麻下行左乳区段切除术，术中冰冻结果回报乳腺原位癌，重度非典型增生，石蜡病理结果为乳腺导管内癌，局灶伴早期浸润性癌，ER（－），PR（＋）＞50％，p53（－），Cath-D（＋），nm23（＋），c-erbB2（＋＋），PCNA（－），TopoII 阳性＜50％，患者及家属要求出院协商后再决定下一步治疗，协商后要求手术治疗，再次由门诊以“左乳癌”收入院。患者自发病以来精神、食欲可，睡眠好，大小便皆正常，体重无明显减轻。

入院查体：患者一般状况可，心、肺、腹未见明显异常。专科情况：双乳外形对称，无乳头内陷，无红肿、破溃，无凹陷及橘皮征，未触及肿物，左侧乳晕外侧可见一弧形切口约 3cm，双腋下及锁骨上淋巴结不肿大。

入院诊断：左乳癌。

入院后完善各项常规化验检查：血尿便常规正常，生化、凝血正常，肿瘤标志物检查：CEA、CA153、AFP 都在正常范围内。心电图、胸片结果皆正常。

▶ 病历讨论

甲医师（乳腺外科住院医师）：患者38岁女性，40天前无明显诱因发现左乳头溢液，为血性，量少，局部无皮肤红肿，无疼痛。查体：双乳外形对称，双侧乳头无内陷，双乳表面皮肤无红肿、凹陷，无破溃，无橘皮征及酒窝征，左乳晕下未触及肿物，双乳皆未及肿块，挤压左乳晕周围可见左乳头中央孔内有暗红色血性液溢出，双侧腋下皆未及肿大淋巴结，双侧锁骨上未及肿大淋巴结。乳管造影结果显示“导管内乳头状瘤可能性大”。在局麻下行左乳区段切除术，术中冰冻结果回报原位癌，重度非典型增生，石蜡病理结果为乳腺导管内癌，局灶伴早期浸润性癌，ER（－），PR（＋）＞50％，p53（－），Cath-D（＋），nm23（＋），c-erbB2（＋＋），PCNA（－），TopoII 阳性＜50％。根据患者的病史诊断明确，但只接受了区段切除术，应该说这样的治疗对于导管内癌伴早期浸润是不够的，患者还需要尽快接受下一步的治疗。

乙医师（乳腺外科主治医师）：同意甲医师的意见。目前对于原位癌的治疗原则是乳腺全切术或乳腺部分切除加放疗。该患者为“左乳乳腺导管内癌伴早期浸润”，由于该患者以乳头溢血为首发症状，而临床检查未发现肿块，结合乳管造影结果证明病灶位于大导管内，首先不符合保乳条件，因此进行乳腺全切更为适宜，目前讨论的关键是需不需要行腋窝清扫术。患者的肿块在术前触摸不到，应该认为临床分期属于T0N0M0，属于很早期的乳癌，而病理显示原位癌伴早期浸润，虽然是早期浸润，但我认为已经属于浸润性乳腺癌，就不能排除腋窝淋巴结转移的可能性。而且病人年轻，处于绝经前，病理免疫组织化学染色Cath-D（＋），c-erbB2（＋＋），综合分析考虑病人属于高危人群，还是应该行腋窝淋巴结清扫。

丙医师（乳腺外科主任医师）：目前患者的诊断明确，为左乳乳腺导管内癌伴早期浸润，属于很早的浸润性乳腺癌，此病相当一部分的首发症状为乳头溢血而临床上未及肿块，常在钼靶平片或造影下发现病灶，虽然钼靶检查对此不能鉴别导管内乳头状瘤、导管内癌和浸润性乳腺癌，但钼靶检查（图1）可确定病灶部位和范围，指导选择手术切口和切除范围，对准确地获得此病的病理结果起着至关重要的作用。对于目前的手术治疗我基本同意两位医师的意见。至于手术后的治疗还要根据其乳癌改良根治术后的分期再决定。

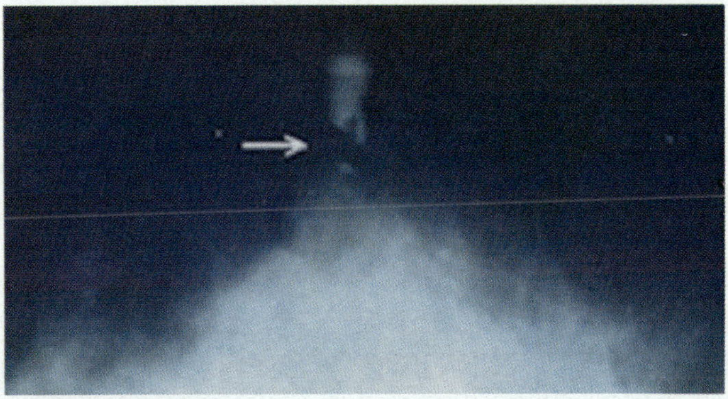

图 1 钼靶片造影显示导管充盈缺损（箭头所指），提示乳腺导管内乳头状瘤的可能性大

▶ 手术及术后恢复情况

患者完善术前检查及准备后在全麻下行左乳癌改良根治术。取平卧位，左肩部垫高，左上肢外展 90°，取左乳横梭形切口长约 20cm，切开皮肤、皮下组织，潜行游离皮瓣，上至锁骨下，下至腹直肌前鞘，内至胸骨旁，外至背阔肌前缘。从内下向外上于胸大肌表面将乳房、胸大肌筋膜及部分腹直肌前鞘完整切除（将乳腺组织分离至胸大肌外侧缘即可见腋窝脂肪组织，沿胸壁向下、后游离腋脂肪）。分别拉开胸大、小肌外缘，清除胸肌间、胸肌组脂肪及淋巴组织。于喙肱肌水平部位切开喙锁筋膜，显露腋静脉，锐性分离腋顶淋巴结，注意保护腋静脉起始部及胸长神经，再沿腋静脉下缘向外游离约 2～3cm 即达胸背神经，其外侧即为肩胛下血管，于胸长、胸背神经之间向下游离脂肪组织，结扎腋静脉共 6 个小分支。于肩胛下血管外侧向外向下沿肩胛肌表面游离腋脂肪组织，总之：从腋静脉水平面下完整清除腋窝淋巴、脂肪组织。注意保护胸长、胸背神经及肩胛下血管。移去乳腺标本，冲洗伤口，再次电凝止血完全后，喷洒生物蛋白凝胶，于腋下放置引流管一根，接负压吸引器，清点器械敷料无误，钉皮机闭合伤口，碎纱布加压包扎，术毕。手术顺利，术中出血约300ml。

▶ 最后诊断

左乳癌。病理诊断：左乳挖空组织周围可见导管原位癌，腋窝淋巴结转移（0/21）。

▶ 专家点评

乳腺原位癌伴早期浸润应该是一个病理学范畴的概念。乳腺癌从非浸润性原位癌到浸润性癌，是一个逐渐发展的过程，期间要经过早期浸润阶段，即癌组织开始突破基底膜，向间质浸润的时期。乳腺原位癌伴早期浸润包括乳腺导管内癌伴早期浸润和乳腺小叶原位癌伴早期浸润，属于早期浸润性乳腺癌。乳腺导管内癌伴早期浸润是导管内癌早期少量的癌细胞突破管壁基底膜，向管周间质如生牙样浸润，不包括浸润范围较广或远离管壁者；乳腺小叶原位癌伴早期浸润是原位癌细胞穿破末梢导管基底膜，开始向小叶内间质浸润，仍局限在小叶范围内。在乳腺原位癌伴早期浸润中，乳腺导管内癌伴早期浸润占大多数，乳腺导管内癌伴微小浸润（$<1mm$）仍被认为是非浸润性疾病，较大的病灶范围被称为微小浸润癌（T1a=1～5mm，T1b=5～10mm），乳腺导管内癌伴微小浸润和微小浸润癌均可称为乳腺导管内癌伴早期浸润。乳腺导管内癌的大小和范围决定微小浸润的发生，随着乳腺导管内癌体积增大出现浸润的机会也将增多，体积$<1.0cm^3$者有5%伴微浸润，$>1.0cm^3$的乳腺导管内癌则有19%伴有微浸润，当乳腺导管内癌平均体积$>3.8cm^3$时，多可出现浸润同时伴有转移的可能。

乳腺导管内癌伴早期浸润临床上一般以肿块、乳头溢血为首发症状；也有一部分无症状，仅在钼靶片上有不规则的细小钙化而被发现。因此辅助检查对乳腺导管内癌伴早期浸润诊断及鉴别诊断尤为重要。由于乳腺导管内癌伴早期浸润对周围组织浸润不明显，超声下往往为良性肿物表现或无表现；但相当多的乳腺导管内癌伴早期浸润可出现坏死、钙化，易被钼靶检查所发现，并且临床以乳头溢血为症状的乳腺导管内癌伴早期浸润在钼靶下造影也可发现病灶，因而钼靶对此诊断更敏感，是诊断乳腺导管内癌伴早期浸润的重要方法。近年来由于钼靶应用的逐渐普及，临床上越来越多的乳腺导管内癌伴早期浸润病例被发现。此外对于以乳头溢液为临床表现的乳腺导管内癌伴早期浸润也可应用乳腺导管镜检查，乳管镜可以直观乳管内病变，还可以取活检，进行病理学诊断，定性定位诊断一次完成，是其他检查手段无法比拟的，目前已成为早期发现和确诊乳腺导管内癌伴早期浸润的重要方法。

大多数乳腺导管内癌组织学诊断相对明确，但由于大体标本切片部位或乳腺导管内癌导管周围间质纤维化和炎症反应的缘故，间质的浸润有时难以区分，这样就显示出多层的石蜡切片对其正确诊断的重要价值。一旦明确诊断乳腺导管内癌伴早期浸润，其治疗原则应与一般的浸润性乳腺癌相同。国外文献对该病多提倡保乳根治术加术后放疗，但由于乳腺导管内癌的多中心性和多灶性，以及以乳头溢血为表现的乳腺导管内癌伴早期浸润常累及大导管，对其进行保乳根治术时要注意确保切缘阴性，如不能保证切缘阴性或属一般的浸润性乳腺癌保乳根治术是禁忌的，可行乳腺癌改良根治术。另外由于乳腺导管内癌伴早期浸润的腋窝淋巴结转移率较低，近年前哨淋巴结活检技术也在乳腺导管内癌伴早期浸润治疗中广泛应用，这样避免了大多数的乳腺导管内癌伴早期浸润患者进行腋窝淋巴结清扫，改善了患者的生存质量。手术后的辅助化疗根据浸润范围的大小确定肿瘤 T 的分期，NM 的分期同浸润性乳腺癌。其化疗及放疗的原则按相应的 TNM 分期和病理免疫组化结果进行，对 ER（—），PR（—），p53（+），Cath-D（+），nm23（—），c-erbB2（+++），PCNA（+）免疫组化生物学指标属于高危的或年轻的乳腺导管内癌伴早期浸润的患者应该积极采取化疗。乳腺导管内癌伴早期浸润内分泌治疗根据其受体情况进行。

▶ 参考文献

1. Vincent T, Devita Jr, Samuel Hellman, et al. Cancer principles & practice of

oncology，6th ed [M]. Lippincott，Williams & Wilkins，2001. 1664-1667.
2. Lafontan BD，Daures JP，Salicru B，et al. Isolated clustered microcalcification：Diagnostic value of mammography-series of 400 cases with surgical verification [J]. Radiology，1994，190：479-483
3. 秦乃姗，宋鲁新，蒋学祥. 乳腺照相辅以导丝定位活检对诊断乳腺原位癌的意义 [J]. 中国影像技术，2003，19：423-425
4. Fisher B，Dignam J，Tan-chiu E，et al. Pathologic findings from NSABP eight-year update of Protocol B-17 [J]. Cancer，1999，86：429-428

病例26　右乳癌术后9年，发现左乳肿物，伴不能直立行走半个月

王东民

▶ 病历摘要

女，59岁，主因右乳腺癌术后9年（1995年11月23日手术），发现左乳肿物，伴不能直立行走半个月入院。患者9年前，因右乳腺癌于我院行右乳癌改良根治术，术后病理为部分导管内癌，部分黏液腺癌，腋淋巴结0/7。术后予CMF化疗三个周期后口服FT-207 6个月，三苯氧胺20mg/d 5年。半个月前，发现左乳肿物，不伴其他不适。几天后，突然不能直立行走。骨盆X线提示左髂骨骨质缺损，骨转移可能性大。遂入院进行治疗。自发病以来，患者精神食欲可，睡眠可，大小便正常，体重无明显变化。

入院查体：生命体征平稳，皮肤黏膜无黄染，无苍白；心、肺未见异常；腹部平坦，无腹壁静脉曲张，未见胃肠型及蠕动波，腹部无压痛、反跳痛、肌紧张；肝、胆囊、脾肋下未及。叩诊鼓音，肝肾区叩击痛阴性，移动性浊音阴性；肠鸣音正常，4～5次/分；锁骨上及双侧腹股沟未及浅表淋巴结肿大；肛查阴性。外科情况：右乳手术后缺如，右侧胸壁可见一长15cm手术瘢痕，皮肤表面无隆起及红斑。左乳腺皮肤，乳头正常；于左乳腺外上象限可扪及一个直径3cm肿物，质硬、边缘不规则、活动度较差、无压痛、与皮肤胸壁无粘连，双侧腋窝未及肿大淋巴结。骶尾部未见隆起与凹陷，无明显压痛，四肢肌力正常，双侧跟、膝、腱反射对称，双侧Babinski征（—）。

入院诊断：右侧乳腺癌术后，左侧异时性乳癌，全身多发骨转移。

入院后完善各项辅助检查：血尿常规正常，肝肾功能正常。心电图：窦性心律，大致正常。肿瘤标记物检测：CEA 3.6ng/ml（正

常<5 ng/ml)，CA19 - 9 22.8 U /ml（正常<37 U/ml)，CA15 - 3 157 U /ml（正常<21 U /ml)。胸片提示：右第 7 肋骨腋后线骨折，左侧第 6 肋骨腋后线骨质破坏，周围可见软组织密度增高影。左侧第 7 后肋中段骨质不连续，骨密度减低。心、肺、膈未见异常。腹部超声未见异常。骨扫描：静脉注射^{99m}Tc-MDP 3 小时后全身骨显像，脊柱、右肩关节、胸骨、肋骨、右侧坐骨、左侧骶骨、骶髂关节、髂骨、右髋臼可见多发散在分布的点团状异常放射性浓聚影及减低缺损区，提示全身多发骨转移。左乳 B 超提示左乳外上象限 3.5cm×3.0cm 低回声肿物，腋窝可见肿大淋巴结。左乳肿物行针吸细胞学检查，涂片中可见癌细胞。

▶ 病历讨论

甲医师（普通外科住院医师）：患者为老年女性，主因右乳腺癌术后 9 年，发现左乳肿物，伴不能直立行走半个月入院。骨盆 X 线提示左髂骨骨质缺损，骨转移可能性大。查体：心肺腹部未见异常；未及浅表淋巴结肿大。外科情况：右乳手术后缺如，右侧胸壁可见一长 15cm 手术瘢痕，皮肤表面无隆起及红斑。左乳皮肤，乳头正常；左乳外上象限可扪及一个直径 3cm 肿物，质硬、边缘不规则、活动度较差、无压痛、与皮肤胸壁无粘连，双侧腋窝未及肿大淋巴结。骶尾部未见隆起与凹陷，无明显压痛，四肢肌力正常，双侧跟膝腱反射对称，双侧 Babinski 征（—）。辅助检查：①肿瘤标记物检测：CEA 3.6ng/ml，CA19-9 22.8 U /ml，CA15-3 157 U /ml。②胸片显示：右第 7 肋骨腋后线骨折，左侧第 6 肋骨腋后线骨质破坏，周围可见软组织增高影。左侧第 7 后肋中段骨质不连续，骨密度减低。心、肺、膈未见异常。③腹部超声未见异常。④骨扫描：静脉注射^{99m}Tc - MDP 3 小时后全身骨显像，脊柱、右肩关节、胸骨、肋骨、右侧坐骨、左侧骶骨、骶髂关节、髂骨、右髋臼可见多发散在分布的点团状异常放射性浓聚影及减低缺损区，提示全身多发骨转移。⑤左乳肿物行针吸细胞学检查，涂片中可见癌细胞。初步诊断：右侧乳腺癌术后，左侧乳癌，全身多发骨转移。该患者诊断明确，但左侧乳癌与右侧乳癌的关系如何，以及骨转移是来源于前者还是后者尚需进一步检查确认，对治疗有一定的帮助。

乙医师（普通外科主治医师）：上述病例分析较为具体详细。9年前，右乳癌术后病理为部分导管内癌，部分黏液腺癌，腋淋巴结0/7。临床分期为T1N0M0术后予CMF化疗三个周期后口服FT-207 6个月，三苯氧胺20mg/d 5年。由于当时技术条件的限制，未能检测患者的激素受体状态，而直接让患者口服三苯氧胺5年，本次入院可以将原来的标本进行重新免疫组化检测，了解受体状态，评估内分泌治疗的疗效，并与本次手术病理进行比较，进一步了解左侧病变的来源，并决定能否进一步行内分泌治疗。左侧乳癌发生来源分析有两种可能：一是为左侧乳腺的新发癌，即异时性癌。二是为右侧乳腺癌转移所致的转移癌。全身骨转移既可以来源于前者也可来源于后者。从左侧乳癌的病变特点分析，目前倾向于左侧乳腺的新发癌，即异时性癌。而全身骨转移来源于后者的可能性较大。最终诊断还要等待左侧乳癌的术后病理再进一步分析确定。

丙医师（普通外科主任医师）：上述病例的总结与分析思路清晰，现补充一些有关治疗的问题。患者左侧乳癌同时伴有全身骨转移，属于乳癌的晚期病例，治愈的可能性很小，因此治疗的主要目的有二：延长患者的生存时间，提高患者的生存质量。因此需要平衡实施一整套完善的综合治疗手段，包括手术、化疗、内分泌治疗、放疗等。尽可能地延长患者带瘤生存时间。在获得确切疗效的同时，应注意评估病人的耐受性。因此对于该患者手术仅是一种局部的姑息治疗方式，可采用肿瘤的局部扩大切除手术（象限切除），即可达到治疗的目的。应把治疗的重点放在全身治疗，如化疗和内分泌治疗等。化疗应采取序贯化疗的方式，疗效既肯定，副作用又较轻。同时根据肿瘤的受体检测情况，考虑选择芳香化酶抑制剂。对于骨转移，可选用帕米磷酸二钠注射治疗。对于疗效的评价，应有一个可靠而又灵敏的指标，该患者术前CA15-3水平较高，治疗后可以进一步观察它的动态变化，有可能成为我们观察其疗效的指标之一。对于转移乳腺癌的治疗目前尚缺少一致的规范，在大的治疗原则的前提下，要根据病人的具体情况总结经验，实施治疗。

▶ 治疗情况

2004 年 7 月 28 日，在全麻下行左乳外上象限切除加腋窝淋巴结清扫术。术中切除距离肿瘤边缘 2 厘米正常乳腺组织。并另行腋下切口清扫腋窝淋巴结。术后恢复顺利，伤口愈合好，一周后拆线。

2004 年 7 月 29 日至今，患者口服阿诺新（依西美坦）25mg qd。2004 年 8 月 6 日至 2005 年 2 月 4 日口服希罗达 1.5g bid，共 9 个疗程。2005 年 2 月 7 日至 2005 年 3 月 14 日，静脉注射紫杉醇 90mg，单周给药，共 6 次。2005 年 3 月 21 日至 2005 年 7 月 1 日，静脉注射多烯紫杉醇 40mg，单周给药，共 12 次。2004 年 8 月 6 日至今，每月静脉注射博宁 90mg $d_{1,2}$。治疗过程中，患者毒性反应低，耐受良好。

术后每个月检测 CA15-3（正常＜31ng/ml）：157（术前），89.2（2004.9.10），76（2004.10.13），56.3（2004.11.20），49（2004.12.24），48（2005.1.18），49.3（2005.2.6），30.5（2005.3.22），19.2（2005.5.12），27.1（2005.6.16），27（2005.8.8）。

2005 年 1 月 6 日复查骨扫描：与 2004 年 7 月 23 日对比，多数病灶有好转，其中以左后第 8、12 肋、右后第 10 肋、胸椎、右坐骨病灶较明显。多次胸片复查肋骨骨折处骨痂形成，双肺（一）。

▶ 最后诊断

右乳腺癌术后，左乳腺异时癌，全身多发骨转移。病理诊断：左乳浸润性导管癌，Ⅲ级，局部见导管内癌，另见乳管内瘤栓形成，周缘净，左腋淋巴结 16/28 转移。免疫组化：ER（＋＋＋），PR（＋＋），c-erbB_2（＋＋＋），p53（＋），PS_2（＋），PCNA（＋＋＋），E-cd（＋＋＋），Cath-D（＋＋）。右乳癌免疫组化（补做）：ER（＋＋＋），PR（＋＋＋），c-erbB_2（＋），p53（－），PS_2（－），PCNA（＋＋），E-cd（＋/－），Cath-D（－）。

▶ 专家点评

乳腺癌是女性第一高发的恶性肿瘤，患乳癌的高危因素有很多，其中一侧患乳癌，对侧乳腺患癌的几率增加2～6倍。一般认为，两侧乳癌发生时间间隔超过5年，可以诊断为异时性乳癌。而其他指标如免疫组化、病理等，对于区分异时性乳癌与转移性乳癌的帮助不大。

骨转移是乳腺癌术后远处转移的高发部位之一，发生率约为20%～30%。其发生的时间多在术后2～3年，对于骨转移的治疗多采用全身治疗与局部治疗相结合。治疗骨转移的疗效评价较为困难，骨扫描尚不能作为短期疗效评判的指标，X线虽可以观察骨质破坏的愈合情况，但对于治疗后短期内的疗效判定帮助不大。

CA15-3是检测乳腺癌的肿瘤标记物之一，肿瘤分期越晚，其表达越高。但其对乳腺癌的诊断意义不大，而主要是用于乳腺癌复发转移的监测及治疗效果的评估。其数值的变化要早于影像学及临床检查结果数月之多。本例患者，就是根据其CA15-3的动态变化，获知治疗的疗效，其变化比骨扫描和X线提示的疗效改善提前了数月。

复发转移乳腺癌的平均生存时间为2年，其治疗主要有两个目标：延长患者的生存时间，提高患者的生存质量。复发转移乳腺癌的理想治疗需对病人的乳癌进展情况、预后的评价、治疗的毒性反应以及病人的意愿进行综合评估。努力平衡各种因素的关系，尽可能做到个体化治疗。复发转移乳腺癌的全身治疗包括化疗、内分泌治疗和分子靶向治疗。化疗对于激素不敏感的肿瘤是唯一治疗方式，对于激素治疗敏感者，可与内分泌治疗进行联合治疗。关于采用联合还是单药化疗，尚有争论。O'Shaughnessy报告一项Ⅲ期临床试验的结果表明，多烯紫杉醇与卡培他滨联合化疗优于多烯紫杉醇单药。在给药方式上，采用同时或序贯的给药方式，二者的生存率相仿，但毒副反应前者要大于后者。化疗药物的选择主要包括以蒽环类和紫杉类为主的方案。对于既往未使用过蒽环类药物者，使用紫杉类药物有效率为40%～60%。而对于既往使用过蒽环类药物耐药者，改用紫杉类药物仍有 30%～40%有效。蒽环类药物中，表阿霉素与阿霉素疗效相当，但表阿霉素对于心脏的毒副作用较轻。随着表阿霉素给药剂量的提高，疗效也相应提高（FEC100＞FEC75＞FEC50）。对于 Her－2（＋＋＋）者，资料显示肿瘤对蒽环类和紫杉类药物较 CMF 方案具有较高反应性。对于蒽环类和紫杉类药物耐药的患者，尚没有标准的化疗方案。应根据病人的具体情况选择药物。其中，诺维本和卡培他滨是较为常用的药物，其单药有效率为 10%～20%。

内分泌治疗是无致命危险复发转移乳腺癌的首选治疗，不仅疗效肯定，而且毒副反应轻。作为金标准的三苯氧胺在临床已经使用近 30 年，能显著降低复发率、死亡率及对侧乳癌的发生率。使用时间为 5 年，但其持续作用时间可达 15 年。对于三苯氧胺耐药的绝经后患者，可改用芳香化酶抑制剂，总反应率为 10%～25%。临床获益率 23.5%～47.5%。对于绝经前患者，可在卵巢去势后，再加用芳香化酶抑制剂。作为第三代芳香化酶抑制剂，阿那曲唑、来曲唑、依西美坦毒副作用较轻，主要是骨关节痛和骨折增加，经相应处理后耐受性较好。对于 Her-2（＋＋＋）者，资料显示芳香化酶抑制剂的疗效优于三苯氧胺，可作为选择用药的参考指标之一。关于化疗与内分泌治疗的联合应用，尤其是芳香化酶抑制剂与化疗的联合应用问题，文献尚无有关试验报告。

随着基因组和蛋白质组研究的进展，肿瘤分子靶向治疗的药物不断进入临床，为肿瘤分子靶向治疗开辟了新的途径。在乳腺癌中以曲妥珠最具代表，其单药有效率为 15%～24%，与其他化疗联合使用，均有协同或相加作用，反应率为 41%～56%。最常见的副作用是寒战和发热，约为 40%，最严重的副作用为心脏毒性，心脏平均射血分数降低 20%。最近发表的关于曲妥珠单抗 3 项大型随机前瞻国际临床试验：HERA、NSABP B-31、NCCTG N9831，研究表明曲妥珠单抗能显著改善 HER-2（＋＋＋）患者的无病生存，与化疗同时应用的疗效优于序贯使用，推荐使用期限为一年。但其费用较昂贵，临床广泛使用尚有困难。

▶ 参考文献

1. O'Shaughnessy J，Miles D，Vukelja S et al. Superior survival with capecitabine plus docetaxel combination therapy in anthracycline-pretreated patients with advanced breast cancer：phase III trial results. J Clin Oncol 2002；20：2812－2823
2. Fossati R，Confalonieri C，Torri V et al. Cytotoxic and hormonal treatment for metastatic breast cancer：a systematic review of published randomised trials involving 31，150 women. J Clin Oncol 1998；16：3439－3460
3. Paik S，Bryant J，Tan-Chiu E et al. Real-world performance of HER-2 testing-National Surgical Adjuvant Breast and Bowel Project experience. J Natl Cancer Inst 2002；94：852－854
4. Roche PC，Suman VJ，Jenkins RB et al. Concordance between local and central laboratory HER-2 testing in the Breast Intergroup Trial N9831. J Natl Cancer Inst 2002；94：855－857
5. Hortobágyi GN，Piccart-Gebhart MJ. Current management of advanced breast cancer. Semin Oncol 1996；23（suppl 11）：1－5

病例 27　周身骨痛 1 年，加重半年

张自琴　解亦斌　蔺锡侯

▶ 病历摘要

女，34 岁，主因“周身骨痛 1 年加重半年”入院。患者 1 年前无明显诱因出现左踝及右上肢疼痛，无乏力及关节肿胀。于外院就诊给予止痛药口服，效果不佳，半年前症状明显加重，于当地医院经行 X 线检查诊断为“多发骨巨细胞瘤”，并先后行右手及左踝等多处手术治疗。出院后左上肢痛明显加剧并又出现新的病灶（图 1），伴乏力，行走困难，遂转来我院。门诊化验血钙为 2.81mmol/L（正常 2.25～2.75mmol/L），血磷为 0.67mmol/L（正常 0.8～1.6 mmol/L），PTH 为 1458pg/ml（正常 8.3～68.0pg/ml），以“甲状旁腺功能亢进”收入院。患者病程中无外伤、面部浮肿、血尿，精神食欲可，睡眠可，无发热，大小便正常，体重无明显变化。

入院查体：生命体征平稳，走路蹒跚状，皮肤黏膜无黄染，无苍白。颈部检查于甲状腺右叶下极水平可触及 2.0cm×2.0cm 肿物，质软，边界欠清，无压痛。心肺腹未见异常。四肢检查共可见 4 处切口瘢痕，四肢骨局部有压痛，肌力稍差。

入院诊断：原发性甲状旁腺功能亢进症。

入院后完善各项辅助检查：血尿常规正常，肝肾功能正常，甲状腺功能正常，骨钙素 BGP 146.1ng/ml（正常 2.5～18.2ng/ml）明显增高，降钙素 16.6pg/ml（正常＜100pg/ml），24 小时尿钙磷定量明显增高（尿钙 7.9mmol、尿磷 18mmol），心电图示窦性心律，喉镜检查示声带无红肿，活动好，闭合好。胸片未见肺部活动性病变，颈椎正侧位未见器官受压移位。颈部 B 超：甲状腺右叶下极后下方可见实性低回声 2.5cm×1.2cm×1.5cm（见图 2），血流丰富。甲状旁腺 ECT：甲状腺右叶下极下方见局灶性放射性异常浓集，印象：甲状旁腺腺瘤（见图 3）。颈部 CT 平扫及增强扫描（见图 4）：

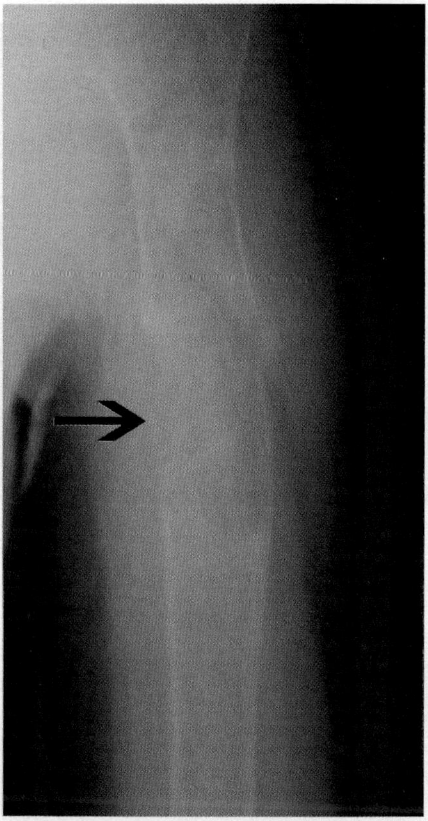

图1　X线片：肱骨可见溶骨性骨破坏

甲状腺右叶下极后下方颈动脉鞘内侧与气管间可见一大小约2.5 cm×1.5cm× 0.8cm长条形软组织结节影，增强扫描上述病灶中度强化，印象为：甲状旁腺肿物可能性大。全身骨扫描：颅骨呈普遍性放射性分布浓集，胸骨呈“领带征”，肋骨呈“串珠肋”，躯干骨及四肢骨均可见放射性摄取增加，右肱骨及右胫骨远端局灶性放射性增高，印象为：全身骨显像呈代谢性骨病征，符合甲状旁腺功能亢进的表现。腰及髋骨密度：提示严重骨质疏松。

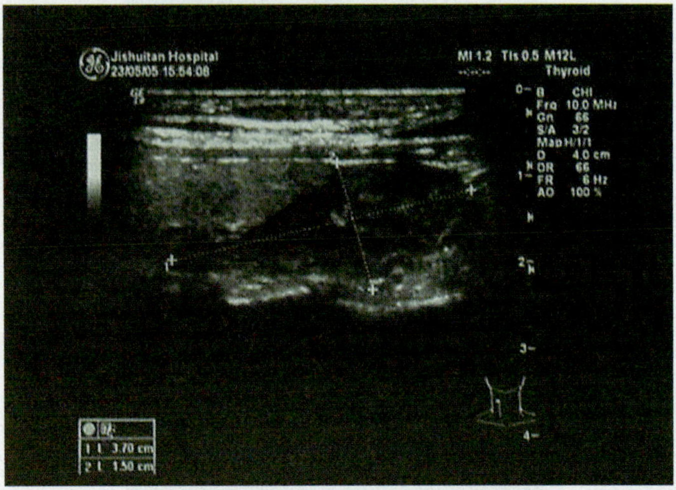

图 2　颈部 B 超：甲状腺右叶下极后下方可见实性低回声 2. 5cm×1. 2cm×1. 5cm 血流丰富

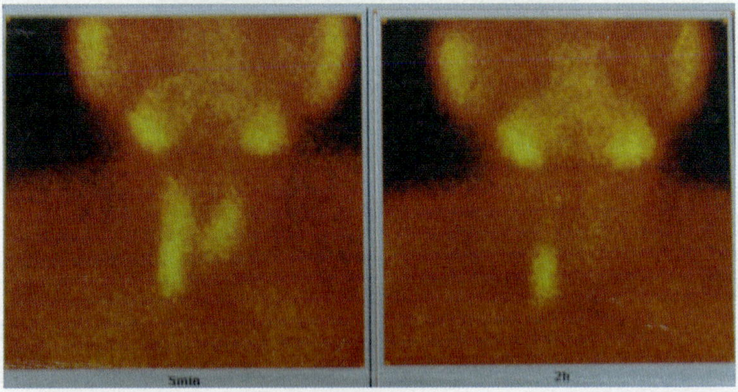

图 3　甲状旁腺 ECT（^{99}Tc－MIBI 延迟扫描）：甲状腺右叶下极水平椭圆形功能亢进的甲状旁腺瘤显影

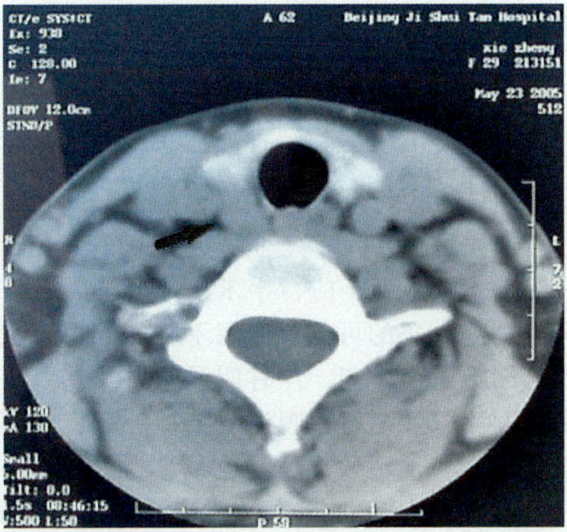

图 4　颈部 CT：甲状腺右叶下极后方可见一大小约 2.5 cm× 1.5cm× 0.8cm 长条形软组织结节影

▶ 病历讨论

甲医师（普通外科住院医师）：患者为青年女性，1 年前无明显诱因出现周身多处骨痛，半年前疼痛加剧。当地医院行 X 线检查后诊断为“多发骨巨细胞瘤”，并行多次骨科手术而疗效不明显。甲状旁腺功能亢进的临床表现除少数病人能触及颈部明显肿物外，绝大多数病人表现为骨及泌尿系统病变，因而多就诊于骨科造成误诊，因许多基层医院没有条件测定 PTH，又忽视了血钙、磷检查，因此产生重要漏诊或误诊。该患者颈部右侧可触及一 2.0 cm×2.0 cm 肿物，质软，边界欠清，无压痛，24 小时尿钙磷定量明显增高，血钙升高，血磷降低，尤其血 PTH 高达 1458pg/ml，进一步直接提示了原发性甲状旁腺功能亢进的诊断，究竟是甲状旁腺腺瘤、甲状旁腺癌、还是甲状旁腺增生引起，只能靠病理检查确定。影像学检查①颈部 B 超：甲状腺右叶下极后下方可见实性低回声 2.5cm×1.2cm ×1.5cm，血流丰富。②甲状旁腺 ECT 印象：甲状腺右叶下极水平椭圆形功能亢进的甲状旁腺显影。③颈部 CT 平扫及增强扫描：甲状腺右叶下极后下方可见一大小约 2.5 cm× 1.5cm× 0.8cm 长条软组织结节影，增强扫描上述病灶中度均匀强化，印象为甲状旁腺肿物可能性大。④全身骨显像示代谢性骨病征，符合甲状旁腺功能亢进的表现。目前患者原发性甲旁亢诊断明确，甲状旁腺腺瘤的可能性大，应尽早手术切除病灶，缓解临床症状，病理确诊。

乙医师（普通外科主治医师）：同意甲医师的意见，患者各项术前检查完备，无手术禁忌证，应行手术治疗。有以下表现时应警惕原发性甲状旁腺功能亢进的可能，原因不明的周身多发骨痛、多发骨折、多发骨巨细胞瘤样改变、伴有四肢乏力及其他症状如消化性溃疡、反复发作的泌尿系结石、腹痛及精神神经症状等。另外多数甲状旁腺腺瘤患者不易发现颈部肿物也是容易漏诊的一个原因。该患者有周身骨痛及多发骨巨细胞瘤样改变，结合其各项检查资料，右下甲状旁腺腺瘤致功能亢进的可能性大。由于该患者定位明确，最佳的手术方式是行甲状旁腺腺瘤切除术，避免双侧探查产生损伤，切除肿物 10 分钟后即可检查 PTH，如下降表示手术成功，并行冰冻病理确定其病变性质。

丙医师（普通外科主任医师）：两位医师的分析思路清晰，治疗原则正确，需要补充的是甲状旁腺功能亢进在我国是一种少见的内分泌疾病，目前手术是主要的和较为理想的治疗方式，是可以治愈的一种疾病，但甲状腺下极后方的甲状旁腺肿物与气管食管沟中的喉返神经关系密切，在手术中尤其要注意避免损伤。

▶ 手术及术后恢复情况

入院后 1 周行外科手术治疗：甲状旁腺腺瘤切除术。术中显露甲状腺右叶，离断甲状腺下极血管，在右叶下极后方显露甲状旁腺肿物（图 5），其呈褐色，包膜完整，光滑，考虑来自右下甲状旁腺，将肿物完整切除，术中显露喉返神经予以保护。切除肿物 10 分钟后测 PTH 为 343.1pg/ml，较术前明显降低。切除标本见肿物大小约 3.3cm×2.0cm×1.0cm，称重约 4.6g，肿物完整，褐色，断面实性，细腻，送冰冻病理回报为甲状旁腺腺瘤。生理盐水冲洗切口，彻底止血，逐层缝合。

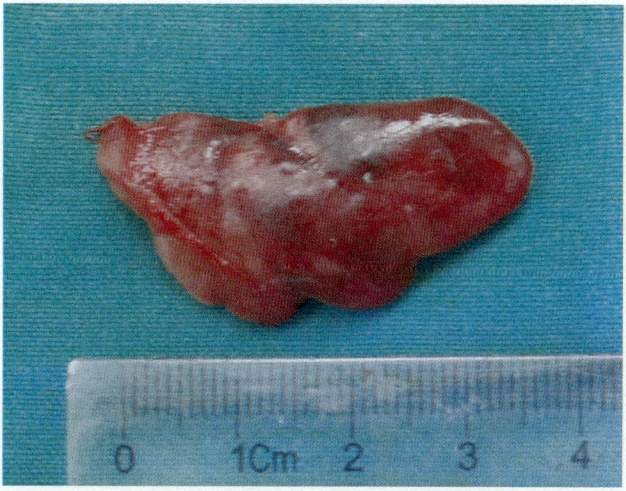

图 5　大体标本：甲状旁腺肿物

术后当晚开始病人出现手足及面部麻木症状，化验血钙 2.0mmol/L，给予葡萄糖酸钙溶液静脉点滴后症状减轻，此后以每小时 2ml 的速度持续泵入 10% 葡萄糖酸钙溶液。术后第一天病人恢复正常饮食，术后第五天病人骨痛明显减轻，切口拆线，术后第七天病人手足麻木的症状明显缓解，撤除输液泵，改为口服补钙，术后第九天病人出院，出院前化验血钙 2.17mmol/L，血磷 0.57mmol/L，嘱出院后继续补钙治疗。

▶ 最后诊断

最后诊断：甲状旁腺腺瘤（右下）（图 6）。

病理：右下甲状旁腺单发肿物，大小约 3.3 cm×2.0 cm×1.0 cm，包膜完整、光滑。镜下以主细胞为主，胞核无明显异形性，无被膜浸润，肿物内细胞与被膜外明显不同。

▶ 专家点评

原发性甲状旁腺功能亢进症（PHPT）是由于甲状旁腺本身病变引起甲状旁腺素（PTH）合成和分泌过多，从而引起一系列代谢

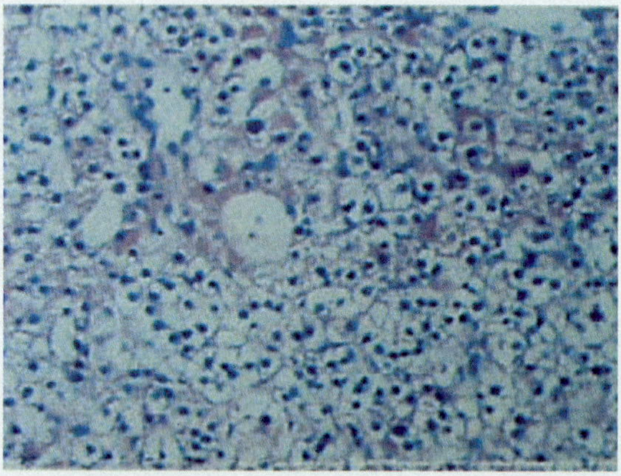

图 6　病理诊断（HE 染色）：甲状旁腺腺瘤

异常，导致多器官、多系统病理性改变。甲状旁腺病变病理主要表现为腺瘤、增生和癌，以腺瘤最为常见，占 90%～95%。病因仍不明确，研究发现部分病例有颈部放射史，部分病例第 11 号染色体的 Q13 区的基因重组和基因脱失，女性病例明显多于男性，因此认为其可能与女性激素、颈部放射及家族遗传等有关。此病在西方国家已成为一个常见的内分泌疾病，在我国仍属于相对少见，但近年发病有增加趋势。

PHPT 早期仅表现生化改变（血钙、尿磷、尿钙均增高，血磷降低），50%的病人可无症状，随着病情进展可表现为骨型：以骨质疏松、骨囊性变、骨纤维化、病理骨折和骨畸形等为主要改变；肾型：表现为反复多次发作的泌尿系结石；混合型：骨病变和泌尿系结石同时存在。还可表现为精神异常等。男∶女为 1∶4，国内发病以 50 岁前为多，国外报告绝经妇女发病率高。由于临床表现多样化，病例相对少见，病人首诊科室不一，加之临床医生的局部观念，未做一些特异性的检查，导致长期不能明确诊断，使病人得不到及时正确治疗，使其致伤致残。

PHPT 的诊断主要依据血钙、磷，尿钙、磷及血中 PTH 测定来定性诊断。随着影像学的发展，定位诊断趋于准确，常用于甲状旁腺定位检查手段的有甲状旁腺 ECT、超声波、颈部 CT，阳性率分别为 93％～95％，85％～87％，50％～89％，多项检查的有机结合，可大大提高诊断准确性。

PHPT 诊断明确后，虽然已有用药物治疗的研究，如激活钙受体，抑制 PTH 分泌从而治疗 PHPT，但目前外科手术仍是根治 PHPT 的唯一手段。20 世纪 70 年代，定性诊断明确后，均由有经验的外科医生行双侧颈部探查术。随着影像学发展，加之甲状旁腺功能亢进 92％～95％由单发腺瘤引起，近年来手术方式存在争议，单侧颈部探查，小切口直接甲状旁腺腺瘤切除术，微创腔镜下甲状旁腺腺瘤切除术占据主导，成功率与双侧颈部探查无显著差异，但大大缩短了手术时间，降低了喉返神经等副损伤的发生率，颈部无切口或小切口起到一定美容效果。在此强调对于定位不明确或有多发病灶者的病例，仍以选择双侧颈部探查为宜，疑及恶性病变者应扩大切除范围。

高水平的血清 PTH 消失是手术治疗 PHPT 成功的最早变化，Irvin 等用免疫化学荧光法（ICMA）在术中测定 PTH，在异常的甲状旁腺切除后 5min 和 10min，PTH 较术前分别降低 72％和 82％，但国内受条件限制术中测 PTH 难以普及，可行术中病理冰冻检查证实诊断。伴随着 PTH 的降低，术后病人表现为暂时性低血钙，水电平衡紊乱等，应注意观察及时处理。

成功手术后，病人骨痛、骨质疏松可逐渐缓解，但骨畸形难以恢复，血生化指标恢复正常。

总之，PHPT 正在成为一种相对常见的内分泌疾病，加强对此病的认识，提高早期诊断极为重要，一旦明确诊断，手术治疗是目前较为理想而有效的治疗方式。

▶ 参考文献

1. 宁志伟，王鸥，徐竟英等. 原发性甲状旁腺功能亢进患者术前病变甲状旁腺定位方法的评估. 中国医学科学院学报，2003，25（3）：280-284
2. Tofr AD. Surgery for Primary hyperparathyroidism—sooner rather than later. Lancel 2000，355：1478-1479
3. Koren I，Shpitzer T，Morgenshterns，et al，Lateral minimal parathyroidecto-

my：safety and cosmetic benefits. Am J otolaryngol，2005，26（2）：83-86
4. Baliski CR，Stewart JK，Anderson DW，et al，Selective unilateral parathyroid exploration：an effective treatment for primary hyperparathyroidism. Am J Surg，2005，189（5）：596-600
5. Grant CS，Thompson G，Farly D，et al，Primary hyperparathyroidism management since the introduction of minimally invasive parathyroidectomy：Mayo clinic experience. Arch Surg，2005，140（5）：472-478
6. Irvin GL，Deriso GT. A new，practical intraoperative parathyroid hormone assay. Am J Surg，1994，168（5）：466-468

病例 28　双下肢出现皮肤瘀斑伴乏力、头晕 1 个月，发热 3 周

尹慕军

▶ 病历摘要

女，34 岁，主诉“双下肢出现皮肤瘀斑伴乏力、头晕 1 个月，发热 3 周”入院。患者 1 个月前轻微磕碰后皮肤出现瘀斑，无鼻和牙龈出血，同时伴乏力，头晕，活动后轻微心悸，气短，腰部及右下肢疼痛，在当地医院住院治疗，多次检查血常规均提示白细胞增高，血红蛋白和血小板降低，骨髓穿刺显示增生性贫血。免疫球蛋白、尿本周蛋白正常。3 周前开始出现发热，体温最高达 38.9℃，胸片检查未见肺部异常。给予克林霉素、鱼腥草等抗感染，并输注红细胞 200ml，血浆 600ml，静脉滴注地塞米松和环磷酰胺 200mg，患者头晕，乏力症状稍有改善，但仍有发热。2 周前收入我院免疫科诊治，查血常规：白细胞 $13.4\times10^9/L$，血红蛋白 49g/L，血小板 $64\times10^9/L$，给予压积红细胞 400ml 输注，罗氏芬抗感染治疗，并使用强的松 30mg/d，患者头晕，乏力症状明显减轻，体温恢复正常。入院后免疫系统检查未发现异常。行胃镜检查（见图 1）：胃窦内隆起性肿物，胃体大弯侧偏后壁黏膜僵硬，取活检病理报告为：低分化腺癌。腹部 CT：胃窦部胃壁不规则增厚，周围淋巴结肿大，胃窦癌可能性大（见图 2）。考虑为胃癌，并除外免疫系统疾病，遂以胃癌转入外科治疗。患者发病以来，无腹痛、腹胀，无恶心、呕吐，无呕血、黑便，无月经量过多，精神差，食欲尚可，体重减轻 1.5 千克。既往 1 年前曾出现过上腹痛，进食后可缓解，未作检查，于当地私人诊所治疗，口服药物 20 天（具体不详），上述症状消失。1 个半月前曾出现右腰部疼痛，沿右下肢后面放射，腰椎磁共振检查提示：椎体及附件普遍性信号减低，不除外血液及造血系统疾病，给予“曲马多”等药物止痛治疗后，疼痛减轻。否认放射线及毒物

接触史。月经规律，（5～7）天/（28～30）天，无阴道异常出血史。否认家族遗传病和肿瘤病史。

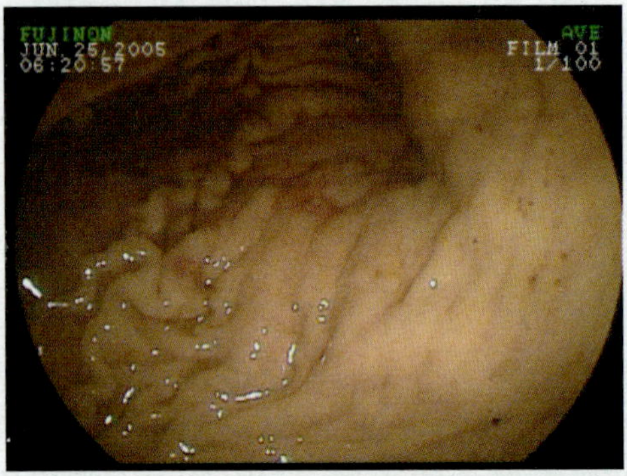

图 1　胃镜检查

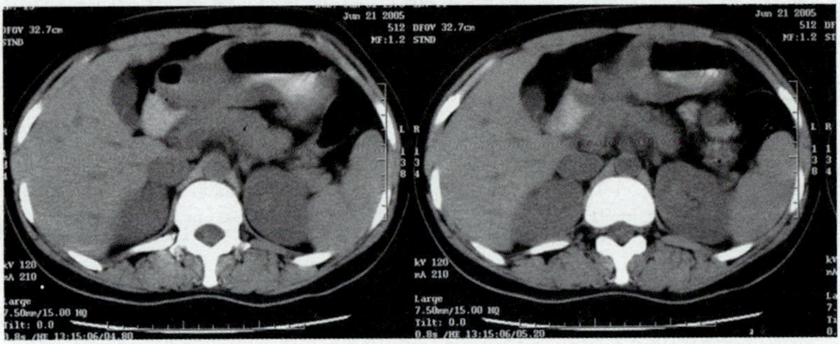

图 2　腹部 CT

入院查体： 体温 38.3℃，脉搏 90 次/分，呼吸 16 次/分，血压 110/70mmHg。贫血貌，皮肤未见瘀斑和出血点，无肝掌、蜘蛛痣。全身浅表淋巴结未触及。睑结膜苍白，未见出血点，巩膜无黄染，心肺无异常。腹部平坦，剑突下饱满，似可触及 4cm×5cm 的包块，边界不清，固定，轻压痛。肝、脾肋下未及，移动性浊音（－），肠鸣音 2～3 次/分，振水音（－）。双下肢无水肿。转入外科后停用强的松，病人再次出现发热，最高达 39℃，虽使用抗生素治疗，体温仍然升高，需用消炎痛栓和物理降温方法控制体温。复查血常规：

白细胞 5.29×10^9/L，血红蛋白 35g/L，血小板 20.4×10^9/L。血液生化检查：谷丙转氨酶 47U/L，谷草转氨酶 42U/L，碱性磷酸酶 989 U/L，转肽酶 72 U/L，胆红素，肌酐，尿素氮，血脂，血糖，肌酸肌酶均正常。血 CEA 正常，CA19-9 增高。胃内容物和大便潜血均（一）。患者曾主诉有髋部疼痛，髋关节正位像显示髋关节及右侧股骨形态结构未见明显异常。由于患者存在严重贫血和血小板降低，多次给予输血和血小板输注，但血红蛋白和血小板仍明显降低。请血液科会诊，根据两次骨髓穿刺结果（外院）基本可除外血液系统疾病，同时给予白介素-11 升高血小板，但无明显效果。

▶ 病历讨论

甲医师（普外科住院医师）： 患者为年轻女性，一个月前开始无明显诱因出现双侧小腿皮下瘀斑，就诊于当地医院，查血常规显示 WBC 升高，血红蛋白和血小板明显降低，考虑为血液系统疾病，给予输血，升血小板药物治疗，症状略缓解。3 周前开始出现发热，体温最高 38.9℃，给予抗感染、口服激素等治疗，并行骨髓穿刺检查，结果提示增生性贫血。因病人持续发热，抗生素治疗效果欠佳，不能除外免疫系统疾病，收入我院免疫科。入院后进行相关免疫指标检查，未发现异常。行胃镜和腹部 CT 检查，发现胃窦部占位性病变，病理结果提示：胃低分化腺癌。遂转入外科治疗。查体：贫血貌，睑结膜苍白，剑突下似可触及 4cm×5cm 的包块，边界不清，固定，轻压痛。肝、脾肋下未触及，移动性浊音（一），振水音（一）。锁骨上未触及肿大淋巴结。双下肢可见散在陈旧性皮肤瘀斑。转入外科后病人仍然出现持续发热，最高达 39℃，应用抗生素治疗效果不佳，需使用消炎痛栓和物理方法才能控制体温。复查血常规：白细胞和中性粒细胞分类正常，血红蛋白和血小板明显降低。多次输注压积红细胞，但血红蛋白仍然只能维持在 50～60g/L 左右，血小板最低达 20.4×10^9/L。目前患者一般情况尚可，进食基本正常，未再出现皮肤瘀斑，无牙龈和鼻腔出血，亦无呕血和黑便等消化道出血表现。患者胃癌诊断明确，但合并有贫血和血小板减少，目前存在的问题是否需要手术治疗？手术时机如何掌握？手术前还需要做哪些进一步检查和准备？

乙医师：（普外科主治医师）： 该患者的临床表现与一般胃癌患者的临床表现不同，即患者无明显的腹痛、腹胀、恶心、呕吐等消化道症状，虽然有贫血，但又无呕血、黑便等消化道出血表现。虽然恶性肿瘤消耗可导致贫血，但一般出现在那些肿瘤巨大的患者。从该患者的胃镜和腹部 CT 的结果上看，肿瘤的体积并不是很大，不应该引起如此严重的贫血。另外，患者存在血小板减少，并导致皮肤瘀斑的出血表现，同时还有高热，无法用胃癌来解释，是否同时合并有血液系统疾病。下面请血液科医师发表一下意见。

丙医师：（血液科主治医师）： 该患者突出的临床症状表现为顽固性贫血，血小板减少，同时伴有发热，与血液系统疾病的表现相似，虽然在外院两次骨穿均提示骨髓增生活跃，可以除外白血病，但中晚幼红增高，巨核细胞为零，因此，为明确血液科疾病诊断还应做染色体等多项检查。但目前胃癌的治疗应放在首位。建议：术前输注压积红细胞、血小板达到手术要求。术后可继续输注压积红细胞和血小板达到伤口愈合的需要。术后再进行血液系统方面的检查。

丁医师：（普外科主任医师）： 该患者的病例特点比较特殊，临床上是以皮肤瘀斑和重度贫血为首发症状，而胃癌的症状并不明显。另外，还有一点需要注意的病史是，病人在本次发病前曾有过腰腿部疼痛的表现，腰椎磁共振提示椎体及附件普遍性信号减低。患者需要使用止痛药来缓解疼痛。住院后患者也曾出现过右下肢疼痛，虽然髋关节像未见骨质异常，但要注意是否有肿瘤骨转移的可能性。虽然目前患者发热、顽固性贫血和血小板减少的原因还不是很清楚，但胃癌的诊断明确，因此，我同意血液科医师的意见，胃癌的治疗应放在首位，即有手术指征。从 CT 结果上看，肿瘤位于胃窦部，与胰腺之间的界限不清楚，有可能肿瘤已经侵及胰腺，手术中应注意在分离幽门和十二指肠时可能有一定困难。另外，病人重度贫血，血小板低下，对手术有一定的影响，特别是手术中和手术后出血的风险比较大。手术前通过输注压积红细胞和血小板将血红蛋白提高至80g/L，血小板50×10^9/L以上，每天复查血常规了解血红蛋白含量和血小板数量，手术中还要补充压积红细胞和血小板，以保证手术的安全性。

▶ 手术及术后恢复情况

经多次输注压积红细胞和血小板，术前血红蛋白提高至84g/L，血小板84×10^9/L，在气管插管全麻下行剖腹探查。取上腹正中切口，长约15厘米，切开皮肤、依次切开皮下组织至腹白线及腹膜，暴露腹腔，探查：腹腔内有少量淡黄色清亮腹水，肝增大，边缘稍钝，表面光滑，未及肿物。胆囊、胆总管及脾未见异常，小肠、结肠未及肿物。肿瘤位于胃窦部大弯侧，肿瘤直径约6厘米，质硬，浸透浆膜，并向后方侵犯胰腺，多枚肿大融合淋巴结侵犯横结肠系膜根部，肿瘤周围可及多个明显肿大淋巴结。术中诊断“胃癌”，决定行胃癌姑息切除术，胃空肠吻合术。向上牵开大网膜，向下牵引横结肠，沿横结肠上缘分离胃结肠韧带至胰腺水平，向左侧切至胃无血管区，向右侧至十二指肠。钳夹切断并结扎胃网膜右血管。向下方牵引胃和十二指肠，显露肝门区和小网膜，从肝门向十二指肠方向解剖，分离、切断并结扎胃右血管。紧贴肝分离肝胃韧带，向左侧分离至贲门上方，小心分离胃左血管，予以钳夹后切断，近端结扎2次，远端结扎。继续分离、切断并结扎部分胃短血管，胃体游离满意后以TLC10直线型切割吻合器距肿物上缘5厘米切断胃体，近侧断端予以间断缝扎止血。将远端胃掀起，沿其后方向幽门分离胃窦与胰腺之间的粘连。因肿瘤侵犯胰头部，此过程极为困难。电刀分离，将胃窦从胰腺剥除，因肿瘤侵犯胰腺，进一步强行分离将导致胰腺大出血，因此保留了部分肿瘤组织于胰腺表面，胰腺表面出血予以“0000”不可吸收无创线缝合止血，充分游离十二指肠球部，明确胆总管与十二指肠之间的关系，用断端闭合器TA60切断十二指肠，再次明确胆总管未受影响。十二指肠残端全层间断缝合加强一层，残端封闭满意，将十二指肠残端间断内翻缝合于胰腺表面，无渗血。找到距 Treitz 韧带 15cm 空肠，在横结肠前行胃空肠吻合。4#线于待吻合的空肠的对系膜缘预置荷包，打开空肠，置入 PPCEEA25 吻合器钉砧，荷包缝合。残胃前壁（距断端 2 厘米）处预置标志线，打开残胃前壁，置入 PPCEEA25 吻合器主体，于胃后壁与空肠行胃空肠侧侧吻合，输入袢对小弯，逆蠕动，吻合口血运良好，少量渗血，于腔内予以间断缝合止血满意，吻合口无张力，将胃管置入输入袢，断端闭合器 TA60 关闭胃前壁开口，间断缝合止血。生理盐水冲洗腹腔，放置引流管一根兼顾十二指肠残端和吻合口，经右上腹戳口引出，严密止血，胰腺表面予以平铺强生止血纱布，手术创面喷洒生物蛋白胶两支，清点敷料器械无误，逐层关腹，术毕。术中出血 400ml，输注血小板 2 单位。

肿物位于胃窦部，约 6cm×5cm 大小，侵犯浆膜，幽门上、下，胃小弯处可及多发淋巴结肿大，标本送病理。

手术后给予禁食、胃肠减压、静脉营养支持，术后第 3 天肠鸣音恢复，第 4 天恢复肛门排气，第 5 天拔除胃管，并开始饮水，第 6 天进少量流质饮食，逐步增加全量流质饮食、半流食，术后第 14 天恢复普通饮食。术后第 9 天拔除腹腔引流管，伤口拆线，术后第 16 天拆除腹部减张缝合线，伤口有少量积血，经换药术后第 21 天伤口愈合。手术后病人仍出现发热，最高达 39～40℃。另外，患者出现持续性腰部和右侧下肢疼痛，伴肌肉痉挛，检查血清钙正常。复查血常规，白细胞正常，中性粒细胞分类正常。手术后血红蛋白和血小板持续降低，血红蛋白最低降至 26g/L，血小板最低降至 $8.0\times10^9/L$，同时双下肢、背部和腹壁出现多处瘀斑，为防止出现内脏出血，特别是脑出血，间断输注压积红细胞、血小板和血浆。住院期间共输注压积红细胞 6000ml，血小板 11 单位，血浆 1400ml。由于患者手术后贫血和血小板减少无好转，再次请血液科会诊，行骨髓穿刺和骨髓活检，骨髓涂片中可见成堆的转移瘤细胞。结合临床诊断为胃癌伴骨髓转移。考虑到患者血小板低，无法进行化疗，且化疗效果差，故采用对症治疗。手术后 1 个月患者要求自动出院。

▶ 最后诊断

胃窦癌，骨髓转移，重度贫血，血小板减少症。

病理诊断（见图3，部分胃及小肠标本）：胃窦部低分化腺癌，部分印戒细胞癌，已侵犯胃壁全层，可见多数淋巴管癌栓，肿瘤呈隆起型（直径4.5cm），上下切缘未见肿瘤浸润，胃大、小弯淋巴结均可见转移癌（10/10，8/8），大网膜未见肿瘤浸润。

骨髓报告（见图4）：取材、涂片、染色尚可；骨髓增生Ⅳ-Ⅴ级，G/E=3.2∶1；粒系占64%，中幼粒以下可见，分叶核比值偏高；红系占20%，晚幼粒比值偏高，可见核分裂细胞。成熟红细胞大小不等，可见嗜碱点彩，棘形、靶形、盔形等异型红细胞。淋巴细胞占11%，形态、比值大致正常。可见单核细胞，片尾部易见成堆的转移瘤细胞。全片未见巨核细胞，血小板单个散在，血小板少。

血涂片报告：白细胞量不少，分类可见中、晚幼粒。成熟红细胞大小不等，可见嗜碱点彩、棘形、靶形、盔形等异型红细胞，可见较多晚幼红细胞，可见核分裂细胞。血小板单个散在，血小板少。

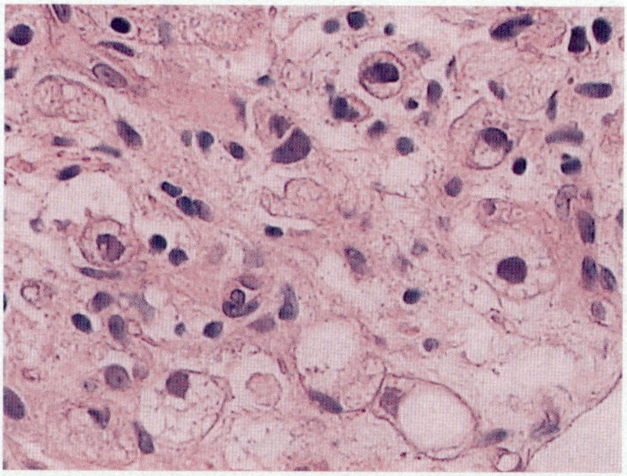

图3　病理诊断（HE，400×）：胃窦低分化腺癌

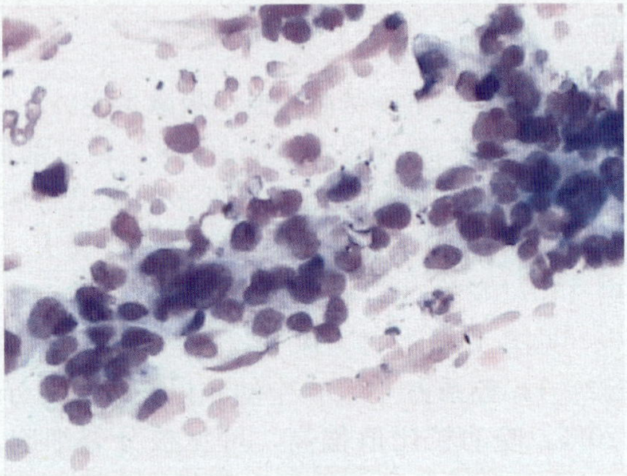

图 4　骨髓涂片

▶ 专家点评

非造血组织恶性肿瘤的骨髓转移称为骨髓转移瘤。骨髓是恶性肿瘤比较常见的转移部位，有时甚至是唯一转移部位。骨髓转移瘤在临床上并不十分少见，甚至部分病人以骨髓转移为首发表现，因此，容易漏诊或误诊。骨髓转移瘤的原发肿瘤各家报道不一，国外以乳腺癌、前列腺癌多见。国内杨文博总结的一组 289 例骨髓转移癌的报告以胃癌、肺癌居多，乳腺癌、前列腺癌次之，其他还可以有肝癌、神经母细胞瘤、鼻咽癌、食管癌、胆囊癌、胰腺癌、结肠癌、卵巢癌、膀胱癌等。

1. 临床表现

骨髓转移癌除原发恶性肿瘤的表现外，与骨髓转移相关的症状依次是：（1）骨痛：主要为腰骶部及骨盆，颅骨、颈椎、胸椎、胸骨、肋骨、四肢骨均可受累，可为局部疼痛，也可为全身多发性骨骼疼痛，早期疼痛多为间歇性，随病情进展进行性加重，晚期呈持续性疼痛，部分患者疼痛剧烈难以忍受。（2）贫血：多为中重度，进行性加重，有的短期内多次输血难以纠正。其发生机制主要为：①瘤细胞的浸润，破坏了造血组织；②并发骨髓纤维化；③伴有营养不良；④微血管性溶血性贫血；⑤瘤细胞释放溶血素；⑥癌细胞致免疫性溶血性贫血；⑦失血。(3) 发热：多为轻中度发热，也可高热，使用抗生素治疗无效；(4) 出血：与血小板减少有关，可有皮肤黏膜出血、咯血、呕血、黑便、血尿、阴道流血，甚至颅内及内脏出血。其发生机制主要有：①瘤细胞浸润致造血器官障碍，血小板生成减少；②骨髓纤维化致血小板减小；③癌细胞致弥漫性血管内凝血或原发性纤溶亢进；④肿瘤所致的免疫性血小板减少等。

2. 体征

(1) 骨骼压痛：腰椎压痛最常见，其次为胸骨、肋骨、髂骨、胫骨等；(2) 肝脾淋巴结肿大；(3) 消瘦。此外，也可见到关节疼痛、溶血性黄疸、病理性骨折、肢体肌力及感觉减退等。

3. 辅助检查

血象检查：(1) 血红蛋白降低：红细胞可呈正细胞、小细胞、大细胞性贫血，可见到豪周小体、嗜碱性点彩等；(2) 白细胞数多高于正常，少部分低于正常，可见不同程度的空泡和中毒颗粒；(3) 血小板大部分低于正常，形态无明显异常。另外可检测到幼红和（或）幼粒细胞。

骨髓检查：骨髓穿刺联合骨髓活检可找到恶性肿瘤细胞。骨髓增生活跃或明显活跃甚至极度活跃，粒红比多数正常，表现为类红血病反应，巨核细胞正常或减少，有的有成熟障碍。骨髓活检转移瘤细胞多在片尾和周边聚集成团或呈片状分布，部分散在，少数弥散分布。瘤细胞在骨髓的形态特点与原发肿瘤性质、骨髓标本的采集及瘤细胞的处理方法等因素有关。一般来说，骨髓转移瘤细胞形态多样变，大小不一，可呈多形性、圆形、卵圆形等。胞核较大，形状异常，染色质较粗，核仁较大而不规则，但也可不见核仁。胞浆多少不一，常不完整，使胞浆间界限不清；有的有空泡及颗粒出现。核分裂现象也较多见。少数特殊类型转移瘤可根据其特征而推知原发肿瘤性质，如黑色素瘤细胞内有明显的黑色素颗粒等。值得提出的是，对于成堆或成片出现者，诊断多无困难；对于散在或极少量出现者，应与骨髓中某些血细胞加以鉴别，如大的转移瘤细胞应与巨核细胞加以鉴别，小型者应与原始造血细胞等加以区别。移转瘤细胞核的多形变及大小不等、染色质粗糙、核仁畸形以及胞浆边缘不清使细胞间的界限不明等特点，有助于上述细胞的鉴别。

其他检查：血清碱性磷酸酶升高。骨骼 X 线片示不同程度、不同范围骨质破坏（显著疏松、骨溶解、合并成骨等），甚至可以出现病理性骨折。

4. 诊断

对于有骨痛、贫血、发热、出血表现，外周血象有幼红、幼粒细胞，血清碱性磷酸酶升高者应高度怀疑骨髓转移瘤。要确定诊断需经骨髓细胞学或病理活检找到恶性肿瘤细胞。细胞学和活检检查均有一定假阴性，单次结果阴性时要反复多部位检查，两者联合可提高阳性率。骨髓转移和骨转移可同时存在，也可单独发生，对怀疑骨髓转移的病例无论 X 线检查结果有无骨质破坏，均应进行骨髓检查。外周血出现幼红、幼粒细胞是骨髓转移瘤的一个重要特征，其可能原因为：（1）肿瘤细胞破坏了正常造血组织控制未成熟细胞释放的屏障；（2）骨髓转移瘤细胞团周围有异常新生造血灶，这些造血灶不能像正常骨髓那样控制未成熟细胞入血；（3）存在髓外造血。

5. 治疗及预后

对骨髓转移瘤治疗多为针对原发肿瘤治疗及对症处理，大部分为姑息性治疗。预后差，患者生存期多不到 1 年。骨髓转移瘤治疗困难及预后差的可能原因为：（1）骨髓转移瘤细胞可能同时具有实体瘤与血液系统肿瘤的细胞特征，对治疗药物敏感性差；（2）骨髓瘤患者骨髓及全身进行性衰竭，对治疗药物耐受性差；（3）有很大一部分骨髓转移瘤不能找到原发灶，不能进行针对性较强的治疗；（4）骨髓转移瘤明确诊断前有一定程度漏诊或误诊，延误了治疗。

▶ 参考文献

1. 杨文博．骨髓转移瘤 289 例文献综合分析．中国实用内科杂志．2002，7（22）：439-440
2. 孔令环，肖中平，付堃等．骨髓转移癌 40 例临床及血液学分析．中华全科医师杂志．2005，1（4）：54-55
3. 常进，高鸿鹏，岳桂芳．以骨髓转移为首发表现的不明原发部位肿瘤的临床

和形态学分析. 白血病（淋巴瘤）. 2004，6（13）：173-174
4. 陈辉树，刘恩彬，方立环等. 骨髓转移瘤的病理组织学与临床特点. 临床血液学杂志. 2000，7（13）：159-161

病例29　反酸、烧心1月余，胃镜发现胃窦肿物1个月

叶颖江　周　静

▶ 病历摘要

女，62岁，主因“返酸、烧心1月余，胃镜发现胃窦肿物1个月”入院。患者1月余前无明显诱因出现进食后烧心、反酸，晚餐后明显，不伴疼痛、放射痛，无恶心、呕吐，无腹泻，无头晕、心慌等不适。于外院行胃镜检查，诊为“胃窦壁肿物、慢性浅表性胃炎、反流性食管炎”，因肿块位于胃黏膜下无法取活检，予抑酸治疗，无明显效果，遂来我院住院治疗。患者病程中无腹泻、便秘，无里急后重，无脓血便，精神食欲可，睡眠可，无发热。小便正常，体重无明显变化。

入院查体：生命体征平稳，皮肤黏膜无黄染、无苍白；心肺未见异常；腹部平坦，无腹壁静脉曲张，未见胃肠型及蠕动波，腹无压痛、反跳痛、肌紧张；肝、胆囊、脾肋下未及，Murphy征（一）。叩诊鼓音，肝、肾区叩痛（一），Traube区存在，移动性浊音（一）；肠鸣音正常，4～5次/分，振水音（一）；左锁骨上及双侧腹股沟未及肿大淋巴结；肛查：阴性。

入院诊断：胃窦肿物，性质待查。

入院后完善各项辅助检查：血常规、尿常规正常。大便常规镜检正常，大便潜血（一）。肝肾功能正常。肿瘤标志物检测：癌胚抗原、甲胎蛋白、癌抗原19－9均在正常范围。心电图：窦性心律，大致正常。胸片未见肺部活动性病变。胃镜显示：胃角部小弯处一枚占位，呈半球形隆起，大小约2.5cm×2.5cm，基底部起始清楚，表面黏膜光滑，活动。腹部B超报告：胃窦后占位，可能来源于胃黏膜下。上消化道造影（见图1）：胃窦小弯侧见3cm×2cm大小卵圆形充盈缺损，长轴与小弯方向一致，其表面光滑，局部呈双边改

变，局部胃壁柔软，蠕动正常。印象：胃窦部占位（良性可能性大）。腹部CT平扫及增强扫描（见图2）：胃窦后壁与胰腺之间可见一囊实性肿块，大小2.5cm×3.5cm，增强后部分显著强化，肿块与胰颈部界限不清，压迫胃后壁，局部胃黏膜完整，腹主动脉旁可见一圆形软组织密度影，印象为：胃窦后壁占位，病变中心坏死，侵犯胰腺被膜，恶性不除外，腹主动脉旁淋巴结肿大。

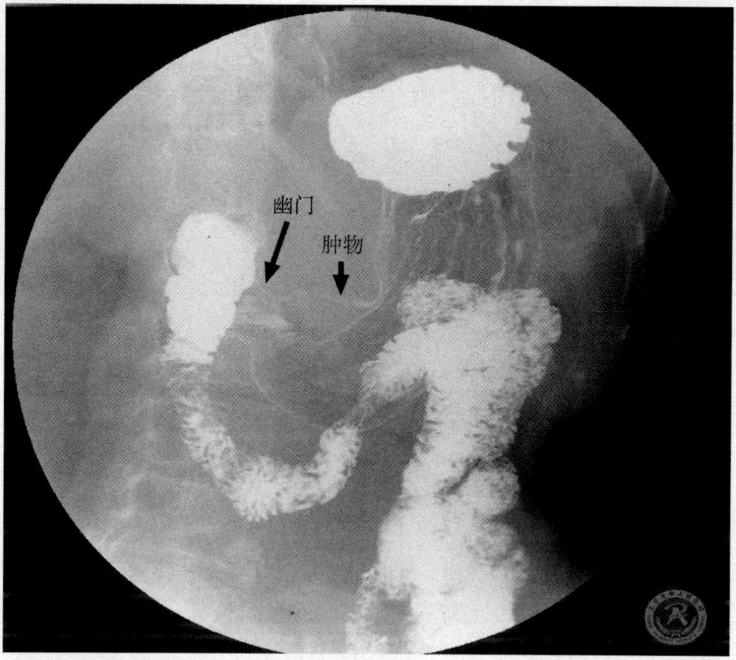

图1　胃窦小弯侧见3cm×2cm大小卵圆形充盈缺损，长轴与小弯方向一致，其表面光滑，局部呈双边改变，局部胃壁柔软，蠕动正常。印象：胃窦部占位（良性可能性大）

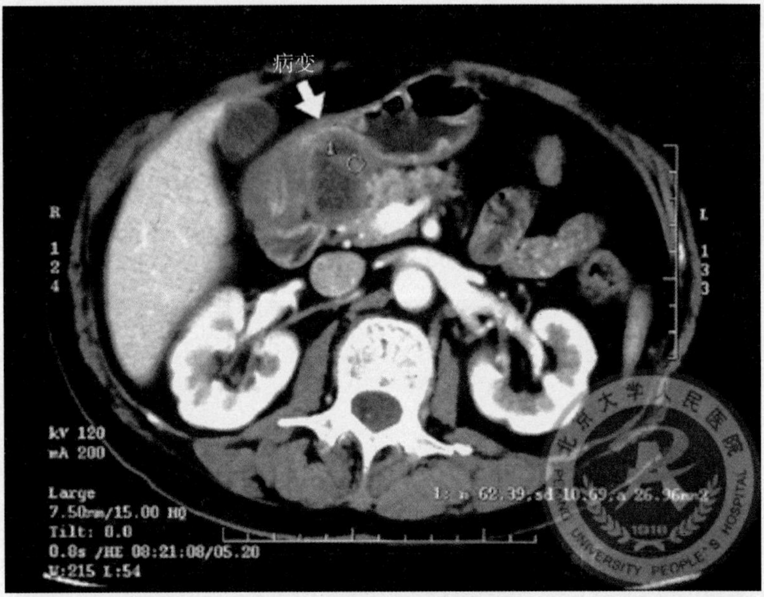

图 2　腹部 CT 增强扫描

▶ 病历讨论

甲医师（普通外科住院医师）：患者为老年女性，1 月余前无明显诱因出现进食后烧心、反酸，不伴有腹痛、腹泻、便秘、黑便及恶心、呕吐等症状，查体未发现明显异常，血尿便常规检查、肿瘤标记物及生化检查未见异常，胸片、心电图检查正常。结合各项辅助检查结果：①胃镜显示：胃角部小弯处一半球形隆起，大小约 2.5cm×2.5cm，基底部起始清楚，表面黏膜光滑，活动；②腹部 B 超报告：胃窦后占位，可能来源于胃黏膜下；③上消化道造影：胃窦小弯侧见 3cm×2cm 大小卵圆形充盈缺损，其表面光滑，局部胃壁柔软，蠕动正常，考虑为胃窦部占位（良性可能性大）；④腹部 CT 平扫及增强扫描：胃窦后壁与胰腺之间可见一囊实性肿块，大小 2.5cm×3.5cm，肿块与胰颈部界限不清，压迫胃后壁，局部胃黏膜完整，腹主动脉旁可见一圆形软组织密度影，印象为：胃窦后壁占位，病变中心坏死，侵犯胰腺被膜，恶性不除外，腹主动脉旁淋巴结肿大。目前患者胃窦部肿物诊断明确，但性质尚不清楚。由于该患者没有腹痛、体重减轻、黑便等病史，大便潜血（一），辅助检查提示肿物表面黏膜光滑，局部胃壁柔软，考虑诊断胃癌的可能性较小，良性肿瘤可能性较大，但CT扫描的结果又不容乐观，所以应尽早手术切除病变，病理确诊。

乙医师（普通外科主治医师）：同意甲医师的意见，患者各项术前检查完备，无手术禁忌证，应行手术治疗。有以下表现时，特别是中年以上的患者，应警惕发生胃癌的可能：原因不明的食欲不振、上腹不适、消瘦，原因不明的呕血、黑便或大便潜血阳性者，原有长期慢性胃病史，近期症状有明显加重者，多年前因胃良性疾患行胃大部切除、近期又出现消化道症状者，上腹饱满、压痛、紧张感或触及包块，锁骨上窝淋巴结肿大，肛诊触及肿块等。该患者不存在以上表现，综合其各项检查资料表明，胃窦部肿物以间质瘤的可能性大，故最佳的手术方式是包括肿瘤组织和周围部分正常组织在内的整块切除，不必进行周围淋巴结清扫，如有周围组织或脏器受累，应一并切除。

丙医师（普通外科主任医师）：两位医师的分析思路很清晰，治疗原则正确。需要补充的是，在最近15年间，对于发生在胃肠道的非上皮源性、非淋巴源性肿瘤的认识发生了显著进展，由于大部分此类肿瘤缺少肌源性分化的表型，因此“平滑肌瘤”、“平滑肌肉瘤”、“平滑肌母细胞瘤”等诊断术语已不能完全涵盖此类肿瘤。胃肠道间质瘤（gastrointestinal stromal tumor，GIST）这一概念的引入已经得到临床及病理医师的认可，其定义为发生于胃肠道、肿瘤细胞呈梭形、上皮样或多形性并表达具有酪氨酸激酶活性的生长因子受体KIT蛋白的间质肿瘤，是胃肠道最为常见的间质肿瘤。主要发生于40岁以上的人群，其发病的中位年龄在55～65岁之间。约有60％～70％发生于胃，临床上常缺乏特异性的症状，有时因黏膜溃疡形成可以造成上消化道出血。上述描述与该患者的情况相吻合。对于可以手术切除的GIST而言，外科手术治疗仍是标准治疗手段，手术方式的选择同意乙医师的意见。肿瘤大小、腹膜后侵犯和肿瘤能否完全切除等临床因素，以及细胞异型性、坏死、浸润深度及核分裂象数目等病理学因素均是影响 GIST 预后的相关因子，依据肿瘤大小和有丝分裂象的数目对 GIST 进行分类有助于判断 GIST 的生物学行为，这些工作需要病理科医师的协助才能完成。

▶ 手术及术后恢复情况

入院后 1 周行外科手术治疗——剖腹探查术，胃大部切除术，胃十二指肠毕Ⅰ式吻合术。取上腹正中切口长约 13cm，逐层暴露腹腔，探查见：腹腔内无腹水；肝、胆囊、胆总管未见异常；肝十二指肠韧带未及肿大淋巴结；小肠、大肠、胰头、脾未见异常；膀胱直肠窝未及结节；胃窦后壁近小弯可及一质硬肿块，球形，直径约 4 厘米，未累及浆膜。术中诊断：胃窦肿物，间质瘤？决定行：胃大部切除术，胃十二指肠吻合术。向上提起大网膜，沿胃大弯侧血管弓下方游离并剪断右半侧胃结肠韧带。游离十二指肠球部下缘。切开肝十二指肠韧带前叶，切断、结扎胃右动脉，在幽门远侧 1.5cm 处以 Kocher 钳钳夹并切断十二指肠，残端彻底止血，十二指肠远端预置荷包，埋入 CDH - 25 圆形吻合器钉砧，用直线型切割吻合器 TLC 10 在肿物近端 5cm 处切断并封闭胃，断端加 1＃丝线间断浆肌层缝合，将胃肿物连同大部分胃移出腹腔。打开胃前壁，置入 CDH - 25 圆形吻合器主体，与头部连接，将胃后壁与十二指肠残端行毕Ⅰ式吻合，检查吻合口血运良好，吻合满意。将胃管放入十二指肠，再将胃前壁切口以直线型缝合器 TL60 闭合。生理盐水冲洗腹腔，放置引流管一枚于胃肠吻合口附近并经右上腹戳口引出。彻底止血，逐层关腹，术毕。

术后短期内进行静脉营养支持，恢复过程顺利：术后第 3 天肠鸣音恢复并有自肛门排气，第 5 天拔除胃管，并开始饮水，第 6 天进少量流质饮食，逐步增加到全量流质饮食、半流质饮食，术后第 11 天恢复普通饮食；术后第 8 天拔除腹部引流管，并行伤口拆线，伤口Ⅱ/甲愈合；术后复查血常规、生化、电解质基本正常。术后 2 周出院。

▶ 最后诊断

胃窦间质瘤。病理诊断（见图3）：胃窦小弯部间质瘤，直径2.5cm，伴有灶状出血，核分裂象少见（0～1/10HPF）；免疫组化：CD117（＋），CD34（＋），Vireutin（＋），Desmin（－），S-100（－）。

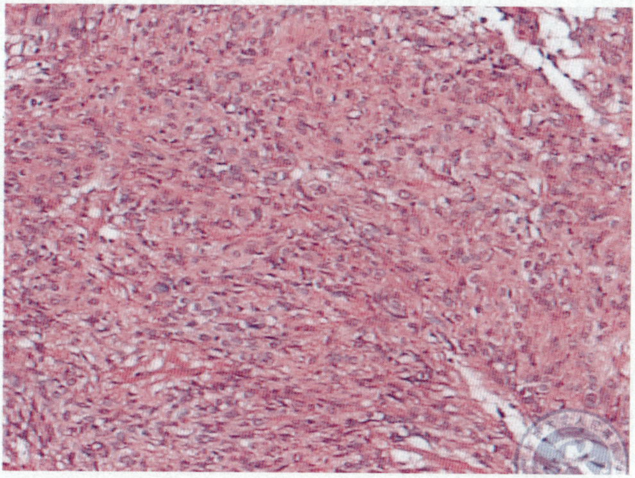

图3　病理诊断（HE染色，100×）：胃窦小弯部间质瘤

▶ 专家点评

GIST被定义为发生于胃肠道，肿瘤细胞呈梭形、上皮样或多形性并表达具有酪氨酸激酶活性的生长因子受体KIT蛋白的间质肿瘤。GIST既往经常被诊断为平滑肌瘤、平滑肌肉瘤或平滑肌母细胞瘤等，而目前越来越多的研究表明GIST是胃肠道最为常见的间质肿瘤。GIST具有独特的组织学特点、免疫学表型以及分子遗传学特征，肌源性分化的分子标记物（如SMA、Desmin）阳性率很低，而波形蛋白以及癌基因c－Kit的表达产物（CD34和CD117）阳性。组成GIST的肿瘤细胞在免疫表型上与Cajal细胞类似，但并非所有GIST均来源于Cajal细胞。多数学者认为KIT基因突变在GIST中相当普遍，并且无论 KIT 基因是否出现突变，均可以引起 GIST 患者酪氨酸激酶功能持续性异常活化，并进而导致细胞增殖旺盛和细胞凋亡受抑制，这也正是 GIST 发生发展过程中的核心环节。

由于 GIST 来自于诊断观念的最新变革，GIST 发病率的确认比较困难。芬兰的一项流行病学调查研究结果显示 GIST 的发病率约为 40/100 万，恶性 GIST 的发病率为 4/100 万；良、恶性 GIST 的比例约为 10∶1。Miettinen M 等收集了多项大样本临床病理学研究的结果，总结显示 GIST 主要发生于 40 岁以上的人群，其发病的中位年龄在 55～65 岁之间。不同研究的结果分别提示 GIST 易发于男性（54%～71%）或发病率在两性间无明显差异。GIST 最常见于胃（60%～70%），其次是小肠（25%～5%）、结直肠（5%）和食管（<2%），也有个别病案报道发生于十二指肠、阑尾、肝和胆囊。GIST 还可以原发于网膜、系膜和后腹膜等胃肠外部位，

除了对肿瘤组织学特性的检查以外，检测 c-Kit 蛋白表达对正确诊断 GIST 具有重要意义，及时和正确地诊断 GIST 对于能否为患者选择正确的治疗方案至关重要。（1）GIST 的大体病理特点：肿瘤的大小差异非常显著，直径分布于 1～20cm 以上范围，常位于胃肠道的黏膜下层、肌层或浆膜层。（2）GIST 的组织学特性：组成 GIST 的肿瘤细胞包括梭形细胞、上皮样细胞和比较少见的多形性细胞。对于 GIST 良恶性的诊断标准目前尚不统一，普遍根据肿瘤最大直径和核有丝分裂象将 GIST 划分为不同的恶性程度，具体划分标准见表 1。（3）免疫组化检测：①KIT 蛋白：绝大多数 GIST 均为 c-kit 蛋白（又称 CD117）阳性，且 c-kit 蛋白阳性可以特异性地将 GIST 与其他腹部间质肿瘤鉴别开来，GIST 通常表现为 Kit 普遍阳性和强阳性；②CD34：是一种定向造血干细胞抗原，接近 70%～80%的 GIST 表现为 CD34 阳性，发生于食管和直肠的 GIST 常表现为稳定的 CD34 阳性，良恶性 GIST 之间 CD34 的阳性率没有显著性的差异；③SMA 平滑肌肌动蛋白：约 30%的 GIST 表现为阳性，特别是在发生于胃和小肠的 GIST；④结蛋白（Desmin 肌型中等纤维蛋白）：GIST 中阳性的情况比较少见，相对较多见于食管 GIST。⑤S-100：GIST 中表达相对少见，最常出现在小肠（10%），通常

为局灶阳性。

表 1　依据肿瘤最大直径和核有丝分裂象将 GIST 划分为不同恶性程度的标准

	肿瘤最大直径（cm）	核有丝分裂象（/50HPF）
良性或极低恶性	＜2	＜5
低度恶性	2～5	＜5
中度恶性	＜5	6～10
	5～10	＜5
高度恶性	＞5	＞5
	＞10	任何个数
	任何大小	＞10

GIST 可以发生于胃肠道的不同部位，自体积较小的良性 GIST（常发生于胃和直肠）到显著带有肉瘤样表现的恶性 GIST（常见于小肠和结肠），表现着不同的临床特点。体积较小的 GIST（＜2cm）多为良性，往往缺少临床症状，常在腹部手术探查过程中、行胃镜检查或消化道造影时发现；无明显症状的直肠 GIST 有时在进行前列腺和妇科检查时偶然被发现。由 GIST 引起的临床症状包括恶心、呕吐、腹痛、梗阻、腹部肿物、贫血和黑便等，但上述症状均缺少特异性。

目前，对于可以手术切除的 GIST 而言，外科手术治疗仍是标准治疗手段。手术前进行组织活检存在引起出血或消化道穿孔的潜在危险，因此目前推荐应用 CT 扫描或腹腔镜探查作为 GIST 术前诊断的主要手段。最佳手术方式是包括肿瘤组织和周围部分正常组织在内的整块切除，不必进行周围淋巴结清扫；如有周围组织或脏器受累，应一并切除。即使肿瘤大部分切除，仍将有约 90％的病例将复发。良性 GIST 手术切除后预后良好，五年生存率超过 90％。恶性 GIST 或复发 GIST 对放射治疗和化学治疗均不敏感，手术后预后不佳，中位生存期仅 12 个月。格列卫（Glivec）［伊马替尼（imatinib），STI571］是一种选择性抑制 KIT 活性的口服抗肿瘤药，它的出现和发展显著改善了无法手术切除或术后复发的 GIST 的治疗现状，使总缓解率接近 60%，而总的控制率为 85%左右，如果选择 c-Kit基因突变的患者进行治疗则总有效率可达 80%。

目前普遍认为较为重要的 GIST 预后相关因子包括：肿瘤大小（最大直径）、核有丝分裂象以及肿瘤是否完整切除等。Kovac D 等对 38 例 GIST 的研究结果显示，使用单因素分析表明肿瘤最大直径、分级、核分裂象及增殖细胞核抗原（PCNA）表达情况均与预后相关，而多因素分析的结果则表明只有肿瘤最大直径是有效的预后判断因子。肿瘤细胞核分裂象是另一项重要的预后相关因子。GIST 肿瘤细胞的核分裂象≤5/50HPF 时提示肿瘤为良性或仅有中、低度恶性。核分裂象>5/50HPF 的 GIST 具有较高的发生腹腔内播散或肝转移的危险性，这也正是恶性 GIST 扩散的两种最常见形式。最新的研究提示黏附分子 CD44 有可能是胃 GIST 的预后相关因子之一。Montgomery E 等 40 报道了 33 例胃 GIST 患者接受外科治疗后平均 17.5 个月的随访结果。总的中位存活率为 25 个月，转移发生率和复发率均为 27%（9/33），疾病死亡率也为 27%（9/33）。其中有 18 例 GIST 中 CD44 表达呈强阳性，其平均生存期为 11 个月，而 CD44 表达呈阴性或弱阳性（≤2+）的 GIST 患者平均生存期仅为 5 个月。因此作者认为 CD44 的表达与胃 GIST 的临床预后显著相关，CD44 阴性或弱阳性对应较差的临床预后。

总之，GIST 是胃肠道最为常见的间质肿瘤。对于可以切除的 GIST 而言，外科手术治疗是目前标准的治疗手段；对于无法手术切除或转移复发的 GIST，应用 Kit 酪氨酸激酶抑制剂——格列卫（Glivic）进行特异性分子靶向治疗显示出良好的临床疗效，对于及时和准确地诊断 GIST，进而确立适宜的治疗方案日益显示出其重要的临床意义。

▶ 参考文献

1. Bernet L，Zuniga A，Cano R. Characterization of GIST/GIPACT tumors by inmunohistochemistry and exon 11 analysis of c-kit by PCR. Rev Esp Enferm Dig，2003 Oct；95（10）：688-91，683-7

2. De Pas T，Danesi R，Catania C，et al. Imatinib administration in two patients with liver metastases from GIST and severe jaundice. Br J Cancer，2003 Oct 20；89（8）：1403-4

3. Bumming P，Andersson J，Meis-Kindblom JM，et al. Neoadjuvant，adjuvant and palliative treatment of gastrointestinal stromal tumours（GIST）with imatinib：a centre-based study of 17 patients. Br J Cancer，2003 Aug 4；89（3）：460-4

4. Buchanan TW，Karafin MS，Adolphs R. Selective effects of triazolam on memory for emotional，relative to neutral，stimuli：differential effects on gist versus detail. Behav Neurosci，2003 Jun；117（3）：517-25

5. Grieco A，Cavallaro A，Potenza AE，et al. Gastrointestinal stromal tumor（GIST）and ulcerative colitis. J Exp Clin Cancer Res，2002 Dec；21（4）：617-20

病例 30　呕吐隔日宿食反复发作 3 月余

陈焕年　杨尹默　万远廉　黄莛庭

▶ 病历摘要

女，17 岁。主因“呕吐隔日宿食反复发作 3 月余”门诊以“胃溃疡伴幽门梗阻”收入院。患者 3 月余前无明确诱因出现呕吐，呕吐物为隔日宿食，伴酸腐味，无呕吐咖啡色样物，无黑便。患者病程中无反酸、烧心，无腹痛、腹泻。无畏寒、发热、无低热、午后潮热。3 月来体重减轻约 3 千克余。曾在外院诊治，行胃镜检查，诊为“胃溃疡伴幽门梗阻”，以奥美拉唑等治疗 2 月余，症状未见明显好转遂来我院。现精神，睡眠可，纳差。大小便正常。既往有反复慢性上腹痛史多年，未予诊治。否认传染病史、遗传病史。

入院查体：生命体征平稳，体形消瘦明显。皮肤黏膜无黄染，浅表淋巴结未及明显肿大。心肺无明显异常。腹部平坦，稍呈舟状腹，腹壁无静脉曲张。中上腹可见胃型伴蠕动波，未见肠型。腹部无压痛及反跳痛。肝、胆囊、脾肋下未明显触及。Murphy 征阴性，Mcburney 点无压痛。中上腹叩诊鼓音，肝肾区无叩痛，无移动性浊音。Traube 区存在。肠鸣音正常，3～4 次/分，上腹部可及振水音。直肠指诊未及明显异常。辅助检查：外院胃镜示胃幽门区溃疡伴幽门梗阻。

入院诊断：幽门梗阻、消化性溃疡？

入院后完善各项辅助检查：查血常规、尿常规正常。大便常规镜检正常，大便潜血阴性。肝肾功能正常。肿瘤标记物：癌胚抗原、甲胎蛋白、癌抗原 CA 19－9 均在正常范围。心电图：窦性心率，正常心电图。胸片未见肺部活动性病变。胃镜显示：胃潴留，胃窦大弯侧见一个 1cm×2.5cm 半球形隆起，表面光滑，中央有凹陷，触之较硬，幽门变型糜烂。腹部 B 超：胃潴留，余腹腔各脏器未见明显异常，腹腔无积液，未见腹腔淋巴结肿大。上消化道钡剂造影：

胃扩张，内有大量潴留物，幽门线样狭窄，钡剂尚可通过（图 1）。考虑为胃幽门管溃疡伴幽门不全梗阻。内镜超声：胃窦部大弯侧局部隆起，局部胃壁增厚，胃壁正常层次消失，最厚处达 2cm。诊断为胃壁增厚性病变，淋巴瘤、间质瘤、胃癌，伴幽门不全梗阻。腹部 CT 平扫及增强：胃窦部大弯侧胃壁实性占位，约 1.5cm×2.5cm 大小，增强后部分强化，中央有坏死灶，肿块未与其他胃外组织粘连，局部胃窦狭窄。未见明显肿大腹腔淋巴结。印象：胃窦部占位，间质瘤、淋巴瘤。

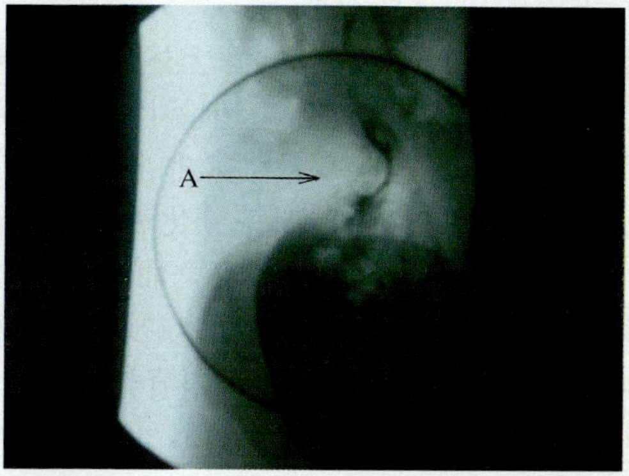

图 1　胃钡剂造影片：胃扩张，内有大量潴留物，幽门线样狭窄。图中 A 示幽门大弯侧隆起物，黏膜尚光整，中央见凹陷灶

▶ 病历讨论

甲医师（普通外科住院医师）：患者为青年女性，既往有中上腹疼痛史，3 月余前无诱因出现反复呕吐隔日宿食，病程中无反酸、烧心，无腹痛、腹泻、无畏寒、发热。3 个月来体重减轻约 3 千克余。目前该患者胃窦部肿物伴幽门梗阻诊断明确。但肿物性质未明。该患者大便潜血阴性，胃镜及上消化道均提示黏膜下肿物，结合年龄，胃癌可能性较小。以胃间叶组织肿瘤可能大，如胃淋巴瘤，间质瘤等。患者无局部及远位转移，未见明显淋巴转移，可行开腹探查术，以明确诊断。

乙医师（普通外科主治医师）：同意甲医师的意见，患者各项术前检查完备，无手术禁忌证，应行手术治疗。中年以上患者有以下表现时须警惕胃癌：原因不明的食欲不振、上腹不适、消瘦，原因不明的呕血、黑便或便潜血持续阳性。原有慢性胃病史，近期症状加重，一般药物治疗无缓解等。查体中上腹有时可触及肿物，Virchow 淋巴结肿大为晚期表现。直肠指诊：直肠膀胱陷凹可触及种植转移结节等。该患者无上述表现，综合各项检查资料表明，患者胃窦肿物以间质瘤可能较大，不除外其他少见间质肿瘤或淋巴瘤可能。因其良恶性性质未明，可术中行冰冻病理切片明确，必要时可行根治性切除。可行淋巴清扫，D2 即可。

丙医师（普通外科主任医师）：同意上述意见，结合患者年龄，以间质瘤，淋巴瘤等间质肿瘤可能大。但不除外其他肿物可能。近年来，对于发生于胃肠道的非上皮源性及非淋巴源性肿瘤的认识进展较快。由于大部分该类肿瘤缺乏肌源分化表型，故较少用平滑肌瘤、平滑肌肉瘤、平滑肌母细胞瘤来命名，而通称为胃肠道间质瘤。该肿瘤可手术切除根治，切缘的根治情况与预后密切相关，其复发多为局部复发，淋巴结转移较少，可不必清扫。该患者诊断未明，故可行胃大部切除术，可行 D2 式淋巴清扫，以免肿瘤残留。

▶ 手术及术后恢复情况

入院后 1 周余行外科手术治疗：取上腹正中切口，长约 12cm，逐层暴露腹腔，探查无腹水；肝、胆囊、胆总管未见明显异常；肝十二指肠韧带未及肿大淋巴结；小肠、结肠、胰腺、脾未见明显异常；Douglas 腔未见结节；胃窦部大弯侧可触及一结节，质硬，直径约 3～4cm，未穿透浆膜。术中诊断：胃窦部肿物，间质瘤可能性大。遂行根治性胃大部切除，结肠后胃空肠吻合术。上提大网膜，沿横结肠右侧将大网膜连同横结肠系膜前叶向上以电刀锐性剥离，切除胰腺被膜，在近肝缘处离断肝胃网膜，连同肝十二指肠韧带前叶向下剥离。分别在根部切断胃网膜左、右和胃右动脉，双重结扎近侧端使伴随动脉的淋巴结群包含在手术切除标本内。在距幽门远侧约 2 厘米处切断十二指肠，提起胃远侧断端，在胰腺上缘继续行后腹膜剥离，显露腹腔动脉及其分支，清除其周围淋巴及结缔组织，于根部切断胃左动脉及胃冠状静脉，清扫贲门右淋巴结。以RLG90断胃，断端距肿物边缘约5cm。行结肠后胃空肠吻合，吻合口距Treitz韧带约10cm位于大弯侧。生理盐水冲洗腹腔，放置引流管一枚于胃肠吻合口附近并经右上腹戳口引出。止血，逐层关腹。术毕。

术后予静脉营养支持，恢复顺利。术后第3天胃肠功能恢复，第5天拔除胃管并少量进水。术后一周时进流食，拔除腹腔引流管。术后10天拆线。伤口愈合Ⅱ/甲。术后血常规及生化电解质基本正常。术后2周出院。

▶ 最后诊断

幽门梗阻、胃憩室伴憩室内异位胰腺。病理诊断：胃幽门部憩室（图2），憩室伴急慢性炎症，周围淋巴反应性增生，憩室内见异位胰腺组织（图3）。

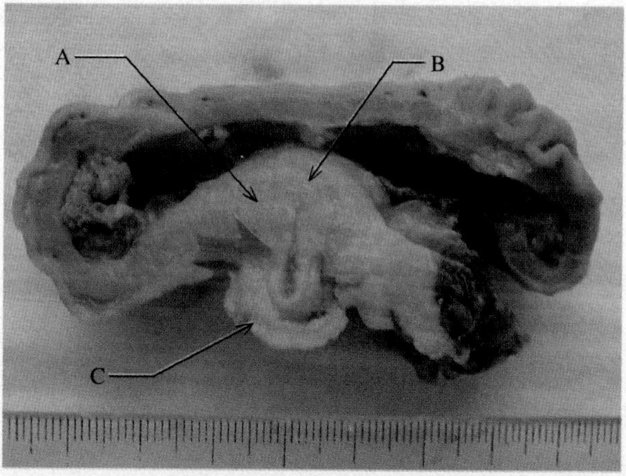

图2　病理标本：胃大部切除术标本经甲醛固定，图中A示胃窦部憩室，B示憩室底部异位胰腺组织，C示固定萎缩外翻的胃黏膜层

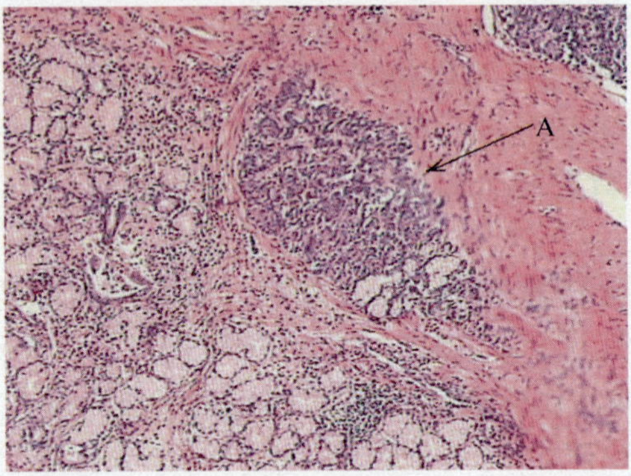

图 3　病理诊断（HE，100×）：图示胃憩室组织，A 示憩室组织内异位胰腺组织

▶ 专家点评

异位胰腺临床较为少见，由于本病大多无特异临床症状，故临床确诊者多为出现并发症或由体检发现，偶有行其他上腹部手术时无意中发现。异位胰腺发病率报道不一。国外尸检其发生率约为 0.55%～13.7%，国内有报道为 0.2%～0.5%，平均为 1.7%。男女发病率之比约 3∶1。Edward 等报告 37 例患者，发病年龄最小 11 天，最大 84 岁。其中 12 岁以上 31 例患者平均发病年龄 34.9±1.7 岁，12 岁以下小儿 6 例，平均发病年龄 2.8±1.82 岁。

异位胰腺发生部位主要在腹腔器官。Barbosa 等统计，胃占 27.7%，十二指肠占 25.5%，空肠占 13%，Meckel 憩室占 5.3%，回肠占 2.8%，偶见于大网膜、肠系膜、肝、胆囊、脾、胆总管、肾周组织。罕见于腹外脏器如纵隔，淋巴结等。发生于胃者，一半以上位于胃远端，主要在胃窦部。异位胰腺组织多位于胃肠道壁内。国内有报道 29 例病例，其中黏膜下层 14 例（48.3%），浆膜下层 6 例（20.7%），黏膜下及肌层内 4 例（13.8%）。未见有发生于胃憩室内报道者。

异位胰腺的起源问题学说颇多，均建立在理论推断基础上，主要有以下几种：①胰腺胚胎移位发育学说。在胰腺发生的胚胎时期，背侧胚胎胰腺旋转融合过程中，有部分始基保留于原肠腔内，随原肠纵行生长发育而被带到消化道各器官形成异位胰腺。其中背侧胰腺始基产生的胰腺组织将被带到胃，形成胃异位胰腺。②返祖现象：低等动物的胰腺大都弥漫分布于多个腹腔脏器，人类胃的异位胰腺可能是胚胎发育中的个别退化现象。③异位起源学说：异位胰腺由其他消化道胚胎内皮组织原始干细胞异常发育分化而来。Graphin 等认为 Pdx-1 及 Ngn 3 基因在胰腺组织的分化形成中起重要作用。上述基因在消化道胚胎内皮的异位表达能促使消化道内皮原始胚胎干细胞异常分化形成异位胰腺组织。其中 Pdx-1 基因的表达主要是促使消化道内皮胚胎干细胞在前肠期出芽形成胚胎胰腺的芽突，而 Ngn-3 基因的表达主要是促使消化道内皮胚胎干细胞定向分化为具有内分泌活性的胰岛成分细胞，此学说认为异位胰腺的发生即是此类基因在其他消化道原始内皮异常表达的结果。至于上述基因在异位组织异常表达的原因，尚未见明确的解释。

异位胰腺多不引起临床症状，以行剖腹手术时偶然发现者居多。少数出现症状者表现差异较大。综合国内外文献，主要表现为腹痛、腹部包块、消化道出血、幽门梗阻、肠套叠等。尚见发生于胆总管壶腹部引起梗阻性黄疸报道。其临床表现的症状尚与异位胰腺组织在局部组织的病理存在类型有关。异位胰腺组织可以形成异位胰岛素瘤，异位胰腺炎，可以恶变形成异位胰腺癌。Jeong 等曾报道一例胃内异位胰腺恶变成胰腺癌的病例。本例患者胃憩室内异位胰腺组织较少，其引起的特异临床表现不明显，而主要以幽门部憩室及憩室炎引起的幽门不全梗阻为主要表现。

影像学检查在异位胰腺的诊断中起着重要作用。较大的异位胰腺组织在钡餐造影中表现为局部腔内充盈缺损，典型者为在充盈缺损中心可见小钡斑，称为牛眼征（Bull's eye sign），侧位片有时可见充盈缺损中有一细管状致密钡剂影，称为导管征（club shapped sign），其出现对异位胰腺的确诊较有帮助。CT 影像主要表现为局部肿物，无特殊鉴别诊断意义。胃镜和内镜超声对位于胃或十二指肠的异位胰腺有重要鉴别诊断意义。异位胰腺大都表现为腔内黏膜下隆起物，可行病理组织学活检，以鉴别腺癌或淋巴瘤。内镜超声对于鉴别胃内淋巴瘤和间质起源的肿瘤颇为有益。

异位胰腺的术前诊断较为困难，甚至在术中都无法与淋巴瘤等鉴别，其确诊有赖于术中或术后病理，本例患者即最终由病理确诊。异位胰腺患者的术中冰冻切片颇为重要，借此有时能与其他一些恶性肿瘤相鉴别以避免不必要的肿瘤根治术。异位胰腺组织病理表现差异较大，镜下类型从仅有在平滑肌间散在分布的胰腺小叶导管到具有完整的胰腺小叶结构都有报告。但大多缺乏胰岛结构。

由于本病缺乏明显临床特征，术前明确诊断较为困难。对于出现临床症状的异位胰腺患者应行剖腹探查术，术中明确诊断后行局部切除术。近来随着临床腹腔镜的普遍使用，由腹腔镜探查发现异位胰腺而行腔镜下局部切除的报告日渐增多。对于能术前确诊的少数无症状患者的治疗较有争议。国内学者大多认为应予局部切除，以防日后并发症的出现。国外学者大多持保守态度，认为可予以定期观察。James 等认为对于术前疑诊患者应行探查术，而术前已确诊者可行内镜或腹腔镜摘除。

▶ 参考文献

1. Lai EC，Tompkins PK. Heterotopic pancreas. Review of a 26 year experience. Am J Surg. 1986；151：697-700
2. Grapin BA，Majithia AR，Melton DA. Key events of pancreas formation are triggered in gut eudorm by ectopic express of pancreatic regulatory genes. Genes，2001；15（4）：444-454
3. Jeong HY，Yang HW，Soe SE，et al. Adenocarcinoma arising from an ectopic pancreas in the stomach. Endoscopy. 2002；34（12）：1014-1017
4. Tanaka K，Tsunoda T，Eto T，et al. Diagnosis and management of heterotopic pancreas. Int J Surg，1993；78：32-35
5. Mahmoud H，Moshe S，Norman L，et al. Obstructing gastric heterotopic pancreas Case report and literature review. J Clinical Imaging，2002；26：267-269

病例31　上腹部胀痛12年，伴寒战、发热、皮肤巩膜黄染间断发作6年，再次发作1周

程西奎

▶ 病历摘要

男，68岁，主因“上腹部胀痛12年，伴寒战、发热、皮肤巩膜黄染间断发作6年，再次发作1周”入院。患者于12年前无明显诱因出现上腹部胀痛，伴恶心，无呕吐，疼痛不剧烈，无放射，未到医院诊治，自己口服一些“胃药”后好转。此后症状反复出现，每年少则1～2次，多则3～4次，且症状有逐渐加重的趋势。大约6年前在出现上述症状时，伴随出现寒战、发热，皮肤瘙痒、发黄，小便发黄等症状。在外院作B超未发现异常。每次发作时均经输液抗炎保肝治疗后好转。一周前症状再次发作，性状同前，体温达39.5℃，在外院输液抗炎治疗4天，为进一步诊治来我院。患者病程中在症状发作间期，食欲和食量正常，体重无明显变化。

入院查体： 体温36.5℃，脉搏75次/分，呼吸16次/分，血压130/80mmHg。一般情况好，皮肤无黄染、苍白，浅表淋巴结无肿大；巩膜可疑黄染；心肺未见异常；腹部平坦，无静脉曲张，无胃肠型及蠕动波，上腹部和右上腹有轻压痛，无肌紧张、反跳痛，肝、胆、脾未触及，Murphy征阴性，移动性浊音阴性，肠鸣音3～4次/分；肛查阴性。

入院诊断： 梗阻性黄疸，胆管炎，胆囊炎，胆囊结石，胆管结石？

入院后完善各项辅助检查： 血常规、尿常规正常。大便常规镜检正常，大便潜血阴性。血生化检查，ALT 55IU/L，ALP、GT正常，胆红素正常，白蛋白正常。肿瘤标志物检测：癌胚抗原、甲胎蛋白、癌抗原19-9均在正常范围。心电图：窦性心律，正常。胸片未见肺部活动性病变。B超示：胆囊结石，肝内外胆管扩张，胆

总管 1.3cm。腹部 CT：胆囊结石，肝内外胆管扩张，胆总管 1.5cm，胰头内可见一低密度区，约 2.5cm 大小，与十二指肠腔相通。核磁共振胰胆管成像检查：肝内外胆管扩张，胆总管前方异常信号影，胆囊多发结石。胃镜检查：胃和十二指肠黏膜光滑，十二指肠降部乳头旁内侧可见憩室开口，憩室底朝向后内侧，内可见绿色黏稠物和食物残渣。

▶ 病历讨论

甲医师： 患者为老年男性，病史较长，主要症状为反复间断地出现上腹部胀痛，伴寒战、发热、黄疸，抗炎治疗可好转。入院体检巩膜可疑黄染，上腹和右上腹有轻压痛。化验检查，虽然入院后的胆红素正常，但以往发作时在外院的检查胆红素明显升高。B 超和 CT 检查示胆囊结石，肝内外胆管扩张。因此诊断梗阻性黄疸，胆管炎，胆囊结石，胆囊炎明确。至于梗阻的原因，根据病史中症状反复出现，抗炎治疗可好转的特点，考虑为良性病变，患者有胆囊结石，因此最可能的梗阻原因为胆总管结石，但与之矛盾的是各项影像学检查均未发现胆总管结石。

乙医师： 同意甲医师的分析，该患者目前需要明确的是胆道梗阻的原因，除了常见的胆总管结石的可能，由于患者为老年病人，还要考虑肿瘤的可能，但这种可能性不大，根据是病史长，症状反复出现，抗炎治疗可好转，肿瘤标志物检查均在正常范围，影像学检查未见肿瘤。要注意的是 CT 和 MRCP 均发现在胰头内有一低密度区，与十二指肠相通，后经胃镜检查证实为十二指肠降部乳头旁憩室，且胃镜检查时见憩室内有潴留物，憩室口水肿，因此该患者胆道梗阻的原因我认为是反复的十二指肠憩室炎发作，波及十二指肠乳头，引起乳头水肿，造成胆道梗阻。由于该患者的十二指肠憩室位于降部乳头旁，且深陷于胰头内，治疗上有一定的困难。采取何种手术方式需要权衡利弊。对于这个部位的憩室进行切除，手术风险大，合并症多。

丙医师： 同意上面两位医师的分析，我认为该患者梗阻性黄疸的主要原因是十二指肠憩室炎的反复发作，引起十二指肠乳头水肿炎症，造成胆道排出不畅，引起黄疸。现在的关键是下一步的治疗问题，由于该患者的病史长，症状反复出现，而且已经合并梗阻性黄疸，同时又有胆囊结石，所以有手术治疗的指征。至于手术的方式要权衡利弊，憩室切除，看似彻底，其实不尽然。该患者的十二指肠憩室位于降部乳头旁，且深陷于胰头内，憩室较大，如果行憩室切除，不但手术效果不满意，而且手术的风险大，术后的合并症多，手术死亡率高，因此憩室切除不宜采取。我们可以考虑行憩室的旷置手术，减少食物在憩室内潴留的机会，以期望达到减少憩室炎发生。另外，对于该患者还应同时行胆囊切除，胆道探查。如果胆道探查时发现十二指肠乳头瘢痕狭窄，还应做十二指肠乳头的切开成形。

▶ 手术及术后恢复情况

入院后在全麻下行外科手术治疗：胆囊切除，胆总管探查，十二指肠乳头切开成形，胃大部切除，毕Ⅱ式吻合（结肠前，输入袢对小弯）。取右上腹经腹直肌纵切口，逐层切开腹壁各层，进入腹腔，探查：腹腔内无腹水，肝未见异常，胆囊内可触及多块结石，温氏孔通畅，胆总管粗约2cm，内未触及结石，胰腺大小正常，未触及肿块，胃、小肠和大肠未触及肿块。先顺逆结合切除胆囊，解剖出胆总管，在其前壁纵行切开约1cm，纤维胆道镜检查，肝内外胆管扩张，胆管内壁光滑，内未见结石，胆道镜不能通过胆道下端进入十二指肠，6F的胆道探子也不能通过。游离十二指肠降部，在其前壁纵行切开约3cm，用胆道探子在胆道内作引导，找到十二指肠乳头，在乳头的内侧可见憩室口，憩室的底朝向内后方，憩室内可见绿色黏稠物和一些食物残渣，将憩室内的潴留物清除。在十二指肠乳头的11～12点间楔形切开约1.5cm，切口周边间断缝合。切开后，10F的胆道探子能顺利由胆道下端通过进入十二指肠。胆总管内放入22F T形管，缝合胆总管切口。横行缝合十二指肠前壁的切口。游离胃的大小弯，行胃大部切除，切除约60%的胃，行毕Ⅱ氏胃空肠吻合（结肠前，输入袢对胃小弯）。冲洗腹腔，查无活动出血，放置腹腔引流管一根于肝十二指肠韧带旁，将T形管和腹腔引流管由右侧腹壁引出，固定。检查纱布和器械无误后，关腹，逐层缝合腹壁各层，敷料覆盖切口，手术结束。

术后恢复顺利，术后 4 天肠鸣音恢复并排气，拔除胃管，并开始饮水，术后第 6 天进流食，术后第 10 天恢复普通饮食。术后第 11 天作 T 形管造影，肝内外胆管内未见结石，胆总管下端通畅。术后第 9 天切口拆线，切口Ⅱ/甲愈合。术后第 15 天拔除 T 形管和腹腔引流管。术后 3 周出院。术后随访近 1 年，情况良好。

▶ 最后诊断

梗阻性黄疸，十二指肠乳头炎，十二指肠憩室，憩室炎，慢性胆囊炎，胆囊结石。

▶ 专家点评

十二指肠憩室是局部肠壁向外膨出而形成的袋状突起性疾病。近年来，由于诊断技术及方法的不断更新，十二指肠憩室的发现率和定位诊断率逐步提高，其发病率各家报道差异颇大，从 2%～22% 不等。十二指肠憩室是小肠憩室中最常见的类型，占全部小肠憩室的 45%～79%，以十二指肠降部多见。

憩室是黏膜下层通过肌层缺损处形成的获得性疝，肠内压增高促使憩室发生，而高压的产生与憩室远端的肠管运动过激或不协调蠕动有关。憩室可分为腔内和腔外两型，临床以腔外型多见。十二指肠憩室多为单发，2 个以上者较少。

十二指肠憩室无特异性症状，多以消化道症状出现，如上腹不适、右上腹疼痛进食后加重，类似溃疡病症状、胆道症状等，在病人就诊时很少考虑到憩室，当并发急性或慢性炎症、出血、穿孔、癌变及胰胆道病变时，往往会出现明显症状。常规的上消化道检查是发现憩室的主要途径，主要依靠低张十二指肠 X 线造影，可见憩室呈圆形或椭圆形突出肠腔外，外缘光滑；立位时憩室内可见钡、液、气三个层面。其他方法包括纤维十二指肠镜、ERCP、CT 及胆道造影等，根据需要将不同方法结合起来，可使憩室的发现率达 80%以上，且能对憩室的大小、位置、形态和胰胆管的改变有重要诊断意义。

多数十二指肠憩室无特殊症状或症状极轻微，均不需手术治疗，采用内科治疗为主，在下列情况下要手术治疗：①有长期的上腹痛、呕吐或反复黑便，憩室相应部位有深压痛，经各种检查排除其他上腹部病变，内科治疗无效者；②X线显示憩室巨大、憩室内有异物存留，钡剂在憩室内停留时间大于6 h者；③降部及十二指肠乳头旁憩室，该部位容易引起食物残渣滞留，细菌过度繁殖而引起逆行感染，反复发作的胆管炎和胰腺炎、胰胆综合征等；④已发生严重并发症者：如并发胆道和胰腺疾病，或并发穿孔、大出血、癌变等。十二指肠憩室手术方式较多，选择应取决于病变的部位、性质，是否存在并发症，并结合病人的全身情况，具体包括以下几种：①憩室切除术与憩室内翻缝合术：憩室切除术不仅能够去除异常病变且保留了正常的解剖关系，在理论上应是最理想的方法，但在实践中常遇到困难，如乳头旁憩室，或憩室深埋于胰腺实质内，术中寻找困难，强行分离易导致胆道、胰管损伤，出现严重并发症。因此，该种术式仅适用于憩室较大、寻找较易的少数憩室。憩室内翻缝合术，术式较为简单，适用于对于远离十二指肠乳头、胰腺组织外或较大、切除困难的憩室，但该术式不能去除可能存在于憩室腔内的异位胃黏膜或胰腺组织，可能导致日后的出血或穿孔；同时由于术中需将憩室内翻，有引起十二指肠梗阻的危险，应当慎重。②憩室成形术：该术式目的是将憩室的颈部扩大，使憩室腔内的食物及消化液易于排出，防止潴留，预防憩室炎的发生，并解除对胆管、胰管的压迫、梗阻及感染。该术式仅适于乳头旁憩室、切除困难以及憩室较大者。此法虽简单，但仍有食物潴留于憩室的可能而易引起相关并发症，且并未去除病灶本身，疗效不确切，一般不宜采用。③Oddi括约肌切开成形术：当憩室反复发炎导致Oddi括约肌出口狭窄或伴有胆总管出口狭窄，影响胆汁、胰液的排泄时，可行Oddi括约肌成形术，此术式不仅能改善胆汁、胰液的引流，有利于防止逆行感染，解除以胆胰并发症为主要症状的各种不适，还能对憩室内残留物起冲洗作用，有利于憩室的引流。本方法若与憩室切除联合应用则更利于憩室的探查和切除，使难以切除的憩室可以切除。

但由于憩室壁很薄，有一定手术危险性，同时由于很难明确此类患者壶腹部狭窄的存在，选择此类手术时应慎重考虑，而且因为要切开十二指肠，可能导致相应的并发症。④转流术：该术式目的是旷置十二指肠，使食物不经过十二指肠直接到达空肠，可防止食物进入憩室内滞留，有利于憩室炎的治疗和防止逆行胆道感染，本术式的适应证包括憩室切除困难、手术本身可能损伤胆道和胰管者，多发性憩室，胆、胰管直接开口于憩室者等。Billroth Ⅱ式胃切除术是最常用的手术方式，手术可减少对胆、胰管的损伤，同时对伴有胃十二指肠溃疡者能起到治疗作用，安全性大，但由于部分胃被切除，个别患者会出现胃切除术后并发症；鉴于以上原因，有人提出采用保留幽门的十二指肠旷置术治疗十二指肠憩室，此法保留了胃及幽门的完整性及其功能，避免了术后残胃排空障碍、反流性胃炎等并发症，同时可减少胆汁反流，并有利于防止残胃癌的发生。此外还有人采用其他术式，如胃空肠 Roux－Y 吻合术、十二指肠空肠吻合术等，都取得了较好疗效。但这些术式都存在一个明显的不足，即对憩室本身未行处理，憩室对胆管、胰管的压迫并未得到解除。⑤内引流术：对于十二指肠憩室合并胆总管结石、Oddi 括约肌狭窄、胆总管明显扩张者，可行胆总管空肠 Roux－Y 吻合术，同时附加转流术，如并发胆囊炎亦应切除胆囊；对已行 Billroth Ⅱ式胃大部切除术者，食糜不再经十二指肠运行，则可行胆总管十二指肠吻合术。⑥胰十二指肠切除术：仅适用于憩室癌变或并发壶腹周围癌的病人，但当憩室并发严重的出血而又无法切除时，或在切除憩室中憩室突入胰腺实质造成胰腺损伤、出血又难以切除者，被迫施行胰头十二指肠切除。但由于胰十二指肠切除术后死亡率较高，即使良性病变施行本手术死亡率也高达 10%，故不宜作为常规手术方法。

总之，对十二指肠憩室的手术指征要从严掌握，要在明确临床症状与憩室关系的前提下决定手术，手术方式的选择不仅应取决于病变性质及憩室的解剖部位，同时也要考虑术者的经验，我们认为，多数情况下胃肠改道不失为简单、安全有效的治疗方法。

▶ 参考文献

1. Chiu EJ，Shyr YM，Su CH，et al. Diverticular disease of the small bowel. Hepatogastroenterology，2000，47：181-184
2. Yin WY，Chen HT，Huang SM，et al. Clinical analysis and literature review of massive duodenal diverticular bleeding. World J Surg，2001，25：848-855
3. 杨维良. 十二指肠憩室手术治疗的术式选择与评价. 中华胃肠外科杂志，2003，6：215-216
4. 付由池，高志清. 十二指肠憩室的外科治疗. 中华胃肠外科杂志，2004，7：42-44
5. 陈道夫，连彦军. 十二指肠指憩室的外科治疗. 临床外科杂志，2004，12：520-521

病例 32　十二指肠乳头癌行胰十二指肠切除术后 2 年，间断黑便 9 个月，加重伴便血 4 天

姚宏伟　修典荣

▶ 病历摘要

男，41 岁，主因“十二指肠乳头癌行胰十二指肠切除术后 2 年，间断黑便 9 个月，加重伴便血 4 天”入院。

患者 2 年前因“十二指肠乳头癌”行胰十二指肠切除术，术后病理诊断为“十二指肠乳头溃疡型中分化腺癌”，术后半年内化疗六次。患者自 9 个月前无明显诱因开始出现黑便（成形、质软），1～2 次/日，无呕吐和腹痛，无头晕及心悸，当时未诊治。7 个月前再次出现黑便，糊状，亦无呕吐和腹痛，无头晕及心悸，但患者自觉明显消瘦。住院行胃镜检查结果显示“胃大部切除术后，吻合口炎症伴糜烂”，给予抑酸、止血、抗炎等治疗后好转。4 个月以及 1 个月前再次出现黑便伴头晕乏力而入院治疗，均予上述对症治疗后好转出院。4 天前无明显诱因出现便血 2 次，暗红色，总量约 500ml 左右，伴中上腹隐痛，无头晕和心悸，无呕血，排便后腹痛似有所减轻。急诊予输血、补液、抑酸等治疗，留置胃管抽出暗红色血液 30ml，急诊胃镜检查结果显示“胃大部切除术后，上消化道出血，输入袢黏膜广泛糜烂出血（图 1、2）”，予去甲肾上腺素冰盐水洗胃治疗。经治疗后有所缓解，但仍然有腹痛，考虑不除外缺血性肠病，故又给予“丹参”和“罂粟碱”静脉点滴治疗。1 天前，再次排黑便约 200g，遂收入院进一步诊治。9 个月以来，饮食、睡眠差，小便正常，体重下降约 20kg。既往无肝炎、结核、糖尿病等病史。

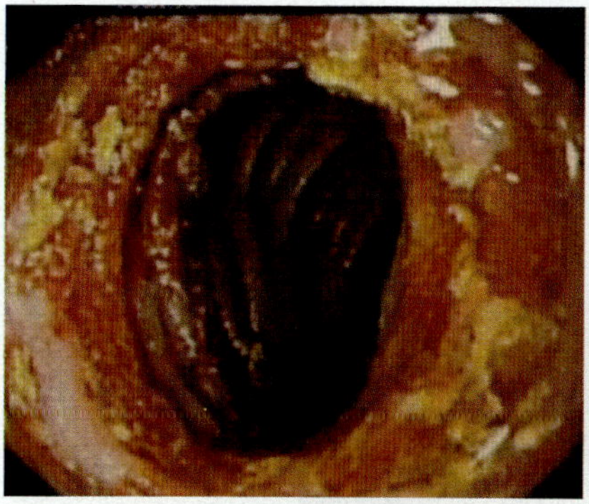

图 1　胃镜显示输入袢黏膜广泛糜烂出血

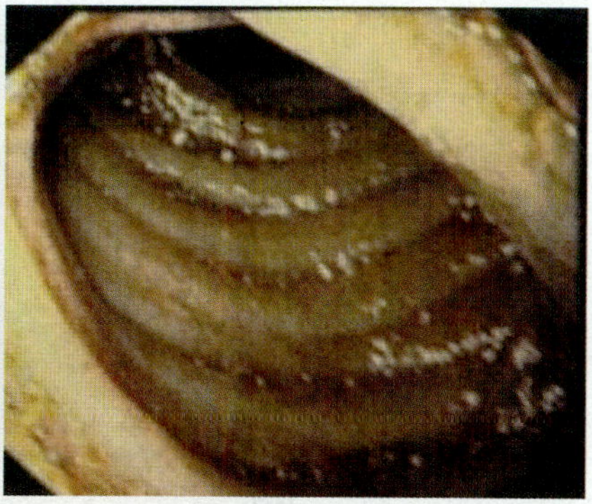

图 2　胃镜显示输出袢黏膜基本正常

入院查体：P 79 次/分，BP 70/55mmHg，T 36.7℃，R 18 次/分。营养状况欠佳，结膜以及甲床苍白，巩膜未见黄染。心肺未见异常。腹部平坦，可见右上腹经腹直肌切口瘢痕长约 15cm，未见胃肠型和蠕动波，未见腹壁静脉曲张，全腹触软，未及肌紧张和反跳痛，右上腹以及中上腹压痛（+），未及明显包块，肝脾肋下未及，肝、肾区叩痛（—），移动性浊音（—），肠鸣音 5～7 次/分，胃振水音（—）。左锁骨上未及肿大淋巴结。直肠指诊：未及直肠和盆腔肿物，指套上可见黑色柏油样便。

辅助检查：（1）血常规：WBC 5.2×10^9/L，Hb 74g/L，PLT 218×10^9/L；（2）便常规：黑便，潜血（+）；（3）肝功能：正常；（4）胃镜：胃大部切除术后，上消化道出血，输入袢黏膜广泛糜烂出血；（5）腹部 B 超：肝形态正常，肝内外胆管无扩张，胰头部缺如，胰腺体尾部形态正常，腹腔少量积液。

初步诊断：（1）失血性贫血；（2）上消化道出血（胃肠吻合输入袢黏膜糜烂）；（3）十二指肠乳头癌术后。

入院后急予抑酸、输血、止血、扩容、补液、去甲肾上腺素冰盐水洗胃等保守治疗，病情趋于稳定，但间断仍有暗红色血便排出，平均约 200ml/d，间断输血治疗。入院两周后小肠镜检查“残胃黏膜苍白，未见血液和咖啡色液体，吻合口黏膜红色，输出袢通畅，输入袢有胆汁溢出，通过输入袢进镜 35cm 可见胆肠吻合口内间断有鲜红色血液涌出（图 3），吻合口充血、点状糜烂”。考虑胆肠吻合口附近有活动性出血，决定手术探查止血。

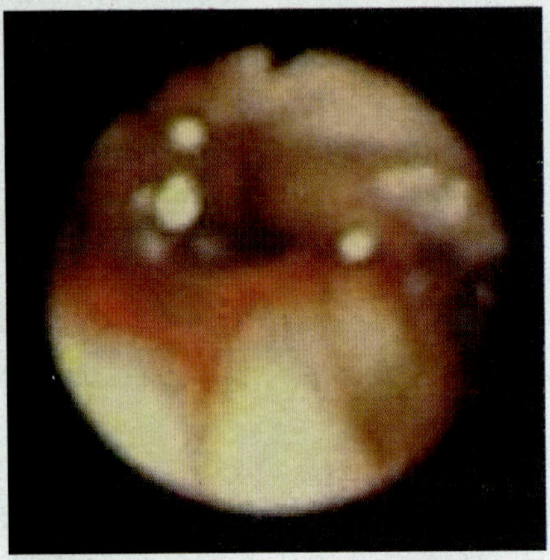

图 3　小肠镜显示胆肠吻合口出血

▶ 病历讨论

甲医师（普通外科住院医师）：中年男性，因十二指肠乳头癌行胰十二指肠切除术后 2 年，患者近 9 个月无明显诱因开始出现黑便，无呕吐和腹痛，无头晕及心悸。7 个月前行胃镜检查显示“吻合口炎症伴糜烂”，给予抑酸、止血、抗炎等治疗后好转。入院前 4 天再次出现间断便血，总量约 700ml 左右，伴中上腹隐痛。入院后患者间断仍有暗红色血便排出，平均约 200ml/d，予保守治疗，间断输血治疗，目前生命体征尚平稳。辅助检查结果：（1）消化道出血后，Hb 水平于 75～80g/L 之间，经输血治疗后 Hb 水平于 90～100g/L 之间；（2）胃镜检查结果：胃大部切除术后输入袢黏膜广泛糜烂出血；（3）小肠镜检查结果：胆肠吻合口内间断有鲜红色血液涌出，吻合口充血、点状糜烂。目前诊断：（1）消化道出血：因胃管内曾吸出血性液，并结合胃镜、小肠镜的检查结果，考虑上消化道出血，出血部位在输入袢和胆肠吻合口附近；（2）失血性贫血：目前为中度贫血，生命体征尚平稳，无休克表现。患者上消化道出血诊断较明确，保守治疗效果不满意，应手术探查止血。

乙医师（普通外科主治医师）：胰十二指肠切除术后上消化道出血诊断明确。经保守治疗后，患者仍间断便血，需要间断输血治疗。但出血量并不大，平均每日约200ml。由于放射性核素扫描对＞15m/h的出血敏感，如果进一步行核素扫描可能无法发现出血点；而且，即使可发现出血部位，核素扫描也无法对出血点进行精确定位。即使血管造影能够发现出血点，若行选择性肠系膜动脉栓塞止血治疗，则很可能导致局部小肠坏死。目前出血部位局限于胆肠吻合口和输入袢，故无必要进一步行核素和血管造影检查，应手术探查胆肠吻合口和输入袢止血，可行术中肠镜检查进一步明确出血部位。患者目前营养状况稍差，术前应给予静脉营养支持治疗。

丙医师（普通外科主任医师）：两位医师的分析思路清晰，诊断和治疗原则正确。出血部位在上消化道，但目前出血原因尚不清楚，暂时不考虑存在腹腔内出血。胰十二指肠切除术后上消化道出血的原因大致有如下几种：（1）肿瘤局部复发，肿瘤血管破裂出血；（2）胰肠吻合口瘘，胰液腐蚀肠壁血管破裂出血；（3）胰肠、胆肠、胃肠吻合口溃疡出血；（4）急性弥漫性胃黏膜病变出血。对于手术后已经2年的患者，出血的原因首先要除外肿瘤复发因素。胰十二指肠切除术后上消化道出血的治疗方法包括：（1）使用止血药物的保守治疗方法；（2）选择性动脉造影、选择性动脉栓塞止血；（3）内镜下止血；（4）开腹探查，手术止血。该患者出血部位在输入袢和胆肠吻合口附近，前三种治疗方法均不理想，故应手术探查止血。术中在胆肠吻合口附近切开空肠前壁寻找出血点，术中亦可以经切开处置入小肠镜探查胰肠吻合口和输入袢，发现肠壁出血可以缝扎止血；如胆肠吻合口出血难于止血，可以切除原吻合口再次胆肠吻合；如为胰肠吻合口出血难于止血，可以切除残余胰腺，缝闭空肠残端。由于是二次手术，腹腔内粘连较严重，手术难度大，术后可能出现胆瘘、胰瘘等严重并发症，术中应注意预防。

▶ 手术以及术后恢复情况

术前给予静脉营养支持治疗5天，患者仍然间断便血，但出血量不大，约 150ml/d。

手术情况：经右上腹原切口进入腹腔，腹腔内粘连重，仔细分离粘连，寻及胆肠吻合口、胰肠吻合口以及输入段空肠袢，胆肠、胰肠吻合口外观未见明显异常，可见空肠袢肠壁以及其系膜静脉曲张，腹腔内未见出血。切开胆肠吻合口处的空肠前壁长约 2cm，可见肠壁轻度水肿。观察胆肠吻合口，可见金黄色胆汁流出，吻合口黏膜比较光滑，可见吻合口肠侧曲张静脉活动性出血 2 处，缝扎出血点，连续观察 15 分钟未见胆肠吻合口内有血性液流出，缝扎处亦未见再有活动性出血。经空肠切开处置入小肠镜探查：胰肠吻合口外观基本正常，未见活动性出血；胃肠吻合口黏膜光滑，稍充血，未见溃疡和活动性出血，空肠输入袢黏膜充血伴轻度糜烂，可见静脉曲张，未见活动性出血点，空肠输出袢黏膜基本正常。退出小肠镜，缝合空肠切开处。生理盐水冲洗腹腔，放置乳胶引流管于胆肠吻合口旁并经右上腹壁戳口引出，充分止血，逐层关腹，术毕。

手术后情况：未再出现消化道出血表现，Hb 稳定予 85～95g/L 之间。考虑到术后虽无出血表现，但术中发现空肠静脉曲张，故行 MRI 检查。MRI 显示“胰腺体尾部胰管不规则扩张，胰腺颈部以及其周围结构不清。门静脉主干显示尚可，门静脉近端呈削笔样改变，肠系膜上静脉主干未显影，局部可见结节样软组织影，脾静脉主干未显影，胃底及肝门可见曲张血管团（图 4），腹主动脉旁可见肿大淋巴结”。MRI 结果提示“十二指肠乳头癌术后局部复发或转移，肠系膜上静脉主干受侵闭塞，门静脉主干近端、脾静脉可疑受侵，侧支血管形成”。进一步经股动脉行腹腔动脉干、肝动脉、脾动脉、肠系膜上动脉造影。肠系膜上动脉显影正常，肠系膜上静脉部分显影，门静脉主干不显影，腹膜后可见侧支显影，肝内门静脉显影；脾动脉迂曲扩张，脾静脉主干未显影，肠系膜上静脉与脾静脉汇合处未显影，胃底食管静脉曲张。肝动脉、肝静脉显影通畅，肝实质期可见右后叶 2 处结节状染色，不除外转移癌可能。血管造影后诊断：门静脉高压，门静脉血栓形成？肝内占位性病变（转移癌）。

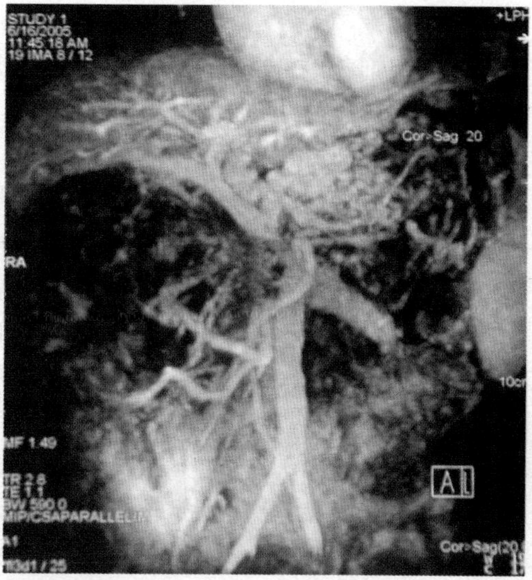

图4　磁共振血管成像（MRA）显示门静脉主干阻塞

▶ 最后诊断

综合手术和上述检查结果考虑患者上消化道出血原因：十二指肠乳头癌术后局部复发并伴有肠系膜上静脉、脾静脉、门静脉主干瘤栓，门静脉高压导致空肠输入袢静脉曲张破裂出血。由于导致出血的原因并未根本去除，故本次手术后仍然有可能再次出现消化道出血。

▶ 专家点评

胰十二指肠切除术（pancreatoduodenectomy，PD）是治疗壶腹周围区域良、恶性疾病的最常见手术方式。上消化道出血是术后最常见的并发症之一。其发生率约2%～18%，死亡率约20%～70%。近年来，胰十二指肠切除术后上消化道出血的发生率有了显著下降，这与手术例数增加、经验积累、术中精细操作和围术期治疗密切相关，但术后上消化道出血仍然是最常见的并发症和死亡原因，预防并减少术后出血的发生对降低术后并发症和死亡率有着极其重要的意义。

根据术后上消化道出血发生的时间不同，手术后 1 周之内的称为早期出血，手术后 1 周以后发生的称为术后晚期出血。

1. 术后早期上消化道出血

术后早期上消化道出血多来自胃肠、胆肠、胰肠吻合口，可能是由于消化液腐蚀所致。术后 1 周左右的上消化道出血通常是应激性溃疡所致残胃黏膜出血。一旦在术后早期出现如下表现：胃管内吸出血性液、黑便、Hb 下降等，应考虑到上消化道出血的可能，可以给予扩容、补液、输血、抑酸、止血药物等治疗，并用去甲肾上腺素冰盐水洗胃。经上述保守治疗无效者，应急诊胃镜检查以明确出血部位并行内镜下止血，胃镜下止血无效者应手术探查止血；对于术后早期能否行胃镜检查及治疗并无定论，但笔者认为，只要操作细致并掌握适当的充气压力，术后早期可以行胃镜检查及治疗。

术后早期三个吻合口都存在出血的可能性，其中胃肠吻合口出血最为常见，其次为胰肠吻合口出血。胰肠吻合口出血多为胰断面的渗血，可能是因为胰酶被激活后作用于创面造成的。如果怀疑胰肠吻合口出血而保守治疗又无效，应开腹手术探查止血。方法是在离胰肠吻合口 1.5 cm 处切开空肠前壁。从肠腔内观察胰腺断端和胰肠吻合口，发现出血点即予以缝扎止血。通过这一切口也可探查胆肠吻合口。

术后早期应激性溃疡出血多见于黄疸患者。其原因是，黄疸导致肝功能受损、维生素 K_1 合成障碍，因此患者的凝血功能减退；另外，有学者的研究表明，发生黄疸时胆红素和胆盐在胃黏膜下的沉积，可以直接损伤胃黏膜防御机能。因此，有人主张手术前引流胆汁以降低胆道压力和血胆红素水平。很多学者认为，引流胆汁后至少 4～6 周肝功能才能恢复正常，如引流时间短（2 周左右），术后并发症发生率没有降低。因此，胰十二指肠切除手术前短期内减黄治疗并无必要。但是，对于血清胆红素值高于 342μmol/L，特别是年龄大、全身情况差、黄疸时间长、有严重凝血功能障碍、胆道梗阻合并胆道感染或并发急性重症胆管炎者，应考虑先行 PTCD 或鼻胆管引流减黄，再行胰十二指肠切除术，以预防术后上消化道出血的发生。

近年来，由于在胰十二指肠切除术后预防性使用质子泵抑制剂等抑酸药物，应激性溃疡的发生率有所下降。一旦出现应激性溃疡，除应用上述保守治疗方法外，还可应用生长抑素持续静脉点滴。多数患者经保守治疗后停止出血。如患者经各种非手术治疗出血仍不停止，24～48小时出血超过2000ml，应及时手术，可考虑行残胃前壁切开、胃出血部位直接缝扎术，必要时行残胃全部切除止血。因为应激性溃疡大多继发于严重的其他疾病（如黄疸、感染等），患者一般状况差，手术死亡率高。

2. 术后晚期上消化道出血

术后晚期的上消化道出血以胃肠吻合口溃疡出血最为多见。其原因是胆汁、胰液等碱性消化液反流长期腐蚀胃肠吻合口的胃侧黏膜，导致吻合口溃疡并继发出血，多可经保守治疗止血。

胰肠吻合口瘘亦可造成术后晚期上消化道出血，消化液腐蚀胰肠吻合口附近的血管，常引起腹腔内出血，也可有呕血、黑便等消化道出血的表现。如出血是胰瘘造成，应手术结扎或缝扎出血动脉，修补瘘口，必要时可行残余胰腺切除术。亦可以考虑经股动脉血管造影，选择性动脉栓塞止血。胰肠吻合口瘘出血，多是因为术中胰腺残端止血不满意或套入吻合有缺陷，导致胰腺残端或吻合口被自身消化所致。因此手术中胰腺残端套入吻合前应电凝所有的出血点，并保证胰肠套入吻合无缺陷，有学者设计了捆绑式胰肠吻合术，有效地避免了胰肠吻合口瘘的发生。为彻底杜绝胰肠吻合口瘘的发生，有的学者将胰液及胆汁引流至体外3～4周，不但可以观察引流液的量和性质，有利于出血后对出血原因及部位的鉴别诊断，而且可避免胰酶的激活和胆汁、胰酶反流造成对胃黏膜的损害。

胰十二指肠切除术后较晚期的上消化道出血多是由于肿瘤局部复发出血，但像本例患者这样因肿瘤局部复发并侵及门静脉主干形成瘤栓、继发门静脉高压、导致胃底或者小肠静脉曲张破裂出血的情况较罕见。

▶ 参考文献

1. Martignoni E, Wagner M, Krahenbuhl L, et al. Effect of preoperative biliary drainage on surgical outcome after pancreatoduodenectomy [J]. Am J Surg, 2001; 181 (1): 52
2. Koyama K, Takagi Y, Ito K. Experiment and clinical studies on the effect of biliary drainage in obstructive jaundice. Am J Surg, 1981, 142: 293
3. Wade TP, Ghazzway A G, Virgo KS, et al. The Whipple resection for cancer in U. S. Department of Veterans Affairs Hospitals. Ann Surg, 1995, 221: 241
4. Farley DR, Schwall G, Trede M. Completion pancreatectomy for surgical complications after pancreaticoduodenectomy: experience of the Mannheim Surgical Clinic 1972-1994. Br J Surg, 1996, 83: 176
5. Peng SY, Mou YP, Cai XJ, et al. Binding pancreaticojejunostomy is a new technique to minimize leakage [J]. Am J Surg, 2002, 183 (3): 283

病例 33　间断左侧腹痛 3 月余

梁　斌

▶ 病历摘要

男，50 岁，主因“间断左侧腹痛 3 月余”入院。患者于 3 月余前无明显诱因出现左侧腹疼痛，为痉挛性绞痛，程度较剧烈，不向周围放射，不伴恶心、呕吐，无腹泻、呕血、黑便，无黏液脓血便，无畏寒、发热，无肛门坠胀感，无胸闷、大汗，即刻卧床休息，约 4 小时后症状消失，未就诊。此后患者腹痛症状间断发作，与进食无明显关系，约 3～4 天发作 1 次，性质同前，每次发作持续 20 分钟至几小时不等，偶有疼痛向颈背部放射，伴有低热，体温波动于 36.8～37.7℃，头晕、乏力症状明显，日渐消瘦，遂就诊于当地医院，查全消化道造影示小肠多个节段黏膜增粗、紊乱，可见不规则充盈缺损，未见明显狭窄及梗阻，并发严重贫血（Hb 58g/L），为进一步诊治收入本院消化内科，经完善各项辅助检查，考虑小肠淋巴瘤可能性大，为手术治疗收住本科。发病以来，患者经自服中药治疗，腹痛症状有所缓解，始终感头晕、全身乏力，无黑便、腹泻，无畏寒、黄疸，无口腔复发性溃疡，无关节红肿疼痛，无里急后重感，精神较差，食欲、睡眠尚可，大便每日 1 次，成形软便，无黏液脓血，小便正常，近三个月体重下降约 8 千克。

入院查体：生命体征平稳，心率偏快，108 次/分。重度贫血貌，皮肤黏膜苍白，无黄染，面部无潮红、紫绀及出血点，无水肿，无肝掌、蜘蛛痣。头颈、心肺查体未见异常。腹平坦，腹式呼吸存在，未见胃肠型、蠕动波，未见局限性隆起包块。触诊腹软，脐左上腹部可及压痛区约手掌大，无反跳痛、肌紧张，全腹未及明确包块，肝、脾、胆囊肋下未及。全腹叩诊鼓音，移动性浊音阴性，肠鸣音 4 次/分，未闻及血管杂音和振水音。左锁骨上及双侧腹股沟未及肿大淋巴结；肛查：阴性。

入院诊断： 小肠占位，小肠淋巴瘤？重度贫血。

入院后完善各项辅助检查： 血常规：WBC 11.35×10^9/L，NE 77.94%，RBC 2.81×10^{12}/L，HGB 65.3g/L，PLT 589.8×10^9/L；尿、便常规正常，便潜血连续多次阳性；肝 ALT 45U/L，AST 56U/L，ALB 29.8g/L，肾功能正常；血电解质正常；癌胚抗原、甲胎蛋白、癌抗原 19－9 等均在正常范围。心电图正常。胸片：双肺纹理增多紊乱，肺野内可见多数大小不一的囊状结构，壁薄光滑，右侧纵隔胸膜受牵拉增厚，心影正常，双肋膈角锐利。考虑双侧支气管扩张，肺大泡形成，双肺间质纤维化。肠系造影：第二、三组小肠多个节段黏膜增粗，紊乱，可见不规则充盈缺损，印象：小肠占位病变，考虑为恶性肿瘤。腹部 CT（图 1）：上腹部可见两处空肠肠壁增厚，大小分别为 6.0cm×5.0cm 和 5.0cm×4.0cm，增强后呈不均匀强化，所属区域肠系膜淋巴结肿大。肝大小、形态正常，各叶比例协调，肝内胆管无扩张，胆囊、胰、脾、双肾大小、形态、密度未见异常。印象：空肠占位病变，恶性淋巴瘤可能性大，并肠系膜淋巴结肿大。腹部 B 超：左侧腹空肠范围肠壁不规则增厚，低回声，呈结节状，范围 6.4cm 及 5.4cm，壁厚 1.9cm～1.2cm，内膜面凸凹不平，无肠腔狭窄，可见内容物通过，肿块内彩色血流丰富，动脉频谱：Vmax 14.5 cm/s，Vmin 6.5cm/s，RI 0.66；肠系膜上可见多个肿大淋巴结，直径 0.9～1.1cm，呈低回声。肝、胆、胰、脾、双肾未见异常，腹、盆腔未见积液。印象：左上腹空肠壁不规则增厚并周围淋巴结肿大。

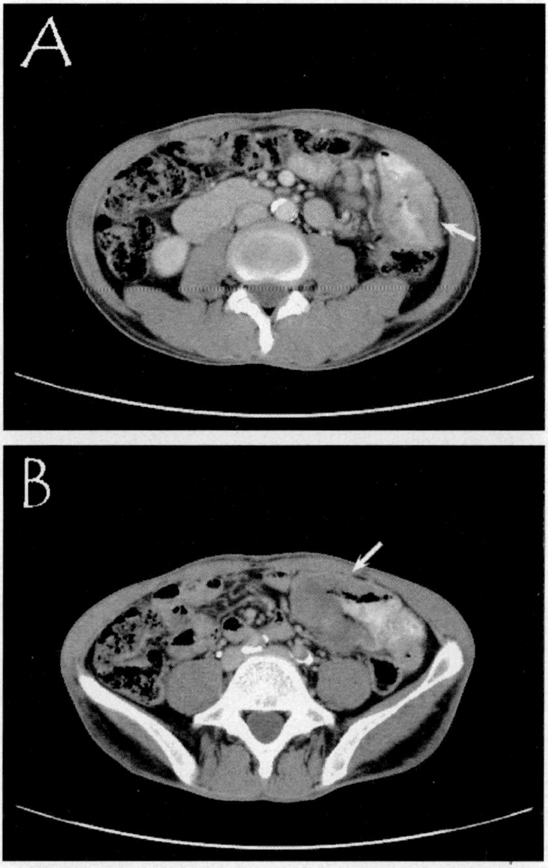

图1 腹部CT影像：(A) 上腹水平CT影像显示空肠上段肠壁明显增厚，肠腔内不规则造影剂聚集（箭头所示）。(B) 其下方层面显示另外一处浸润性肿物，肠腔内不规则造影剂聚集（箭头所示）

▶ 病历讨论

甲医师（普通外科住院医师）： 患者为中年男性，3个月来无明显诱因左侧腹痉挛性绞痛间断发作，与进食无明显关系，约3～4天发作1次，程度较剧烈；每次发作持续20分钟至几小时不等，偶有疼痛向颈背部放射，伴有低热，体温波动于36.8～37.7℃，不伴恶心、呕吐，无腹泻、呕血、黑便，无黏液脓血便；头晕乏力症状明显，日渐消瘦，体重下降8kg。入院查体：心率偏快，贫血貌，脐左上腹部可及约手掌大小范围的压痛区，未及明显肿物，无其他阳性体征，左锁骨上及双侧腹股沟未及肿大淋巴结。化验检查：血常规 HGB 65.3g/L，便潜血连续多次阳性。B超发现左上腹空肠壁不规则增厚两处，低回声，结节状，范围 6.4cm 及 5.4cm，壁厚 1.9cm～1.2cm，内膜面凸凹不平，无肠腔狭窄，可见内容物通过，肿块内彩色血流丰富，肠系膜多个肿大淋巴结；肠系造影示第二、三组小肠多个节段黏膜增粗，紊乱，可见不规则充盈缺损；腹部CT亦显示空肠两处占位及所属区域肠系膜淋巴结肿大。目前空肠占位，失血性贫血诊断明确，占位性质应考虑（1）小肠淋巴瘤：恶性淋巴瘤是小肠最常见的恶性肿瘤，多发生于回肠，其次为空肠，40%为多发病变，大体类型有扩张型、缩窄型、溃疡型及息肉型等四型。本例患者表现为腹痛和消化道失血，辅助检查显示空肠肠壁不规则增厚，无肠腔狭窄，肠系膜多个肿大淋巴结。结合此患者症状、体征及辅助检查，此诊断可能性大。（2）节段性肠炎：Crohn 病可以累及胃肠道从口腔到肛门的任何部分，但以末段回肠最常见。这类病变可以是单发或多发，可以单独累及小肠或大肠，或两者同时受累。急性期主要表现为中腹或右下腹痛伴有低热、恶心、呕吐、食欲减退，偶有腹泻，白细胞升高，右下腹有压痛，合并有肛门疾病较为常见，有时合并有其他疾病如游走性关节炎、结节性红斑、虹膜炎等。影像学检查虽可表现为节段性肠壁增厚和肠腔狭窄，但常常范围较大，并伴有黏膜紊乱和多发充盈缺损，常可见到"鹅卵石征"、"线样征"等特征性表现。此诊断待进一步排除。（3）小肠间质瘤：此病亦可表现为腹痛和消化道失血，初诊以单发肿瘤多见，影像学检查最常见的表现为突出肠腔外的巨大肿块，往往伴有中心坏死；肠黏膜由于坏死形成溃疡，可并发出血或穿孔，或穿透至肿瘤中心形成脓腔，在消化道造影时表现为充盈缺损和龛影。初诊表现为肠道多发肠壁不规则增厚者少，此诊断可能性不大。（4）小肠腺癌：小肠腺癌多见于十二指肠，发生于空肠者少见，大体可分为肿块型和缩窄型两型，临床上可表现为腹痛、肠梗阻和消化道出血，表现为肠壁增厚而肠腔无明显缩窄者少，此诊断可能性小。

乙医师（普通外科主治医师）：同意甲医师的意见，结合患者症状、体征和影像学检查特点，诊断考虑小肠淋巴瘤可能性大，除上述疾病需要鉴别外，患者中年男性，临床上表现为腹痛、消化道出血和腹部包块，影像学表现为多发的小肠肿瘤和系膜淋巴结肿大，因此还应考虑到小肠转移性肿瘤的可能，可以来源于胃、结肠、胰腺肿瘤，也可以从远处经淋巴管或血行播散而来，如黑色素瘤。患者目前消化道造影和腹部 CT 未发现胃、结肠和胰腺肿瘤，无体表“黑痣”切除病史，体检亦未发现体表结节或皮肤肿物，此诊断可能性小。虽为多发小肠肿瘤，但目前尚无广泛转移证据，应行根治性切除术，将肿瘤连同邻近肠管、系膜及区域淋巴结一并整块切除；为了清除区域淋巴结，也可作较广泛的切除，一般两端各距肿瘤边缘以不少于 10～15cm 为宜。如已有远处转移，也应争取将原发病变及肠管作姑息切除。如肿瘤已与周围组织浸润固定而无法切除时可行短路手术以缓解梗阻。术后根据情况，给予中医中药、化学药物以及放射治疗等综合疗法。

丙医师（普通外科主任医师）：基本同意乙医师的意见，该患者诊断考虑小肠恶性淋巴瘤可能性大。需要指出的是部分胃、结肠或胰腺肿瘤在原发灶很小时也可以发生其他部位的转移，手术中应对腹腔作全面而细致的探查，以免漏诊。对于胃肠道转移性恶性黑色素瘤，应仔细检查体表，并询问有无原发皮肤病变自行消退的病史，即使这样，也仍有 4%～22%的病例不能发现原发病灶。手术仍然是小肠肿瘤首选治疗方式。根治性手术切除后患者能获得良好的预后，手术方式的选择同意乙医师的意见。

▶ 手术及术后恢复情况

入院后经输血纠正贫血后行手术治疗：剖腹探查术，空肠肿瘤根治性切除术。全麻成功后，取左侧经腹直肌切口长约 10cm，依次切开进入腹腔。探查：肝颜色形态正常，边缘钝，表面光滑，质软，未及转移结节；胆囊无结石，胆总管不宽，胰腺无水肿和占位，胃十二指肠未及肿物；脾、肾、结肠及盆腔内未及其他病变；在距屈氏韧带 50cm 及 70cm 处分别见一空肠肿物，分别约 6cm×5cm×5cm 和 5cm×4cm×4cm，质硬，已突破小肠浆膜，并与大网膜轻度粘连，肿物周围小肠系膜淋巴结可见多个肿大，直径约 0.5～1.5cm，其余远端小肠腔内可见陈旧血性物，结合临床术中诊断为空肠占位，慢性消化道出血（淋巴瘤？黑色素瘤?），并决定行空肠肿瘤根治性切除术。

首先展开预切除肠段的小肠系膜，依血管弓分布和切除肠段用电刀在小肠系膜做一标志线，沿标志线切开小肠系膜，所遇较大血管一一结扎，在近端肿物边缘10cm近侧空肠处切断（TL－60），同法在距远端肿物边缘10cm远侧空肠处切断，移出标本。两空肠残端按顺蠕动方式行侧侧吻合。检查吻合口能容纳二指通过，封闭系膜。吻合满意。生理盐水冲洗手术创面，留置引流后逐层关腹，术毕。手术麻醉效果好，手术进行尚顺利，出血量200ml，未输血，术中病人状态平稳，术后带气管插管转回外科监护病房。

标本：空肠肿物，分别约6cm×5cm×5cm和5cm×4cm×4cm，质硬，已突破小肠浆膜，剖开标本，见肠壁呈不规则增厚，结节状，壁厚1～2cm，内膜面凸凹不平，无肠腔狭窄，肠系膜多个肿大淋巴结。切除之标本送病理检查。

术后给予静脉营养支持及抗炎治疗，恢复顺利，术后3周开始行生物化疗（干扰素α－2b 3MU皮下注射d1～d7，氮烯咪胺200mg/m^2静脉注射d8～d14，紫杉醇135mg/m^2静脉注射d8，每月一个疗程）6疗程，干扰素α－2b 3MU肌肉注射，隔日一次，1年。患者至今已无病生存48个月。

▶ 最后诊断

空肠黑色素瘤。病理诊断：小肠恶性黑色素瘤，肿瘤呈多灶性发生，两个巨大溃疡型肿物分别为10cm×7cm×2cm和11cm×6cm×2cm，瘤旁可见黏膜内微小瘤结节，部分肿瘤已侵犯肠壁全层，上下切缘未见肿瘤。肿瘤周围肠系膜淋巴结可见转移性肿瘤（3/17），肠系膜根部淋巴结未见转移（0/2）。免疫组化染色：HMB－45阳性，S－100蛋白阳性。

▶ 专家点评

在世界范围内，恶性黑色素瘤发病率呈上升趋势，在美国白人中，其男女性发病率分别为18.3/10万和13.0/10万，约占所有恶性肿瘤的4.5%，男性稍高于女性。我国恶性黑色素瘤发病率较低。

恶性黑色素瘤转移方式主要是通过淋巴道转移和经血行播散，远隔脏器转移以后者为主。多数学者认为胃肠道黑色素瘤通常为皮肤或视网膜恶性黑色素瘤血行转移所致，小肠因为血运丰富而成为黑色素瘤胃肠道转移最常见的部位。在胃肠道转移性恶性黑色素瘤病例中，常能找到原发皮肤病变，或有原发皮肤病变自行消退的病史，但仍有4%～22%的病例不能发现原发病灶，本文病例即未能找到明确原发灶。原发性胃肠道恶性黑色素瘤少见，而且多发生于含黑色素细胞的食管和直肠，是否存在小肠原发性黑色素瘤仍存在争论。

1. 胃肠道黑色素瘤的病理特征

胃肠道黑色素瘤的大体标本可见四种病理类型：息肉型，浸润型，空洞型和外生型。息肉样病变最为常见，常为多发，肿块较大，容易造成肠套叠和梗阻症状。浸润型和空洞型病变常单发，临床上多表现为消化道出血。空洞型和外生型病变临床上较为少见。

侵袭性胃肠道黑色素瘤的镜下表现包括：细胞具多形性，包括不同比例的梭形细胞和上皮样细胞，后者胞浆丰富，核仁较大，呈嗜酸性染色。核分裂象多见，细胞连接松散。在间质巨噬细胞和肿瘤细胞中含大量黑色素颗粒，电镜显示在肿瘤细胞中存在黑素小体和前黑素小体。临床上约有40%的黑色素瘤细胞不含黑色素颗粒，称为无色性黑色素瘤，在这种情况下，可以通过免疫组化应用特异性抗体如S-100或HMB-45等进行诊断。肿瘤位于黏膜下层并向周围浸润扩散，可以侵犯肠壁各层。肿瘤增大时可压迫表面黏膜引起黏膜溃疡或向肠壁深层浸润。

免疫组织化学染色是诊断胃肠道黑色素瘤的重要手段。常用的肿瘤标记物包括S-100蛋白，HMB-45，Melan-A等。S-100蛋白即使对少色素或无色素黑色素瘤也有较强反应，敏感性较高，但树突状淋巴细胞和施万细胞均可表达S-100蛋白，因而特异性较差。HMB-45对黑色素瘤的特异性接近100%，但有约10%的转移性黑色素瘤细胞不表达这一蛋白，敏感性约为90%。Melan-A与

HMB-45有类似特点。联合使用上述肿瘤标记物可以提高诊断的准确性。

2. 胃肠道黑色素瘤的临床表现

黑色素瘤胃肠道转移可以发生于原发病灶切除数年之后，Gutman等报道251例黑色素瘤腹部转移病例，中位间隔时间为38.5个月，间隔最长的一例出现于原发灶切除后258个月。

胃肠道黑色素瘤无特异性症状和体征，50%以上的患者无临床症状。常见的临床症状为间断腹痛、贫血、体重减轻和腹部肿块，部分患者可以出现黑便，发热和吸收障碍者少见。任何病理类型的肿瘤侵犯黏膜时临床上均可表现为黑便、贫血甚至急性消化道大出血，息肉样病变引起肠套叠或者浸润型病变导致的肠腔狭窄临床上表现为急慢性肠梗阻。本文病例为多发浸润型病变，表现为腹痛和慢性消化道失血。由于病灶多位于黏膜下，多发性息肉样病变不易与其他黏膜下肿瘤如淋巴瘤或间质瘤鉴别，本文患者术前考虑小肠淋巴瘤，原因除黑色素瘤较为少见以外，临床表现和辅助检查缺乏特征性表现也是导致误诊的重要因素。

3. 胃肠道黑色素瘤的辅助检查

临床上常用的辅助检查手段包括：①血常规和大便隐血试验；②血清学检查，包括血清肿瘤标记物检查；③内镜检查；④影像学检查。在部分Ⅳ期黑色素瘤患者血清中发现乳酸脱氢酶和碱性磷酸酶水平升高，其血清学检测在高危患者术后随访中发挥一定作用，但上述二者的敏感性较低，均在20%以下。Garbe等报道血清S-100蛋白β和MIA（melanoma-inhibitory activity）检测诊断黑色素瘤转移的敏感性接近30%，特异性93%～97%，明显优于常规血清学检测。

纤维内镜可以发现胃、十二指肠和结肠黑色素瘤病灶并且能够取得组织学证据，但由于肿瘤位于黏膜下，内镜活检诊断率仅为50%。影像学检查是诊断小肠黑色素瘤最重要的手段，包括肠系造影、腹部CT和全身正电子发射断层扫描（positron emission tomography，PET）。“牛眼征”或“靶样征”是小肠息肉型病变肠系造影的特征性表现。服用造影剂或者造影剂灌肠的同时进行CT检查可以提高检查的敏感性，但应用例数尚少。总的来说，常规影像学检查术前评价黑色素瘤小肠转移的可信度较差，敏感性仅为 60%～70%，而且发现多发性息肉型病变时无法与其他恶性肿瘤如淋巴瘤、间质瘤等鉴别。

4. 胃肠道黑色素瘤的诊断

胃肠道黑色素瘤早期诊断困难。对于既往有黑色素瘤病史的患者出现腹部症状和贫血时，临床医师应对患者作全面检查。对转移高危患者进行随访是提高早期诊断率的重要手段。

原发性胃肠道黑色素瘤罕见。Blecker 等提出原发性胃肠道黑色素瘤的镜下诊断标准：组织学检查发现黏膜基底层存在不典型黑色素细胞并以“变形性骨炎”样生长方式向黏膜表层扩展，这一特征见于 40%～100%的原发性胃肠道黑色素瘤中，但并不是绝对的，因为转移性黑色素瘤细胞偶尔也可以表现出类似“原位”病变的嗜表皮性改变。除上述标准外，Sachs 等提出了原发性胃肠道黑色素瘤的临床诊断标准：①病理证实为单发病变；②无其他脏器，包括皮肤、眼以及病变引流区域外淋巴结存在黑色素瘤的证据，也没有自动消退的黑色素瘤的证据；③诊断后无病生存 12 个月以上。本病例虽然没有明确的黑色素瘤原发病灶，也没有其他脏器存在黑色素瘤的证据，但大体标本显示空肠多发病变，因此临床诊断小肠转移性黑色素瘤。

5. 胃肠道黑色素瘤的治疗

胃肠道黑色素瘤的治疗至今仍无很好方法，常用治疗方法与其他肿瘤无太大差异，包括手术、化疗、放疗以及对症治疗。手术仍然是胃肠道黑色素瘤首选治疗方式，根治性手术可以明显延长总的生存和无病生存时间。黑色素瘤药物治疗效果有限。目前，药物治疗包括化疗（单药化疗和联合化疗）、生物免疫治疗（细胞因子，肿瘤疫苗以及联合免疫治疗）和生物化疗三个方面。转移性黑色素瘤对化疗不敏感，目前单药有效率最高的氮烯咪胺（dacarbazine，DTIC）临床反应率仅 15%～20%，中位生存时间 6～7 个月。联合化疗方案，如 CVD（顺铂，长春花碱，氮烯咪胺），CDBT（顺铂，氮烯咪胺，卡氮芥，三苯氧胺）等临床反应率可达 40%～50%，但临床反应率的提高并未改善患者生存。细胞因子对于转移性黑色素瘤的疗效并不优于化疗。目前研究显示，原发灶切除术后应用大剂量 α-2b 干扰素辅助治疗可以延长患者总的生存和无病生存时间，但对于转移性黑色素瘤，其反应率在 20%以下。应用大剂量 IL-2 治疗转移性黑色素瘤的临床反应率为 35%，但长期完全反应率仅为 6%，而且联合应用 α-2b 干扰素和 IL-2 并未提高总反应率和完全反应率。最近，联合应用化疗和免疫治疗，即所谓的生物化疗成为研究热点，一些Ⅱ期临床研究报道临床反应率达 40%～60%。尽管一些初步研究显示利用黑色素瘤疫苗进行特异性主动免疫治疗具有低毒有效的优点，但该疗法的确切疗效尚待大样本、随机、对照临床研究验证。

6. 胃肠道黑色素瘤的预后

总的来说，转移性黑色素瘤预后较差，中位生存期 6～8 个月，5 年生存率低于 5%。多因素分析结果表明，影响胃肠道转移性黑色素瘤患者长期生存的最主要因素是能否对转移灶进行根治性切除，其次是黑色素瘤转移的首发部位，首发于胃肠道转移者预后好于肺、骨、肝和脑转移，在胃肠道转移之前出现软组织和淋巴结转移并不影响生存。原发病灶切除至出现胃肠道转移的间隔时间长于 48 个月的患者预后较好。

▶ 参考文献

1. Brown CK, and Kirkwood JM. Medical management of melanoma. Surg Clin North Am 2003, 83 (1): 283-322
2. Sachs DL, Lowe L, Chang AE. Et al. Do primary small intestinal melanomas exist? Report of a case. J Am Acad Dermatol 1999, 41 (6): 1042-1044
3. Gutman H, Hess KR, Kokotsakis JA. Et al. Surgery for abdominal metastases of cutaneous melanoma. World J Surg 2001, 25 (6): 750-758
4. Garbe C, Leiter U, Ellwanger U. et al. Diagnostic value and prognostic significance of protein S-100beta, melanoma-inhibitory activity, and tyrosinase/MART-1 reverse transcription-polymerase chain reaction in the follow-up of high-risk melanoma patients. Cancer 2003, 97 (7): 1737-1745
5. Kadison AS and Morton DL. Immunotherapy of malignant melanoma. Surg

Clin North Am 2003；83（2）：343-370

6. Eton O，Legha SS，Bedikian AY. Et al. Sequential Biochemotherapy versus chemotherapy for metastatic melanoma：results from a phase III randomized trial. J clin oncol 2002；20（8）：2045-2052

病例34　纳差、上腹痛1周，恶心、呕吐1天

李文东　蔺锡侯

▶ 病历摘要

女，83岁，因上腹痛1周，伴恶心、呕吐1天，于2005年6月11日入院。患者于1周前曾吃十几至二十枚小蜜枣，而后感上腹不适，纳差。1周来患者上腹部阵发性疼痛，且逐日加重，疼痛不放射，多为绞痛，每次持续约2～4小时，同时有纳差，不思饮食。患者子女给予口服“中药丸”治疗（具体不详），效果不佳，近1天出现恶心、呕吐，呕吐量约800ml，为胃内容物及少量胆汁，来我院急诊就诊留观、补液、抗炎，应用解痉镇痛药可使腹痛暂时缓解，在急诊行B超检查报告为：胆囊结石，胆囊炎，收入院诊治。患者发病以来进食很少，无反酸和饥饿痛；无高热、寒战、黄疸；无咳嗽、咳痰；无腹泻及明显腹胀；体重无明显改变；小便正常，但近1周以来无排便，有肛门排气。既往患者有高血压病史4年。半年前曾因“胆囊结石，胆囊炎”在我院急诊治疗，当时无高烧、黄疸，只是表现为右上腹持续性钝痛，阵发性加重，抗炎对症治疗3天好转。否认肝炎、结核病史，无胃肠病史及外伤、手术史，无药物过敏史，无烟酒嗜好，个人史、家族史无特殊。

入院查体：体温36.8℃，脉搏90次/分，呼吸20次/分，血压150/90mmHg，神志清，皮肤巩膜无黄染、出血点及皮疹，全身浅表淋巴结无肿大，心肺未见异常。腹部平坦，腹式呼吸存在，未见胃肠型及蠕动波，脐上正中有压痛，无反跳痛和肌紧张，肝脾未触及，胆囊区有轻压痛，Murphy征阴性，未及腹部包块，无移动性浊音，上腹可闻振水音，肠鸣音4～5次/分，无高调肠鸣及气过水音，双下肢无水肿，生理反射存在，病理反射未引出。

实验室及辅助检查：白细胞6.8×10^{9}/L，中性粒细胞71%，淋巴细胞26%，单核细胞3%，红细胞316×10^{12}/L，血红蛋白126g/

L，血小板 $262\times10^9/L$，血沉 23mm/h，尿常规中酮体（++），尿糖（—）；因无排便未能检查便常规和潜血；肝功能：ALT、AST、AKP、γ-GT、TBil、GLU 等均正常；白蛋白 40.7g/dl，球蛋白 28g/dl，HbsAg（—），BUN 4.3mmol/L，Cr 87.9mmol/L，血、尿淀粉酶正常，CEA、CA-199 等肿瘤标志物检测均正常。心电图示窦性心律不齐，胸片未见异常。B超检查：肝大小正常，质均匀，肝内外胆管不扩张，CBD（—），胆囊大小约 8.4cm×6.7cm，壁厚 4mm，内可见一直径约 3.5cm 的强回声团，伴声影。胰腺形态大致正常。脾未见异常。另外胃内潴留液较多。

住院经过：患者入院后给予补液、抗炎、应用解痉镇痛药，入院第一天患者又呕出大量胃液及少量胆汁，量约 900ml，呕吐后腹痛略缓解；第二天患者却感中下腹痛，为阵发性绞痛，无腹泻，发烧等症状。应用解痉镇痛药可暂时缓解。

▶ 第一次临床讨论

甲医师（普外科主治医师）患者病情特点：①老年女性，既往有高血压病史，半年前患胆囊结石和胆囊炎，否认有结核、溃疡病史，无手术及外伤史。②吃小蜜枣后纳差，反复上腹痛1周，伴恶心、呕吐1天，呕吐量较大，为胃内容物及少量胆汁。③入院查体发现中上腹压痛，Murphy 征（—），未见胃肠型及蠕动波，未触及包块，肠鸣音稍活跃，腹水征（—）。④血、尿常规正常，血尿淀粉酶，生化指标以及肿瘤标志物均正常。B超显示："胆囊结石，胆囊炎"。初步临床诊断是：急性胆囊炎，胆囊结石。

乙医师（普外科副主任医师）：患者此次发病为中上腹痛，B超提示："胆囊炎、胆石症"，而且半年前曾有胆囊炎和胆结石病史，该诊断应首先考虑；但患者恶心、呕吐量比较大，约 800ml，入院后又呕吐 900ml，为胃内容物及少量胆汁，近1周未解大便，查体曾闻及振水音，Murphy 征（—），血常规正常，不伴有发热、黄疸，这些症状能否用急性胆囊炎，胆囊结石来解释；因为患者年老，无胃炎及溃疡病史，有可疑上消化道梗阻症状的表现，这一点不能忽视，所以要高度警惕消化道肿瘤的存在。

丙医师（普外科主任医师）：两位医师从目前的病历资料进行分析后首先可以肯定的是患者半年前有典型的“胆囊炎、胆囊结石”病史，这次入院B超检查又证实了胆囊结石的存在，所以“胆囊结石、胆囊炎”诊断可以确定。需要补充的是，患者入院后腹痛部位有变化，呕吐之后有所缓解；但胃内潴留液是否增多？这一点需要复查B超对比；另外可以拟行胃镜或十二指肠镜检查，了解胃及十二指肠情况，CT对排除腹腔淋巴肿瘤、胰腺肿瘤造成的不全梗阻也是有帮助的。

▶ 患者入院进一步检查结果及病情变化

患者入院3～4天仍无发热，腹痛仍为阵发性绞痛，疼痛转移至中下腹和右下腹，局部有压痛，无反跳痛，也未扪及包块，胆囊区有轻压痛，振水音消失。复查血常规正常，肝功检查正常。复查B超见胆囊内结石仍存在，但部分小肠扩张，肠内容物多，于右下腹显示一强回声团，大小约3.4cm×3.4cm，位于肠内。行腹部CT检查（图1，2）显示：胆囊结石，右下腹小肠内近圆形异物有类似钙化影像，小肠部分扩张，肠内积液，肝、胰、脾及腹腔内淋巴结无异常。

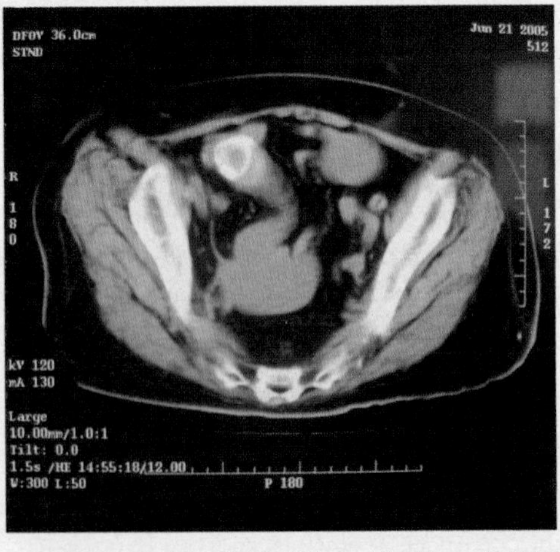

图1　盆腔CT示：右下腹小肠内异物，小肠扩张

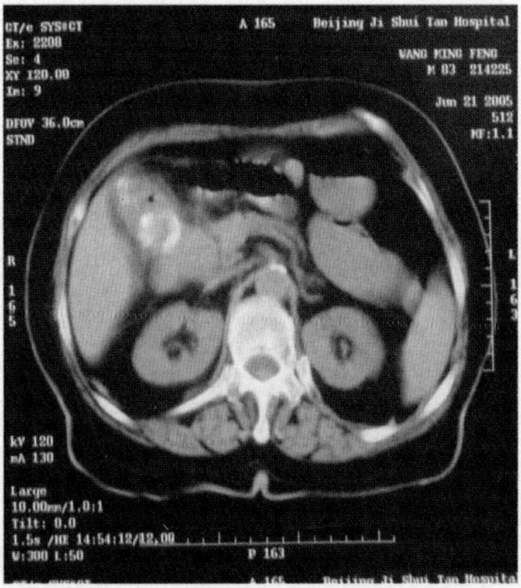

图2　腹部CT示：胆囊结石

▶ 再次病历讨论

甲医师（普外科主治医师）： 患者入院后经补液、抗炎治疗腹痛症状没有明显缓解，但肌注解痉药后腹痛及呕吐症状稍有缓解，腹痛部位却转移至中下及右下腹部。B超和CT都提示：胆囊结石，右下腹小肠内异物，伴部分小肠扩张。所以患者这次入院并不是一个病，根据上述病历资料诊断应该是：（1）小肠内异物伴不全梗阻，（2）胆囊结石、胆囊炎，（3）高血压病Ⅱ级。治疗上应该在补液和对症处理的同时服用通理攻下中药（如：胃肠复原汤或大承气汤），尝试将肠内异物排出。

乙医师（普外科副主任医师）： 甲医生的诊断分析思路是正确的，在一般情况下对一个病历的分析是病因一元化为原则，也就是尽量将病因、病症以及化验、辅助检查等能相互联系起来，从而得出结论；如果不能相互联系，互为因果，就要考虑其他病症了。该病例就是这样，呕吐量较多，腹痛部位有变化，血常规正常，这些不是胆囊结石、胆囊炎所能解释的，进一步观察和检查发现了小肠内异物。在治疗上首先要解决肠道通畅问题，如果肠内异物嵌顿时间较长，会造成肠壁的水肿，进一步发展会出现肠壁的缺血和坏死；应用了促进肠蠕动的中药和西药，肠内异物行至回肠末段不能排入结肠，梗阻仍不能解除；另外患者长时期不能进食，对老年患者容易引起相关并发症。因此，应积极准备手术治疗。

丙医师（普外科主任医师）：同意两位医师的诊断意见，治疗上支持乙医师的积极手术原则。目前病人无明显手术禁忌证，无水电平衡紊乱及营养失衡，心肺功能基本正常。对于手术方案，是否可考虑胆囊结石和肠内异物同时解决。可以先探查胆囊，如能切除则将其切除，然后寻找肠道内异物，在其部位切开小肠取出异物，缝合修复小肠，解决梗阻。

丁医师（普外科主任医师）：从目前病历资料显示以及各位医师的分析，诊断基本明确。关于肠内异物的成因有三种情况，一是经口吞入进入肠道，二是胃内形成胃石，排入肠道，三是肝外胆道与肠道形成内瘘，胆石掉入肠内。异物吞入肠内都有明确的病史，本病例不支持，可以否定；胃内形成胃石，排入肠道，因患者发病前曾吃小蜜枣，然后纳差，上腹不适，腹痛 1 周入院，所以不能排除；另外该病人有胆囊结石要注意胆囊和肠道形成内瘘，类似情况已有文献报道。如果是胆囊和肠道形成内瘘，同时行胆囊切除术是非常困难的，术中及术后并发症发生率会升高，患者为老年，机体抵抗力较差，这一点术前要有充分准备。

▶ 手术及术后恢复情况

患者入院 1 周后行外科手术治疗：剖腹探查术，小肠内异物取出术。取右中经腹直肌探查切口长约 15cm，逐层切开暴露腹腔，探查见：腹腔内无腹水；肝、脾、胃无异常；胆囊与网膜轻度粘连，分离松解后发现胆囊体与十二指肠球前外侧壁粘连紧密，胆囊大小约 8cm×5cm×5cm，可扪及胆囊内一枚结石，球形，大小直径约 3～4cm，胃、空肠、回肠、结肠与胆囊无粘连；胰腺无异常；腹腔内无肿大淋巴结；膀胱直肠窝未及结节；在距回盲瓣约 40cm 处可扪及肠内一卵圆形异物，大小直径约 3～4cm 多，质硬，嵌顿于此，该处小肠壁水肿，无缺血坏死，以上的回肠及空肠扩张，肠内积液；

全结肠未及肿块。术中诊断：回肠内异物伴梗阻，胆囊结石，慢性胆囊炎。因胆囊与十二指肠球紧密粘连，用手触摸，是否有内瘘术中不能肯定，考虑胆囊无水肿，炎症不重，对患者的威胁和影响不大，且患者老年。决定仅行小肠内异物取出术，解决梗阻症状。术中于小肠异物处纵行切开对系膜缘小肠壁，长约4cm，将卵圆形异物取出，查该处肠黏膜有水肿，无坏死，用0号丝线将切开口横行缝合，间断缝合肠壁全层和浆肌层，用手查缝合处修复满意，肠管通畅，无狭窄。再查胃、十二指肠、空肠以及回肠内无肿块和异物，用生理盐水冲洗腹腔，手术创面无出血，逐层缝合腹壁切口，关腹，术毕。手术顺利，麻醉满意，患者术后安返病房。

术中取出异物呈卵圆形，黄褐色，质地脆硬，表面稍粗糙，大小约4cm×3cm×3cm，用手掰易碎，其内可见许多纤维状和黄褐色渣样物。

术后短期内给予静脉营养支持，恢复过程顺利：术后第3天肠鸣音恢复，拔除胃管，第4天有肛门排气，并开始饮水和进少量流食，第6天可半流质饮食，术后第12天恢复普通饮食；术后第8天拆线，伤口Ⅱ/甲愈合；术后为进一步明确胆囊与十二指肠有无内瘘，进行了上消化道造影检查、胃镜检查，排除了胆囊与十二指肠有内瘘；但上消化道造影显示十二指肠水平部有一憩室（图3）。术后复查血常规、生化、电解质均正常。患者腹痛、恶心、呕吐症状消失。术后2周出院。

▶ 最后诊断

1. 回肠内粪石伴机械性不全性肠梗阻，
2. 胆囊结石、慢性胆囊炎，
3. 高血压病Ⅱ级，
4. 十二指肠水平部憩室。

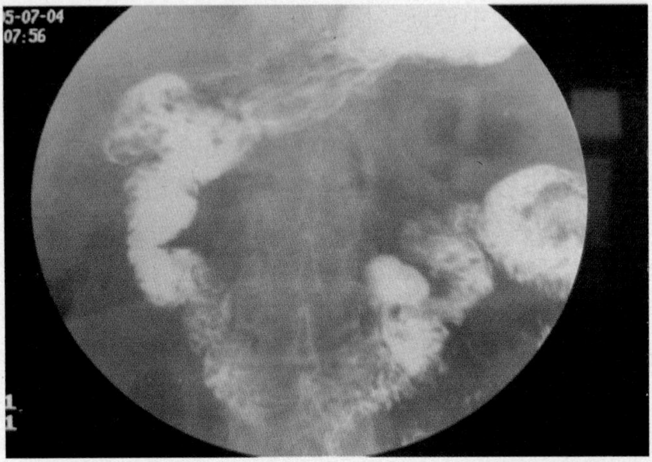

图 3　上消化道造影：未见胆囊显影，十二指肠水平部可见一憩室

▶ 专家点评

肠内粪石多由胃内形成的胃石排入小肠后所致，有时可在憩室内和肠腔狭窄处近侧形成，少数是由胆囊结石经胆囊十二指肠内瘘进入肠道形成，它们常常嵌顿于肠道狭窄处而发生梗阻，多见于回肠末段。前者通常以果皮、果核，植物纤维、异物等为核心，外由无机盐沉积而成；后者是胆囊结石导致的肠内结石核心为放射状结晶结构，外包裹松脆的棕色粪渣。因胃石导致的肠内粪石多有季节性，如秋季人们食用柿子、黑枣等机会多，这些食物在胃内产生鞣酸，它可以使不易消化的食物粘合在一起形成胃石，入肠后变成粪石。有报道称在发病年龄上无差别；性别上青、中年男女之比约为6∶1，可能与该年龄段男性暴饮暴食有关，而老年组中女性为主，本病例就是老年女性。在诊断上很难以临床症状做出正确判断，因为胃肠内结石部位不同，其症状是有差别的。本病例开始出现的腹痛在上腹部，后伴恶心、呕吐，呕吐量大，胃有振水音，呈上消化道梗阻表现，不久呕吐消失，腹痛移至下腹部，伴肠管扩张，反映了肠石从上胃肠道排入到回肠的不同临床过程；通过 B 超、CT 等检查对诊断是有帮助的。至于肠内粪石的来源，一是确定有无胃石同

时存在，有时胃石是多枚的；二是确定有无胆囊结石，同时有无胆肠内瘘，如果行消化道造影可见胆囊/胆道树显影、B超见胆道内积气、内镜见肠道内瘘开口等都能证明胆肠内瘘；三是通过手术探查和将取出的粪石剖开验证。肠内粪石产生梗阻常常是不全性的，因为粪石呈卵圆型，不与肠壁粘连，易滚动，使得液体和气体能通过，所以梗阻多为不全性梗阻，临床上可有肛门排气和解少量稀便，肠鸣音正常或稍亢进；当粪石在回肠狭窄部嵌顿时，则出现完全性低位肠梗阻。治疗原则和多数病例报道都是以手术为主，因为当病人就诊入院绝大多数都伴有梗阻，特别是出现完全性肠梗阻时难以缓解，必须通过手术解决；即便是早期病人的梗阻症状不重，如果通过胃肠减压，服用促排粪石中药等不易缓解，也应通过手术解决。至于手术的方式，应根据粪石嵌顿处肠管的情况，肠管有无坏死、粪石在肠段的位置、有无肠憩室、狭窄等而定。肠壁血运好可纵行切开取出粪石，横行缝合修复；肠壁水肿严重、缺血、坏死，有憩室、狭窄等，则行肠部分切除肠吻合术。值得注意的是术中探查要仔细，注意胃及梗阻以上肠内有无胃石/粪石，胆囊内有无结石，胆囊与小肠的关系，有无内瘘，并采取相应的措施，这样才能避免再次出现肠内粪石梗阻，同时也能判别粪石的来源。胃内有结石可切开胃取出或术前就通过胃镜处理；小肠内多枚粪石可通过一个切开口挤出；胆囊结石是否同时切除要依术中情况决定。

该病人发病前食用较多量小蜜枣可能是粪石形成病因，发病初期无典型的临床症状，所以诊断不够准确。随着病情发展及B超和CT的帮助使诊断进一步明确。但术前缺少内镜和消化道造影检查是个遗憾，但术后补充了这两项检查，为诊断提供了佐证，取出的粪石剖开是由许多植物纤维以及黄褐色粪渣组成，所以排除了粪石是由胆囊而来。手术取粪石的方式是正确的，是否同时切除胆囊应考虑患者是高龄，身体耐受大手术的条件有限，扩大手术会使风险加大，二是此次发病与胆囊结石无密切关系，所以没有同时切除胆囊，病人术后能很快恢复，与手术范围小有一定关系。有学者报道了胆囊结石形成胆囊肠内瘘后，胆结石造成肠梗阻的病例，在报道的10例病人中，有8例没有实施胆囊切除内瘘修复术，2例在取出肠内结石后同时实施胆囊切除内瘘修复术，死亡 3 例。因此该学者认为即使是胆囊内瘘造成的肠梗阻，只要解除梗阻、结石排除后部分胆肠内瘘有可能自行愈合。

▶ 参考文献

1. 陈图兴. 胆石性肠梗阻 2 例报告. 江苏医药，1995；21（8）：566
2. 张社琴. 肠石性肠梗阻 12 例诊治分析. 中国实用外科杂志；1994；4（6）：375-376
3. Hillo MV，Vliet JA，Wiggers T. Gallstone obstruction of the intestine：An analysis of ten patients and a review of the literature. Surgery，1987；101：273

病例35　大便习惯改变2年，结肠镜发现乙状结肠肿物1周

杨晓东

▶ 病历摘要

男，58岁，主因“大便习惯改变2年，结肠镜发现乙状结肠肿物1周”入院。患者2年前开始无明显诱因出现大便次数增多，每日4～5次，伴有里急后重，下腹及肛门坠胀感。间断有脓血便，当地医院以结肠炎及痔疮治疗。入院前1个月上述症状加重，并排出一“肉”样组织，之后排便费力及下腹坠胀症状有所缓解，当地医院对排出组织病理检查为“结肠息肉并大量黏液形成”。1周前在当地医院行结肠镜检结果为“升结肠见一0.8cm光滑黄色隆起，乙状结肠可见隆起状新生物，长约7～8cm，表面覆粪便及坏死组织”，活检为黏膜慢性炎症及肉芽组织。为进一步治疗转来我院，发病以来患者饮食、睡眠可，稍感乏力，小便正常，体重下降6～7kg。患者既往2年前当地医院曾诊断“阑尾周围脓肿”，经保守治疗好转。

入院查体： 体温36.4℃，脉搏60/分，呼吸18次/分，血压120/75mmHg。腹膨隆，无腹壁静脉曲张，未见胃肠型及蠕动波，腹式呼吸存在；腹软无抵抗，全腹未及明确包块，无压痛、反跳痛、肌紧张；肝、胆囊、脾肋下未触及，Murphy征（－）。叩诊鼓音，肝浊音界位于右锁骨中线第5肋间，肝、肾区叩痛（－），Traube区存在，移动性浊音（－）。肠鸣音2～3次/分，振水音（－）。左锁骨上未及肿大淋巴结。直肠指诊：KC位肛门口未见外痔，未见肛裂，肛管无松弛，指诊未及肿物，前列腺无增大，指套染血（－）。

入院后完善各项辅助检查： 血常规、尿常规正常。便常规镜检＞50个红细胞/高倍视野，便潜血（＋）。肝肾功能正常。肿瘤标志物检测均在正常范围。第一小时血沉19mm。免疫球蛋白及补体检测均在正常范围，C反应蛋白15.6mg/L（正常值＜8mg/L）。心电

图：窦性心律不齐。胸片未见活动性病变。结肠镜（第一次，2004-03-22）直肠黏膜未见异常，进镜 20～25cm 处见一巨大不规则肿物，肠镜勉强通过，活检易出血。盲肠似阑尾口处有一圆形肿物，约 2.5～3.0cm，表面糜烂污秽苔，触之硬，部分边缘有增殖样改变。活检病理：黏膜重度慢性炎症，伴多形核白细胞浸润，可见炎性渗出及小块炎性纤维组织。钡灌肠所见（图 1，2）：乙状结肠长约 10cm 充盈缺损，黏膜中断消失，壁僵硬。回盲部肠管局部壁略僵硬，蠕动扩张差。结论为乙状结肠占位性病变，乙状结肠癌可能性大。B 超：右下腹回盲区不均匀低回声包块，形态不规则，边缘不整，大小约 8.2cm×5.4cm×5.5cm。肝、胆、胰、脾、肾未见明显异常。由于诊断不明，复查结肠镜。结肠镜（第二次，2004-03-30）：阑尾开口明显扩大，其内可见充满口内的增殖样病变，其上糜烂覆黄苔。盲肠、升、横、降结肠无充血糜烂，无溃疡。进镜 20～30cm 可见延续 10cm 的不规则隆起，占据 1/2 肠腔，内镜可通过。考虑乙状结肠癌可能性大，阑尾口内隆起性质待查。二次活检病理为：黏膜慢性炎，可见肉芽组织形成，腺体结构紊乱，黏液池形成，纤维组织增生，考虑深在性溃疡性结肠炎可能性大。

▶ 病历讨论

甲医师（普通外科住院医师）：患者为老年男性，约 10 年前开始感觉大便后有排不尽感且大便较稀，在单位医院诊为“慢性肠炎”，未予特殊治疗。2 年前开始明显出现大便次数增多，每日最多 4～5 次，伴有里急后重，大便条很细，有下腹及肛门坠胀感。大便中间断出现脓血，认为是痔疮未予诊治。约 1 个月前感觉排便费力及下腹坠胀感加重，25 天前在排便时排出一“肉”样组织，之后感觉排便费力及下腹坠胀症状明显减轻。在当地医院做病理示“结肠息肉并大量黏液形成”。一周前在外院做结肠镜示“乙状结肠肿物”，病理示“黏膜慢性炎症及肉芽组织”。我院门诊以“乙状结肠癌”收入院。患者发病以来饮食、精神、睡眠可，稍感乏力，小便正常。体重减轻 10 余斤。查体未发现明显异常，血尿常规检查、肿瘤标记物及生化检查未见异常，胸片、心电图检查正常，便常规镜检＞50

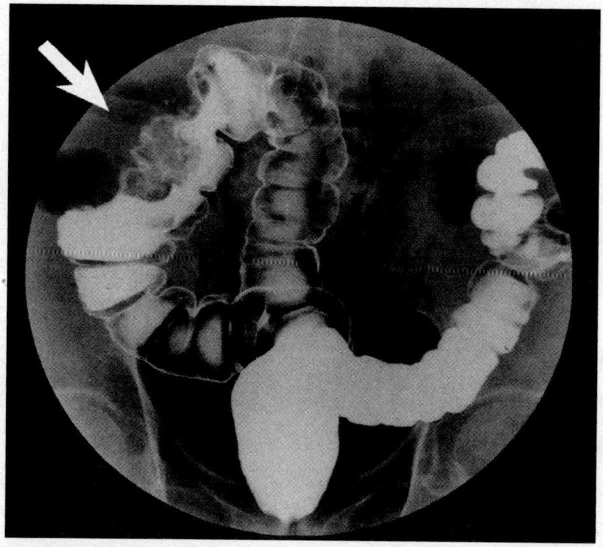

图1

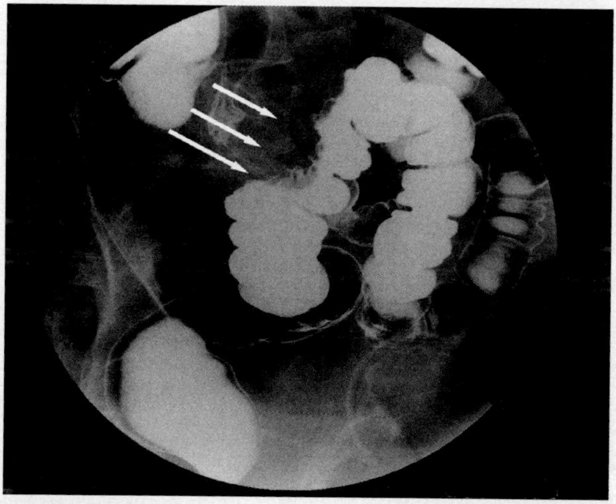

图2

图1、图2　钡灌肠可见乙状结肠充盈缺损，结肠黏膜紊乱，回盲部似有外压性改变，未见直接相通

个红细胞/高倍视野，便潜血（＋），免疫球蛋白及补体检测均在正常范围，C反应蛋白稍高15.6mg/L（正常值＜8mg/L）。结合各项辅助检查结果：①两次肠镜均显示：乙状结肠占位性病变，盲肠阑尾开口处增殖样病变；②钡灌肠所见：乙状结肠长约10cm充盈缺损，黏膜中断消失，壁僵硬。回盲部肠管局部壁略僵硬，蠕动扩张差。结论为乙状结肠占位性病变，乙状结肠癌可能性大；③腹部B超报告：右下腹回盲区不均匀低回声包块，形态不规则，边缘不整，大小约8.2cm×5.4cm×5.5cm。肝、胆、胰、脾、肾未见明显异常。④两次活检病理均为黏膜慢性炎症，未见恶性证据，考虑诊断乙状结肠癌的可能性较大，不能除外炎性肠病如克罗恩病等。

乙医师（放射科主治医师）：从影像学来看，钡灌肠所见：乙状结肠长约10cm充盈缺损，黏膜中断消失，壁僵硬；回盲部肠管局部壁略僵硬，蠕动扩张差；比较符合乙状结肠癌的表现。回盲部有异常，但不是典型的充盈缺损，读片看乙状结肠已移至右下腹的位置，应该考虑有乙状结肠肿物对回盲部外压性改变的可能。

丙医师（消化科主任医师）：患者病史较长，大便习惯改变2年，应高度警惕炎性肠病（inflammatory bowel disease，IBD）即炎性肠道疾病可能，内镜下看虽然乙状结肠癌可能性大，但应注意以下几点：乙状结肠病变较长，达10cm范围，一般情况下结肠癌是沿横轴方向发展，很少向纵轴方向生长。其次，盲肠阑尾开口处肿物镜下观看不似恶性肿瘤表现，病理活检可见肉芽组织，不能除外克罗恩病的可能，克罗恩病是一种全身性的免疫性疾病，在消化道可以表现为多处病变，本例有回盲部及乙状结肠两处病变，应怀疑此症。但克罗恩病应同时合并全身性的其他表现，此患者各项免疫指标检测均在正常范围（C反应蛋白稍高），且克罗恩病镜下应表现为鹅卵石样溃疡，同时合并假性息肉形成，钡灌肠表现为肠腔狭窄，边缘成毛刺状改变，可合并内瘘形成。此患者的表现均与以上不符，综合考虑还是乙状结肠癌可能性大，克罗恩病不除外。

丁医师（普外科主任医师）：综合病人病史、体检、辅助检查各项结果来看，结肠癌可能性大，克罗恩病不除外。克罗恩病若行试验性药物治疗需最少三个月以上才能起效，若为结肠癌可能延误治疗时机。但克罗恩病若处于急性期手术后可能形成肠瘘，手术风险较大。应向患者及家属交待病情，充分征求他们对下一步治疗的意见。我个人的意见倾向于手术治疗，目的有二：第一若为良性病变可取大体标本明确诊断，同时解除局部将来可能的梗阻。第二若为恶性病变需切除肿瘤，明确诊断以指导预后。

▶ 手术及术后恢复情况

入院后2周行外科手术治疗：剖腹探查术，乙状结肠癌根治术，回盲部切除术，乙状结肠降结肠端侧吻合术，回肠升结肠端侧吻合术。取左侧旁正中切口长约20cm，逐层暴露腹腔，探查见：腹腔内少量腹水；肝失常态，质地较硬，边缘钝，表面散布5厘米大小结节，考虑有结节性肝硬化，未发现白色质硬转移结节，文氏孔通畅，直肠膀胱陷凹未及结节。肿瘤位于右下腹，累及乙状结肠和回盲部，乙状结肠被牵连，术中诊断：结肠癌的可能性大。决定行乙状结肠癌根治、乙状结肠－降结肠端侧吻合术，回盲部切除术、回结肠升结肠端侧吻合术。

置大拉钩，以湿纱垫挡开小肠肠管，向左侧牵拉乙状结肠和回盲部，暴露右侧后腹膜，将后腹膜打开，在疏松纤维脂肪组织内钝、锐性分离，注意保护右输尿管。在乙状结肠右侧向下游离肠管至骶前，于结肠系膜根部分次钳夹结扎切断相应结肠系膜。再暴露左侧后腹膜，将后腹膜打开，在疏松纤维脂肪组织内钝、锐性分离，注意保护左输尿管。在乙状结肠左侧继续游离乙状结肠，向下至骶前于右侧会合。找到肠系膜下动脉根部，钳夹切断结扎，近端再以4＃线，缝扎。于肿瘤上方8cm处下两把Kocher钳钳夹肠管，于两把Kocher钳之间将肠管切断，近端夹闭并以纱布包裹，远端以4＃线连续缝合后扎紧，并用绳带扎紧。在距肿瘤下缘10cm处下两把大弯钳，于两钳间切断肠管，远端夹闭并以纱布包裹，近端以4＃线连续缝合后扎紧，并用绳带扎紧。

将乙状结肠同回盲部一同向上牵引，自回盲部向其两端游离，近端游离约20cm，远端游离至结肠肝曲，于系膜根部分次钳夹结扎切断相应系膜，找到回结肠动脉，将其分离钳夹、切断结扎。在回盲部近端 15cm 下两把大弯钳，于两钳间切断肠管。在距回盲部远端约 5cm 处下两把 Kocher 钳，在两钳之间切断升结肠，将包括肿瘤在内的部分乙状结肠和回盲部标本移出体外待送检。在回肠端预置荷包缝合线，置入圆形吻合器（CDH25）的吻合器头，收紧荷包线，在升结肠断端置入 CDH25 吻合器，自侧壁穿出，与回肠行端侧吻合，吻合理想，吻合口通畅，无张力，无渗漏，无出血。再将升结肠断端以 TL60 直线闭合器闭合。在乙状结肠断端处预置荷包缝合线，置入 PCEEA31 端端吻合器头，收紧荷包线，在降结肠断端置入 PCEE31 端端吻合器，自侧壁穿出，与乙状结肠行端侧吻合，吻合理想，吻合口通畅，无张力，无渗漏，无出血。再将升结肠断端以 TL60 直线闭合器闭合。缝合肠切除后的系膜裂口，冲洗腹腔，彻底止血，清点纱布器械，在两吻合口处各放腹引一根，分别经左右侧下腹壁戳口引出，逐层关腹。术毕。

标本（图 3，4）：肿瘤侵犯乙状结肠同回盲部，乙状结肠与回盲部粘连形成一巨大肿物，剖开肠管，回盲部回盲瓣处可见肿瘤大小约 4cm×3cm，成菜花样，表面污秽，质脆，已浸透浆膜层与乙状结肠相连，乙状结肠内肿瘤大小约 8cm×5cm，沿纵轴生长，肿瘤中部有横隔分开，两侧都与回盲部相通。切除回肠 15cm，升结肠 5cm，乙状结肠肿瘤上缘距近切缘 8cm，肿瘤下缘距远切缘 10cm，送病理。

术后短期内进行静脉营养支持，恢复过程顺利：术后第 3 天肠鸣音恢复并有自肛门排气，第 5 天拔除胃管，并开始饮水，第 6 天进少量流质饮食，逐步增加到全量流质饮食、半流质饮食，术后第 8 天拔除腹引管，并行伤口拆线，伤口Ⅱ/甲愈合；术后第 11 天恢复普通饮食；术后复查血常规、生化、电解质基本正常。术后 2 周予以化疗一次，方案为静脉全身化疗 FCF 加腹腔局部灌注化疗（顺铂＋5－FU），出院。

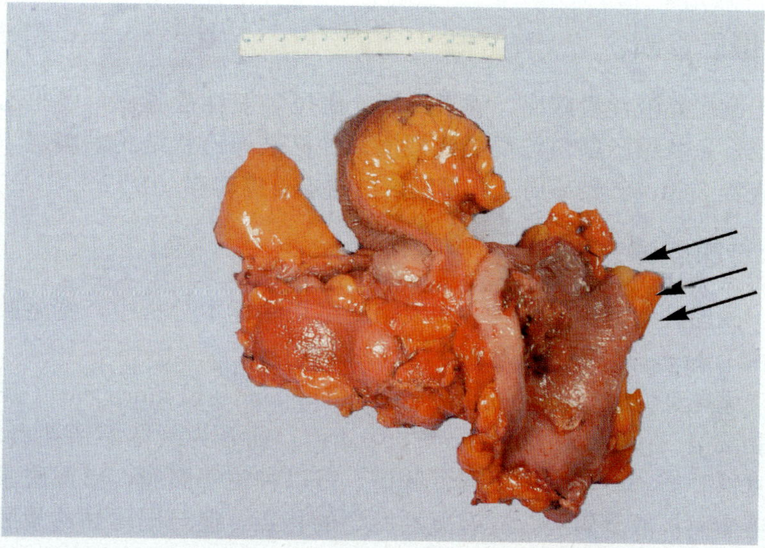

图3　乙状结肠剖开，见肿瘤呈菜花样生长，浸透肠壁全层

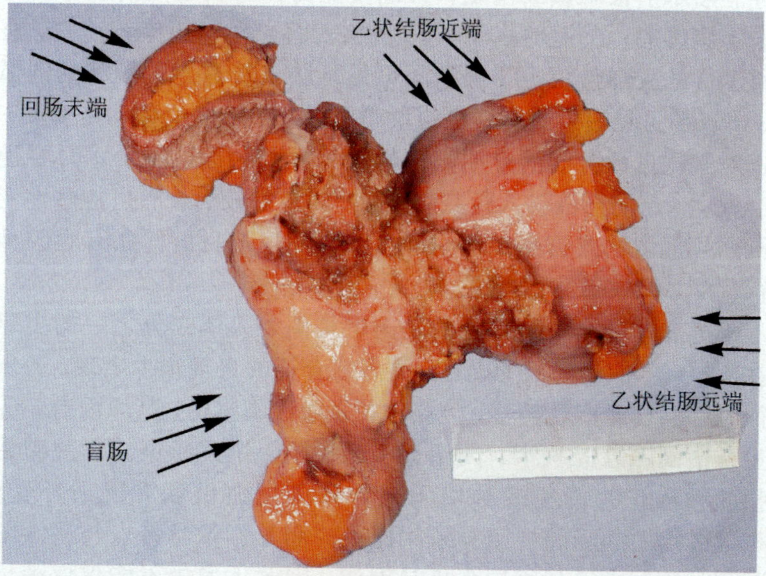

图4　标本剖开照片，见肿瘤侵及盲肠及乙状结肠，有腔相通。符合阑尾癌侵犯盲肠并与乙状结肠相通

▶ 最后诊断

阑尾黏液性囊腺癌。病理诊断：阑尾黏液性囊腺癌，侵犯乙状结肠，乙状结肠壁内均可见癌浸润，并已破坏乙状结肠黏膜层，肿物直径 8cm，已经环周。肠系膜淋巴结未见癌转移（0/17）。

▶ 专家点评

阑尾肿瘤为罕见疾病，在大宗阑尾切除标本分析中，阑尾肿瘤约占 1.1%，其中 83%为良性，17%为恶性。

阑尾良性肿瘤包括阑尾黏液囊肿（appendiceal mucocele）、阑尾假黏液瘤（pseudomyxoma of appendix），前者为阑尾潴留性囊肿，非真性肿瘤。后者为阑尾真性肿瘤，可以种植于腹膜，形成腹膜假黏液瘤而扩散全腹腔，具有恶性肿瘤的特点，但与阑尾黏液囊肿很难区别，只有在并发腹膜转移或切除后病理检查时才可分辨。阑尾良性肿瘤术前很难诊断清楚，诊断要点为：①长时间的慢性非转移性右下腹疼痛；②有时右下腹可触及表面光滑、边界较清楚，有一定移动性的腹部包块；③钡灌肠可见盲肠末端有界限锐利的圆弧压迹；④B 超可见右下腹有液性包块暗区，暗区随体位移动可变动。治疗：对阑尾良性肿瘤治疗原则是切除阑尾及肿瘤，在手术时要遵循无瘤观念，严防囊液渗入腹腔而种植，对囊肿较大，有可能恶性变的要行回盲部切除或右半结肠切除，以达到根治目的。如有腹腔种植可行化疗，但效果并不理想。

阑尾恶性肿瘤中最常见的是阑尾类癌，人体二分之一的类癌发生在阑尾，术前诊断极为困难，类癌综合征的表现很少出现，若出现此征时肿瘤已有广泛转移，类癌常并发急性阑尾炎，其原因有：①肿瘤生长使阑尾管腔狭窄、闭塞、引起梗阻，继发感染。②肿瘤使阑尾扭曲粘连。③侵犯或肿块压迫导致阑尾血供和淋巴循环受阻。④根部肿瘤引起肠腔梗阻导致阑尾炎。而其影像学特点与慢性阑尾炎相似。阑尾类癌与阑尾炎极易混淆，因此手术中不能仅仅满足于阑尾炎的诊断，应仔细探查，切除标本常规送病理检查，如术中触及阑尾肿物应行快速切片检查，以便选择合适的手术方式。治疗：根据阑尾类癌的部位，浸润范围不同，决定手术方式，尖端类癌仅行阑尾单纯切除，中下端病变应行回盲部切除。如有下列情况应行典型右半结肠切除：①肿瘤大于2cm；②肿瘤位于阑尾基底部；③肿瘤侵犯浆膜、淋巴结或阑尾系膜；④混合性类癌（即腺类癌）或合并黏液囊肿。

阑尾原发性黏液腺癌较少见。Cohn 等报告约占尸检中的（2～8)/10 000。男性多见，多发生于40岁以上，发病高峰在50～60岁之间。国内刘文莉等报告一组17例，男：女为2.4：1，年龄50～60岁占53.3%，与国外报告基本相符。本病罕见，起病隐匿，无特异性，临床医生缺乏经验，很少术前确诊，诊断要点有：①原发性阑尾黏液腺癌的高发年龄在40岁以上，②右下腹长期隐痛、腹泻、经消炎对症治疗不见根本好转，又无明显加重者。③右下腹触痛及无痛性包块，经消炎治疗后肿块不能完全消散或有增大。④虽有右下腹包块，但无恶液质或突然并发急性阑尾炎的表现。X线特点：①盲肠内侧壁可有不规则充盈缺损或盲肠末端和盲肠内侧壁间距增宽。②盲肠内侧壁充盈缺损基底部与盲肠壁形成锐角，表示癌从阑尾根部长入盲肠腔内。B超提示下腹实性包块排除右侧输卵管和卵巢病变，应想到阑尾黏液腺癌的可能，术前诊断如难以确诊，手术探查是明确诊断的必要手段，如术中发现实性包块浸润性生长，呈灰白色，则应考虑为腺癌，手术中要行切片检查。若阑尾切除后形成瘘管，长期不愈合者，也应考虑腺癌可能。治疗应以回盲部或右半结肠切除为主，术后辅以化疗等，如不能早期诊断及时治疗则预后不良。

原发性阑尾黏液腺癌由于肿瘤压迫致阑尾根部狭窄，甚至闭塞，导致阑尾腔内分泌物排出受阻，黏液积聚，使腔内压力增高，引起右下腹不适、胀痛、压痛，可表现为类似阑尾炎表现。由于肿瘤生长快，呈浸润性生长，常被大网膜包裹，与周围组织粘连形成包块。因此易误诊为阑尾炎、阑尾脓肿、肠梗阻等。本例患者既往2年前当地医院曾诊断“阑尾周围脓肿”，经保守治疗好转，正符合此表现，提醒以后对于类似情况，医生应给予足够重视。对于手术时发现阑尾增粗、壁增厚且与周围组织粘连，分离时有胶冻样物质溢出，切除阑尾时根部有黏液，或阑尾腔隙窄，内有黏液而非脓液者应想到本病。较晚期病例，常侵犯盲肠，可见阑尾及回盲部有肿块，且被大网膜包裹，与周围组织粘连致密，常有区域淋巴结转移，国内外均有报道与乙状结肠形成内瘘。

本病治疗以手术为主，化疗为辅。因患者来院就诊时多属中晚期，癌已浸润黏膜下层，甚至全层，已存在区域淋巴结转移，故应行右半结肠切除术。若术后确诊者，可视患者的具体情况施行第 2 次手术，切除范围同上。但应注意由于本病分化程度低，转移早且广泛，手术时需妥善保护切口和手术野，切勿分破肿块，以避免和减少腹膜和切口种植转移，若术中切破阑尾肿块，有黏液流出，切勿误为脓液而行引流术，术后及早化疗，对消灭术后残存的亚临床癌灶及防治局部复发或远处转移有一定效果。关于阑尾黏液腺癌预后，国外 Cohen 等报道行右半结肠切除术后 3 年存活率较单纯阑尾切除高 2～3 倍，Arnold 等报告其术后 5 年生存率达 63%。国内刘文莉等报告的 17 例中，术后随访 4 年者 7 例，存活 3 例，均为右半结肠切除加术后化疗者；死亡 4 例，分别于术后 3.9 年、3 年、1.3 年和 7 个月死于肿瘤复发。

▶ 参考文献

1. Cohen SE，Wolfman EF Jr. Primary adenocarcinoma of the vermiform appendix. Am J Surg，1974；127（6）：704
2. Berman AT，James PM Jr. Adenocarcinoma of the vermiform appendix. Am J Surg，1970；119（6）：733
3. Hananel N，Powsner E，Wolloch Y. Primary appendiceal neoplasmas. Isr J Med Sci，1993；29（11）：733
4. Payam S Pahlavan，Rani Kanthan. Goblet cell carcinoids of the appendix，W J of Surgical Oncology 2005；3：36
5. Shashank K，Andrew C，John B K，et al. Metastatic appendiceal adenocarcinoma presenting late as epididymo-orchitis：a case report and review of literature. BMC Urology 2004；4
6. Peter L L，Gabriella G，Judit H，et al：Mucocele of the appendix：An unusual cause of lower abdominal pain in a patient with ulcerative colitis-. A case report and review of literature World J Gastroenterol 2005 January 21；11（3）：457-459

7. 刘文莉，李代生. 原发性阑尾粘液腺癌17例临床分析. 中国普外基础与临床杂志，2004；3 (11) ：122-123
8. 蒋宏传，游凯涛，王克有等. 阑尾肿瘤39例临床分析. 中国肿瘤临床与康复，1999；4 (6)：57-58

病例36　第二胎妊娠28周，突发下腹部疼痛7小时

陕　飞　刘荫华

▶ 病历摘要

女，32岁，主因“第二胎妊娠28周，突发下腹部疼痛7小时”急诊入院。患者7小时前无明确诱因突发下腹痛，渐至全腹，遂急诊入住我院妇产科，发病前后无不规则阴道出血，无异常宫缩。此前产前检查胎心胎位正常。既往自幼全身皮肤松弛，轻微碰伤可致皮下出血、瘀斑。其女儿、妹妹、母亲及外祖母均有类似皮肤表现。

入院查体：体温38.3℃，心率120次/分，呼吸24次/分，血压128/75mmHg。全身皮肤菲薄，松软犹如“绒样”手感，弹性过度，尤以颈部、四肢、腹部明显，可拉起10cm长（图1）。手指关节可过度背伸（图2），四肢多处见陈旧性瘀斑。下腹部弥漫性压痛、反跳痛、肌紧张，肠鸣音消失。肛查于直肠左上方似可及肿物下界，触痛明显。辅助检查：血常规：白细胞计数9.5×10^9/L，分叶核粒细胞88%，淋巴细胞11%，血红蛋白120g/L，血小板166×10^9/L；尿常规：尿酮体（+）；腹部超声检查示胎儿头部下方可及直径约5cm囊实性肿物。

入院诊断：急性弥漫性腹膜炎原因待查；宫内孕29^{+4}周，G_4P_1，ROA，未产。

▶ 手术及术后恢复情况

入院后因腹膜炎原因不明行剖腹探查术。术中见腹腔内有较多渗出，有玉米粒等食物残渣，肠壁上有白色脓苔附着，探查乙状结肠，其远端前壁可见一约2cm×1.5cm破孔，穿孔处黏膜轻度水肿，周围肠壁有坏死（小范围），其骶骨前有大量粪便，探查其余结肠未发现憩室、肿瘤及明显的炎症表现。术中诊断：乙状结肠穿孔。决

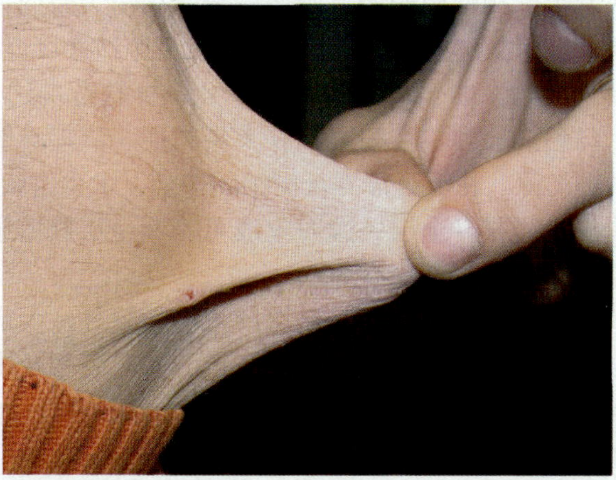

图 1

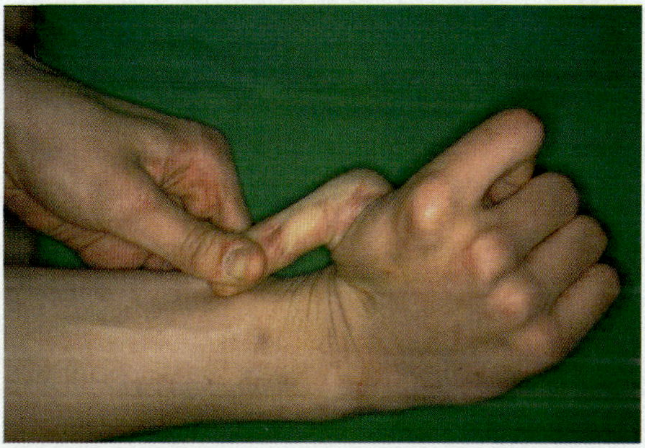

图 2

定行乙状结肠部分切除，直肠残端封闭，近端结肠造瘘。近端乙状结肠左侧腹壁单腔造瘘，一期开放。彻底冲洗腹腔。因关腹困难，行双 7 号丝线全层缝合皮肤关腹，术毕。术中腹腔渗出液做培养及药敏试验，穿孔处局部肠壁送病理检查。

术后第 1 天发生胎盘早剥、胎儿窘迫而引产，产下一男性死胎，引产过程顺利。术后肠道功能逐渐恢复，造瘘口功能良好。但术后第 6 天再次发生弥漫性腹膜炎，腹腔引流管引出大量粪液，考虑再发结肠穿孔，行第二次剖腹探查术。术中发现距造瘘口近端 10cm 处降结肠有一直径约 3.5cm 穿孔，肠壁坏死，穿孔近端约 15.0cm 结肠壁增厚，肠黏膜水肿，腹腔内积存大量粪便。清理腹腔后行乙状结肠、降结肠切除，在上腹部再行横结肠造瘘。术中组织极度脆弱，不能经受钳夹及缝线，全层关腹时丝线可割断全层腹壁组织，经水平褥式全层缝合勉强关腹，术毕。

二次术后第 4 天切口裂开，除切口两端数针外，大部分缝线已将腹壁全层割断。因组织极度脆弱无法再缝合，肠管及未复原的子宫外露，腹壁无皮肤覆盖面达 20cm×30cm（耻骨联合至剑突下 4cm）。在经历严重的腹腔、全身感染，继发呼吸窘迫综合征等严重合并症抢救后，生命体征渐平稳，转为腹壁伤口处理，初期由于未复旧子宫、小肠几近完全暴露于腹腔外，腹腔内感染仍很严重，肠管水肿并附有脓苔，每次伤口换药均要历时 2 小时以上，在烧伤科共同配合下，创面逐渐缩小。因当时暂无人工修补材料，最终经植皮伤口愈合，遗留腹壁疝及横结肠造口。病理报告：第 2 次手术切除的结肠除肠壁水肿、组织疏松外，无其他异常发现。入院 5 个月后出院。随访 8 年，患者一般状况良好，随访期间曾因粘连性肠梗阻 2 次入院，保守治疗好转出院。

▶ 病历讨论

甲医师（普通外科）：肠道自发穿孔多有肠腔压力增高的诱因，目前考虑肠管本身病变的可能性大，有特殊感染的可能性不能排除，如巨细胞病毒感染可致腹泻、肠穿孔，应查病人是否免疫缺陷，并请病理科仔细检查手术中切取的肠段看是否可以找到病原体。

乙医师（普通外科）：患者第一次手术后 4 天出现腹痛、腹泻，再次穿孔，考虑是肠道本身疾病，且一直进展未停止，患者有先天性缺陷为内因，而感染应为致病外因，但具体原因不明。目前应考虑广谱抗生素控制炎症。

丙医师（普通外科）：患者两次穿孔原因均不明，未发现肠道有憩室、肿瘤及明显的炎症等病变，查阅国外资料有结肠自发穿孔的报道，病人有先天性结缔组织发育不良，可以表现有肠道自发穿孔，这种穿孔前多有便秘等导致肠腔压力增大的因素存在，但患者第二次穿孔前无类似诱因。总之患者的情况考虑可能为肠道病变所致，治疗应注意：①禁食；②注意电解质平衡。

丁医师（普通外科）： 皮肤松弛症为一种微量元素代谢障碍的疾病，为隐性遗传，表现为肠壁炎症，穿孔多在系膜对侧，患者表现不像此种疾病。查文献资料，患者可能为一种名为皮肤弹性过度综合征的疾病，此疾病为显性遗传，是弹力纤维的病变，易出血，肠道穿孔在系膜缘，以上表现多与患者相符，此病发生率男性大于女性，女性患者不应怀孕。

戊医师（消化内科）： 患者有以下表现：①皮肤松弛；②自发性肠道穿孔；③各关节过度屈伸，韧带松弛，考虑诊断为 Ehlers-Danlos综合征。以上三个为主要表现，还可能有心脏、眼底、肺部病变。对于有自发肠道穿孔者，预后一般不良。对于预后判断，国外有以 Alb 为指标的判断方法：Alb 35～40g/L 者死亡率比 Alb＞40g/L 者大 1 倍，Alb 30～35g/L 者死亡率比 Alb＞40g/L 者大 2 倍，Alb＜30g/L 者死亡率比 Alb＞40g/L 者高 3～4 倍。另外国外也有以胶体渗透压为判断预后者，公式为 $A\times5.54+G\times1.43$，相当于胶体渗透压，其中 A 为 Alb（g/dl），G 为球蛋白（g/dl）。若渗透压低于 26mmHg，预后不好；低于 17mmHg 者几乎 100％死亡，治疗时应注意：①禁食；②注意电解质平衡；③维持患者 Alb 达 35g/L；④补充大量 Vit C，Vit E；⑤预防心衰、肾衰；⑥注意肠道菌群失调。

己医师（皮肤科）： 根据患者表现，我科诊断为皮肤弹性过度综合征。此病可分为多个亚型，是由于弹力纤维、胶原纤维先天缺陷造成，表现为皮肤过度伸展、牵引，可有心脏畸形，肠道穿孔。治疗可用大量 Vit C、Vit E 和硫酸软骨素。目前可查找此疾病的基因突变位点。

▶ 最后诊断

Ehlers-Danlos 综合征Ⅳ型合并结肠自发性穿孔。

▶ 专家点评

Ehlers-Danlos 综合征（Ehlers-Danlos Syndrome，EDS）是一组遗传病，两性均可累及，男性发病率较高，多数属常染色体显性遗传。该病表现为由于遗传缺陷所致的结缔组织中胶原代谢障碍引起的各种病理变化。1901 年丹麦的 Ehlers 和 Danlos 分别报道了本病关节活动过度，皮肤松弛，过度伸展及皮下出血的特性，故命名为 EDS。

Beighton 等 1988 年在临床表现和遗传模式的基础上将 EDS 分为 11 种类型。1998 年随着对多种 EDS 发病机理在分子水平上的阐明，又简化地分为 6 种主要类型及其他型。其中Ⅳ型 EDS 即血管型 EDS 是最严重的一型，该病是由Ⅲ型前胶原基因 *COL3A1* 突变导致Ⅲ型胶原蛋白的合成、分泌和结构异常引起的。其主要临床表现为皮肤菲薄透明，易发生血管、子宫或肠管破裂，广泛的淤斑以及特征性面容（鼻部皮肤呈颗粒状改变，手、足有老年特征）。而其他类型中常见的皮肤松弛和关节活动过度都不明显，这是由于正常皮肤和韧带中，Ⅲ型胶原仅占 15%，骨和关节中无Ⅲ型胶原，而血管壁、子宫和肠道则主要含Ⅲ型胶原。

Ⅳ型 EDS 确切的流行病学特征尚不清楚，相关文献多为个案报道，其常见并发症有血管破裂、肠道破裂和子宫破裂等。Pepin 等 2000 年总结分析了 220 例Ⅳ型 EDS 患者，发现并发症很少发生在儿童时期，25%的病人在 20 多岁时发生第一个并发症，超过 80%的病人到 40 岁时发生至少一个并发症。死亡年龄从 6 岁到 73 岁，平均寿命为 48 岁。大部分病人死于动脉破裂，而肠管多见于乙状结肠破裂的占并发症的 1/4，病死率为 8%。妊娠并发症的病死率高达 15%，这是由于妊娠时腹内压增高，很容易发生血管、内脏破裂。

通过本病例的诊治我们得到了以下经验教训：

1. 对于 Ehlers-Danlos 综合征的诊断

由于本病发病率极低，加上 EDS 各种类型的差异和临床特征多样性使诊断十分困难。多数外科医师对其不熟悉或根本不认识，故多不能及时诊断。常在发生了严重并发症或死后尸体检查时才得到确诊。本例Ⅳ型EDS合并结肠自发性穿孔是我国目前首例文献报道。Berney报道1例延误诊断达9年之久，本例也是在连续发生2次结肠穿孔后才得以诊断。可见本病及时诊断取决于外科医师对EDS及分型的充分认识。

2. 对于Ⅳ型EDS合并结肠自发性穿孔的治疗

对EDS合并结肠穿孔常规的手术方式是行穿孔的近端结肠造瘘，日后再二期将造瘘口回纳，以恢复肠道的完整性。但发生结肠再次穿孔机会很高。Sykes总结报道10例，发现造瘘口回置术后80%可再发穿孔，再次穿孔间隔时间为2～10年，其中1例死亡，他认为永久结肠造瘘具有保护作用，可防止再次穿孔。但Stillman等和Sherry等先后报道2例在有造瘘口存在的同时，近端结肠再次穿孔，说明结肠造瘘并不能防止再穿孔。基于穿孔部位几乎仅限于结肠的这一认识，目前多数人主张全结肠切除以预防再次穿孔。Freeman等总结报道28例（包括Sykes组2例），其中11例全结肠切除术（8例术前多次穿孔，7例回直肠吻合术、4例永久回肠造瘘）无1例发生再穿孔，但1例因吻合口瘘死亡。本病例2次穿孔间隙仅6天（文献报道最短为8个月）且造瘘口功能良好，这在文献中尚属首例。根据这1例治疗经验，我们认为一期全结肠切除、永久回肠造瘘是最安全的手术，不但能有效防止再次穿孔，而且可以减少因多次手术、患者组织极其脆弱造成的严重合并症，如切口裂开、腹腔内出血、造瘘口狭窄、肠瘘及吻合口瘘，从而降低病死率。

▶ 参考文献

1. 郑曰宏，管珩，张杰峰等. Ehlers-Danlos综合征的外科治疗及家系报告. 中华外科杂志，2002，40（7）：491-494
2. Beighton P，De Paepe A，Steinmann B，et. al. Ehlers-Danlos syndromes：revised nosology，Villefranche，1997. Ehlers Danlos national foundation（USA）and Ehlers Danlos support group（UK）. Am J Med Genet，1998，77：31-37
3. Pepin M，Schwarze U，Superti-furga A，et al. Clinical and genetic features of Ehlers-Danlos syndrome type IV，the vascular type. N Engl J Med，2000，

342：673-680

4. Hassan I，Rasmussen TE，Schwarze U，et al. Ehlers-Danlos syndrome type IV and a novel mutation of the type III procollagen gene as a cause of abdominal apoplexy. Mayo Clin Proc，2002，77：861-863
5. Aldridge RT. Ehlers-Danlos syndrome causing intestinal perforation. Br J Surg，1967，54：22-25
6. Syke EM. Colon perforation in Ehlers-Danlos syndrome. Am J Surg，1984，147：410-413
7. Stillman AE，Painter R，Hollister DW. Ehlers-Danlos syndrome type IV：diagnosis and therapy of associated bowel perforation. Am J Gastroenterol，1991，86：360-362
8. Sherry RM，Fisch A，Grey DP，et al. Embolization of a hepatoportal fistula in a patient with Ehlers-Danlos syndrome and colon perforation. Surgery，1992，111：475-478
9. Freeman RK，Swegle J，Sise MJ. The Surgical complications of Ehlers-Danlos syndrome. Am Surgeon，1996，62：869-873

病例 37　腹痛、腹胀伴排气、排便减少 1 周

汪　欣

▶ 病历摘要

男，76 岁，主因“腹痛、腹胀伴排气、排便减少一周”入院。患者一周前因排便增多服用解痉药物后出现腹胀、腹痛，为胀痛，同时排气、排便减少，伴恶心、无呕吐，并有嗜睡，不伴发热，患者未诊治，后症状渐加重，于急诊行腹平片示：肠梗阻。故为进一步治疗入院。发病以来患者精神食欲差，体重无显著改变。既往便秘史约 50 年，2～3 天大便 1 次，多为干硬大便。2 个月前患者因大便干燥排便困难至全腹胀痛，自行使用泻剂后好转。高血压病 30 年，最高 200/110mmHg，口服鲁南欣康、尼莫同等药物，平素血压控制在 160/90mmHg。8 年前患脑血栓后四肢活动欠佳。

入院查体：一般情况较差，T 37.2℃，BP 130/100mmHg，P 86 次/分。心肺（—），腹膨隆明显，未见胃肠形及蠕动波，未见腹壁静脉曲张。触诊全腹质硬，无压痛、反跳痛，肝脾触诊不满意，未及包块，Murphy 症（—）。全腹叩诊鼓音，移动性浊音（—），听诊未闻及肠鸣音，指诊（—），双下肢未及水肿，左下肢温度低。辅助检查：腹平片示：右腹及整个上腹为明显扩张之结肠占据，腹部明显饱满，右下腹可见大量结肠内容物残存，膈明显抬高，扩张肠管两端可见液平面。考虑低位肠梗阻。

入院诊断：急性肠梗阻。

入院后完善检查：血常规：WBC 14.3×10^9/L，Hb 117g/L，NEU% 85.3%。生化：AST 50IU/L，CREA 215μmol/L，BUN 17.7mol/L，血钾 3.07mmol/L，血钠 148.8mmol/L。尿常规尿白细胞（+），尿潜血（+++），比重 1.020。

▶ 病历讨论

甲医师（住院医师）：患者老年男性，76岁，主因“腹痛、腹胀伴排气、排便减少一周”入院。患者一周前因排便增多服用解痉药物后出现腹胀、腹痛，为胀痛，同时排气、排便减少，并有嗜睡，不伴发热，患者未诊治，后症状渐加重，于急诊行腹平片示：肠梗阻。既往便秘史约50年，2～3天大便1次，多为干硬大便。2个月前患者因大便干燥排便困难至全腹胀痛，自行使用泻剂后好转。高血压病30年，最高200/110mmHg，平素口服药物控制在160/90mmHg。8年前患脑血栓后四肢活动欠佳。入院查体：一般情况较差，体温37.2℃，BP 130/100mmHg，P 86次/分，心肺（一），触诊全腹质硬，无压痛、反跳痛，肝脾触诊不满意，未及包块，全腹叩鼓音，移动性浊音（一），听诊未闻及肠鸣音，指诊（一）。辅助检查：腹平片示：低位肠梗阻。入院诊断：急性肠梗阻。化验结果：血白细胞及分类升高，肌酐升高，电解质偏低。根据临床表现及腹平片结果示急性肠梗阻诊断明确，且患者一般状况差，血白细胞已升高，症状渐加重。

乙医师（主治医师）：患者肠梗阻诊断明确，根据腹平片考虑为闭袢性肠梗阻，肠壁扩张明显，患者症状重，有明确的手术治疗指征，应急诊行手术治疗，如延误有可能出现感染中毒性休克等并发症。

丙医师（主任医师）：患者肠梗阻应考虑以下原因：①结肠扭转，根据平片表现，提示闭袢性肠梗阻可能性大，故此诊断可能性大。②老年男性肠梗阻应高度警惕大肠肿瘤。③肠套叠，虽无证据支持但无法除外。④粘连性肠梗阻、患者无手术史及腹腔炎症史，故暂不考虑。⑤大便堵塞、患者长期便秘病史，既往有类似症状，故不能完全除外。⑥中枢性肠麻痹、脑梗死病史，近期加重，故不完全除外。均应待手术明确。老年人临床表现不典型主要与老年人病理生理特点有关。临床表现往往不能真实反映疾病的严重程度；如血白细胞不如年轻人升高明显，甚至有一部分人血象正常，但分类中性均偏高，核左移明显。但病理变化重，明确诊断时已到晚期。

另外合并症较多，病情发展变化较快，发病后如不能得到及时正确地处理，病情可急转直下迅速恶化，死亡率高。患者病情较重，有加重倾向，不除外已经绞窄，应尽早手术治疗。

▶ 入院后诊疗情况

考虑为闭袢性肠梗阻，症状较重，不宜保守，拟急诊手术，但家属拒绝，要求保守治疗并签字。予禁食、胃肠减压、补液、抗炎等处理。密切观察病情变化。家属自行使用甘油灌肠剂，入院第二天患者一般情况转差，症状无缓解，无排气、排便，体温38℃，P 94次/分，呼吸急促、嗜睡，尿渐少，血肌酐上升，左肺下野可闻及少量湿啰音。当日中午出现叹气样呼吸、R 20次/分，血压下降82/57mmHg，P 120次/分，血肌酐上升，双下肢出现多量淤斑，上达脐部，后患者很快出现意识不清，予多巴胺维持血压，并气管插管，转入外科ICU继续治疗。家属后同意手术，于当晚急诊行开腹探查术。

▶ 手术及术后恢复情况

患者于入院后第2天晚行开腹探查左半结肠切除，乙状结肠切除，结肠造瘘术（Hartman）。取右侧经腹直肌切口，逐层切开入腹即可见扩张、灰黑色的肠管，有中量黄黑色带渣腹水，流取标本作培养及药敏实验。肠管扩张十分明显，直径约10～12cm，壁薄颜色发黑发灰，以细针刺破肠壁即有恶臭气体逸出，吸引器吸引后肠管变瘪、塌陷，状如薄纸。钝性游离后将坏死肠管全部托出切口外，仔细探查发现为扭转的乙状结肠，顺时针旋转360度后肠管恢复正常解剖位置，肠管自结肠脾曲远端约5cm，腹膜返折上近端约3cm，全程扩张坏死总长约80cm左右。切开侧腹膜并钳夹、切断坏死肠段的系膜血管，远端于腹膜返折处以55cm残端闭合器，近端以大胃钳切断肠管，移出坏死肠段。探查胃、小肠、肝未及异常。充分游离结肠脾曲并再次于横结肠最左侧切除远端部分结肠，将横结肠远端经左中上腹引出体外造瘘。碘伏水及生理盐水冲洗腹腔，缝闭盆底腹膜及造瘘结肠与腹壁间的裂隙，留置引流管2根，逐层关腹。术中输血 400ml。

术后患者入监护室继续治疗，患者出现肾衰、肺部感染及伤口感染，积极予床旁血滤及抗感染处理，呼吸机辅助呼吸及气管切开，积极肺部护理及伤口换药，患者造口情况好。术后 4 天排气恢复，术后 5 天开始胃灌营养液，患者肾功能渐恢复，感染渐控制。术后 1 个半月拔除伤口引流，术后 7 周脱离呼吸机并停止血滤，术后 3 个月患者开始进流食，渐停鼻饲，并拔除气管切开插管。患者于术后近 4 个月恢复并出院。

▶ 最后诊断

急性绞窄性肠梗阻，感染中毒性休克，乙状结肠扭转。病理诊断：肠管全层坏死，伴中性粒细胞浸润。

▶ 专家点评

有以下表现者应考虑绞窄性肠梗阻的可能：（1）突发剧烈腹痛，并持续性阵发加剧，或者起始疼痛不剧烈，为隐痛、胀痛，而突然加重，呈绞痛持续性不缓解，或者伴有腰背部牵扯痛，后者多见于肠扭转病人；（2）频繁剧烈呕吐，有口干舌燥，严重脱水以及早期出现休克或抗休克治疗改善不明显，甚至反而恶化者；（3）肠鸣音由亢进而变为正常，甚至减弱、消失。肠鸣音减弱消失常表示肠管已绞窄坏死，或因急性腹膜炎致肠道蠕动受到抑制；（4）腹痛局限，有固定的压痛点，或可扪及压痛包块；（5）移动性浊音（＋），腹穿抽出血性液体的，表示已绞窄；抽出为浅黄色液体的，涂片可见红细胞，提示有绞窄趋势；（6）有文献提到绞窄性肠梗阻患者的呕吐物，胃肠减压及肛门排出物常常为血性，但并不多见；（7）腹部 B 超检查发现：腹腔大量积液，肠管扩张，甚至漂浮其上的，开始量少而后逐渐增多者，或者早期 B 超检查无积液而复查出现者均提示肠管已发生绞窄或已有绞窄趋势存在；（8）在非手术治疗中白细胞计数逐渐增高者，更有临床意义；据报道白细胞＞ 15×10^9/L 者常提示有绞窄可能；（9）有明显腹膜刺激征者，但是腹膜刺激征不明显者也不应排外；（10）经积极非手术治疗，症状、体征无明显改善或反而加重者；(11) 腹部X线定期检查，凡出现下列X线征象之一者，都有绞窄坏死可能：①孤立、逐渐胀大的、位置固定的、呈“咖啡豆”、“C”字形等肠袢者；②肠袢内液体逐渐增多，导致气体分布为一串小气泡，即所谓的“串珠状”征；或气柱降低者。③肠袢内充满液体，呈“假肿瘤”征者；④肠管排列紊乱，出现“空回肠换位”征者；⑤乙状结肠扭转时的“马蹄形”、“同心圆”形肠袢等；⑥盆腔肠间隙增宽，提示腹腔积液者；⑦肠蠕动减弱，致阶梯状液平面上、下移动减弱甚至消失者。临床上遇到以上这类病人，常提示有肠绞窄可能，均为及时手术探查的指征。

合理掌握老年人急性机械性肠梗阻手术指征：老年人一旦出现急性机械性肠梗阻，常因肠壁血管硬化且脆性增加、血供减少，导致肠管坏死和穿孔。老年人对痛觉反应较迟钝，往往不能及时反映真实病情，故应积极手术，不能将高龄视为手术禁忌。老年人急性机械性肠梗阻手术指征有：①肠梗阻临床症状、体征明显，经一定时间非手术治疗，梗阻症状仍不能缓解或症状加剧。②腹胀加剧，呕吐频繁，腹部明显压痛并可触及包块，发热或体温不升，白细胞总数升高。③嵌顿性疝超过12小时，并有腹痛、腹胀和肠型出现。④肠套叠所致完全性肠梗阻，发病时间超过24小时，腹部触及腊肠样包块。⑤结肠癌或直肠癌引起的机械性肠梗阻。

加强围术期管理以提高疗效：对老年人急性机械性肠梗阻围术期处理十分重要，对增加手术的安全性、减少手术后死亡率和并发症有一定意义。我们常采取的措施：①完全禁食。②持续胃肠减压，减少因肠胀气而造成的手术困难。③补充液体，解决血容量不足、水电解质及酸碱平衡失调。应根据肠梗阻的部位不同、梗阻时间长短以及梗阻原因、血生化结果补液，还要掌握呕吐情况、脱水程度、尿量和尿比重，补液滴速不宜过快，减少心肺并发症。④合理应用抗生素，对预防切口感染、减少腹腔感染有重要作用。⑤吸入高浓度氧，保护重要脏器功能，也可减少术后腹胀，促进创口愈合。

▶ 参考文献

1. George Miller MD, Jason Boman CM. In Shrier MD, et al. Montreal, Que-

bee，Etiology of small bowel obstruction [J]. Am J Surg，2000，180 (1)：331

2. 陈国卫，刘玉村. 肠梗阻的手术适应证和剖腹探查 [J]. 中国实用外科杂志，2003，23 (7)：3981

3. 曲维恺，王宇. 肠梗阻的诊断和治疗现状. 中国胃肠外科杂志，2004，2：2

病例 38　黏液便 2 月余，血便伴顽固性高热 1 个月

杨晓东

▶ 病历摘要

男，28 岁，主因“黏液便 2 月余，血便伴顽固性高热 1 个月”入院。患者 2 月余前无明显诱因出现大便带有黏液，蛋清样，量不多，无鲜血，大便为黄色，尚成形，1 次/日。无腹痛、恶心、呕吐。1 个月前大便颜色加深，呈暗红色，仍有黏液，伴鲜血便，同时有发热，体温波动于 37.7～39.5℃，并出现下腹部轻微隐痛，为阵发性，可自行缓解，不伴咳嗽、咳痰及腹泻。于当地医院查便常规示 WBC（+），RBC（+），诊为“结肠炎”，予以“结肠炎丸”口服及氨苄西林，青霉素、庆大霉素、地塞米松等输液治疗，症状无缓解。半个月前患者大便次数增加为 4～5 次/天，性状同前，伴里急后重及排气不畅。就诊于当地医院，查血常规：WBC 15.28×10^9/L，NE 59％，Hb 113g/L，PLT 667×10^9/L。行纤维结肠镜检查为“结肠狭窄性病变，结肠癌?”活检示：“结肠黏膜呈慢性炎症”。钡灌肠示“乙状结肠癌”。予以抗炎（氨苄青霉素，先锋必，甲硝唑）及营养支持等治疗，症状无明显缓解。遂转入我院。患者自发病以来，精神、睡眠尚可，食欲稍差，小便如常，大便如前所述，体重无明显变化。患者既往体健，已婚，无肿瘤家族史。

入院查体：体温 38.6℃，血压 115/70mmHg，生命体征平稳，皮肤黏膜无黄染、轻度贫血貌，全身浅表淋巴结未及肿大；心肺未见异常；腹部平坦，无腹壁静脉曲张，未见胃肠型及蠕动波，肝、胆囊、脾肋下未及，Murphy 征（—），左下腹压痛，无反跳痛、肌紧张；未触及包块。叩诊鼓音，肝、肾区叩痛（—），Traube 区存在，移动性浊音（—）；肠鸣音正常，4～5 次/分，振水音（—）；肛查：指诊未触及肿物，指套染血。

入院诊断：便血、发热待查，结肠癌？炎性肠病？肠结核？

入院后行完善各项辅助检查：血常规：WBC 20.5×10^9/L，NE 68%，Hb 108g/L，PLT 522×10^9/L，尿常规正常；大便常规：黏液便，大便潜血（＋）；镜检：高倍满视野 RBC、WBC。生化检测肝肾功能正常，蛋白偏低，TP 49.1g/L，ALB 25.4g/L。血沉：第一小时 99mm。肿瘤标志物检测：癌胚抗原、甲胎蛋白、癌抗原 19-9 均在正常范围。心电图：窦性心动过速，ST 段轻度改变。胸片未见肺部活动性病变。B 超：肝、胆、胰、脾、双肾未见异常，下腹部探及一 7.5cm×6.2cm 的低回声区，呈分叶状，内膜面欠平滑，边界欠清楚，其内血流丰富，呈动脉频谱。包块旁见多个淋巴结肿大，大者直径 1.1cm，腹盆腔未见积液。印象为①乙状结肠实性占位，②周围淋巴结肿大。

钡灌肠：乙状结肠中部狭窄，柔软度欠佳，范围大小约 8cm，钡剂通过欠通畅。病灶有多发溃疡灶。余结肠各部及回盲部未见异常。考虑乙状结肠中部狭窄，需鉴别炎性肉芽肿或占位，前者可能性大。

盆腔 CT 可见乙状结肠肠壁显著不规则增厚，形成直径 6.5cm 软组织肿物，膀胱被向右推移，增强后病变明显不均匀强化，其周围亦可见增强的小结节。考虑乙状结肠癌并周围淋巴结转移。

肠镜：进镜达 30cm 处见前方一肿物充满肠腔，肿物呈不规则隆起，表面有糜烂及溃疡，活检组织质软，易出血，肠腔狭窄，肠镜不能通过。近肿物处肠黏膜呈龟裂样改变及小片发红。病理活检：（进镜 30cm 肠腔狭窄）破碎组织细胞异型符合恶性肿瘤细胞。（退镜 25cm）黏膜慢性炎。

▶ 病历讨论

甲医师（普通外科住院医师）：患者为青年男性，以“黏液便 2 月余，血便伴顽固性高热 1 个月”入院，患者表现为大便习惯改变，次数增多，黏液血便，里急后重，伴发热，当地医院以肠炎治疗无效。查体：体温 38.6℃，轻度贫血貌，全身浅表淋巴结未及肿大；心肺未见异常；左下腹压痛，无反跳痛、肌紧张；未触及包块。肠鸣音正常，4～5次/分；肛查：指诊未触及肿物，指套染血。血常规：WBC 20.5×10^9/L，Hb 108g/L，大便为黏液血便，镜检：高倍满视野RBC、WBC。生化检测蛋白偏低，血沉快（第一小时99mm）。肿瘤标志物检测均在正常范围。胸片、心电图检查正常。结合各项辅助检查结果：①B超于下腹部探及一7.5cm×6.2cm的低回声区，呈分叶状，边界欠清楚，包块旁见多个淋巴结肿大，大者直径1.1cm，印象为乙状结肠实性占位，周围淋巴结肿大。②钡灌肠考虑乙状结肠中部狭窄，需鉴别炎性肉芽肿或占位，前者可能性大。③盆腔CT考虑乙状结肠癌并周围淋巴结转移。④肠镜：进镜达30cm处见前方一肿物充满肠腔，肿物呈不规则隆起，表面有糜烂及溃疡，活检组织质软，易出血，肠腔狭窄，肠镜不能通过。病理活检：破碎组织细胞异型符合恶性肿瘤细胞。目前患者乙状结肠占位诊断明确，但性质尚不十分清楚，乙状结肠癌？炎性肠病？肠结核？从症状及检查结果来看，考虑诊断乙状结肠癌可能性较大，但临床表现又像炎性肠病，结合腹痛、黏液血便伴高热，血沉快，且第一次病理活检报告为炎症，更加不能除外炎性肠病可能。

乙医师（普通外科主治医师）：同意甲医师的意见，患者目前关键在于诊断，我们知道，炎性肠病（inflammatory bowel disease，IBD）即炎性肠道疾病是指包括溃疡性结肠炎和克罗恩病在内的一大类疾病，其共同表现为可引起肠道炎性反应，多见于青年人，欧美发病率较高，是全身性免疫相关性疾病，可以合并全身表现，如：结节性红斑、关节病、眼病、肝及胆道疾病等。肠道表现为腹痛、腹泻、黏液血便、发热、体重下降，严重时可以有肠梗阻、肠穿孔、感染中毒性休克等，该患者为青年男性，表现为大便习惯改变，次数增多，黏液血便，里急后重，伴发热，且第一次病理活检报告为炎症，应该考虑IBD可能，若为IBD则暂时不考虑手术治疗，因手术后可能合并症较多。

丙医师（普通外科主任医师）：两位医师的分析都有一定的道理，但是该患者综合临床表现、辅助检查结果来看，以乙状结肠癌可能性大，原因有：①IBD女性多见，多为慢性腹泻，反复发作，伴体重下降，急性起病为爆发型，症状重，多合并感染中毒性休克或中毒性巨结肠，以上与该患者表现不符。②IBD 起病缓，当病变发展至造成肠腔狭窄时，即出现不同程度的腹胀、肠绞痛等肠梗阻症状，检查亦可有梗阻表现，这点亦与该患者表现不符。③最重要的是镜下表现，IBD 表现为多发连续或跳跃性溃疡，纵径大于横径，粟粒样或鹅卵石样溃疡，可合并有炎性假息肉，结肠癌多沿横径生长，所以先出现肠腔狭窄，该患者镜下表现更符合结肠癌，非 IBD。④二次病理活检亦支持恶性肿瘤诊断，故考虑乙状结肠癌可能性大。需要补充的是，该患者不是典型的结肠癌，其顽固性发热是其不同于其他人的临床表现，不能单纯用结肠癌来解释，需要警惕合并有其他疾病的可能性，这点要向家属交待清楚，术中若发现肠道合并明显炎症，有可能先行肠造瘘。

▶ 手术及术后恢复情况

入院后 1 周行外科手术治疗——剖腹探查术，乙状结肠癌根治术，降结肠直肠端侧吻合术。取左下腹旁正中切口，长约 15cm，依次切开皮肤、皮下组织、腹直肌前鞘、后鞘及腹膜，暴露腹腔。探查：腹腔内无明显腹水，肝大小正常，肝各叶未及结节。胆囊未见异常，文氏孔通畅，胆总管不粗，胃表面浆膜光滑，十二指肠球部未见异常，小肠未见明显异常，升结肠、横结肠未见明显异常，乙状结肠中段见一肿物，约 6cm×5cm×4cm 大小，环绕半周，浆膜面受侵犯，肠壁轻度充血水肿，肠系膜及根部见明显肿大淋巴结，肿物与侧腹膜紧密粘连，分离粘连，提起乙状结肠，术中诊断“乙状结肠癌”，拟行“乙状结肠癌根治术”。

打开左侧侧腹膜及左侧乙状结肠系膜，游离乙状结肠及部分降结肠，钳夹切断乙状结肠供应血管并结扎，游离乙状结肠肠管，逐渐掀起后腹膜，于后方暴露左侧输尿管及左侧髂血管，遂将肿瘤及输尿管前方之疏松组织全部切除，注意避免损伤输尿管。清扫腹主动脉旁及髂总动脉汇合处疏松组织，向下游离至骶前疏松组织。钳夹结扎、切断直肠悬韧带，将直肠完全游离至腹膜反折以上，至肿物所侵及的肠管并将欲切除的肠管完全游离，距肿瘤上缘 15cm 处置 Koker 钳钳夹切断乙状结肠，于肿瘤下缘 10cm 处置荷包钳，穿入荷包线，将CDH29吻合器头端埋入，并收紧荷包线。至此将肿物及上下各10cm肠管完全切除，移出腹腔。近端及远端以系膜对系膜正常位置对合，于近侧断端置入CDH29，将直肠与降结肠行端侧吻合，吻合理想，可容两指通过，吻合口通畅无张力。查吻合口无渗血渗液。TLC60闭合近侧断端，吻合理想，查吻合口无渗血渗液。关闭后腹膜，冲洗腹腔，彻底止血，清点纱布器械如数，缝合关闭乙状结肠系膜，放腹腔引流一枚于肠吻合口附近，由左侧侧腹壁引出，逐层关腹术终。标本情况：共切除肠管28cm，近断端距肿瘤上缘15cm，远断端距肿瘤下缘10cm，肿物6cm×5cm×4cm，侵及全周，肠壁增厚水肿，浸润至浆膜层。剖面肿瘤豆渣样，质脆，易出血。

术后短期内进行静脉营养支持，恢复过程顺利：术后第3天肠鸣音恢复并有肛门排气，第5天拔除胃管，并开始饮水，第6天进少量流质饮食，逐步增加到全量流质饮食、半流质饮食，术后第8天拔除引流管，并行伤口拆线，伤口Ⅱ/甲愈合；术后第11天恢复普通饮食；予以FOLFOX4方案化疗一次，术后复查血常规、生化、电解质基本正常。术后2周出院。出院后十天左右开始出现低热，以午后为明显，体温在37～38℃之间，无其他不适，未做特殊处理。术后1个月来院行第二次化疗，体温逐渐升高至39℃以上，最高达40.7℃，伴寒战，考虑可能存在感染而给予抗生素治疗。更换多种抗生素均无效，患者体温出现持续增高，生化检查基本正常。多次复查血常规，WBC在（15.5～40.7）$\times10^9$/L之间，中性白细胞正常或稍偏高，HGB、PLT基本正常。多次血培养（包括厌氧菌培养）均阴性。复查B超、CT示“结肠癌术后，盆腔内广泛种植转移及淋巴结转移；脾转移？肝、胆、胰、肾未见异常”。复查结肠镜未见异常。内分泌及血液病科会诊排除风湿病及血液病。结合病史考虑高热与癌复发、转移有关。决定给予化疗，方案为顺铂+5-FU。化疗后患者体温即恢复正常，复查WBC为2.0$\times10^9$/L左右。2周后患者又出现高热、寒战，建议患者继续化疗，患者拒绝治疗而自动出院。一个月后随诊，患者症状同前，间断高热（依靠消炎痛栓退热）伴厌食、乏力、体重下降等恶液质表现，自服中药治疗。

▶ 最后诊断

（乙状）结肠神经内分泌癌，侵及肠壁全层，伴纤维组织反应性增生（图 1）；手术上下切缘未见癌；送检淋巴结未见癌转移（0/24）。免疫组化染色 CgA（++）（图 2），Syn（+），S-100 蛋白（±）（图 3），波状蛋白（-），EMA（+），LCA（-），HHB45（-）。

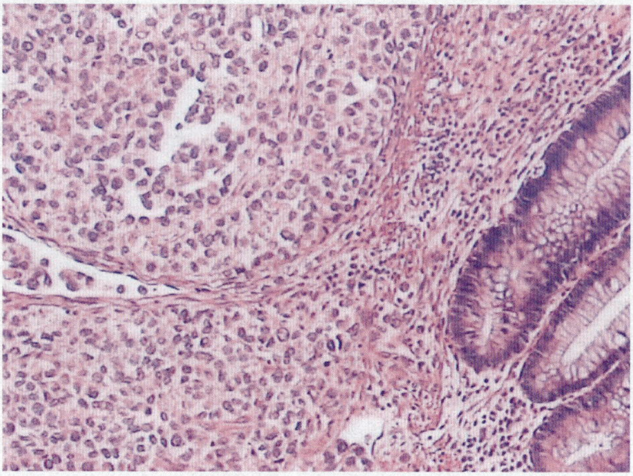

图 1　HE 染色

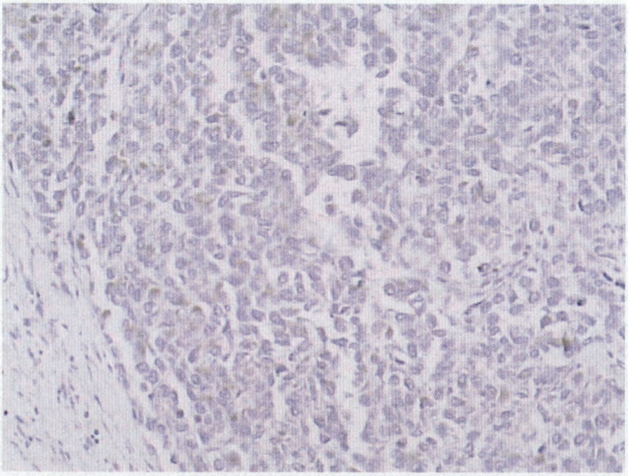

图 2　免疫组化结果：嗜铬蛋白 CgA（++）

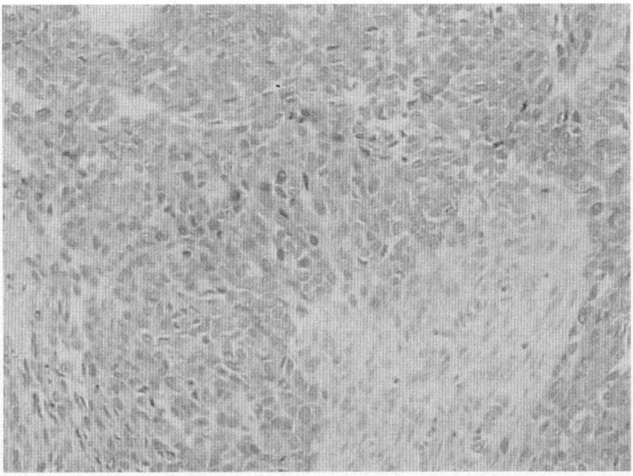

图3 免疫组化结果：波动蛋白S-100（±）

▶ 专家点评

结直肠神经内分泌癌（neuroendcrine carcinoma，NEC）是一种具有独特生物学特性的结直肠恶性肿瘤，1978年Gould和Chejfec首先报道，传统的观点认为只有类癌存在神经内分泌细胞，通过免疫组化分析显示在结直肠腺癌中也存在着神经内分泌克隆。结直肠神经内分泌癌具有合成和分泌激素的功能以及分化差、侵袭性强、转移早等恶性倾向的生物学行为，预后较差，近年来逐渐被人们所重视。由于其临床症状不典型，加之认识不够，因而诊断受到一定的限制。其发病率国外各家报道不一，占结直肠肿瘤的1.9%～38%，性别上男性多于女性，比例为（1～5）∶1，年龄分布于28～89岁。目前国内尚未见到报道。其生物学特性除了结直肠恶性肿瘤的共同生物学特性外，还具有神经内分泌特征，表现在肿瘤组织有合成、储存和分泌肽类和/或胺类激素的功能，如CgA、VIP、5-HT、P物质、胰高血糖素、胃泌素、突触蛋白、组胺等40余种。这些激素可以引起相应的内分泌紊乱症状，如：Sterling等报道了以异位ACTH综合征为首发症状的结肠神经内分泌癌，Edward等报道了伴有严重分泌性腹泻的结肠神经内分泌癌，而Lortholary等则描述了以顽固性高钙血症为首发症状的结肠神经内分泌癌等。Saclaridesb 统计了结直肠神经内分泌癌患者中有 1.6%出现了类癌综合征的表现。但临床上大部分结直肠神经内分泌癌并没有内分泌症状，原因可能有以下几点：其一，肿瘤产生的有活性的物质量少，不足以对靶器官产生效应；其二，肿瘤产生的活性物质在外周血中很快被降解；其三，肿瘤分泌的可能为激素的前体物质，其生物学活性不如其终产物，且肿瘤本身分泌能抑制其活性的对抗产物。结直肠神经内分泌癌预后较差的原因考虑与下列因素有关：①神经内分泌细胞来源于肿瘤干细胞的更为不成熟的分化，②癌细胞可能自身分泌一些激素作为生长因子促进自身的生长、增殖和转移。

结直肠神经内分泌癌的最终诊断仍需依赖病理学免疫组化和（或）电镜观察确定，在微观解剖上，神经内分泌癌最具代表性的是细胞内的致密核颗粒（分泌颗粒）。并且在表达 CgA 的细胞中都能发现其存在。这一点更能说明 CgA 在诊断结直肠神经内分泌癌中的意义。CgA 来自肾上腺髓质嗜铬细胞的神经分泌颗粒中，与儿茶酚胺类神经肽及肽类激素共同储存于细胞的神经内分泌颗粒中，被认为是神经内分泌分化的理想的标记物，是人类胃肠道内分泌细胞的理想的标记物。此外 NSE、SYN、GAS、HCG、5 - HT、Leu - 7 等多种标记物多被用于神经内分泌癌的诊断。这些抗体对结直肠神经内分泌癌的免疫组化研究有着重要的意义。一般主张用两种染色结果结合分析的方法，如为阳性可确定诊断。结直肠神经内分泌癌的治疗原则与结直肠癌相同，包括手术、化疗、放疗以及对症治疗。手术基本遵循结直肠癌的手术原则，而化疗仍有争论，方案有以顺铂为主结合其他药物如 5 - FU、VP16 以及参考肺小细胞癌的化疗方案（CTX、ADM、VCR）等，均报道有一定的效果。本例患者的特殊之处是首先表现为顽固性的高热，伴有白细胞增高，没有明确的感染证据，与肿瘤的发展、复发、转移密切相关，切除肿瘤或化疗后体温可恢复正常，复发、转移即出现不能控制的高热。我们考虑可能与肿瘤本身分泌或代谢的产物有关，文献尚未见报道。结合患者的临床表现，符合类白血病反应，是否可能与某种病毒感染有关，尚有待进一步研究。由于认识不够，本例患者的一些临床指标检查欠完善，值得吸取教训。

▶ 参考文献

1. Scalarides TJ，Szeluga D，Staren ED，et al：neuroendocrine cancers of the colon and rectum. Dis colon and rectum. July 1994 vol. 37 (7)
2. Staren ED，Gould VE，Warren WH，et al：neuroendocrine carcinomas of the colon and rectum：a clinicopathologic evaluation. Surgery. 1988；104；1080-9
3. Beales IL，Ectopic ACTH syndrome due to colonic neuroendocrine tumor Dig Dis Sci. 1994 Sep；39 (9)：2049-50
4. Sterling RK. Ectopic ACTH syndrome associated with anorectal carcinoma Report of a case and review of the literature Dig Dis Sci. 1993 May Vol 38 (5). 955-959
5. Lew EA，Lewin KJ，Zarchy T，et al：Adenocarcinoma of the colon with neuroendocrine features and secretory diarrhea Am J Gastroenterol. 1999 Jun；94 (6)：1692-4
6. Lortholary AH，Cadeau SD，Bertrand GM，et al：Humoral hypercalcemia in patients with colorectal carcinoma：report of two cases and review of the literature Cancer. 1999 Dec 1；86 (11)：2217-21

病例39　右上腹胀痛伴纳差、乏力1个月

彭吉润

▶ 病历摘要

男，46岁，主因“右上腹胀痛伴纳差、乏力1个月”入院。患者一个月前无明显诱因出现右上腹钝性胀痛，初为间歇性，每次发作约10～20分钟可自行缓解，不伴有发热、恶心、呕吐、腹泻等症状。疼痛与饮食无关，且不向其他部位放射。10天前，疼痛转为持续性，并渐感乏力、纳差，疼痛仍为钝性胀痛，以夜间以及劳累时为著。在当地医院就诊，行B超及CT检查发现肝占位病变，疑为“肝癌”，遂转来我院就诊，为进一步诊治收入院。起病以来，患者睡眠不佳，体重下降约5千克，大、小便尚正常。既往有20余年“乙型肝炎”病史。无外伤及手术史，无药物过敏史，长期居住在北京，未到过牧区和半牧区。父亲死于“肝硬化”，其母尚健在，妻、子均体健。

入院查体：生命体征平稳，略消瘦，轻度贫血貌，皮肤巩膜无黄染。心肺未见异常。腹部略饱满，以右上腹为著，无腹壁静脉曲张，未见胃肠型及蠕动波；全腹无压痛、反跳痛及肌紧张，于肋缘下5cm可触及肿大的肝脏，质地较硬，边缘钝、无明显触痛，未触及肿块及结节，Murphy征（—），脾、胆囊未触及；肝区轻度叩痛，肾区无叩痛，Traube鼓音区存在，移动性浊音（—）；肠鸣音正常存在，约4～5次/分，胃振水音（—）；全身浅表淋巴结未触及；肛门及外生殖器未见异常。

入院诊断：肝占位病变。

入院后完善各项辅助检查：血常规：WBC 7.8×10^{9}/L，RBC 3.57×10^{12}/L、Hb 91g/L，HCT 28.2%，PLT 403×10^{9}/L。尿常规及大便常规均正常，大便潜血（—）。肝肾功能正常。HbsAg（+）、抗HBe（+）、抗HBc（+），抗HCV（—）；AFP >400ng/

L，CEA及CA19-9均在正常范围。心电图：窦性心律，大致正常。胸片未见肺部活动性病变。腹部B超：右肝后叶7.8cm×6.0cm实性占位，回声呈增强或减弱的不均质改变，伴不规则钙化灶，边界欠清晰，无包膜，肿物内有搏动性血流频谱；考虑诊断为：（1）原发性肝癌，（2）血管瘤。腹部CT平扫及增强扫描：肝形态大致正常，肝右后叶S7段可见8.0 cm×6.5 cm混杂密度影，其间可见斑块状钙化灶及软组织影，肿物中央为低密度区，边缘欠清晰。增强扫描后肝右叶病灶于动脉期、门静脉期周边有明显强化。肝内外胆管未见明显扩张，胆囊、胰腺及脾未见异常，肝门及腹主动脉周围未见肿大淋巴结。考虑诊断：（1）原发性肝癌，（2）血管瘤，（3）炎性假瘤。

▶ 病历讨论

甲医师（肝胆外科住院医师）：该病例具有以下特点：（1）患者为中年男性，病史1个月；（2）有慢性乙型肝炎感染史；（3）患者的主要症状表现为无明显诱因的右上腹钝性胀痛，初为间歇性，且可自行缓解，后转为持续性，以夜间以及劳累时为著；疼痛与饮食无关，且不向它处放射。（4）伴有乏力、纳差、消瘦。不伴有发热、恶心、呕吐、腹泻等症状。（5）查体除见患者面容消瘦、轻度贫血貌以外，还发现肝明显肿大。（6）化验检查发现血红蛋白降低，针对乙型肝炎病毒检测结果示“小三阳”；尿便常规检查、血生化、肿瘤标记物检查示甲胎球蛋白明显升高。（7）腹部行B超及CT检查发现肝巨大占位病变，高度怀疑为肝癌。综合上述情况，我考虑该患者的诊断为肝恶性肿瘤，以原发性肝癌的可能性最大。此外，还应考虑来源于胃肠道肿瘤的继发性肝癌的可能性，但继发性肝癌是其他部位原发癌的晚期表现，多先有其他部位原发癌的临床表现，且转移性肝肿瘤常表现为多发病灶，其AFP一般为阴性，这些都与本病例不符合，因此，继发性肝癌的诊断基本可以排除。在治疗上，由于病变尚局限于肝右后叶，患者一般情况尚可，肝肾功能正常，无明显手术禁忌证，所以建议应及早行剖腹探查术，切除肿物，病理检查确诊。

乙医师（肝胆外科主治医师）：针对该病例，我们首先考虑的诊断为原发性肝癌，诊断依据是：患者为中年男性，有乙型肝炎感染史，且长期“小三阳”，影像学检查发现肝巨大占位病变，且其甲胎球蛋白水平显著升高。但是该患者 CT 检查提示肿物内有片状钙化影，这与原发性肝癌的常见 CT 影像不符。其次我们也考虑肝血管瘤的诊断，其诊断依据是：B 超提示肝占位的回声呈增强或减弱的不均质改变，肿物内有搏动性血流频谱；CT 提示肿物为混杂密度影，增强后肝动脉和门静脉期周边均有明显强化。不支持点：该患者 AFP 明显升高，与肝血管瘤患者不符；肝血管瘤影像学检查一般边界清楚，此患者的肿物边界欠清；CT 延迟扫描后未呈现出肝血管瘤时常见的等密度表现；同时，肿物内间杂有软组织影，也和常见的肝血管瘤表现不符。因此，是否应考虑肝血管瘤恶变或肝血管肉瘤这两种少见情况。第三，根据患者右上腹疼痛的病史以及影像学检查的提示，还应考虑炎性假瘤的可能性。但该患者既往无肝感染的症状，本次发病以来，除了有右上腹疼痛的主要症状外，无发热的伴随症状，而且炎性假瘤患者的 AFP 并不高，因此，炎性假瘤的诊断基本可以排除。另外，根据患者的病史、体征及辅助检查结果，基本可排除肝脓肿、肝包虫病等感染性疾病的可能。在治疗上，我同意甲医师的意见，应尽早行手术治疗。

丙医师（肝胆外科主任医师）：两位医师的诊断思路及治疗原则基本正确。针对该病例，除了考虑常见疾病以外，还应该考虑以下少见疾病：（1）纤维板层型肝癌：这是原发性肝癌的一种少见病理类型。纤维板层型肝癌与本病例类似之处在于：其 B 超影像以低回声和混杂回声居多，少数呈均匀强回声，钙化检出率可高达 30%，多普勒超声显示实性部分动脉血供丰富。CT 平扫多为低密度单发分叶状肿块，瘢痕显示率 35%～75%，钙化发生率 25%～55%，增强扫描早期肿瘤强化明显，瘢痕部分多不被强化。但该类型肝癌在我国罕见，且多见于 20～30 岁的年轻患者，常无肝炎病毒感染史。纤维板层型肝癌的可切除率较高，预后较好，但确诊常须依靠病理诊断。（2）肝母细胞瘤：是发生于肝胚胎组织的恶性肿瘤，在成人病例因其发病年龄大，组织形态的不典型易与原发性肝细胞癌或肝恶性混合瘤等相混淆。本病例支持肝母细胞瘤的诊断依据是：肝母细胞瘤患者也多以肝区疼痛伴消瘦、乏力为首发症状；AFP常明显升高；肝母细胞瘤钙化发生率10%～40%；CT影像呈现低密度灶，或混合密度灶。但肝母细胞瘤多见于婴幼儿，儿童少见，成人罕见。肝母细胞瘤患者如能得到早期手术治疗，也能获得较好的疗效。在本病例的治疗上，我也赞同二位医师的意见，应完善术前准备，争取早日手术探查。

▶ 手术及术后恢复情况

入院后经充分术前准备，于全身麻醉下行手术治疗，剖腹探查、右肝肿物切除术。探查见：肝呈慢性肝病表现，伴有轻度肝硬化，胆囊未见结石，腹腔未见转移病灶，肝门及腹膜后未见肿大淋巴结。于右肝后叶S7段可见8cm×7cm大小的质硬肿块，色泽灰白。术中诊断：肝恶性肿瘤。遂行肿物局部切除术，切除后见肿块与周围组织分界清晰，剖面见较多钙化灶，中心部位有坏死灶，周围未见卫星病灶。

术后予以营养支持、保肝药物及预防性抗生素，患者恢复较顺利；术后第2天肠鸣音恢复并有自肛门排气，遂拔除胃管；术后第3天起，逐步恢复饮食。术后第5天拔除腹腔引流管，第8天拆除伤口缝线，伤口Ⅰ/甲愈合，第10天拆除张力缝线后出院。出院前复查血常规、生化、电解质示仍有轻度贫血、谷丙转氨酶及谷草转氨酶轻度升高，嘱继续服用保肝药物，定期复查，择期化疗。

▶ 最后诊断

肝母细胞瘤。病理诊断：送检部分肝组织，大小为13cm×10cm×10cm，切面见直径8cm×7cm的肿块一个，肿块周边区与肝组织分界清晰，但无明显包膜。肿物切面呈灰白色，质细嫩，较脆，部分质韧，见较多钙化灶，中心部位有坏死灶，周围肝组织呈轻度肝硬化表现，内未见转移瘤。光镜观察：瘤组织主要由胚胎性肝上皮样瘤细胞组成，其中较大的瘤细胞为多边形，胞质丰富，红染细颗粒状。细胞核大，异型性明显，核分裂象易见。瘤细胞呈多层梁索状或巢状排列。较小的圆形未分化型瘤细胞松散，呈片状分布。周围肝组织呈肝硬化表现，未见肿瘤细胞。免疫组化染色：p53 蛋白阳性＞70%，AFP 染色阳性。

▶ 专家点评

肝母细胞瘤（hepatoblastoma）是婴幼儿时期最为常见的肝恶性肿瘤，由 Willis 于 1953 年首先提出。以往与肝细胞癌不分，称“婴儿型肝癌”或被称为“肝混合瘤”、“肝畸胎样肿瘤”等。在成人病例因其发病年龄大，组织形态的不典型更易与原发性肝细胞癌或肝恶性混合瘤等相混淆。本病在东南亚地区的发病率高于欧洲及北美地区。90%发生在 3 岁以下，其中 60%为 1 岁以下婴儿。男女之比为 3∶2～2∶1，男性明显多于女性。成人极为少见。肿瘤结节多为单发（83%），局限于右叶者占 58%，左叶者占 15%，其余累及左右两叶，甚至有发生于肝外的迷走肝组织的肝母细胞瘤，近年有腹膜后或腹腔内其他位置的肝外肝母细胞瘤的个案报道。

有关肝母细胞瘤的病因和发病机制，有学者认为其可能与染色体异常有关。肝母细胞瘤患者在 11 号染色体常有 11p11.5 的杂合子的丢失。11p 位点是纯合性突变型等位基因所在，被称为 WAGR 位点，即与肾母细胞瘤、无虹膜、生殖系统畸形、智力发育迟缓（Wilms' tumour，aniridia，genital malformation，mental retardation）有关，在此位点的异常易发生先天性发育畸形和胚胎性肿瘤。因此临床上常发现合并存在肾母细胞瘤的病例。也有报道染色体的异常发生在 2 号和 20 号染色体的三体型，这与胚胎型横纹肌肉瘤有类似的染色体异常的表现。另外，该病可能也和低出生体重、妊娠期的各种外界不良因素有关。

尽管肝母细胞瘤的详细发病机制尚未完全明了，但一般认为这是一种胚胎性肿瘤。可能是在胚胎发育时期肝细胞的增生与分化发生异常，至胎儿期或出生后肝内仍存在未成熟的肝的胚胎性组织，而这些组织异常的持续增生，形成发育幼稚的组织块，从而可能转化为恶性的母细胞瘤。这种恶性肿瘤形成的病理过程可能发生于胎儿晚期，也有可能至成人期后才发病，临床上最多见仍发生于婴幼儿期。

肝母细胞瘤大多表现为肝内单个球形或分叶状融合的实性肿块，常使肝叶变形或移位。肿瘤多呈圆形，半数有包膜，但其包膜多非真性的纤维性组织，而是被肿瘤挤压变扁的一层肝组织。早期为单一的瘤体，后逐渐向周围肝组织浸润、扩张，使肝呈结节性增大甚至呈巨大的肿块。

肿瘤切面颜色多样，依胆汁和脂肪的含量而定，分化较好的肿瘤呈淡黄绿色，质地均匀，而低分化的肿瘤瘤体呈白色甚至鱼肉状。由于肿瘤体积大，肿瘤内常有出血和坏死，偶有发生腹腔内出血者。与成人肝癌有明显差异的一个特点是小儿病例极少合并肝硬化。根据所含成分，肝母细胞瘤分为上皮型和混合型，上皮型比混合型多见。上皮型瘤细胞的分化程度从高至低分别是胎儿型、胚胎型和间变型。混合型是在以上皮成分为主的结构中出现部分间叶成分，常见的是成熟的骨、软骨和骨样组织，偶见类似纤维肉瘤或肌源性肉瘤的梭形细胞。关于混合型肝母细胞瘤中间叶成分的来源，有学者认为是上皮成分化生而来，也有学者提出上皮与间叶成分各自来源于不同的细胞。多数学者支持肝母细胞瘤是来源于具有多潜能分化的胚基学说。

近年来，国外少数学者曾对肝母细胞瘤作了一系列免疫组化研究，发现该肿瘤对 CK、AFP、CEA、上皮膜抗原、肝细胞生长因子、波形蛋白以及神经源性标记 NSE、S2100 蛋白、嗜铬颗粒蛋白、黑色素标记 HMB45 等均出现不同的阳性率。肝母细胞瘤的上皮成分中以 CK 的表达率最高，其次是 CEA 和 AFP。AFP 在胎儿型的阳性表达率（85.7%）高于胚胎型和间变型，提示 AFP 的表达与肿瘤上皮细胞分化呈正相关。相反，S2100 蛋白在胚胎型和间变型表达较高，提示 S2100 蛋白和波形蛋白的表达可能与肿瘤的分化呈负相关，这些分化差的细胞具有多方向分化的迹象。此外，有研究报告肝母细胞瘤 p53 蛋白阳性表达率为 66%，且以间变型最高。

肝母细胞瘤与肝癌及肝畸胎瘤的主要鉴别诊断：前者上皮成分幼稚，主要为胎儿型与胚胎型细胞，常可见到髓外造血灶。预后优于肝细胞癌，首先在肝内转移，然后是肝外、淋巴结和肺转移，肝母细胞瘤的预后与组织学类型有关。胎儿型最好，其次为胚胎型，间变型最差。混合型则视上皮和间叶成分的分化程度而异。另一影响该肿瘤预后的因素是其生物学行为，有浸润、转移者预后差。其发生于婴幼儿与发生于成人预后差异，目前尚无定论。

肝母细胞瘤的临床特点为：（1）常以右上腹出现巨大包块且迅速增大为主要临床表现，肿块边界清楚，无触压痛。少数病例可伴家族性结肠息肉、糖原累积症、肾母细胞瘤等，但与肝硬化无关。（2）常伴有腹痛，食欲差，体重下降及贫血，黄疸少见。（3）晚期可出现腹水、腹胀、黄疸及肿瘤压迫引起的呼吸困难。（4）少数患儿由于异常男性激素分泌可表现为性早熟症状，如声音低沉、生殖器肥大、出现阴毛等。也可伴有其他畸形，如半身肢体肥大、腭裂、巨舌、耳廓发育不良、泌尿系及心血管畸形等。（5）甲胎球蛋白阳性率可高达 90%，AFP 水平高低与肿瘤大小无关，但可作为监测肿瘤切除是否完全及术后复发的可靠依据。（6）肝母细胞瘤一般不伴有肝硬化，肝细胞再生能力强，术后恢复较快。

目前针对肝母细胞瘤常用的影像学检查方法有 B 超检查、CT、MRI、血管造影等。肝母细胞瘤在 B 超检查时常显示为实性占位，回声呈增强或减弱的不均质改变，伴不规则钙化灶，边界欠清晰，无包膜，多普勒超声常显示肿物内有搏动性血流频谱。其 CT 表现为：（1）平扫：可见肝实性肿块，多由数个结节聚合成大块状，其边缘为高或等密度，中心呈低密度或高低不等密度。（2）增强扫描：在动脉期可见多个结节状增强染色征象，门静脉期肿瘤呈低密度，中心有不规则更低密度区域，为肿瘤坏死所致。有的肿瘤内含类似骨组织成分，CT 可显示钙化灶。

肝母细胞瘤的治疗以外科手术切除为主要手段，如能完整切除肿瘤，预后令人满意。但发生于成人的肝母细胞瘤较为少见，常易被误诊为肝癌、肝肉瘤甚至腹膜后肿瘤而放弃手术治疗。因此，临床工作中对于成人肝肿瘤，尤其是肿瘤巨大、不伴有肝硬化者，要考虑到肝母细胞瘤的可能性，尽量做到早期诊断，早期手术切除。

手术中根据肿瘤的大小、部位选择术式，可以视情况进行肿瘤切除、肝叶切除、半肝切除或扩大的肝多叶切除。过去片面强调手术彻底切除肿瘤，在切除肿块的边缘镜下找不到瘤细胞。近来主张，能安全地彻底切除者，可作彻底切除，否则只作姑息性的大部分肿瘤切除，遗留不多的肿瘤组织，术后辅以化疗，可能长期存活。小儿肝母细胞瘤瘤体往往较大，切除的比例常远大于成人。但小儿肝脏再生能力强，有人报告，只要保存20%以上的正常肝组织就能维持生命，而且在2个月内再生后的肝可恢复到原来的体积，因此应积极争取肿瘤全部彻底地切除。

近年来对肝母细胞瘤的治疗强调术前、术后联合化疗，大大提高了能手术切除肿瘤的病例数，降低了复发率，使患者的2年生存率从30%提高到70%。常用的化疗药物包括长春新碱、环磷酰胺、5-氟尿嘧啶、阿霉素、表阿霉素等。目前多主张施行多方案联合、交替用药的方法进行。也有配合进行造血干细胞移植或骨髓移植者。

部分晚期患者往往一般情况差、肝功明显不良、肝肿瘤巨大，无法一期手术切除。对此类患者可以进行术前化疗或者介入治疗配合化疗。如经此治疗后，肝内肿瘤能明显缩小，而正常肝相对增大，则可以进行较彻底的肿瘤切除。对不能切除的两叶多发肝肿瘤、血管受侵犯、包绕肝门及主要管道、肝肿瘤复发的病例可施行肝移植手术。

▶ 参考文献

1. 李桂生. 肝母细胞瘤的诊治现状. 临床小儿外科杂志，2002；1（1）：41-46
2. 张秀辉，李俸媛，成娘. 肝母细胞瘤的临床病理与免疫组化研究. 华西医大学报，1998；29（3）：298-301
3. 翁海燕，方雪松，邢晓皖等. 成人肝母细胞瘤. 临床与实验病理学杂志，2000；16（3）：253-254
4. Parada LA，Bardi G，Hallen M，et al. Cytogenetic abnormalities and clonal evolution in an adult hepatoblastoma. Am J Surg Pathol，1997；21：1381-1386

病例 40　原位肝移植术后 3 个月，间断皮肤、巩膜黄染 1 个月

朱继业

▶ 病历摘要

男，49 岁，主因“原位肝移植术后 3 个月，间断皮肤、巩膜黄染 1 个月”入院。患者 3 年前无明显诱因出现食欲不振，外院诊为“乙肝后肝硬化”，2 年前出现间断性双下肢浮肿伴轻度腹胀，半年前上述症状加重，并出现全身皮肤巩膜黄染，在外院予保肝、利尿及 2 次“人工肝”治疗后症状不缓解，黄疸进行性加重伴凝血功能极差，诊为“乙肝后肝硬化、肝功能衰竭”，来我院行“原位肝移植术”并留置 T 管引流，术后患者肝功能逐渐恢复正常，出院时检查肝功能完全正常。患者 1 个月前自觉皮肤瘙痒伴大便颜色变浅，小便色黄，复查时发现转氨酶和胆红素升高。患者自发病以来，无发热、腹泻，食欲和睡眠可，体重无明显变化。

入院查体：生命体征平稳，皮肤及巩膜轻度黄染，心肺未见异常；腹部平坦，上腹部可见人字形手术瘢痕，右上腹 T 管长臂自腹壁切口引出体外，无腹壁静脉曲张，腹部无压痛、反跳痛及肌紧张，肝、脾肋下未及，Murphy 征（－），移动性浊音（－），肠鸣音正常，双下肢无浮肿，肛查：阴性。

入院诊断：肝移植术后，黄疸原因待查。

入院后完善各项辅助检查：血常规正常，尿常规中尿胆红素、尿胆原阳性，大便常规镜检正常，大便潜血（－）。ALT 54U/L，TBil 34.1mmol/L，转肽酶升高，余化验正常。肿瘤标记物检测：CEA、AFP、CA19－9 均在正常范围，HBsAg（－）、HBsAb（＋）、抗体滴度＞500IU/L，抗 HCV（－），FK506 血药浓度 8.8ng/ml。心电图：窦性心律、大致正常；胸片未见肺部活动性病变；腹部 CT 平扫及增强扫描：移植肝实质均匀，增强及血管重建

可见肝内血管及门静脉通畅，肝内外胆管无扩张，脾稍增大，余未见异常；T管造影：术后1个月时提示胆总管吻合口通畅，左右肝管及肝内胆管清晰。

▶ 病历讨论

甲医师（肝胆外科住院医师）：患者为中年男性，3个月前因“乙肝后肝硬化，肝功能衰竭”行“原位肝移植术”并留置T管引流，1个月前开始出现皮肤瘙痒伴大便颜色变浅，小便色深黄，查体未发现明显异常，血常规、便常规正常，尿常规提示尿胆红素升高，生化检查转氨酶、胆红素、转肽酶升高，肝炎病毒指标均阴性，FK506血药浓度在预期正常范围内，超声、CT及术后早期T管造影均正常，初步诊断：肝移植术后，黄疸原因待查。患者在肝移植术后3个月出现渐进性黄疸，造成黄疸的原因较多，常见的致病因素有急性排斥反应、胆道并发症、原发病复发、药物毒性、移植肝再灌注损伤等，根据现有的资料无法作出明确诊断，还应再次行T管造影、MRCP、肝穿刺活检等检查。

乙医师（肝胆外科主治医师）：同意甲医师的意见，肝移植术后早期黄疸的鉴别诊断比较困难。该患者的原发疾病为“乙肝后肝硬化，肝功能衰竭”，肝移植术后早期的肝功能正常，近1个月来出现肝功能异常伴渐进性黄疸。移植肝再灌注损伤主要表现为术后肝功能持续异常，胆汁质量不佳，影像学检查提示肝质地不均匀，肝穿刺活检提示缺血性肝损害，肝小叶中心坏死伴胆汁淤积，此诊断的可能性不大；乙肝患者术后常可出现乙肝病毒复发，但该患者肝炎病毒指标均阴性，可在肝组织活检时行病毒学免疫组织化学检查来除外；目前需要鉴别的是急性排斥反应和胆道并发症，随着新型免疫抑制药物的合理应用，急性排斥反应的发生率逐渐下降，多表现为无明显临床症状的肝功能异常，目前FK506血药浓度在预期正常范围内，发生急性排斥反应和药物毒性的可能性都不大，结合患者的症状，考虑胆道并发症的诊断最有可能，T管造影和MRCP有助于胆道并发症的诊断，肝穿刺活检可用于与其他导致黄疸的原因鉴别。

丙医师（肝胆外科主任医师）： 两位医师的分析思路很清晰，该患者在采取治疗措施之前应明确诊断。胆道并发症是肝移植术后黄疸的常见原因之一，也一直是肝移植的薄弱环节，胆道并发症主要包括胆道狭窄、胆漏、胆道结石和壶腹部功能障碍，其中胆道狭窄和胆漏最为常见，早期的胆道并发症多与胆道重建技术有关，而晚期的胆道狭窄和梗阻的原因比较复杂。近年来随着术后早期胆道并发症发生率逐渐减少，胆道非吻合口狭窄（non-anastomotic biliary stricture，NABS）越来越受到大家的重视，NABS 与肝动脉闭塞、缺血再灌注损伤、慢性排斥反应等相关，表现为肝内外胆管局限性或弥漫性狭窄，往往在术后 3～4 个月开始出现症状，病情较轻者仅出现生化指标异常，严重者出现寒战、高热、黄疸等胆管炎表现，胆道造影用于发现胆道狭窄和梗阻的部位，一般先行 ERCP 或 PTC 介入治疗，局限性胆道狭窄通过球囊扩张和支架留置术常能缓解，对于弥漫性肝内胆管狭窄患者常需再次肝移植。

▶ 手术及术后恢复情况

患者入院后将 T 管开放并接引流袋，每日观察胆汁性状，发现胆汁内有絮状沉淀物，经反复胆道冲洗后絮状物未见明显减少，行肝穿刺活检结果提示小胆管轻度淤胆伴增生，汇管区少量淋巴细胞浸润，乙肝病毒、巨细胞病毒免疫组化均（－），再次行 T 管造影提示胆总管上段显示不清，吻合口上方胆管狭窄，胆管内似有充盈缺损（图 1），MRCP 与 T 管造影结果一致，诊断为“肝移植术后胆道梗阻伴胆管内胆泥形成”。遂拔除 T 管，在 X 线透视下依次置入 12、14 及 16 号扩张导管以扩大 T 管窦道口径，扩张完毕后经 T 管窦道行胆道镜检查，镜下可见胆管吻合口通畅，吻合口上方的胆管轻度狭窄，狭窄处胆管内壁粗糙，胆管内有铸形胆泥存在，用取石钳将胆泥完整取出（图 2），胆管壁粗糙处用电刀烧灼，胆管狭窄段长约 0.5cm，经 T 管窦道置入球囊扩张器，扩张狭窄段胆管，未留置胆管内支架，用大量盐水冲洗胆管内沉渣，T 管窦道留置引流管，术毕。

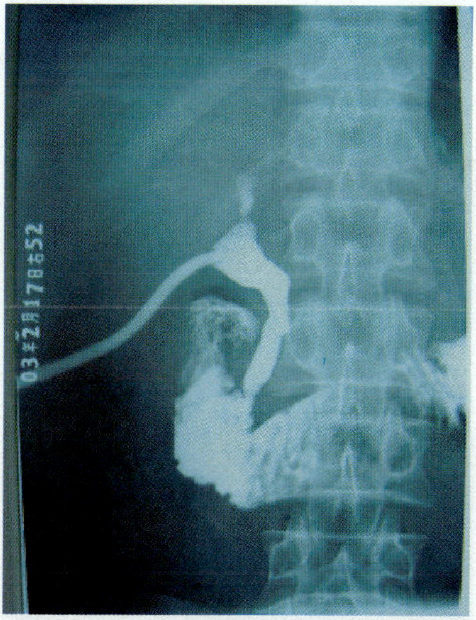

图 1　T 管造影

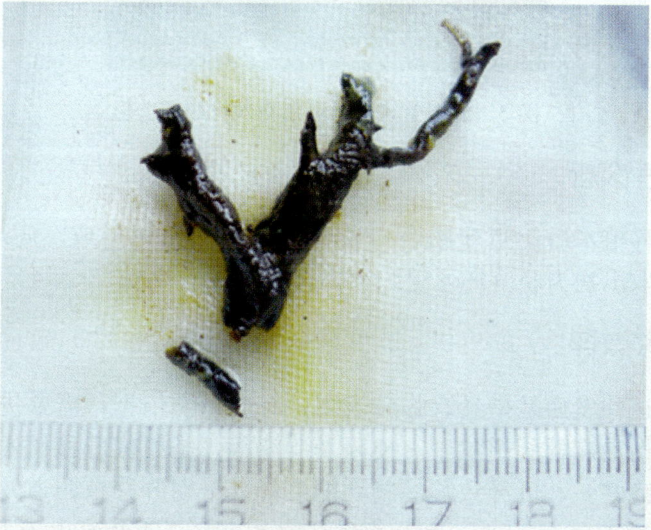

图 2　胆管内取出的铸形胆泥

2周后经引流管行胆道造影提示胆总管通畅，左右肝管及肝内胆管清晰，无狭窄或结石存在（图3），拔除引流管后继续予利胆药物治疗，患者随访至今未出现症状复发。

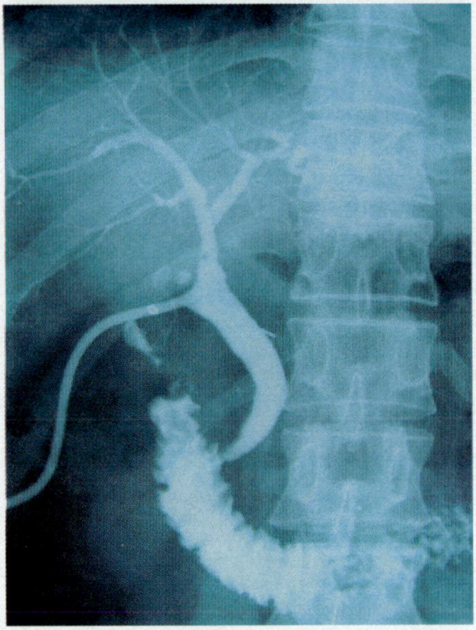

图3 经T管窦道扩张后再次行胆道造影

▶ 最后诊断

肝移植术后胆道非吻合口狭窄伴胆道内胆泥形成。病理诊断：胆管内取出物为脱落坏死组织和胆盐沉积物。

▶ 专家点评

胆道并发症是指具有临床表现、有放射学依据，需要进行手术或介入性治疗的胆道狭窄、梗阻及胆漏等，是原位肝移植术后常见的并发症之一，可导致移植物功能衰竭。早期肝移植胆道并发症发生率可达34%～50%，死亡率约25%～30%，近年来由于手术技巧提高、供肝保存方法改进以及新型免疫抑制剂应用等，肝移植总体效果明显提高，但胆道并发症发生率仍有7%～29%，死亡率约

2%～10%，了解胆道并发症发生的原因并采取相应的诊治手段对提高肝移植患者的存活率和生活质量是相当重要的。

胆道并发症按发生时间可分为早期胆道并发症（肝移植术后30天内发生）和晚期胆道并发症（肝移植术后30天或30天以上发生），按病理表现可分为胆漏、胆道狭窄和梗阻。肝移植术后早期胆道并发症主要与手术技术有关，常见的有吻合口漏等；晚期胆道并发症是多因素的，包括吻合口狭窄、肝内外胆管局限性或弥漫性狭窄、乳头功能紊乱等，非吻合口狭窄（non-anastomotic biliary stricture，NABS）是指吻合口以外肝内外胆管的狭窄，常见左右肝管汇合处狭窄和肝内胆管弥漫性狭窄，导致NABS的因素很多，与肝动脉血栓、冷缺血时间过长、巨细胞病毒感染、原发病复发、慢性排斥反应、ABO血型不匹配等多种原因有关。

肝动脉血栓（HAT）与NABS的发生关系密切，发生率在成人是4%～10%，在儿童是16.6%～26%，早期的肝动脉血栓可导致急性肝坏死及胆管壁缺血坏死而发生胆漏，后期的肝动脉血栓则导致肝内外胆管局限性或弥漫性狭窄，这种狭窄多发生在非吻合口部位。导致HAT的可能因素有吻合技术缺陷、排斥反应、肝动脉管径过细、血液高凝状态、红细胞压积升高、冷缺血时间过长导致血管内皮损伤及抗心肌磷脂抗体增多等。肝外胆管的动脉主要来自胰十二指肠后上动脉、肝右动脉、胆囊动脉和门静脉后动脉，左右肝管、肝内一二级肝管和胆总管上段主要由肝右动脉和胆囊动脉分支供血，胆总管下段主要由胰十二指肠后上动脉、十二指肠上动脉等发出分支供血，胆总管中段由肝固有动脉右支发出分支供血（图4），以上各动脉的分支在胆管壁上构成血管网，位于胆管3、9点两侧，如果术中过度剥离和烧灼胆管会引起胆管上皮细胞坏死、脱落，因此胆道并发症出现后应首先想到肝动脉有无损伤或血栓形成。

供肝保存冷缺血时间过长可直接损害胆管上皮和胆管动脉网的微动脉，引起胆管狭窄，缺血性胆管病变（ischemic-type biliary lesions，ITBL）也是NABS的常见原因之一，Sanchez等报道UW液保存供肝冷缺血时间＜11.5小时的胆道狭窄发生率仅2%，而＞11.5小时的胆道狭窄发生率是35%；小胆管对缺血再灌注损伤非常

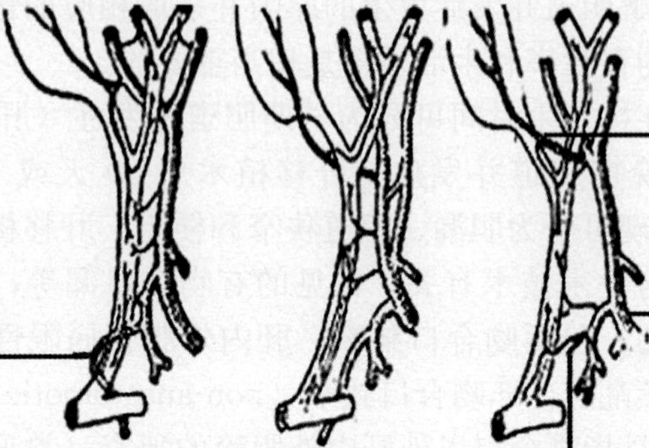

图 4　肝外胆管动脉血液供应示意图

敏感，再灌注可导致小胆管的截面积增大，而内皮细胞的平均微绒毛数量减少，胆管上皮坏死脱落伴纤维化而形成狭窄；另有研究证实胆道内残留胆汁对缺血的胆管上皮有很强的毒性，胆汁长时间残留也可引起胆管狭窄，对供肝胆道早期彻底冲洗是降低 NABS 的有效措施；二次热缺血是指门静脉开放至肝动脉开放之间肝已复温但胆管仍处于热缺血状态，而门静脉血又可逆行进入肝动脉而导致微血栓形成，这段时间的延长会增加 NABS 发生的机会。

肝移植术后巨细胞病毒（cytomegalovirus，CMV）感染的患者更易发生胆道并发症，其原因可能是由于 CMV 感染诱导 HLA 抗原表达，使胆管上皮细胞更易遭受免疫性损伤，Kowdley 等对胆道狭窄段进行病理检查发现胆管上皮有特征性 CMV 包涵体，由此认为 CMV 感染可能是导致胆管狭窄的原因，但也有学者认为 CMV 感染与胆道并发症无关。

原发性硬化性胆管炎（primary sclerosing cholangitis，PSC）是一种以肝内外胆管炎症及纤维化为特征的慢性胆汁淤积性肝病，其肝移植术后胆管狭窄的比例明显高于非 PSC 患者。Mayo 医院的 Graziadci 等报道 PSC 行肝移植术后吻合口和非吻合口胆管狭窄的发生率分别为 16.2%和 27.4%，造成狭窄的原因目前认为是移植肝出现硬化性胆管炎复发所致。

慢性排斥也是NABS发生的危险因素之一，慢性排斥反应时胆管上皮细胞胞浆嗜酸性变，部分胆管上皮细胞脱落，纤维组织增生导致胆管狭窄甚至闭塞，慢性排斥反应发生的泡沫细胞性动脉病变可使肝动脉供血中断，致胆管缺血性狭窄。此外，有学者发现由于ABO血型不匹配所导致的免疫性损伤是造成HAT的重要原因之一，与NABS的发生可能有关。

根据患者NABS狭窄的范围和程度不同，其临床表现也不同。NABS常发生在术后1～3个月，早期可无明显不适，主要症状为进行性梗阻性黄疸，T管引流胆汁量减少，胆汁混浊并有沉淀物或胆泥形成，患者可出现发热、寒战、黄疸等胆管炎表现，血生化检查可有转氨酶、胆红素不同程度地升高，碱性磷酸酶、γ-谷氨酸转肽酶也明显升高，出现胆道严重感染的患者可有脓毒血症、腹水、肝功能衰竭等表现。超声检查可发现梗阻上方胆管扩张、胆管壁增厚，胆管内异常回声；CT诊断胆道并发症方面作用不大；胆道造影是诊断胆道并发症的金标准，能准确显示胆道管径大小、形态、分布和狭窄部位，留置T管的患者可经T管造影，T管窦道也可用作后期治疗的通道，NABS在胆道造影时可表现为单发或多发性胆道狭窄，包括肝内胆管弥漫性狭窄，单发狭窄长度一般不超过2cm，约半数NABS可引起轻微或中等程度的胆管扩张，未留置T管的患者可采用内镜下逆行胰胆管造影（ERCP）治疗，包括放置胆道支架、胆道球囊扩张和鼻胆管引流等，对胆管空肠吻合的患者可采用经皮肝穿胆道造影（PTC）；磁共振胆胰管造影（magnetic resonance cholangiopancreatography，MRCP）在诊断肝移植术后胆道并发症方面可替代ERCP及PTC等有创手段，准确率达80%以上，同时可获得胆道全貌和血管系统的影像；胆道狭窄患者还能通过胆道闪烁照相术，狭窄以上胆管内核素浓聚而狭窄以下胆管核素显影稀疏提示狭窄部位所在，这项检查适用于不放置T管、胆总管空肠吻合和造影剂过敏的患者，但其准确性远不及胆道造影术而应用甚少。

病理表现：胆道并发症主要表现为胆管阻塞、狭窄及急性胆管炎，胆管内外及胆管上皮细胞内可见中性粒细胞浸润，间质水肿或出血，小胆管增生，毛细胆管瘀胆，尤以小叶中央为明显，肝小叶内可见灶性中性粒细胞浸润。值得注意的是，移植早期发生的胆道梗阻或胆管炎病变很难与急性排斥反应区别，分辨浸润炎症细胞的类型具有重要意义。胆道并发症的汇管区以中性粒细胞浸润为主，而急性排斥反应多为混合性炎症细胞浸润，有时以单个核细胞为主，轻度胆管增生及水肿或汇管区纤维化应首先考虑胆道狭窄或梗阻可能；相反，若中央静脉内或周围出现单个核细胞浸润，形成中央静脉炎则提示急性排斥反应。

肝移植术后胆道并发症的治疗包括非手术和手术方法两类，前者主要通过内镜或介入方法，经T管窦道、PTC或ERCP对狭窄梗阻部位进行球囊扩张及放置支架管，同时结合口服熊去氧胆酸促进胆汁排泄，达到利胆效果。经PTC治疗时可先行胆道狭窄球囊扩张，扩张成功率可达70%以上，对于症状明显、狭窄程度高的需多次扩张，如胆道炎症较重可先行胆道引流术，待炎症消退后再放置内支架，如果PTC失败可改用ERCP；经ERCP胆道介入治疗肝移植术后胆道狭窄的成功率在80%以上，选择合适直径和长度的内支架是获得长期疗效的保证，内支架一般放3～6个月，或每3～4个月更换一次，1年后经ERCP证实胆道通畅后可拔除，支架可选用金属或塑料，对弥漫性肝内胆管狭窄无效；NABS如果狭窄段在左右肝管，介入治疗无效时可手术重建胆道，而对于肝动脉栓塞、反复胆管炎、弥漫性胆道狭窄的患者，再次肝移植是唯一办法。

NABS发生最主要的因素是胆管缺血及其他因素对胆管上皮的直接损伤，因此预防胆道合并症的关键是保护胆管的血液供应，预防措施应从术前、术中及术后三个方面进行，具体方法包括供肝切取时快速整体降温，采用低黏度的灌注液经肝动脉和门静脉双重灌注，血管插管及切取肝时完整保留胆道动脉血供，及时充分有效地胆道冲洗以减少胆管内胆汁残留，缩短供肝冷缺血时间，术中精细吻合动脉，缩短胆道的二次热缺血时间，术后定期胆道造影以早期发现胆道合并症能降低NABS的发生率和严重程度。

总之，NABS属于肝移植后胆道并发症的常见类型之一，治疗非常棘手，常导致移植物功能丧失和二次肝移植，采取合理的措施能够在一定程度上减少这种并发症的发生，应用包括MRCP在内的新技术有助于 NABS 的早期诊断，通过 ERCP 和 PTC 能够治愈部分患者，对介入手段无法治愈的患者应接受再次肝移植。

▶ 参考文献

1. Guicheloar MM, Benson JJ, Malinchoc M, et al. Risk factors for and clinical course of non-anastomotic biliary strictures after liver transplantation. Am J Transplant, 2003, 7: 885-90
2. Halme L, Hockerstede K, Lautenschlager I, et al. Cytomegalovirus infection and development of biliary complications after liver transplantation. Transplantation, 2003, 75: 1853-8
3. Abou-Rebyeh H, Veltzke-Sehlieker W, Eadke C, et al. Complete bile duct sequestration after liver transplantation, caused by ischemic-type biliary lesion. Endoscopy, 2003, 35: 616-20
4. Park JS, Kim MH, Lee SK, et al. Efficacy of endoscopic and percutaneous treatments for biliary complications after cadaveric and living donor liver transplantation. Gastrointest Endosc, 2003, 57: 78-85
5. Tubergen D, Kramer K, Konturek J, et al. Management of biliary complications after orthotopic liver transplantation. Kongressbd Dtsch Ges Chir Kongr 2001, 118: 253-6

病例41 黑 便

田孝东 杨尹默 万远廉 黄莛庭

患者1 间断黑便3年余，加重伴呕血4天

▶病历摘要

女，51岁，主因“间断黑便三年余，加重伴呕血四天”入院。患者三年来间断出现黑便，不伴头晕、恶心、呕吐，无鲜血便，未重视。四天来黑便次数增多，量较大，并呕血2次，为暗红色，每次约150ml，伴头晕、乏力，经急诊收入院。既往体健，无肝炎、肝硬化，无溃疡病史。

入院查体：心率92次/分，血压95/60mmHg；皮肤略苍白；心肺未见异常；腹部平坦，无压痛、反跳痛、肌紧张，肝、脾肋下未及，Murphy's征（—），叩诊鼓音，移动性浊音（—），肠鸣音正常。

入院诊断：上消化道出血，原因待查。

入院后完善各项辅助检查：血常规血红蛋白51g/L；便隐血（+）。肝肾功能正常，乙肝、丙肝病毒检查均阴性。腹部B超检查：（1）脾内强回声团块（脾占位病变?），（2）脾静脉全程、门静脉主干栓塞，（3）门静脉周围海绵样变。胃镜检查示胃底多发静脉瘤，食管静脉无曲张（图1）。腹部CT检查：脾静脉全程栓塞，胃底静脉曲张，肝、胆、胰、脾未见明显占位病变。

▶病历讨论

甲医师（普通外科主治医师）：患者为中年女性，间断黑便三年余，入院前四天加重并出现呕血，从出血特点看上消化道出血诊断明确。引起上消化道出血的常见病因有①食管静脉曲张破裂出血；②胃、十二指肠溃疡出血；③胃癌出血；④胆道出血。此患者无肝

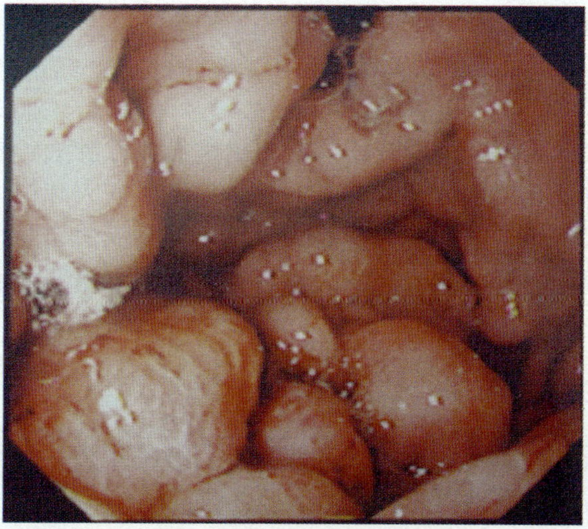

图1　胃底静脉曲张（胃镜）

硬化病史及表现，也没有胃、十二指肠溃疡的典型上腹痛的病史，胃镜检查没有发现胃、十二指肠溃疡及占位性病变，B超、CT也可除外胆道内出血的可能。从目前辅助检查结果分析：①胃镜检查示胃底多发静脉瘤，而食管静脉无曲张，考虑出血原因为胃底静脉瘤破裂出血；②B超、CT均发现脾静脉全程栓塞，胃底静脉曲张，而肝没有硬化改变，不除外胰腺体尾部病变导致脾静脉栓塞。因目前出血量较大，失血性贫血明显，应在积极输血、补液基础上手术治疗。

乙医师（普通外科主任医师）：同意甲医师意见。患者各项术前检查完备，无手术禁忌证，应行手术治疗。需要补充的是，患者胃底静脉曲张明显而食管静脉无曲张，此特点符合左侧门脉高压症，即胰源性门脉高压症。此为引起上消化道出血的少见原因之一，主要由于胰腺疾病所致孤立性脾静脉血栓形成或脾静脉梗阻，导致脾静脉压力增高，临床表现为脾大和/或胃底静脉曲张。慢性胰腺炎和胰腺肿瘤是引起脾静脉栓塞的常见原因，一旦发生消化道出血，最有效的治疗是脾切除术，同时切断胃短静脉与冠状静脉侧支循环达到止血目的。此患者应尽早行开腹探查术，术中明确出血原因并根据病因进行治疗。

▶ 手术及术后恢复情况

入院第 8 天行开腹探查术，术中见脾充血性肿大，胃底及大弯可见曲张静脉，胰腺体尾部实性肿物，质硬、嵌入脾门，浸润脾门及周围网膜组织，固定于后腹膜。胰体尾肿物无法切除，遂行脾切除、贲门周围血管离断术。病人术后未再发生呕血及便血，随访半年未发现出血征象。

▶ 最后诊断

胰腺混合性腺泡内分泌癌，胰源性门脉高压症。病理诊断：胰腺原发性混合性腺泡内分泌癌。

患者 2　持续黑便 2 月余

▶ 病历摘要

男，60 岁，主因“持续黑便 2 月余”入院。患者 2 月余前无诱因出现黑便，不伴头晕、恶心、呕吐，无鲜血便，持续不缓解，为求诊治收入院。既往体健，无肝炎、肝硬化及溃疡病史。

入院查体：心率 82 次/分，血压 105/65mmHg；皮肤略苍白；心肺无异常；腹部平软，无压痛、反跳痛，肝、脾肋下未及，Murphy 征（—），叩诊鼓音，移动性浊音（—），肠鸣音正常。

入院诊断：消化道出血，原因待查。

入院后查血红蛋白 78g/L，便隐血（+），肝炎病毒标记物阴性。超声胃镜检查示胃底及高位胃体静脉明显曲张，食管静脉未见曲张。腹腔动脉造影脾静脉未显影（见图 2）。腹部 CT 检查：脾数个小梗死灶，胰尾部低密度病变，疑为胰尾肿瘤。

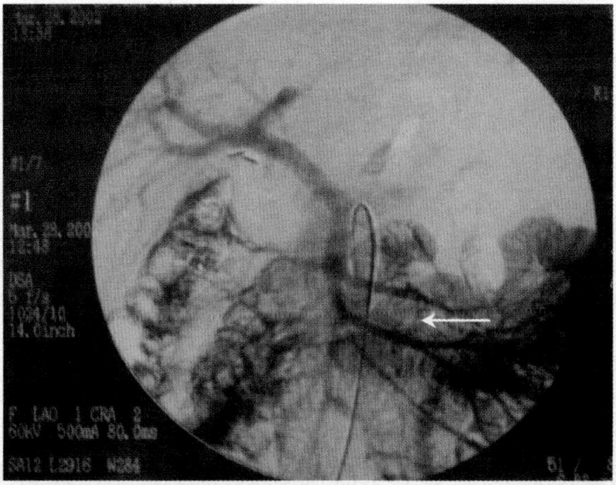

图 2　腹腔动脉造影（静脉相）。箭头所示为脾静脉未显影

▶ 病历讨论

甲医师（普通外科主治医师）：患者为老年男性，持续黑便 2 月余，既往无肝硬化病史，胃镜下见胃底及胃体静脉明显曲张，而食管静脉无曲张，与一般肝硬化患者食管胃底静脉曲张破裂出血表现不一致。结合腹腔动脉造影所见脾静脉未显影，此患者可诊断为区域性门静脉高压症，即左侧门脉高压症。

乙医师（普通外科副主任医师）：同意甲医师观点。此患者具备胰源性门脉高压症的典型表现。腹部 CT 检查已发现胰尾肿瘤，此为引起孤立性脾静脉血栓或梗阻的原因。目前胰尾肿瘤的性质尚未确定，但良性肿瘤少有侵及脾静脉者，因此以恶性肿瘤可能性大。胰体尾癌的手术切除率低，术前应充分评估肿瘤周围浸润情况，做好术前准备。但此患者反复胃底静脉破裂出血，随时可能大出血，应尽可能缩短术前准备时间，尽早手术。术中除尽可能切除肿瘤及脾，还应行胃底贲门周围血管离断术以解决消化道出血。

▶ 手术及术后恢复情况

病人于入院第 6 天因呕血急诊行开腹探查术：术中见部分肠管

内淤血呈紫蓝色，胃大弯及胃底明显静脉曲张，脾稍大，探查胰腺体尾部肿瘤已累及胰头，并与胃后壁粘连紧密。肿瘤难以切除，遂行脾切除术加胃底、胃体静脉离断术。术后病人恢复良好，随访 3 个月未再发生呕血、便血。

▶ 最后诊断

胰腺体尾部恶性肿瘤，胰源性门脉高压症。

▶ 专家点评

胰源性门脉高压症（pancreatic sinistral portal hypertension）又名左侧门脉高压症，主要由于胰腺疾病所致孤立性脾静脉血栓形成或脾静脉梗阻，导致脾静脉压力增高，临床表现为脾大和/或胃底静脉曲张，1970 年 Sutton 最早描述此病。本病常见病因为慢性胰腺炎及胰体尾恶性肿瘤，后者早期诊断十分困难。

继发性脾静脉血栓形成或梗阻为胰源性门脉高压症的根本原因。慢性胰腺炎为引起此症的最常见原因，约占 60%～65%；另一重要原因是胰腺肿瘤，约占 9%～18%。胰腺体尾部炎症、肿瘤压迫浸润均可引起脾静脉内皮损伤（脾静脉炎）或静脉壁受压，导致脾静脉血栓形成。因脾静脉回流受阻，脾内压力升高，脾内血流通过建立侧支循环回流入门静脉。由于门静脉压力正常，食管下端静脉很易通过冠状静脉回流，食管下端静脉曲张多不明显。如胃冠状静脉远端回流入阻塞的脾静脉，则可合并食管下端静脉曲张，甚或表现为孤立性食管下端静脉曲张。

胰源性门脉高压症的临床表现主要有脾大、脾功能亢进及孤立性胃底静脉曲张破裂出血。Tsann 等人报告 24 例胰源性门脉高压症中，胃底静脉曲张更多见于慢性胰腺炎病人。恶性肿瘤所致左侧门脉高压症病人较少表现胃底静脉曲张可能与病人生存期有限、脾静脉梗阻时间较短、侧支建立不充分有关。本组两例病人均以上消化道出血收入院，可见胃底静脉曲张破裂出血仍可是胰源性门脉高压症的主要临床表现。我国慢性胰腺炎不如欧美国家常见，因而胰腺肿瘤可能是胰源性门脉高压的主要原因，以上消化道出血为首发症状者多为肿瘤的晚期表现。

因原发疾病特别是胰体尾肿瘤起病隐匿，早期诊断非常困难。内镜或上消化道造影、B超及CT检查对本症的确诊有重要意义。对无肝炎、肝硬化病史的上消化道出血的病人，在除外肝硬化所致门脉高压后，内镜可见明显孤立性胃底静脉曲张的病人，应高度警惕胰腺病变。胰源性门脉高压症最有效的治疗是脾切除术，脾切除后侧支循环血流减少，曲张静脉内压力下降，同时切断胃短静脉与冠状静脉侧支循环，对孤立的胃底静脉曲张可达到断流目的，避免了出血的可能。本组两例均行脾切除术，术后未再发生出血。胰腺癌合并脾静脉阻塞时，多反映肿瘤已有胰腺外侵犯，手术切除率非常低，预后很差，手术的目的在于控制出血。而对于胰腺炎症病人，脾切除术仅改善了病人上消化道出血及脾亢症状，其预后与原发疾病的严重程度及治疗效果相关。

▶ 参考文献

1. Metz-DC et al. Islet cell Carcinoma of the pancreas presenting as bleeding from isolated gastric varices. Report of a case and review of the literature. DIG-DIS-SCI 1991；36/2：241-244
2. Tsann-Long Hwang et al. The different manifestation and outcome between pancreatitis and pancreatic malignancy with left-sided portal hypertension. Int Surg 1999；84：209-12
3. George H. Sakorafas et al. The Significance of Sinistral Portal Hypertension Complicating Chronic Pancreatitis. Am J Surg 2000；179：129-33
4. 巢振南. 慢性胰腺炎引起的左侧门脉高压症［J］. 肝胆外科杂志，1996，4（4）：254
5. 桑润生. 胰源性左侧门静脉高压症 8 例诊治分析. 齐鲁医学杂志，2000，15：215-6

病例42　顽固性便血4年

王福顺

▶ 病历摘要

女，66岁。

第一次入院： 主因“反复便血4年”入院。4年前（1998年8月）无明确诱因出现成形黑便，1～2次/日，偶呈柏油样，量小，同时伴头晕、乏力、腹胀，无腹痛、恶心、呕吐、黄疸、发热等，予以药物止血治疗半个月后出血停止。此后，反复出现黑便或柏油样便，伴乏力、腹胀，黑便持续时间数日至十余日不等，血红蛋白最低可达35g/L。每次经输血、止血、利尿等治疗，虽伴随症状改善，但“黑便”仍绵延难绝。曾在外院行B超、CT检查示肝硬化、门脉高压症；肠系造影未见异常；胃镜及结肠镜检查未见活动性出血灶；肠系膜血管造影未见出血灶；胃镜可见轻度食管静脉曲张；ECT检查怀疑“空肠少量出血”。后因症状再次发作转入我院。既往患“慢性支气管炎”30余年，吸烟30余年，10支/日，不饮酒。

入院检查： 体温36.6℃，脉搏96次/分，呼吸20次/分，血压110/80mmHg。神清，慢性病容，发育正常，营养中等，全身皮肤、黏膜苍白，无黄疸、紫绀，无肝掌、蜘蛛痣，表浅淋巴结无肿大，巩膜无黄染。腹部饱满，腹式呼吸存在，未见胃肠型及蠕动波，可见胸、腹壁静脉曲张，静脉血流方向以脐为中心，向四周放射状流动；全腹无压痛及肌紧张，肝、脾、胆囊未触及，Murphy征（－）；肝浊音界正常，移动性浊音（＋）；肝、肾区无叩痛；肠鸣音4次/分。肛管直肠检查无内外痔及肛裂。

辅助检查： 血红蛋白36g/L，白细胞计数4.3×10^9/L，血小板计数123×10^9/L。尿常规正常；黑便，OB（＋）；肝功能：天冬氨酸氨基移换酶43U/L，丙氨酸氨基移换酶25U/L，总蛋白57g/L，白蛋白 28 g/L，总胆红素（TBIL）13.9μmol/L，直接胆红素（DBIL）68μmol/L；肾功能正常；凝血酶原时间 17.7s，活化部分凝血活酶时间 45.4s；血电解质正常；HBsAg（+），抗 HCV（-），癌胚抗原 8.3μg/L；胸片、心电图正常。B 超：肝硬化，门静脉高压症，腹水，胆囊结石。腹部 CT：肝硬化，门静脉高压症，脾大，腹水，门静脉内血栓，胆囊结石，慢性胆囊炎。

入院诊断：便血原因待查：门脉高压性胃病？溃疡病？肠道血管畸形？肝硬化，门静脉高压症。

诊治经过：入院后几日仍有黑便，为鉴别出血部位，置胃管引流 3 日。胃液为清亮或淡黄色，故考虑出血部位不在胃部，而可能在更低的位置。经积极输血、止血、对症支持治疗，出血逐渐停止，大便颜色逐渐转黄。考虑此患者门静脉高压症客观存在，ECT 检查怀疑有空肠出血，是否为异位曲张静脉出血或有小肠血管畸形。结合既往病史，此患者将极有可能再次出血，经讨论后行剖腹探查术。术中见肝呈小结节样硬化，胆囊稍大，其内可触及结石，门静脉压 3kPa（30.6cmH_2O），全程检查胃、十二指肠，空、回肠，结肠、直肠外观正常，术中在空、回肠交界处做刺口置入纤维胃镜，向上探及十二指肠降部，向下探及回盲部，见各段小肠黏膜正常，无出血灶及解剖异常。再从胃体前壁做刺口置入纤维胃镜观察胃及十二指肠，无溃疡、肿瘤、血管畸形等，黏膜基本正常，胃底未见曲张静脉，故只行胆囊切除及胃冠状静脉结扎术，术后患者恢复好，胃液为淡黄色，亦未排黑便，按期切口拆线出院，出院后一度黑便完全消失，血红蛋白恢复正常，但距手术 16 个月时，再次出现黑便，出血性质与前次相似，血红蛋白最低达 37g/L，且间断、反复发作 40 余日，再次来到我院。

第二次入院：查体除可见贫血貌外，其他体征同第一次住院。入院后再次行胃镜检查除见轻度食管下段静脉曲张外，胃、十二指肠未见异常，无出血灶。纤维结肠镜检查在结肠肝曲以上结肠段内可见大量黑色积血，但并未明确具体病灶。综合起来考虑，此患者消化道出血的部位以小肠可能性大。经适当准备后，再次行剖腹探查，术中吸出腹水1000ml，全程胃肠道外观无异常，再次用纤维胃镜分别在胃前壁、空肠上段及回肠末端做刺口观察，胃内及小肠内无出血灶，但在回盲部及升结肠表面可见到大片黑色陈旧血附着，怀疑出血灶在此区域内，行右半结肠切除术，术后病理报告：结肠壁黏膜充血，出血黏膜下血管扩张。术后恢复基本顺利，现在已随访到距第二次手术29个月，未再有便血，血红蛋白恢复正常。

▶ 病历讨论

本例患者临床特点：①老年，女性，反复顽固性便血4年，无呕血；②有肝硬化、门静脉高压症病史；③贫血貌，皮肤巩膜无黄染，无肝掌或蜘蛛痣，无腹壁静脉曲张，肝、脾肋下未触及，移动性浊音（＋）；④HBsAg（＋），B超、CT检查示肝硬化、门静脉高压症，胃镜可见轻度食管静脉曲张，无出血，肠系膜血管造影（一），结肠镜检（一）。

甲医师（普外科）：患者慢性病程，病情顽固，常规检查及特殊检查均难以查明原因。上消化道出血的常见原因均不能解释目前的症状，是否为下消化道出血或少见原因的上消化道出血。

乙医师（普外科）：消化道出血可表现为呕血或便血或两者兼有。上消化道出血的常见原因如溃疡病、食管胃底曲张静脉破裂、胃黏膜糜烂、胆道出血及胃肿瘤等在本病例均不存在，结肠镜检查也未发现结肠病变。因此，出血部位可能在小肠。另外，还需注意肠道出血是否为全身性出血的局部表现。患者有肝硬化，肝功能不良、凝血功能较差。

甲医师（普外科）：凝血功能改善后，患者仍有出血表现。ECT检查曾经怀疑过小肠内出血，因此，出血部位在小肠的可能性极大。其原因可能有：门静脉高压症异位曲张静脉出血、血管畸形、小肠毛细血管扩张症、小肠肿瘤等。此患者两个主要特点是老年及门静脉高压症，因此，应重点考虑异位曲张静脉破裂出血及小肠肿瘤出血。

丙医师（消化科）：出血部位可能在小肠，吞线试验可以帮助确定出血部位。

丁医师（普外科）：同意以上的诊断分析。此病例病情确实复杂，而主要难点是出血原因及部位的确定。结合患者病史、临床表现及各种检查来看，出血部位在下消化道这一点是肯定的，必要时可行剖腹探查，术中应用纤维胃镜或结肠镜行肠腔内探查，已确定原因。患者反复多次出血，正是手术指征，手术方式视探查结果而定，可行病变肠段切除或其他相应术式。需要指出的是，患者有一基础病理生理状态——肝硬化、门静脉高压症，其出血原因可能还与此有关，因为门静脉高压症除常见上消化道出血外，还可以引起全消化道的病理生理及解剖改变。

▶ 最后诊断

下消化道出血；门静脉高压性肠病。

▶ 专家点评

消化道出血历来就是内、外科疾病诊治的难点之一，其原因一是因为消化道迂曲绵长，涉及器官多，上至口腔，下至肛管，并涉及肝、胆道等。二是因为导致消化道出血的疾病繁多，达数十种之多。这些都为临床诊治（特别是诊断）造成了很大困难，除了几种常见疾病外，一些少见、罕见疾病的诊断有时十分困难。一般来讲，上消化道出血以呕血多见，但往往同时合并有便血；而下消化道出血一般表现为便血，但出血量大时也可表现出呕血。便鲜血者，80％的病灶在回盲瓣以下，而便陈旧血者，病灶往往在回盲瓣以上。本病例的特点为在门静脉高压症基础上间断发作的顽固性黑便，前后病程达4年，但各种特殊检查难以觅到蛛丝马迹，甚至在手术当中稍有遗漏便难以诊断。此患者在第二次手术中，用纤维胃镜反复探查胃肠道，方得以在盲肠及升结肠段探到可疑出血灶，行右半结肠切除术，现便血完全得以控制，最后诊断为门静脉高压症性肠病。

门静脉高压症时不仅常伴有门静脉高压性胃病，消化道的其他部位亦可存在与门静脉高压相关的黏膜形态和病理生理变化，文献中的诊断名称有门静脉高压性肠病、门静脉高压性十二指肠病、充血性空肠病、门静脉高压性结肠病、门静脉高压性血管病、充血性肠病等。目前大多数学者支持“门静脉高压性肠病”这一名词。此病症的内镜特征表现为肠黏膜血管扩张、蜘蛛痣和静脉曲张，其他表现有黏膜弥漫性充血水肿、斑片状充血，黏膜脆性增加，黏膜下自发性出血、糜烂等。其主要临床表现为反复发作的消化道出血。一组资料显示在 46 例经肠镜检查证实为门静脉高压性肠病的患者中，有 8 例发生了下消化道出血（便血）。

门静脉高压性肠病的发病机制和门静脉高压性胃病相似，即主要为门静脉高压症时胃肠道血管充血和扩张。有一组动物实验观察到门静脉高压症时，大鼠结肠黏膜下小血管内皮细胞和神经纤维的一氧化氮合酶染色强度明显高于正常对照组，结肠黏膜一氧化氮合酶 mRNA 表达量较正常对照显著增加，由于一氧化氮具有血管扩张特性，可能参与了门静脉高压性肠病血管扩张和充血的病理生理过程，并与肠功能异常有一定关系。

门静脉高压性肠病患者虽然可能无症状，或仅表现为肠运动功能紊乱和消化吸收不良，但却是肝硬化患者急、慢性下消化道出血的潜在原因之一，其治疗方式可选择门腔分流术，病变肠段切除术，β-受体阻滞剂可能对肠壁病变有改善，但目前有关的系统报道极少。此患者最主要的诊治经验是：①消化道出血病情复杂，诊断困难，思路要广；②对于肝硬化、门静脉高压症患者出现消化道出血时，除了上消化道外，全消化道都要加以考虑。

病例43　阵发性上腹痛 3 月余，CT 发现胰腺肿物 2 天

王东民

▶ 病历摘要

女性，71 岁，因阵发性上腹痛 3 月余入院。患者 3 个月前无明显诱因突发上腹痛，不伴恶心、呕吐，疼痛持续约 1 小时，向背部放射，于当地医院就诊，B 超未见异常，予口服抗生素治疗，腹痛略有好转。一个月前，无明显诱因再次突发上腹痛，症状与上次相同。于当地医院急诊检查，WBC 7.2×10^9/L，HBG 86g/L。结肠镜检查提示结肠炎，予口服抗生素治疗，腹痛好转。2 天前，再次发作上腹痛，于外院行 CT 检查，提示：左上腹占位病变，考虑：①胰尾部黏液性囊腺瘤，不除外囊腺癌。②肝囊肿，肝内胆管结石。为进一步明确诊断收入我院。既往史：40 年前，曾行左卵巢囊肿切除术。2 年前，行子宫黏液性囊肿切除术。

入院查体： 生命体征平稳，皮肤黏膜无黄染，无苍白；锁骨上及双侧腹股沟未及浅表淋巴结肿大；心、肺未见异常；肛查阴性；双侧跟、膝、腱反射对称，双侧 Babinski 征（一）。外科情况：左上腹饱满，无腹壁静脉曲张，未见胃肠型及蠕动波，腹部无压痛、反跳痛、肌紧张；肝、胆囊、脾肋下未及。左上腹可及一质韧肿物，直径约 15cm，外形尚规整，边缘光滑，有囊性感，活动度差。叩诊左上腹浊音，肝肾区叩击痛阴性，移动性浊音阴性；肠鸣音正常，4～5 次/分；辅助检查 B 超示胰腺体尾部一 13cm×11cm 囊实性肿物，边缘有包膜，内见丰富血供。CT 示左中上腹巨大囊实性占位，与胰尾关系密切，伴门静脉血栓形成（图 1）。肿瘤标记物：CA19-9：42.9U/ml，CA24-2：22.8U/ml。肝肾功能及其余检查未见明显异常。

术前诊断： 胰腺囊腺癌。

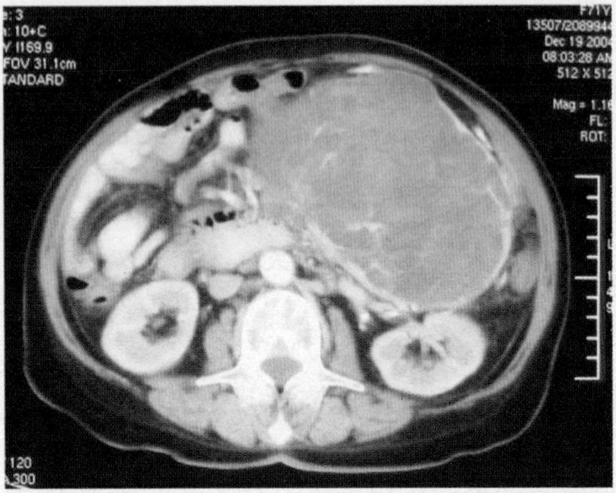

图 1 腹部 CT

▶ 病历讨论

甲医师（普通外科住院医师）： 患者女性，71 岁，因阵发性上腹痛 3 月余入院。入院查体见左上腹饱满，可及一肿物，直径约 15cm。外形尚规整，边缘光滑，有囊性感，活动度差。辅助检查 B 超示胰腺体尾部一 13cm×11cm 囊实性肿物，边缘有包膜，内见丰富血供。CT 示左中上腹巨大囊实性占位，与胰尾关系密切，伴门静脉血栓形成（见图 1）。CA19－9：42.9U/ml，CA24－2：22.8U/ml。肝肾功能及其余检查未见明显异常。术前诊断为胰腺占位，胰腺囊腺癌可能性大。目前患者胰腺肿瘤诊断较为明确，但具体病理还不清楚，影像学有门静脉血栓，考虑为较晚期病变，手术切除治疗为姑息治疗，预后不佳。

乙医师（普通外科主治医师）： 同意上述意见，患者术前检查已经完备，无手术禁忌证。胰腺肿瘤的治疗目前仍以手术切除为首选方法，但手术切除率较低，仅 5%～21%，使大部分患者失去了手术治疗的机会。对于有远处转移的病例，多采用非手术的方法治疗，手术不能提高患者的生存时间。而对于局部病灶，即使存在有血管瘤栓，手术治疗还是利大于弊。可以改善患者的生存质量。

丙医师（普通外科主任医师）： 上述分析基本正确，需要补充的是，该例患者的诊断问题，胰腺肿瘤绝大部分为腺癌。对于囊实性肿瘤，多为囊腺瘤或囊腺癌，是一种相对恶性度较低的恶性肿瘤，预后较腺癌佳。因此尽可能地采用手术切除的方法，以获得最佳疗效。这里也还要注意一些罕见的胰腺恶性肿瘤，如胰腺多形性癌，最后要依靠病理结果。这些罕见胰腺恶性肿瘤的治疗，经验较少，一般还是参照胰腺癌的治疗方法来进行。

▶ 手术及术后恢复情况

经术前常规准备后行剖腹探查术。术中见腹腔少量血性腹水，肝、腹膜无转移，胰体尾较大囊性占位，境界尚清，部分有较完整被膜，血运极为丰富，与脾、横结肠及部分空肠粘连。离断胃结肠韧带及胃短血管，游离脾及胰体尾，于根部断脾动静脉，断横结肠及部分系膜，分离肿瘤与十二指肠部分粘连。于肠系膜上静脉水平断胰腺，行肿瘤、胰体尾及脾切除。切除部分受浸润的横结肠及小肠，肠系膜上静脉内充满瘤栓，经脾静脉行门静脉取栓术后，缝合脾静脉断端。术后入ICU，经补液、抗炎、纠正酸碱平衡及营养支持治疗，恢复顺利，术后两周拔除腹腔引流管，伤口愈合好，2周拆线，复查血尿常规及生化检查正常后出院。术后2个月开始静脉化疗，予健择1g，每21天一次，至今共化疗3次。

▶ 最后诊断

伴破骨样巨细胞的胰腺多形性癌。病理诊断：肿瘤约13cm×11cm×4cm，不规则状。实性部分质地中等，部分区域坏死。囊性部分见大量出血及血凝块（图2）。镜检示肿物源于胰体尾部，为伴有破骨样巨细胞的未分化癌（undifferentiated carcinoma with osteoclast-like giant cell tumor），于横结肠外脂肪纤维中可见散在癌细胞浸润，网膜脂肪中可见破骨样巨细胞浸润，脾内血窦及脾门血管内可见破骨样巨细胞，并血管内膜炎改变。门静脉瘤栓内可见出血并散在癌浸润（图3）。

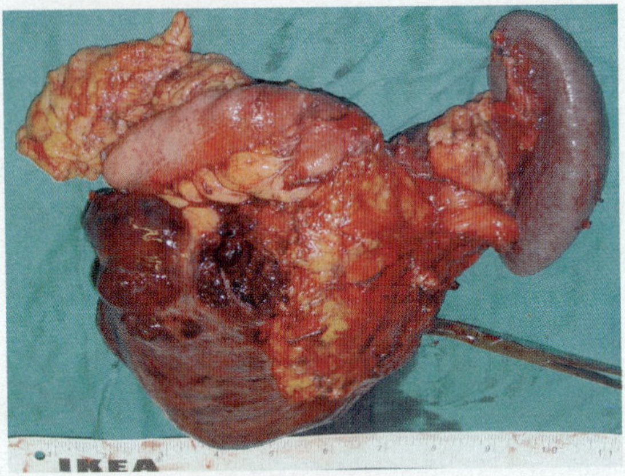

图 2 肿瘤大体标本

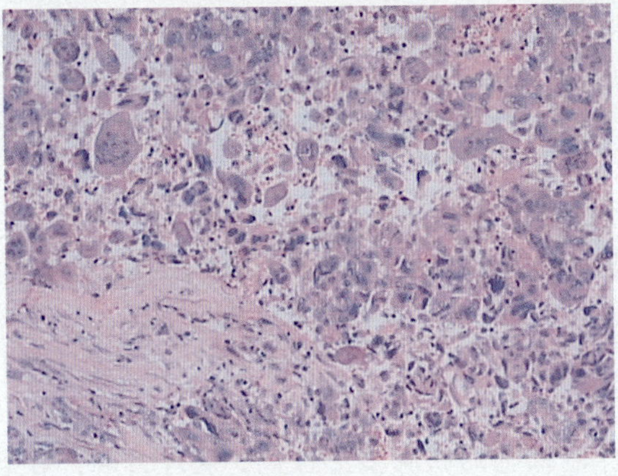

图 3 病理结果（HE，40×）

▶ 专家点评

胰腺多形性癌又称间变性癌或未分化癌，发生率较低，属胰腺外分泌肿瘤，约占胰腺非内分泌癌的 1%左右，其中伴有破骨样细胞者极为罕见。其在 WHO 新的病理分类中被分为两种独立的亚型，即破骨样巨细胞瘤（osteoclast-like giant cell tumor，OGCT）和多形性巨细胞癌（pleomorphic giant cell carcinoma，PGCC）。1966 年

Shamblin 首先报告一例行全胰腺切除术的胰腺多形性癌病人。1968 年 Rosai 描述了一例伴破骨样巨细胞的胰腺多形性癌患者。Trepeta 等认为，在伴有巨细胞成分的胰腺间变性肿瘤中，如果巨细胞在细胞形态学上表现为恶性则为多形性癌，如果巨细胞显示良性则称其为胰腺的破骨样巨细胞瘤，这两者均被认为是胰腺间变性癌的亚型。

PGCC 属于胰腺非内分泌肿瘤，但其组织学起源尚有争议，无法明确肿瘤源于上皮或间质组织。通过免疫组化等方法研究认为其多型性细胞成分可能源于胰腺腺体导管上皮或腺体间质。而其特征性的巨细胞的起源问题则主要通过电镜和免疫组织化学方法进行探讨。Robinson 等通过对比巨细胞和骨骼破骨细胞的桥粒等超微结构，认为其既可能起源于上皮细胞也可能起源于间质细胞。Berendt 等的研究表明巨细胞的 CEA 和 keratin 染色阳性，但组织细胞标记物染色阴性，提示其可能起源于上皮细胞，这与以前对骨巨细胞瘤的单核细胞的研究一致。而 Shiozawa 等的研究表明多核巨细胞为 CD68 阳性，Vimentin 和 CAM 阴性，表明其起源更倾向于间质而不是上皮细胞。不同病例的免疫组化差异较大甚至截然相反。此外破骨样巨细胞亦可见于其他组织器官的肿瘤中，例如肝、甲状腺、腮腺、肺、结肠、大网膜，心脏和乳腺等器官组织。巨细胞虽然表现为破骨细胞样，但巨细胞的免疫表型和组织特点与骨肿瘤不一致。Goldberg 等认为循环中的单核干细胞可以被局部组织的因子刺激而增生分化成破骨样巨细胞，这或许能解释巨细胞的组织学起源。

胰腺 PGCC 极为罕见，对其临床特点了解较少。回顾文献我们共查及 34 例病例（表 1），其中国内 2 例，均为个案报道。综合文献，该肿瘤较多发生于老年患者，其平均发病年龄为 60.9 岁，男女发病率无明显差别。患者常以上腹痛、体重下降或胃肠道症状就诊，症状无特异性。经 B 超、CT 等影像学检查常可发现胰腺占位。肿瘤体积多较大，平均长径为 19.9cm。Scott 报道最大一例长径为 24cm，本例患者肿瘤直径为 15cm。肿瘤更常发生于胰头（16/34）或胰体（10/34），以实性或囊实性混合为主。肿瘤血供丰富，出血坏死较常见，常可导致术中严重失血。术前疑为本病时，可行血管造影以明确其血供，尚能借以与其他缺乏血供的胰腺肿瘤鉴别。术前诊断困难，所有患者均被误诊为胰腺囊腺癌或囊腺瘤及胰腺其他肿瘤，经手术治疗后，由病理确诊。部分患者经尸检明确。肿瘤虽较大，但多有完整被膜，可手术切除。大多数患者经手术完整切除，手术切除率为 64.5%（20/31）。其总的预后较差，与导管腺癌类似。约半数以上的患者在 1～2 年内死亡，其平均生存期为 20.2 个月。化疗和放疗一般无效。肿瘤常可转移至淋巴结、肺和肝等组织。Kurihara 等认为伴有明显淋巴细胞浸润及间质反应的多形性癌预后稍好，并报道 1 例术后存活 10 年的病例。

▶ 参考文献

1. Shamblin W，Priestley JT，Sprague RG，et al. Total pancreatectomy for pleomorphic carcinoma. Arch Surg，1996，92：315-317
2. Repeta RW，Mathur B，Lagin S，et al. Giant cell tumor（osteo-clastoma）of the pancreas. A tumor of epithelial origin. Cancer，1981，48：2022-8.
3. Robinson L，Damjenov I，Brezina P. Multinucleated giant cell neoplasm of pancreas. Arch Pathol Lab Med，1977，101：590-593
4. Berendt RC，Shnitka TK，Wiens E. （1987）The osteoclast-type giant cell tumour of thc pancrcas. Λrch Pathol Lab Med，1987，111：43-48
5. Shiozawa M，Imada T，Ishwa N，et al. Osteoclast-like giant cell tumor of pancreas. Int J Clin Oncol，2002，7：376-380
6. Goldberg RD，Michelassi F，Montag AG. Osteoclast-like giant cell tumor of the pancreas：immunophenotypic similarity to giant cell tumor of bone. Hum Patho，1991，l22：618-622
7. Scott R，Jersky J，Hariparsda G. Case report：malignant giant cell tumour of the pancreas presenting as a large pancreatic cyst. Br J Radiol，1993，66：1055-1057
8. Kurihara K，Nagai H，Kasahara K，et al. Pleomorphic carcinoma of the pancreas with massive lymphocytic stromal infiltration and long term survival after resection. Int J Pancreatol，2000，27（3）：241-8

表 1　国内外胰腺 PGCC 个案报道情况

报道时间	作者	年龄（岁）	性别	症状或主诉	部位	肿瘤大小（cm）	治疗方式	转移部位	存活情况	生存年限
1966	Shamblin	49	男	脐周痛、厌食	胰头	8	全胰切除	无	存活	15 年
1968	Rosai	82	女	厌食、体重下降、腹部肿块	胰尾	13×12×8	次全胰切除	无	存活	4 个月
1968	Rosai	74	女	厌食、体重下降、黑便	胰头	10.5×7.5×4	Whipple 术	无	存活	10 个月
1969	Kay	43	男	乏力	胰头	6×5×5	Whipple 术	未知	存活	21 个月
1973	Freud	32	女	呕吐、腹痛、黄疸	胰头	15	Whipple 术	未知	死亡	17 个月
1977	Alguaci	93	女	未知	未知	巨大	未处理	未知	死亡	10 个月
1977	Robinson	63	男	无痛性腹部肿块	未知	15	放疗	肺	死亡	4.5 个月
1984	Cubilla	45	男	黄疸	胰头	7×6	Whipple 术	肺	死亡	4 年
1981	Posen	45	女	月经过多、腹痛、呕吐	胰体	4	肿物切除	未知	存活	未知
1981	Trepeta	68	男	腹背痛	胰尾	8×8×6	未处理	肝、肺、前列腺	死亡	3 个月
1982	Yamashita	70	男	便秘、腹胀	胰体	指尖大小	未处理	未知	未知	7 周
1983	Walts	59	女	上腹痛	胰头、体	未知	放化疗	腹腔	死亡	2.5 年
1983	Jeffrey	55	男	黄疸、发热、体重减轻	胰头	10	未处理	肝、淋巴结	死亡	7 个月
1983	Jalloh	72	女	腹背痛、厌食	胰头	6.5×6×5	未处理	肝、肾上腺	死亡	10 天
1985	Manci	48	女	上腹压痛性肿块	未知	7	放化疗	无	死亡	13 个月
1987	Berendt	55	女	上腹肿块、背痛	胰头、体	5×7	放化疗	无	死亡	4 个月
1987	Baniel	65	女	腹痛、腹部肿块	胰体	23×16×9	局部切除	无	存活	6 年

续表

报道时间	作者	年龄(岁)	性别	症状或主诉	部位	肿瘤大小(cm)	治疗方式	转移部位	存活情况	生存年限
1988	Fischer	73	女	上腹痛、腹部肿块	胰体、尾	10×8	未处理	无	死亡	2个月
1988	Fischer	62	男	黄疸	胰头	4×4	未处理	无	死亡	4天
1989	Suster	71	男	上腹不适、恶心、黄疸	胰头	5	Whipple术	无	存活	未知
1989	Aoki	44	女	上腹肿块	胰尾	小儿头大小	远端胰腺切除	无	存活	3年
1990	Lewandrowski	60	男	厌食、背痛、腹部肿块	胰体、尾	13	远端胰腺切除	无	死亡	4个月
1990	Silverman	72	男	呕吐、体重下降、黄疸	胰头、体	未知	未知	未知	未知	未知
1991	Goldberg	49	男	间歇性背部及双肋痛	胰头	10	Whipple术、放化疗	无	存活	1年
1993	Dworak	44	女	上腹痛	胰体	18	远端胰腺切除	无	存活	16个月
1993	Mentes	62	女	上腹痛、上腹肿块	未知	12	未处理	腹腔干旁淋巴结	存活	6个月
1993	Scott	63	男	体重减轻、腹部痛性肿块	未知	24	肿物切除	局部复发	死亡	24个月
1994	Martin	57	男	左肋痛、背痛	胰尾	7×5.5×5	远端胰腺切除	淋巴结、腹膜	死亡	4个月
1995	Gatteschi	72	男	厌食、体重减轻、腹部肿块	胰头、体	6×5×4.5	Whipple术	肝	死亡	4个月
1995	Bergman	77	女	恶心、呕吐、体重减轻	胰头	5×3.5×2.5	Whipple术	无	未知	未知
1997	Watanabe	76	男	厌食、上腹痛	胰头	5	Whipple术	无	死亡	3个月
2002	Shiozawa	45	女	腹痛、体重减轻	胰尾	4.2×3.6	远端胰腺切除	无	存活	30个月
2003	朱燕等	58	女	上腹痛	胰尾	9×7×6.5	未知	无	未知	未知
2001	王军梅等	66	女	上腹痛	胰尾	15×12×10	未知	无	未知	未知

病例 44　发现腹部包块 40 天

梁　斌

▶ 病历摘要

女，26 岁，主因“发现腹部包块 40 天”入院。患者 40 天前偶然发现右上腹部圆形包块，直径约 4 厘米，活动度较小，无恶心、呕吐，无腹痛、腹泻，无黄疸，无发热，因无明显不适，未予诊治。此后患者自觉包块逐渐增大至直径约 8 厘米，遂于 13 天前于我院就诊，行腹部 CT 检查提示胰头及后方十二指肠曲内囊实性肿物，胰腺来源可能性大。现为进一步诊治收入院。患者自发病以来，无恶心、呕吐，无腹痛、腹泻，无黄疸，无发热、大汗，精神、睡眠可，食欲正常，大、小便正常，体重无明显变化。既往 8 年前发现甲状腺弥漫性肿大，间断检查甲状腺功能均正常，未予明确诊断。

入院查体：生命体征平稳，皮肤黏膜无黄染、无苍白，面部无潮红、紫绀及出血点，无水肿，无肝掌、蜘蛛痣。颈无抵抗，甲状腺Ⅲ度，弥漫性肿大，未触及明显结节，未闻及血管杂音。心肺查体未见异常。腹平坦，腹式呼吸存在，未见胃肠型、蠕动波，右上腹可见局限性隆起包块。触诊腹软，无压痛、反跳痛，无肌紧张，右上腹可及直径约 8cm 大小包块，表面光滑，边界不清，活动度较小，有轻度压痛。肝、脾肋下未及，双肾未及，Murphy 征（－）。全腹叩诊鼓音，移动性浊音阴性，肠鸣音 4 次/分。左锁骨上及双侧腹股沟未及肿大淋巴结；肛查：阴性。

入院诊断：胰头占位，单纯性甲状腺肿。

入院后完善各项辅助检查：血、尿、便常规正常，便潜血阴性；肝肾功能正常；血电解质正常；癌胚抗原、甲胎蛋白、癌抗原 19－9 等均在正常范围。心电图正常。胸片：双肺未见明显活动性病变，心、膈未见异常。腹部 CT：胰头及后方十二指肠曲内见一囊实性肿物，大小约 8.3cm×7.8cm，CT 值约 25～32.74Hu，囊壁为不规则实性厚壁，增强后呈明显不均匀强化，胰头显示不清，胰体部胰管稍扩张。肿物包膜完整，推压邻近器官，肠系膜血管受压移位（图1）。肝大小、形态正常，各叶比例协调，肝内胆管无扩张，脾大约占7个肋单元。胆囊、双肾大小、形态、密度未见异常。印象：十二指肠曲内恶性占位，胰腺来源可能性大。腹部B超：右上腹扫查囊实性肿物，9.3cm×7.5cm×9.1cm，囊壁不规则增厚，等回声，最厚处1.7cm，壁上有CDF，引出静脉频谱。囊腔内见颗粒状细点样回声。肿物包膜完整，随呼吸活动，随体位略有活动。此肿物位于十二指肠内侧，将肠系膜上静脉抬起向前方半包绕肿物。将下腔静脉、右肾动静脉向右挤压。胰头钩突正常，结构未显示被肿物占据。胰体、尾回声均匀，形态正常，胰管0.2cm。印象：右上腹囊实性肿物，考虑位于十二指肠内侧与胰头区域内。上消化道造影（图2）：食管未见异常。胃形态好，未见空腹滞留液，壁软，黏膜规则，未见充盈缺损及龛影。十二指肠肠曲扩大，较固定，内侧缘可见双边征，蠕动扩张可。胃镜检查：食管黏膜光滑通畅，齿线距门齿38cm。胃底黏膜光整，黏液池量中等，淡黄色。胃体、胃窦黏膜花斑，幽门圆，开放好。十二指肠球部未见溃疡及变形，降部内侧壁似可见黏膜略向腔内膨出，表面黏膜光滑，未见溃疡、糜烂。

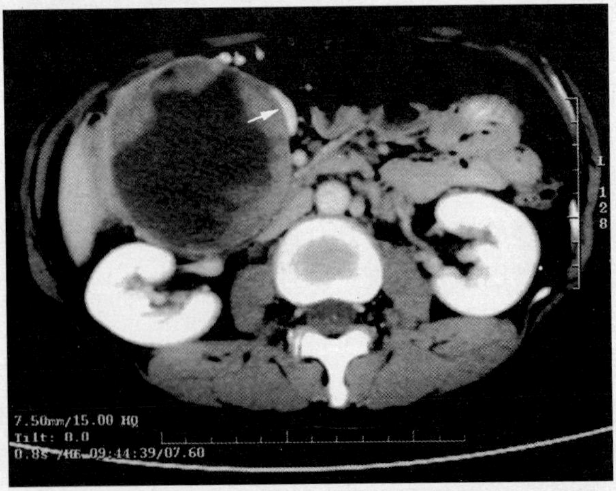

图1　腹部CT增强扫描

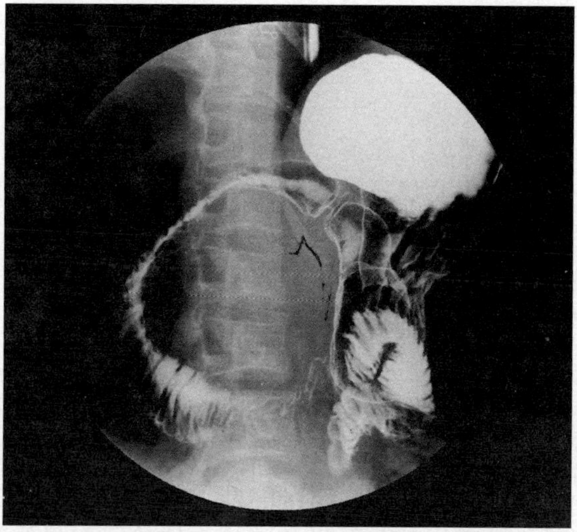

图 2　上消化道造影

▶ 病历讨论

甲医师（普通外科住院医师）：患者为青年女性，40 天前无明显诱因发现右上腹圆形包块，直径约 4 厘米，活动度较小，无腹痛，无黄疸，无发热，其后此包块逐渐增大至直径约 8 厘米，入院查体右上腹可及直径约 8cm 大小包块，表面光滑，边界不清，活动度较小，有轻度压痛。血尿便常规检查、肝肾功能及肿瘤标记物检查未见异常，胸片、心电图正常。结合辅助检查：①腹部 CT：胰头及后方十二指肠曲内囊实性肿物，大小约 8.3cm×7.8cm，CT 值约 25～32.74Hu，囊壁为不规则实性厚壁，增强后呈明显不均匀强化，胰头显示不清，胰体部胰管稍扩张。肿物包膜完整，推压邻近器官，肠系膜血管受压移位。②腹部 B 超：右上腹囊实性肿物，9.3cm×7.5cm×9.1cm，囊壁不规则增厚，等回声，最厚处 1.7cm，壁上有 CDF，引出静脉频谱。胰体、尾回声均匀，形态正常，胰管 0.2cm。③上消化道造影：十二指肠肠曲扩大，较固定，内侧缘可见双边征，蠕动扩张可。④胃镜检查：食管、胃、十二指肠黏膜未见明显异常，降部内侧壁似可见黏膜略向腔内膨出，表面光滑，未见溃疡、糜烂。

目前患者胰头占位诊断明确，占位性质应考虑（1）胰腺囊腺癌：此病女性多见，多由囊腺瘤发展而来，好发于胰体尾部，也见于胰头，瘤体常为不规则圆形或者分叶状，有明显的包膜，一般与周围脏器无广泛粘连，多表现为上腹痛、腹胀或者不适，餐后加重，也可因偶然发现腹部包块才发觉，结合此患者症状、体征及辅助检查，此诊断可能性大。（2）无功能性胰岛细胞瘤：此病多见于年轻女性，亦可表现为偶然发现的腹部包块，虽此类肿物多为实性，但患者肿物在 40 天内明显增大，故不能除外此类肿瘤因缺血囊性变从而表现为囊实性包块的可能。（3）假性胰腺囊肿：假性胰腺囊肿是继发于急慢性胰腺炎或胰腺损伤后的并发症，患者无急慢性胰腺炎病史或胰腺外伤史，无腹痛、黄疸、发热等症状，影像学检查亦未发现胆道结石或胰腺炎症征象，此诊断可能性不大。（4）胰腺癌：胰头癌多表现为腹痛、黄疸、食欲下降和消瘦，体检可触及上腹部包块时多属晚期，上消化道造影可见典型反“3”征，CT 和 B 超可见肿瘤边界不清、向周围侵犯及淋巴结转移征象，CEA、CA19 - 9 等肿瘤标记物可升高，故此诊断可能性小。

乙医师（普通外科主治医师）：患者为青年女性，以逐渐增大的腹部包块入院，无腹痛，无黄疸，无发热，腹部 CT 及 B 超显示胰头十二指肠曲内囊实性肿物，囊壁为不规则实性厚壁，增强后呈明显不均匀强化，有血运，肿物包膜完整，无浸润生长及淋巴结转移征象；胃镜及上消化道造影显示十二指肠降部外压性改变，黏膜无破坏。结合上述表现考虑良性肿瘤可能性较大，应在胰腺囊腺瘤或无功能性胰岛细胞瘤等良性肿瘤间鉴别，胰头癌和假性胰腺囊肿基本可除外。良性肿瘤手术效果良好，患者各项术前检查完备，无手术禁忌，应积极手术治疗。手术方式应力图将肿瘤及周围部分正常组织整块切除，不必进行周围淋巴结清扫，如侵犯十二指肠降部或累及胰头范围较大，应行胰十二指肠切除术。

丙医师（普通外科主任医师）：同意乙医师的意见，该患者胰腺囊实性占位以良性肿瘤或交界性肿瘤可能性大。需要补充的是对于青年女性的胰腺囊实性肿瘤，无明显临床症状者还应考虑到胰腺实性假乳头肿瘤（solid-pseudopapillary tumor of pancreas，SPT）。

SPT 最早由 Frantz 描述，因此也被称为 Frantz 肿瘤，此病发病率低，仅占所有胰腺肿瘤的 1%以下，多见于青年女性患者。患者症状轻微且无特异性，常常延误诊断，影像学检查也很难与其他囊实性肿瘤鉴别，但即使肿瘤体积很大，也很少出现胰管和胆管梗阻扩张或血管受侵表现，肿瘤周围组织多为推挤移位。上述描述与本患者的情况吻合。本病术前确诊困难，B 超、CT 或内窥镜超声引导下肿瘤穿刺活检逐渐成为一种有效的术前诊断方法。由于胰腺实性假乳头肿瘤是一种低度恶性肿瘤，手术切除后患者能获得良好的预后，因此主张尽量行根治性手术，手术方式的选择同意乙医师的意见。

▶ 手术及术后恢复情况

入院后 1 周行手术治疗：剖腹探查术，胰头十二指肠切除术(Child 术式)。取右上腹倒“L”形切口，长约 18 厘米，逐层切开，进入腹腔。腹腔内无腹水，肝、胆囊、胆总管未见异常，文氏孔通畅，胃、脾、小肠、结肠未及肿物，膀胱直肠窝未及结节。探查见肿物位于胰头及胰腺钩突部位，囊实性，质韧，约 10cm×9cm，下缘及后方与右肾静脉、下腔静脉关系密切；十二指肠降部被挤向前外方，与肿瘤密不可分（图 3)；门静脉、肠系膜上动静脉受压被推向左侧（图 4)，未受侵犯。胃网膜右血管旁、肝十二指肠韧带内可及肿大淋巴结，取肝十二指肠韧带淋巴结送检，病理回报为“反应性增生”，术中诊断“胰头占位，胰腺囊腺癌?”，遂行胰头十二指肠切除术。

将十二指肠及胰头向左掀起，于肿瘤后方游离至胰腺钩突深面；解剖肝十二指肠韧带，显露肝外胆管，肝总动脉，肝固有动脉及其属支，在根部切断胃十二指肠动脉，残端双重结扎。剪断肝胃韧带，在胃窦上方 2 厘米与胃网膜动脉无血管区连线以切割闭合器 TLC10 将胃切断，残胃约为 70%；靠近胆总管胰腺段切断胆总管，显露门静脉。继续游离十二指肠降部及内侧之胰头肿物，显露肠系膜上静脉，游离十二指肠水平部及升部直至 Trietz 韧带。提起胃远端及游离的十二指肠球部，在肠系膜上静脉前方切断胰腺颈部，找出主胰管，游离 0.5cm 后插入一与之内径相当的细硅胶管，缝扎固定。结

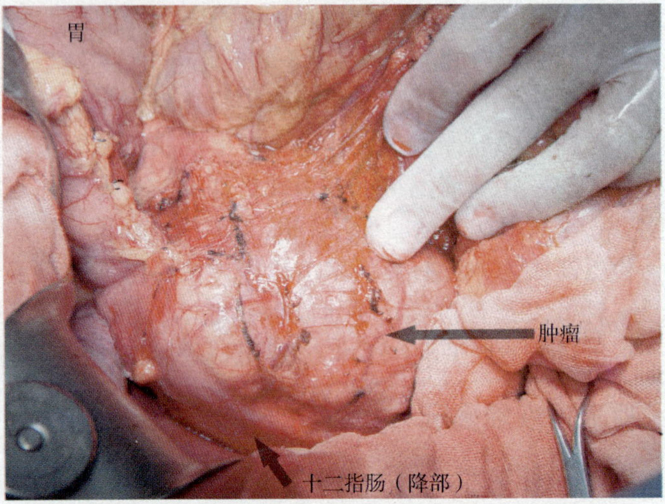

图 3　术中探查：肿物位于胰头及胰腺钩突部位，囊实性，质韧，约 10cm×9cm，十二指肠降部被挤向前外方，与肿瘤密不可分

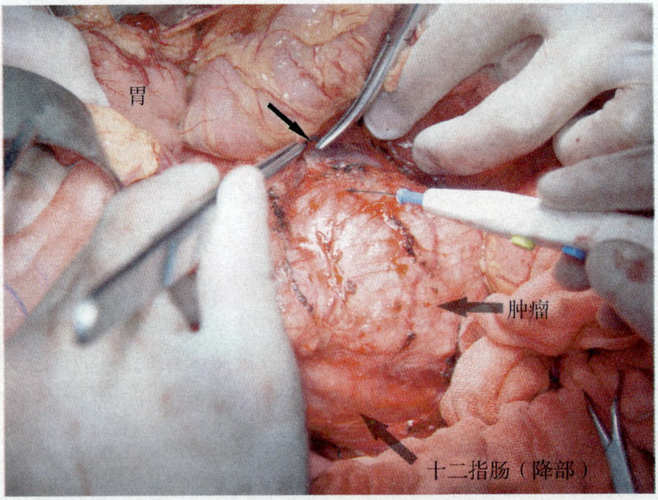

图 4　术中探查：门静脉、肠系膜上动静脉受压被推向左侧（箭头所示），未受侵犯

扎肠系膜上血管穿入胰头及肿瘤内血管，沿肠系膜上静脉外后方游离切除胰腺钩突，剪开Trietz韧带并在距韧带约20cm处切断空肠，将胃窦、十二指肠及周围肿大淋巴结、胰头肿瘤及钩突、胆总管胰腺段、长约20cm近端空肠以及周围纤维结缔组织一并切除，移出腹腔。将空肠上段经横结肠系膜切口提至上方，胰体断端3－0肠线连续锁边缝合，距空肠断端2cm对系膜缘切开空肠浆肌层，胰腺断端与空肠端侧吻合，1#丝线垂直褥式胰腺被膜-空肠浆肌层2层缝合后壁，空肠黏膜开小口行胰管-空肠黏膜吻合，硅胶管远段插入空肠内，1#丝线垂直褥式胰腺被膜-空肠浆肌层2层缝合前壁，胰肠吻合口吻合满意，无张力，无出血、渗血。距该吻合口远侧约5cm处行胆总管空肠端侧吻合，留置"T"管。距胆肠吻合口约30厘米处空肠对系膜缘打开肠壁，埋入圆形吻合器CDH25钉砧，荷包缝合固定，打开残胃前壁，插入圆形吻合器CDH25主体，与空肠行端侧吻合，胃管置于空肠输入袢，以断端闭合器TL60关闭残胃前壁切口。距胃肠吻合口约20厘米关闭横结肠系膜裂孔，再造Trietz韧带。冲洗腹腔，确切止血，各吻合口喷洒生物蛋白胶，置腹部引流管一根于胰肠、胆肠、胃肠吻合口附近，将其及"T"管分别自右侧腹壁戳口引出。逐层关腹，术毕。

剖开切除之标本，见肿瘤位于胰头部，与十二指肠降部内侧密不可分，囊实性，约10cm×9cm×9cm，胆总管及十二指肠乳头结构清楚，未受侵犯，囊内为灰黄色污秽液体，囊壁厚约1.5cm，遍布乳头样物（图5）。切除之标本均送病理检查。

术后1周给予静脉营养支持及生长抑素类药物抑制胰腺分泌，术后第三天肠鸣音恢复，术后第10日拔除胃管开始进食，此后T管造影发现少量胆漏，再次予以禁食、静脉营养支持治疗，2周后胆漏愈合，带T管出院，术后半年予以拔除，随访18个月，无复发征象。

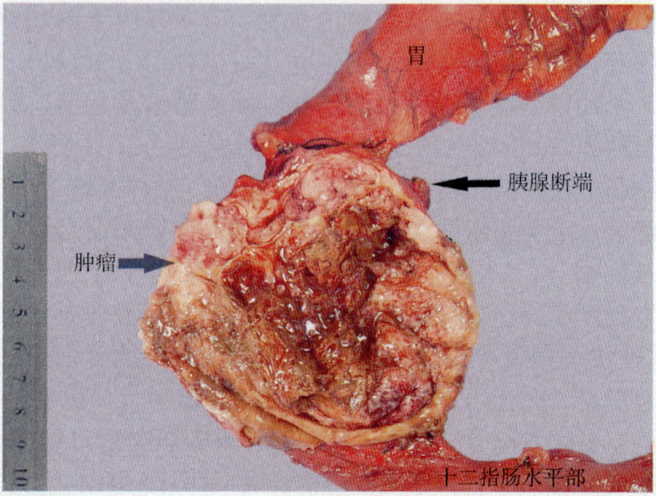

图 5　切除标本剖面

▶ 最后诊断

胰腺实性假乳头肿瘤。病理诊断：远端胃、十二指肠、胰头、部分胆总管、空肠远端标本：胰腺 Gruber-Frantz 瘤。10cm×8cm，伴出血、坏死、囊性变。胃、空肠、胆总管及胰腺切缘未见癌，周围淋巴结未见肿瘤转移（0/8），胃网膜右动脉附近、肝十二指肠韧带内淋巴结未见瘤（0/1，0/5），Vimentin（+），PR（+），α-AT（+）。

▶ 专家点评

胰腺实性假乳头肿瘤（solid-pseudopapillary tumor of pancreas，SPT）是一种少见的潜在低度恶性的胰腺肿瘤，仅占胰腺肿瘤的 0.17%～2.7%。该病首先由 Frantz 于 1959 年首次报道，因此又称为 Frantz 肿瘤，曾有多个临床病理学名称，如胰腺实性囊性肿瘤（solid-cystic tumor）、胰腺乳头状囊性肿瘤（papillary-cystic tumor）、胰腺实性乳头状上皮性肿瘤（solid and papillary epithelial neoplasms）等。1996 年，世界卫生组织（WHO）认为“实性假乳头肿瘤”在概念上较其他名称更为贴切，能更充分地描述其所代表肿瘤的主要特征，并较少同其他肿瘤混淆。因此规范命名为SPT，同时将其分类为生物学行为未定或交界性恶性潜能的肿瘤。

1. 发病机制

SPT的发病机制和组织起源目前尚不清楚。WHO（2000）将其列为胰腺外分泌源性肿瘤，但有关该肿瘤的免疫组化研究显示，肿瘤的上皮性表达仅为局灶弱阳性，而多数肿瘤表达波形蛋白（Vimentin），α-抗胰蛋白酶（α-AT）弥漫（+），少数肿瘤可表达嗜铬素蛋白（CgA），突触素蛋白（Syn）或神经元特异性烯醇化酶（NSE），这种既有胰腺外分泌又有内分泌及少许上皮表达的情况提示该肿瘤细胞具有多向分化潜能。目前，已有多篇文献提出SPT可能起源于胰腺的原始细胞或多能胚胎干细胞的假设。也有作者提出SPT可能起源于胚胎神经嵴。上述假说均有待于进一步研究证实。

2. 临床表现

SPT有明显的性别趋势，好发于年轻女性，平均发病年龄为26岁，偶发于老年女性和男性，男女比例为1∶（7～22），本文报道的病例为26岁青年女性。临床症状无特异性，多以无症状体检发现或腹部无痛性肿块为首发症状，也可伴压迫症状及胃肠道不适症状，如：腹痛、腹胀、恶心、呕吐、消化不良等；少见以腹部闭合性损伤后伴腹肌紧张、腹部肿块就诊及肿瘤包膜破裂引起腹腔出血等。部分患者可出现胰腺外分泌功能下降的表现，内分泌功能多不受累。肿瘤可发生于胰腺的任何部位，甚至可发生于异位胰腺组织，偶有报道位于腹膜后而与胰腺无关，发生于胰头和胰尾者最为多见，二者比例大致相当。肿瘤多有包膜，生长方式以膨胀性生长为主，随着生长可发生恶性变，侵犯、突破包膜，浸润周围组织、血管和器官等。肿瘤包膜不完整者极易侵犯、包裹周围血管并有瘤栓。SPT主要通过血行转移，可通过肠系膜上静脉、门静脉首先转移到肝，淋巴转移少见。

3. 辅助检查

实验室检查多无特异性。腹部B超和CT是最为有效的影像学检查手段。二维B超显示SPT呈圆形或椭圆形，形态规则，边界清晰，绝大多数显示有包膜回声，且其包膜多完整。内部回声多为囊实性，少数可为囊性或实性，囊、实性回声的范围大致相等，囊性无回声区的形态规则，边界清楚；瘤体团块后方不但无衰减反而可略有增强；外周组织器官虽多有推压移位表现，但均未见主胰管和胆管扩张。腹部CT显示为：（1）肿瘤多有完整包膜，厚约2～4mm，均匀，包膜增强后强化明显，与胰腺分界清晰，边缘光整。（2）肿瘤内有实性和囊性结构，CT平扫实性结构呈低或等密度，增强后动脉期呈轻度强化，门静脉期呈明显强化，囊性部分在增强扫描前后均呈低密度。（3）囊性结构为主或囊实结构比例相仿的肿瘤，CT显示实质部分呈附壁结节或实囊部分相间分布；实性结构为主的肿瘤，囊性部分多位于包膜下。（4）不论肿瘤发生在胰腺的什么部位，都不伴有胆总管和胰管扩张。上述特点与本患者的影像学表现极为相似。近年来，B超、CT或内窥镜超声引导下肿瘤穿刺活检逐渐成为一种有效的术前诊断方法。Pettinato等总结50例病例资料后认为，SPT术前和术中细针穿刺细胞病理学表现与其他胰腺肿瘤存在明显差异，是诊断这种少见胰腺肿瘤的可靠依据。

4. 病理学表现

肿瘤大小1.5～30cm不等，平均最大径为10.3cm。体积较小的肿瘤多为实性，体积较大者表现为纤维性假包膜，常伴出血、坏死及囊性变。有时可见褐色肿瘤碎块附着于囊性变的腔壁上。镜检显示肿瘤外有较厚的纤维性包膜，瘤组织由实性区、假乳头区和囊性区混合组成。实性区肿瘤细胞排列呈巢状、片状或弥漫性，被纤细的小血管分隔，且该血管周常呈玻璃样变；假乳头区显示特征性的数层瘤细胞围绕纤维血管轴心的假乳头；囊性区常见出血坏死；间质伴黏液变性，肿瘤内偶见泡沫细胞、胆固醇结晶及异物巨细胞反应。肿瘤细胞形态一致，圆形或卵圆形，胞质丰富，嗜酸性或透亮，核圆形或椭圆形，位于中心，核仁不明显，部分肿瘤细胞核沟较明显，为特征性表现之一。核异型性极小，无核分裂。免疫组化示多数肿瘤细胞α-AT，Vimentin弥漫阳性，CK（+）/（－），部分肿瘤细胞NSE，ER及PR阳性，少数肿瘤神经内分泌标记CgA，Syn

阳性。

5. 治疗及转归

SPT 与胰腺导管腺癌在预后方面存在明显差异。85％的 SPT 局限在胰腺中，10％～15％的患者存在肝或腹腔转移，但肿瘤转移并非预后不良的标志，即使肿瘤仅被部分切除，大部分患者也能获得 5 年以上的生存时间。局部肿瘤切除术、胰腺节段切除术及肿瘤扩大切除术的选择取决于肿瘤部位和术中对肿瘤侵袭性的判断。位于胰腺表面、外生性生长，无侵犯临近大血管或脏器，与周围组织界限清楚，术中活检确诊为 SPT 或未发现恶性细胞者可行局部肿瘤切除术。位于胰腺实质组织中的肿瘤多行胰腺节段切除术。肿瘤位于胰头或/及胰颈部，包裹胰管或具有侵袭性特征（如累及十二指肠等周围脏器）者，应行肿瘤扩大切除术。由于胰腺 SPT 是一种低度恶性肿瘤，局部浸润、远处肝局限转移及复发性 SPT 均不应成为手术禁忌证，积极切除肿瘤、侵犯的组织、器官以及远处转移灶，即可达到根治效果，无需作过多的淋巴结清扫。对于肿瘤切除不彻底或复发的病例可采用放疗。由于 SPT 的手术切除率很高，因此仅有少数患者接受辅助治疗。目前已经尝试过多种化疗方案，但尚未发现患者对化疗有任何反应。

总之，尽管 SPT 发生率不高，但仍有其临床及影像学特点，治疗恰当，预后良好。因此，在临床工作中应尽可能在术前或术中明确诊断，采取恰当的手术方式，既不应因肿瘤体积巨大或已包绕血管而放弃手术，也应避免盲目扩大手术切除范围而增加术后并发症的发生率。

▶ 参考文献

1. Martin RC, Klimstra DS, Brennan MF, et al. Solid-pseudopapillary tumor of the pancreas: a surgical enigma? Ann Surg Oncol, 2002, 9: 35-40
2. Pettinato G, Di Vizio D, Manivel JC. Solid-pseudopapillary tumor of the pancreas: a neoplasm with distinct and highly characteristic cytological features. Diagn Cytopathol, 2002, 217: 325-334
3. Washington K. Solid-pseudopapillary tumor of the pancreas: Challenges pres-

ented by an unusual pancreatic neoplasm. Ann Surg Oncol，2002，9：324
4. Mancini G，Dudrick P，Grindstaff A，et al. Solid pseudopapillary tumour of the pancreas：two cases in male patients. The American Surgeon，2004，70：29-31
5. Salvia R，Festa L，Butturini G，et al. Pancreatic cystic tumors. Minerva Chir，2004，59：185-207

病例 45　厌食伴体重减轻 2 个月，左上腹痛 20 天，午后低热 1 周

姚宏伟　修典荣

▶ 病历摘要

女，71 岁，主因“厌食伴体重减轻 2 个月，左上腹痛 20 天，午后低热 1 周”入院。2 个月前，患者无明显诱因出现厌食，无腹痛。20 天前，患者出现左上腹胀痛，持续性。1 周前，患者出现午后低热，体温最高为 38℃。发病以来，饮食、睡眠尚可，大小便正常，体重下降约 5kg。既往高血压病病史 2 年。否认结核病史。

入院查体：T 37.8℃，P 85 次/分，BP 130/80mmHg，R 16 次/分。一般情况较好，营养状况中等，巩膜无黄染，结膜无苍白。颈部未触及肿大淋巴结。心肺未见异常。腹平坦，全腹触软，全腹未触及包块。脐左侧压痛。肝、脾肋下未及，肝、肾区叩痛（—），移动性浊音（—），肠鸣音 4～6 次/分，胃振水音（—）。左锁骨上未及肿大淋巴结。直肠指诊：未及异常。

辅助检查：血常规：WBC 10680～23410×10^6/L，中性粒细胞 81%～91%。腹部 B 超：脾门及胰尾区囊性占位（8cm×12cm×11cm），来源于胰尾可能；肝内实性占位，血管瘤可能。腹部 CT：胰、脾、左肾之间不规则囊实性占位（8cm×11cm），性质来源待查（图 1、2）；肝内多个低密度灶（图 3）。血 CEA：20ng/ml（正常<5ng/ml），血 CA19-9：240U/ml（正常<37U/ml），血 AFP：2.85ng/ml（正常<20ng/ml）。PPD 试验（+++）、ESR 53mm/h、CPR4.99mg/dl。痰、尿、大便找结核菌：阴性。血 TB-DNA-PCR：阴性。血清 TB 抗体：阴性。

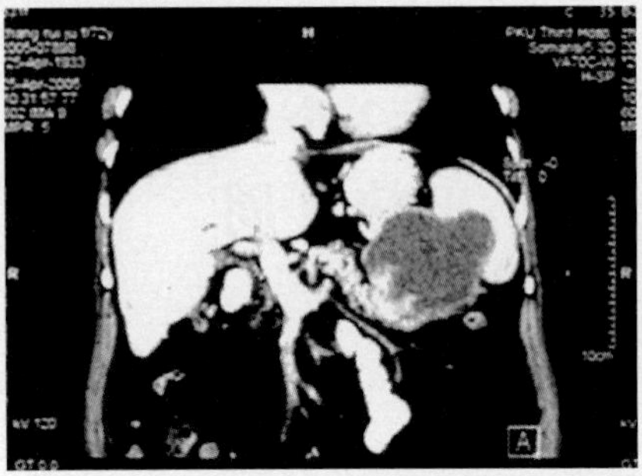

图 1 胰腺尾部囊实性肿物

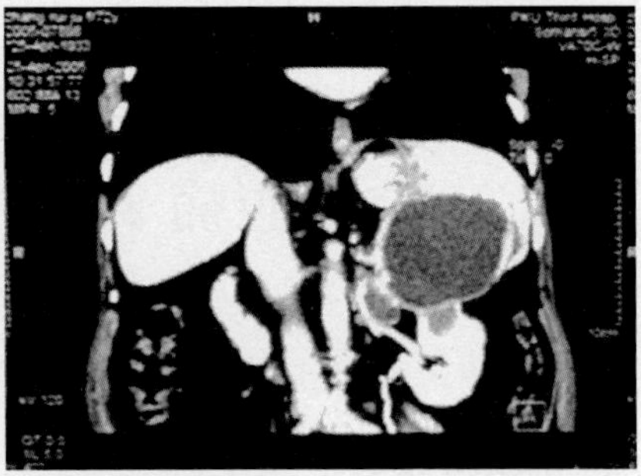

图 2 肿物与脾、左肾关系密切

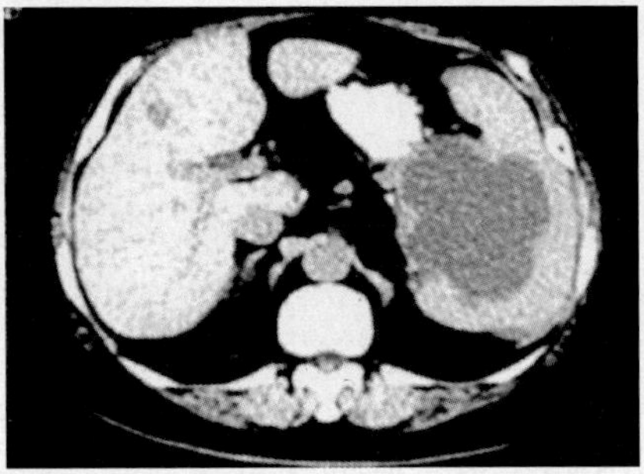

图 3 术前 CT 示肝实性占位

▶ 术前及手术情况

术前体温：每日午后体温开始上升，晚 6 点体温升到最高，在 37.8～38.6℃之间；之后体温逐渐下降到 37℃以下。经抗感染治疗，体温未见明显降低，血 WBC 亦未见明显降低。

术前讨论：结合病史、辅助检查考虑胰腺恶性肿瘤可能性大（囊腺癌?），并侵及脾和肾。患者术前体温较高伴血 WBC 升高，不除外存在感染（囊肿继发感染?），经积极抗感染治疗无缓解，故手术治疗为唯一希望，决定在体温不正常的情况下行肿瘤切除术。

手术情况：腹腔未见腹水，触诊肝未见明显转移结节，腹腔未见播散转移结节。左上腹巨大肿块与脾、左肾粘成一团。脾门和左肾之间巨大囊肿（图 4、5），取实性组织送冰冻病理报为“胰岛细胞肿瘤”，结合大体标本有胰外侵犯，考虑为恶性胰岛细胞瘤。完整切除胰体尾、左肾和脾。脾窝和胰体残端各置引流一根。囊肿内有血性浑浊液约 500ml。

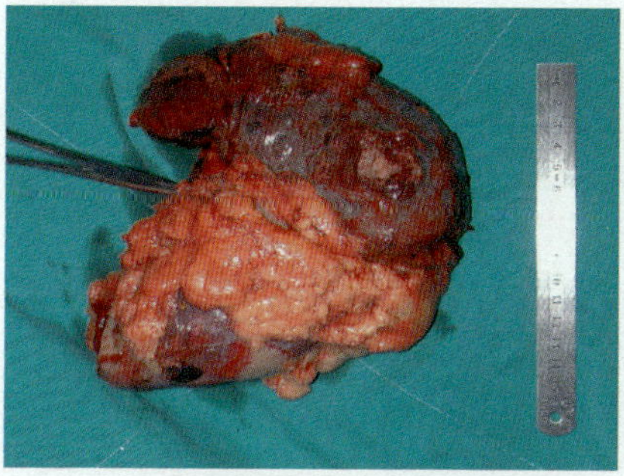

图 4　肿瘤大体标本外观

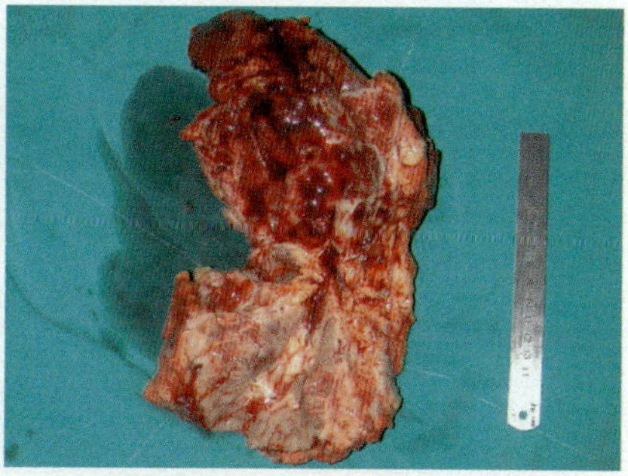

图 5　囊实性肿物内侧壁大体形态

术后石蜡切片病理结果：胰尾中分化囊腺癌，部分呈中分化鳞状细胞癌结构，侵及左肾及肾上腺、脾。囊肿内液送细菌培养未见细菌生长。

▶ 术后情况

1. 患者一般情况

术后第 5 天排气并开始进流食，并逐步更改至普通饮食，食欲尚可，未出现腹痛、腹胀、恶心、呕吐等症状，排气、排便通畅。腹腔引流液为淡血性或淡黄色浆液，每天的引流量由 350ml 逐渐减少至 20ml，术后第 9 天拔出引流管，拔管前多次检查引流液淀粉酶 40～60U/L，引流液多次送检细菌培养均未见细菌生长。

2. 术前、术后体温变化趋势（见图 6）

3. 术后辅助检查：

（1）腹部 CT（手术后 35 天）：肝内多发大小不等的类圆形稍低密度影，边界欠清，增强后病变可见环形强化，较 62 天前 CT 所示病灶有增大，考虑为肝多发转移癌（图 7）。

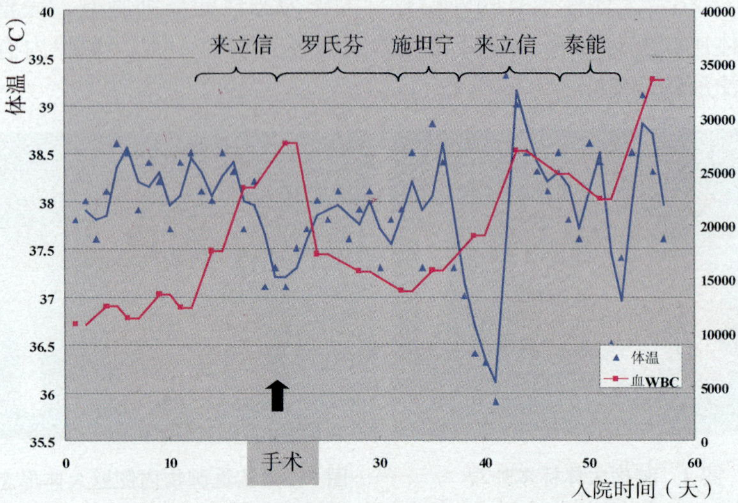

图 6　患者术前及术后的体温、血 WBC 变化趋势以及抗生素使用情况

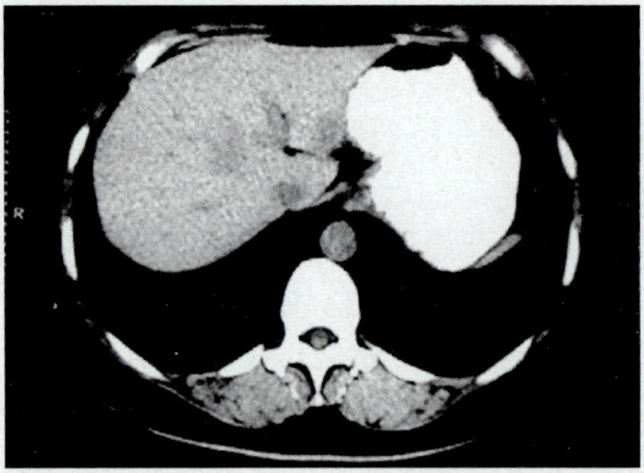

图 7　术后 CT 示肝脏多发实性占位（转移癌?）

（2）胸部 CT（手术后 28 天）：左上纵隔旁可见小片不规则密度增高影，与纵隔分界不清。纵隔可见较大淋巴结。

（3）血常规：WBC 11300～33420×10^6/L，中性粒细胞74%～84%。

（4）病原学检查：多次血培养：需氧和厌氧菌培养阴性。多次小便找霉菌：未见芽孢和菌丝。多次大便找霉菌：未见芽孢和菌丝。

多次痰找霉菌：未见芽孢和菌丝。多次小便找结核菌：阴性。多次大便找结核菌：阴性。多次痰找结核菌：阴性。

4. 术后主要治疗（抗生素）

罗氏芬：2.0g iv bid ×10d；施坦宁：3.0g iv bid ×5d；来立信：0.2g iv bid×8d；泰能：0.5g iv q8h ×5d（停止用泰能后，每日最高体温由 38.4℃上升到 39.2℃）。抗生素使用情况与患者血 WBC 变化水平参见图 6。

▶ 术后讨论

甲医师（普通外科主治医师）：患者行胰腺体尾部联合脾肾切除。术前、术后发热，复查胸片和尿常规，除外上述感染后再考虑脾热。肝多发结节，肝转移可能性大。

乙医师（普通外科副主任医师）：患者术前、术后都有发热，原因不明。复查 CT 肝内多发大小不等的圆形低密度影，考虑肝转移或肝脓肿可能。可以行肝穿刺活检以明确诊断。

丙医师（普通外科主任医师）：手术行肿瘤整块切除后，肿瘤囊内液无细菌生长，患者的体温曾经一度正常。但是，随着术后时间的延长，体温逐渐升高。患者虽然体温较高，但不伴有全身中毒症状，不除外为肿瘤性发热。

▶ 最后诊断

胰尾中分化囊腺癌，侵及左肾和脾；术后发热，肿瘤性发热的可能性大。

▶ 专家点评

不明原因发热（fever of unknown origin，FUO）诊断标准：持续发热大于三周，温度大于 38.3℃，在超过一周的全面检查后仍不能诊断发热原因。

目前认为除观察患者有数次 38.5℃以上的发热，并具有以下①～④项中的任何一项即可诊断为 FUO：①发热持续 3 周以上，门诊检查三次，入院 3 天，仍诊断不明；②外伤、烫伤、手术、肿瘤化疗、内脏移植患者以及急性监护入院患者，经3天检查发热诊断不明；③中性粒细胞减少，特别是少于0.5×10^9/L，经3天检查仍不明确；④艾滋病相关性FUO，即HIV阳性，在门诊4周，入院4周仍诊断不明者。

根据疑似病因将不明原因发热分为：经典型、医源型、免疫缺陷型及人类免疫缺陷病毒相关型，各型不明原因发热的特点不同，要与不同疾病相鉴别，诊断程序也不相同。

肿瘤性发热是不明原因发热的重要因素之一。肿瘤性发热的诊断标准：①恶性肿瘤均有病理学或细胞学诊断依据；②凡腋表测试T＞37.5℃持续1周以上者；③合并感染者均有病原学及明确感染灶的诊断依据；④凡找不到感染灶或引起发热的其他原因，用足量有效抗生素治疗7天以上，发热无变化，应用萘普生及加强抗肿瘤治疗效果明显者，均被认定为肿瘤病变本身所致发热，即肿瘤性发热。

本例患者术前、术后都有发热，术后病理证实为胰腺中分化腺癌，而且术后CT发现肝内多发低密度结节，考虑肝转移癌可能；术前、术后都没有找到明确的感染灶；用抗生素治疗无效，可以诊断为肿瘤性发热。

肿瘤本身的发热可能与下列因素有关：①由于肿瘤组织生长快而相对缺血缺氧以致坏死出血，组织分解毒素吸收而引起发热；②肿瘤组织释放肿瘤坏死因子，后者可诱导产生白细胞介素（IL）21、IL 26，这些细胞因子可作为内生性致热原，作用于体温调节中枢引起发热；③瘤组织周围淋巴结内感染，导致发热；④脑肿瘤或脑转移瘤直接影响体温调节中枢可引起发热；⑤内分泌肿瘤分泌高代谢激素可发热。肿瘤病变本身导致的发热，在加强抗肿瘤治疗后体温相应下降。恶性肿瘤患者发热起初可无明显的畏寒、寒战，在较长的一段时间内无明显食欲不振，感染中毒症状不重，这一点与感染性发热不同。值得注意的是有一部分肿瘤患者的首发症状为发热，患者表现为中度热或高热，而又无其他特殊表现，容易造成误诊，应引起临床医师的注意。需要和以下原因鉴别：

①脾切除术后发热，又称脾热，是脾切除术后常见的并发症。有的发热持续时间长，波动不稳，可出现高热；发热率明显高于其

他腹部手术，且原因众多，是外科临床术后处理的难点。术中胰尾损伤被认为是术后脾热的主要原因之一。

脾热有如下特性：其诊断为排除性，即排除各种感染性因素；具有自限性，常可自行缓解，与抗生素应用无关；其原因不明，常认为与脾床渗出、吸收热、脾静脉血栓、免疫功能低下、肝功能异常等因素有关。

②腹腔脓肿：术后CT发现胰头后方可见不规则囊性密度影，增强后未见明显强化。患者术后一周内体温下降，且术后无胰瘘的表现，故不考虑术后腹腔脓肿。结合患者术前CT表现，考虑肿瘤复发的可能性大。

③肝脓肿：术后发现肝内多发低密度影，结合术前CT，考虑肝多发转移癌的可能性大。而且，CT表现并不支持肝多发脓肿。可由肝穿刺活检明确诊断，但本例患者拒绝穿刺活检。

④败血症：患者急性起病，稽留热型，要考虑此病，但患者病情进行性加重，血培养也没有阳性发现，可以除外此诊断。

⑤胆道感染：患者有发热的症状，但无腹痛，黄疸等症状，B超也不支持，故可排除。

⑥结核病：患者无结核病的症状，两次胸片检查不支持，痰尿便找结核菌均阴性，故可以除外肺结核；但有无其他部位的结核，从目前的情况来看，支持点不多，不予考虑。

▶ 参考文献

1. Gartner JC. Fever of unknown origin. Adv Pediatr Infect Dis，1992，7：1
2. Knockaert DC，Vanneste LJ，Bobbaers. Fever of unknown origin in elderly patients. J Am Geriatr Soc，1993，41（11）：1187
3. Agmon LN，Ziv SN，Shull P，et al. Carcinoma of colon presenting as fever of unknown origin. Am J Med Sci，2005，329（6）：322

病例 46　剧烈腹痛伴呕吐、腹泻 5 天，血便 2 次

焦　洋　张小明

▶ 病历摘要

女，56 岁，主因“剧烈腹痛伴呕吐、腹泻 5 天，血便 2 次”收入院。患者 5 天前因“关节疼痛”服用中草药后突然出现上腹部及脐周持续疼痛，伴发热，体温最高达 38℃。疼痛开始为胀痛，伴阵发性加重，改变体位后不能缓解。疼痛不向肩背部放射，同时出现恶心，呕吐数次，量约 1000ml，为胃内容物，未见咖啡色块状物及血性物，呕吐后腹痛不能缓解。患者腹泻为黑色或褐色稀便，不成形，患者自诉大便每日 3～4 次，无里急后重，无黏液脓血便，发病来排黑红色血便 2 次，量不详。遂就诊于我院。患者发病以来精神、食欲、睡眠差，无寒战，无血尿、尿痛，体重无明显变化。

入院查体： T 38.4℃，P 88 次/分，R 16 次/分，BP 120/80 mmHg。痛苦面容，平车推入病房；全身皮肤黏膜无黄染、苍白、出血点，全身浅表淋巴结未及肿大；心、肺未见异常；腹部膨隆，无腹壁静脉曲张，未见胃肠型及蠕动波；腹软，全腹未及包块，脐周轻压痛，无反跳痛、肌紧张；肝、胆囊、脾脏肋下未及，Murphy 征（一）。叩诊鼓音，肝、肾区叩痛（一），Traube 区存在，移动性浊音（一），肠鸣音弱，1～2 次/分，未闻及血管杂音。

入院诊断： 腹痛待查。

入院后完善各项辅助检查： 血常规：WBC 7.25×10^9/L，NE 72.04%，HGB 115.7g/L，PLT 204.5×10^9/L；大便潜血（+）；尿常规（一）；肝肾功能正常，血糖、电解质正常；血淀粉酶 241U/L，尿淀粉酶 1224U/L；血沉第一小时 78mm；肿瘤标志物：癌胚抗原、甲胎蛋白、CA125、CA19－9、CA24－2 均在正常范围。心电图：正常。胸片：双肺未见活动性病变。立位腹平片：膈下未见游

离气体影，腹部散在积气肠管影，中下腹不可见数个气液平面，未见阳性结石及钙化影。胃镜：慢性胃炎，活检病理（胃窦组织2块）：炎症（++），肠上皮化生（+），非典型增生（-），HP（-）。腹部CT平扫及增强扫描：肝不大，表面光滑，肝整体密度偏低，CT值45Hu左右，肝内外胆管未见扩张；胰腺形态大小密度未见异常，胰管未见扩张；双肾、脾、胆囊未见异常；增强扫描肠系膜上动脉充盈缺损，所见小肠肠管轻度扩张，肠壁增厚。印象为：轻度脂肪肝，肠系膜上动脉血栓？

▶ 病历讨论

甲医师（血管外科住院医师）：患者中老年女性，5天前突然出现上腹部、脐周持续疼痛，伴发热。疼痛为胀痛，伴阵发性加重，改变体位后不能缓解，不向肩背部放射，同时出现恶心，呕吐，为胃内容物，无呕血，呕吐后腹痛不能缓解。同时伴有腹泻，为黑色或褐色稀便，不成形，3～4次/天，排黑红色血便2次。查体：低热，38.4℃，脐周轻压痛，无反跳痛、肌紧张，余未发现明显异常。血、尿常规未见异常，大便潜血阳性，血、尿淀粉酶稍高，余生化检查及肿瘤标记物均未见异常。胸片、心电图正常。结合各项影像学检查结果：①立位腹平片：膈下未见游离气体影，腹部散在积气肠管影，中下腹不可见数个气液平面。②腹部CT平扫及增强扫描：肝、胆、胰、脾未见异常，增强扫描肠系膜上动脉充盈缺损，所见小肠肠管轻度扩张，肠壁增厚。目前考虑患者腹痛原因以肠系膜上动脉血栓形成可能性大，应尽快行肠系膜动脉造影检查明确诊断。

乙医师（血管外科主治医师）：同意甲医师的意见。患者中老年女性，腹痛、发热5天，伴有恶心、呕吐，排血性稀便，体格检查除脐周轻压痛，无明显阳性体征。这种症状与体征分离的现象是肠系膜血管缺血性病变早期的特征性表现，随着缺血时间的延长，肠黏膜细胞坏死，排血性稀便，肠管蠕动减弱、胀气，进而出现肠管壁坏死穿孔，临床上出现急性化学性腹膜炎表现，剧烈腹痛，阵发性加重，查体可出现剧烈压痛、反跳痛，板状腹，腹腔穿刺可抽出血性混浊液体。一旦出现肠管坏死穿孔，多预后不佳，死亡率很高。因此早期明确诊断，及时治疗，终止病情进展尤为重要。增强 CT 提示肠系膜上动脉充盈缺损，“肠系膜上动脉血栓形成”可能性很大。肠系膜动脉造影是明确诊断的金标准，通过造影可以明确肠系膜动脉是否存在闭塞，闭塞位置及范围，为外科治疗提供可靠依据。因此应该尽早行肠系膜动脉造影检查确诊。诊断方面，还应考虑肠系膜上动脉栓塞，排除其他常见急腹症如急性胰腺炎、消化道穿孔、急性肠梗阻等。治疗方面，在血管造影明确诊断后，应尽早剖腹手术治疗，取出血栓，努力恢复肠系膜动脉血运。术中如果发现肠管不可逆损伤、坏死，则应即行肠切除、肠吻合术，术后短期完全肠外营养支持治疗，待肠道功能恢复后可恢复进食。大面积肠管坏死的患者术后可能出现“短肠综合征”，须长期肠外营养支持治疗。

丙医师（血管外科主任医师）： 同意两位医师的意见。肠系膜血管供血不全是一种由于多种原因引起肠系膜血管血液灌注障碍导致肠管缺血、坏死的急腹症，其临床表现与绞窄性肠梗阻相似，但机械性肠梗阻的症状不太突出，血运的障碍却更直接，肠壁的坏死将更为广泛和迅速。本病多发生于 50 岁以上合并有慢性疾病的中老年人，尽管目前肠系膜血管供血不全患者只占胃肠道疾病患者数的 1%～2%，但其发病率正在逐渐提高。在过去的 20 年里，肠系膜血管供血不全的住院死亡率仍高达 60%～80%。肠系膜血管缺血的发生与很多因素有关，如动脉粥样硬化、心律失常、肾功能不全、低血容量、高凝状态等。2000 年美国胃肠病学会将其分为急性肠系膜血管性缺血、慢性肠系膜血管性缺血和肠绞窄、缺血性结肠炎三大类。急性肠系膜血管缺血临床表现以突发剧烈腹痛和相对较少的体格检查阳性发现（急性肠系膜上动脉综合征）为特点。结合病史、体征及相关检查，本例患者诊断应考虑为继发于慢性肠系膜动脉缺血的急性血栓形成和肠系膜上动脉栓塞。慢性肠系膜血管缺血由于侧支循环建立，早期多无明显症状，继发血栓形成后可出现腹痛、腹胀症状。但由于侧支血管代偿，缺血症状较急性肠缺血患者轻，本病例与此较相符。因此首先考虑“慢性肠系膜上动脉缺血并急性血栓形成”。肠系膜上动脉栓塞患者起病急，症状明显，且由于无有效侧支循环建立，病情进展迅速，短时间（6～12小时）内可进展为麻痹性肠梗阻甚至肠坏死、感染中毒性休克。肠系膜动脉栓塞患者多合并房颤、感染性心内膜炎、心肌梗死或动脉瘤，心血管系统内形成的附壁血栓、菌栓、粥样硬化斑块为主要栓子来源。本例患者既往无上述病史，腹痛、腹胀、腹泻症状不十分剧烈，病程5天，进展不迅速，生命体征较平稳，因此考虑“肠系膜上动脉栓塞”可基本排除。根据症状体征疑似肠系膜血管缺血的患者，应立即行肠系膜动脉造影，除明确诊断，对尚无腹膜炎体征的患者，即刻开始经导管药物治疗，可以明显提高生存率。对肠管坏死出现腹膜炎的患者，应急诊剖腹探查，行肠系膜动脉切开取栓术或者坏死肠段切除、肠管吻合术。对本例患者，同意乙医师处理意见，立即行动脉造影检查、经导管药物治疗，然后根据患者情况选取合适术式进行外科手术治疗。

▶ 手术及术后恢复情况

入院后第2天行肠系膜上动脉造影及导管溶栓治疗。患者平卧，局麻下Seldinger法穿刺右股动脉，导丝引导5Fr Cobra导管行肠系膜上动脉造影见（图1）：肠系膜上动脉主干内距肠系膜上动脉开口约3cm处可见一长约2～3cm闭塞段，其远端供血由肠系膜上动脉起始部分支代偿，侧支建立较充分。以导丝引导尝试通过血管闭塞段，沿导丝置入8Fr长鞘进入闭塞段，50ml注射器抽吸，抽出部分血栓。再次造影见闭塞段部分开通，病变局部管腔内仍可见不规则充盈缺损。再次引入5Fr Cobra导管，管头置于病变段血管近端，注入尿激酶20万单位。留置导管，安返病房。

患者于病房每日禁食、补液、持续经导管局部溶栓治疗，2日后复查动脉造影见肠系膜上动脉主干仍闭塞，患者腹痛症状无加重，但亦无明显缓解，考虑继续溶栓治疗使动脉再通可能性不大，且观察时间过长可能使肠缺血进展为不可逆的肠坏死，风险较大，经全科讨论决定急诊全麻下行“剖腹探查、肠系膜上动脉切开取栓术”。取剑突至脐下正中切口长约30cm，逐层切开腹壁，进入腹腔。探查

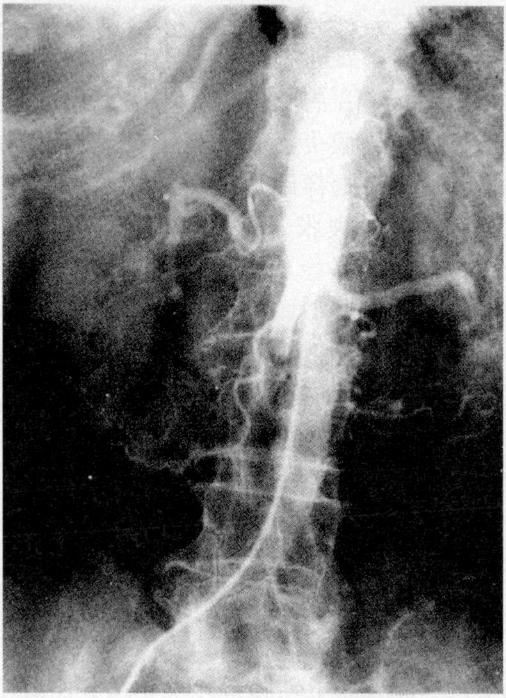

图 1　肠系膜上动脉造影

见：全小肠、结肠色泽正常，蠕动好，未见节段性变暗、发黑，血运正常，少部分空肠略胀气。上推横结肠，下拉小肠，充分显露后腹膜，于肠系膜根部扪及肠系膜上动脉。触之未及搏动，管壁略硬，可及多个质硬斑块，远端肠系膜动脉弓因侧枝建立，搏动可。切开后腹膜，仔细分离、显露肠系膜上动脉及 3 条分支动脉，并分别以阻断带控制。经静脉全身肝素化后，以阻断钳分别阻断上述动脉。沿肠系膜上动脉走行切开其主干长约 2cm，见肠系膜上动脉管腔内充满暗红色血栓（图 2），向动脉远端置入 3Fr Fogarty 取栓导管约 14cm，多次取栓取出多量暗红色新鲜、陈旧混合血栓，取栓后远段动脉可见鲜红色回血，自动脉切口内取部分硬化斑块，以 4Fr Fogarty 取栓导管插入肠系膜上动脉近端，取出较多血栓，暗红色，陈旧血栓为主（图 3）。取出血栓后近端动脉喷血好，再次阻断切口近远端动脉。肝素盐水冲洗动脉内腔后，以6－0 Prolene缝合线连续缝合肠系膜上动脉切口。排气后开放上述动脉，见肠系膜上动脉及其远端分支恢复良好搏动。观察无活动出血，逐层关闭腹腔，无菌敷料包扎切口，术毕。

术后予静脉补液、营养支持、抗生素预防感染、抗凝、扩血管等治疗，患者恢复较为顺利。术后第3天恢复自肛门排气，听诊肠鸣音恢复正常。术后4天拔除胃肠减压管并试少量饮水。术后5天始进少量流食，逐步增加到全量流食、半流食。术后9天拆除切口缝线，术后14天拆除减张缝线，切口Ⅰ/甲愈合。术后复查血常规血红蛋白略低于正常，90g/L，白细胞、血小板计数正常；生化检查：总蛋白、白蛋白略低于正常，TP 58.7g/L，ALB 32.3g/L，余各项生化、电解质检查基本正常，凝血：PT 19s，APTT 38s，INR：2.2（口服华法林3mg qd）。术后16天出院。

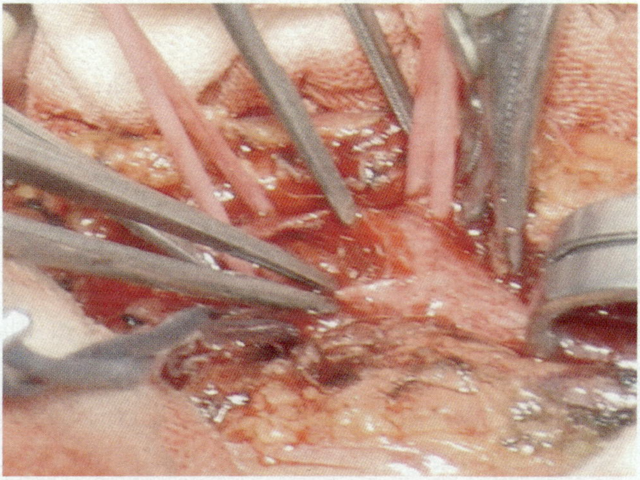

图2 术中所见：沿肠系膜上动脉走行切开其主干长约2cm，见肠系膜上动脉管腔内充满暗红色血栓

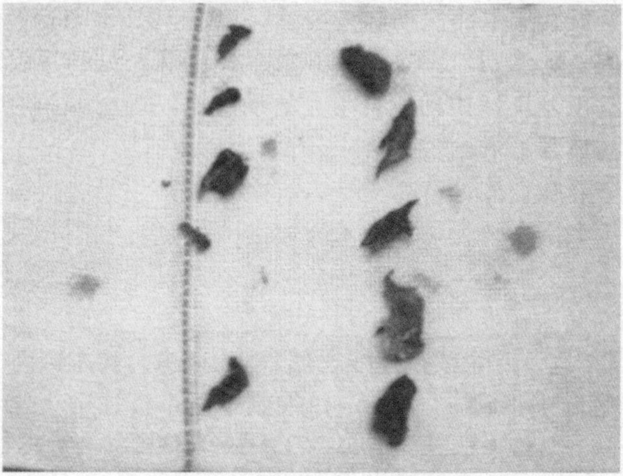

图 3　肠系膜上动脉内血栓

▶ 最后诊断

慢性肠系膜上动脉缺血并血栓形成。病理诊断：肠系膜上动脉内血栓。

▶ 专家点评

胃肠道的血液供应来自腹腔动脉、肠系膜上动脉、肠系膜下动脉及其侧支。肠系膜血管由于不同原因发生阻塞后，肠壁肌肉的活动机能将受到障碍，如果得不到有效治疗，不久肠壁组织因缺血而死亡。肠系膜血管供血不全是一种急腹症，其临床表现与绞窄性肠梗阻相似，但机械性肠梗阻的症状不太突出，血运的障碍却更直接，肠壁的坏死将更为广泛和迅速，预后较一般的绞窄性肠梗阻更为严重。

鉴于对于胃肠道缺血性疾病的命名和分类仍然比较混乱，有学者提出根据血管阻塞机制对肠系膜血管供血不全进行分类（表 1），将其分为梗阻性胃肠道缺血和非梗阻性胃肠道缺血。近期美国胃肠病学会根据临床特征将肠系膜血管供血不全归纳为三类：急性肠系膜血管性缺血、慢性肠系膜血管性缺血和肠绞窄、缺血性结肠炎（表2）。

表1　根据血管阻塞机制对肠系膜血管供血不全进行分类

1. 梗阻性胃肠道缺血
   a. 动脉闭塞（血栓形成或血栓栓塞）
      1. 急性缺血
      2. 慢性缺血
   b. 缺血性结肠炎
   c. 静脉闭塞
2. 非梗阻性胃肠道缺血

表2　2000年美国胃肠病学会提出的肠系膜血管供血不全分类

1. 急性肠系膜血管性缺血
   a. 主要动脉闭塞
   b. 次要动脉闭塞
   c. 主要血管栓塞
   d. 肠系膜静脉血栓形成
   e. 非闭塞性肠系膜血管缺血
2. 慢性肠系膜血管性缺血和肠绞窄
3. 缺血性结肠炎

肠系膜血管供血不全多发生于50岁以上的中老年人，且多合并有心功能不全、心律失常、高血压、动脉粥样硬化、糖尿病、血脂异常等慢性疾病。在过去的20年里，肠系膜血管供血不全的住院死亡率仍高达60%～80%，尽管目前肠系膜血管供血不全患者只占胃肠道疾病患者数的1%～2%，但其发病率正在逐渐提高，应当引起我们的足够重视。特别是非梗阻性肠系膜血管缺血，死亡率高达70%～100%，是肠系膜血管供血不全中死亡率最高的一类。过去认为其发病率很低，近来其发病率明显增加，有报告指出占住院病人总数的1/5000，肠梗死患者的1/(25～60)。在过去几十年中发现心脏手术后和血液透析的病人出现非梗阻性肠系膜血管缺血的概率明显高于普通人；患有动脉粥样硬化的病人因血液透析引起的低血压可能是导致非梗阻性肠系膜血管缺血的原因。

由于发病率和诊断率很低，目前国内外学者对肠系膜血管缺血的病理生理学变化仍缺乏足够的了解。近期的研究指出，除了局部儿茶酚胺等自主机制以外，肠道的血液循环受循环血压控制。循环内和外源性儿茶酚胺能引起肠系膜毛细血管后微动脉收缩从而调整内脏血管内血容量。在空腹状态下，只有20%～25%的肠系膜毛细血管保持开放，一旦出现肠道缺血，余下的肠系膜毛细血管会开放以增加血运，同时缺血组织的摄氧能力增强对组织低灌注引起的缺氧有一定的代偿作用，因此，除了急性严重肠系膜血管闭塞，肠管血液循环在低血流灌注情况下仍能维持正常数小时。然而一旦组织的血液灌注每100克组织低于30ml/min或者循环血压低于40～70mmHg，缺血组织的氧摄入量表现为流量依赖的特性。如果肠管血液灌注不能及时改善，肠管缺血将进展为不可逆的肠坏死。近期有实验研究指出在缺血后再灌注过程中，由于肠黏膜摄氧量增加和代谢增加也可导致肠道缺血。肠管缺血后内皮细胞、单核细胞、白细胞、血小板等多种细胞被激活释放肿瘤坏死因子（TNF）、白介素、血小板活化因子（PAF）、白三烯等炎性因子，损伤微循环进而导致局部不可逆的肠坏死或者全身以及远隔器官的弥散性血管内凝血（DIC）、系统性炎性反应综合征（SIRS）。损伤的内皮细胞释放的一氧化氮（NO）可引起肠系膜血管收缩进而导致器官损伤。再灌注损伤是急性肠系膜血管缺血的特有病理过程。缺血使组织内的黄嘌呤脱氢酶不可逆地转化为黄嘌呤氧化酶，组织再灌注后后者导致大量次黄嘌呤转化为尿酸。白细胞介导产生的大量毒性氧自由基（O_2^-、H_2O_2、·OH）通过脂质过氧化物反应损伤细胞膜从而直接或间接地损伤周围组织和远隔器官血管内皮。有学者提出肠系膜血管内存在高浓度黄嘌呤脱氢酶是其易出现再灌注损伤的原因之一。

急性肠系膜血管缺血的特征性临床表现被称为“急性肠系膜上动脉综合征”，包括突发剧烈腹痛和相对较少的体格检查阳性发现。值得注意的是，很多中老年患者症状不典型甚至早期无任何症状，特别是非梗阻性肠系膜血管缺血患者症状多较轻且无特异性，早期常见为腹胀、进食减少、上腹部及脐周慢性疼痛，易被漏诊延误治疗，这是本病死亡率高的最主要原因。急性肠系膜动脉缺血早期可无明确阳性体征，或出现脐周轻压痛。一旦出现肠管坏死则出现压痛、反跳痛、肌紧张等腹膜炎体征，病程进展患者逐渐出现低血容量性休克或感染性休克表现。

X线平片因无特异表现，只在除外其他原因急腹症时使用。CT检查可以显示肠壁增厚、腹水以及肠系膜动脉主干闭塞，但多数特异性低且在肠缺血晚期才出现，因此对高度怀疑患者不推荐使用。螺旋CT和核磁共振血管重建（MRA）因对缺氧组织能提供高分辨率的影像资料而有较高早期诊断价值。多普勒超声检查由于主观性强且只能显示肠系膜血管主干而限制降低了诊断价值。选择性肠系膜动脉血管造影和数字减影血管造影（DSA）能够明确肠系膜血管阻塞位置、范围，除外非阻塞性肠系膜血管缺血，同时能为肠系膜血管搭桥手术提供重要的术前信息，因而仍是诊断肠系膜血管供血不全的金标准。血管造影时评估从腹腔干、肠系膜下动脉建立的侧支循环有十分重要的意义，当发现肠系膜动脉主干闭塞时，侧支动脉建立充分是诊断慢性肠系膜血管缺血的较可靠依据，主干闭塞原因多是继发血栓形成。诊断性腹腔穿刺能够为肠管已坏死的患者明确手术指征，操作便捷，但早期诊断价值不大。近期有研究小组报告血清D-dimer、α-GST（α-谷胱甘肽转移酶）对肠系膜血管缺血有早期诊断价值，但目前经验尚有限。

肠系膜血管缺血在病程不同阶段治疗方案不同。初始治疗应包括积极治疗充血性心力衰竭、心律失常、低血容量等原发病。有研究表明，症状发作12小时以内90%的患者肠管仍是有生机的。没有腹膜炎体征的患者，在明确了肠系膜血管缺血诊断后，可以在动脉造影时立即开始经导管药物治疗，经导管向肠系膜血管内持续灌注尿激酶、罂粟碱（30～60mg/h）等药物，可以起到溶栓、缓解血管收缩并预防动脉痉挛的作用。对肠系膜血管部分血栓形成或症状出现12小时内即开始溶栓治疗的溶栓成功率较高。一旦出现腹膜炎体征后缺血时间超过12小时则是急诊剖腹探查手术的指征。如果没有血管造影条件，疑似的病例特别是合并慢性心血管疾病的患者，应手术探查。手术治疗包括应用Fogarty导管行肠系膜动脉切开取栓术、主动脉-肠系膜上动脉转流术（血管移植物一般选用自体大隐静脉，人工血管因为感染的原因很少应用）。术中判断受累肠管生机对手术方案有重要的指导意义。近期文献报道术中应用荧光法或多普勒超声或激光多普勒较传统的通过色泽、蠕动、弹性、脉搏等临床指标能明显提高判断肠管生机的准确性。对节段性肠管坏死，可以行坏死肠段切除、断端肠吻合术，大范围肠坏死术后可能出现短肠综合征。如果术中不能肯定吻合口处肠管的活力，应该在初次手术后 12～24 小时再次手术探查明确肠管生机，预防吻合口漏。

总之，肠系膜血管供血不全是一种由于肠管血液灌注受损引起的多种临床特征为表现的复杂疾病。尽管目前诊断、治疗的手段有了很多进展，但它仍是一种高死亡率的疾病。一般来讲，年轻、病程短、肠管坏死范围小的患者生存率高，而尽快明确诊断能显著降低患者死亡率，因此对于急腹症患者，特别是症状重、体征轻的患者，应积极除外肠系膜缺血性疾病，一经确诊，尽早开始外科治疗。

▶ 参考文献

1. Hiroshi Yasuhara. Acute mesenteric ischemia：The challenge of gastroenterology. Surg Today（2005）35：185-195
2. Markus Trompeter，Thurid Brazda，etc. Non-occlusive ischemia：etiology，diagnosis，and interventional therapy. Eur Radio（2002）12：1179-1187
3. Sean R. Sheeran. Acute mesenteric ischemia：recent advances in diagnosis and endovascular therapy. Emergency Radiology（2000）7：231-236
4. Todd K. Kihara，John Blebea，etc. Risk factors and outcomes following revascularization for chronic mesenteric ischemia. Ann Vasc Surg（1999）13：37-44
5. 段志泉，张强等. 实用血管外科学. 1999. 3，472-484

病例 47　腹痛 10 天，黑便 5 天

李　伟　张小明

▶ 病历摘要

男，52 岁，10 天前无明显诱因出现右下腹疼痛，为持续性，与饮食及大便无明显关系，当时无腹泻、恶心、呕吐，无反酸、嗳气，就诊当地医院，给予抗炎、补液治疗后腹痛缓解，5 天前开始出现黑色糊状大便，1～2 次/天，每次约 200 克，无黏液、脓血，无里急后重或便不净感，无头晕、心悸，2 天前患者再次出现腹痛，为左侧腹部疼痛，持续不缓解，无恶心、呕吐、腹泻等不适，就诊我院急诊，查血常规、电解质无明显异常，血尿淀粉酶正常，胸片未见异常，腹平片示小肠胀气，腹部 B 超未见明显异常，为进一步治疗收入我院。既往入院前 3 个月出现右下肢无力、跛行，未行诊治。

入院查体：生命体征平稳，皮肤巩膜无黄染，无苍白。心肺查体未见异常。腹部稍膨隆，无压痛、反跳痛、肌紧张，未及腹部包块，肝肋下未及，Murphy's 征阴性，脾未及，移动性浊音阴性，肠鸣音 3 次/分，双下肢无水肿，右下肢股动脉以远未及动脉搏动，皮温可，左侧足背、胫后动脉搏动好。肛查阴性。

入院诊断：腹痛、黑便原因待查，右下肢动脉栓塞。

入院后辅助检查：血尿常规基本正常，便潜血阳性，查血 FIB、D-dimmer 明显升高，FDP＞20μg/ml，ALT、AST 轻度升高，肾功能正常，CRP 96.0mg/L，ESR 第一小时 85mm。心电图：Ⅰ度房室传导阻滞。超声心动未见异常。CT 显示：肝、脾、肾内多发梗死（图 1）；行动脉造影发现肝动脉、脾动脉、肠系膜上动脉栓塞（图 2，3），遂转入血管外科。转科的当天，患者出现急性左下肢动脉栓塞，通过手术取出陈旧血栓，左下肢动脉搏动恢复，标本经病理证实为血栓。通过分析发现，患者虽经历多次多系统栓塞，但所有栓塞事件都发生在膈肌以下，头臂动脉从未受累。因此胸段降主动脉

成为重点怀疑对象，后 CT 证实，胸段降主动脉起始部前壁内可见不规则钙化，增强后边缘可见充盈缺损，占据管腔 1/3（图 4），胸主动脉管径无增粗。诊断为降主动脉附壁血栓。

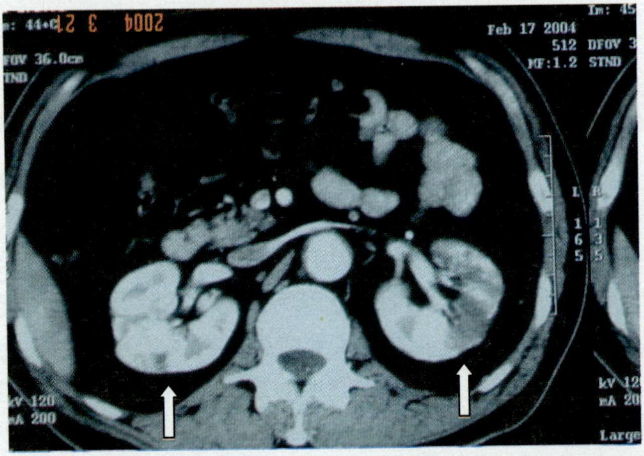

图 1　箭头所示为双侧肾梗死

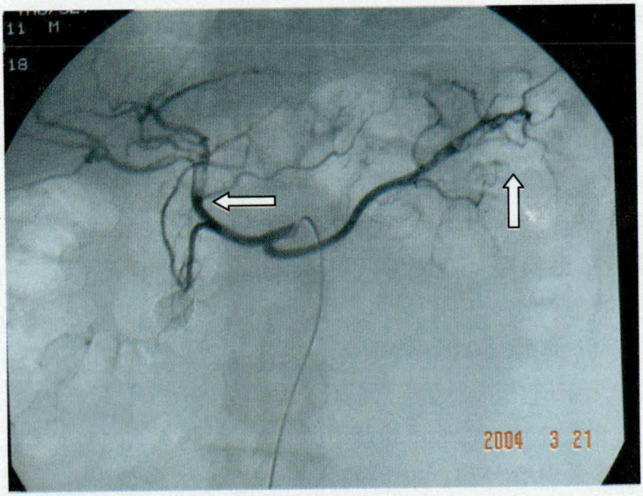

图 2　箭头所示为肝动脉和脾动脉栓塞

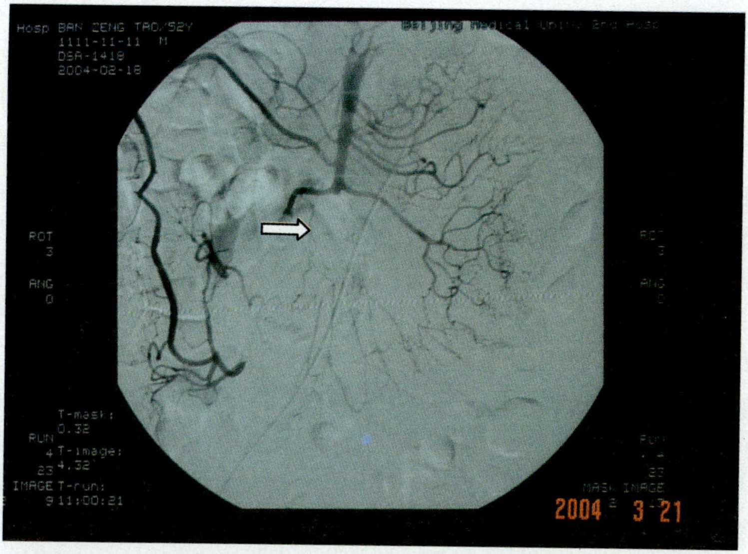

图 3　箭头所示为肠系膜上动脉栓塞

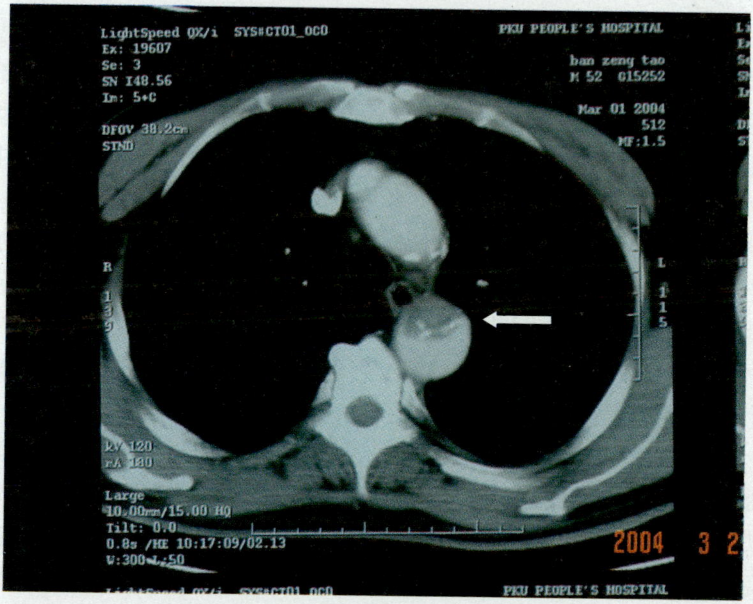

图 4　箭头所示为降主动脉上段附壁血栓

▶ 病历讨论

甲医师（血管外科住院医师）： 患者中年男性，入院前3个月出现右下肢无力、跛行，入院10天前无明显诱因出现右下腹疼痛，5天前开始出现黑便，2天前患者再次出现腹痛，为左侧腹部疼痛，持续不缓解。查体：腹部无压痛、反跳痛、肌紧张，未及腹部包块，肝脾肋下未及，移动性浊音阴性，肠鸣音3次/分，双下肢无水肿，右下肢股动脉以远未及动脉搏动，皮温可，左侧足背、胫后动脉搏动好。血、尿、便常规基本正常；生化检查示转氨酶轻度升高，肾功能正常，CT显示：肝、脾、肾内多发梗死，动脉造影证实患者同时存在肠系膜动脉、肝动脉、脾动脉以及右下肢动脉栓塞，入院后患者又出现急性左下肢动脉栓塞，显示患者的动脉栓塞为进展性、反复发生的，CT已经证实降主动脉附壁血栓，考虑多发动脉栓塞由附壁血栓脱落引起，故应尽快手术治疗，去除病灶，以防进一步栓塞的发生。

乙医师（血管外科主治医师）： 同意甲医师的意见。动脉栓塞一般都有明确的栓子来源，其中房颤引起的左心房附壁血栓脱落造成的动脉栓塞最为常见，其他还有感染性心内膜炎赘生物、心房黏液瘤、主动脉瘤附壁血栓等疾病也可以引起周围动脉栓塞。患者中年男性，内脏动脉以及下肢动脉多发栓塞，同时累及如此多的血管，经CT证实患者降主动脉有附壁血栓，临床上很少见。国外文献曾有报道，治疗主要为体外循环下手术清除血栓，创伤较大，近年来兴起以覆膜支架对主动脉瘤、夹层动脉瘤、假性动脉瘤进行腔内隔绝术，创伤小，效果确切，针对本病例可考虑使用此种方法的可能性。

丙医师（血管外科主任医师）： 同意两位医师的意见。患者多发动脉栓塞，并且频繁发作，随时都可能再次发生致命性栓塞，故需要尽快治疗。治疗方法的选择上确实可以考虑介入覆膜支架治疗，主动脉开放手术对患者创伤大、并发症多，而介入治疗相比具有明显的优势。患者降主动脉附壁血栓相对累及范围局限，覆膜支架表面有一层PTFE膜，使用长于病变的覆膜支架置入，将附壁血栓挡在膜外，动脉血流从支架内通过，同样可以从根本上去除了动脉栓子的来源，并且同时隔绝了病变动脉壁，避免了进一步发展成动脉瘤、夹层的可能。主动脉血流快、压力高，患者主动脉没有扩张以及瘤样变，单纯在腔内形成了附壁血栓，此种情况少见，可以进一步检查相关免疫指标，注意有无动脉炎等相关疾病。

▶ 手术及术后恢复情况

手术在导管室 X 线指示下进行，左侧肱动脉局麻穿刺，留置动脉鞘，送入猪尾导管至升主动脉，动脉造影证实左锁骨下动脉以远，降主动脉小弯侧突入腔内的充盈缺损（图 5）。在局麻下切开右股动脉，送入导管、导丝至升主动脉，交换成超硬交换导丝，沿交换导丝送入主动脉覆膜支架导送系统，反复造影、精确定位后，释放 10cm 长覆膜支架，完全覆盖血栓，将血栓隔离到主动脉腔外，同期向右股动脉以远送入 4 号取栓管，取出多量血栓。

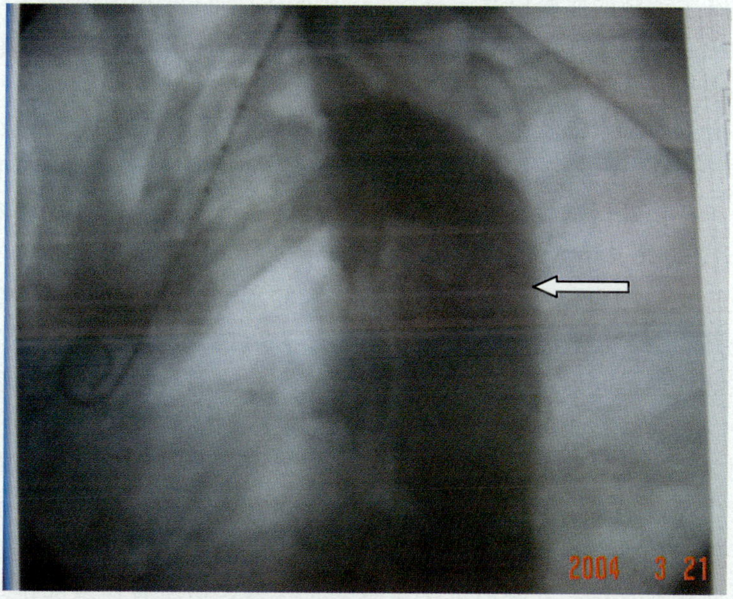

图 5　术中造影见降主动脉上段充盈缺损，箭头所示为附壁血栓

术后患者恢复顺利，查 ANCA 阳性，ANA 阴性，考虑原发性血管炎可能，给予激素治疗，两周后出院，口服抗凝药物。随访半年多，双下肢活动好，无间歇性跛行，无腹部症状，未再发生新的栓塞事件。

▶ 最后诊断

降主动脉附壁血栓，多发动脉栓塞。病理诊断：陈旧以及新鲜血栓组织，符合动脉栓塞。

▶ 专家点评

外周动脉栓塞 80％与心脏疾患有关，少数源自主动脉。Postmortem 证实主动脉作为外周栓塞来源低于 5％，1958 年 Weismann 等首次描述主动脉壁血栓，通常发生于腹主动脉壁。由于胸主动脉段血流快，血栓难于形成并停留，所以来自看似正常无动脉硬化征象的胸主动脉的血栓栓塞十分罕见。1955～1983 年加州大学洛杉矶医学中心解剖 10671 例病人，证实在无动脉瘤的胸主动脉附壁血栓发生率为 0.09％。

大多数胸主动脉血栓合并动脉硬化，少数其他病因包括动脉瘤、夹层、创伤、恶性肿瘤、妊娠、高凝状态（红细胞增多和 ATⅢ缺乏）等及特发性胸主动脉血栓。发生在胸降主动脉的血栓文献报告仅有 13 例，其中主动脉峡部、左锁骨下动脉对侧动脉韧带插入位置的血栓文献报告仅 7 例，局部动脉内膜的异常或残留的导管组织可能是其病因。13 例患者从 37 岁到 65 岁，男性 6 例，女性 7 例。首发症状往往是肢体或内脏动脉的多发栓塞，或因其他原因做经食管超声（TEE）检查，CT 或 DSA 时意外发现。随着血栓起源部位的不同，栓塞事件发生部位有所不同。文献报告的降主动脉血栓首发症状主要以膈肌以下部位的栓塞为主，而升主动脉和主动脉弓血栓多伴发缺血性脑卒中或上肢动脉栓塞。本例患者入院前 3 个月出现右下肢缺血发作，入院后证实全身多发栓塞，但所有栓塞部位均位于膈肌以下，符合降主动脉血栓所致栓塞事件的一般规律。

6％～13％的外周动脉栓塞病人没有明确的栓子来源，随着 CT

和DSA的广泛应用，尤其是经食管超声（TEE），使无来源栓子的几率降低。对多发栓塞的病人，应采用TEE对降主动脉进行常规检查，重点检查近端降主动脉，观察动脉韧带的插入位点。TEE可在床旁或手术室进行，可用于孕妇，可重复使用而无副作用。本例经主动脉增强CT和血管造影证实为一突出腔内的附壁血栓。Karalis等报告突出于主动脉腔内可活动的血栓发生栓塞事件的几率为73%，而附壁固定的血栓发生几率为12%。

由于可能导致致命性的后果，所以一旦明确诊断就应积极治疗。无症状患者可采用溶栓和抗凝治疗；血栓的部分溶解有可能导致栓塞事件的发生，因此，多数作者主张采用手术治疗。对那些不能手术或拒绝手术的病人，抗凝治疗是一种合理选择。

手术采用左侧开胸，通过股股插管转流或左房-股转流建立旁路循环，对主动脉浮动血栓患者，术中停循环以防脑卒中或栓塞。由于担心有内膜肉瘤的可能，有人主张手术切除血栓的同时切除周围的主动脉壁，对主动脉壁的缺损可行补片修补。但文献报道的13例病人均未证实有肿瘤。开胸体外循环下手术，具有直观、彻底的优点，但创伤大，术后并发症多，病人恢复慢。支架型人工血管腔内隔绝术是近些年来出现的一种新的治疗方法，主要应用于治疗各种主动脉瘤，具有创伤小、合并症少、病人恢复快的优点。在本病例的治疗中，首次将这一微创技术应用于降主动脉血栓的治疗，取得良好的效果。由于腔内治疗术中可能会发生血栓脱落，导致严重栓塞事件，所以该方法只适用于血栓不太大的病例。术中操纵导管时尽量避免直接扰动血栓，在血栓下缘以远至少有两节以上支架型人工血管，定位后应迅速释放。术中应注意患者有无内脏或下肢缺血的症状。术后长期抗凝并密切随访。

▶ 参考文献

1. Kolvekar SK, Chaubey S, Firmin R. Floating thrombus in the aorta. Ann Thorac Surg 2001; 72: 927-9
2. Aldrich HR, Girardi L, Bush Jr HL, Devereux RB, Rosengart TK. Recurrent systemic embolization caused by aortic thrombi. Ann Thorac Surg 1994;

57：466－8

3. Hassan I，Zehr KJ，Freeman WK. A case of thoracic aorta mural thrombi. Ann Thorac Surg 2001；72：1735－7
4. Yasutaka Hirata，Minoru Ono，Tetsuro Morota，Shinichi Takamoto. Recurrent embolism caused by floating thrombus originating from the ligamentum arteriosum. Euro J Cardio-thoracic Surg 2003；24：452－4
5. Johann Auer，Gerhard Aschl，Robert Berent，Rainer Zisch，Thomas Weber，Bernd Eber. S ystemic embolism from a large descending aortic thrombus. Inter J Cardio. 2003；89：305－7
6. Wells KE，Alexander JJ，Piotrowski JJ，Finkelhor RS. Massive aortic thrombus detected by transesophageal echocardiography as a cause of peripheral emboli in young patients. Am Heart J. 1996；132：882－3
7. Modi BP，Longo MJ，Kopf GS，Elefteriades JA. Surgical manage-ment of giant descending aortic thrombus detected by transesophageal echocardiography. Int J Angiol 2000；9：243－5
8. Walther T，Mochalski M，Falk V，Mohr FW. Resection of a thrombus floating in the aortic arch. Ann Thorac Surg. 1996；62：899－901
9. Agolini SF，Shah KT，Goodreau JJ，McLoughlin Jr TM，Sinclair MC. Splenic infarction caused by a large thoracic aortic thrombus. J Vasc Surg. 1997；26：1069－72
10. Laperche T，Laurian C，Roudaut R，Steg PG. Mobile thromboses of the aortic arch without aortic debris. A transesophageal echocardiographic finding associated with unexplained arterial embolism. Circulation. 1997；96：288－94
11. Kalangos A，Baldovinos A，Vuille C，Montessuit M，Faidutti B. Floating thrombus in the ascending aorta：a rare cause of peripheral emboli. J Vasc Surg. 1997；26：150－4

病例48　间断黑便2年余，加重伴呕血1周

汪　欣

▶ 病历摘要

女，58岁，主因“间断黑便2年余，加重伴呕血1周”入院。患者2年余前进干硬食物后排黑便一次，未呕血。于当地行B超检查示：胰腺占位，后行腹部CT示蔓状血管瘤可能，予抑酸、止血治疗后大便色转黄，未进一步处理，此后间断黑便两次，当地医院胃镜示：胃底静脉曲张伴出血。2年前再次黑便，量较大，于当地开腹探查，发现胃底静严重曲张，左侧腹膜后一约8cm×10cm质硬肿物，与脾门、左肾、胰头体尾部紧密连接，未见淋巴结转移。因恐出血，未行活检，行门奇静脉断流术，以减轻胃底静脉曲张，术后还进一步行胃底动脉栓塞治疗（具体不详）。患者未再出现黑便直至1周前患者无明显诱因再次出现黑便3次，每次量约200ml，伴呕血，鲜红色，量约50ml，伴头晕、心悸，无晕厥，无腹痛、发热。就诊于外院，查Hb 84g/L，B超示：左上腹实性占位，来源于后腹膜可能，胰腺后方脾静脉内血栓形成可能。予抑酸、止血、补液治疗。并行急诊胃镜示：重度胃底静脉曲张并出血。于该院行腹腔血管造影示：左上腹脾内侧可见一个巨大的肿瘤血管团。符合腹膜后血管外皮瘤（侵及结肠、脾、胰、胃、肾上腺），脾动脉及胃左动脉栓塞术后。CT示：腹膜后巨大占位，考虑血管肉瘤累及胃、胰腺、左肾及脾，脾动静脉受侵。后于该院行经肝穿刺栓塞止血（具体不详）。为进一步治疗入我科，发病以来精神可，体重无显著改变。既往无肝病及胃病史。

入院查体：一般状况可，血压、心律稳定，贫血貌，结膜苍白，全身浅表淋巴结未及肿大，皮肤黏膜无黄染。心肺（一）。腹平坦，可见陈旧手术瘢痕，未见胃肠形及蠕动波，未见腹壁静脉曲张，腹软，无压痛反跳痛，肝、胆囊、脾肋下未及，左上腹可及一质硬包

块，约 8cm×10cm，边界不清，固定，表面有压痛，移动性浊音（一）肠鸣音正常，4 次/分。肛查（一）。

入院诊断：上消化道出血，胃底静脉曲张破裂，左上腹腹膜后肿物性质待定。

入院后完善各项检查：Hb 86g/L，尿常规正常，OB（＋），肝功能：ALT 148IU/L，AST 76IU/L，胆红素不高，感染筛查（一）。患者仍有较多便血，予输血、禁食、补液、抑酸等处理，并准备手术。

▶ 病历讨论

甲医师（住院医师）：患者老年女性，2 年余前进干硬食物后排黑便、未呕血。于当地行 B 超检查示：胰腺占位，后行腹部 CT 示蔓状血管瘤可能，予抑酸、止血治疗后大便色转黄，未进一步处理，此后间断黑便两次，当地医院胃镜示：胃底静脉曲张伴出血。2 年前再次黑便，量较大，于当地开腹探查，发现胃底静脉严重曲张，左侧腹膜后有一约 8cm×10cm 质硬肿物，与脾门、左肾、胰头体尾部紧密连接，行门奇静脉断流术，术后还进一步行胃底动脉栓塞治疗（具体不详）。患者未再出现黑便，直至 1 周前无明显诱因再次出现黑便 3 次，每次量约 200ml，伴呕血，鲜红色、量约 50ml，伴头晕、心悸，无晕厥，无腹痛、发热。B 超示：左上腹实性占位，来源于后腹膜可能，胰腺后方脾静脉内血栓形成可能。行急诊胃镜示：重度胃底静脉曲张并出血。于该院行腹腔血管造影示：左上腹脾内侧可见一个巨大的肿瘤血管团。符合腹膜后血管外皮瘤（侵及结肠、脾、胰、胃、肾上腺），脾动脉及胃左动脉栓塞术后。CT 示：腹膜后巨大占位，考虑血管肉瘤累及胃、胰腺、左肾及脾，脾动静脉受侵。后于该院行经肝穿刺栓塞止血（具体不详）。既往无肝病及胃病史。入院查体：左上腹可及一质硬包块，约 8cm×10cm，边界不清，固定，表面有压痛，肛查（一）。入院诊断：上消化道出血，胃底静脉曲张破裂，左上腹腹膜后肿物性质待定。入院后各项化验无特殊异常，考虑肿物侵犯广泛且血供丰富，故恶性可能性较大，且患者仍有较多便血。应手术探查。

乙医师（主治医师）：患者反复上消化道出血，CT、血管造影、胃镜等检查及手术探查结果显示：出血为曲张的胃底静脉破裂所至。而腹膜后肿瘤诊断明确，患者血管造影及CT显示：门脉直径及压力正常。故胃底静脉曲张考虑为肿瘤侵犯及血供丰富所至，患者曾行门奇静脉断流，胃底动脉栓塞等治疗但无显著效果，现仍反复出血，且肿瘤为恶性可能性大，故具备明确的手术指征，患者除贫血外既往无心脑肾病史，具备手术条件，应尽快手术探查。

丙医师（主任医师）：该例病人腹膜后肿瘤诊断明确。腹膜后肿瘤分为原发性腹膜后肿瘤及来源于肾、肾上腺、胰腺等腹膜后脏器的肿瘤。良恶性无明显偏重。如纤维瘤、纤维肉瘤、肾上腺功能性或非功能性肿瘤等等。腹膜后恶性肿瘤的影像学主要表现为腹膜后肿块，肿块较大时对周围组织有明显的推挤，肿块与周围组织常粘连分界不清；肿块密度除脂肪肉瘤具有一定的特殊性外，其余肿瘤常常主要表现为密度不均匀或混杂密度的软组织肿块，所以在腹膜后的各种恶性肿瘤在影像学上的鉴别是十分困难的，确诊只有依靠病理及免疫组化。虽外院血管造影诊为血管外皮瘤，但其血管造影表现并不具备血管外皮瘤的特征性表现，并不支持。而由CT来看与胰腺及左肾上腺关系密切，故高度可疑来源于腹膜后脏器。该病例由各项检查及原手术所见来看：肿瘤血供丰富，侵犯广泛，故恶性可能性大。对腹膜后肿物的治疗目前仍以手术治疗为主，完整切除肿瘤的关键取决于肿瘤的性质及对周围脏器及大血管的浸润情况。该病例因侵犯广泛，应做好联合脏器切除准备。

▶ 手术及术后恢复情况

患者入院后完善术前准备，于入院后第三天行开腹探查、胰体尾、脾、左肾、胃底后壁部分联合切除。入腹后，肝胆、小肠（一），肿瘤位于左上腹膜后，直径11cm，质硬，侵及胰体尾、脾、胃底、贲门后壁及左肾。切断胃结肠韧带，见肿瘤侵及脾曲结肠系膜根部，但边缘血管弓尚未侵及。显露贲门胃底后壁受侵部，予以局部梭形切除后缝合关闭胃创口，以便游离肿瘤上缘。切断脾结肠韧带及受侵横结肠系膜，切开脾外侧、左肾外侧腹膜、筋膜将脾及左肾整体游离，并游离胰体尾，将肿瘤连同脾、肾、胰整体充分游离，此时确认肿瘤位于左上腹腹膜后，前侵胰体尾、脾，外侧侵及左肾。内侧紧邻脊柱椎体，后邻腰大肌、膈肌。游离胰体上下缘至胰颈，游离脾动脉根部并予切断、结扎。显露门脉、肠系膜上静脉，切断胰颈见肿瘤侵及脾静脉，距门脉仅 1cm，结扎切断脾静脉后显露左肾静脉并予结扎、切断。最后结扎、切断左肾动脉，将肿瘤、胰体尾、脾、左肾、贲门胃底后壁受侵部一并切除，缝扎胰断端，冲洗、关腹并置引流管两根分别于脾床、胰腺断端处。术毕

术后予禁食、补液、抗炎处理，患者恢复顺利：于术后第 5 天排气、排便顺畅，拔除胃管，术后 6 天进水，术后 7 天进要素饮食，渐改至普通饮食，术后 11 天拔除脾床引流管，术后 13 天拔除胰腺断端引流管。术后 9 天拆除腹部伤口缝线，伤口Ⅱ/甲愈合。未再出现便血。术后两周出院，嘱院外放化疗随诊。

▶ 最后诊断

肾上腺神经内分泌癌。病理诊断：（腹膜后）神经内分泌癌，考虑来源于肾上腺皮质（肾上腺皮质癌）。侵犯肾脂肪囊及肾纤维膜、脾，并与胃浆膜层及胰腺粘连，胰腺切缘、胃切缘及大网膜未见肿瘤浸润。免疫组化结果：Vim（＋＋＋），NSE（＋＋＋），NF（－），Sy38（＋＋＋），CEA（－），EMA（＋＋）。

▶ 专家点评

肾上腺肿瘤可起源于皮质、髓质、间质或为转移性肿瘤，以肾上腺皮质腺瘤最常见。肾上腺神经内分泌癌，无论是病理还是影像上均罕见国内外报道。神经内分泌肿瘤（NET）也称为弥漫性神经内分泌系统肿瘤（DNES）或 APUD 瘤（amineprecursoruptake and decarboxylation，APUD）。由于这类细胞共有的化学特点，即摄取胺前体及脱酸而命名为“APUD 细胞系统”，因这些细胞胞质内含神经内分泌颗粒，因而又获得“弥漫性神经内分泌系统”的名称。

神经内分泌癌不常见，起源于神经内分泌细胞（neuroendocrine cells)，神经内分泌细胞兼有神经细胞和传统的内分泌细胞的功能，

它有两种可能起源：神经嵴和原始内胚层，在人体内分布广泛。除传统的内分泌器官外，在肺、胃肠道、皮肤、甲状腺、喉、下咽、唾液腺、鼻腔和副鼻窦、副神经节、胸腺、肝、胆道、乳腺、子宫颈、卵巢、前列腺、膀胱及软组织、腹膜后等处均有神经内分泌细胞存在。因此，在上述部位和器官均可发生神经内分泌肿瘤，恶性者可统称为神经内分泌癌（neuroendocrine carcinoma，NEC）。

按其瘤细胞分化程度的不同，可分为3个类型：类癌（高分化）、不典型类癌（中分化）及小细胞癌（低分化）。小细胞癌神经内分泌癌为高度恶性肿瘤，其组织形态学特征为：瘤细胞小，核圆形、深染，胞浆稀少或呈裸核状，核分裂象多见，癌细胞呈弥漫分布，常见坏死。上述组织形态学特征对确定小细胞神经内分泌癌具有重要意义。但要完全肯定诊断常需免疫组化和电镜等其他技术。神经内分泌细胞的标记物有NSE、CgA、Syn、Leu7等免疫组化染色呈阳性反应。电镜观察发现神经内分泌颗粒对确定神经内分泌癌具有决定意义。

神经内分泌癌组织形态学上具有细胞分化差等特性，和肺小细胞癌有相似之处，在生物学行为上和肺小细胞癌也有相似之处，多数病人发现时都伴有局部或远处转移，对放疗及化疗敏感。1991年Moertel等报道45例伴有远处转移的神经内分泌癌，采用VP216、DDP联合化疗，其中18例分化差的NEC 9例达PR，3例达CR，总有效率为67%。中位生存期为8个月。结论为低分化神经内分泌癌对VP216、DDP联合化疗有很好的反应。1999年Mitry等报道采用VP216、DDP联合化疗，治疗53例NEC，其中低分化癌41例，总有效率为41. 5%，PR 13例，CR 4例。总结出VP216、DDP联合化疗对低分化神经内分泌癌有效。2001年Marie Louise H等采用VP216、DDP联合化疗，治疗36例伴有转移的低分化或进展快的NEC，取得了很好的疗效。放疗及化疗对神经内分泌癌有较好的疗效，生物反应调节剂对神经内分泌癌也有一定的效果。Marie Louise H等报道用干扰素和奥曲肽治疗。手术治疗未见有详细的报道。因神经内分泌癌发现时多伴有局部或远处转移，2年生存率低于20%。疗效与肿瘤原发灶、内分泌状况及以前的治疗情况无关。神经内分泌癌病理诊断应强调光镜下组织结构特点，尤其是未分化小细胞癌，当光镜下发现小细胞结构时应考虑到神经内分泌癌的可能，免疫组化和电镜对确诊该病有重要价值。治疗方面以放疗、化疗综合治疗为主，联合生物治疗，可取得一定的疗效。

总的来看，该病生物学行为表现为分化差、易转移。对放、化疗敏感，但可治愈性差。神经内分泌癌比分化程度类似的其他肿瘤恶性程度更高，预后更差。本例发生在肾上腺的神经内分泌癌属罕见，且临床上无内分泌增多症则更属罕见。

▶ 参考文献

1. Sandra M, Jensen Adi F, Gazdar F C, et al. A comparison of synaptophysin, chromogranin, and L-Dopa decarboxylase as markers for neuroendocrine differentiation in lung cancer lines [J]. Cancer Rese, 1990, 50 (15): 6068
2. Marie Louise H, Fjällskog MD, Dan PK, et al. Treatment with cisplatin and etoposide in patients with neuroendocrine tumors [J]. Cancer, 2001, 92 (5): 1101
3. Charles G, Moertei MD, Larry K, et al. Treatment of neuroendocrine carcinomas with combined etoposide and cisplatin [J]. Cancer, 1991, 68 (15): 227
4. Mitry E, Baudin E, Ducreux M, et al. Treatment of poorly differentiated neuroendocrine tumours with etoposide and cisplatin [J]. Br J Cancer, 1999, 81 (8): 1351

病例49 反酸、烧心2年，伴进食哽噎2个月

刘 隆 王秋生

▶ 病历摘要

男，74岁，主因“反酸、烧心2年，伴进食哽噎2个月”入院。患者2年前无明显诱因出现反酸、烧心，无恶心、呕吐，无腹痛、腹胀，无嗳气、呃逆及黑便，服用“西咪替丁”好转。2个月前出现进食后哽噎，咽下不畅，活动后症状缓解。在外院行上消化道钡餐检查诊为“胃炎、食管裂孔疝”；胃镜提示“食管裂孔疝并糜烂性食管炎”。现症状逐渐加重，遂来我院住院治疗。患者一般状态尚可，精神睡眠良好，体重无明显减轻，大小便正常。10年前诊断为“肾囊肿”未治疗；4年前诊断为“（煤）尘肺Ⅰ期”。

入院查体：生命体征平稳，皮肤黏膜无黄染、苍白；心、肺未见异常；腹平软，未见肠型、蠕动波，腹壁浅静脉无曲张。腹部无压痛、肌紧张，Murphy征（—），肝脾肋缘下未触及，未触及肿块。肝区、肾区无叩痛，移动性浊音（—），肠鸣音正常。

入院诊断：食管裂孔疝、胸腔胃扭转、反流性食管炎、（煤）尘肺Ⅰ期、冠心病、下壁陈旧心肌梗死、肾囊肿。

入院后完善各项辅助检查：血尿常规正常，肝肾功能正常。心电图：窦性心率、陈旧下壁心肌梗死、ST段改变。胸部X片：双肺野欠清晰，肺纹理增多，右肺野见多个点状高密度影及诸多索条，左肺野见一个长气液平面，经钡餐透视可见黏膜，诊为食管裂孔疝、尘肺Ⅰ期。肺功能检查示轻度限制性肺通气功能障碍，肺弥散功能显著减退。胃镜：食管黏膜光滑，齿线距门齿35cm，齿线未见溃疡及糜烂，见齿线处一大疝囊，进入经反复寻找、变换体位均未找到胃腔，考虑为胃扭转。上消化道造影：食管短缩，透视下可见胃泡位置上移，胃内可见空腹潴留液，右肋膈角处可见另一液气平面。

造影剂进入胃内后可见胃窦部大致以胃的长轴向上扭转约 180°，扭转的胃窦及胃底通过食道裂孔向上疝入胸腔，诊断为食管裂孔疝、胸腔胃、胃扭转（图 1）。食管测压表明食管体部远端传导过快，体部清除功能差，食管上段静息压偏低。24 小时食管 pH 监测：可见大量酸反流（194 次）主要发生于直立位及餐后，可见 10 次长反流，最长时间 54 分钟，发生于餐后直立位。DeMeester 评分 42（＜14.72），提示中度胃-食管酸反流。

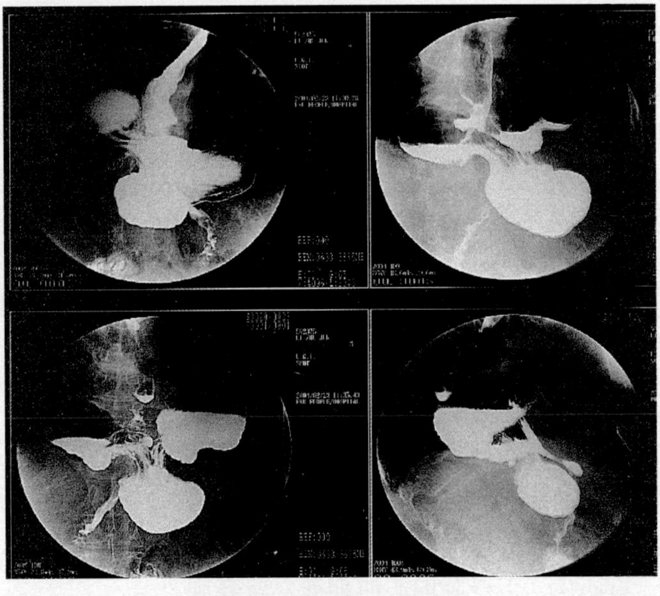

图 1　上消化道钡餐示：胸腔胃并扭转

▶ 病历讨论

甲医师（普通外科住院医师）：患者为老年男性，2 年前无明显诱因出现反酸、烧心，无恶心、呕吐，无腹痛、腹胀，无嗳气、呃逆及黑便，服用“西咪替丁”好转。2 个月前出现进食后哽噎，咽下不畅，活动后症状缓解。查体未发现明显异常。结合各项辅助检查结果：①胸部 X 片：双肺野欠清晰，肺纹理增多，右肺野见多个点状高密度影及诸多索条，左肺野见一个长气液平面，经钡餐透视可见黏膜，诊为食管裂孔疝、尘肺Ⅰ期。②胃镜：食管黏膜光滑，齿线距门齿35cm，未见溃疡及糜烂，齿线处有一大疝囊，进入经反复寻找、变换体位均未找到胃腔，考虑为胃扭转。③上消化道造影：食管短缩，透视下可见胃泡位置上移，胃内可见空腹潴留液，右肋膈角处可见另一液气平面。造影剂进入胃内后可见胃窦部大致以胃的长轴向上扭转约180度，扭转的胃窦及胃底通过食管裂孔向上疝入胸腔，诊断为食管裂孔疝、胸腔胃、胃扭转。④食管测压表明食管体部远端传导过快，体部清除功能差，食管上段静息压偏低。24小时食管pH监测：可见大量酸反流（194次）主要发生于直立位及餐后，可见10次长反流，最长时间54分钟，发生于餐后直立位。DeMeester评分42（<14.72），提示中度胃-食管酸反流。患者为食管裂孔疝、胸腔胃扭转、反流性食管炎诊断明确，餐后噎食明显，严重影响生活质量，而且是巨大食管裂孔疝，有手术指征。

乙医师（普通外科主治医师）：同意甲医师的意见，患者诊断明确，各项术前检查完备，无手术禁忌证。食管裂孔疝的手术入路主要有经胸入路和经腹入路，目前还有腹腔镜手术方法。选择胸部切口具有显露良好，操作方便、准确，能直接处理食管狭窄，对合并短食管患者尤为必要；而对心肺功能较差的患者，选择经腹切口可减少手术损伤。但采用这两种方法病人创伤大、恢复慢，大多数病人不愿意接受。腹腔镜手术是近年来新开展的手术，它与开胸剖腹相比，具有住院时间短、疼痛轻、康复快等优点。但是手术难度相对较大，术者需要具有熟练的缝合打结技术。

丙医师（普通外科主任医师）：患者诊断明确，主要是治疗方法的选择及手术方案的确定问题。食管裂孔疝一般可分为四型，Ⅰ型为滑动型食管裂孔疝，特点是贲门位置上移；Ⅱ型为食管旁裂孔疝，特点是贲门保持正常位置，胃底部经食管裂孔疝入胸内食管旁；Ⅲ型为混合型食管裂孔疝，特点是胃底部经食管裂孔疝入胸内食管旁且贲门上移进入胸腔；Ⅳ型为巨大型食管裂孔疝，其特点是除了胃外，还疝入腹内其他脏器。滑动型食管裂孔疝与食管裂孔松弛增宽、膈肌薄弱、膈食管膜的牢固性降低有关，发病率随年龄增加而增加。典型的症状有烧心、反酸、胸痛等。对于确诊滑动型食管裂孔疝者，如合并有重度反流性食管炎和（或）食管狭窄、出血、反复发作的吸入性肺炎；充分的药物治疗（在内科医生的指导下进行 6～12 个月的治疗）不能缓解症状，或能缓解症状但是一旦停药症状即复发，而这些症状有客观证据是反流所致；合并有 Barrett 食管；巨大裂孔疝症状重者，需手术治疗。对于诊断明确的Ⅱ型、Ⅲ型和Ⅳ型食管裂孔疝，由于这 3 型疝易发生出血、溃疡和绞窄等并发症，故不论其临床症状轻重，通常都需手术修复。对于不能耐受全麻者，包括严重心、肺功能障碍和近期发生心肌梗死者为相对禁忌证。结合本例患者有（煤）尘肺Ⅰ期、冠心病、下壁陈旧心肌梗死，肺功能检查有轻度限制性肺通气功能障碍，肺弥散功能显著减退，可行腹腔镜食管裂孔疝修补＋胃底折叠术。但该患者肺功能较差，可能难以耐受气腹，因此，需准备非气腹装置，必要时行非气腹腹腔镜手术，以减轻心肺功能的干扰，但是手术难度增大。术中、术后严密监测心肺功能，及早发现心肺功能改变，并及时转换手术方式。

▶ 手术及术后恢复情况

入院后第 10 天实施腹腔镜手术——非气腹腹腔镜食管裂孔疝修补、胃底折叠术。取脐上缘 10mm 纵切口，Veress 气腹针常规穿刺造气腹，设定腹内压 6mmHg。造气腹过程中出现 2 次心率变慢及血压下降，血压最低 60/40 mmHg，心率 40 次/分。经药物治疗及控制进气后血压、心率恢复正常，稳定后继续手术。同一戳口置入腹腔镜，探查脐下方未见意外穿刺伤及出血，逆时针探查见腹腔无粘连，肝、脾、肠未见异常。腹腔镜直视下置入非气腹装置——“人工肋弓”Ⅱ型（左右腋中线肋缘下及左右腋前线平脐），停止腹腔充气。分别于左右锁骨中线肋缘下、左腋中线、剑突下切开 10mm、5mm、5mm、5mm 皮肤戳口，分别置入 1 个 10mm 和 3 个 5mm 套管，置入手术器械。探查见胃全部疝入胸腔，并与疝囊广泛粘连。分离粘连，复位疝入之胃后，先在胃小弯上部用超声刀打开小网膜，保护迷走神经，游离出右膈肌脚。继而显露脾胃韧带，向左牵开网膜，游离胃底及左膈肌脚根部。于食管后方钝性分离“开窗”，将一布带穿过牵拉起食管，进一步游离腹段食管。见膈肌角开口增大约10 cm，于食管前、后各用4#丝线“8”字缝合3针，修补食管裂孔（图2）。牵拉胃底从食管后方绕过，分别将胃底后壁上缘与食管左、右前方及膈食管筋膜用4#丝线缝合1针。胃底与右侧膈肌脚缝合加固1针覆盖食管裂孔，胃底与食管右侧壁4#丝线缝合3针。胃底前壁外缘与食管左前侧壁缝合4针，完成胃底270°食管后包绕。冲洗手术野，检查未见活动出血，食管下段及折叠之胃底血运良好、无张力。于左肝下放置引流管，检查诸戳口未见活动出血后解除非气腹装置，术毕。

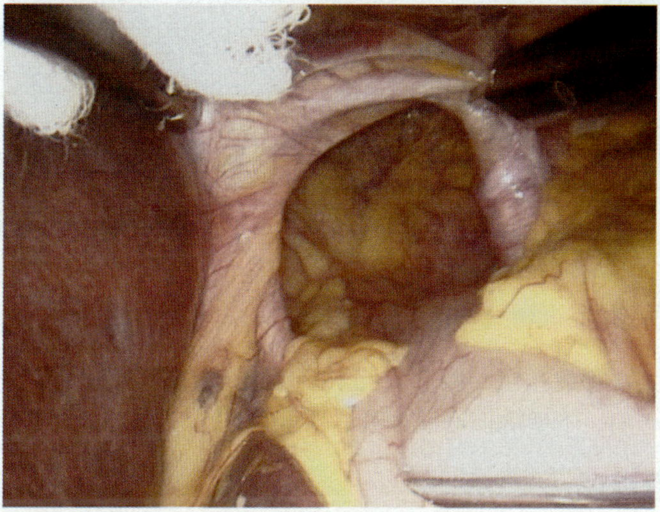

图2　扩大的食管裂孔

术后20小时病人排气，拔除胃管，进少量流食。术后第二天进半流食无哽噎感，术前反酸、烧心症状消失。术后第三天拔除腹腔引流管。术后第七天复查上消化道钡餐示胃复位至腹腔（图3），钡剂通过食管一贲门区时略显阻滞，其上段扩张（胃底折叠术后表现），食管壁柔软，黏膜规则，胃形态好。术后第九天出院。半年后随访无进食后哽噎感及反酸、烧心等症状。术后6个月复查上消化道钡餐：胃底折叠术后表现，食管裂孔疝无复发。

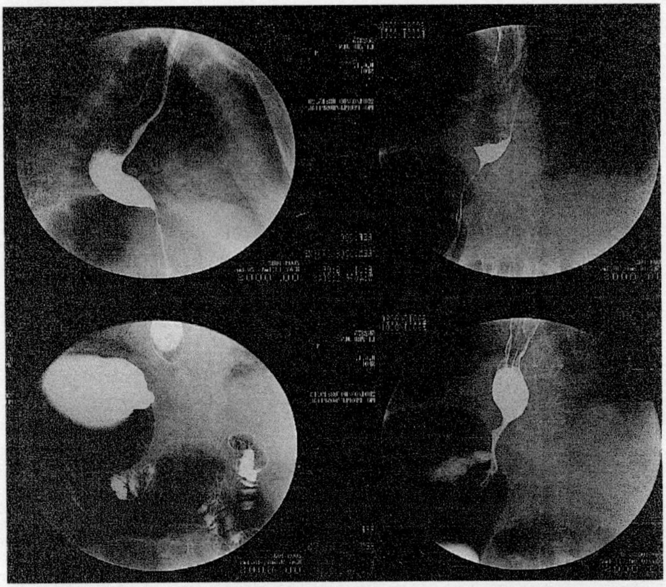

图 3　食管裂孔疝修补、胃底折叠术后上消化道钡餐示胃复位至腹腔

▶ 最后诊断

巨大食管裂孔疝、胸腔胃扭转、反流性食管炎、（煤）尘肺Ⅰ期、冠心病、下壁陈旧心肌梗死、肾囊肿。

▶ 专家点评

食管裂孔疝在临床并不少见，胃食管反流性疾病临床更常见，但是此类疾病还没有得到应有的重视，外科治疗者还很少。有资料表明，美国成人约 45％有胸骨后烧灼痛（胃食管反流性疾病的主要症状），至少每月 1 次，7％每天都有此症状出现；约 50％胃食管反流患者会出现糜烂性食管炎、食管狭窄或 Barrett 食管等并发症。胃食管反流性疾病的内科治疗包括改变生活和饮食习惯，服用 H_2 受体拮抗剂（西咪替丁等）或质子泵抑制剂（奥美拉唑），以及胃肠道动力药（西沙比利）等。对于内科药物治疗无效或停药后症状复发或出现上述各种并发症者则需要手术治疗。腹腔镜食管裂孔疝修补和胃底折叠抗反流术在美国等西方国家已是除腹腔镜胆囊切除术以外常规施行的腹腔镜手术。由于此类手术对术者要求较高，需有熟练的腹腔镜缝合打结技术，加上大多数有手术指征的病人被转往胸外科，因此我国开展这种手术较少。而结合非气腹技术则更为少见，本例特色即是成功应用非气腹腹腔镜技术的典范。

非气腹腹腔镜手术是现代腹腔镜外科与传统腹部外科优势互补的产物。它对常规腹腔镜手术具有重要的补充价值，国内外基础研究表明，气腹腹腔镜手术对患者心肺功能、腹内脏器血流灌注及巨噬细胞系统的干扰明显大于非气腹腹腔镜手术。临床实践中非气腹腹腔镜手术中转开腹率约 5%～10%，虽然较常规腹腔镜手术（约 2%～5%）高 2 倍，但对于那些有气腹禁忌证的患者仍有约 90%以上的成功率，使大多数人仍能享受到微创外科手术的优越性。因此，非气腹腹腔镜手术的应用价值首先就表现在它对那些有腹腔镜手术指征，而因心肺功能欠佳不能耐受气腹的患者仍能实施业已成熟、定型的腹腔镜手术。因此，非气腹腹腔镜手术在需与传统开腹手术相结合的肿瘤外科、消化道外科、妇科、泌尿科、血管外科及脊柱外科等这些较复杂的腹腔镜手术中具有独特的应用价值。主要应用在以下两个方面：①本需在腹壁造口或为取标本需扩大切口的腹腔镜手术，如：腹会阴联合直肠切除术，胆囊、空肠、结肠造瘘术；胃肠切除术、肝脾切除术、肾切除术等。②操作难度较大、缝合打结较多、需减低术中费用的腹腔镜手术，如：胆囊空肠吻合术、胃空肠吻合术、胃大部切除术、食管裂孔疝修补和胃底折叠术等。

非气腹腹腔镜手术与气腹腹腔镜手术相比具有以下 5 个优点：①消除了气腹并发症（如高碳酸血症，气体栓塞、皮下气肿）以及高压气腹对心肺功能的影响，从而扩大了手术适应证。患有肺气肿、慢阻肺、冠心病等心肺疾病的患者应用非气腹技术同样可采用腹腔镜手术。②所有穿刺套管不需密封装置，为广大外科医生熟悉的开腹手术器械可以使用。③腹腔镜手术中电刀应用广泛，电烧时产生的烟雾影响手术野的清晰，耽误手术时间。在非气腹状态下，可以从套管气阀上接管持续抽吸，消除烟雾困扰。④非气腹状态下可以重新设计手术步骤，降低手术难度，从而吸引更多的外科医生参与这项新技术的探索与实践。如非气腹腹腔镜腹会阴直肠切除术，可把结肠造口用的左下腹壁洞口在手术一开始就做。这样不仅为处理乙状结肠与直肠上段提供了很好的主操作通道，而且在直肠、乙状结肠暴露困难时还可以从此口塞入“拉网式”纱垫，左右腹背侧各有一纱条分别从双侧腹中线上戳孔向头侧牵拉，将小肠兜入纱垫中。⑤非气腹腹腔镜手术节省花费，可使用一些传统的开腹手术器械以替代价格昂贵的腹腔镜手术专用器械，从而降低成本 1/3～1/2，有利于腹腔镜外科技术与传统的开腹手术互相促进，尽可能发挥腔镜外科手术的优点，并在不断扩大应用范围中提高技术水平。

另一方面还要充分认识非气腹腹腔镜手术的局限性，如腹腔周边暴露欠佳，手术难度增大；需要额外购置，不能替代气腹机。只有这样才能客观、科学地评价其作为常规（气腹）腹腔镜手术的补充价值，进而发挥其独特的优越性。

▶ 参考文献

1. 王秋生，刘隆，冀涛. 非气腹装置的研制与非气腹腹腔镜手术的临床应用. 中国微创外科杂志，2005，5（1）：48-50
2. 刘隆，王秋生，冀涛等. 非气腹腹腔镜巨大食管裂孔疝修补胃底折叠术 1 例报告. 中国微创外科杂志，2005，5（1）：51-59

病例 50　反复发作性右上腹痛 4 年余，加重 1 个月

董　雷　王秋生

▶ 病历摘要

男，50 岁，主因“反复发作性右上腹痛 4 年余、加重 1 个月”急诊入院。患者从 4 年前开始出现右上腹痛，无恶心、呕吐，无发热、黄疸。近半年疼痛反复发作，向腰背部放射，进油腻食物后疼痛加重，每月发作 1 次，抗炎解痉后疼痛缓解。近 1 个月来疼痛发作频繁，每周发作 1 次，抗炎解痉后疼痛不缓解，患者要求手术，收我科住院治疗。

入院查体： 巩膜、皮肤未见黄染；心肺未见异常；腹平坦，未见胃肠型及蠕动波，未见腹壁静脉曲张；腹软，右上腹部有轻微压痛、无反跳痛及肌紧张，Murphy 征（+），肝脾不大，未触及异常包块；移动性浊音（－），肝、肾区叩击痛（－），未闻及肠鸣音增强或减弱。B 超：肝内探及数个无回声区、最大 3.7cm×2.3cm，后方回声增强，肝内胆管及门静脉未见扩张。胆囊大小 10.6cm×1.8cm，壁增厚 0.8 cm，呈“双边征”，内探及两枚强回声团，大小 1.2cm×0.8cm，伴声影，随体位移动。提示：胆囊结石（多发），胆囊炎。入院后完善各项辅助检查，血、尿常规、生化全项、乙肝六项、HIV 抗体、HCV 抗体、梅毒抗体均正常。胸片、心电图未见异常。

▶ 病历讨论

甲医师（普通外科住院医师）： 患者为中年男性，4 年前开始出现右上腹部疼痛，无恶心、呕吐，无发热、黄疸。近半年疼痛反复发作，向腰背部放射，食用油腻食物后疼痛加重，每月发作 1 次，抗炎解痉后疼痛缓解。近 1 个月来疼痛发作频繁，每周发作 1 次，抗

炎解痉后疼痛不缓解。查体：腹平软，左下腹部轻压痛，未及包块，肝脾肋缘下未触及，Murphy 征（+）；肝区、肾区无叩痛，移动性浊音（-）；肠鸣音正常。血、尿常规、生化全项、乙肝六项、HIV 抗体、HCV 抗体、梅毒抗体均正常。胸片、心电图未见异常。B 超：肝内探及数个无回声区、最大 3.7cm×2.3cm，后方回声增强，肝内胆管及门静脉未见扩张。胆囊大小 10.6cm×1.8cm，壁增厚 0.8 cm，呈“双边征”，内探及两枚强回声团，大小 1.2cm×0.8cm，伴声影，随体位移动。提示：胆囊结石（多发）、胆囊炎。结合 B 超结果，诊断为：①慢性胆囊炎急性发作，②胆囊结石，③肝囊肿（多发）。

乙医师（普通外科主治医师）：同意甲医师的意见，诊断明确。患者各项术前检查完备，无手术禁忌证，应手术治疗。

丙医师（普通外科主任医师）：同意两位医师的意见。患者男性，右上腹部反复发作性疼痛 4 余年、加重 1 个月，近 1 个月发作频繁，每周发作 1 次伴发烧，药物控制效果不佳。诊断明确，该患者已具备手术适应证，应手术切除。术式选择腹腔镜胆囊切除术。该患者近期内频繁发作，保守治疗无效。B 超提示胆囊增大、壁厚。考虑有结石嵌钝，Calot 三角区充血水肿，解剖困难。术中注意仔细操作，保护肝外胆管。

▶ 手术及术后恢复情况

入院后第 2 天行腹腔镜胆囊切除术。术中见大网膜与右侧腹壁、右肝及胆囊粘连较重。分离胆囊周围粘连后见胆囊张力较大，Calot 三角粘连成团（图 1）。紧靠胆囊颈部仔细分离出水肿增粗的胆囊管（直径约 2cm），以 4＃慕丝线先临时结扎一道。因肝总管、胆总管及胆囊动脉显示不清，为防止损伤胆总管、肝总管，决定逆行切除胆囊。沿胆囊床用电钩分离胆囊底部、体部至颈部，见胆囊动脉位于胆囊管后下方，用钛夹 2 枚夹闭。核实胆囊向胆囊管的唯一演变关系后于胆囊管近端用 4＃慕丝线缝扎一道，再结扎一道，远端结扎一道。尽可能靠近胆囊颈部剪断胆囊管，完整切除的胆囊装入标本袋经脐部戳口取出（图 2）。充分冲洗手术野检查未见活动出血及胆漏，经右腋中线戳口拉入腹腔引流管置肝肾间隙并缝合固定。检查诸戳口未见活动出血后解除气腹，缝合脐部戳口筋膜层，皮内缝合各戳口。剖检标本见胆囊壁明显增厚，约0.8cm，胆囊腔内见脓苔样物及泥沙样结石（图3）。手术时间140分钟，出血量约90ml。

术后予以抗感染、补液、对症处理。病人术后第2天排气，术后第3天午餐进食炒菜后上腹及腰背部胀痛，无恶心、呕吐，一小时后能自行缓解。随后每天午餐后上腹及腰背部胀痛，注射654－2和强痛定后可缓解。术后第6天腹部B超检查示，①肝多发囊肿，②胆囊切除术后，肝外胆管前方管状结构内见结石。为尽可能避免饮食不当诱发胆绞痛发作，嘱病人改变饮食习惯，以清淡半流食为主。同时继续输液抗炎、营养支持和对症处理（解痉镇痛）。考虑患者为胆囊管残留结石。如结石进入胆总管不能排泄入肠或胆囊管残留结石疼痛，2～3个月后需再次手术，继续抗炎解痉治疗。术后第13天后连续3天无腹痛，暂予出院回家休养。术后第44天在外院开腹手术切除残余胆囊管及结石。

▶ 最后诊断

1. 亚急性肥厚增生性胆囊炎，胆囊结石；2. 胆囊管残余结石。

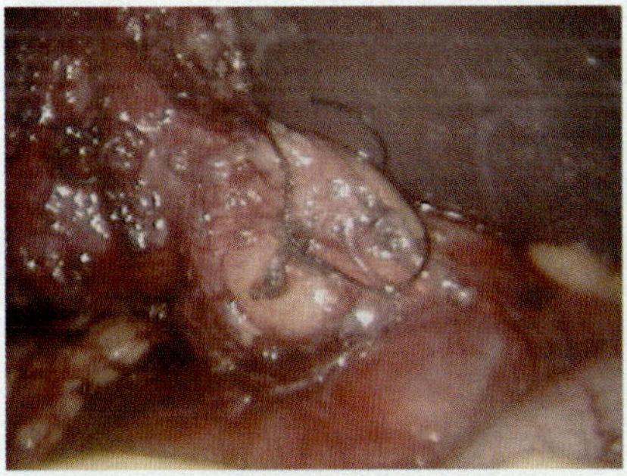

图1　胆囊三角水肿粘连严重

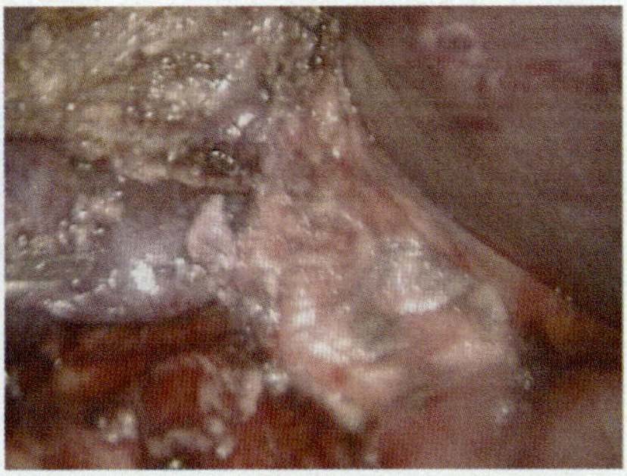

图2　胆囊切除后创面

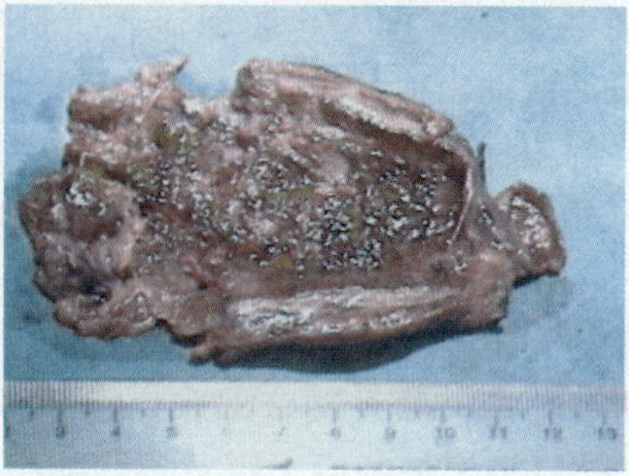

图 3　胆囊标本 9cm×2cm，胆囊壁明显增厚（8mm），未见肿瘤及结石

▶ 专家点评

1. 腹腔镜胆囊切除术后胆囊管残余结石发生率较高

胆囊切除术后患者原有症状仍然存在或再次出现上腹部不适、隐痛、向右肩部及背部放射、纳差、厌油等临床症状时称为胆囊切除术后综合征。目前国内外尚缺乏有关胆囊切除术后综合征的系统资料，其发病率较难估计。其发病原因尚未完全明了，多数学者认为与残留胆囊管过长或胆囊管内残留结石有关。在施行胆囊切除术时，由于胆囊三角充血、水肿、炎症粘连或解剖变异导致分离困难以及术者担心损伤胆管而放弃仔细解剖和分离胆囊颈管是造成残余胆囊（或残留胆囊管过长）及胆囊管结石残留的重要原因。近十余年来腹腔镜技术得到迅猛发展，其微创、痛苦轻、恢复快的优势已被广大患者所接受。随着手术者技术水平的提高，现绝大部分胆囊结石首选腹腔镜手术治疗。但同时由于腹腔镜是利用长杆状器械远离操作，缺乏开腹手术的那种手感，更为不足的是，术者不能用指端去触摸所要钳夹、切断的结构，不敢冒损伤肝外胆管的危险去解剖胆囊管，从理论上讲，腹腔镜术后胆囊管残留部分过长及胆囊管残留结石的发生率较开腹手术高。因此腹腔镜胆囊切除术后患者出现上腹部不适、向右肩部及背部放射等先前症状，甚至出现胆管炎、胆漏等，除应考虑到常见的并发症以外，还应考虑到胆囊管残留结石的问题。

2. 胆囊管残留结石的原因

导致胆囊管结石残留的主要原因有：①胆囊畸形，如哑铃状胆囊，误将胆囊缩窄部位当作颈管，遗留小胆囊及残株结石。②胆囊颈管走形变异，与胆总管并行，或异位开口于胆总管低位、后方甚至左侧方。③合并 Mirizzi 综合征，结石骑跨于胆囊颈管与胆总管瘘口之间。④局部的炎症情况，若反复的慢性炎症，可导致胆囊萎缩，胆囊三角纤维化，局部粘连固定；急性期则组织充血水肿，造成 Calot 三角解剖分离困难，手术易造成遗留过长的胆囊管和残留结石。⑤LC 的广泛开展，胆囊颈管与肝外胆管解剖不清时，常采用在哈氏袋下缘解剖处理胆囊管，同时在用长杆状剥离器反复推拨分离颈管时，易于导致胆囊残株过长及将小结石推挤入残株内。

3. 胆囊管残留结石的诊断

（1）胆囊管结石的术前诊断：胆囊管结石的术前诊断常常比较困难。B 超诊断的准确性与敏感性较低，Laing 的研究表明术前 B 超对于胆囊管结石诊断的准确率仅有 29%。静脉胆道造影术只在 55% 的病例中可以显示胆囊管。术前 ERCP 及 MRCP 对胆囊管结石的诊断有帮助，但是相对于 B 超，准确率提高的并不多，比较适合于同时合并有胆总管结石的患者。

（2）胆囊管结石的术中诊断及处理：在胆囊切除手术中，如出现下列情况一般考虑胆囊管内有结石残留：胆汁性状异常，正常胆汁一般为清亮淡黄色，如果从胆囊管内流出的胆汁混浊、含有胆泥，应该考虑结石残留的可能；若胆囊管断端管腔开放，但是无胆汁流出，或胆汁流出不畅，则要引起重视；胆囊管形态异常，若胆囊管增粗，直径大于 4.0～5.0mm；胆囊管断端有局限性膨大，质硬，则要高度怀疑胆囊管内结石残留。可以术中应用腹腔镜超声或术中胆道镜、术中胆道造影进一步证实。随着十二指肠镜相关器械的发展和技术的提高，对于结石嵌顿于胆囊管的病例，在向胆囊内推挤结石失败的情况下，可将结石夹碎，允许有部分结石残片坠入胆总管，然后于术中经胆道镜处理或术后经十二指肠镜处理，而无须切开胆总管。为避免进入胆总管内的结石导致术后梗阻性黄疸而再次手术，应于术中常规行胆道造影检查，确认进入胆总管内的结石没有造成胆总管梗阻及影响胆汁引流。如发现进入胆总管内的结石造成了胆总管梗阻，应于术中取石、EST 等治疗和处理，或必要时切开胆总管或中转为开腹手术。

（3）胆囊管残余结石的术后诊断：病史对于术后残余结石的诊断具有很重要的意义。如果在胆囊切除术后症状仍然存在或者缓解一时又再次出现与术前类似的症状，而且胆囊切除时胆囊三角解剖不清被迫实行了胆囊大部切除术或残留胆囊管过长，则高度可疑胆囊管结石残留。影像学诊断包括超声、ERCP、MRCP 等，对辅助本病诊断有重要的价值，但胆囊管近端往往因炎症、结石或狭窄被阻塞或掩盖，而不被超声、ERCP、MRCP 发现。B 超是诊断本病的常用检查方法，但它对残余胆囊管结石的诊断有一定局限性。往往与术后手术区域粘连、肠道积气及残株内胆汁量少以及 B 超医师对该病的认识不足有关，但因其无创、方便、价廉，可作为术后症状复发者的常规检查；如果症状反复发作但是 B 超检查阴性，则应行 ERCP 检查，尽早明确诊断。ERCP 对于位于胆囊管根部的残余结石诊断假阴性率较高。据文献报道 MRCP 对于诊断胆囊管残余结石敏感性也不高。因此，即使影像学检查阴性亦不可轻易排除本病的诊断。必要时我们需要手术探查，探查时需要注意胆囊管与胆总管连接部有无结石，术中还可以借助胆道造影和术中 B 超进一步明确残端有无结石。

4. 胆囊管残余结石的治疗

胆囊切除术后胆囊管结石残留一旦确诊，则需要手术治疗。而且随着胆囊管和胆总管的代偿性扩张，胆囊管残株结石有掉入胆总管引起梗阻的危险，重者可导致梗阻性化脓性胆管炎，则需急诊手术，因此建议确诊胆囊管结石残留后宜早期手术。手术需经验丰富的医师进行，在术中需要充分明确 Calot 三角的解剖结构，认清胆囊管、胆总管、肝总管三管的关系，耐心地解剖，然后再将残余胆囊（胆囊管）切除。

5. 胆囊管残余结石的预防

术前 2 周内曾有胆囊炎症急性发作的患者，术中胆囊三角解剖往往较困难。胆囊三角区的炎症重，解剖不清晰，反复牵拉胆囊管，尤其在腹腔镜下术者为了不损伤胆总管尽量不去解剖肝门部，被迫在较高位置结扎胆囊管是造成胆囊管结石残留的主要原因。因此我们建议遇到炎症较重的情况如术者经验不足宜及时中转开腹手术。另外在日常的腹腔镜手术中怀疑胆囊管有结石时，我们一般在胆囊管近端预留活结，活结远端切开胆囊管前壁，观察胆汁流出通畅程度，并用分离钳由汇合部向胆囊颈部轻轻挤夹胆囊管，以进一步探查胆囊管内有无结石，而且绝大部分结石可以被排出，大大降低了困难LC术后胆囊管结石残留的发生率。但少数患者用此法排挤胆囊管，术后仍出现胆囊管结石残留。术中剖检标本胆囊内未明确发现结石时，应高度怀疑胆囊管残余结石。所以术中胆囊切除后仔细剖检标本，查对结石有无或数量显得更为重要，这也是预防胆道残余结石最重要的措施。

胆囊管结石残留往往是与胆囊管残端过长并存的。胆囊切除时残端留置越长，胆囊管残留结石的几率也就越大。胆囊管残端一般保留0.3～0.5cm，也是预防胆囊切除术后胆囊管残端过长及残留结石可靠保证。但是在胆囊三角区炎症较重时，过度解剖胆囊三角可能会损伤胆道。因此，此时胆囊管保留长度往往大于0.5cm，在困难LC时当遇肝门区炎症重而解剖显露不清时，还常于哈氏袋下缘离断胆囊管。可是并非所有胆囊管残留过长都会引起症状，Bodvall等早在20世纪60年代对500例胆囊切除术患者行静脉胆道造影，发现275例（55%）残余胆囊管大于10mm，有症状和无症状的残余胆囊管患者所占比例无差异。单纯的胆囊管残端过长术后是无症状的，只有当胆囊管及胆总管合并结石和炎症时才会有症状。

总之，由于胆囊管残余结石的发病率较低，而且绝大多数胆囊管残端过长无明显症状，在不怀疑有胆囊管结石时建议不要特意过度解剖肝外胆管，这是不必要的，也是非常危险的。在炎症较重，腹腔镜不能很好处理胆囊三角时，则需及时中转开腹手术，降低胆囊管结石残留和胆道损伤发生率。

▶ 参考文献

1. Jansen M, Truong S, Treutner KH, et al. Value of intravenous cholangiogra-

phy prior to laparoscopic cholecystectomy. World J Surg，1999，23：693-696

2. 王继亮，王国斌，卢晓明等. 腹腔镜胆囊切除术中胆囊管结石的临床处理. 中国内镜杂志 2004，10（4）：102-103
3. 陈佐会，罗平. 胆囊管结石的治疗. 中国普通外科杂志 2005，14（1）：7-9
4. Wslsh RM，Ponsky JL，Dumot J. Retained gallbladder/cystic duct remnant calculi as a cause of postcholecystectomy pain. Surg Endosc，2002 Jun，16（6）：981-4

病例 51　发现胆囊结石 10 年，间歇性右上腹痛 5 年，脐周痛伴停止排便 7 天

董　雷　王秋生

▶ 病历摘要

女，66 岁，主因“发现胆囊结石 10 年，间歇性右上腹痛 5 年，脐周痛伴停止排便 7 天”入院。患者 10 年前体检发现胆囊结石，间断性右上腹痛 5 年。每次发作均抗炎利胆治疗缓解症状。7 天前突发脐周痛，无剧烈右上腹疼痛、无腰背部疼痛、发烧及黄疸。入院前急诊 B 超：肝形态大小可，胆囊腔内液性暗区消失，可见 3.0cm×1.0cm 弧形强回声，后伴声影，肝外胆管约 0.4cm，胰、脾双肾未见明显异常回声。胃内大量内容物，左侧腹肠管淤胀。提示：胆囊结石（充满型）。予抗炎、对症等治疗，症状无缓解。以“胆囊炎、胆石症”入院。

入院查体：体温 37.2℃，呼吸 20 次/分，脉搏 80 次/分，血压 120/75mmHg；巩膜、皮肤无黄染；腹平软，脐周压痛（＋），Murphy 征（－），腹部未触及肿块；移动性浊音（＋）；肠鸣音活跃。肛查：阴性。

入院诊断：慢性胆囊炎，胆石症，肠梗阻。

入院后完善各项辅助检查：血、尿常规、生化全项、血气分析、乙肝六项、HIV 抗体、HCV 抗体、梅毒抗体均正常。胸片：心、肺未见异常。心电图：窦性心律，大致正常心电图。立位腹部平片：肝区密度均匀，膈下未见游离气体，两侧中腹部分别见充气扩张的肠管，同时亦见数个气液平面，脊柱向左侧弯、印象：肠梗阻（小肠）。复查 B 超：肝因气体干扰，只显示部分肝实质，其回声中等，分布均匀。肝内胆管见多个条状强回声，随体位移动，门静脉及肝外胆管无扩张。胆囊、右肾未显示；脾、胰、左肾未见异常；胃扩张；结肠扩张，可见“鱼刺征”。提示：胃扩张潴留、肠管扩张、肝

内胆管积气。不排除肠梗阻。结肠镜检查：全结肠、直肠未见器质性病变。经抗炎、对症、胃肠减压、维持水电解质平衡及营养支持等治疗2周，症状稍缓解。复查腹平片：腹腔中可见充气肠曲及气液平面。考虑肠梗阻。

▶ 病历讨论

甲医师（普通外科住院医师）： 患者为老年女性，体检发现胆囊结石10年，间断性右上腹痛5年。每次发作均抗炎利胆治疗症状缓解。8天前突发腹痛，无排气、排便，急诊抗炎、对症等治疗，症状无缓解。以“胆囊炎、胆石症”入院。自发病来无排气、排便，腹痛持续性阵发加重。无剧烈右上腹疼痛、无腰背部疼痛、发热及黄疸。查体：心肺未见异常，皮肤巩膜无黄染。腹胀，可见肠型、蠕动波，腹壁静脉无曲张；全腹轻度压痛，无肌紧张，Murphy征（—），肝脾肋下未触及，腹部未触及肿块；移动性浊音（—），肠鸣音亢进。入院诊断：胆囊结石、胆囊炎，肠梗阻。经抗炎、对症、胃肠减压、维持水电解质平衡及营养支持等治疗2周，症状无缓解。腹平片显示：小肠积气增宽，可见数个液平。B超：肝因气体干扰，只显示部分肝实质，其回声中等，分布均匀。肝内胆管见多个条状强回声，随体位移动，门静脉及肝外胆管无扩张。胆囊、右肾未显示；脾、胰、左肾未见异常；胃扩张；结肠扩张，可见“鱼刺征”。提示：胃扩张潴留、肠管扩张、肝内胆管积气。生化检查未见明显异常。血分析：白细胞升高为$13.1\times10^9/L$，粒细胞升高。

乙医师（普通外科主治医师）： 根据病史、体检及辅助检查综合分析，患者胆囊结石、肠梗阻诊断成立。梗阻原因待明确。目前各项化验检查基本正常。进一步做好术前准备，并向患者及家属交代病情。如病情再无缓解，可腹腔镜探查。

丙医师（普通外科主任医师）： 腹平片：结肠不充气，小肠大量充气伴数个液平，说明病变在小肠，主要在回盲部。经胃肠减压等治疗，肠腔气体增多，范围扩大，病情无明显好转。病因主要考虑：①肠结核，②节段性回肠炎，③先天性肠憩室，④小肠肿瘤，⑤胃肠结石，⑥年龄大，腹痛不剧烈，可除外小肠系膜扭转。经保守治疗，症状无缓解，有手术指征，可腹腔镜探查。需要注意的是 B 超提示：肝内胆管积气，有胆肠内瘘的可能。术中注意探查，若病情复杂，则果断中转开腹。如梗阻问题简单，可切除胆囊；梗阻复杂，可暂不切除胆囊。

▶ 手术及术后恢复情况

入院后保守治疗 2 周，症状无明显缓解，遂行手术治疗。术式：腹腔镜探查、肠切开取石术。取脐上缘 15mm 纵切口，切开皮肤、皮下组织及腹白线，打开腹膜双 4＃线缝合腹膜置入 10mm 穿刺套管，收紧缝线。造气腹，设定腹内压 10mmHg，同一戳口置入腹腔镜，探查未见意外损伤及出血，逆时针探查腹腔，见胃、空肠、回肠淤胀明显，胆囊与十二指肠局部粘连，右下腹侧腹壁与升结肠轻度粘连，结肠未见异常。因小肠淤胀、壁薄难于用腹腔镜全部检查，遂从脐上做 7cm 纵切口开腹探查。从屈氏韧带开始探查小肠，距屈氏韧带 50cm 处对系膜缘肠壁见钙化斑，末段回肠距回盲部 80cm 处见约 4cm×2.5cm 圆柱状胆结石，充满肠腔，可沿肠管上下活动。沿纵轴切开肠壁，取出胆石，吸引器吸取肠液约 2000ml。内翻缝合肠壁加浆肌层包埋。检查修补处肠腔无狭窄，可通过拇指，查无出血，清点器械敷料无误关腹，手术顺利。术中出血＜20ml，手术时间 80 分钟。

术后第 3 天，开始排气排便，腹胀减轻，术后第六天间断拆线，术后第 7 天痊愈出院。

▶ 最后诊断

肠梗阻、胆囊-十二指肠内瘘、胆囊结石、慢性胆囊炎。

▶ 专家点评

1. 胆石性肠梗阻的诊断

胆石性肠梗阻临床少见，占机械性肠梗阻的 1%～4%。但随着人口的老龄化，胆石性肠梗阻的发病率在增高。本病多见于老年女性，文献报告男女之比为 1∶5～1∶10。胆石性肠梗阻表现为亚急性单纯性机械性肠梗阻。患者有胆囊结石、慢性胆囊炎病史，常在胆囊炎发作之后发生胆囊十二指肠内瘘。其发病机理是因为反复发作的胆囊炎造成胆囊与十二指肠粘连，胆囊管的阻塞致胆囊内压增高，加之结石压迫使胆囊-肠管穿孔并形成内瘘。胆肠内瘘后，胆囊内压力减低，囊腔缩小，囊壁炎症机化，形成瘢痕，随后胆石刺激瘘口不断扩大，使胆石渐向十二指肠推移并进入肠道，并可逐渐长大形成梗阻。梗阻部位多发生在回肠，因其肠管最为狭窄且蠕动差，如果胆石阻塞十二指肠球部引起胃潴留则称为 Bouveret 综合征。因结石逐渐向小肠远程移动，故症状表现为间歇性发作，病程中可有胆囊炎症状缓解，随后可出现恶心、呕吐、腹胀及肛门停止排气、排便等肠梗阻症状。故对伴有胆囊炎、胆石症史的老年病人出现肠梗阻时应警惕本病的可能。胆石进入肠道的途径最多为胆囊十二指肠瘘，胆总管十二指肠瘘和胆囊结肠瘘则较少见。本病主要的辅助诊断措施是 X 线腹部平片检查，若具有典型特征如有小肠梗阻的征象、胆道系统积气、位置异常的胆石影像等，可考虑诊断为本病，但肠道钙化结石显影率较低。胃肠造影检查对诊断有特殊价值，如口服造影剂可见胆囊内造影剂反流，结合肠梗阻的征象及肠内结石可确诊。超声检查则对胆道内瘘具有诊断价值：①可发现胆囊萎缩，胆囊壁增厚，囊内胆汁少或无胆汁充盈，胆囊与周围组织粘连表现为胆囊轮廓不清，胆囊周围可见不规则强回声团；②胆石症常见胆囊及肝外胆管内显示单个或多个结石可移动的强回声团伴声影；③胆管积气，常见肝外胆管扩张，胆管内有闪烁、活跃的气体点状强回声影或声尾，胆管大量积气时肝内胆管扩张常显示干树枝样声像图；④声像图显示胆囊体积随胃肠充盈而扩张；⑤声像图能直接显示瘘口，为诊断胆管内瘘的直接征象。CT 扫描在肠梗阻中应用较少，它可显示肠梗阻征象，对肠内结石的诊断及排除老年患者恶性疾病有帮助。胆石性肠梗阻具有较为特殊的 CT 表现，称为 Rigler 三联征：①肠袢的积气、积液扩张；②下腹部异位钙化的胆石；③胆囊或胆道内少量气体。该患者术前 B 超发现肝内胆管积气应考虑到胆道内瘘的诊断。经详细了解病史，结合辅助检查，可望在术前得到明确诊断。

2. 胆石性肠梗阻的治疗

本病一经确诊，应尽早手术。手术方案通常有三种，即单纯小肠切开取石解除梗阻；小肠切开取石加上胆囊切除和内瘘修补术；小肠切开取石，二期作胆道根治手术。本例患者先行腹腔镜探查，因小肠淤胀、壁薄难于用腹腔镜全部检查，遂开腹探查，在末段回肠距回盲部80cm处见约4cm×2.5cm圆柱状胆结石，充满肠腔，可沿肠管上下活动。沿纵轴切开肠壁，取出胆石。行小肠切开取石术时，因结石的压迫或小肠的痉挛，梗阻处的肠黏膜充血、水肿严重甚至可能坏死，为了避免出现术后肠瘘，通常的经验是将梗阻处的结石向近端移动，于水肿较轻处切开肠壁取出，小肠切开应在梗阻近端对系膜缘，纵切横缝。如果嵌顿较紧，则可从近端找寻病变较轻处肠管切开，以取石钳夹碎后取出。术中强调系统地检查整个小肠，特别是当发现取出的结石不完整时，更应注意探查，避免术后梗阻复发。在是否处理胆肠内瘘上目前意见不一。如患者情况较差，通常胆囊十二指肠修补需二期完成，但缺点是易并发逆行胆道感染。Zuegel认为I期手术总的病死率及并发症显著低于二期手术。David等认为胆石排出后胆肠瘘能自行闭合，而不必二期手术。有学者提出对于十二指肠瘘口较大，可能在修补后出现十二指肠狭窄，或患者病情严重，耐受性差者可采用结扎胆囊管使胆囊憩室化的方法。该术式既阻断了胆肠之间的异常通道，又可避免胆道逆行感染，又由于内瘘口较大而不会出现肠内容物潴留而复发胆囊炎。近年由于微创手术的发展，有医师尝试在腹腔镜引导下将结石嵌顿肠管提出腹腔，再作切开取石，是一种安全、有效的方法，因此外科微创化对胆石性肠梗阻的诊治无疑将起到积极的推动作用。

▶ 参考文献

1. Agresta P, Bedin N. Gallstone ileus as a complication of acute cholecystitis. Laparoscopic diagnosis and treatment [J]. Surg Endosc, 2002, 16 (11): 1637-1641
2. 马桂英，李丽娜，王绮等. 胆道内瘘的声像图分析及其超声诊断价值 [J]. 中华超声影像学杂志. 2000, 9 (9): 541-543

3. 张晓鹏. 肠梗阻的 CT 与螺旋 CT 诊断 [J]. 中国实用外科杂志. 2000，20 (3)：190，191
4. 朱岭，许涛. 胆石性肠梗阻的诊疗经验 [J]. 江汉大学学报（自然科学版）. 2004，32 (2)：35-37
5. Allen JW，Mecurry T，Rivas H，et al. Totally laparoscopic management of gallstone ileus [J]. Surg Endosc. 2003，17 (2)：352

病例 52　反复左下腹痛 3 个月，加重伴便血 6 天

刘　隆　王秋生

▶ 病历摘要

男，15 岁，主因“反复左下腹痛 3 个月，加重伴便血 6 天”入院。患者近 3 个月无明显诱因出现左下腹阵发性胀痛，每天发作 5～6 次，每次持续 10 多分钟，能自行缓解，伴恶心，未呕吐，无发热，无停止排气排便，未予治疗。入院前 6 天症状再次发作，腹痛加重，难忍受，排便少，到外院行腹部 X 线检查，诊为“肠梗阻”，给予禁食、输液等治疗，腹痛缓解。入院前 3 天腹痛再次加重，排暗红色血便，量约有 200 克，在外院以“肠套叠”住院，给予抗炎、胃肠减压、输液、灌肠等治疗，症状稍缓解，行腹部 CT 检查未发现包块。入院前 2 天行气钡灌肠检查提示：肠套叠，同时予以复位，入院前 2 天凌晨解大便 5～6 次，量多，开始为水样便，后来大便成型，无血便，腹痛缓解，遂来我院住院进一步诊治。病人精神一般，纳差。近几天一直禁食，大便量少，小便正常，体重下降约 5 千克。查体：生命体征平稳，皮肤黏膜无黄染、苍白；心肺未见异常；腹平坦，无腹壁静脉曲张，未见胃肠型及蠕动波，左中下腹腹肌轻度紧张，压痛（+），无反跳痛。左侧腹部可触及约 8cm×5cm 肿物，质中，压痛（+），活动度大。肝脾肋下未及，Murphy 征（－）。叩诊鼓音，肝肾区叩痛（－），Traube 区存在，移动性浊音（－），肠鸣音活跃 5～6 次/分，振水音（－）。左锁骨上及双腹股沟未及肿大淋巴结；肛查：阴性。

入院诊断：肠套叠，不完全性肠梗阻。

入院后完善各项辅助检查：血尿常规正常。大便潜血（+）。肝肾功能正常。心电图：窦性心律，大致正常。胸片未见肺部活动性病变。腹部 B 超：左中下腹可见套叠包块范围约 8cm×3.4cm，长轴呈套筒征象，短轴呈同心圆征。套入肠管见彩色血流信号，其远端

见低回声占位，范围约 3.5cm×3.3cm，边界清楚形态规则，内有彩色血流信号，此包块随呼吸及体位移动。套叠以上肠管可见轻度扩张，右下腹未见异常，提示：左中下腹包块，考虑肠套叠并低回声占位。气钡灌肠：套叠肠管为结肠，经复位后套叠肠管大部分复位。腹部 CT 提示：降结肠中上段梗阻，考虑肠套叠。

▶ 病历讨论

甲医师（普通外科住院医师）：患者为青少年男性，3 个月前无明显诱因出现左下腹阵发性胀痛，每天发作 5～6 次，每次持续 10 多分钟，能自行缓解，伴恶心，未呕吐，无发热，无停止排气排便。6 天前上述症状再次发作，症状逐渐加重，排血便。查体：腹平坦，无肠型及胃肠蠕动波，左下腹腹肌轻度紧张，轻压痛，无反跳痛，触及约 8cm×5cm 肿物，质中，压痛（＋），活动度大。肠鸣音 5～6 次/分。结合各项辅助检查结果：①气钡灌肠：结肠肠管套叠，经复位后套叠肠管大部分复位。②B 超：左中下腹见套叠包块范围约 8cm×3.4cm，长轴呈套筒征象，短轴呈同心圆征。套入肠管见彩色血流信号，其远端见低回声占位，范围约 3.5cm×3.3cm，边界清楚、形态规则，内有彩色血流信号，此包块随呼吸及体位移动，套叠以上肠管可见轻度扩张，右下腹未见异常，提示：肠套叠。③腹部 CT 提示：降结肠中上段梗阻，考虑肠套叠。目前患者肠套叠诊断成立，但原因尚不清楚。2 岁以上患者套叠的原因以肿瘤、粘连、憩室等多见。但套叠的真正原因多需手术探查后才能确定，应急诊手术，明确诊断。

乙医师（普通外科主治医师）：同意甲医师意见，肠套叠的三大典型症状是腹痛、血便和腹部包块。成人绝大多数肠套叠有病理因素，如肠息肉、肠乳头状腺瘤或黏膜下脂肪瘤等，当蠕动波将肠壁肿块推向远端时，牵拉该段肠管一起套入远侧肠腔而形成继发性肠套叠。综合各项检查，患者肠套叠诊断明确，且有不全性肠梗阻表现。B 超发现套入肠管远端有低回声占位，范围约 3.5cm×3.3cm，边界清楚形态规则，内有彩色血流信号，套叠主要由于肠内肿物引起。各项术前检查完备，无手术禁忌证，应手术治疗。但是肿物性质不明，套叠肠段位置不确定，手术可选择腹腔镜探查后再决定手术方式。如手助腹腔镜肠套叠复位、肠切除肠吻合术等。

丙医师（普通外科主任医师）：两位医师的分析思路很清晰，治疗原则正确。需要补充的是，肠套叠的原因可能有下列三方面因素：①功能因素或原因不明，可能与神经调节功能有关。肠管受到某种因素刺激后引起肠痉挛或蠕动失调。当某一段痉挛的肠管与临近肠管管径达到一定程度的差异时，即可因强烈蠕动而使不同管径的肠管互相套叠。②局部解剖学因素，累及回盲部的肠套叠，其发生与局部解剖特点密切相关，回盲部因其共同系膜或因系膜过长、松弛，使回盲部游离过大，是发生肠套叠的主要因素。此外，回盲部炎症、水肿、局部淋巴组织增生、肿瘤等刺激，均易引起局部肠管强烈收缩。这种反应如超过正常限度，即可引起以盲肠为头部的套叠。③病理因素，其中以回盲部器质性病变居多，其机理可能为肠壁病变，导致蠕动紊乱，形成肠套叠。该患者开始诊为肠梗阻，后来出现血便，行气钡灌肠后诊断为肠套叠。经复位后，肠管未完全复位，因此应手术治疗，手术方式的选择同意乙医师的意见。

▶ 手术及术后恢复情况

入院后1天腹腔镜探查、横结肠部分切除、肠吻合、升结肠造瘘术。取脐上缘20mm纵切口，逐层切开皮肤、皮下组织、腹白线及腹膜，置入10mm穿刺套管造气腹，设定腹内压12mmHg。同一戳口置入腹腔镜，逆时针探查肝、胆、胃、小肠、升结肠、降结肠、直肠未见异常。套叠肠管已经复位，于横结肠中段有一肿物，位于肠腔内，结肠旁淋巴结肿大（图1），共4～5个，结肠中动脉旁无肿大淋巴结，横结肠远段轻度水肿，盆腔有约100ml暗黄色液体，考虑肿物为良性可能性大，决定行横结肠部分切除术。取脐上正中切口长约5cm，逐层切开皮肤、皮下组织、腹白线及腹膜，将横结肠提出切口外，显露横结肠及其系膜，在预定切除线上结扎、切断系膜，保留结肠中动脉左右支，系膜分离完毕后，在预定切除处置有齿直钳，近端距离肿物12cm，远端距离肿物15cm，切除肠管共约30cm。在横结肠的近端、远端分别置肠钳夹闭肠管，络合碘及酒精消毒肠管断端，行横结肠端端吻合，先全层缝合吻合口后壁，转至前壁予以间断全层缝合，移去肠钳，加固缝合浆肌层，检查吻合口通畅、吻合牢固可靠，将横结肠还纳进腹腔，间断缝合数针，关闭横结肠系膜裂隙。冲洗腹腔，吸净腹腔内液体。因患者吻合口远端水肿，决定行升结肠造瘘术，显露升结肠及盲肠，纱布保护周围组织，在升结肠与盲肠交界处缝两个荷包线，切开荷包线内的升结肠，置入蘑菇头造瘘管，收紧荷包线，引流管经右下腹戳口引出，结肠造瘘口与壁层腹膜缝合固定两针，固定造瘘管。在横结肠吻合口后置入引流管，经左侧腹引出并固定。冲洗手术野，进一步检查未见活动出血，医用生物蛋白胶喷涂吻合口，清点纱布器械后关腹，络合碘及生理盐水冲洗切口，逐层关腹，术毕。

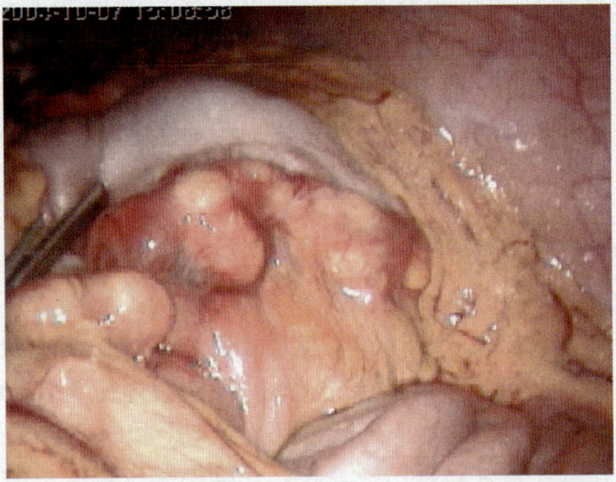

图 1　术中腹腔镜探查肿物位于横结肠，可见肠系膜淋巴结肿大

术后经升结肠造瘘管低压冲洗、肠腔内灌注抗生素（红霉素或庆大霉素、灭滴灵），结肠造瘘管每日引流量由术后第 1 天的 5ml，逐日增加至 20ml、80ml、950ml、1150ml，第 6～10 天开始逐日减少为 600ml、150ml、30ml、0ml、10ml。术后第 1～3 天腹腔引流量 2～10ml。术后第 5 天病人排气，第 7 天拔除胃管，第 8 天进流质，第 10 天恢复正常饮食，第 14 天经升结肠造瘘管行结肠造影（76%

泛影葡胺）见横结肠吻合口通过顺畅、无造影剂外漏，遂拔除放置于其周围的腹腔引流管。术后第18天拔除升结肠蘑菇头造瘘管，立即更换为Foley尿管充盈球囊固定并于2天后拔除，当即用福爱乐医用胶喷涂和油纱条封堵腹壁造瘘口。术后第21天顺利康复出院。

▶ 最后诊断

结肠炎性纤维性息肉（图2）、肠套叠、不完全性肠梗阻。病理诊断：结肠炎性纤维性息肉，直径3cm，周围淋巴结反应性增生，CD117（—），CD34（—）。

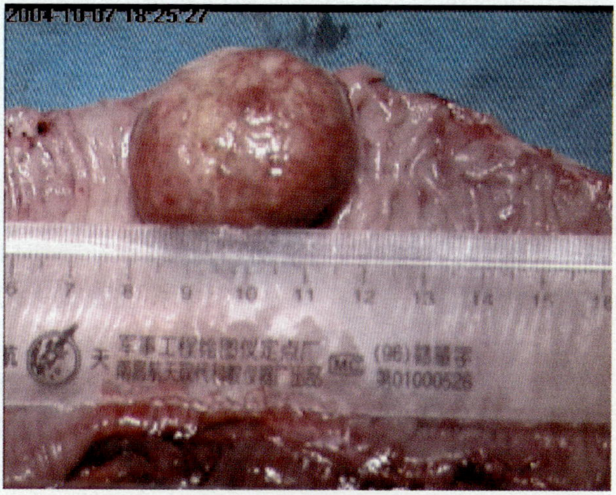

图2　炎性息肉标本

▶ 专家点评

肠套叠多与肠道器质性病变或解剖学异常有关。文献报告75%～90%的肠套叠有原因可寻。70%是肿瘤，其中约1/3是恶性肿瘤，有的比例更高。国内报告肿瘤为诱因者远比国外少。成人肠套叠缺乏小儿肠套叠那样腹痛、腹块、血便典型的临床表现，尤其血便发生率低，早期诊断困难；有时这三种症状出现也不一定疑及肠套叠。文献报告术前诊断率低于50%。早期诊断应须注意以下几点：①详细询问病史、耐心细致查体；②对慢性腹痛伴不全肠梗阻症状，尤其可扪及腹块，和/或有血便者应高度怀疑肠套叠；③以急性肠梗阻入院者，应在腹痛间歇期反复触诊腹部仔细对比分析，如触及肿块，粪便潜血阳性或肛诊指套带血者，应高度警惕肠套叠；④对腹痛伴黏液血便或稀水便者，切勿轻易诊断痢疾或肠炎，有右下腹痛、压痛、肌紧张或触及肿块者，不要只考虑阑尾炎，而应想到肠套叠，并结合B超和X线检查结果综合分析。

对肠套叠非手术疗法失败的病人，大多采用开腹手术诊治，但存在着切口较难准确定位，创伤大、切口并发症多，病人痛苦大、恢复慢等缺点。腹腔镜手术虽然具有切口创伤小、病人痛苦轻、恢复快等优点，但技术难度较大，特别是全腹腔镜器械复位容易造成肠道损伤，成功率不高。据 Shier 报道腹腔镜下复位成功率为57.1%，我国李斌等报道为66.7%，而且肠吻合要求特殊器械，手术费用高且手术时间长。此例腹腔镜探查、精选小切口下横结肠切除端端吻合、升结肠造瘘术诊治肠套叠兼有两方面的优点，腹腔镜探查可以明确病因、了解病变部位，确定优选小开腹切口位置，尽可能减小手术创伤。手术主切口仅为5厘米的上腹正中切口，相对于传统手术的经腹直肌探查切口、腹部横切口，创伤大大减小。另外两个探查戳口也分别用来放置升结肠造瘘管和腹腔引流管。与全腹腔镜复位、肠切除肠吻合相比，技术要求低，手术时间较短，病人恢复快、费用低，实为一种优势互补的手术方法。此外，升结肠造瘘管对于难以进行正规肠道准备的急诊病人不仅可以有效地减轻肠腔内压力、减少污流对“下游”吻合口的污染，而且可以在术后低压灌洗、给予抗生素以弥补术前肠道准备之不足，从而尽可能减少了吻合口漏的发生几率。

炎性纤维性息肉是良性瘤块，主要发生在小肠、胃，少数情况可见于大肠，可以发生在任何年龄，不伴有任何临床症状和综合征。也称为嗜酸性肉芽肿、黏膜下纤维瘤、血管外皮细胞瘤、炎性假瘤及纤维瘤等。息肉大小介于1.5～13cm，平均3～4cm，呈息肉状，具有宽阔的基底。最常见的病变局限于黏膜下层，但也能侵入黏膜或肌层，并延伸到浆膜层。息肉呈褐色、灰色或黄色，被覆黏膜可以有溃疡形成。炎性纤维性息肉发病机制不清，梗阻和套叠是本病的两个重要并发症，可选择局部切除。

▶ 参考文献

1. 周东海，王秋生，刘隆等. 腹腔镜辅助横结肠切除治疗结肠息肉致肠套叠1例报告. 中国微创外科杂志. 2005，5（7）：597
2. 张泳，张学渊，王治全等. 成人肠套叠40例临床分析. 中国普通外科杂志. 2003，12（4）：265-267

病例53　偶发进食不适，胃镜发现十二指肠球部肿物1年

刘　隆　王秋生

▶ 病历摘要

男，71岁，主因“偶发进食不适，胃镜发现十二指肠球部肿物1年”入院。患者1年前偶尔发现进食吞咽时不适感，未予治疗，体检时胃镜发现十二指肠球部隆起，性质待查。按胃病口服药物治疗，自觉症状好转。无腹痛，无恶心、呕吐，无发热，此后多次胃镜检查发现肿物逐渐增大，病理检查未见癌细胞。发病以来患者无进行性消瘦，精神食欲可，睡眠可，无发热，大小便正常。30年前患阑尾炎手术治疗，5年前患腔隙性脑梗死。高血压病史3年，药物控制满意。

入院查体：皮肤黏膜无黄染、苍白；心肺未见异常；腹平软，右下腹见约8cm麦氏切口瘢痕，腹壁静脉无曲张，未见胃肠型及蠕动波；腹部无压痛、反跳痛及肌紧张，肝脾肋缘下未触及，未触及肿块；肝区、肾区无叩痛，移动性浊音（－），肠鸣音正常。

入院后完善各项辅助检查：血、尿、便常规，肝肾功能均正常。胸部正位片：双肺、心、膈未见明显异常。心电图大致正常。胃镜发现十二指肠球后壁有一直径约1.2cm的半球状隆起（图1，2），基底较宽，表面光滑。诊断：十二指肠球部息肉，浅表性胃炎。上消化道钡餐见胃呈器官轴型扭转，变化体位可自动恢复，胃壁柔软，黏膜规则，未见充盈缺损及龛影，幽门开放正常。十二指肠球充盈扩张良好，球后部黏膜呈结节样增粗，降部黏膜紊乱，管腔轮廓不整，局部见一小龛影，钡剂通过十二指肠尚可，余无显著改变。印象：胃可复性器官轴型扭转，十二指肠球后炎症伴溃疡形成，占位性病变待除外。

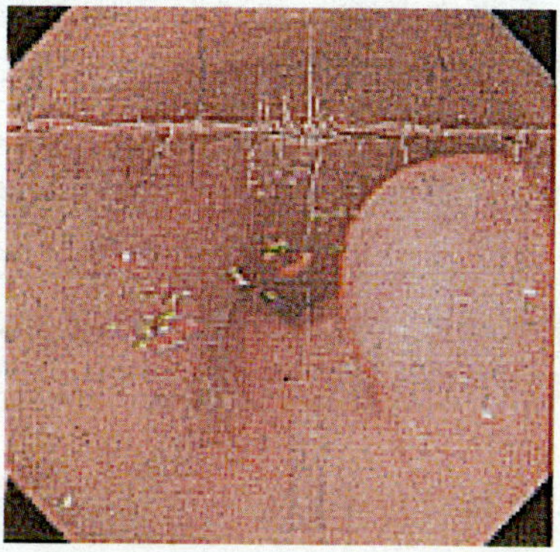

图1　胃镜示：十二指肠球球后壁肿物

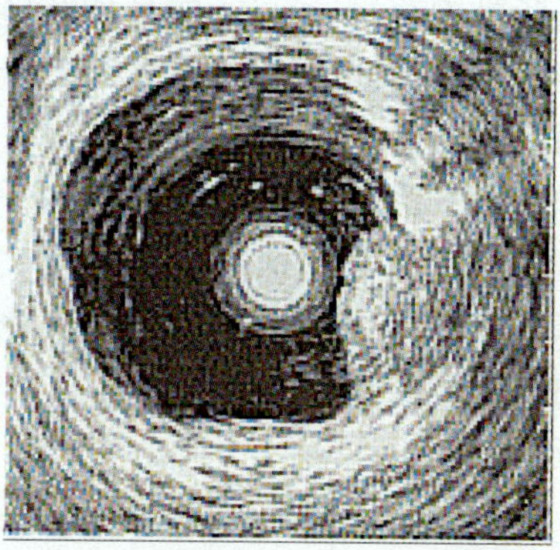

图2　内镜超声示：十二指肠球球后壁肿物

▶ 病历讨论

甲医师（普通外科住院医师）：患者为老年男性，1年前偶尔进食吞咽时不适感，无腹痛，无恶心、呕吐，无发热，无腹泻、便秘及黑便。查体未发现明显异常，血尿常规及生化检查未见异常。胸片、心电图结果正常。结合各项辅助检查结果：①胃镜：浅表性胃炎，十二指肠球后壁约1.2cm半球状肿物，基底较宽，表面光滑。②上消化道造影：十二指肠球充盈扩张良好，球后部黏膜呈结节样增粗，降部黏膜紊乱，管腔轮廓不整，局部见一小龛影，钡剂通过十二指肠尚可。目前患者十二指肠球部肿物诊断明确，但性质尚不清楚。由于该患者没有腹痛、体重减轻、黑便等病史。考虑良性肿瘤可能性大，所以应该手术切除病变，病理确诊。

乙医师（普通外科主治医师）：同意甲医师意见，患者各项术前检查完备，无手术禁忌证。一般认为十二指肠恶性肿瘤很少见，良性的上皮或间叶来源的肿瘤也不多见，临床最常见的是因慢性十二指肠炎所致的黏膜表面上皮或腺体增生而形成的局部黏膜隆起的息肉样（增生性）病变。这类病变目前尚无可靠的内镜学特征来区别其良、恶性，只能依靠病理活检诊断。文献报道，内镜所见的十二指肠黏膜直径＜1cm 的息肉状隆起，若表面光滑，色泽与周围黏膜相似，也无明显高低不平及糜烂者，则均为炎症所致的增生性病变，而非肿瘤性病变。对于＞1.0cm 的隆起可用高频电切除或动态观察，如内镜下治疗有困难则可考虑手术切除。该患者无低热、乏力及消瘦等肿瘤消耗症状，多次胃镜检查发现肿物逐渐增大，但病理检查未见癌细胞，应手术治疗。本例因肿物较大（1.2cm），基底较宽，内镜处理较难，患者不愿剖腹手术，腹腔镜手术可减轻患者的痛苦，应予考虑。

丙医师（普通外科主任医师）：十二指肠良性肿瘤由于其症状不典型或无特异性，往往给诊断带来困难。一些非特异性的症状为腹痛、消化不良、恶心、呕吐、呕血或黑便。较大的肿瘤多为腺瘤样息肉，有蒂，其长轴与十二指肠的长轴平行生长，很少引起肠梗阻，偶尔出现有蒂息肉向上脱入幽门口，出现部分或完全性梗阻；也可出现较大肿瘤压迫或堵塞胆总管开口造成黄疸。十二指肠良性肿瘤中上皮性肿瘤占 41.7%，间叶性肿瘤占 25.0%。十二指肠良性肿瘤以降部最常见，其次为水平部、球部和升部。绒毛状腺瘤好发于十二指肠降部；腺瘤病多发生于十二指肠水平部、升部；Brunner 腺瘤多发生于十二指肠球部，且为十二指肠所特有。内镜下高频电切除有蒂的十二指肠肿物，具有创伤小、安全有效、无明显并发症、患者耐受性好等优点，应作为有蒂十二指肠肿物的首选治疗方法。当肿物较大或基底较宽时，考虑到十二指肠壁较薄，内镜下电切易引起肠穿孔，外科手术治疗应当是首选治疗方法。对于该患者，手术方式同意乙医师意见。需要补充的是，由于肿物较小且位于十二指肠球后壁，术中可能寻找困难，因此术前联系胃镜医生便于术中定位，寻找到肿物后先用丝线缝合肿物并将其提起，然后再用工作温度较低（40～70℃）的射频刀将肿物切除，技术要点是不要穿透十二指肠肌层，以免造成十二指肠漏。术中运用钉合器可同时关闭十二指肠切口，如果术中操作困难可改为手助式腹腔镜手术。十二指肠切开处要纵切横缝，防止狭窄，十二指肠处压力大，关闭切口前将胃肠减压管放在十二指肠切口远端充分减压，将黏膜、浆膜严密对合，并注意全层与浆肌层缝合，可防止十二指肠瘘。术后注意引流情况，定时冲洗胃管，使胃管保持通畅，及时引流出消化液，防止消化液积存在胃、十二指肠内形成高压，造成十二指肠切开处或肿物切除处破裂。同时应用抑酸药物，减少消化液分泌，防止其分泌过多使十二指肠内形成高压及腐蚀缝线。加强营养支持，促进伤口及十二指肠切开处愈合。

▶ 手术及术后恢复情况

入院后 6 天行腹腔镜胃镜联合十二指肠球部肿物切除术（图 3）。取脐上缘 10mm 纵切口，穿刺造气腹。置入腹腔镜，顺时针探查一周无异常发现，直视下置入剑突下、右锁骨中线两枚 5mm 穿刺套管和左锁骨中线 10mm 穿刺套管。用射频刀解剖分离肝十二指肠韧带，以增加十二指肠球部的活动度，同时从气管插管旁的牙垫将胃镜置入十二指肠内，找到肿物，见肿物位于十二指肠球部后壁，直径约 1.2cm 半球状隆起，广基，表面光滑。用胃镜在肿物相对应十二指肠球部前壁定位引导下，纵行切开十二指肠约 1.5cm，找到肿物，在肿物上缝一牵引线将其提起，用射频刀将肿物完整切除。创面彻底止血，予 4－0 可吸收线缝合黏膜一针，在胃镜的帮助下将胃管置于十二指肠降部，将十二指肠切口横行提起，并在两端各缝一牵引

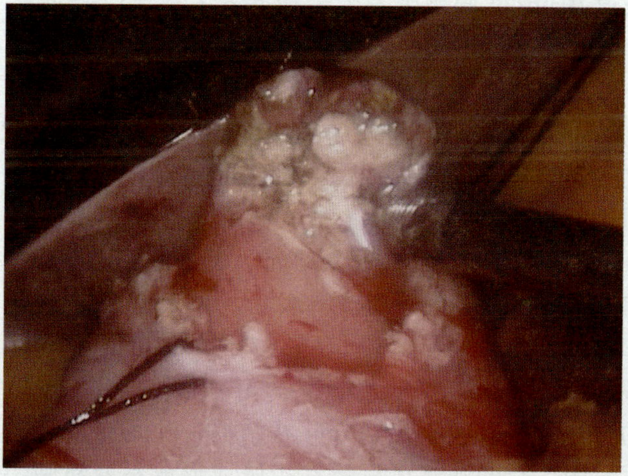

图 3　腹腔镜内镜联合切除十二指肠球后壁肿物

线，用钉合切割器关闭十二指肠切口，黏膜渗血用射频刀彻底止血。检查未见活动出血及肠漏，经脐部套管直接送出装入自制标本袋中的肿物标本，经右锁骨中线戳口拉入腹腔引流管置于肝肾间隙。

病人术后 36 小时排气，5 天开始进食，术后 1 周十二指肠旁引流每日不超过 10ml。术后第 10 天上消化道造影无异常发现。

▶ 最后诊断

十二指肠腺腺瘤（Brunner 腺腺瘤）。病理诊断：十二指肠球部，可见分叶状排列的增生十二指肠腺，符合十二指肠腺腺瘤。

▶ 专家点评

十二指肠 Brunner 腺腺瘤（Brunner's gland adenomas，BGA）是一种少见的十二指肠肿瘤。国外文献多称之为布氏腺错构瘤（Brunner's gland hamartoma），系十二指肠 Brunner 腺增生所致。1835 年首次报道，迄今为止文献报道不超过 200 例，患者大多为 40～60 岁的中老年人，无性别和种族差异。

十二指肠 BGA 的病因仍不清楚，多数学者认为本病是高胃酸分泌所引起的机体保护性增生，故其本质属瘤样病变，而非真性肿瘤。有文献报道 Brunner 腺增生发生于毕Ⅱ式术后十二指肠旷置的患者中。也有研究表明 Brunner 腺错构瘤与慢性胰腺炎有一定关系，是对胰腺外分泌功能不足的适应性反应。近来有研究表明，在十二指肠 BGA 中，幽门螺杆菌（Hp）的感染很常见，但 Hp 感染在 Brunner 腺增生的发病机理和病变发展中的作用尚不清楚。总之，BGA 的确切病因仍不明确。

Brunner 腺主要位于十二指肠球部，起于幽门至降段水平段逐渐消失，偶见于胃窦。国外一组资料表明，BGA 有 70%位于十二指肠球部，26%位于十二指肠降部，4%位于十二指肠第三部分。其中 89%有蒂，11%无蒂。肿瘤大小为 0.5～5cm。BGA 在显微镜下可见增生的腺体位于黏膜下层，分叶状结构，叶间有来自黏膜肌层的平滑肌束包围，有的腺体可呈囊性扩张或形成黏液囊肿，腺上皮可出现潘氏细胞分化，偶可见到异型增生，腺瘤表面覆盖黏膜常伴有慢性炎症或溃疡。

本病发展较缓慢，多见于成年人，儿童发病极为罕见。临床症状、体征及实验室检查均缺乏特异性。大多数 BGA 患者无症状，在偶然内镜检查或胃肠造影中发现，当肿瘤长到一定大小时可出现各种不同的临床表现，如：胃肠道出血发生率 37%，为肿瘤表面糜烂、坏死或溃疡形成，可有间歇性出血及黑便，长期出血可导致贫血；阻塞症状发生率 37%，因肿瘤占位所致，可引起恶心、呕吐等；还有非特异性症状，包括上腹痛、餐后上腹部不适、饱胀、恶心等。另外，肿瘤如位于十二指肠降部亦可累及乳头引起复发性胰腺炎，阻塞性黄疸等也有报道。

BGA 术前诊断较为困难，钡餐造影和内镜是常用的检查方法，但不易鉴别肿瘤的良恶性。钡餐检查常常显示十二指肠球部有蒂或无蒂的边缘光滑的息肉样充盈缺损，有别于恶性肿瘤，但不能与其他十二指肠良性病变鉴别；胃镜检查能直视肿块和取组织做活检，且能经内镜行腺瘤切除术，是目前首选的诊治手段，但由于 BGA 被厚而完整的黏膜覆盖，活检钳难于夹到位于黏膜下的瘤体组织，故肿瘤常规活检阴性者并不能除外诊断。只有内镜下肿瘤切除或手术切除，才能获取病理确诊。

关于 BGA 的治疗，由于目前认为本病无恶性倾向，对无症状的，主张内科治疗；对于大的病灶，因可引起出血、阻塞等症状，要求切除。外科手术切除是传统的治疗方法，以往国内文献所报道的均为手术切除。国外文献报道经内镜切除肿瘤，绝大部分病例未发生明显并发症，被认为是安全和有效的方法。内镜下肿瘤切除方法多是以圈套器套取肿瘤后，再行高频电切除。对于肿瘤较小又有细长的蒂时，此方法尤为适合。对于较大的无蒂 BGA，1997 年，Adell Carceller 等首次报道采用腹腔镜下切除十二指肠 BGA 成功，近年亦有类似文献报道，认为采用腹腔镜下切除十二指肠 BGA，无明显并发症，较传统的外科剖腹手术更有优越性。

本例病人的特点是：①腹腔镜内镜联合应用，使得对肿物准确定位，从而顺利完成手术。由于腹腔镜手术失去了手的触觉，肿物相对较小，靠器械往往不能准确找到肠腔内肿物，这常是腹腔镜手术的难点之一。盲目切开十二指肠，如果肿物距切口较远，可造成手术操作困难，常需扩大切口，影响十二指肠血运，且缝合切口困难。通过手术中胃镜检查，可以对肿物准确的定位，解决这一困难。②术中使用新式手术器械射频刀。射频刀的工作原理是射频能量以双极形式，在诸如生理盐水之类的电解质溶液或凝胶内形成一个小的等离子电场，离子被电场加速获得足够的能量后，将能量传给组织，在40℃～70℃的低温下打断电场内组织的分子键，形成切割、止血或消融的效果。其止血效果精确，对周围组织损伤小，它本身的穿透作用很局限。切割过程的反应范围是50～100μm。射频刀工作时极少形成烟雾，因此对手术干扰很小。在切除十二指肠肿物时，用射频刀直接切割十二指肠肠壁，并对肠壁出血点直接止血，可有效地避免肠瘘等并发症的发生。

▶ 参考文献

1. Yadav D，Hertan H，Pitchumoni CS. A giant Brunner's gland adenoma Presenting as gastrointestinal hemorrhage. J Clin Gastroenterol，2001，32：448-450
2. Baladas HG，Borody TJ，Smith GS，et al. Laparoscopic excision of a Brunner's gland hamartoma of the duodenum. Surg Endosc，2002，16：1636
3. 刘隆，王秋生，冀涛等. 射频刀在腹腔镜手术中的临床应用. 中国内镜杂志，2005，11（4）：337-341

病例54 记忆力下降、失语6周，右侧肢体麻木、牙龈出血3周，癫痫1天

安友仲

▶ 病历摘要

男，49岁，主因“记忆力下降、失语6周，右侧肢体麻木、牙龈出血3周，癫痫1天”由神经内科转入ICU病房。患者6周前无明显诱因出现记忆力下降，言语无序混乱，近期出现命名性失语，间断出现，未予重视，3周前出现右侧肢体麻木、乏力，吃饭时流涎，刷牙时有牙龈出血，2周前入我院神经内科治疗，1天前无明显诱因癫痫反复发作，转入ICU病房。既往体健。

入院查体：神清，语言欠流利，计算力、记忆力下降，左眼视乳头3点，右眼视乳头9点见小片状出血影，双眼睑苍白，双侧瞳孔等大，3mm，对光反射灵敏，双侧鼻唇沟对称，伸舌居中，两肺呼吸音清，心音有力，律齐，腹平软，肝脾未及，四肢肌张力不高，肌力Ⅴ级，膝腱反射正常，双侧Rossolima征（+），余病理征阴性，双下肢可见广泛散在小出血点。辅助检查：血常规：WBC 5.0 $\times 10^9$/L，N 66.33%，L 23.11%，Hb 7.4g/dl，RBC 2.1 $\times 10^{12}$/L，PLT 10.2 $\times 10^9$/L，生化：总胆红素37.9μmol/L，直接胆红素10.2μmol/L，甘油三酯1.9mmol/L，高密度脂蛋白0.83mmol/L。维生素 B_{12} 127.5pg/ml，叶酸5.93ng/ml。Coombs试验：AHG（－），IgG（－），C3d（－）。心电图示有室早，脑循环示颈动脉系统灌注过度，CT、MR未见明显异常。反复输注血小板，压积红细胞，无好转。行骨穿提示增生性贫血，巨核细胞成熟障碍，血小板少见。血液科会诊考虑“Even综合征”，予甲强龙80mg/d，丙种球蛋白20g/d，继续输注血小板，仍无好转。至入院第13天晨出现抽搐，呈双上肢屈曲，下肢伸直，颈后仰，口吐涎液，持续2分钟左右，病人神志逐渐转入昏迷，呼之不应，体温上升，最高达39.2℃，

双侧瞳孔等大，3mm，光反射存在，四肢肌张力增高，肌力 0 级，双侧巴氏征（+）。行头颅 CT 未见异常，呼吸困难，面罩给氧 15L/min，氧饱和度 98%。病情危重，诊断考虑“Even 综合征？TTP?”转入 ICU 病房，予脱水降颅压，呼吸机辅助通气，床旁血浆置换。第 14 日查血常规：WBC 10.34×10^9/L，N 83.24%，Hb 5.49g/dl，PLT 6.2×10^9/L。生化：谷丙转氨酶 1227U/L，谷草转氨酶 1257 U/L，总胆红素 83.9μmol/L，Cr 172mmol/L，BUN 15.95mmol/L，UA 523μmol/L。凝血分析：PT 17.7s，APTT 155s，FIB 278mg/dl，FDP＞20，D-dimer 600。动脉血气分析：pH 7.596，PCO_2 31.3mmHg，PO_2 142.3 mmHg，SO_2% 99.5，BE +8.9，PO_2/FiO_2 355.7。复查抗血小板抗体（-），Coomb 试验（-），网织红细胞 12%。

▶ 病历讨论

血液科教授：患者具备①血小板减少；②溶血性贫血；③神经系统症状、体征；④肾功能损害，⑤黄疸，五联征符合，且 COOMB's 试验和血小板抗体阴性，TTP（血栓性血小板减少性紫癜）诊断可以明确。血小板血栓引起各系统损害的治疗：①抗血小板聚集，低分子右旋糖酐；②血浆置换，持续 1～2 周，至患者神志清楚，LDH 降至 400U/L，可停止；③甲强龙 100mg×2/d，逐渐减量；④不应输注血小板，因为它可加重血栓的形成，若明显出血倾向，血小板＜10000/mm^3，可考虑输注血小板 1U/d；⑤监测内源性凝血因子、网织红细胞、Ⅻ、Ⅺ、Ⅳ、Ⅷ。

消化内科副教授：患者出现肝功能损害，由其使用药物史可排除药物性肝损害，考虑为 TTP 本身引起肝微小血管血栓形成而致的肝损害。应该治疗原发病，保护肝功能可使用肝泰乐，谷胱甘肽等。

神经内科副教授：患者中年男性，慢性起病，皮下出血点 1 年，反应迟钝，说话慢，命名障碍 2 个月，既往右下肢骨折病史。入院查体：神清、语利，理解力正常，轻度命名障碍，记忆力、计算力下降，双眼底见片状出血，四肢肌力正常。MRI 回报：双侧上颌窦及筛窦炎，左侧上颌窦囊肿；脑 MR 未见明显异常。颈动脉彩超：

右侧颈总动脉内中膜局限增厚（定位诊断：左侧颞中回、颞下回后部，依据患者轻度命名障碍；双侧大脑皮层：病人计算力，记忆力下降，反应迟钝）。后病人神志情况变化，意识丧失，TTP神经症状表现明显，考虑是弥漫性血管病变，治疗后可复查CT，CT应表现为弥漫性脑水肿。继续治疗原发病，给予甘露醇、甘油、降颅压，癫痫发作时可给予卡马西平0.1g tid，逐渐减少安定用量，低分子右旋糖酐对于降颅压不利，建议慎用，可使用丹参以改善脑循环。当颅内压恢复稳定后，若自主呼吸节律平稳，才可考虑拔除气管插管。

肾内科副教授：患者既往无肾功能不全病史，病情恶化时出现肾功能不全，根据用药史药物性肾损害可能性不大，从表现上可以由TTP解释，治疗以原发病和对症治疗为主，原发病治疗有效后，肾病情应有好转。因为TTP治疗应每日行血浆置换治疗，对于代谢产物的排除亦有治疗作用。另外尿量稳定的话，也可使用5%碳酸氢钠，碱化尿液。

SICU副教授：病人出现①血小板减少；②贫血；③肾功能损害；④神志变化；⑤黄疸，诊断同意血液科意见，为血栓性血小板减少性紫癜。应考虑到的鉴别诊断有：①ITP：会有血小板下降，出现皮肤出血点，骨髓巨核细胞成熟障碍，血小板抗体应阳性；②Even综合征：为自身免疫性溶血性贫血，会有黄疸，血红蛋白尿，COOMB's试验应阳性，血小板抗体也为阳性。而TTP主要是管腔狭窄使红细胞通过撕裂破坏出现贫血，不是血小板抗体形成造成血小板减少，所以COOMB's试验为阴性、血小板抗体阴性。治疗主要是血浆置换，应用激素，注意感染、血红蛋白变化，输血主要是输注洗涤红细胞。病人的呼吸衰竭和颅内病变有关，当颅内情况稳定后，自主呼吸节律幅度正常后，才可考虑脱离呼吸机、拔除气管插管。病人的BUN和肌酐指标上升明显，同意肾内科意见，因为每日行血浆置换，考虑可以保证代谢产物和水分的排除。另外，病人目前昏迷，自主呼吸节律不稳，应用呼吸机辅助通气，应用激素治疗，应保证抗感染治疗，防止院内感染的发生，待病人中枢神经系统功能恢复后考虑脱离呼吸机，病人自我气道保护能力恢复后拔除气管插管。

▶ 治疗情况

诊断血栓性血小板减少性紫癜。血浆置换每天 2500～3500ml，共 19 天；甲强龙从 200mg/d 逐渐减至 80mg/d；使用抗血小板聚集药物（低分子右旋糖酐、阿司匹林、潘生丁等），万古霉素 0.5g Bid、氟康唑 0.2g Qd 抗感染治疗。治疗 6 日，病人出现自主睁眼；8 日，脱离呼吸机；11 日，右侧肢体肌力Ⅴ、左侧肢体肌力Ⅵ、拔除气管插管、停用阿司匹林。16 日及 23 日加用长春新碱 2mg 静滴，19 日停止血浆置换，复查肝肾功能：LDH 288U/L，PLT 116×10^9/L。脑电图：广泛中度异常（低电压型），停卡马西平；骨穿：增生性贫血，血小板少。病情好转，24 日转出 ICU。

▶ 最后诊断

血栓性血小板减少性紫癜。

▶ 专家点评

血栓性血小板减少性紫癜（TTP）1924 年由 Eli Moschcowitz 首次描述，以发热、贫血、终末小动脉血栓的形成为临床表现。此疾病特点是：微血管内的溶血性贫血；血栓性血小板减少性紫癜；神经系统的损伤；发热；肾的损伤。据 Ridolfi 和 Bell 的报道，以前诊断为 TTP 的患者未经治疗的死亡率为 90%。TTP 的患者进行脾切除及激素治疗，可以使存活率达到 51%。1977 年，Byrnes 和 Khurana 给予 TTP 的患者进行血浆置换，使预后明显改善；1998 年 Bandarenko 和 Brecher 报道，在给予 TTP 的患者血浆置换治疗后，其死亡率降低到 10%～20%。

1. TTP 的诱因

目前尚未明确，但与以下因素有关：妊娠、自身免疫性疾病、骨髓移植或药物的副作用。据 Bandarenko 和 Brecher 于 1998 年报道：未经血浆置换治疗的 TTP 患者，若其 ASG 明显升高，则 58% 将于 48 小时内死亡。在有效的血浆置换之前，大部分患者发展为多系统功能异常，其症状为：血栓性血小板减少性紫癜，微血管内的溶血性贫血，发热，神经系统的疾病，肾功能不全。由于病情危重，此类患者应紧急诊断，并给予早期的血浆置换治疗。大部分TTP表现为急性起病，系统性全身血小板聚集导致中枢神经系统和胃肠道的缺血，外周血的血小板减少以及乳酸脱氢酶的增高，同时伴有急性肾衰竭。

2. TTP的病生理特点

Joel Moak在TTP患者的血浆中发现，由巨核细胞和上皮细胞产生的异常的vW因子多聚体（[UL] vWf）明显大于正常人的血浆中的vW因子多聚体。一旦[UL] vWf进入血循环，比vW因子多聚体对动脉血循环产生的剪切应力的影响更大，特别是对于存在血小板糖蛋白受体的肾和脑微血管。血小板聚集导致受累器官的缺血。Allford和Machin报道最常见患者表现中枢意识状态改变和肾损伤。当血管发生损伤时，vWf与血小板结合至受损血管部位。（[UL] vWf多聚体在无暴露蛋白溶解酶的活化下，反向性分泌至血管内皮下。[UL] vWf多聚体也能够顺向性分泌至动脉循环剪切力高的部位，促进血小板的聚集。正常状态下，蛋白溶解酶具有阻止vWf促进血小板在循环中聚集的作用。Moak证明金属蛋白酶能够裂解大[UL] vWf多聚体形成亚单位，此过程抑制[UL] vWf多聚体与血小板糖蛋白受体结合，防止循环中血小板的聚集。Furlan证明慢性复发性TTP的金属蛋白酶可能缺陷或缺乏。Tsai和Lianfx发现急性特发性TTP的免疫球蛋白G自身抗体抑制金属蛋白酶。在此两种TTP，[UL] vWf多聚体聚积在循环中并且和两种血小板vWf受体结合。由于动脉循环高血流状态，体循环聚集的血小板导致动脉的缺血性症状。Baker Moake认为抗原选择性结合金属蛋白酶和引发自发性免疫下调金属蛋白酶活性的原因不明，其抗体可能由病毒和药物或其他不明原因自身抗体触发。虽然大多数复发性TTP成人患者的IgG抗体对抗蛋白酶，其他促进聚集因子例如抗血小板抗体直接作用于内皮细胞能够诱导血小板膜的改变。

3. TTP的类型

急性特发性TTP，通常发生于青年及中年患者，11%～36%患者呈间断发作，Allford和Machin报道首次发作之后8年仍可复发。

继发性 TTP 常见于细菌和病毒感染，妊娠时易感，男：女＝1：2，常见于自身免疫疾病，系统性红斑狼疮（SLE）和结缔组织性疾病。应用免疫抑制剂（如环磷酰胺、FK506），导致内皮细胞的损伤的化疗药物（如丝裂霉素 C、柔红霉素、顺铂、博莱霉素、托瑞米芬）及应用噻氯匹定的部分患者可发生 TTP，其原因不明，但这些病人可能获得对抗 vWf 金属蛋白酶抗体。癌症相关性 TTP 常见非心源性肺水肿。90％的病人存在免疫复合物，但 Coomb' 阴性。腺癌化疗患者常见严重贫血和血栓血小板减少紫癜。临床常见血涂片裂细胞，LDH 增加和网织红细胞增加，神经系统改变。

慢性复发性 TTP 很少见，多为先天性，发生于婴幼儿和儿童。巨大的 vWf 多聚体蓄积至一定危险浓度时发作，其特点是每 3～4 周频发性溶血。相比较于特发性或反复发作性 TTP，对血浆置换治疗有较好反应，慢性复发性 TTP 需输入新鲜冰冻血浆以提供金属蛋白酶，它可降低血小板聚集而不需要血浆去除法。慢性复发性 TTP 必须与成人慢性未缓解 TTP 相鉴别。Allford&Machin 报道虽经治疗，成人慢性未缓解 TTP 患者持续溶血伴 LDH 增加，网织红细胞增加和血栓性血小板减少性紫癜。

4. TTP 的临床表现

（1）外周血血小板减少，血小板计数小于 10 000/mm^3

（2）缺血性症状常表现在中枢神经系统。包括记忆障碍，头痛，行为异常，抽搐和昏迷。若早期进行治疗，这些症状短暂或可逆。也可以表现为持续性神经系统功能障碍。可见视力缺陷，心力衰竭和心脏传导系统异常，或腹痛。肺和肝微循环常不受累，静脉系统也不受累并无炎性反应。

（3）红细胞试图穿过聚集的血小板时导致机械性溶血性贫血。涂片可见裂细胞，钢盔样细胞。血 LDH 升高，提示血管内红细胞破坏。当红细胞裂解时，LDH 高浓度释放进入循环。当组织缺血坏死时，LDH 亦升高。

5. TTP 的支持诊断试验

（1）全血细胞计数（CBC）确定溶血性贫血和血小板减少，血小板小于 20 000/mm^3，常小于 10 000/mm^3，Hb 平均 8～9g/dl，外周血涂片可见球形细胞，网织红细胞，或有核红细胞。

(2) 凝血正常，8%～20%患者轻度的PT和APTT延长，FIB正常。

(3) LDH和直接胆红素升高，提示血管内溶血。

(4) Coomb试验阴性提示无红细胞抗体存在。

(5) BUN和血肌酐升高提示肾功能受累。

(6) 尿液分析示蛋白尿提示镜下血尿。

(7) 头颅CT能评估颅内出血或梗死。

6. TTP的治疗

(1) 应用新鲜冰冻血浆进行血浆置换术能够有效治疗TTP。Moake证明通过血浆置换，不仅血浆替代提供金属蛋白酶，而且可以去除病人血浆中IgG自身抗体和异常的vW因子多聚体（[UL] vWf)。Eldor认为血浆置换必须充足及时。每天血浆置换量至少1至1.5倍血浆容量（相当于3～4L)。血浆置换有效的表现有：病人临床状态改善，肾功能及神经系统有所改善，随后血小板及LDH恢复正常。然而血小板和LDH不能判断复发，治疗反应性不影响复发。1.0～1.3倍血浆与1.5～2倍血浆量置换的死亡率无明显差别。重症患者可每日两次进行血浆置换。据NATG组报道对于积极处理新诊断特发性TTP患者，50%的患者进行1周的血浆置换治疗出现明显的治疗反应并且80%病人存活。血浆置换也不是没有风险，它需要中心静脉穿刺，存在感染危险。当选用ACD-A抗凝时，补充钙以防止枸橼酸毒性作用。Eldor报道由于50%病人进行血浆置换出现高敏反应（发热，寒战)，需要应用皮质醇激素、抗组胺或肾上腺素。有些患者需要延长治疗，美国输血协会（AABB）建议当血小板大于$150\times10^9/L$，持续2～3天可停止血浆置换。美国社会协会Gilcher和Rock推荐血小板高于$100\times10^9/L$并且持续升高伴正常LDH可停止血浆置换治疗。

2. 糖皮质激素是TTP标准的治疗方案，常规强的松1mg/(kg·d)，病情缓解，激素可减量。Bell推荐新诊断TTP患者无神经系统异常应用甲基强的松龙100mg bid。Eldor认为糖皮质激素具有免疫抑制作用，通常应用于自身免疫性疾病诱发的TTP。

3. 脾切除不是一线 TTP 的治疗，但对于血浆置换无效或依赖的患者是重要措施，脾是自身抗体合成的部位，脾切除的益处可去除抗体的来源。

4. 长春新碱对于应用血浆置换，血小板抑制药物，皮质醇激素治疗无效者有治疗效果。Mazzel 报道长春新碱在血浆置换开始 3 天应用，使 TTP 患者存活率达 88％。Bobbio 报道血浆置换失败者应用长春新碱的存活率为 50％。

5. Eldor 报道环磷酰胺和硫唑嘌呤能够治疗复发性 TTP。静脉免疫球蛋白 250mg/(kg·d) ～3g/(kg·d)，对难治性 TTP 推荐应用。与血浆置换合用应注意静脉免疫球蛋白的丢失。

6. 红细胞输注治疗贫血。避免输注血小板。输注血小板可导致病情恶化，促进血小板聚集。只有存在致死性出血时应用血小板。

病例 55　剧烈活动后左下肢乏力 4 月余，加重伴发凉 1 个月

李清乐　张小明

▶ 病历摘要

男，17 岁，主因“剧烈活动后左下肢乏力 4 月余，加重伴发凉 1 个月”收入院。患者 4 个月前剧烈活动后左小腿出现无力感，休息后可好转，当时无下肢发凉，无疼痛，未行诊治。1 个月前患者打篮球后出现左小腿无力，伴左足苍白、发凉，无明显疼痛。到当地医院就诊，考虑“大动脉炎?”，并予以凯时（PGE1）、尿激酶等药物扩血管、溶栓治疗 10 余天，活动后症状仍然出现，治疗效果不明显。遂就诊于我院。患者发病以来，无突发左下肢疼痛，精神、食欲良好，睡眠较差，体重无明显变化。

入院查体： T 36.8℃，P 66 次/分，R 20 次/分，BP 110/70mmHg。一般情况良好，神清合作；全身皮肤黏膜无黄染、苍白、出血点，全身浅表淋巴结未及肿大；心、肺及腹部查体未见异常；脊柱四肢无畸形；专科查体：双侧颈动脉搏动良好，未见颈静脉怒张；双侧桡动脉搏动良好，Allen 试验（－）；双下肢浅静脉未见曲张；双下肢皮温对称正常；双侧股动脉、腘动脉、足背动脉搏动良好，双足背屈时，触诊左侧足背动脉明显较对侧弱。

入院诊断： 左下肢缺血，左侧腘动脉压迫综合征?

入院后完善各项辅助检查： 血常规、尿常规、便常规（－）；肝肾功能正常，血糖、电解质正常；CRP 正常范围；血沉 8mm/h。心电图正常。胸片双肺未见活动性病变。

▶ 病历讨论

甲医师（血管外科住院医师）： 患者为 17 岁男性，4 个月前出现剧烈活动后左小腿无力感，休息后可好转，当时无下肢发凉，无疼

痛。1个月前患者打篮球活动后出现左小腿无力，伴左足苍白、发凉，无明显疼痛。到当地医院就诊，考虑“大动脉炎?”，并予以凯时（PGE1）、尿激酶等药物扩血管、溶栓治疗10余天，活动后症状仍然出现，治疗效果不明显。入院查体：体温36.8℃，血压110/70mmHg。一般情况良好，神清合作；心、肺及腹部查体未见异常；脊柱四肢无畸形。专科查体：双侧颈动脉搏动良好，未见颈静脉怒张；双侧桡动脉搏动良好，Allen试验（一）；双下肢浅静脉未见曲张；双下肢皮温对称正常；双侧股动脉、腘动脉、足背动脉搏动良好，双足背屈时，触诊左侧足背动脉明显较对侧弱。根据患者发作的症状和诱因，初步判断患者左下肢动脉可能存在缺血性病变，病变范围比较局限，其他外周动脉未见受累迹象。患者17岁，如此年轻的病人一般不考虑动脉硬化性闭塞，因后者多见于合并高血压病的老年患者。多发性大动脉炎是累及主动脉及其主要分支的一种非特异性炎性病变，以30岁以前的女性多见，活动期多有血沉增高表现，并且受累动脉供血器官缺血症状明显，此患者不具备上述特点。患者血管病变部位及程度有待进一步检查明确。

乙医师（血管外科主治医师）：同意甲医师的上述分析。17岁男性，剧烈活动后左下肢乏力4月余，加重伴发凉1个月。患者发病年龄小，无伴发基础疾病，我们很容易想到先天性疾病或自身免疫性疾病可能。该患者血沉、C反应蛋白不高，常见非特异性炎性血管病包括血栓闭塞性脉管炎、多发性大动脉炎等，该患者不符合其临床特点。结合甲医师汇报的病例特点，考虑左侧腘动脉压迫综合征诊断可能性较大。腘动脉压迫综合征是一种少见疾病，是因腘动脉与其周围的肌肉或肌腱、纤维组织束的位置关系异常导致腘动脉受压而引起下肢缺血的症状群。患者多有间歇跛行病史，可以表现为小腿和足部疼痛，故出现小腿和足部跛行的年轻患者应怀疑有腘动脉压迫综合征的可能。该患者左下肢局限性动脉病变，目前基本可以除外全身性疾病可能性，如动脉硬化性闭塞、血栓闭塞性脉管炎、大动脉炎等诊断。可以进一步通过动脉造影结合手术探查明确诊断。治疗上仍以手术治疗为首选，根据具体情况决定手术方式。

重要的是应该考虑到患者生长发育尚未结束，手术尽可能避免应用人工材料。

丙医师（血管外科主任医师）： 同意两位医师的意见。该患者为腘动脉压迫综合征可能性大。该病由于腘动脉及周围肌肉或纤维组织先天性发育异常所致，腘动脉受其周围肌肉、肌腱或纤维束压迫，引起相应的临床症状。有报道本病以男性（80%）多见，年龄一般 30 岁以下（54%），50 岁以上患者仅占 6.2%。跛行是腘动脉压迫综合征最常见症状，疼痛主要表现在小腿和足部，故出现小腿和足部跛行的年轻患者应怀疑有腘动脉压迫综合征的可能。患者描述的症状包括由行走引发的小腿及足部的绞痛，患肢发凉、苍白、感觉障碍，以及足部的麻木，休息后可缓解。63%患者足背动脉搏动消失，26%患者足背动脉搏动减弱，而 11%患者在足被动背曲或主动跖曲时足背动脉搏动消失。腘动脉压迫综合征的诊断还需排除某些全身性动脉疾病，如动脉粥样硬化，胶原血管病，也应除外腘动脉栓塞。下肢动脉造影是腘动脉压迫综合征诊断的金标准：①近段腘动脉向内侧移位；②中段腘动脉节段性闭塞；③腘动脉狭窄后扩张。另外需行“压迫动脉造影”，即在足被动背曲或主动跖曲时行动脉造影以显示中立位未能发现的压迫。踝动脉脉冲血流描记、双功超声扫描、CT 和 MRI 则有助于该病诊断。该病诊断明确后，首选手术治疗，据报道最佳手术方式为自体静脉旁路移植术，另外还有单纯畸形切除术，血栓内膜剥脱术，介入球囊扩张成形术等。同意乙医师处理意见，行动脉造影检查，然后根据患者术中具体情况选取合适术式进行外科手术治疗。

▶ 手术及术后恢复情况

下肢动脉造影：左足背屈时左腘动脉血流突然中断，放松后血流恢复，同时发现左腘动脉段扩张，有瘤样改变。右侧腘动脉未见异常（图 1，图 2）。

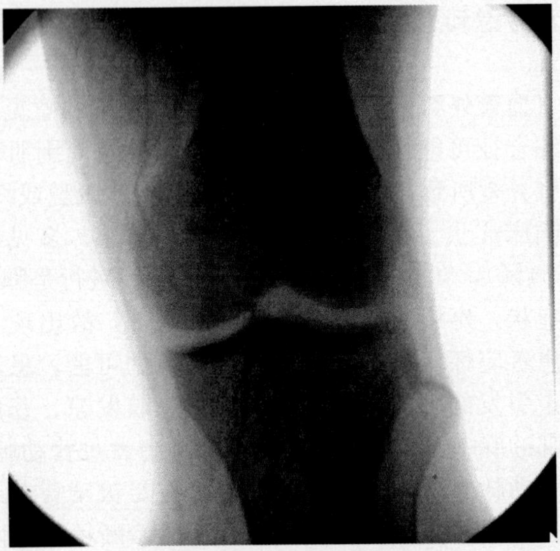

图 1　左足背屈位时可见左腘动脉血流中断

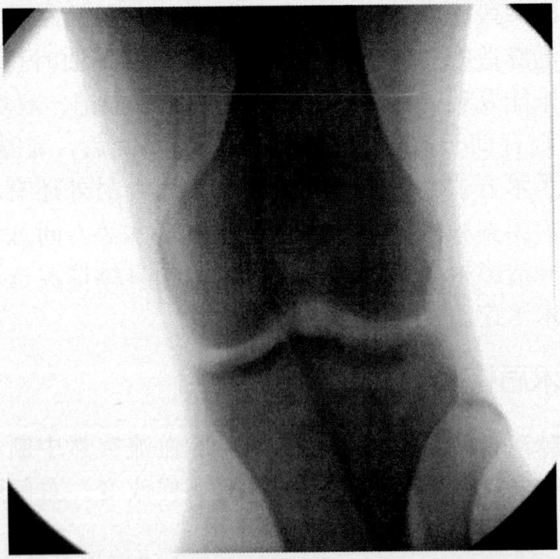

图 2　左足中立位时左腘动脉血流恢复，同时发现狭窄以远侧局部瘤样扩张

手术过程：俯卧位，取左腘窝部S形切口（图3）。术中发现腓肠肌内侧头走行于腘动脉的外侧。将腓肠肌内侧头切断后，重新吻合至腘动脉内侧的股骨内侧髁，恢复正常解剖关系；术中发现腘动脉瘤，且合并局部假性动脉瘤，切除瘤腔内硬化内膜斑块及附壁血栓，将扩张的腘动脉后壁部分切除，缩缝至正常直径，行腘动脉成形术（图4）。

术后予抗生素预防感染，抗凝、扩血管等治疗，患者恢复顺利，术后第10天切口愈合拆线出院，嘱口服阿司匹林120mg、qd，抗血小板治疗。因行腓肠肌内侧头再植，术后石膏固定3周。

▶ 最后诊断

左侧腘动脉压迫综合征。

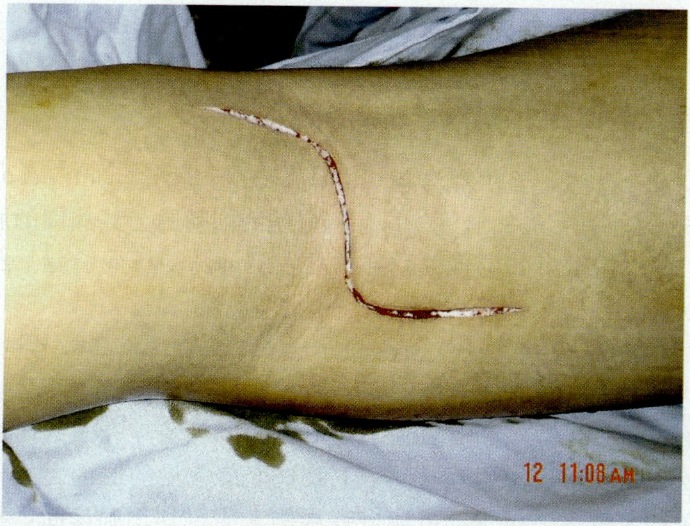

图3 左侧腘窝部S形切口

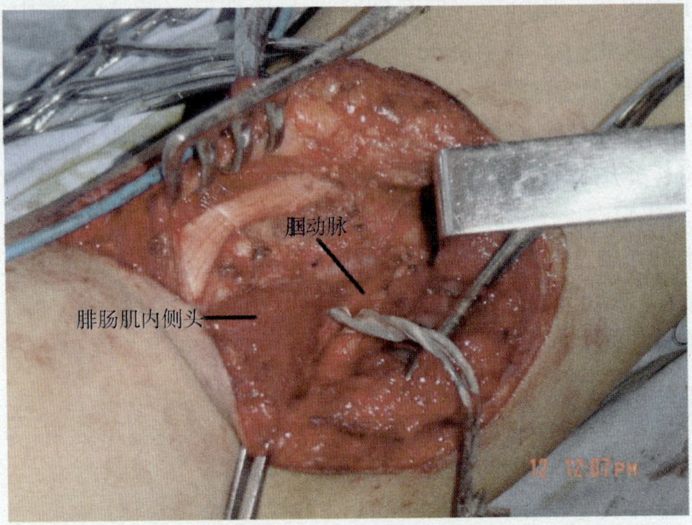

图 4　左下肢腓肠肌内侧头附着点偏外侧并压迫腘动脉

▶ 专家点评

腘动脉压迫综合征（popliteal artery entrapment syndrome，PAES）是一种罕见的血管外科疾病，是因腘动脉与其周围的肌肉或肌腱、纤维组织束的位置关系异常导致腘动脉受压而引起下肢缺血的症状群。

“腘动脉压迫综合征（PAES）”这一术语由 Love 和 Whelan 于 1965 年首次提出。早在 1959 年，荷兰人 Hamming 和 Vink 报道了本病的首例外科治疗。随后关于 PAES 病例及治疗方案的研究陆续被个例报道。PAES 作为青少年下肢缺血最常见的原因之一，在我国相关的文献报道极少，可能多数病例未能得到正确诊断，我们近两年即已遇到 3 例，因此对本病的认识需待提高。

1. PAES 的发病及分型

PAES 在人群中实际发病率尚不清楚。Hamming 和 Vink 认为本病在 30 岁以下跛行患者中发病率为 40%左右，在其收治的 1200 例间歇性跛行患者中 30 岁以下患者占 12 例，其中 5 例发现为

PAES。Bouhoutsos 等统计了 20000 例（跛行）患者，发现 33（0.16%）例患者的 45（0.22%）条下肢存在腘动脉压迫。

PAES 发病存在一定性别和年龄差异。Rosset 统计本病以男性（80%）多见，年龄一般 30 岁以下（54%），50 岁以上患者仅占 6.2%。Turnipseed 报道解剖性压迫以男性多见（70%），年龄较大（平均 43 岁）；而功能性压迫多发于女性（66%），年龄较轻（平均 24 岁）。

PAES 是由于腘动脉及周围肌肉或纤维组织先天性发育异常所致，腘动脉受其周围肌肉、肌腱或纤维束压迫，引起相应的临床症状。伴随有腘静脉受压者仅占 7.6%，罕见情况下也可伴随有胫神经受压。

最广为接受的分类方法依据腘动脉与其周围结构的异常位置关系，将本病分为五种类型及一种附加类型：Ⅰ型：腓肠肌内侧头起点正常，腘动脉移位绕行于内侧头的内侧后自其下方穿过。Ⅱ型：腓肠肌内侧头起点较正常略偏外侧。腘动脉相对直线下行，仍从内侧头的内侧和下方穿过。Ⅲ型：腓肠肌内侧头的附属肌束压迫腘动脉，此肌束起点较内侧头偏外侧。类似Ⅱ型，腘动脉相对直线下行。Ⅳ型：腘动脉的压迫缘于深部腘肌或出现在同一位置的纤维束，腘动脉可自腓肠肌内侧头内侧绕过，也可另外走行。Ⅴ型：在以上四型基础上出现腘静脉的伴随受压。“Ⅵ型”：即功能性 PAES，患者腘动脉在足跖曲时受压闭塞，而无解剖畸形。

罕见情况下，腓肠肌内侧头深面的异常纤维束、大收肌，比目鱼肌及跖肌，腓肠神经及静脉等为腘动脉压迫的原因。

据 Rosset 等统计Ⅰ型占 18.6%，Ⅱ型占 24.6%，Ⅲ型占 30.3%，Ⅳ型占 8.2%，其他类型占 18.3%。

PAES 患者的腘动脉壁发生的病理改变可分为三期：Ⅰ期：动脉外膜增厚和纤维化，常伴有外膜新生血管的形成。Ⅱ期：随病情进展，外弹力层出现碎裂，内层平滑肌被胶原纤维取代，新生血管长入内膜，动脉壁的纤维化致使动脉易发生瘤样变。Ⅲ期：动脉的退行性变使内膜完全被破坏，代之以纤维组织，随后内弹力层也被纤维组织取代，此时病变的腘动脉易发生血栓形成。

2. PAES 的诊断及鉴别诊断

跛行是 PAES 最常见症状，疼痛主要表现在小腿和足部。年轻患者出现跛行应怀疑本病的可能。Persky 等总结了文献报道有症状的 159 例 PAES 患者，69％患者仅表现下肢跛行症状，14％患者可出现感觉异常，11％患者表现为静息痛或溃疡等严重缺血症状。

病史及查体对本病的诊断有重要作用。如患者病史症状典型而查体腘动脉及足背动脉可及，行足背动脉触诊时应采取诱发措施，即足背曲或跖曲，此时腓肠肌张力增大拉紧压迫腘动脉，导致足背动脉搏动消失。Persky 等总结了文献报道 88 例 PAES，63％患者足背动脉搏动消失，26％患者足背动脉搏动减弱，而 11％患者在足背曲或跖曲时足背动脉搏动消失。另外少部分患者也可发现患侧膝关节附近侧支循环代偿性丰富，触诊可能发现膝部前内侧或前外侧皮温较高。Endoes 等认为因足背动脉可能存在变异，应同时检查变异较少的胫后动脉以评价腘动脉状态；对于在伸膝足跖曲时多普勒超声扫描发现腘动脉闭塞的受试者，是否较易发生腘动脉病变尚待继续观察。因此应结合症状全面检查以排除假阳性病例。

年轻患者查体触及腘动脉瘤，应考虑 PAES 的可能。Gyftokostas 等报道 13.5％PAES 患者可并发腘动脉瘤，占同期收治腘动脉瘤的 26％；腘动脉瘤均发生在狭窄处远侧。Ⅴ型 PAES 患者可存在腘窝水平静脉系统受压表现。PAES 的诊断还需排除某些全身性动脉疾病，如动脉粥样硬化，胶原血管病；也应除外腘动脉栓塞。

双下肢动脉造影是 PAES 诊断的金标准。在中立位、非压迫情况下，动脉造影检查发现以下 3 条中的 2 条则可诊断 PAES：①近段腘动脉向内侧移位，为本病最典型的放射学特征；②中段腘动脉节段性闭塞，与腘动脉外膜囊性退行性变（腘动脉囊肿）及血栓形成鉴别，退行性病变或炎性病变极少仅局限于中段腘动脉，腘动脉囊肿患者在血栓形成之前，动脉造影可见管腔内平滑的弧形充盈缺损；③腘动脉狭窄后扩张，可见于 12％PAES 患者。另外需行“压迫动脉造影”，即在足被动背曲或主动跖曲时行动脉造影以显示中立位未能发现的压迫。

踝动脉脉冲血流描记（pulse volume recording，PVR），足背曲

或跖曲时可记录到PVR振幅减低，可以作为腘动脉受压的证据。由于PAES可能累及双侧腘动脉，需行双侧下肢检查。

双功超声扫描是PAES快捷无创的检查手段，但检查结果必须结合患者的临床症状及其他诊断依据加以解释，因为50%以上的正常人足跖曲时双功超声扫描可发现腘动脉闭塞表现。

CT扫描可发现腘动脉囊肿及肌肉的异常起点等，有助于PAES的诊断及鉴别诊断。核磁共振成像（MRI）也有助于在术前明确腘动脉的解剖结构及腘窝肌肉的变异，优于单纯的血管造影检查。

踝动脉脉冲血流描记（PVR）和双功超声扫描通常不能将“功能性”PAES与其他类型相鉴别，而CT和MRI则有助于鉴别诊断。

3. PAES的治疗

前五型患者及有典型症状的Ⅵ型患者一经发现即应手术治疗。对于无症状Ⅵ型患者，目前尚无其发生血管并发症危险性升高的明确证据，不宜行手术治疗。

Rosset等复习文献统计374条患肢的治疗方案包括：单纯畸形切除术109条（32%），自体静脉搭桥术或间置术104条（27.8%），血栓内膜剥脱术63条（16.8%），球囊扩张成形术5条（1.3%），交感神经切除术5条（1.3%），腱膜切开术1条（0.3%），溶栓治疗1条（0.3%），其他未归类术式72条（19.4%），未行手术治疗者（患者拒绝）14条（3.7%）。

腘动脉后方入路是最常采用的手术入路，一般采用“S”形切口。小腿内侧入路适合Ⅰ型患者，但对于Ⅱ型、Ⅲ型和Ⅵ型患者此入路则较困难。当腘动脉闭塞病变延及腘动脉分叉处时或对于Ⅵ型患者，内侧切口可能更为合适。后方入路与内侧入路相比显露更充分，便于确认病变及解剖畸形。

如果检查腘动脉无明显病变，则切除相应压迫结构以松解腘动脉，多可获得良好手术效果；一经发现腘动脉病变，即宜行动脉重建手术。如果腘动脉狭窄后扩张发展成腘动脉瘤，应行动脉瘤切除及自体静脉置换术，同时必须将导致压迫的结构予以松解，除去病因。术后2～3d患者应开始患肢功能锻炼，可下床活动。

Persky等总结文献报道，对需行动脉重建的患者，最成功的术式为自体静脉旁路移植术，所报道 40 例行此手术患者中仅 2 例（5%）发生术后近期移植物阻塞。血栓内膜剥脱术，无论有无补片成形，效果较差，总结的 9 例患者中 5 例发生术后急性血栓形成，因此 PAES 患者不宜行血栓内膜剥脱术，至少不能作为首选术式。

动脉内药物溶栓治疗适于新鲜血栓形成导致的腘动脉闭塞，由于长期压迫致使腘动脉壁继发性纤维化和增厚，溶栓再通的腘动脉一般仍需行搭桥或置换手术。溶栓治疗虽不能替代手术，但可简化手术。

PAES 患者术后常见并发症包括：①移植物血栓形成，一经确诊应立即行 2 次手术恢复血流；②术后出血，一般较少见，但术后近期出现血肿应及时予以清除；③感染，围术期予抗生素防止感染；④深静脉血栓形成（DVT），是术后抗凝治疗的唯一指征，但需静脉造影或双功超声证实才可实行抗凝治疗。

本病预后尚未见大规模病例远期随访结果报道。腘动脉病变需行动脉重建或旁路搭桥术的患者，手术治疗后症状可立即缓解，其远期预后与手术方式有关。“功能性”或其他腘动脉尚无病变的 PAES 患者，行动脉松解术后多可获得良好的远期疗效。

▶ 参考文献

1. Love JW，Whelan TJ. Popliteal artery entrapment syndrome. Am J Surg，1965，109：620-624
2. Hamming JJ，Vink M：Obstruction of the popliteal artery at early age. J Cardiovasc Surg，1965，6：516
3. Bouhoutsos J，Daskalakis E. Muscular abnormalities affecting the popliteal vessels. Br J Surg，1981，68：501-506
4. Rosset E，Hartung O，Brunet C，et al. Popliteal artery entrapment syndrome. Anatomic and embryologic bases，diagnostic and therapeutic considerations following a series of 15 cases with a review of the literature. Surg Radiol Anat，1995，17：161-9
5. Turnipseed WD. Popliteal entrapment syndrome. J Vasc Surg，2002，35：910-915
6. Persky JM，Kempczinski RF，Fowl RJ. Entrapment of the popliteal artery.

Surg Gynecol Obstet，1991，173：84-90
7. Podore PC. Popliteal entrapment syndrome：A report of tibial nerve entrapment. J Vasc Surg，1985，2：335-336
8. Fowl RJ，Kempczinsk RF. Popliteal artery entrapment. In：Rutherford RB, ed. Rutherford vascular Surgery. 5 th ed. Philadelphia：W. B. Saunders company，2000. 1087-1093
9. Ezaki T，Nagasue N，Ogawa Y，et al. Popliteal artery entrapment：an unusual case. J Cardiovasc Surg (Torino)，1986，27：51-53
10. Turnipseed WD，Pozniak M. Popliteal entrapment as a result of neurovascular compression by the soleus and plantaris muscles. J Vasc Surg，1992，15：285
11. Nayler SJ，Levien LJ，Cooper K. Histopathologic features of the popliteal artery entrapment syndrome. Vascular Surgery，2000，34：665-672
12. Erdoes LS，Devine JJ，Bernhard VM，et al. Popliteal vascular compression in a normal population. J Vas Surg，1994，20：978-986
13. Gyftokostas D，Koutsoumbelis C，Mattheou T，et al. Post stenotic aneurysm in popliteal artery entrapment syndrome. J Cardiovasc Surg (Torino)，1991，32：350-352
14. Williams LR，Flinn WR，McCarthy WL，et al. Popliteal artery entrapment：Diagnosis by computed tomography. J Vasc Surg，1986，3：360-363
15. Atilla S，Akpek ET，Yucel C，et al. MR imaging and MR angiography in popliteal artery entrapment syndrome. Eur Radiol，1998，8：1025-1029
16. Levien LJ，Veller MG. Popliteal artery entrapment syndrome：more common than previously recognized. J Vasc Surg，1999，30：587-598
17. Ring DH Jr，Haines GA，Miller DL. Popliteal artery entrapment syndrome：arteriographic findings and thrombolytic therapy. J Vasc Interv Radiol，1999，10：713-721

病例 56　剧烈心前区疼痛 50 分钟

张学民　张小明

▶ 病历摘要

男，58 岁，心前区疼痛 50 分钟入院。50 分钟前患者无明显诱因出现心前区割裂样疼痛，并迅速向上腹扩散，不伴恶心、呕吐，无放射痛。疼痛持续性，服用“速效救心丸”10 分钟后疼痛有所减轻，为进一步诊治来院就诊，以“急性冠脉综合征”收入院。否认冠心病、糖尿病、高血压病史，吸烟 20 年，2 包/天；饮酒 20 年，2 斤/天。

入院查体：血压 150/87mmHg，脉搏 84 次/分，神清，痛苦貌，颈静脉无怒张，心界不大，听诊心律齐、无杂音，双肺呼吸音清，腹平软，肝脾不大，双下肢无水肿。

辅助检查：①心肌酶正常；② ECG 窦性心律，左室高电压；③ CT：降主动脉以远主动脉边缘有环形或新月形充盈缺损。双侧胸腔少量积液（图 1）。④胸水常规见多数红细胞及少量白细胞，黎氏试验（一）。

初步诊断：主动脉夹层，DeBacky Ⅲ型。

治疗：入院后即给予硝普钠降压，之后在全麻下行主动脉造影，未见明确主动脉破口，但主动脉弓降部有受压迹象，遂将覆膜支架植入弓降部。手术顺利，术后病人顺利恢复。

▶ 病历讨论

甲医师（血管外科住院医师）：患者男性，58 岁，心前区疼痛 50 分钟入院。50 分钟前患者无明显诱因出现心前区割裂样疼痛，并迅速向上腹扩散，不伴恶心、呕吐，无放射痛。疼痛持续性，服用“速效救心丸”10 分钟后疼痛有所减轻，为进一步诊治来我院就诊，以“急性冠脉综合征”收入院。既往无冠心病、糖尿病、高血压病

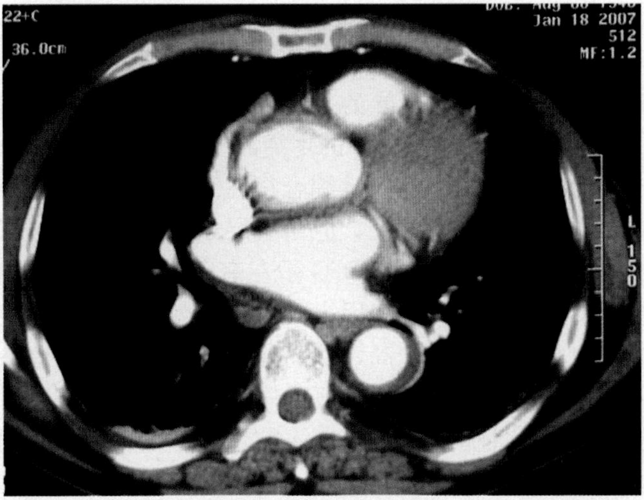

图 1　降主动脉壁新月形增厚，伴双侧胸腔少量积液

史，吸烟 20 年，2 包/天。入院查体：血压 150/87mmHg，脉搏 84 次/分，神清，痛苦貌，颈静脉无怒张，心界不大，听诊心律齐、无杂音，双肺呼吸音清，腹平软，肝脾不大，双下肢无水肿。病史经过和查体支持急性冠脉综合征和高血压病的诊断，但心肌酶和心电图检查不支持冠心病的诊断，增强 CT 示降主动脉分层样外观，伴双侧胸腔积液，支持主动脉夹层的诊断，但增强 CT 上无明确的假腔增强。双侧胸腔积液应和主动脉病变有关。

乙医师（血管外科主治医师）：同意甲医师分析，患者男性 58 岁，既往无冠心病、高血压病史，入院前心前区割裂样疼痛并向上腹扩散，入院检查血压增高，增强 CT 示降主动脉以远至腹主动脉下段边缘有环形或新月形充盈缺损。双侧胸腔少量积液。符合主动脉壁间血肿的表现。该病为一种特殊类型的主动脉夹层，也有人认为是典型主动脉夹层的前身，治疗上大多采用内科保守治疗，同时动态 CT 随诊。但近年来也有许多医生主张对有破裂风险的病人采取积极的手术治疗。

丙医师（血管外科主任医师）：同意两位医生意见。该患者诊断为主动脉壁间血肿。患者中年男性，突发心前区割裂样疼痛，向上腹扩散，不向肩胛和下颌放射，这种疼痛性质不同于典型的心绞痛。疼痛是切割样、撕裂样或闷痛，与患者对疼痛刺激的敏感程度和主观意念有关，所以是因人而异的，而疼痛自上向下的转移或扩展是其特点。主动脉夹层或壁间血肿的疼痛需要和心绞痛或心梗作鉴别，主动脉夹层的疼痛不象急性冠脉综合征往颈、肩、臂放射，而且一般不会有心电图或心肌酶改变，但当夹层累及冠状窦时，可能影响冠脉，继发心肌缺血。该患者 ECG 示左室高电压，可能与既往未经治疗的慢性高血压有关。发病后，因为疼痛刺激、应激反应或流出道阻塞的影响血压进一步升高，从而导致夹层发展，因此一旦诊断明确应立即降压、镇痛治疗，对烦躁病人给予镇静，必要时应冬眠治疗，从而打断恶性循环。该患者术前增强 CT 显示降主动脉以远主动脉边缘有环形或新月形影，这是主动脉壁间血肿的特征性断层影像，是一种特殊类型的夹层——主动脉壁间血肿，按照欧洲指南，属于第二类夹层。CT 同时发现患者左侧胸腔有少量积液，胸水常规符合漏出液，提示有血液成分漏出至左侧胸腔。对主动脉夹层而言，这是一种不良先兆，有较大的破裂风险，因此有外科干预的指征。可以选择腔内覆膜支架植入术，国外有人主张对全部发生病变的降主动脉进行覆膜支架加固，但考虑到病人的经济承受能力和截瘫风险的增加，我们主张支架放置在左锁骨下动脉以远的主动脉弓降部，因为这里是主动脉壁应力最大的部位之一，也是夹层最常见的破口部位。该术式损伤小，死亡率和合并症率都低。术中做全主动脉的造影，以免漏诊小的内膜破口或主动脉壁溃疡。

▶ 手术及术后恢复情况

造影：未发现主动脉内膜破口，弓降部有受压，考虑该处主动脉壁内张力较高，所以将支架放置在此处，可以加强夹层最常见的部位，同时缓解主动脉壁受到的应力（图 2）。

术后病人得以顺利恢复，壁间血肿和胸腔积血吸收。

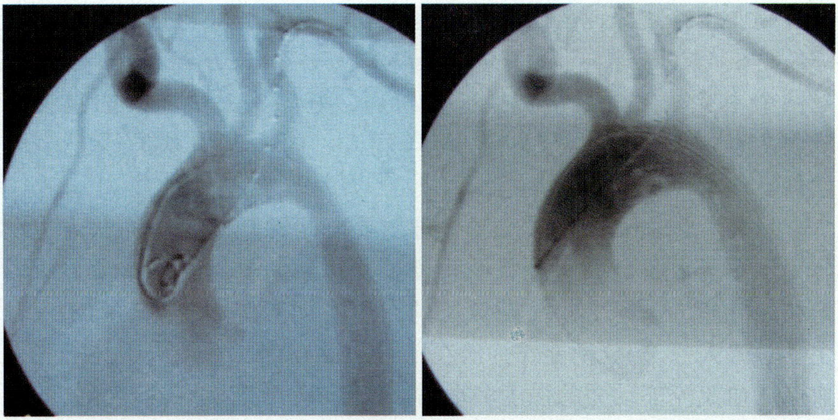

图 2　主动脉术中造影和覆膜支架植入

▶ 专家点评

主动脉壁间血肿（intramural hemorrhage and hematoma，IMH）指主动脉壁内出血或主动脉壁内局限血肿形成，是一种特殊类型的主动脉夹层。1920 年 Krukenberg 首先描述 IMH 为“夹层没有内膜破口”。

流行病学

主动脉夹层的年发病率约为（5～30）/100 万人口，大约 8%～15%的急性主动脉综合征是主动脉壁间血肿，通过各种影像检查发现疑诊主动脉夹层的病人中壁间出血和血肿的比例约 10%～30%，诊断主动脉夹层的病人中尸解 10%为壁间血肿。文献报告这种急性夹层变种多见于老年人（平均年龄 70 岁），伴长期高血压和高血压合并症，如卒中和腹主动脉瘤，而典型夹层病人更年轻些（平均 56 岁）。和典型夹层一样，男性多于女性，但也有文献报告急性壁间血肿女性更多。

病因和发病机理

最常见原因是主动脉中层囊性坏死和滋养血管破裂或“主动脉壁梗死”，血液溢出至中膜外层靠近外膜的部分，另一可能原因是斑块破裂。Stanson 等认为壁间血肿可以来自穿透性溃疡和斑块破裂。

此外高血压、胸部钝击伤和巨细胞性动脉炎也是可能的原因。不考虑发病的解剖位置，慢性高血压（84%）和马方综合征（12%）是两个主要相关因素，其他如糖尿病、妊娠、大量连续的吸烟史或腹主动脉疾病等也常见于 IMH 病人，因而其发病原因是多因素的。

目前关于主动脉夹层发生机理主要有两种观点：一种认为主动脉夹层源于内膜破裂，接着中膜撕裂并扩展。血流的流体动力由脉搏波传导产生，每个收缩期血压的产生将动能作用于主动脉壁（升主动脉最大）。部分动能作为潜在能量存储在动脉壁用以维持舒张期血流。血流流体动力的强度和平均 BP 和 dP/dt 有关。这些因素的结合最终导致主动脉内膜撕裂，夹层扩展到主动脉壁中层，尤其在中膜蜕变的病人。这也就是为什么内膜撕裂多发生在主动脉最大 dP/dt 和压力脉动区域。另一种观点认为主动脉夹层源自壁间出血和中膜血肿形成，进而内膜穿破，发展为典型夹层。文献报告壁间血肿在随访期间发生急性主动脉夹层的比例约 28%～47%，并和 21%～47%的主动脉破裂有关。因而有人主张应将主动脉壁间血肿视为经典主动脉夹层的前身。也有作者认为 IMH 临床表现与经典主动脉夹层相似，但流行病学和预后有所不同，可以视为不同的临床事件或一种变异的主动脉夹层，这种观点被 2001 年欧洲心脏病学会接受。

根据文献报道和我们自己的临床实践，我们认为壁间血肿的发生可以分为原发性和继发性。前者因滋养血管破裂产生，经各种影像检查或手术/尸解证实没有内膜裂口或溃疡与主动脉管腔相通。后者常继发于硬化斑块破裂或主动脉溃疡，也可以发生于典型夹层或局限性夹层近端，可能是血液成分在主动脉管腔内高压下经溃疡口或夹层破口渗入因中层病变而疏松的主动脉壁间形成。Nienaber 等报告的一例降主动脉夹层伴分离的升主动脉急性壁间血肿很可能就属于这一类型；Song JK 等也曾报告一例微小灶性夹层继发近端及升主动脉壁间血肿的病例。在我们的临床实践中也曾见到溃疡合并壁间血肿（图 3）和微小灶性夹层合并壁间血肿的病例（图 4）。

A

B

C

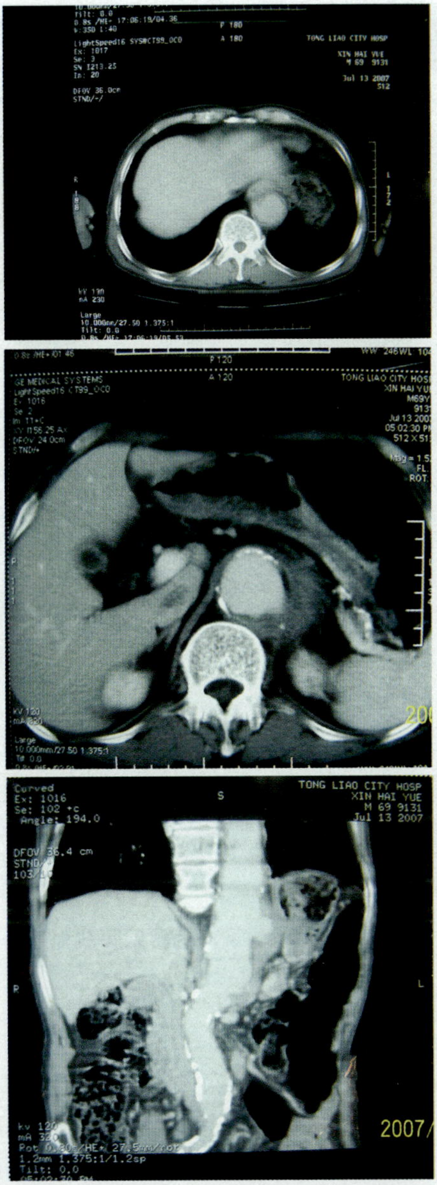

图 3　A 近端降主动脉管壁环性增厚，B 管壁增厚钙化斑内移，C 主动脉溃疡

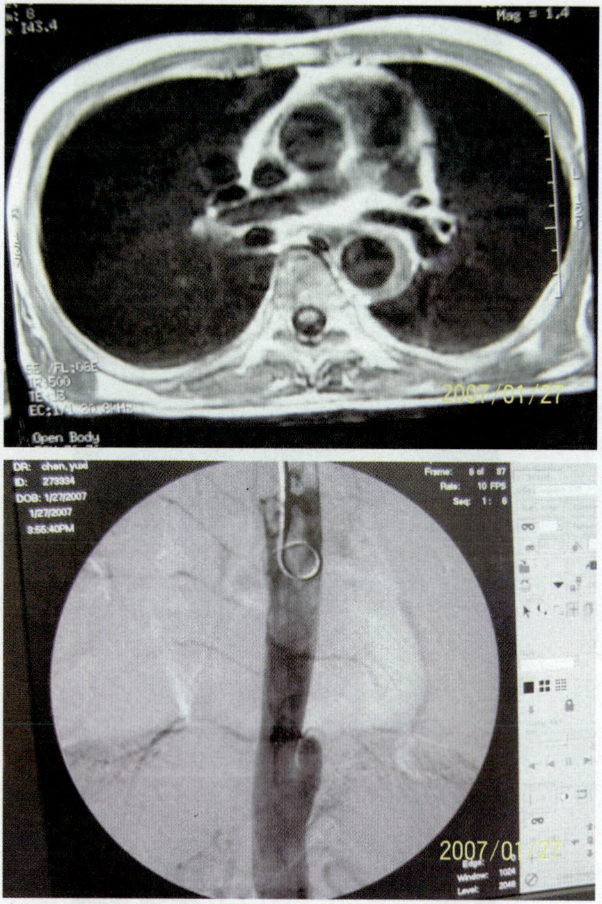

图 4　显示胸降主动脉呈新月形增厚，造影见膈肌以下一个局限性的灶性小夹层

临床表现

和典型夹层一样，几乎所有病人都表现有突发的急性胸或背痛，部分病人表现为腹痛，个别病人无症状。其疼痛可以表现为锐性的切割样痛、撕裂样痛或钝痛，病人对疼痛的描述可能因人而异，但主动脉夹层病人疼痛的特点在于其转移或扩展性胸痛。在最初疼痛后可能会随之一个无痛阶段，持续几小时到几天，然后部分病人再次疼痛。这种无痛间隔后的复发疼痛是一个不祥之兆，通常预示即将破裂。

Sueyoshi 等对 37 例 B 型 IMH 和 69 例典型 B 型夹层随访比较表明，两者在年龄、性别、伴随疾病等方面没有区别。Shimizu 等对 51 例 IMH 和 45 例典型夹层比较表明 IMH 远侧多见，而典型夹层近端（A 型）更多，入院时 IMH 病人的收缩压更高。大多数主动脉夹层病人有高血压，但有 25%的病人收缩压<100mmHg，低血压和休克由急性严重主动脉瓣反流或夹层破裂、心包填塞或左室功能不全造成。约 42%的 IMH 病人有主动脉反流，查体可以发现舒张期心脏杂音，心包渗出见于 60%～100%升主动脉受累病人，胸膜渗出见于 47%～50%的病人，也可以有主动脉周围或纵隔渗出。

IMH 诊断的确立主要依靠影像学检查

CT 下壁间血肿定义为新月形或环行主动脉壁增厚>0.7cm，可伴有内膜钙化斑内移。分层的外观大多纵向延伸 1～20cm，无内膜片或内膜裂口。新鲜的壁间血肿密度强于临近主动脉壁，通常 CT 值在 60～70Hu；当部分或完全血栓形成则表现为密度增强的多层表现。增强 CT 可以清楚显示新月形或环行增厚的主动脉壁。CT 敏感性 83%～94%，特异性 87%～100%。

IMH 在 MRI 表现为新月形或环行沿主动脉壁的高密度区域。T1 像难以区分，而 T2 像新鲜血高信号，而 1～5 天的 IMH 呈低信号强度。亚急性 IMH 由于高铁血红蛋白形成而呈强 T1、T2 信号。MRI 敏感性和特异性均为 95%～100%。Yamada 等指出由于血管边缘的血流慢，MRI 显示的血肿厚度可能超过实际。

TTE 诊断敏感性 35%～80%，特异性 39%～96%。可以同时了解有无主动脉瓣反流。超声多普勒可以辨别假腔内前向、后向或延迟血流。

TEE 诊断 IMH 的要点包括：①局部主动脉壁增厚；②壁间无回声腔；③没有夹层膜、交通血流或多普勒血流信号；④内膜钙化内移。TEE 诊断的敏感性为 98%，特异性 63%～96%。TEE 主要的限制在于检查者的经验，检查范围限于胸主动脉和近端腹主动脉，腹腔干以下难以看到。食管静脉曲张者不能做。

血管内超声：IMH 表现为主动脉壁增厚，包括无回声区（造成主动脉壁分层的影像）或主动脉壁内回声不均匀的结构。

主动脉造影：由于没有内膜破口，所以主动脉造影对 IMH 的诊断意义不大，但仔细而全面的检查有助于我们排除主动脉溃疡或微小局限夹层继发的壁间血肿。

诊断

主动脉壁间血肿的诊断主要根据影像学资料，主动脉壁因出血呈现分离的多层表现或主动脉壁增厚＞0.5cm。在断层影像上主动脉壁呈新月形或环形增厚改变。

2001 年欧洲心脏病学会确认 Svensson 等提出的主动脉夹层分类方法，将夹层分为 5 类，包括：Ⅰ类即典型的 AD，即撕脱的内膜片将主动脉分为真假两腔；Ⅱ类主动脉中膜变性，内膜下出血并继发血肿。Ⅲ类微夹层继发血栓形成；Ⅳ类主动脉斑块破裂形成的主动脉壁溃疡；Ⅴ类医源性或创伤性 AD。壁间血肿作为一类特殊类型的夹层又可分为两个亚类：A 亚类表现为主动脉内壁光滑，主动脉直径不超过 3．5cm，主动脉壁厚不超过 0．5cm。在超声检查中约 1/3 的该类患者可发现主动脉壁内低回声区，低回声区内无血流信号，血肿的平均长度约 11cm，该类常见于升主动脉。B 亚类多发生于主动脉粥样硬化患者，主动脉内壁有粗糙的粥样斑块及钙化区，主动脉直径超过 3．5cm，主动脉壁厚平均约 1.3cm，约 70％的该类患者可在超声检查中发现低回声区。该类病变发生于降主动脉的机率大于升主动脉。

在Ⅲ类Ⅳ类夹层也可以伴有主动脉壁间血肿，因此要对全主动脉造影或增强 CT。尽管如此，依赖各种临床检查得出的诊断可能高估了主动脉壁间血肿的比例，因为在手术或尸解时常会发现有内膜裂口存在。

治疗

除了那些血压低的病人，所有病人一旦考虑诊断急性主动脉夹层应立即开始静注抗高血压药物。药物治疗的目的是降低左室收缩力，从而降低主动脉脉搏波的 dP/dt ，在不影响生命器官灌注的前提下血压降得越低越好。目前主动脉夹层标准药物治疗是联合使用 β

受体阻滞剂和血管扩张药（如硝普钠）。β受体阻滞剂应当在硝普钠之前就开始应用，否则血管扩张引起反射性儿茶酚胺释放增加，导致左室收缩力增强和主动脉 dP/dt 增高，反而会加速夹层发展。拉贝洛尔是α-受体和β-受体拮抗剂，可以替代β受体阻滞剂和硝普钠合用的方案。

一旦考虑诊断主动脉夹层就应当将病人转入有介入或手术支持的医学中心。如果出现下面的情况就应积极外科干预：①在积极的内科治疗下疼痛不减轻或疼痛复发；②出现主动脉快速的局部扩张；③存在渗漏或者有破裂风险，特别是在原有主动脉瘤的基础上；④大的分支血管压迫；⑤原有结缔组织异常。

升主动脉受累因其内在的破裂、心包填塞和冠状窦受压风险，通常被认为是外科手术的指征。而来自亚洲的资料认为近端 IMH 的保守治疗效果较好。远端 IMH 推荐严密观察、择期或急诊支架型人工血管植入。

Mohr-Kahaly S，等报告 TEE 可以看到壁间血肿的壁层之间随着心动周期有矛盾运动。我们认为这种矛盾运动不利于壁间破裂的滋养血管的止血，而且这种波动对主动脉外膜的刺激不利于疼痛的缓解进而影响血压的控制，我们曾经有一例保守治疗的远端壁间血肿病人，使用多种静脉降压药物，经过3周血压才逐渐稳定。而覆膜支架可以有效抑制内膜的这种矛盾运动，减轻血流对管壁的直接冲击，并对壁间血肿形成一定的压迫，从而使壁间血肿终止发展，并逐渐吸收。迄今我们采用支架治疗的远端壁间血肿无一例围手术期死亡，而且壁间血肿得以很快吸收。因此我们主张，对疼痛、血压难以控制、假腔对真腔有一定压迫或有各种破裂先兆的B型主动脉壁间血肿采取积极的腔内覆膜支架治疗。

预后

主动脉壁间血肿的自然史和典型夹层相似，并发症率与死亡率和受累部位有关。除了内膜破裂转变为典型夹层外，还可以向深部穿破主动脉壁导致破裂或假性动脉瘤形成。Nienaber 等报告的25例主动脉壁间血肿病人，在24～72小时内8例进展为典型夹层破裂和/或急性心包填塞（32%）。心包、胸腔或纵隔渗出非常重要，预示将要破裂，应当积极干预。自发缓解的比例在升主动脉约 6%，降主动脉约 45%。欧洲主动脉夹层指南中指出，随访资料证实主动脉壁内出血及血肿形成的患者中 28%～47%会发展为 I 类 AD，10%的患者可以自愈。

升主动脉壁间血肿保守治疗 30 天死亡率达 80%，手术置换人工血管后 30 天内无死亡；随访 1 年，手术组生存率 71. 4%，而药物治疗组为 20%。弓部壁间血肿保守治疗早期死亡率 50%。降主动脉壁间血肿保守治疗组 1 例死亡，手术治疗组无死亡，但在统计学上无差异，手术和药物治疗 1 年生存率无差异。Shimizu 等报告主动脉壁间血肿在急性主动脉夹层中并不少见（53%），手术组死亡率 13%，而典型夹层为 42%，保守组住院死亡率壁间血肿为 9%，夹层为 39%。其开胸手术或保守治疗的死亡率均高于我们腔内治疗的死亡率。主动脉腔内覆膜支架治疗是近年广泛采用的治疗主动脉夹层尤其是 B 型夹层的重要方法，目前我院腔内治疗围手术期死亡率约 2%，壁间血肿腔内治疗围手术期无死亡。因而我们主张对有潜在破裂风险的 B 型主动脉壁间血肿应当积极实施腔内支架植入。

▶ 参考文献

1. Nienaber CA, von Kodolitsch Y, Petersen B, et al. Intramural hemorrhage of the thoracic aorta: diagnostic and therapeutic implications. Circulation. 1995; 92: 1465-1472
2. Eijun S, Ichiro S, Masatoshi F, et al. Long-Term Outcome of Type B Aortic Intramural Hematoma: Comparison With Classic Aortic Dissection Treated by the Same Therapeutic Strategy ; Ann Thorac Surg 2004; 78: 2112-2117
3. Mohr-Kahaly S, Erbel R, Kearney P, et al. Aortic intramural hematoma visualized by transesophageal echocardiography: findings and prognostic implications. J Am Coll Cardiol. 1994; 23: 658-664
4. Ijaz A. K, Chandra K. N. Clinical Diagnostic and Management Perspectives of Aortic Dissection. CHEST 2002; 122: 311-328
5. Nienaber CA, Eagle KA. Aortic Dissection: New Frontiers in Diagnosis and Management: Part I: From Etiology to Diagnostic Strategies. Circulation 2003; 108; 628-635

6. Song JK, Kim HS, Kang DH, et al. Different clinical features of aortic intramural hematoma versus dissection involving the ascending aorta. J Am Coll Cardiol. 2001; 37: 1604-1610
7. Coady MA, Rizzo JA, Hammond GL, et al. Penetrating ulcer of the thoracic aorta: What is it? How do we recognize it? How do we manage it? Journal of Vascular Surgery. June 1998 (Vol. 27, Issue 6, Pages 1006-1016)
8. Fernando A, Javier G, Paloma A, et al. Diagnosis of aortic intramural hematoma by intravascular ultrasound imaging. Am J Cardio. 1995, 76; 735-738
9. Engelke CS, Morgan RA, Belli AM . Endovascular Repair of Thoracic Aortic Aneurysm and Intramural Hematoma in Giant Cell Arteritis. Journal of Vascular Interventional Radiology. 2002; 13: 625-629
10. Erbel R, Alfonso F, Boileau C, et al. Diagnosis and management of aortic dissection. European Heart Journal (2001) 22, 1642-1681
11. Svensson LG, Labib SB, Eisenhauer AC, et al. Intimal tear without hematoma: an important variant of aortic dissection that can elude current imaging techniques. Circulation. Mar 1999 (Vol. 99, Issue 10, Pages 1331-6)
12. Tetsuhisa Y, Shimpei T, Junta H, Aortic dissection without intimal rupture: diagnosis with MR imaging and CT. Radiology 1988; 168: 347-352
13. Hisashi S, Hideaki Y, Hiroshi U, et al. Prognosis of aortic intramural hemorrhage compared with classic aortic dissection. Am J Cardio, 2000; 85: 792-795
14. O'Gara PT, DeSanctis RW. Acute aortic dissection and its variants. Circulation. 1995; 92: 1376-1378
15. Charles S. Roberts, William O. Roberts, Aortic dissection with the entrance tear in the descending thoracic aorta-analysis of 40 necropsy patients. Ann Surg. 1991; 213: 356-368

五 泌尿外科

病例 57　间断左腰部酸胀 2 年，B 超发现左肾积水 2 周

金　滨　王晓峰

▶ 病历摘要

女，24 岁，主因“间断左腰部酸胀 2 年，B 超发现左肾积水 2 周”入院。患者 2 年前无明显诱因出现间断性左腰腹部酸胀，不伴腹部、腰背部疼痛，无发热、恶心、呕吐等其他不适，未诉血尿及排石表现，未予特殊处理。6 个月前感左腰腹部酸胀加重，偶有放射痛，2 周前于当地医院复查，B 超及静脉肾盂造影示左肾盂积水、左肾结石。为进一步诊治到我院就诊，予以收入院。患者自发病以来，无发热、乏力，无头晕、头痛，无恶心、呕吐。精神睡眠可、食欲可，二便如常，体重无明显变化。

体格检查： 体温 36.8℃，脉搏 80 次/分，呼吸 18 次/分，血压 110/75 mmHg。一般状况可，发育正常，营养中等，神志清楚。皮肤黏膜无黄染、苍白，无紫绀及出血点，无水肿。全身浅表淋巴结未及肿大。眼睑无浮肿，巩膜无黄染，结膜无苍白。心、肺、腹部查体未见明显异常。外科情况：双侧肾区无膨隆，左肾区轻度叩痛，双肾下极未触及；双侧输尿管走行区无压痛；膀胱区无膨隆，叩诊鼓音；外阴未发现异常。

辅助检查： 血常规、便常规正常。尿常规：红细胞 138/Hp，余正常。肝肾功能正常。心电图：窦性心律，大致正常。胸片未见活动性病变。B 超：左肾：纵径 132mm，前后径 45mm，形态饱满，皮质变薄，肾盏、肾盂扩张，宽约 6.5cm。下盏见多个强回声，伴声影，最大直径 0.5cm。右肾未见异常。双输尿管显示不清。KUB（见图 1)：左肾区约第三腰椎水平见散在多发高密度影。IVU（见图 2)：左肾盏扩张、左肾盂积水下级达第四腰椎水平，其下方的输尿管管径正常。

入院诊断：左肾盂积水，性质待查。

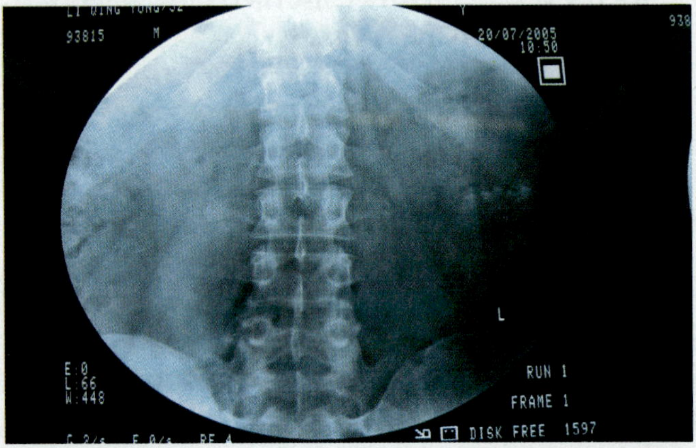

图 1　KUB

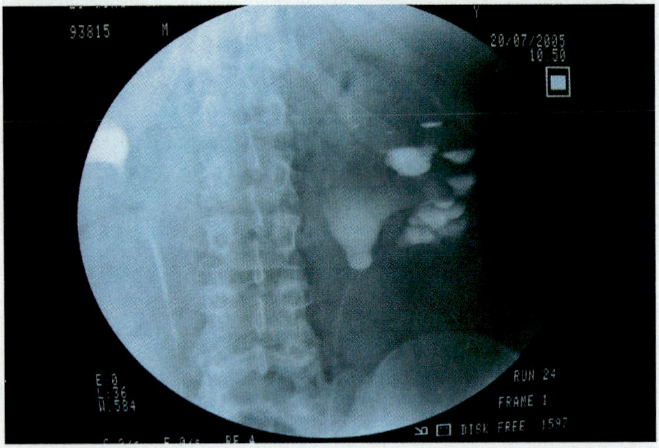

图 2　IVU

▶ 病历讨论

甲医生（泌尿外科住院医生）：患者为青年女性，2 年前无明显诱因出现左腰部酸胀，间断发作，不伴腹部、腰背部疼痛，无发热、恶心、呕吐等其他不适，6 个月前感左腰腹部酸胀加重，偶有放射痛，自发病以来，精神睡眠可、食欲可，二便如常，体重无明显变化。查体未发现明显异常，血便常规检查、肝肾功能及生化检查未见异常，胸片、心电检查正常。结合各项辅助检查结果：①尿常规：红细胞 138/Hp；②B 超：左肾饱满，皮质变薄，肾盏、肾盂扩张积水。下盏见多发强回声，伴声影，最大直径 0.5cm；③KUB：左肾区约第三腰椎水平见散在多发高密度影；④IVU：左肾盏扩张、左肾盂积水严重，其下方的输尿管管径正常。印象为：左肾盂积水、左肾下盏结石。患者年轻，病程较长，无乏力消瘦等症状，IVU 示输尿管无占位性改变，故暂不考虑恶性病变。B 超和 KUB 均未见输尿管结石，因此考虑为左肾盂输尿管连接部狭窄，致使左肾盂积水。患者需手术治疗，解除梗阻。

乙医生（泌尿外科主治医师）：同意甲医生的意见，患者各项术前检查完备，无手术禁忌证，应行手术治疗。肾盂输尿管连接部狭窄（UPJO）为原发病变，梗阻原因多为该部位发育异常引起，起搏细胞电活动不能连续传递，导致尿动力学的梗阻改变。此外梗阻还见于输尿管起始部与肾盂高位连接，导致尿液排出不畅，本例患者 IVU 造影不支持此项病因。因纤维条索或迷走血管压迫而引起的梗阻术前不易明确诊断。病人未作 CT，无法判断有无迷走血管跨越肾盂输尿管连接部，可手术探查，常见的是供给肾的动脉血管，应尽量保留，可切断肾盂部，越过血管再重新吻合。UPJO 导致左肾盂积水，继发左肾下盏结石，故不考虑 ESWL 和经皮肾镜取石。患者无泌尿系感染，可及早手术。手术方式可采用肾盂切开取石、肾盂输尿管连接部成形术。

丙医师（泌尿外科主任医师）：两位医师的分析思路很清晰，治疗原则正确。需要补充的是，肾盂输尿管连接处狭窄是先天性常见的梗阻病变，见于各年龄组，儿童及男性发病更多，亦多见于左侧，双侧病变 10%～40%。目前，对它的病因及发病机制尚未完全明确。UPJO 梗阻进展缓慢，早期无特异临床表现，多数患者早期无不适或腰部稍有不适，有明显症状就医检查时已多为中重度积水，肾功能已受到不同程度的损害，一旦确诊，即应早日手术治疗。手术方式同意乙医师的意见。手术要点如下：①切除肾盂输尿管交界部，裁剪过多的肾盂，缩小肾盂容积，使肾盂成漏斗状与输尿管吻合。②输尿管剪成斜形，以扩大吻合口，吻合口应正对肾盂内侧，应无张力。③肾盂最低位与输尿管吻合，以保证使吻合口呈漏斗状。④吻合时应肾盂输尿管两断端对准缝合，不能扭转、外翻或内翻，以使肌层细胞恢复连续性。⑤对巨大肾、肾实质较薄者应加行肾折叠固定术，这样有利于尿液引流及患肾功能的恢复。⑥术中常规放置双J管做内支架引流管。由于肾盂输尿管肌细胞4周后恢复其连续性，肾盂的蠕动波才能传至输尿管，因此，双“J”管内支架引流要放置4周以上。⑦肾盂输尿管连接部狭窄合并感染应在控制感染后再实施手术，如果抗生素不能控制感染，可先行经皮肾穿刺造瘘或逆行置入双“J”管内引流，以后再择期行肾盂成形手术。对于术中有明确纤维索带或迷走血管压迫者，要松解纤维索带，解除迷走血管压迫，并根据具体情况决定是否行肾盂成形术。对于积水较轻，狭窄段较短者，亦可行腔内气囊扩张或激光内切开治疗。由于肾盂输尿管连接部（UPJ）梗阻病变进展隐匿且进行性发展，易致巨大肾积水，对功能严重受损无保留价值的肾应行切除。开放离断式肾盂成形术是治疗UPJ狭窄的金标准。近年来，腹腔镜肾盂成形术因良好的疗效和微创的突出优势而逐渐为临床医生所推崇。

▶ 手术及术后恢复情况

入院后第3天行手术治疗：肾盂切开取石、肾盂输尿管连接部成形术。取左侧十一肋间切口长约20cm，依次切开皮肤、肌肉各层进入腹膜外间隙，暴露上段输尿管和肾盂，探查发现肾盂积水，宽约1.5cm；输尿管肾盂连接部明显狭窄，长约0.8cm，周围无迷走血管及纤维条索压迫。切开肾盂，取出直径2～5mm圆形结石20余枚，探查肾盂、肾盏无残余结石，裁剪肾盂，切除输尿管肾盂连接部1.5cm，输尿管内径约2mm，探查输尿管未发现结石或肿瘤。输尿管上端剪开1cm，输尿管内置D-J管一根，一端位于膀胱，一端位于肾盂，以4-0可吸收线将肾盂与输尿管前后面连续缝合（见

图 3）。切口下方皮肤刺口置腹膜外橡皮引流管一根，检查术野无渗血，清点器械纱布无误后分别缝合肌肉、皮肤各层。切除标本输尿管留送病理。

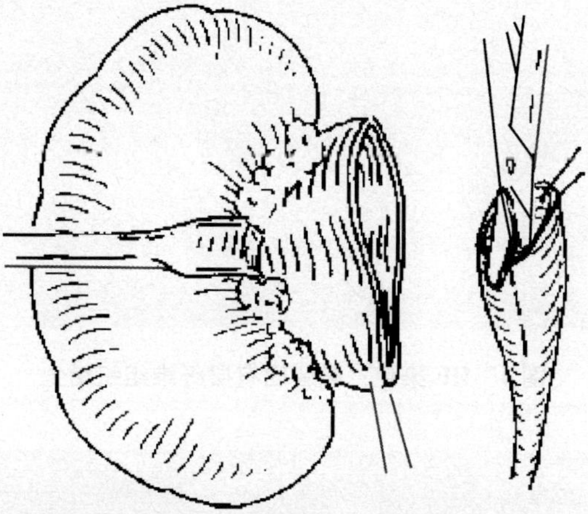

图 3　切除 UPJ 狭窄，裁剪肾盂及输尿管

术后当天进行静脉抗炎补液，恢复过程顺利，术后第 1 天进半流食，第 2 天恢复普通饮食，术后第 3 天肾周腹膜后引流液 0ml，拔除引流管，第 7 天拔除尿管，并行切口拆线，切口Ⅱ/甲愈合。术后复查血尿常规、生化电解质基本正常，术后第 8 天出院。4 周后膀胱镜下拔除输尿管内 D－J 管。

▶ 最后诊断

病理诊断：肾盂输尿管连接部狭窄，移行上皮变薄，上皮下间质内少量淋巴细胞浸润，灶性渗出性出血，黏膜固有层纤维组织增生，平滑肌结构紊乱、肌内纤维增生见（图 4、5）。

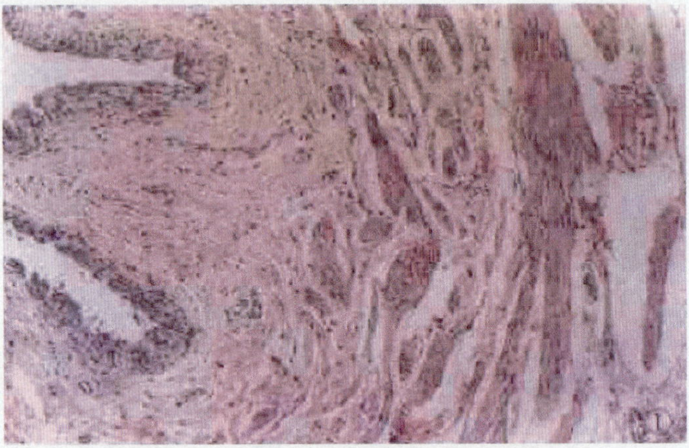

图 4　HE 染色：黏膜固有层纤维组织增生

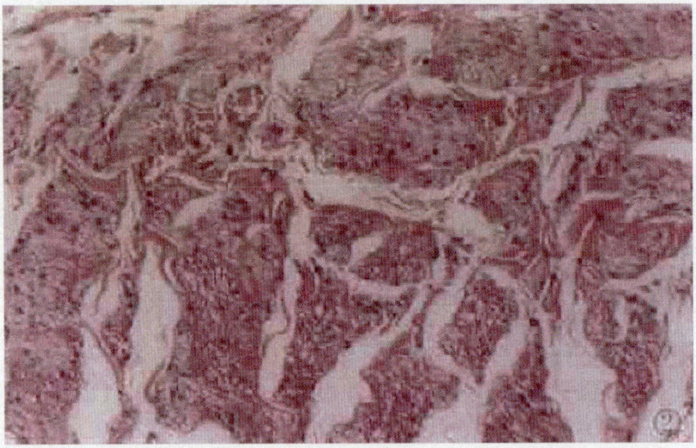

图 5　HE 染色：平滑肌结构紊乱、肌内纤维增生

▶ 专家点评

先天性肾盂输尿管连接部梗阻是原发性肾积水最常见的原因，它可为解剖结构的异常如狭窄、闭锁、输尿管起始部与肾盂高位连接以及输尿管瓣膜形成等，也可以为肾盂输尿管连接部的肌纤维发育异常。肾盂输尿管连接部狭窄的病因为管腔内的局灶性血管损伤、

肌肉缺乏、瓣膜形成或胎儿皱襞不消失，引起输尿管腔狭窄；输尿管高位开口是胚胎时期输尿管芽进入后肾上极，肾盂继续向足侧发展，导致肾盂内尿液排出不畅，常伴有肾的旋转不良；迷走血管多数为肾下极的迷走血管或副血管，也可以来自腹主动脉的异常血管，少数为迷走静脉血管；纤维索带多位于输尿管内侧或肾的前方，产生粘连、牵拉和压迫，可多种因素共存，使输尿管扭曲、成角或纠缠导致输尿管狭窄；肾旋转异常是因异常旋转时肾盂输尿管交界处产生扭曲、狭窄，输尿管跨越肾下极也可受压而导致蠕动障碍、排空不畅。

电子显微镜发现肾盂输尿管连接部（UPJ）有大量胶原纤维介于肌细胞之间，使肌细胞相互分离，不能传递来自起搏细胞的电活动。起搏细胞位于肾盂肾盏的近侧部位，是一种特殊的平滑肌细胞，接受来自尿液的刺激而产生电活动，经肌细胞之间的传递而产生管壁的蠕动，将尿液向下输送。异位的胶原纤维使肌细胞失去了正常的排列，阻挡了正常蠕动的传送。过去认为胶原纤维与肌细胞异常只在UPJ，但近年发现这种异常也出现在扩张的肾盂壁上。电镜观察还发现平滑肌细胞缝隙连接断离，胞质内可见空泡，糖原颗粒增多或减少，线粒体空泡变性显著甚至溶解（图6、7），因此认为其病因是由于先天性平滑肌细胞发育异常。

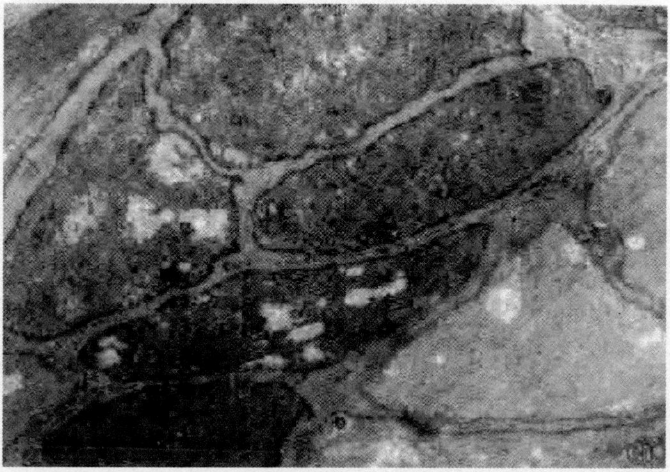

图6　电镜下平滑肌细胞内可见糖原沉积现象

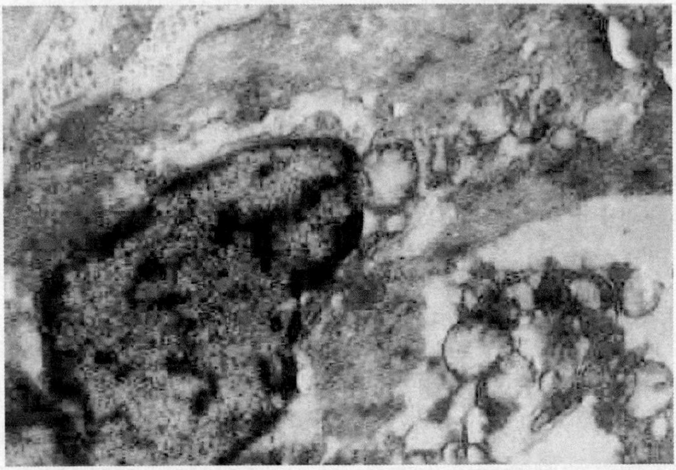

图7　电镜下平滑肌细胞出现空泡变性，内质网扩张，线粒体空泡变性

此病可见于任何年龄，但常于小儿期被发现，25%病例见于1岁以内，多见于男性，如系单侧病变则多见于左侧，双侧病变约占10%～40%。临床表现因年龄而异，疼痛、血尿或感染多见于儿童，而婴儿则以腹部肿块为主。腹痛颇像胃肠道疾患，尤以间歇性腹痛伴呕吐者较多。血尿多见于轻度外伤后。另一特点是大量饮水后出现腰痛。

对于正确诊断UPJO，B超、X线、CT、MRI和核素扫描等辅助检查具有重要意义。B超可以显示患肾集合系统分离、肾积水、肾皮质厚度等情况，据报告，B超检查的诊断符合率达80%，若超声检查有肾积水而无输尿管扩张，即可诊断UPJO，可免去其他有创检查。X线检查包括腹平片（KUB）、排泄性尿路造影（IVU）、逆向尿路造影和经皮肾穿刺造影。单独KUB意义不大，只是对有结石并发症的UPJO有一定价值，常与IVU合用检查上尿路情况。肾盂输尿管连接部梗阻的IVU表现综合分析如下：①器质性狭窄。表现为肾盂输尿管移行段截断状、线状或小漏斗状，狭窄段管腔和肾盂积水扩张的形态相对较为恒定，狭窄以下输尿管大多数看不到造影剂充盈或通过稀少。②输尿管高位开口或肾旋转不良。除可见肾的位置、形态异常外，输尿管口的位置异常行走或弯曲等易于辨认。③迷走血管或纤维索带压迫。常显示输尿管狭窄呈“腰状”或S状，扭曲成角、牵拉突起、移位等形态的异常，迷走血管的压迫可随体位改变发生变化，而纤维索带压迫、缠结则显示狭窄段相对固定。如果患肾IVU不显影，可进行逆向尿路造影和经皮肾穿刺造影。CT可显示患肾的肾盂肾盏有不同程度的扩张，输尿管未见扩张。在增强扫描时可发现UPJ部横行的血管，有助于判断有无迷走血管跨越UPJ部。核磁共振成像是一种非侵入性的无X射线负荷的检查方法，可清楚地显示肾盂及输尿管情况，对上尿路梗阻的定性及定位诊断的敏感性为100%，特异性为96%。对于IVU未显影者可以进行肾核素扫描进一步确定肾功能受损情况，并行利尿性肾图检查，有助于判断动力性或机械性梗阻。

对于宫内诊断肾积水者，应于小儿出生后复查，由于新生儿肾浓缩功能差，故宜于生后3周行IVU检查，对有轻度肾盂肾盏扩张可继续随诊观察3～6个月，如有病情加重或有明显肾盂肾盏扩张，应于3周龄后手术较为理想。对有不能用药物控制合并感染的肾积水应先行经皮肾穿刺造瘘引流。对于成人的UPJO有报告轻度肾积水患者术后分肾功能改善不明显，只由40.8%提高到47.1%。未手术组中仅少数病情有进展。但也有人认为只要存在梗阻，就应早期处理，以免发生肾实质不可逆性损害。综合考虑，如果无临床症状，IVU显示肾盏杯口存在或稍变钝，输尿管显影者，可以随访观察3～6个月，如无进展可不予处理。而对于有并发症、分肾功能损害者，无论积水轻重，均应手术。

对于需要处理的UPJO而言，外科手术仍是标准的治疗手段。理想的肾盂成形术应是切除病变的肾盂输尿管连接部，同时对扩大的肾盂进行剪裁，重建新的漏斗状的肾盂输尿管连接部。Anderson Hynes离断性肾盂成形术可以满足上述要求。早期多行非离断性肾盂成形术，近年来多采用Anderson Hynes离断性肾盂成形术。也有采用离断倒转肾盂瓣肾盂输尿管成形术治疗长段UPJ狭窄，术式利用倒行翻转的肾盂上部壁瓣做吻合口，避开发育异常的下部壁瓣，从组织学上解决了吻合口组织的病理改变；从临床角度解决了 UPJ 狭窄太长而无法直接行肾盂成形手术。纤维索条压迫所致的 UPJO，多数情况下并非原发的梗阻因素，可能为肾盂积水后移位而成，为继发性梗阻因素，长期压迫输尿管亦可致管壁的异常，此种情况应行 Anderson Hynes 离断性肾盂成形术。如果仅采用纤维索条松解术，由于病变管壁的存在，术后肾积水仍将加重。有报道对巨大肾积水者行 Anderson Hynes 肾盂成形术加肾折叠及固定术可以减少淤积，改善引流，防止并发症，改善肾功能。输尿管镜行内切开术只适用于连接部器质性狭窄患者，不适用于外压性、高位连接及动力性梗阻者。随着腹腔镜技术的不断提高，其手术适应证与开放手术相同。通过一些操作的改进，如先不完全离断肾盂输尿管，可有效减少吻合时的张力，避免缝合过程中撕脱，同时可保证对位准确，防止扭转；后壁的吻合及上部肾盂的缝合采用连续加锁边缝合法可减少换针、打结的次数，加快吻合速度，有效防止吻合口缩窄；完成大部分吻合后，直视下置双 J 管。近期报告腹腔镜肾盂成形术的手术时间已接近开放手术，可以达到开放手术的治疗效果，同时具备微创手术恢复快的特点。

关于预防肾盂成形术后再狭窄，吻合口狭窄表现为拔除引流管后患者术侧持续腰痛和/或伴有发热，保守治疗无效，一般术后 3～6 个月以上再予以处理，可以采用球囊扩张或手术重吻合。肾盂成形术后出现的各种并发症易造成肾盂输尿管连接部（UPJ）再梗阻，其中以尿路感染、出血阻塞双 J 管、吻合口缺血水肿导致 UPJ 漏尿最为常见。Dorothea 等认为吻合口漏尿引起周围致密纤维组织增生是术后再狭窄的主要原因。因此，笔者认为在选择 Anderson Hynes 离断性肾盂成形术的同时，应需注意以下几点：①保证 UPJ 成漏斗状，吻合口通畅；②尽量保留伴行血管，保证吻合口良好的血运；③用 4－0 可吸收线无张力吻合，避免黏膜侧缝合过多，造成向内突出的皱襞，肌层对合需整齐，以利于输尿管的肌原性传导；④术后常规留置双 J 管 4～6 周，可以达到内引流尿液、减少吻合口尿液外渗，降低肾盂内压，尽快恢复肾功能的作用；⑤术后持续导尿 1 周，防止膀胱尿液经双 J 管反流至肾盂造成逆行感染。双 J 管在离断性肾盂成形术中的应用各有不同观点。有人认为双 J 管置入后，输尿管膀胱抗反流机制失控，容易发生膀胱输尿管反流，从而增加上尿路感染的机会，并在排尿时产生肾盂内高压，影响吻合口愈合。但多数学者认为置入双 J 管有吻合口支架和引流尿液减低肾内压的双重作用，既能保证引流通畅，防止吻合处扭曲，也可避免肾造瘘对肾损伤的缺点，这也是提高手术成功率的重要原因。但对儿童及置双 J 管失败者，应作肾输尿管造瘘。双 J 管于术后 4～6 周拔除，是基于吻合术 4 周后肌细胞间信息传递方建立，过早拔除影响吻合口愈合易致发生再狭窄。

关于肾巨大积水者，在完成肾盂成形术后应行肾折叠及固定术，以提高肾排空能力，有助于积水消除和肾功能恢复。肾盂输尿管梗阻解除后因巨大的肾内腔容积引起肾内压力相对降低，时间久后可能导致尿液潴留肾内、排空迟缓而再发结石，且会使重建的肾盂出口周围肾盂扩张形成活瓣样作用而再度狭窄。肾折叠是将变薄之肾皮质向内折叠，使肾内腔容积缩小而提高肾排空能力；将肾下极外展固定，向外侧倾斜肾盏肾盂系统，扩大输尿管肾盂角及下盏肾盂角，改善下垂部的肾盂引流，有利于各盏尿液排空，保持肾盂低压状态，促进肾形态及功能早期恢复。治愈标准：（1）IVU 显示肾积水程度明显减轻，肾显影功能改善。（2）临床症状消失。（3）IVU 显示积水程度 1 年以上无进展，无临床症状或症状明显减轻，肾显影功能无减退。

▶ 参考文献

1. De Siati M, Sklvestre P, Scieri F, et al. Congenital ureteropelvic junction obstruction: definition and therapy. Arch Ital Urol Androl. 2005 Mar; 77 (1): 1-4
2. Sharp DS, Desai MM, Molina WR, et al. Dismembered percutaneous endopyeloplasty: a new procedure. J Endourol. 2005 Mar; 19 (2): 210-7
3. Wyler SF, BachmannA, Casella R, et al. Retroperitoneoscopic pyeloplasty for ureteropelvic junction obstruction. J Endourol. 2004 Dec; 18 (10): 948-51
4. Gogus C, Karamursel T, Tokatli Z, et al. Long-term results of Anderson-Hynes pyeloplasty in 180 adults in the era of endourologic procedures. Urol

Int. 2004；73（1）：11-4

5. Wakabayashi Y，Johnin K，Kataoka A，et al，Initial failure in open pyeloplasty for ureteropelvic junction obstruction. Hinyokika Kiyo. 2002 Aug；48（8）：475-7. Japanes

6. Ramakumar S，Lancini V，Chan DY，et al，Laparoscopic pyeloplasty with concomitant pyelolithotomy. J Urol. 2002 Mar；167（3）：1378-80

病例 58　右侧腰部胀痛不适 1 月余，B 超发现右肾积水 1 个月

叶雄俊　王晓峰

▶ 病历摘要

男，25 岁，未婚。主因"右侧腰部胀痛不适 1 月余，B 超发现右肾积水 1 个月"。患者 1 月前无明显诱因出现右侧腰部胀痛不适，可忍受，无会阴及大腿内侧放射痛，与进食、体位无关，无全身发热，无恶心、呕吐，无尿频、尿急、尿痛，无肉眼血尿，无腹泻、便秘，无脓血便等不适。腹部 B 超检查提示"右侧肾盂积水，下腹部肠管扩张"。急诊予以输液、抗炎治疗后疼痛好转。患者为明确诊断再次就诊于我院泌尿科，腹部 B 超示"右肾积水，右肾盂扩张 2.5cm×6.6cm，右输尿管中上段扩张，宽约 1.8cm。"KUB＋IVP 提示"右肾积水，右输尿管迂曲扩张，左肾显影正常"（图 1）。患者发病以来，无发热、乏力，无头晕、头痛。精神食欲可，睡眠尚佳，大便如常，小便如上述，体重无明显变化。

体格检查： 体温 36.5℃，脉搏 84 次/分，呼吸 18 次/分，血压 120/80mmHg。一般状况可，发育正常，营养中等。皮肤黏膜无黄染、苍白，无紫绀及出血点，无水肿。全身浅表淋巴结未及肿大。心、肺、腹查体未见明显异常。泌尿外科情况：双侧肾区无膨隆，右肾区叩痛（±），双肾下极未触及；双侧输尿管走行区无压痛；膀胱区无膨隆，叩诊鼓音；外生殖器无畸形。肛诊未查。

辅助检查： 血常规、尿常规正常。大便常规镜检正常，便潜血（—）。肝功能正常。肾功能：尿素氮 6.32mmol/L，血肌酐 101.3 μmol/L。腹部 B 超：右肾积水，右肾盂扩张 2.5cm×6.6cm，右输尿管中上段扩张，宽约 1.8cm。KUB＋IVP：右肾积水，右输尿管迂曲扩张，左肾显影正常。行输尿管插管逆行肾盂造影（图 2）：右侧输尿管导管顺利插入 25cm，无明显阻力，造影显示右肾积水，右

输尿管上段迂曲折叠，呈倒“J”型，远段输尿管通畅，向脊柱移位。腹部CT（图3，图4）：下腔静脉畸形，压迫右侧输尿管，右侧肾盂积水，右输尿管上段扩张。

入院诊断：右肾积水，腔静脉后输尿管，下腔静脉畸形。

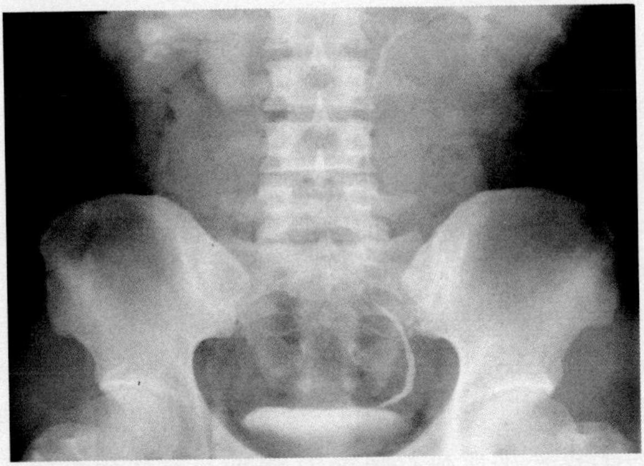

图1　静脉肾盂造影可见右侧肾盂及上段输尿管积水，输尿管在腰3水平向内侧位移，对侧肾盂输尿管及膀胱显影良好

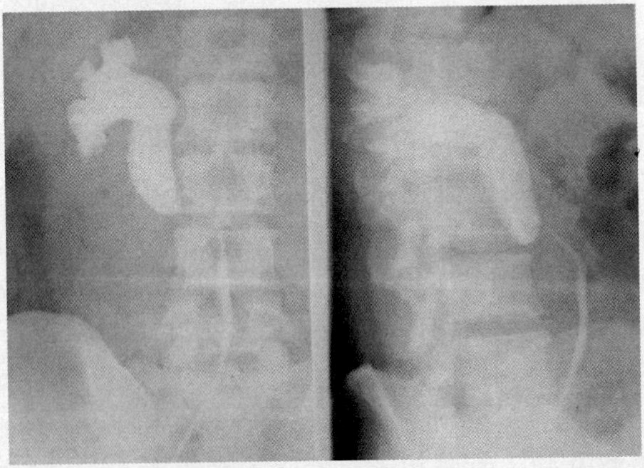

图2　逆行尿路造影可见右肾盂及上1/3输尿管扩张积水，输尿管于腰3水平向中线处移位呈倒J型，侧位片可见上段输尿管紧贴腰椎，盘旋一圈后远离腰椎前方下行

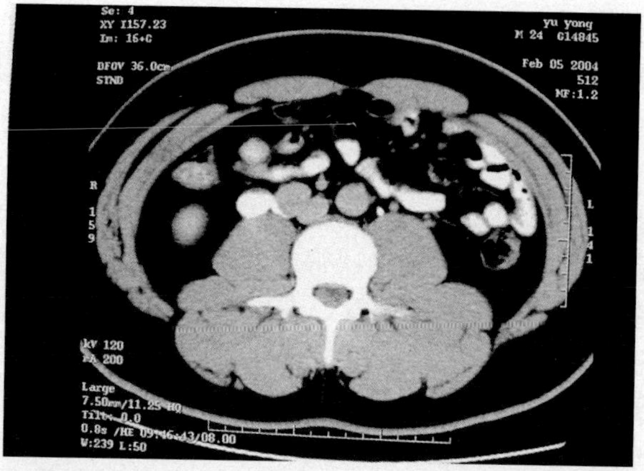

图3　CT显示腔静脉分叉成内、外两支，右侧输尿管横行越过腔静脉后方向中线移位，潜行于腔静脉分叉外支后方

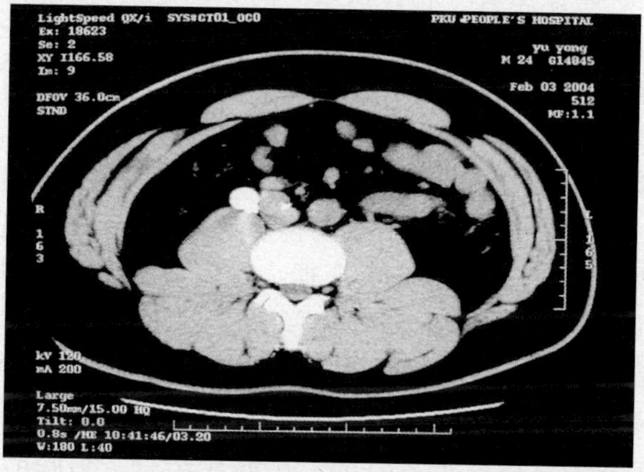

图4　较低层面CT示两个输尿管断面在腔静脉分叉外支内、外侧同时显影，外侧输尿管扩张，内侧输尿管在腔静脉内、外支间受压变扁

▶ 病历讨论

甲医师（泌尿外科住院医师）：患者为青年男性，隐匿起病。患者1月余前无明显诱因出现右侧腰部胀痛不适，疼痛不放射，与进食、体位无关。不伴全身发热、恶心、呕吐、腹泻、便秘等症状，无膀胱刺激征，无肉眼血尿。既往无尿石症病史。查体右肾区叩击痛可疑。辅助检查：血尿便常规正常，血液生化、电解质无异常。影像学检查：①腹部B超：右肾积水，右肾盂扩张2.5cm×6.6cm，右输尿管中上段扩张，宽约1.8cm。②KUB+IVP提示：右肾积水，右输尿管迂曲扩张。③逆行肾盂造影：右肾积水，右输尿管上段迂曲折叠，呈倒“J”型，远段输尿管通畅，向脊柱移位。④腹部CT：下腔静脉畸形，压迫右侧输尿管，右侧肾盂积水，右输尿管上段扩张。分析患者病史、体检及辅助检查结果，考虑“右肾积水”诊断成立，结合各项影像学检查结果，病因考虑因下腔静脉畸形导致的“腔静脉后输尿管”可能性大，但是需要与“泌尿系结石”、“输尿管肿瘤”导致的“肾积水”相鉴别。

乙医师（泌尿外科主治医师）：甲医师综合分析患者的病史及各项检查结果，考虑患者“右肾积水”的原因是因为“腔静脉后输尿管”造成，并提出需与“泌尿系结石”和“输尿管肿瘤”鉴别，临床思路清晰明了，逻辑性强。总结该患者的病史特点：①青年男性；②右侧腰部胀痛不适1月余，B超发现右肾积水1个月；③查体：右肾区叩痛（±），余无明显阳性体征；④各项影像学检查都提示右肾积水，右输尿管上段扩张。需要指出的是，逆行肾盂造影提供了具有特征性诊断意义的影像学证据：右输尿管上段迂曲折叠呈倒“J”型，远段输尿管通畅，向脊柱移位（见图2），这是比较典型的腔静脉后输尿管，因此“腔静脉后输尿管”诊断成立。患者病程中无典型的肾绞痛发作病史，既往无尿石症病史，各种影像学检查均未发现明显结石，因此可以排除“泌尿系结石”引起的右肾积水。同时患者为青年男性，无肉眼血尿病史，腹部B超和CT都未见输尿管实性占位，因此“输尿管肿瘤”的诊断也不能成立。虽然患者目前的总肾功能正常，但右肾盂扩张明显，若不及时手术矫正，由于腔静脉压迫导致的上尿路梗阻可能会使右肾功能进一步损害。因此，该患者最佳的治疗方案是通过手术解除梗阻，矫正输尿管畸形。目前患者的各项术前检查已经完备，无明显的手术禁忌证，应积极行手术治疗。

丙医师（泌尿外科主任医师）：我认为两位医师临床诊断分析是

正确的，治疗方案是合理的。腔静脉后输尿管是腔静脉发育异常导致的，输尿管上1/3位于腔静脉之后，于腔静脉和腹主动脉之间绕到腔静脉之前，然后下行进入膀胱。男性多见，约为女性的3～4倍，主要表现为输尿管的梗阻症状，可因并发尿路感染或结石就诊。虽为先天性异常，但多数患者直至30～50岁才出现症状。因腔静脉位于右侧，故右肾或输尿管上1/3积水时应考虑本症。根据X线表现将腔静脉后输尿管分成两种类型。第一型（低襻型）：此型较为常见，IVP表现为右侧输尿管上段扩张，然后弯向中线形成一个倒置J或鱼钩状，同时可伴有中度或重度肾积水。输尿管逆行造影呈S状，输尿管通常在腰椎3～4水平与中线交叉。第二型（高襻型）：逆行尿路造影显示腔静脉后输尿管和肾盂几乎在同一水平呈倒置J或镰刀状。肾无积水或轻度积水。此型罕见，易与肾盂、输尿管连接部畸形相混淆。手术矫正畸形和解除梗阻是治疗低襻型腔静脉后输尿管的主要方法。高襻型病人因输尿管与肾盂连接处多很通畅，往往没有梗阻或梗阻很轻微，所以这类病人一般不需手术。

本例患者为青年男性，因右侧腰部隐痛不适一月余入院，B超提示右侧肾盂和输尿管上段扩张积水，此时应想到“腔静脉后输尿管”这一诊断。入院后静脉肾盂造影提示右肾积水，对侧肾显影良好。逆行尿路造影可见输尿管在腰3水平与脊柱重叠，呈特征性的倒J型，侧位片可见输尿管在脊柱前方盘旋一周后下行（见图2）。腹部CT可见腔静脉呈分叉畸形，右侧输尿管绕到腔静脉后方下行（见图3）。这些影像学证据都提示“腔静脉后输尿管”诊断成立。治疗上讲，患者为青年男性，右肾重度积水但尚有显影，无严重的肾功能损害，对侧肾功能良好，应行输尿管复位成形术，积极解除梗阻，矫正输尿管移位，防止肾功能进一步损害。

▶ 手术及术后恢复情况

入院后第5天，在连续硬膜外麻醉下行右侧输尿管复位成形术。取右侧腰切口，长约15cm，依次切开皮肤、肌肉各层进入腹膜后间隙，暴露肾盂和输尿管，探查发现肾盂扩张积水，右输尿管上段迂曲增粗，直径约2厘米，腔静脉在第2腰椎水平分叉，输尿管在腰3

水平开始向内侧移位，绕行于腔静脉分叉之间，下行 3～4cm 后恢复正常走行，远段输尿管无扩张。于输尿管肾盂连接部扩张处剪断输尿管，将输尿管与腔静脉分离后游离远端输尿管，恢复正常位置和走行。由于输尿管过长，剪除部分输尿管后，用 4-0 可吸收线行输尿管端端吻合术，输尿管内置 D-J 管，上端入肾盂，下端入膀胱。吻合口处放置橡皮引流管，由刺口引出固定。检查术野无明显渗血，清点纱布器械无误后逐层关腹。术毕。

患者术后恢复顺利，术后第二天患者排气，进半流食。术后第三天拔除腹膜后引流管，恢复普通饮食。术后第七天拆线，伤口Ⅱ/甲愈合，痊愈出院。术后一个月膀胱镜取出 D-J 管。术后三个月复查，患者症状消失，肾积水有一定程度改善，吻合口无狭窄。

▶ 最后诊断

右肾积水，腔静脉后输尿管，下腔静脉畸形。

▶ 专家点评

下腔静脉后输尿管（retrocaval ureter）又称环绕腔静脉输尿管，是下腔静脉发育异常的一种先天性畸形，故有人称为输尿管前下腔静脉（preureteral vena cava）。正常输尿管位于腰大肌的前方、下腔静脉的外侧，而不与之交叉。1893 年 Hochsteer 首先于尸解中发现此病，男性多于女性，约（3～4）∶1。本病多无典型临床症状，腰部胀痛不适较为常见，症状可发生于任何年龄，但多在 30～40 岁。影像学检查是确诊本病的主要方法。

1. 胚胎学

下腔静脉从胎儿静脉丛发生。胚胎期有 3 对主静脉与下腔静脉的发生有关，其发生的先后是：后主静脉、下主静脉、上主静脉。这 3 对主静脉及其许多分支互相交通连接而形成所谓“静脉环”。“静脉环”的前面部分由后主静脉及其分支组成，后面部分由下主静脉、上主静脉及它们的分支所组成。在胚胎 12 周时，后肾与输尿管从骨盆上升，并穿越“静脉环”到达腰部，输尿管即处于“静脉环”前后两部之间。在正常发育过程中，右侧的后主静脉逐渐退化萎缩，静脉回流转移到下主静脉及上主静脉。下腔静脉主要由下主静脉及上主静脉演变而成，因此右侧输尿管位于下腔静脉之前。如胚胎发育异常，右侧后主静脉不萎缩退化，继续存在并演变成下腔静脉的主要组成部分，输尿管即处于下腔静脉的后面，于下腔静脉与腹主动脉之间穿过，绕过下腔静脉前方，再经其外转向下行进入膀胱，从而形成下腔静脉后输尿管。

2. 临床表现与诊断

典型表现是右侧输尿管绕过腔静脉之后，走向中线，再从内向外沿正常路径下行至膀胱。肾盂及上段输尿管迂曲扩张，但不是所有患者都发生梗阻。临床上可分2型：较常见的Ⅰ型有肾积水及典型梗阻征象，梗阻近端输尿管呈鱼钩样；Ⅱ型没有肾积水或仅有轻度积水，此型输尿管在更高位置走向腔静脉之后，肾盂及输尿管几乎呈水平状，无扭曲，如有梗阻是因位于腔静脉侧壁的输尿管受椎旁组织压迫所致。Ⅰ型梗阻部位在髂腰肌边缘，该型输尿管是先向头侧，再走向腔静脉后。

由于输尿管被下腔静脉压迫，造成上尿路梗阻，症状主要为右侧腰部不适，甚至胀痛。由于长时间肾及输尿管梗阻，可并发尿路感染、结石。严重者可使肾功能受损。诊断主要依靠静脉尿路造影与输尿管插管逆行造影，显示输尿管移位，向正中线越过第3、4腰椎而形成镰刀状或“S”形畸形。在受压的近侧段输尿管呈现扩张和肾盂积水。Randell指出，在X线斜位片上，正常输尿管与腰椎之间有一定的距离，但下腔静脉后输尿管则紧贴腰椎。若经上述检查方法仍未能获得明确诊断者，可采用Presman及Firfer提出的检查方法，即先做右侧输尿管插管后，再从股部大隐静脉内插入一不透X射线的导管至下腔静脉内，然后拍摄X射线，即可显示右侧输尿管与下腔静脉的关系。超声、CT及MRI对诊断血管畸形有价值。有些病例合并马蹄肾、右肾畸形，如肾未发育、肾积水、旋转不良及发育不全。

3. 治疗

腔静脉后输尿管的治疗方案应根据症状、肾功能受损程度和有无并发症而定，其治疗原则是：①仅有轻度肾盂积水或仅有肾盏积水无肾盂积水者，可密切观察、定期复查；②肾盂积水中度以上，输尿管上段扩张明显、影响右肾功能时应尽早采取手术治疗；③反复发生感染、继发结石、出血等病变者宜尽早手术治疗。手术治疗的主要目的是：①使输尿管复位，不再受压；②解除上尿路梗阻，改善肾功能；③同时处理并发症，如肾输尿管结石及过度迂曲扩张的肾盂和输尿管。

约有25％的病例无显著的临床症状，或仅有轻度和可忍受的腰痛，则无需手术。如患肾因严重积水、反复感染而久治不愈或合并结石等，患肾无功能而对侧肾功能良好，可做肾、输尿管切除术。如肾功能尚佳，应保留肾，在肾盂与输尿管连接处上方切断，游离输尿管，将其恢复至正常位置后再作吻合。在某些情况下，受压处和梗阻以上的输尿管往往因感染及纤维变性而与下腔静脉紧密粘连，以致无法剥离时，可将此段输尿管旷置，游离输尿管下段，切断复位后作输尿管-输尿管端端吻合术，此种情况易产生吻合口狭窄或损伤供应血管，有可能导致第二次手术而将肾切除。1957年Goodwin等提出采用切断下腔静脉使输尿管复位、再行下腔静脉吻合的方法，此手术方法目前已经基本被淘汰。

目前大多数病例采用输尿管复位矫形术。输尿管复位矫形术主要有肾盂离断复位矫正术和输尿管离断复位矫正术两种方式。正确判断受压输尿管周围粘连程度及受压输尿管段有无狭窄、纤维化是选择术式的关键。前者的优点是吻合口宽大，不会发生吻合口狭窄，特别适用于并发肾结石患者，但术中应完全游离出腔静脉后输尿管，要注意避免损伤邻近静脉，如腔静脉后输尿管狭窄则不宜行此术式。后者于距腔静脉较近处的输尿管扩张部切断，游离下腔静脉后输尿管，切除下腔静脉后之病变输尿管，输尿管复位后行端端吻合。但对于下腔静脉后输尿管与下腔静脉粘连严重难以分离者，可不游离腔静脉后输尿管，将该段输尿管旷置，将可游离的正常输尿管复位后行端端吻合。由于该处输尿管血运及管径均不及肾盂，出现吻合口狭窄的概率相对较大，应予注意。

腔静脉后输尿管病程越长，肾积水越严重，术后恢复越慢。因此，对本病早诊断、早治疗，才能获得良好效果。已有文献报道腹腔镜输尿管离断吻合术治疗下腔静脉后输尿管，疗效满意，为本病的治疗开辟了新的途径。

▶ 参考文献

1. Walsh P, Retik A, Vaughan D, et al. Campbell's urology, 7th. Harcourt Publishers Limited, 1998. 1850
2. Tanagho EA, McAnicch JW. Smith's general urology. 15th Edition. MCGraw-Hill Companies. Inc, 2000. 633-634
3. Nawaz H, Khan S, Ahmed S, et al. Retrocaval ureter. J Coll Physicians Surg Pak. 2003, 13 (6): 359-360
4. Bhandarkar DS, Lalmalani JG, Shivde S. Laparoscopic ureterolysis and reconstruction of a retrocaval ureter. Surg Endosc. 2003, 17 (11): 1851-1852
5. 苏建堂，吴宏飞，殷长军等. 下腔静脉后输尿管15例报告. 中华泌尿外科杂志，2003，24：253-254

病例 59　右腰部摔伤后疼痛 1 天

刘士军　王晓峰

▶ 病历摘要

男，28 岁，主因“右腰部摔伤后疼痛 1 天”入院。患者 1 天前于 2 米高梯子上跌落，右腰部着地，自觉右上腹疼痛，伴憋闷感，无意识障碍，无走路失衡，就诊于当地医院急诊，查腹部 B 超提示：右肾上极肾包膜不完整，见一不均质回声团，13.1cm×8.7 cm，考虑肾损伤可能性大，当天下午转入我院急诊，尿液呈鲜红色，无血块，查血常规示白细胞 19.0×10^9/L，血红蛋白 80g/L，复查腹部 B 超提示：右侧腹不均质包块，右肾上极包膜模糊，右肾弥漫性病变，膀胱内强回声，肝左叶显示不清，盆腔少量积液。予卧床、禁食、补液及抗炎治疗，输血浆 400ml，压积红细胞 800ml，当夜复查血常规提示血红蛋白 117g/L，为进一步诊治收入我科。患者受伤以来，无发热，无头痛、头晕，腰腹部疼痛无明显加重，精神差，未进食进水，未解大便，小便由红色逐渐转淡。

体格检查：体温 36.5℃，脉搏 86 次/分，呼吸 18 次/分，血压 129/68mmHg。一般状况可，发育正常，营养中等，平卧位，神志清楚，查体合作。皮肤黏膜无苍白，无紫绀及水肿。全身浅表淋巴结未及肿大。心、肺查体未见明显异常。腹软，无腹壁静脉曲张，未见明显胃肠型及蠕动波，腹式呼吸存在；左侧腹无压痛，无肌紧张，右侧上腹部深压痛，无反跳痛及肌紧张，全腹未及明显包块，肝、胆囊、脾肋下未及，Murphy 征（一）；腹部叩诊鼓音，肝区无叩痛；肠鸣音正常，3～4 次/分。脊柱及四肢无畸形，活动不受限。双侧膝腱反射正常对称，双侧病理反射（一）。专科检查：右肋下缘及中上腹可见散在出血点，压之疼痛。双侧脊肋区无膨隆，右肾区叩痛明显，左肾区无叩痛，双肾下极未触及；右侧腹压痛明显，左侧无压痛；膀胱区叩诊鼓音；外生殖器无明显异常，肛门未查。

辅助检查： 血常规：WBC 11.6×10^9/L，RBC 3.85×10^{12}/L，HGB 117g/L，PLT 142×10^9/L。生化和凝血功能正常。肾功能正常。腹部 B 超：右侧腹部不规则团块，边界欠清，约 15.0 cm×10.0cm，血流信号不明显。右肾上极包膜模糊，右肾弥漫性回声增强。CT 提示：右肾上极破裂，肾周血肿，肝挫伤，肝周少量积血，脾增大。

入院诊断： 右肾外伤，右肾破裂。

患者入院后给予输血补液抗炎对症治疗，血尿颜色逐渐加重，8 小时后血压 88/50mmHg，脉搏 102 次/分，复查血常规提示：WBC 17.8×10^9/L，RBC 2.85×10^{12}/L，HGB 78g/L，PLT 186×10^9/L；查体示腹痛范围扩大。

▶ 病历讨论

甲医师（泌尿外科住院医师）： 患者男性，28 岁，1 天前于 2 米高梯子上跌落，右腰部着地，自觉右上腹疼痛，伴憋闷感，无头晕黑矇，无意识障碍，无走路失衡，就诊于当地医院急诊，查腹部 B 超提示：右肾上极肾包膜不完整，见一不均质回声团，13.1cm×8.7cm，考虑肾损伤可能性大，当天下午转入我院急诊。尿液呈鲜红色，无血块，查血常规示白细胞 19.0×10^9/L，血红蛋白 80g/L，腹部 B 超提示右侧腹不均质包块，右肾上极包膜模糊，右肾弥漫性病变，膀胱内强回声，输血浆 400ml，压积红细胞 800ml，当夜复查血常规提示血红蛋白 117g/L。入院后查生化和凝血功能正常，肾功能正常，心电图和胸片未见异常。入院后血尿颜色逐渐加重，8 小时后复查血常规提示：WBC 17.8×10^9/L，RBC 2.85×10^{12}/L，HGB 78g/L，PLT 186×10^9/L；查体示腹痛范围扩大。结合各项辅助检查结果：①B 超（2005－6－29，本院）：右侧腹部不规则团块，边界欠清，约 15.0cm×10.0 cm，血流信号不明显。右肾上极包膜模糊，右肾弥漫性回声增强；②CT（2005－6－30）提示：右肾上极破裂，肾周血肿，肝挫伤，肝周少量积血。目前患者右肾损伤，右肾破裂，肝挫伤诊断明确，患者受伤以来，经积极输血补液保守治疗，生命体征尚平稳，但血尿逐渐加重，腹痛范围扩大，血红蛋白进行性下降，考虑仍有活动出血，应该手术治疗。

乙医师（泌尿外科主治医师）：同意甲医师的意见，目前患者生命体征尚平稳，但血尿逐渐加重，腹痛范围扩大，血红蛋白进行性下降，考虑仍有活动出血，应在输血补液维持生命体征平稳条件下，积极术前准备，急诊手术探查。目前对肾损伤的治疗方式国内外均已首选保守治疗，我院近年来治疗的肾损伤除肾蒂伤、输尿管或肾离断伤及合并腹内脏器损伤需手术外，多数经保守治疗能治愈；由于肾损伤时肾周筋膜的限制，肾周出血到一定量时会自限，即使血肿较大，只要肾血供及集合系统完好，不会影响伤肾功能，而手术切开肾周筋膜后清除血肿或分离时，由于突然减压，往往使原裂口或血管裂口再度出血，血肿进一步增大，使术野不清、患者血压下降，修补困难而导致肾切除。但如监测血压进行性下降或经过抗休克治疗血压仍有下降者，应积极手术探查。术中多取经腹部切口，同时探查腹腔脏器，了解有无损伤，并在打开肾周筋膜前先行游离控制肾血管，尽量行肾修补术，如果肾碎裂严重，考虑行肾切除术。

丙医师（泌尿外科主任医师）：两位医师的分析思路很清晰，治疗原则正确。需要补充的是：对肾损伤首选保守治疗，但保守治疗中要特别注意以下几点：（1）绝对卧床休息；（2）防治休克；（3）抗感染、止血、保持大小便通畅及防止受凉咳嗽；（4）要严密监护病情（生命体征及小便颜色），同时反复应用 B 超、CT、IVP＋KUB 等影像学检查监测伤肾情况以指导治疗。在保守治疗过程中如出现血压再度不稳或出现休克，持续性血尿，或血尿突然消失但血压进行性下降时，需手术探查。肾严重裂伤的并发症在近期主要为尿外渗及尿性囊肿，远期主要为肾周及肾内钙化、肾萎缩、肾性高血压、肾积水、肾周假性囊肿等。我院随访的病例中，除轻度肾积水外未见其他严重并发症。闭合性肾严重裂伤只要在严密监护病情的情况下，不出现难治性出血及合并其他脏器损伤，无严重并发症发生，均可行保守治疗。

▶ 手术及术后恢复情况

入院 10h 后在全麻下行剖腹探查、右肾修补术。麻醉成功后，平卧位，常规消毒铺无菌单。取右侧经腹直肌切口，长约15cm，依次切开皮肤、肌肉和腹膜进入腹腔，探查肝有轻微挫伤，腹腔内少量积血，右侧后腹膜明显隆起，打开小网膜腔，直达右侧肾蒂，在其下穿过一根尿管阻断血管，经结肠旁沟打开后腹腔，见肾周有大量淤血块，清除血块，探查肾，见肾上极有一个横向裂伤口，长约4cm，深约2cm，较整齐，可见集合系统裂伤约1cm。用4-0可吸收线缝合集合系统，应用1-0可吸收线缝合肾裂口，缝合后在裂口处加用止血纱布后打结，查无活动出血，松开肾蒂的阻断尿管。探查其他部位无损伤，留置1枚胶管另戳口引流，逐层关闭切口。术后给予补液、抗炎治疗，术后3天排气、进食，术后血尿逐渐转淡，2天后尿色恢复正常，引流液逐渐减少，术后9天无液体引出，拔除引流管，切口拆线，愈合好，出院。

▶ 最后诊断

肾挫裂伤Ⅱ级，肝挫伤。

▶ 专家点评

肾的解剖位置较深，隐蔽于腹膜后间隙，不容易受到伤害，但肾为实质性器官，结构比较脆弱，并且肾血流量非常丰富，每分钟有1200～1500ml血流向双侧肾，外力强度稍大即可造成肾的创伤，特别是肾形态异常或在病理条件下，更易损伤。肾创伤的主要原因为交通事故，占49.2%；打击伤为12.9%；其中闭合性肾创伤为84.4%，开放性肾创伤为15.6%。

1. 分级

目前根据肾损伤程度，诸多学者依据Wolfman和Gay分期标准将其分为3级：Ⅰ级（轻度）：指肾轻度挫伤，肾皮质浅撕裂，肾内血肿，轻度肾包膜下血肿，肾节段性梗死；Ⅱ级（中度）：肾皮、髓质撕裂与集合系统相通，肾完全撕裂或断裂，肾静脉损伤；Ⅲ级（重度）：肾粉碎，肾动脉撕裂，肾动、静脉断裂或闭塞，肾、输尿管连接部撕裂或骨盆处输尿管撕裂。部分学者采用4级分法，即将上述第Ⅱ级中的损伤是否累及集合系统而分为第2级、第3级。亦有学者采用 5 级分法，即将重度肾损伤中有无肾血管损伤而分出第 4、5 级。

2. 诊断

肾创伤的患者多有明确的外伤史，伤后出现下述表现时应警惕肾创伤：①肾区或上腹部疼痛，并可放射到同侧肩部、背部及下腹部，多为肾包膜张力增强或尿液渗入肾周组织刺激腹膜后神经丛引起，偶有输尿管内血凝块引起肾绞痛。②血尿：血尿是肾创伤最常见、最重要的症状，约 94.3%～98.0%的肾创伤患者有肉眼血尿或镜下血尿，血尿的程度并不一定与肾创伤的程度一致。③腹肌紧张：肾创伤后，若有血液或/和尿液外渗沿腹壁向下蔓延，临床上即出现腹壁强直；若有腹膜破裂，血和尿进入腹腔形成腹膜炎，临床上可出现腹肌紧张、压痛及反跳痛。④休克：休克是肾创伤后的重要表现，可为创伤性休克或/和出血性休克，其发生率与肾创伤的程度、有无合并伤及失血量有关。

怀疑肾创伤的患者应该行 B 超、IVP、KUB、CT、肾动脉造影等检查明确诊断。

(1) B 超：超声检查简便、快捷、无创，可从不同断面动态观察脏器的细微变化，并基本上能反映肾创伤的程度及类型，同时能发现其他腹腔脏器的合并伤，90%的肾创伤可单靠超声检查做出诊断。肾创伤超声显影特征为：肾周出现液性暗区，伤肾影扩大，肾实质回声不均，集合系统移位，肾被膜中断。

(2) CT：作为肾损伤主要诊断手段已被共识，准确分期对临床治疗方法的选择有重要的指导意义，CT 诊断和分期正确率可达 100%。因此，临床上怀疑肾损伤时，CT 可作为首选检查方法。CT 平扫及增强扫描对于诊断及分期是至关重要的。CT 诊断应作如下分类：①肾挫伤，局部肾实质水肿渗出而不伴血管破裂，CT 表现局部密度减低，增强后尤为明显；②挫裂伤，局部肾实质水肿渗出并伴有血管破裂，CT 表现为低密度区域内有斑点、斑片状高密度；③包膜下血肿，由于血肿局限于肾包膜内，CT 呈现为新月形、弧形高密度，肾实质可受压移位，病程较长，血肿液化为低密度，边缘可有弧形钙化；④撕裂伤，肾实质发生裂口，裂隙可累及皮质、皮髓质及集合系统，包膜破裂可形成肾周血肿，延及集合系统造成尿外渗，CT表现为线条状或不规则低密度裂纹，增强后边缘更锐利，损及集合系统者可见对比剂外溢；⑤粉碎伤，指肾组织粉碎成3块以上，常伴发严重出血、尿外渗，CT表现为肾实质区多条裂隙，增强后部分肾块不强化，对比剂外溢；⑥肾蒂伤，肾动脉主干或分支断裂或闭塞，CT示伤肾不强化，肾盂肾盏无对比剂显示，或见有楔形、三角形低密度区，无强化效应，随访患肾萎缩，主干断裂常呈失血性休克。CT平扫易漏诊肾挫伤和肾蒂损伤，单纯增强易漏诊血肿，因此肾外伤的正确CT检查应平扫和增强联合应用。若首次CT检查损伤侧肾形态正常，单从平扫无法判断肾有无损伤，增强后患肾无强化，故考虑有肾血管损伤。肾内血管分5段，缺乏相互吻合，若某1支血管发生血流障碍，相应肾实质发生坏死。因此CT增强扫描超过20％肾组织没有强化，说明有1条或1条以上的段动脉受损。CT检查可以明确肾实质裂伤程度、有无尿外渗、肾周出血的程度、肾血管蒂情况、邻近器官的情况，对临床治疗具有指导意义。

(3) IVU是诊断肾损伤的重要方法。常规IVU确诊率低，仅为30％～50％，大剂量IVU确诊率达90％。IVU多在患者临床状态稳定情况下进行，不仅显示肾盂是否撕裂，而且可以对创伤肾及对侧肾功能作出判断。但其由于受患者病情限制，且对轻度肾皮质损伤及严重创伤难以确切判定，实际应用较少。

(4) 肾血管造影对肾损伤有重要诊断作用，可以明确肾较大血管破裂、外伤性肾动脉瘘、外伤所致血栓形成以及假性动脉瘤的存在，并且肾出血动脉栓塞可以作为肾损伤的一种治疗方法，或为外科治疗前的辅助治疗手段。但由于严重肾损伤（Ⅳ、Ⅴ期）所占比例较小，临床上肾血管造影对于肾损伤并不作为常规诊断方法。

(5) 关于MRI用于肾损伤已有报道，有学者比较了MRI与CT的诊断价值，认为二者在肾损伤分期上无显著差别，但前者由于可直接冠状位及矢状位成像，对于肾损伤程度、范围的确定更具有优势，当患者对碘造影剂过敏时，MRI可替代CT对肾损伤进行检查和随访。

腹部创伤往往合并多脏器损伤，即使发现明确的肾损伤，亦不可忽略其他脏器的观察。肾损伤常合并脾及肝损伤。肠道损伤可表现为肠壁水肿增厚，肠管穿孔可表现为气腹。值得注意的是，增强检查是至关重要的，其不仅可发现轻度实质脏器损伤的存在，更可清楚显示碎裂分离肾组织有无血供、肾血管损伤、尿漏的存在，以及对侧肾的功能情况。

3. 治疗

经检查证实为肾创伤的同时，须立即对伤情做出正确判断，首先治疗危及生命的伤情，如颅脑损伤、胸外伤、大血管创伤及肝脾破裂等情况，然后探查伤肾。肾创伤合并休克时，应积极输血、补液抢救休克，绝对卧床。对重度肾创伤患者，即使血压处于正常范围，也应给防止休克的措施。确诊为肾挫伤、轻度肾裂伤，无其他脏器合并伤的患者，可行非手术治疗，很少有并发症。对于较严重的肾裂伤、深包膜及集合系统破裂，有活动性出血及尿外渗，血压也有波动的患者，采用手术处理还是非手术治疗还有争议。主张立即手术探查的理由是：早期修复破裂的肾，清除血肿，引流尿液较为容易，可减少继发性出血及感染等并发症；主张行非手术治疗的理由是：大多数肾撕裂的组织血运并未完全破坏，肾组织自身修复能力强，经保守治疗有望自行愈合。对于出血较严重的肾裂伤，可在做相应处理的同时，运用超选择性肾动脉栓塞术控制出血，单处出血的一次栓塞成功率达98%。当有下列情况时应手术探查：①开放性肾创伤；②合并有腹腔其他脏器损伤；③经检查证实为肾粉碎伤；④经检查证实为肾盂破裂；⑤IVU伤肾不显影或证实为肾蒂伤；⑥抗休克治疗血压仍不稳定或再次休克；⑦持续性血尿无减轻趋势，红细胞计数、血红蛋白量及血细胞比容呈进行性下降；⑧肾区肿块界限无缩小且有扩大趋势。手术治疗包括伤肾修补术、肾部分切除术、肾套包术、自体肾移植术、肾血管修补术或肾血管重建术和肾切除术，根据患者术中具体情况和术者的经验决定术式。

4. 预后

肾创伤的预后与创伤程度密切相关，轻度创伤者80%～90%可经非手术治疗治愈，需行肾切除者仅占5%～10%。死亡多因伴有其他脏器严重创伤或伤后大出血，与肾创伤本身多无直接关系。肾创伤后近期并发症有腹膜后尿性囊肿及残余血肿并发感染或形成脓肿，均需切开引流。远期并发症主要是高血压和肾积水。肾创伤后高血压的发生率为1.4%～9.0%，其原因有肾创伤后供血不足、肾动脉血栓形成、动静脉瘘、动脉瘤、肾周纤维化、瘢痕肾或肾萎缩等。

▶ 参考文献

1. Saidi A，Descotes JL，Sengel C，et al. Management of blunt trauma of the kidney. Prog Urol. 2004 Sep；14 (4)：461-71
2. Santucci RA，Wessells H，Bartsch G，et al. Evaluation and management of renal injuries：consensus statement of the renal trauma subcommittee. BJU Int. 2004 May；93 (7)：937-54
3. 王田力，范家栋，郭成明. 肾损伤CT诊断及分期. 中国医学影像技术. 2002，8 (3)：251-253

病例 60 被倒塌墙壁砸伤后不能站立和排尿 2 小时

徐 涛 王晓峰

▶ 病历摘要

女，24 岁，已婚，工人。主因“被倒塌的墙壁砸伤后不能站立和排尿 2 小时”入院。2 小时前站立工作时，被旁边约 3 米高的倒塌废弃墙壁砸伤，遂觉骨盆疼痛不能站立。随后发现阴道和尿道中均有鲜血流出，不能排尿。急诊查骨盆平片示“双侧耻骨上、下支骨折，右侧轻度移位，左侧移位较明显”。腹部超声检查“肝、胆、胰、脾、双肾均未见异常，腹腔内无游离液性暗区。膀胱充盈，高于正常解剖位置，膀胱颈部可见液性暗区”。自尿道口试行插入尿管时，发现尿管从阴道伸出。行膀胱穿刺膀胱造影，显示“膀胱漂浮于骨盆中，明显高于正常位置”。

体格检查：体温 37.4℃，脉搏 95 次/分，呼吸 24 次/分，血压 116/76mmHg。一般状况可，发育正常，营养中等，疼痛表情。卧床，神志清楚，查体合作。皮肤黏膜无黄染，面部轻度苍白、无紫绀及出血点。全身浅表淋巴结未及肿大。胸廓外形正常。双侧呼吸运动对称，未及胸膜摩擦感；双肺叩诊清音，听诊双肺呼吸音清，未闻及干、湿啰音，未闻及胸膜摩擦音。心前区无隆起，无震颤，未及心包摩擦感，心界不大；心率 80 次/分，心律齐，心音有力，未闻及额外心音、病理性杂音及心包摩擦音。上腹平软，未见腹壁静脉曲张，未见胃肠形，蠕动波，触诊腹软，未触及压痛及反跳痛，肝、脾、胆囊未触及，麦氏点无压痛，Murphy's 征（－），振水音（－），移动性浊音（－），肠鸣音 3～4 次/分。外科情况：下腹部膨隆，皮肤无破损，耻骨上正中可及一直径 4cm 血肿。耻骨上有叩浊区，高至耻骨上 8cm，压痛（＋）。双侧耻骨处可触及骨擦感。骨盆挤压分离试验（＋）。阴道可见鲜血滴出。阴道窥镜检查可见阴道前壁长约3cm裂伤，创面有少量活动出血，形状不规则，距阴道外口约4cm，自裂口处可见到耻骨的后侧面。尿道外口亦可见血液溢出。自尿道口试行插入尿管，则从阴道裂口处伸出。

辅助检查：

1. 血常规：白细胞 11 500/mm^3，血红蛋白 112 g/L，血小板 164 000/mm^3。

2. 胸部正侧位片：肺部与胸、肋骨均未见异常。

3. 腹部超声检查：肝、胆、胰、脾、双肾均未见异常，腹腔内无游离液性暗区。膀胱充盈，高于正常解剖位置，膀胱颈部可见液性暗区。

4. 骨盆平片：双侧耻骨上、下支骨折，右侧轻度移位，左侧移位较明显（图1）。

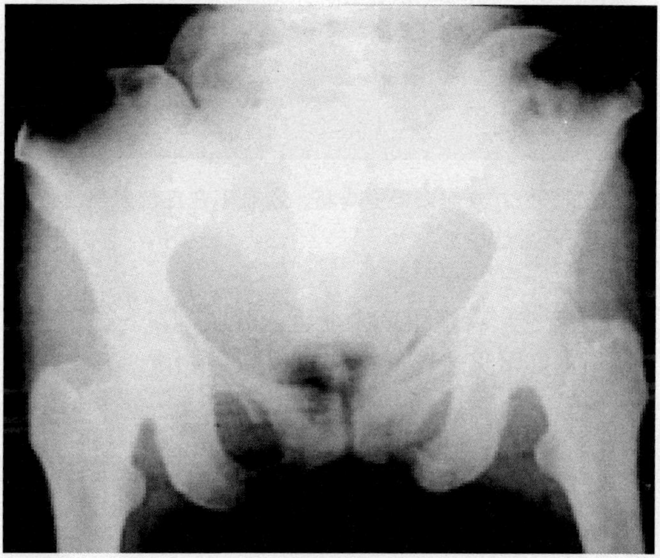

图1　骨盆平片：双侧耻骨上、下支骨折，右侧轻度移位，左侧移位较明显。

5. 膀胱穿刺膀胱造影：膀胱不在正常的解剖部位，位置抬高，似“漂浮”于盆腔中（图2）。

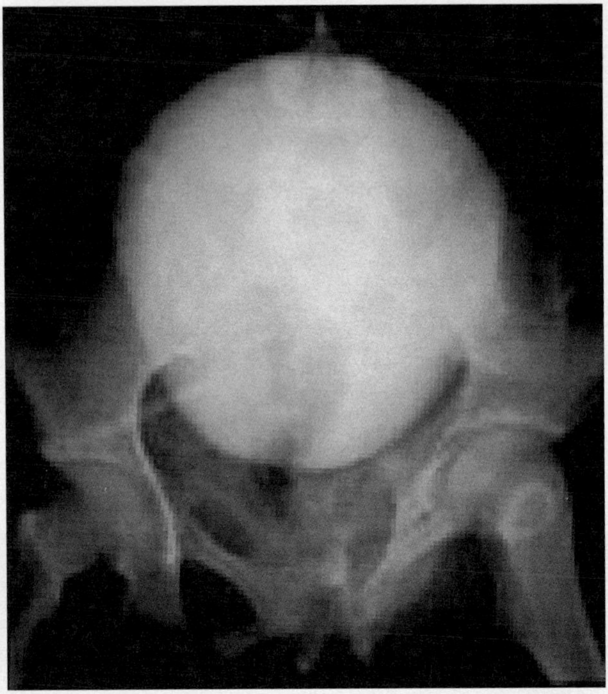

图 2 膀胱穿刺造影：双侧耻骨支骨折，膀胱不在正常解剖部位，位置抬高，似“漂浮”于盆腔中。

6. 尿道逆行造影：造影剂未能进入膀胱，弥漫散布于膀胱周围间隙中。阴道内亦可见造影剂溢出（图 3）。

初步诊断：

1. 尿道断裂；
2. 阴道前壁破裂；
3. 双侧耻骨支骨折。

▶ 病历讨论

甲医师（泌尿外科住院医师）：患者为年轻女性，入院前 2 小时被倒塌的墙壁砸伤。患者主要症状为骨盆区疼痛，不能站立，阴道与尿道有小量溢血。不能排尿。血常规和生化检查未见明显异常。

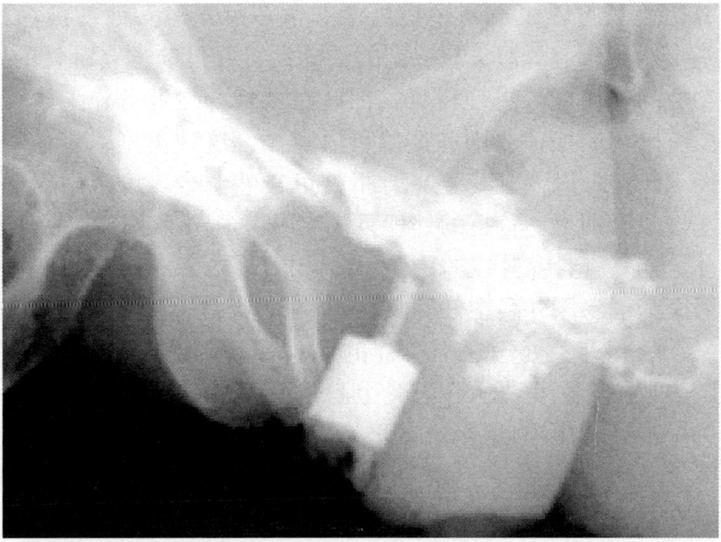

图 3　尿道逆行造影：尿道断裂，造影剂未能进入膀胱，弥漫散布于膀胱周围间隙中。阴道内亦可见造影剂溢出。

胸片和心电图正常。结合各种辅助检查结果显示：(1) 腹部查体发现双侧耻骨处可触及骨擦感。骨盆挤压分离试验（+）。提示骨盆骨折，耻骨上血肿。耻骨上有叩浊区，应为胀大的膀胱。(2) 阴道可见鲜血滴出。阴道检查可见阴道前壁裂伤，裂口处能见到耻骨的后侧面。(3) 尿道外口亦可见血液溢出。自尿道口试行插入尿管，则从阴道裂口处穿出。(4) 膀胱穿刺造影显示膀胱漂浮于骨盆中，明显高于正常解剖位置。(5) 由尿道外口注入造影剂行尿道逆行造影显示尿道完全断裂，造影剂未能进入膀胱，弥漫散布于膀胱周围间隙中并进入阴道。(6) 腹部超声检查：肝、胆、胰、脾、双肾均未见异常，腹腔内无游离液性暗区。膀胱膨隆，高于正常解剖位置，膀胱颈部可见液性暗区。综合以上结果，骨盆骨折合并尿道断裂的诊断基本成立。同时合并阴道损伤。

乙医师（骨科主治医师）： 患者为骨盆外伤，查体可发现双侧耻骨处触及骨擦感。骨盆挤压分离试验（+）。在骨盆平片上可见双侧耻骨上、下支骨折，右侧轻度移位，左侧移位较明显。骨盆骨折造成的剪切力引起后尿道断裂在男性非常多见，但女性却极为少见。原因是女性的尿道既短又有一定的活动性，并且前方有耻骨的保护，同时女性的外伤也较男性少见。因此在文献与专业著作上也少有记述，没有确切的处理原则和经验可以遵循。这种类型的骨盆骨折不需要手术治疗，以制动为主，骨折处可自然愈合，可考虑行耻骨上膀胱造瘘或会师术。骨折的处理只需在尿道损伤手术后平卧硬板床6周，并定期复查骨盆片以监测骨折愈合情况。

丙医师（泌尿外科主任医师）：女性的骨盆骨折后尿道损伤病例很少见，因此有关处理这类急症的经验和原则尚没有统一的观点。目前，多数临床医生先采用耻骨上膀胱造瘘引流尿液。约在3～6周后再进一步处理尿道问题，如开放性手术进行尿道成型，及处理尿道狭窄、尿瘘等并发症。这样的处理方法有利于在急诊处理时简单、方便、有效，但也带来很多问题，最突出的是延迟手术过程中断裂尿道附近广泛瘢痕形成、尿道错位等造成一定长度可使用尿道的丧失，增加手术难度。近年来，很多医生主张早期处理尿道外伤以避免上述问题的发生。即早期修复损伤，恢复尿道的连续性和正常解剖关系。针对该患者，一般情况稳定，骨盆骨折移位不严重，有条件急诊进行损伤尿道的探查和修复手术，以获得最好的远期疗效。手术中应注意的是尽量减少残存尿道和周围组织的损伤，减少瘢痕的形成，避免大量瘢痕形成，导致尿道狭窄。操作的时候尽量避免用器械直接夹持牵拉尿道断端，由于阴道与尿道间有紧密的结缔组织粘连，因此代之以牵拉与尿道连接紧密的阴道壁，能够获得同样的效果。尿管插入膀胱后，也要避免用力牵拉，以免对膀胱颈造成损害，导致手术后尿失禁的发生。虽然女性尿道断裂的临床经验很少，但对女性患者进行尿道修复手术始终要遵循两点原则，即恢复尿流通畅和防止尿失禁。

▶ 手术及术后恢复情况

入院后3小时，完善常规检查后进行急诊手术。在全麻下行尿道断裂探查和修复手术。采用耻骨上纵行切口。逐层切开下腹壁后，探查发现膀胱颈部被血肿包绕。清理血肿后，见邻近膀胱颈部的尿道完全断裂。切开膀胱，通过膀胱自尿道内口向远侧插入16F尿管，见尿管由阴道裂口穿出；同样由尿道外口插入尿管并从阴道裂口穿出。将两尿管头用丝线连接在一起，然后用手指伸入阴道，在手指的引导下慢慢拉出近端尿管，将远侧尿管通过尿道断裂处引入膀胱内，气囊固定。小心清理尿道断裂部位的碎裂组织和血肿，应用3-0可吸收线间断缝合尿道两断端，注意使尿道吻合处的尿道黏膜尽量外翻缝合。留置膀胱造瘘管后应用1-0可吸收线缝合膀胱切口。流置耻骨后引流管。然后应用可吸收线间断缝合阴道前壁裂口。尿管稍加外力牵引。

手术后恢复顺利。手术后3天拔除耻骨后引流管。术后7天伤口拆线，切口愈合良好。术后8天出院。手术后3周拔除尿管，患者排尿通畅，控尿功能正常，无尿失禁。1周后拔除膀胱造瘘管。

手术后3个月主诉排尿费力，无尿失禁。行膀胱尿道排尿造影(voiding cystourethrography，VCUG)，显示尿道中段狭窄（图4)。

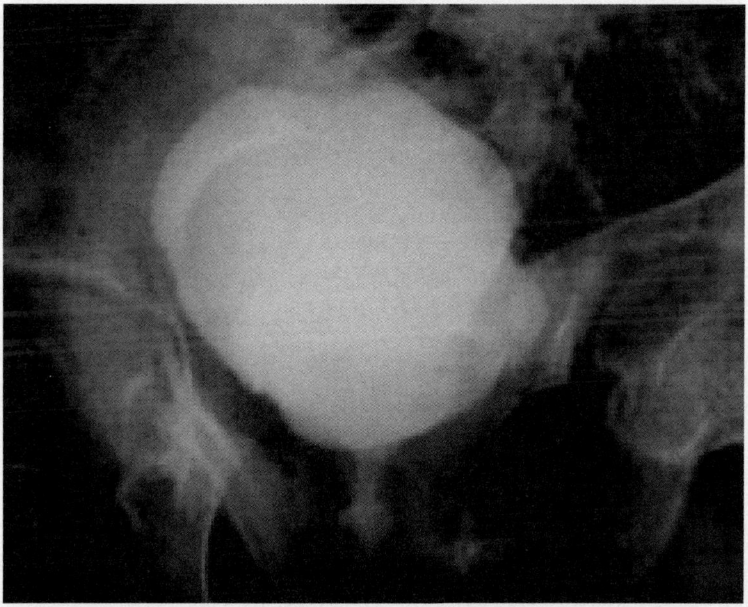

图4　术后3个月复查膀胱尿道排尿造影，显示尿道狭窄，狭窄段位于接近膀胱颈部的近段尿道。骨折已愈合，左侧耻骨支对位稍差。

检查尿流率，显示尿流曲线呈平台状，排尿时间延长（115.0 s），Qmax（5.5 ml/s）与 Qave（4.9 ml/s）基本相同，排尿量为 236.0 ml。为典型的尿道狭窄表现（图 5）。给予间断尿道扩张。最初每周扩张一次，2 个月后每月扩张一次。半年后停止治疗。

1 年后复查膀胱尿道排尿造影显示尿道通畅，无明显异常狭窄（图 6）。复查尿流率，Qmax= 18.5 ml/s，Qave= 12.2 ml/s，排尿量为 158.0 ml，为正常尿流曲线（图 7）。随访 2 年无排尿异常主诉。

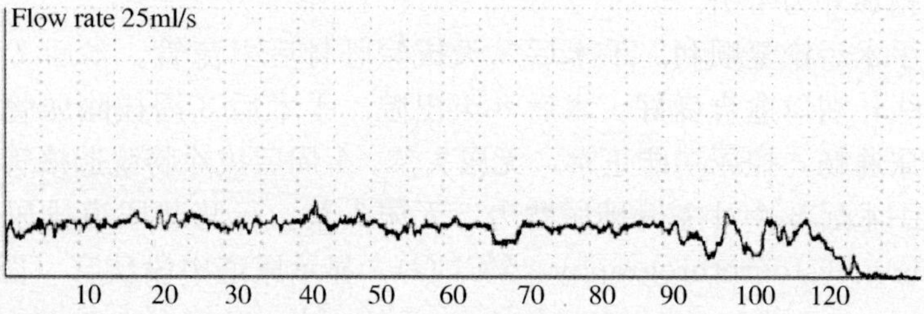

图 5　术后 3 个月检查尿流率。显示尿流曲线呈平台状，排尿时间延长（115.0 s），Qmax（5.5 ml/s）与 Qave（4.9 ml/s）基本相同，排尿量为 236.0 ml。为典型的尿道狭窄表现。

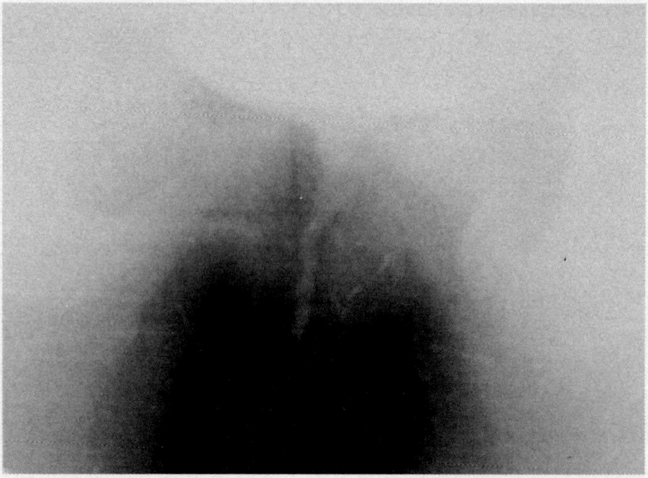

图 6　1 年后复查膀胱尿道排尿造影显示尿道通畅，无明显异常狭窄。

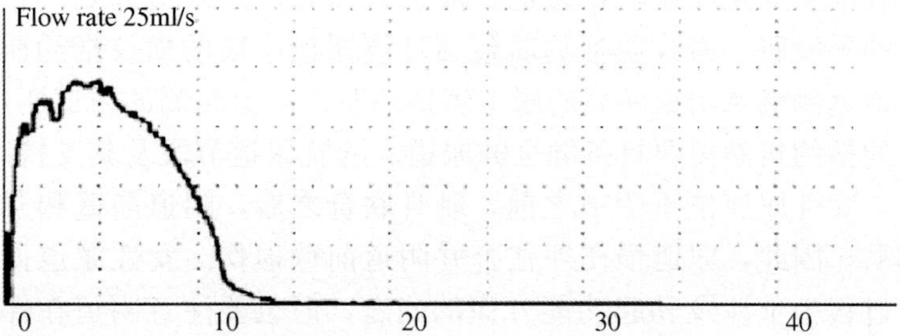

图 7　术后 1 年复查尿流率显示为正常尿流曲线。Qmax＝ 18.5 ml/s，Qave＝ 12.2 ml/s，排尿量为 158.0 ml。

▶ 最后诊断

尿道断裂；阴道前壁破裂；双侧耻骨支骨折。

▶ 专家点评

女性尿道损伤的病因中以骨盆骨折最为多见，此外还有少数为分娩中导致的尿道损伤。女性尿道损伤好发于尿道的膜部和中段，由于受伤时骨盆多是从侧方受挤压的，前后径突然延长，尿道在三角韧带处被撕裂或袖套状被剥脱，导致膀胱和尿道回缩，耻骨后及骨盆壁上的静脉丛破裂出血，形成血肿，同时膀胱被推移向上抬高。又因为尿道与阴道紧密毗邻，因此两者易同时损伤。按照损伤的程度，女性尿道损伤分为 5 种类型，即尿道挫伤、尿道撕裂、尿道断裂、尿道缺损及尿道短缩。

在处理女性尿道损伤时，应了解女性尿道在解剖与生理等方面不同于男性的特点。首先，女性尿道长度较短，长度仅约 3～5cm，内径约 0.4cm，扩张后可达 1cm。尿道近端与膀胱形成后角约 90～100 度，自此向前向下走行，然后在耻骨联合下方接近水平方向到达尿道外口。由于尿道长度短，因此如果尿道损伤或缺损，可供修补的余地便很有限。女性尿道的另外一个特点是，女性膀胱颈部的控尿功能并不如男性那么重要。而尿道括约肌主要包括平滑肌括约肌和尿生殖横纹肌括约肌。平滑肌括约肌实际上就是尿道壁的平滑肌层，其中主要是环层，在尿道中段最为显著，而尿道远侧 1/3 只含薄弱的平滑肌。横纹肌括约肌包括环绕尿道中段的横纹括约肌；位于尿道远侧端及阴道前庭的尿生殖括约肌；尿道腹侧的尿道压迫肌。完整的括约机制需要具备健全的尿道、膀胱尿道节段及其支持结构。最后，女性尿道位于阴道之前，耻骨联合之后，阴道前壁和尿道后壁相贴，因此，尿道损伤往往合并阴道前壁损伤。女性尿道损伤的治疗过程中不涉及勃起功能方面的问题，但也要注意阴道在性功能方面的重要性。女性的阴道黏膜有很多横行皱襞，前壁和后壁还有很多纵行的阴道柱，终止于尿道阴道嵴。阴道由黏膜层、固有层和肌层组成，肌层为平滑肌，包括很强的外纵层和内环层，两侧紧密附着于直肠膀胱筋膜。阴道可与膀胱分开，但与尿道间有紧密的结缔组织粘连，很难将两者分开。女性尿道血运相当丰富，膀胱下动脉供应上部尿道，阴道动脉供应中部尿道，阴道内动脉供应下部尿道。加之阴道损伤出血，以及合并骨盆骨折时，紧贴于耻骨后盆壁上的静脉丛破裂出血，因此女性尿道损伤，特别是完全性尿道断裂伤，往往出血严重，可以出现出血性休克。

针对以上特点，对于女性尿道损伤患者的处理目的至少应该包括：(1) 保留足够长的尿道；(2) 尽量减少尿道周围的纤维化程度；(3) 尽量做到完全修复，至少恢复尿道的连续性；(4) 避免损伤膀胱颈部（如尽量避免牵拉尿管）；(5) 保护阴道的功能。

要做到以上几点，首先应注意最小限度地进行尿道残端局部清创，避免扩大损伤，避免术中对尿道组织作直接拉扯。在修复手术中，当需要固定牵拉时，可以代之以牵拉临近尿道的阴道壁。多数情况下，只要将阴道裂口牵拉合并时，尿道断端都能够达到可以闭合的程度。如果没有阴道裂伤，一般来说尿道断端不会很严重的错位，这时候尿管大都能够插入。一旦存在严重的粉碎性骨折和骨骼易位，难以做到尿道和阴道的准确修复。这种情况下，常常需要骨科医师的协助，去除碎裂骨片，恢复骨骼解剖位置，首先使阴道壁能够修复。无论如何，应设法插入尿管恢复尿道的连续性，将尿管保留直到阴道裂伤愈合。如果尿道存在狭窄，可进行内切开或扩张等方法进一步治疗。

对阴道损伤尽量做到一期修复以避免阴道狭窄的发生。不过，这类患者中阴道狭窄是经常出现的并发症之一，少数严重的阴道狭窄甚至需要进行子宫阴道切除来治疗。另外一个容易出现的并发症是尿道阴道瘘。不过，只要不合并阴道狭窄，尿道阴道瘘的处理相对并不复杂。

对女性尿道损伤患者，如果不进行一期修复，仅留置尿管保持尿道连续性，一般也能有良好的预后。这样后期的进一步治疗也很重要，如果拔除尿管后出现尿道狭窄，选择适宜的治疗方案，如定期尿道扩张，或利用内腔镜进行狭窄段切开等都能收到良好的效果。

文献中有关女性尿道损伤的报道很少，但少数病例报告多见于骨盆骨折，且多为儿童和青春期患者。原因可能由于青春期前女性的阴道壁较为薄弱，活动度小。不过有观点认为可能是由于这个年龄段的女性骨盆骨化不完全，强度低，因此容易受到压缩损伤。这些特点也给早期修复带来一定困难，不但阴道壁的组织薄弱不易修复，同时阴道内可供操作的空间也有限。即使在成年女性，在阴道内的狭小空间进行修复操作对技术要求也相当高。

总之，女性尿道外伤的处理原则是及早去医院就诊，尽量不采用仅作膀胱造瘘引流、待II期尿道修复手术的方案。只要患者一般情况允许，施行一期尿道修复能获得较好的远期疗效。此外，由于女性尿道损伤多属于开放性损伤，感染的机会相对较大，但女性尿道血供特别丰富，上部有膀胱下动脉，中部有阴道动脉，下部有阴部内动脉，只要术中认真清创，术后加强抗炎治疗，就可避免感染的发生。

▶ 参考文献

1. Podesta ML，Jordan GH. Pelvic fracture urethral injuries in girls. J Urol 2001；165：1660-1665
2. Hemal AK，Dorairajan LN，Gupta NP. Posttraumatic complete and partial loss of urethra with pelvic fracture in girls. An appraisal of management. J Urol 2000；163：282-287
3. Lalgudi N，Dorairajan，Harendra G，et al. Pelvic fracture-associated urethral injuries in girls：experience with primary repair. BJU 2004；94：134-136

病例61　骨盆骨折、尿道会师牵引术后1年，进行性排尿困难10月余

张晓鹏　王晓峰

▶ 病历摘要

男，28岁，工人，未婚，主因“骨盆骨折、尿道会师牵引术后1年，进行性排尿困难10月余”收入院。1年前，患者于煤矿工作时发生塌方，造成骨盆并左股骨干骨折、失血性休克，就诊于当地医院；查体时发现尿道外口溢血、膀胱区膨隆，试行导尿，尿管不能置入，经尿道造影检查提示“后尿道断裂”。即行尿道会师牵引、膀胱造瘘术。手术过程顺利，术后3周拔除尿管，排尿尚通畅。10个月前，患者开始出现排尿不畅，表现为：尿线变细、无力。再次就诊于当地医院，诊断为“外伤性后尿道狭窄”，行“尿道内切开术”2次，并定期行尿道扩张。扩张后患者自觉疼痛明显，排尿困难渐进加重，滴沥不尽，但无尿失禁现象。10天前就诊于我院，为进一步治疗收住入院。自发病以来，患者食欲、睡眠可，大便正常，体重无明显变化。1年前因左股骨干骨折行髓内钉固定术。

体格检查： 体温36.4℃，脉搏76次/分，呼吸18次/分，血压110/70mmHg。一般状况可，营养良好，自主体位，神志清楚，查体合作。皮肤黏膜无黄染，无苍白，无紫绀及出血点，无水肿。全身浅表淋巴结未及肿大。心、肺查体未见明显异常。外科情况：双侧肾区无膨隆，无叩痛，双肾下极未触及；双侧输尿管走行区无压痛；下腹正中可见陈旧性手术切口瘢痕，膀胱区叩诊鼓音；双侧阴囊内可及睾丸，阴茎外形正常，尿道外口无狭窄，无红肿溢脓。肛门指诊：前列腺不大，无明显移位，质韧，中央沟存在，未触及明显结节。退出后指套无血染。

辅助检查： 血常规正常；尿常规：RBC 10/Hp，WBC许多/高倍视野；便常规正常；肝肾功能正常；凝血功能正常；各项病毒检

查阴性。胸部正侧位未见活动性病变；心电图：窦性心律，大致正常。泌尿系B超：双侧肾形态大小正常，肾盂、肾盏无扩张，未见异常密度影；双侧输尿管未见扩张积水；膀胱内壁不光滑，小梁形成；残尿量约50ml。逆行性尿道造影及排尿造影（图1）：尿道球膜部狭窄，长约2cm。尿流率检查：排尿曲线低平，最大尿流率：6ml/s；平均尿流率：4ml/s。尿道镜检查：后尿道狭窄，瘢痕形成，尿道镜无法通过。

初步诊断：后尿道狭窄。

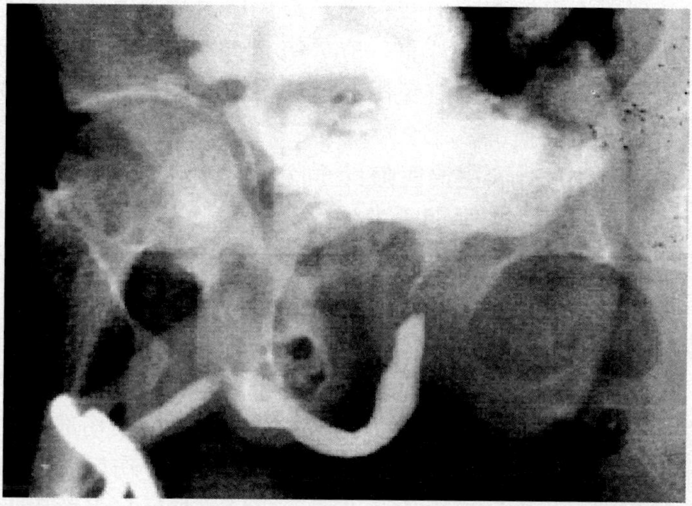

图1　联合逆行尿道造影及排尿膀胱尿道造影：球膜部尿道狭窄

▶ 病历讨论

甲医师（泌尿外科住院医师）：患者青年男性，慢性病程。1年前因外伤致骨盆骨折、尿道断裂，行尿道会师手术治疗。去除尿管后出现排尿不畅，于外院诊断为“尿道狭窄”。行尿道内切开及扩张术，效果不佳，排尿困难进行性加重，遂就诊于我院。查体生命体征平稳，心、肺未及明显异常。左股骨大粗隆上方可见髓内钉固定手术瘢痕，下腹正中可见陈旧性手术切口瘢痕。专科查体：双侧肾区无膨隆，无叩痛，双肾下极未触及；双侧输尿管走行区无压痛；

膀胱区叩诊浊音；阴茎外形正常，尿道外口无明显狭窄，无红肿溢脓。肛门指诊：前列腺不大，无明显移位，直肠前壁质软有弹性。泌尿系B超：双侧肾形态大小正常，肾盂、肾盏无扩张，未见异常密度影；双侧输尿管未见扩张积水；膀胱内壁不光滑，小梁形成；残尿量约50ml。尿流率检查：排尿曲线低平，最大尿流率：6ml/s；平均尿流率：4ml/s。行逆行尿道造影及排尿造影提示后尿道球膜部狭窄，长度约2cm。结合患者既往骨盆骨折、尿道断裂手术史，术后进行性排尿困难，及入院后影像学检查结果，外伤后尿道狭窄诊断成立。现尿流率检查示曲线低平，最大尿流率及平均尿流率均明显低于正常，排尿困难较严重，应尽快完善术前准备，拟择期手术治疗，解除尿道梗阻，以避免因尿道狭窄，长期排尿困难所引起的对上尿路的继发性损害。

乙医师（泌尿外科主治医师）：同意甲医师临床诊断。患者现术前检查已基本完备，拟择期手术治疗。虽然患者骨盆骨折、尿道断裂病史明确，但是回顾患者外伤及治疗过程，目前考虑可能导致患者术后尿道狭窄的病因主要是由于：1）骨盆骨折、尿道断裂，尿道会师术后瘢痕形成引起狭窄；2）患者接受尿道扩张治疗后出现明显疼痛，考虑存在扩张不当引起的副损伤，加重瘢痕形成；3）在损伤的急性期，高浓度（大于20%）的造影剂检查可使损伤部炎症加剧，促进尿道狭窄的发生。以上因素均可造成或加重外伤后尿道的狭窄。根据文献报道，一次尿道内切开术的远期疗效与反复多次手术相同。患者既往已于外院行尿道内切开术2次，尿道扩张术亦无良好的治疗效果，目前手术治疗方式考虑先试行内镜治疗，采用尿道内切开＋电切术，小范围深切瘢痕，术后留置20＃尿管支撑；如不成功，拟行开放手术，直视下切除瘢痕组织。根据患者入院查体情况：前列腺无明显向上移位，结合尿道造影表现，目前考虑尿道狭窄段位于原尿道断裂处，狭窄段长度相对较短。可行瘢痕部尿道切除，充分游离远端尿道，行尿道拖入术。目前患者尿常规提示存在泌尿系感染，应先予抗炎治疗，择期手术。

丙医师（泌尿外科主任医师）：前面两位医师对患者病情的分析思路清晰，诊断明确。尿道狭窄作为泌尿外科医师临床工作中较为常见的疾病，因病人病情的千变万化，并发症的复杂多样，一直是令人棘手的问题。近30年来，随着治疗方法的不断改进和提高，尿道狭窄总的治疗成功率已达到90%以上。手术方式作为治疗尿道狭窄的主要方法，任何操作失误或处理不当，都将可能直接导致手术的失败，影响治疗效果，增加再次手术率。结合本例病人，应注意：1）患者目前存在泌尿系感染，而预防术后感染的重点恰恰就在术前。建议先行耻骨上膀胱造瘘术，规律膀胱冲洗，待尿道炎症基本控制后再行手术治疗；2）手术方式基本同意乙医师意见。首先考虑内镜手术，如不成功则行开放手术。但尿道拖入术尿道的端端对合不确切，可能会对手术效果产生较大影响。根据目前检查结果，尿道狭窄段长度较短，约2cm，术中可将两侧断端尿道充分游离，如情况允许，可行尿道瘢痕切除对端吻合术，术中吻合应注意无张力；3）术中止血应彻底，因血肿形成将会直接导致继发感染危险性的增加；术后也应预防性应用抗勃起药物，防止因阴茎勃起而导致的吻合口撕裂出血；4）另需注意，开放手术可能会导致病人ED的发生。患者正值壮年，此危险性须向患者及家属交待清楚。

▶ 手术及术后恢复情况

行耻骨上膀胱造瘘并抗炎输液5天后，复查尿常规WBC 15～20/Hp。行经尿道治疗失败后改行开放手术治疗。

尿道狭窄段切除端端吻合术：连续硬脊膜外麻醉成功后，患者取截石位，取会阴部“∩”形切口，逐层切开皮肤、皮下组织，显露球海绵体肌、中心腱及会阴浅横肌。打开球海绵体肌，向膜部方向游离尿道，于尿道狭窄段与正常尿道交界处切断尿道。向远端游离出尿道4～5cm，备吻合。由膀胱造瘘口置入金属尿道探子，以其为引导，仔细辨认尿道狭窄段近端，锐性分离出狭窄段尿道，约2cm长，分离时注意保护直肠，未受损伤。于狭窄段近端离断，切除瘢痕尿道。并继续将近侧尿道断端游离出约1.5cm长，备吻合。在无张力情况下，以2-0可吸收缝线将球部尿道与前列腺尖部尿道行间断端-端吻合，尿道内留置20＃尿管为支架。尿道吻合完毕后，以1＃丝线将尿道海绵体肌与尿生殖膈间断缝合。彻底止血。于吻合口处留置皮片引流，逐层关闭切口，术毕。

患者术后恢复顺利，术后第一天恢复普通饮食，48 小时拔除皮片引流。伤口 7 天拆线，II/甲愈合。术后 4 周拔除尿管，夹闭膀胱造瘘管后排尿通畅，膀胱残余尿量 10ml，拔除膀胱造瘘管。最大尿流率 22ml/s，术后 32 天患者痊愈出院。随访 18 个月，患者排尿通畅，无尿线变细等迹象。术后复查逆行性尿道造影及排尿造影（图 2）：后尿道球膜部无明显狭窄，造影剂通过通畅。

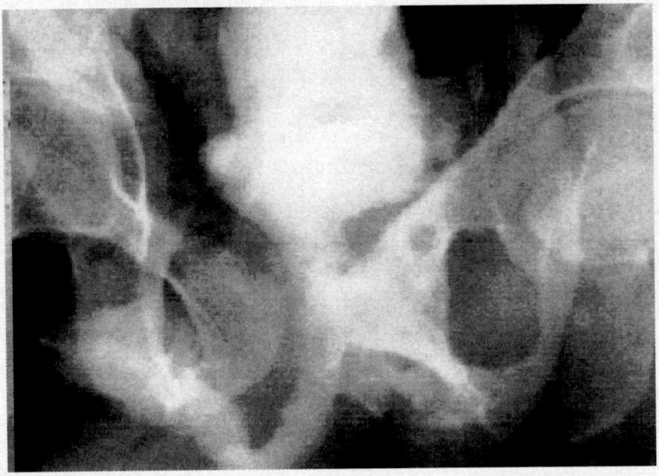

图 2

▶ 专家点评

发生于任何部位的尿道损伤，均会在创面愈合的过程中，不同程度地出现胶原纤维增生，形成瘢痕，这将成为创伤性尿道狭窄发生的基础。究其狭窄原因，大多数医生会把罪责归咎于原发伤害，如骨盆骨折导致的尿道断裂等。殊不知，在我们的整个诊疗过程中，每一步均有可能对病人的预后产生深远的影响。总结临床工作中可引起或加重狭窄发生发展的原因有：①尿道损伤后处理不及时；②处理不当，如：术后长期留置尿管，尿道因压迫缺血、感染致尿道慢性炎症，瘢痕组织增生；尿道扩张术单次扩张增加大于 3 个 F

号码；使用浓度过高（＞20%）的造影剂进行逆行或排尿性尿道膀胱造影；③伤后外渗的尿液或积血引流不彻底，致尿道周围组织化学性或化脓性炎症，瘢痕形成。

1977年，Turner-Warwick将尿道狭窄分为单纯性狭窄及复杂性狭窄。1981年，金锡御等以Turner-Warwick提出的分类方法为基础，结合狭窄的部位及病理变化的复杂程度，将尿道狭窄进行了如下分类：1. 前尿道狭窄：①单纯性狭窄：单发，狭窄长度≤3cm，无并发症；②复杂性狭窄：包括狭窄长度＞3cm；多处狭窄；存在并发症（结石、尿瘘等）；存在假道。2. 后尿道狭窄：①单纯性狭窄：单发，狭窄长度≤2cm，无并发症，括约肌功能正常；②复杂性狭窄：包括狭窄长度＞2cm；存在并发症（结石、尿道直肠瘘等）；存在假道；括约肌功能障碍；合并严重骨盆畸形；并发耻骨骨髓炎；高位狭窄。

外伤性尿道狭窄的临床表现依据每个患者狭窄段的长短、狭窄程度，有无并发症等而存在较大差别。排尿困难是其最主要的症状，程度可轻可重。随着排尿费力的不断加重，逼尿肌可出现代偿功能不全，严重时导致充溢性尿失禁。排尿不畅可致尿道周围或其他泌尿生殖器官感染，还可因尿道周围脓肿破溃而形成尿瘘。感染严重者可引发全身症状，出现败血症。较为少见的症状包括：长期下尿路梗阻致双侧输尿管反流、双肾积水；男性不育、性功能障碍；血尿；结石；肛门直肠脱垂等。

根据患者外伤史、临床表现、入院查体及影像学表现，创伤后尿道狭窄的诊断并不困难。但是仅仅明确诊断是远远不够的，恢复尿道通畅，彻底治疗下尿路梗阻才是我们的目标。故术前检查应详细，正确评价尿道狭窄的部位、长度，了解病变段周围软组织情况，有无合并症等信息，术前的整体评估对于治疗方法和手术方式的选择极为重要。前尿道的狭窄瘢痕一般可于查体时发现，除记录其部位、长度外，还应注意局部有无压痛及分泌物；肛查应常规进行，前列腺有无移位，尤其是后尿道与直肠的关系往往提示我们狭窄段甚或闭锁段的长度，术中损伤直肠的危险性等。会阴部皮肤及骨盆情况等信息亦为手术方式及入路的选择提供了依据。尿道探子可确定狭窄的部位、程度、长度等，因此十分重要。

尿道造影较触诊、尿道探子等体检方法更为直观，它可准确显示狭窄的部位、长度等术前所需信息。尿道造影分为两种：逆行性尿道造影（retrograde urethrography）和排尿性膀胱尿道造影（voiding cystourethrography）。二者在临床工作中常常联合使用，尤其对于假道的诊断，尿道造影的诊断价值更大。1988 年，McAninch 将 B 超检查首次引入尿道狭窄的术前评价，证明其能准确测量狭窄的长度、狭窄腔的直径等，并可描述狭窄段局部的病理结构层次。研究结果显示超声检查对于尿道狭窄的诊断敏感性达 98%，特异性为 94%，其准确性已可与被誉为“金标准”的逆行性尿道造影相媲美。目前，动态尿道超声（dynamic urethral ultrasound）及三维超声（three-dimensional ultrasound）检查亦将被陆续应用于尿道狭窄的术前评估，并对手术方案的制定起到日益重要的作用。其他检查还包括尿道核磁共振成像、尿道膀胱镜检及尿动力学检查等。罗积慎，何恢绪等报道：在评价创伤性后尿道狭窄时，MRI 在显示①创伤后盆腔内解剖结构的改变；②前列腺尖的位置及其与耻骨联合的关系；③后尿道狭窄段周围的瘢痕上具有较大优越性。其对尿道狭窄长度和瘢痕范围的估测与手术结果有着良好的相关性（狭窄长度相关系数 0.95；瘢痕深度相关系数 0.89)，均优于 X 线。

在过去几十年来，随着人们对于尿道解剖、狭窄病理等基础认识的不断深入和外科技术的日益发展，尿道狭窄总的治疗成功率已达 90%以上。临床医生在反复失败、反复尝试的过程中积累了大量的临床经验：①积极治疗尿道及尿道周围感染，因为感染是手术治疗失败的最主要原因之一。本例病人术前为有效地控制感染，行膀胱造瘘术，如此处理可明显提高手术的成功率，降低狭窄的再发生率；②手术治疗应以恢复尿道的解剖完整性及连续性为原则，尽量避免实行永久性尿流改道手术；③术中应尽量避免新的并发症，如直肠损伤、括约肌的保护等。

具体的治疗方法包括：

1. 尿道扩张术：尿道扩张术是治疗尿道狭窄最古老的方法。它只能对狭窄不严重的病例起到较好的作用。对于严重或复杂的尿道狭窄，盲目、频繁的扩张不但不能达到良好的治疗效果，反而会处于“越扩越窄”的尴尬境地。但近年来，Scott A. MacDiarmid，Christopher T. Harrigan 等人采用新一代的经尿道球囊扩张导管（transurethral balloon dilation catheter）进行尿道扩张治疗尿道狭窄取得了良好效果。术后随访6个月时，AUA症状评分及最大尿流率较术前均有明显统计学差异（$P<0.05$）。

2. 尿道内切开术＋电切或电灼术：内切开术是指经尿道以冷刀切开狭窄瘢痕，暴露无上皮化区，以达到扩大尿道腔的方法。但因其总的远期治疗成功率较低（约为35%），且只对膜状狭窄、轻度狭窄疗效较好，目前已较少单纯采用。而是在冷刀切开后，加用电切或电灼术，来达到良好的远期治疗效果。Petris 等人建议术前由超声定位瘢痕最严重处、并测量瘢痕深度及长度，指导术中切开方向及范围，提高手术效果，减少并发症的发生。

3. 激光或液电治疗：激光治疗的基本原理是通过其热效应气化瘢痕组织。P. N. Dogra 等人报告：使用 Holmium Laser 行尿道切开术，其有效率约为65.5%，比开放性手术略低，但具有手术及住院时间短（分别平均为40分钟及8小时），手术风险小，围术期意外发生率低的优点。液电去除瘢痕尿道成形术始于我国，其作用是引起局部组织的挫裂和撕脱。与电切术相比，其损伤轻，形成瘢痕少，故再狭窄发生率低。

4. 尿道支架：目前尚未成为治疗尿道狭窄的常规方法，一般只应用于其他治疗方法失败的病人。刘永达等人报道了以形状记忆合金网状支架治疗尿道狭窄的经验，认为支架是治疗经治复发的尿道狭窄的有效方法，可明显降低尿道狭窄的复发率。

5. 尿道狭窄段切除对端吻合术：一期尿道瘢痕切除对端吻合术是治疗尿道狭窄的良好方法，被认为具有最好的效果（最低的再狭窄发生率和最低的并发症发生率）。其手术的难易主要取决于狭窄的部位及长度，对于长度在2～3cm的球部尿道狭窄此方法最为适合。行狭窄段切除，尿道对端吻合术前，应先对狭窄的情况作一客观的评价，以选择适当的手术方式及入路。以创伤性后尿道狭窄为例，Mamdouh M. Koraitim 回顾了1977～2002年间的后尿道狭窄病例，其结果显示，单纯的后尿道狭窄可采用直视下的尿道内切开术；而尿道狭窄严重、闭塞的患者则应行吻合成形术。手术的入路选择以3cm为界，狭窄段<3cm，则经会阴切口即可达到良好的治疗效果；如狭窄段≥3cm，往往需采用腹-会阴联合切口，甚至需切除部分耻骨，以达到良好的术中视野及尿道断端的无张力吻合。

6. 移植物替代尿道成形术：对于各种复杂性尿道狭窄，特别是长段狭窄，应考虑行移植物替代尿道成形术。局部替代品可基本分为两类：①生殖器局部带蒂皮瓣，包括阴茎阴囊的带蒂或游离皮瓣等；②游离移植物，包括耳后皮肤黏膜瓣、结肠黏膜瓣等。但据Andrich报道，开放尿道成形术后5年、10年、15年的再狭窄率分别为21%、31%、58%，并发症发生率为33%，均明显高于狭窄段切除对端吻合的术式，故建议在不违背原则的情况下，尽可能选择后者作为首选治疗方法。然而近年来，颊黏膜的应用，以及背侧尿道成形术式的出现已使人们的目光重新聚焦于游离移植物上，并使移植物尿道成形具有了广阔的发展前景。

7. 尝试：虽然治疗尿道狭窄的方法多种多样，但对于长段尿道的狭窄、闭锁和缺失仍是泌尿外科临床医师极为头痛和棘手的问题。人们急需一种尿道重建的替代材料。去细胞胶原蛋白基质的出现为治疗长段的尿道狭窄和缺损带来了新的希望。EL-Kassaby于1993年的报道标志着去细胞胶原蛋白基质被正式应用于尿道狭窄的临床治疗。人同种异体真皮脱细胞基质（AMG）作为一种新型的尿道重建替代材料，具有种属差异小、抗原性弱，不宜引发宿主免疫排斥反应，良好的生物相容性等优点，是理想的生物支架，具有广阔的发展前景。但前期试验证实，新的替代材料修复尿道后仍存在再狭窄的问题。我们尚有大量的工作要做，来不断完善和提高我们的治疗水平。

总之，尿道狭窄是泌尿外科的一种常见疾病，其治疗的首要目的是恢复尿道的排尿功能。治疗方案的制定决不能草率行事，应注重术前检查及评估，明确尿道狭窄的位置、长度、周围软组织情况及有无并发症等，并采取相应适当的治疗方式。长段尿道的狭窄和缺失仍是临床工作者有待解决的难题，应是我们今后工作的方向。

▶ 参考文献

1. Petris，Geavlete，Victor Cauni，Dragos，Georgescu. Value of preoperative urethral ultrasound in optic internal urethrotomy. European Urology 47 (2005)：865-871

2. 罗积慎，何恢绪，胡卫列等. MRI 在创伤性后尿道狭窄诊断中的应用 [J]. 中国临床解剖学杂志，2005，23 (2)：209-214

3. Scott A. MacDiarmid，Christopher T. Harrigan，Joseph L. Cottone，et al. Assessment of a new transurethral balloon dilation catheter in the treatment of urethral stricture disease. UROLOGY 55：408-413，2000

4. Dogra PN，Ansari MS，Gupta NP，Tandon S. Holmium laser core-through urethrotomy for traumatic obliterative strictures of urethra：initial experience. UROLOGY 64：232-236，2004

5. 刘永达、袁坚、吴开俊. 形状记忆合金网状支架治疗尿道狭窄. [J] 中国内镜杂志，2004，10 (9)：13-15

病例 62　尿频、尿痛 2 年余，加重 5 个月

刘士军　王晓峰

▶ 病历摘要

女，53 岁，主因“尿频、尿痛 2 年余，加重 5 个月”入院。患者 2 年前无明显诱因出现尿频、尿急、尿痛，无发热，无血尿，伴有左侧腰痛，当地医院就诊诊断为泌尿系感染，给予抗炎治疗，症状稍有好转，停止用药后症状再次出现，长期口服抗炎药物，尿频等症状持续存在，并逐渐加重。5 个月前症状加重明显，偶有少量肉眼血尿，夜尿从 3 次/夜增加到 12 次/夜，每次尿量不足 80ml。病程中无畏寒、发热，左侧腰痛逐渐加重。2 个月前为明确诊断来我院就诊，经检查诊断为：左肾结核，给予抗结核治疗，口服异烟肼、利福平和吡嗪酰胺，尿痛症状缓解明显，但尿频无明显缓解，今为进一步治疗收入我科。患者自发病以来精神、饮食可，睡眠差，大便正常，体重无明显改变。20 年前曾患结核性胸膜炎，经抗结核治疗治愈，否认高血压病、糖尿病病史，否认其他传染病史或接触史。

体格检查：体温 36.5℃，脉搏 72 次/分，呼吸 18 次/分，血压 120/75mmHg。一般状况可，发育正常，营养中等，自主体位。皮肤黏膜无黄染，无苍白，无紫绀及出血点，无水肿。全身浅表淋巴结未及肿大。胸廓外形正常，未及异常肿物。双侧呼吸运动对称，语颤对称，未及胸膜摩擦感；双肺叩诊清音，听诊双肺呼吸音清，未闻及干湿啰音及胸膜摩擦音。心、腹部查体未见明显异常。专科检查：双侧肾区无膨隆，左肾区叩痛明显，右肾区稍有叩痛；双肾下极未触及；双侧输尿管走行区无压痛；膀胱区叩诊鼓音；稍有触痛，外生殖器无畸形。

辅助检查：血常规、便常规无异常；尿常规可见大量红、白细胞；尿结核杆菌检查：可见抗酸杆菌；生化、肾功能正常；凝血功能正常；胸片未发现活动性病灶；心电图无异常。B 超：左肾盂积

水，肾盏有破坏，左输尿管增粗、扩张，右肾积水2.0cm，右侧输尿管稍有扩张，约0.6cm，膀胱容量小约100ml，壁增厚性改变；IVP+KUB：左肾积水，肾上盏破坏，左肾结核可能，右肾轻度积水；膀胱镜：膀胱容量小，膀胱炎性改变，取活检：炎症改变，淋巴细胞浸润。

入院诊断： 左肾结核，右肾积水，挛缩膀胱？

▶ 病历讨论

甲医师（泌尿外科住院医师）： 患者中年女性，2年前无明显诱因出现尿频、尿急、尿痛，无发热，无血尿，伴有左侧腰痛，当地医院就诊诊断为泌尿系感染，给予抗炎治疗，症状稍有好转，停止用药后症状再次出现，长期口服抗炎药物，尿频等症状持续存在，并逐渐加重。5个月前症状加重明显，偶有少量肉眼血尿，夜尿从3次/夜增加到12次/夜，每次尿量不足80ml。病程中无畏寒、发热，左侧腰痛逐渐加重。入院后行各种常规检查，尿常规可见大量红、白细胞，血沉32mm/h，生化正常，心电图和胸片无异常。结合各项辅助检查结果：①B超（2004-2-16，我院）：左肾盂积水，肾盏有破坏，左输尿管增粗、扩张，右肾积水2.0cm，右侧输尿管稍有扩张，约0.6cm，膀胱容量小，约100ml，壁增厚性改变；②膀胱镜：膀胱容量小，膀胱炎性改变，取活检：炎症改变，淋巴细胞浸润；③IVP+KUB：左肾积水，肾上盏破坏，左肾结核可能，右肾轻度积水；④尿结核杆菌检查：可见抗酸杆菌。目前患者左肾结核，右肾积水，挛缩膀胱诊断明确，患者已行抗结核治疗2个月，但结核症状缓解不明显，应行手术治疗，切除左肾。

乙医师（泌尿外科主治医师）： 同意甲医师的意见，患者目前抗结核治疗已经2个月，症状无缓解，目前无手术禁忌，可以行手术治疗，行左肾切除术，术后继续抗结核治疗，如尿频症状不缓解可考虑行膀胱扩大术。泌尿系统结核比较常见，临床主要表现为尿频、尿急等症状，常易误诊为非特异性泌尿系感染，如不能及时确诊和抗结核治疗，常引起肾不可逆性的严重损害。肾结核的主要临床表现为慢性膀胱炎的症状，即逐渐加重的尿频、尿痛或伴有血尿的表现，结核病的中毒症状如发热、盗汗或肾区疼痛在肾结核中常不明显，肾结核的典型症状不在肾而在膀胱，肾结核出现症状时，身体其他部位的结核多已愈合，腰部症状也不明显，而尿液分析发现红、白细胞。因此，对反复发生尿路感染、抗菌药物治疗效果不佳者、尿常规异常（红、白细胞）或附睾结核者，我们应警惕泌尿系结核的可能，应进行相应的影像学检查。影像学检查可为泌尿系结核的诊断提供重要依据。

丙医师（泌尿外科主任医师）：两位医师的分析很正确，肾结核近年来发病率有所回升，且由于临床不典型病例的增加以及人们对泌尿系结核认识上的轻视，使不少肾结核患者延误诊断，造成严重后果。因此，对结核的防治工作仍不容忽视。在肾结核的早期诊断中尿化验检查占重要地位，尿检结核菌是传统诊断措施之一。目前尿检阳性率较低，随着近年来分子生物学技术的发展，PCR 已广泛用于临床。在肾结核的诊断方面，B 超检查虽缺乏特异性，但能发现肾的异常改变，促使医生作进一步检查，且经济、无痛苦，作为筛选病例是很有价值的；X 线检查应首选 IVU 和逆行肾盂造影，肾盂穿刺造影亦是一项重要措施，如通过以上检查未能确认或仍有疑问，则应进一步选择 CT 检查以明确诊断。CT 的主要优势在于可显示肾实质损害所形成的空洞、钙化、积脓表现，尤其对于中晚期肾结核；IVU 显示差者，CT 的实用价值比逆行造影更大。综上所述，我们认为泌尿系结核的诊断应综合病史分析、影像学检查及病原学诊断等多种方法，力求多方取证，其中影像学检查可提供重要依据。肾结核的诊断一旦确立，应立即严格按照适量全程给药原则进行药物治疗，同时为手术治疗做准备，术前至少用药 2～3 周。若伴有活动性肺结核、骨、关节结核等，则选择在抗结核治疗 3 个月后方行手术。术后仍需规范的药物治疗。本例患者除肾结核的诊断外不要忽视膀胱结核的诊断，术后密切随访，观察膀胱功能恢复情况，必要时行膀胱扩大术。

▶ 手术及术后恢复情况

患者入院 4 天后经检查无手术禁忌证，在全麻下行左肾切除术。

麻醉成功后，右侧卧位，常规消毒铺无菌单。左十二肋下腰切口，长约20cm，依次切开皮肤、肌肉各层进入腹膜外间隙，暴露上段输尿管和肾周脂肪囊，游离肾周组织和输尿管，输尿管变粗、质硬，直径约10mm，于近膀胱处离断输尿管，远端结扎，输尿管内有米汤样液体，暴露肾蒂，以3钳法夹住肾蒂，分别以10、7号丝线三重结扎和缝扎肾蒂。检查术野无渗血，清点器械纱布无误后分别缝合皮肤各层。切除肾，剖开肾盏内有米汤样液体和干酪样坏死组织。术后给予补液、抗炎、抗结核治疗；术后第2天排气，进食；术后3天肾窝引流管无液体引出，拔除引流管；术后8天切口拆线，愈合好，出院。继续口服异烟肼、利福平和吡嗪酰胺抗结核治疗，尿频、尿痛症状逐渐好转。

▶ 最后诊断

病理诊断：左肾、输尿管结核。

▶ 专家点评

结核杆菌属于分枝杆菌属，对人有致病性者主要为人型杆菌及牛型杆菌。人类很容易被结核杆菌感染，但对感染后发展成结核病却具有很强的抵抗力。结核感染发生后，细胞免疫与延迟过敏反应同时发生，细胞免疫是通过T淋巴细胞与单核吞噬细胞相互协助而完成的。巨噬细胞首先吞噬并处理结核菌，然后将处理后的结核菌连同细胞膜上的HLA-DR递呈给T淋巴细胞，才能使T淋巴细胞充分地活化。激活后的T淋巴细胞能分泌各种淋巴因子，使巨噬细胞增大、吞噬及杀菌功能加强、成纤维细胞及胶原纤维增多，并使巨噬细胞移向结核病灶，将结核菌包围而后予以杀灭，故激活后的巨噬细胞对防止结核起到关键性的作用。但激活后的巨噬细胞，其功能是非特异性的，除结核菌外，它也能杀灭一些非结核菌、病毒及肿瘤细胞，这也是采用BCG治疗肿瘤的理论基础。

1. 病理

肾结核90%均为原发感染，结核菌经血流抵达肾，只有少数是引进新型原发感染或肺及体内其他部位的原发感染扩散所引起。结核菌抵达肾后，多停留在肾小球周围毛细血管丛内，若患者的免疫力较高，细菌数量少，则病灶限于皮质内，形成多个皮质部微小肉芽肿，以后可完全愈合，不发展成临床肾结核。如果细菌量较大，毒性强，患者免疫力下降，则细菌可经过肾小球过滤后到达髓襻或经血运抵达肾髓质，引起临床症状，成为临床肾结核。

肾结核主要为肾髓质及乳头病变，结核菌进入肾髓质后，即呈进行性发展，引起组织破坏。结核结节可彼此融合，中心发生坏死，形成干酪样病变。肾结核病理的另一特点为高度纤维化，纤维化是细胞免疫的表现，是对干酪样变的病理反应，纤维化使肾皮质与髓质分隔开来。纤维化可向下延至肾盂及输尿管，使肾盂及输尿管壁增厚，重者甚至可使肾盂及输尿管完全闭合。晚期肾结核可发生钙化，钙化常为严重肾结核的标志，先出现于脓腔的边缘，呈斑点状，而后逐渐扩及全肾。

2. 临床表现

肾结核是成年人的疾病，多发生于20～40岁的青壮年，男性多于女性，幼年和老年患者较少见。肾结核早期往往无任何临床症状，只在尿检时发现有异常。尿呈酸性反应，有少量蛋白、红细胞和白细胞，此时尿中可能查出结核杆菌。肾结核发病的过程一般较为缓慢，多数患者的最初症状为尿频，开始时夜尿较为明显，排尿的次数逐渐增多，排尿时有灼热感并伴有尿急。尿频开始是由于含有脓细胞及结核杆菌的尿液刺激膀胱引起，以后则由于膀胱黏膜被结核菌感染，发生结核性膀胱炎所致。尿频从每日5～8次逐渐增加至10～20次。血尿是肾结核的另一重要症状，多自尿频、尿急、尿痛等膀胱刺激症状发生后出现，部分病人血尿为最初症状。血尿的来源可为肾，也可是膀胱，而以后者为主。临床表现以终末血尿居多，终末血尿是因排尿膀胱收缩时，膀胱结核性溃疡出血所致；血尿也可为全程，不伴有任何症状，在膀胱炎症之前出现，血尿来自肾。

肾结核患者一般均有不同程度的脓尿，尿检可见大量脓细胞，严重者尿呈米汤样，也可混有血液，呈脓血尿。肾结核的肾区症状多不明显，破坏严重的巨大脓肾、肾结核继发感染或病变蔓延至肾周围时才出现局部症状与体征。肾结核的全身症状亦多不明显，只有肾结核破坏严重，肾积脓或合并其他器官结核时，方出现全身症状如消瘦、乏力、发热、盗汗等。

3. 诊断

肾结核的诊断主要是慢性膀胱炎反复出现，逐渐加重，针对非特异感染的抗炎治疗效果不佳时要考虑有结核存在。①在肾结核的早期诊断中尿化验检查占重要地位，尿检呈酸性，尿内有蛋白、白细胞和红细胞。②尿检结核菌检查是诊断肾结核的关键，对治疗有重要意义，直接涂片染色，方法比较简单，但可与其他耐酸杆菌混淆，故收集尿液标本时应将外阴及尿道口洗净，避免污染。应连续检查3～5次，检查前一周停用抗结核药物。③结核菌培养是诊断肾结核的重要方法，其阳性率很高，但培养时间一般需要6周，难以满足临床的需要，影响了疾病的诊断与治疗。④免疫学方法，常用的检测方法有放射免疫测定法（RIA）及酶联免疫吸附试验(ELISA)，二者具有同位素或没反应的敏感性及抗原抗体免疫反应的特异性两大特点，诊断效果与结核菌培养相接近。

肾结核的影像学表现：①KUB偶尔显示肾轮廓增大或缩小，但更有意义的是肾实质斑点或弧线状钙化，肾自截时则可见肾形钙化。IVU早期可表现正常，逐渐小肾盏可显影浅淡、杯口模糊或呈“虫蚀样”改变。病变发展时，一个或一组肾盏多明显变形、积水或消失，有时可显示局限性脓腔。晚期全肾受累时，患肾或明显积水、或完全不显影，有时见输尿管僵硬变形或呈“串珠样”，对侧肾可因膀胱受累而形成肾积水。②B超早期仅显示实质有“囊肿样”的无回声区，其形态不规则、界限不清、内见细颗粒状及片絮状回声。中晚期无回声区累及整个肾常伴肾锥体消失、实质变薄、肾外形失常。肾积水积脓时，肾盂多不规则扩张，内有可流动的细点状回声，肾盂及输尿管壁增厚、回声增强，输尿管内径与肾积水不成比例，钙化灶表现为无回声区的点状或条索状强回声，肾自截时肾形态消失，肾区见一弧性带状强回声，后方伴声影。同侧输尿管开口周围的膀胱黏膜可增厚、粗糙。③CT检查常见肾影增大或缩小，外形可呈分叶状，髓质内有多发空洞或囊状低密影，常围绕相对狭小的肾盂呈“花瓣状”，其密度欠均，CT值－10～＋30Hu，边界常模糊欠规则，注药后低密度影无强化。中晚期上述低密度影常累及全肾，空洞壁/内常出现斑点、弧线或“油灰样”钙化。同时皮质普遍变薄，输尿管增粗，管壁增厚，管腔狭窄或扩张，肾盂多积水或积脓，肾功能不同程度下降或丧失。肾自截时肾脏为多个球形钙化组成，相互间可融合或有细条状低密度带。总之，IVU 可作为肾结核首选检查，诊断困难或治疗所需时应作 CT 扫描以进一步明确。当影像表现不典型时，定性仍需密切结合临床。

4. 治疗

肾结核是全身结核的一部分，治疗时应注意营养、休息，避免劳累。临床肾结核是进行性疾病，不经治疗不能自愈，在抗结核药物问世以前，肾切除为肾结核的主要治疗方法，随着抗结核药物的问世，开始了结核病治疗的新篇章。抗结核药物的应用经历了多个历程，目前采用的短效化疗方案能较好地防止耐药菌的发生及结核病的复发，并可消除已对异烟肼及链霉素产生耐药的结核菌。其具体方案如下：短程化疗方案由利福平、异烟肼及吡嗪酰胺三种药物组成，其剂量为异烟肼 300mg/d、利福平 450mg/d、吡嗪酰胺 1.5g/d。吡嗪酰胺仅用于前 2 个月，以后服用利福平、异烟肼 4 个月，总疗程 6 个月。抗结核治疗过程中应该注意监测肝、肾功能，定期作尿常规、结核菌培养、结核菌耐药试验及静脉尿路造影，以观察治疗效果。如经治疗 6～9 个月，尿液检查和泌尿系造影仍不能转为正常，或肾有严重破坏者，则应手术治疗。

手术治疗：由于结核化疗药物的进展，短程化疗改变了过去肾结核的外科治疗方案，过去认为必须手术的患者，可能采用药物治疗即能治愈，只有下列情况才考虑肾切除：①广泛破坏、功能丧失的肾结核；②肾结核伴有肾盂输尿管梗阻，继发感染；③肾结核合并大出血；④肾结核合并难以控制的高血压；⑤钙化的无功能肾结核；⑥双侧肾结核一侧广泛破坏，对侧病变较轻时，可切除重病侧肾；⑦结核菌耐药，药物治疗效果不佳者。手术治疗的患者在手术前后均需要配合药物治疗，肾切除前应用药物治疗 2～3 周，保留肾的手术，如肾部分切除术、肾盂输尿管离断整形术及肠膀胱扩大术等，则术前药物治疗至少应用 4 周。对于局限性的结核病灶，可考虑行肾部分切除术或肾病灶切除术。对于肾结核对侧肾积水的患者，如无膀胱挛缩，作输尿管口扩张、切开或输尿管膀胱吻合术，预后较好，如膀胱病变严重，并有肾积水、肾功能不良或继发感染，则预后不良。

▶ 参考文献

1. 梁国标，沈寅初，罗旭等. 肾结核诊治分析. 中华泌尿外科杂志. 2004，25（1）：15-17
2. 张运涛，李沛，汪勇等. 肾结核的影像学诊断分析及临床应用. 临床泌尿外科杂志. 2002，17（3）：129-130
3. 丘少鹏，刘卓炜，陈俊星等. 肾结核281例分析. 中华泌尿外科杂志. 2002，23（7）：398-340.
4. Eastwood JB，Corbishley CM，Grange JM. Tuberculosis and the kidney. J Am Soc Nephrol. 2001 Jun；12（6）：1307-14
5. Gusmao L，Galvao J，Alfarroba E. Tuberculosis and the kidney. Acta Med Port. 1998 Dec；11（12）：1107-11

病例63　体检发现右肾结石1个月

熊六林　王晓峰

▶ 病历摘要

男，19岁。主因“体检发现右肾结石1个月”门诊以“右肾结石”于2005年4月27日收入院。患者1个月前体检发现右肾鹿角状结石，患者无肾绞痛发作史，无肉眼血尿，无发热，无尿频、尿急、尿痛等表现，为进一步治疗收入我院。既往史、个人史、家族史无特殊。

体格检查： 体温37℃，脉搏72次/分，呼吸16次/分，血压120/75mmHg。一般状况可，发育正常，神志清楚。皮肤黏膜无黄染，无苍白，无紫绀及出血点，无水肿。全身浅表淋巴结未及肿大。眼睑无浮肿，巩膜无黄染。心、肺、腹部查体未见明显异常。专科检查：双肾区无膨隆，无压痛、叩痛，双肾下极未触及；双侧输尿管走行区无压痛；膀胱区叩诊鼓音。双侧输尿管走行区无压痛；膀胱区叩诊鼓音；外生殖器未及畸形。

辅助检查： 血常规、生化全项、电解质、凝血全项未见异常，尿常规WBC 401/ul。B超：右肾内充满型结石，伴局部肾盏扩张，双侧输尿管无扩张，左肾未见异常。KUB＋IVP＋逆行肾盂造影检查：右肾鹿角状结石，局部肾盏扩张（图1，2），左肾功能正常。

入院诊断： 右肾鹿角状结石伴右肾轻度积水。

▶ 病历讨论

甲医师（泌尿外科住院医师）： 患者为青年男性，主因体检发现右肾结石1个月，无肾绞痛发作史，无肉眼血尿，无发热，无尿频、尿急、尿痛等症状，B超：右肾内充满型结石，伴局部肾盏扩张，双侧输尿管无扩张，左肾未见异常。KUB＋IVP检查示右肾鹿角状结石，局部肾盏扩张，左肾功能正常。根据上述检查，此患者“右肾

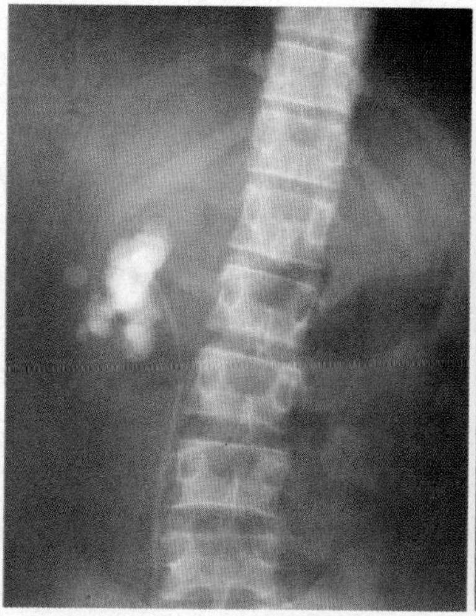

图1　治疗前 KUB

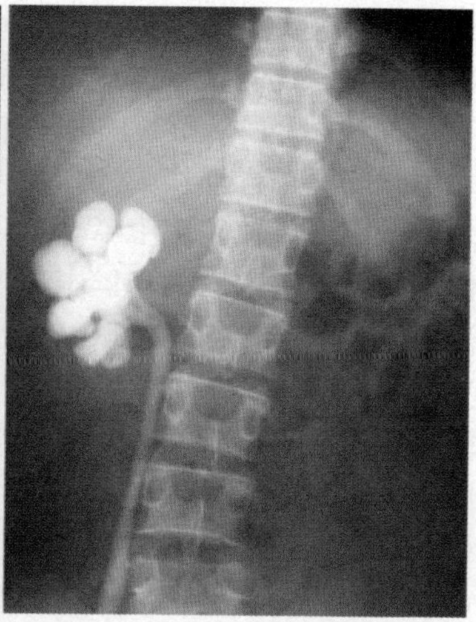

图2　治疗前逆行肾盂造影

鹿角状结石伴右肾积水”诊断明确，鹿角状结石治疗较为复杂，建议行经皮肾镜碎石取石（PCNL）结合体外冲击波碎石（ESWL）治疗。

乙医师（泌尿外科副主任医师）：同意甲医师的诊断和治疗意见。此患者尿中 WBC 很多，尿 pH 6.0，考虑可能为感染性结石，结石容易破碎。由于此患者结石很大，一次 PCNL 很难将结石完全取净，治疗方法拟采用 PCNL 结合 ESWL，在选择 PCNL 穿刺通道时既要考虑到尽可能一次多取出结石，又要考虑到 PCNL 后 ESWL 治疗，结石容易排出，结合 KUB＋IVP＋逆行肾盂造影，可考虑从右肾中盏进入。由于此患者为感染性结石，可行尿培养＋药敏实验，手术前后预防性应用抗生素；由于患者结石很大，估计 PCNL 手术时间可能较长，术中出血可能较多，术前应备血；另外，为防止 PCNL 术中结石掉入输尿管，PCNL 术前可行膀胱镜右侧输尿管插管。

丙医师（泌尿外科主任医师）：甲医师的诊断和治疗原则正确，乙医师考虑和分析问题非常全面。鹿角状结石往往没有明显的临床症状，常常在查体中发现，结石成分以感染性结石较为多见，可供选择的治疗方法包括：手术、ESWL 和 PCNL。在选择治疗方案时，不仅要了解患者的结石大小、数目、空间分布，还要对患肾和对侧肾功能有一个全面了解，同时还要考虑患者的全身状况和经济状况。手术切开取石对肾损伤大、术中出血多，且结石不容易取净，现在已较少采用；单独采用 ESWL 治疗鹿角状结石已有不少文章报道，我们也有不少这方面的经验，ESWL 前应先放置双猪尾管，保证肾在治疗过程中引流通畅，ESWL 治疗的最大优点就是不用手术，但单独采用 ESWL 治疗鹿角状结石时也有一定的缺点，那就是碎石次数较多，多次 ESWL 本身会加重肾损伤，ESWL 后碎石颗粒容易在输尿管内淤积形成“石街”，造成梗阻或加重感染，再者就是治疗周期很长，且结石排净率较低，特别是下盏结石或盏颈较窄部位的结石；随着内腔镜和各种腔内碎石设备的改进，PCNL 治疗鹿角状结石越来越受到临床医师的重视，这方面的文章也很多，如能熟练掌握 PCNL 技术，则具有创伤小、治疗周期短、结石取净率高、并发症少等优点。当然对于巨大鹿角状结石，PCNL 也很难一次取净结石，所以目前大多数医生倾向于采用 PCNL 结合 ESWL 的方法治疗鹿角状结石，即先用 PCNL 将大部分结石取出，残留小部分结石则采用 ESWL 治疗，这样可以大大缩短治疗周期，提高结石排净率。此患者年龄很轻，为一完全的鹿角状结石，且为感染性结石，但肾功能尚好，因此我非常同意甲医生的意见，对这位患者采用 PCNL 和 ESWL 相结合的治疗办法。

此病例的另一特点是发病年龄轻，结石大，结石治疗后极易复发，因此在治疗结石的同时，要十分重视寻找结石的成因或易感因素，预防结石复发。此患者尿 pH 值偏碱性，尿中 WBC 较多，结石成分可能为磷酸盐。术前应行尿培养＋药敏试验，最好行右肾盂尿培养，术后注意引流管通畅，并做结石成分分析。术后一定要注意彻底控制尿路感染，同时鼓励患者多饮水，每日尿量应在 2000 毫升以上，尽量减少结石复发。另外，每 3 个月到半年复查一次 B 超，了解有无结石复发，如发现结石复发要及早治疗。

▶ 诊治经过

患者入院后经常规检查无手术禁忌，首先在硬膜外麻醉下行 PCNL，术中在 B 超引导下穿刺进入右肾中盏，镜下见结石呈淡黄色，易碎，通过超声碎石将大部分结石取出，下盏由于肾镜不易进入，残留少量结石，手术顺利，术中失血约 200ml。结石成分以磷酸盐为主，肾盂尿培养结果为大肠杆菌。PCNL 术后复查 KUB 证实右肾下盏残留一直径约 1.5cm 结石（图 3），门诊经 2 次 ESWL 治疗，并结合体位排石，1 个月后结石排净，拔除肾造瘘管。

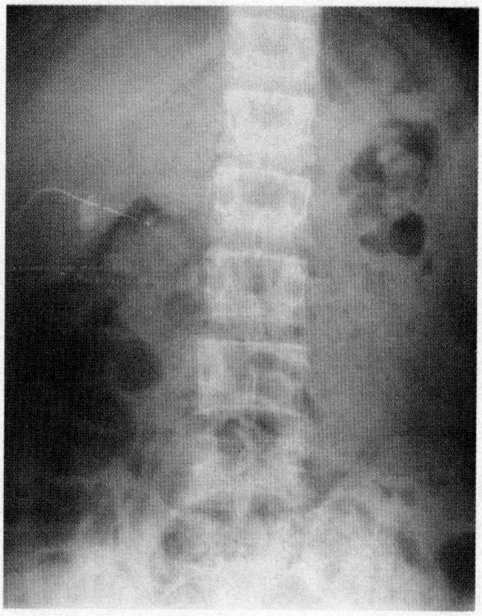

图 3　PCNL 术后 KUB（右肾下盏）

▶ 专家点评

ESWL 是泌尿系结石治疗史上的一个里程碑，被比喻成“泌尿系结石治疗史上的革命”。但单纯应用 ESWL 治疗鹿角状结石则遇到一定难题，且结石排净率不高，而 PCNL 技术和 ESWL 技术的结合，则明显改变了鹿角状结石的治疗原则。美国泌尿外科协会肾碎石临床领导小组（AUA－NCG）建议：鹿角状结石应当积极治疗而不是观察。PCNL 辅以 ESWL 或反复 PCNL，可用于治疗绝大部分鹿角状结石，只有在结石体积较小（≤500mm²），无集合系统扩张或轻度扩张才考虑采用 ESWL。开放性手术不作为鹿角状结石的首选治疗方案，只有当 PCNL 或 ESWL 不理想时才考虑。当肾功能严重受损而对侧肾功能正常时才考虑肾切除。

PCNL 的适应证包括：①肾结石直径大于 3cm，单用 ESWL 不易成功；②肾下盏结石；③难以粉碎的肾结石，如胱氨酸结石；④异位肾合并结石。PCNL 成功的关键是选择适当的入路，术前应仔细研究腹平片、前后位片及静脉肾盂造影片，必要时行 CT 检查，再确定 PCNL 入路。文献报道治疗鹿角状结石的入路选择经上盏较为合适，此入路可看清整个集合系统，能直接进入肾盂、上极肾盏、上段输尿管有时可进入下盏，但此入路并发症较多，有损伤胸膜可能。随着各种可弯内镜和微造瘘技术的发展，也有医师习惯选择中盏或下盏入路，中下盏入路穿刺相对较为安全，但有时不易将结石取尽。手术体位可采取俯卧位，肾穿刺点选择在肾背后 1/3 区域，因此处血管分布较少，可减少肾出血。常用穿刺定位方法包括 B 超和 X 线，也可采用 CT 或 MRI 定位，其中 B 超最为实用，但与操作者的 B 超掌握程度有关。同时，在 PCNL 术中也可利用上述影像检查手段判断结石是否取尽。结石能否一次取尽主要取决于结石的复杂程度和操作者的手术熟练程度。对于较大的鹿角状结石，可采用 PCNL－ESWL－PCNL 方式即所谓“三明治方式”进行治疗，这样可以减少 PCNL 对肾的损伤。鹿角状结石单用 PCNL 治疗，结石清除率为 62%～92%；若采用 PCNL 结合 ESWL，结石清除率则在 90%以上。

PCNL 治疗鹿角状结石的常见并发症是出血和感染。早期，PCNL 输血率高达 53%，近年平均在 7%左右，国内吴开俊报道采用微造瘘输尿管镜术治疗鹿角状结石输血率在 0.5%以下。止血方法包括球囊压迫、止血药物等，如经一般处理病人的血流动力学不稳定或继续出血，应行急诊肾动脉导管栓塞或手术探查。感染多与感染性结石有关，PCNL 术后出现脓毒败血症休克的发生率为0.25%～1%，术前应常规使用抗生素，特别是术后注意保持肾造瘘管通畅。PCNL 术还可以引起某种特殊的并发症，肾旋转不良、明显的脊柱侧凸或后凸，或过度肥胖等，会增加 PCNL 术中损伤结肠、十二指肠、肝或脾的危险性。

PCNL 在治疗肾大结石或鹿角状结石方面无疑有很大的优势，但毕竟对肾有一定损伤，出血风险也较大，手术费用也较高，我们在强调 PCNL 优势的同时，也要防止 PCNL 的过度使用，对于直径 2cm 以下的肾结石，仍应首选 ESWL 治疗。

▶ 参考文献

1. 吴开俊. 上尿路腔镜手术. 见：吴阶平泌尿外科学. 山东科学技术出版社，2004. 822-823
2. Sandhu C，Anson KM，Patel U. Urinary tract stones-part Ⅱ：current status of treatment. Clinical Radiology（2003）58：422-433
3. Rassweiler JJ，Renner C，Eisenberger F. The management of complex renal stones. BJU Int，2000；86：919-928
4. Lingeman JE，Coury TA，Newman DM，et al. Comparison of results and morbidity of percutaneous nephrostolithotomy and extracorporeal shock wave lithotripsy. J Urol，1987；138：485-490

病例64　体检发现左肾结石10天

熊六林　王晓峰

▶ 病历摘要

男，38岁，主因“体检发现左肾结石10天”门诊以“泌尿系结石”于2005年6月2日收入院。患者入院10天前体检B超发现“左肾结石，左肾积水”，在我院行KUB＋IVP显示“双输尿管上段结石，双输尿管下段结石，双肾结石伴双肾积水”，门诊行膀胱镜双侧输尿管置管失败，为进一步治疗收住院。患者自发病来无肾绞痛及血尿病史，无畏寒、发热，无尿频、尿急、尿痛及肉眼血尿，尿量无明显减少。既往史、个人史、婚育史、家族史无特殊。

入院查体：生命体征平稳，血压130/85mmHg。神志清，甲状腺无肿大，双侧甲状旁腺未及。心、肺未见异常，腹胀，未见胃肠型及蠕动波，无压痛，无反跳痛，无肌紧张，肝、肾、脾未触及，Murphy征（—），全腹叩诊鼓音，移动性浊音（—）。肠鸣音4次/分，无亢进，振水音（—）。双肾区无隆起及压痛，双肾区叩痛阴性，双侧输尿管走形区域无压痛，膀胱未及，膀胱区无压痛，叩诊鼓音，外阴生殖器正常。

入院诊断：双输尿管下段结石、双输尿管上段结石、双肾多发结石、双肾积水。

入院后各项常规检查：血、尿、便常规正常，生化及血电解质B超显示双肾多发结石、双肾积水、双侧输尿管上段扩张，双侧输尿管末端结石，KUB＋IVP显示：右侧输尿管末端可见一1.0cm×0.8cm结石，右侧输尿管上段及右肾可见多个直径0.5～0.8cm结石，左侧输尿管末段、上段及左肾区亦可见多个大小不等小结石，伴双肾积水，右侧重度积水，左侧积水较轻（图1～2）。

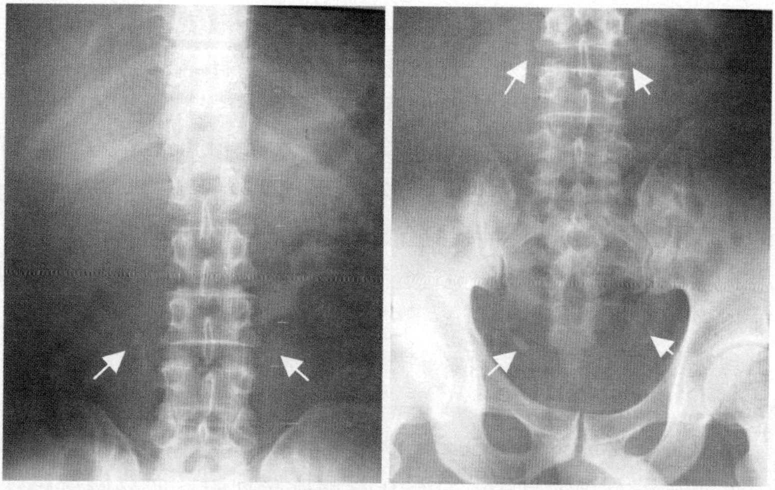

图 1　治疗前 KUB（A 与 B 相延续）

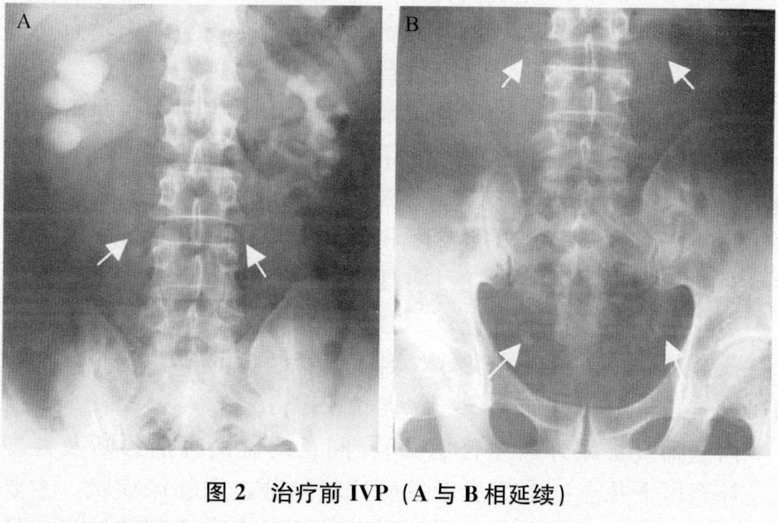

图 2　治疗前 IVP（A 与 B 相延续）

▶ 病历讨论

甲医师（泌尿外科进修医师）：患者为中年男性，体检 B 超发现左肾结石伴左肾积水 10 天，无肾绞痛及血尿病史，无畏寒、发热，无尿频、尿急、尿痛及肉眼血尿，尿量无明显减少。本院B超显示双肾多发结石、双肾积水、双侧输尿管上段扩张，双侧输尿管末端结石。KUB+IVP显示：右侧输尿管末端可见一1.0cm×0.8cm结石，右侧输尿管上段及右肾可见多个直径0.5～0.8cm结石，左侧输尿管末段、上段及左肾区亦可见多个大小不等小结石，伴双肾积水，右侧重度积水，左侧积水较轻，根据上述检查结果，“双输尿管末端结石、双输尿管上段结石、双肾多发结石、双肾积水”诊断明确。目前患者存在双侧尿路梗阻，虽然肾功能指标及尿量正常，但随时有出现少尿或无尿可能，应尽快解决一侧肾的引流问题，保护肾功能。

乙医师（泌尿外科副主任医师）：同意甲医师的诊断和处理原则，此患者结石较为复杂，且存在双侧尿路梗阻，而双侧尿路梗阻是泌尿外科的急症之一，应尽快解决肾的引流问题，该患者尿路梗阻原因明确，解除梗阻最简单可靠的办法就是去除结石或行膀胱镜输尿管插管引流，而此患者双侧输尿管都存在多个部位结石，体外碎石一次不容易解决多个部位结石，又由于双侧输尿管末端结石引起输尿管末端水肿，导致双侧输尿管插管均未成功，因此解除梗阻的方法就要考虑肾穿刺引流。但穿刺引流应该考虑是行双侧肾穿刺还是先行一侧肾穿刺，先行哪一侧肾穿刺等。按照一般教科书上的治疗原则，当存在双侧尿路梗阻和肾功能损害时，应首先保护肾功能较好的一侧，结合此患者目前具体情况，肾功能及尿量正常，右肾积水较重，左肾积水较轻，不合并感染，为保证穿刺成功，可先行右肾穿刺造瘘，然后尽快行双侧输尿管结石ESWL治疗，待双侧输尿管结石排尽后再分别行双肾结石ESWL治疗。

丙医师（泌尿外科主任医师）：同意两位医师的诊断及处理意见，补充以下几点：①此患者发病比较隐蔽，无临床症状，主要由体检发现，因此真正发病时间不详；②此患者为多部位结石，且存在双侧尿路梗阻，因此在处理结石之前，一定要先了解肾功能、分肾功能、血电解质、是否合并尿路感染等情况，分清缓急，先解决一侧肾引流问题，保护患者肾功能。由于患者双侧输尿管均为多发结石，很难在短时间内将一侧结石去除，解决肾引流最可靠的办法就是肾穿刺引流；③在结石处理方面，由于此患者为多部位结石，在解决一侧肾引流之后，可首选 ESWL 治疗，由于结石停留输尿管时间不详，但从 IVP 看，患者肾积水较重，估计结石停留输尿管时间较长，结石容易与输尿管黏膜形成粘连，如 ESWL 治疗不成功，可行输尿管镜腔内碎石取石治疗或手术切开取石；④患者为多部位结石，注意寻找结石发病原因，有无尿路感染、尿液 pH、有无痛风病史、钙磷代谢有无异常、有无甲旁亢可能等；⑤治疗过程中注意结石的活动和移位，并密切观察患者尿量变化和肾功能变化；⑥预防结石复发，最有效而简单的办法是多饮水、多活动，特别是睡前要多饮水，如能发现结石成因则可采取一些相应的预防措施。

▶ 诊治经过

入院当天膀胱镜检示双侧输尿管口水肿，左侧可见喷尿，右侧喷尿不明显，双侧输尿管插管均未成功。入院后第 2 天在局麻下，在 B 超引导下行右肾穿刺造瘘术，术后右肾引流尿量每日约 3000ml，然后交替对左、右输尿管结石分别行 2 次体外震波碎石术，治疗电压 13kV，每次放电次数 1500 次左右，每次治疗间隔 5～7 天，结石完全破碎，3 周后复查 B 超、KUB 示双侧输尿管下段结石、右侧输尿管上段结石完全排净，双肾区多发小结石，右肾积水消失，左肾中度积水，左侧输尿管上段残留少量碎石颗粒，考虑结石可能与输尿管黏膜有粘连，于 2005 年 6 月 30 日在连续硬膜外麻醉下行左输尿管镜探查发现原结石所在部位输尿管黏膜水肿，管腔狭窄，结石取净后留置 DJ 管引流。输尿管镜术后第 3 天，患者出现寒战、高热，体温最高 40℃，血常规 WBC $16.9\times10^9/L$，中性粒细胞百分比为 90.3%，右肾造瘘尿色清亮，尿检可见少量 WBC，自排尿色淡红，尿检 WBC 较多，考虑为左侧尿路感染，用普通抗生素及三代头孢类抗生素治疗 3 天无效，血培养结果为大肠埃希菌（ESBLs 阳性），对特治星敏感，用药后体温很快恢复正常。但体温控制 2 天后再次升高至 40℃，同时右肾造瘘管无尿流出，冲洗造瘘管通畅，B 超检查发现右肾积水，X 线透视下发现右肾造瘘管脱出至肾外，行膀胱镜检发现膀胱内有一直径约 0.5cm 结石，行右侧输尿管双支架管引流，体温恢复正常。右侧输尿管双支架管引流 5 天后，复查 KUB 右侧输尿管未见结石，拔除双支架管。拔管 3 天后患者再次出现高热，B 超显示右肾再次出现积水，急诊行膀胱镜，右侧输尿管置入 DJ 管引流，体温很快恢复正常。此后分别对双肾多发小结石进行 2 次 ESWL 治疗，结石破碎后，患者带管出院，住院时间 37 天。出院后 2 周复查 KUB、B 超证实双肾结石、双侧输尿管结石排净，双肾无积水，门诊行膀胱镜拔除双侧 DJ 管。

▶ 专家点评

一般来说，输尿管结石多有肾绞痛发作史及镜下血尿，但也可无任何症状，此患者就是一个较为特殊的例子。肾绞痛发作主要由于结石引起输尿管急性梗阻，导致肾盂、输尿管张力升高，肾盂、输尿管平滑肌痉挛所致，而慢性梗阻及肾内结石很少引起肾绞痛发作。输尿管结石的诊断主要依靠 KUB+IVP 及 B 超，其中 B 超检查主要针对输尿管上段和输尿管末段结石，输尿管中段结石由于受到肠道气体影响，不易观察，但 B 超对肾积水的判断非常敏感；KUB 对小结石及 X 线阴性结石不易判断，必要时逆行肾盂造影或行 CT 检查可确诊。

输尿管结石的治疗方法包括保守观察、药物、ESWL、输尿管镜腔内碎石取石、手术切开取石等方法，一般来说，直径小于 5mm 的结石，自行排出的可能性较大，可行保守治疗，保守治疗期间应注意定期复查，了解结石是否下移。输尿管结石的首先治疗方法是 ESWL，治疗成功率在 90%以上，但对于结石长时间停留于某一部位（一般认为 6 周以上），结石容易与输尿管黏膜形成粘连，导致 ESWL 治疗失败，或结石破碎后不易排出，这种情况一般可通过输尿管镜腔内碎石治疗成功。同一部位如反复多次进行 ESWL 治疗，可引起输尿管水肿，并与周围组织粘连。随着输尿管镜及腔内碎石设备的日益改进，也有很多学者主张下段输尿管结石可作为首选治疗输尿管镜碎石取石。对于结石较大、结石与输尿管黏膜粘连或 ESWL 治疗失败的患者，大多也可采用输尿管镜治疗成功。手术切开取石一般只用于结石存在输尿管狭窄、ESWL或输尿管镜取石失败的患者。另外，目前也有很多关于采用腹腔镜治疗输尿管结石的报道，此方法比开放手术损伤小，术后患者恢复快，住院时间明显缩短，有取代开放手术的趋势，值得关注。

双肾、双侧输尿管多发结石的治疗原则仍为彻底碎石，尽可能保留或挽救肾功能，在治疗顺序方面应注意以下几点：①先治疗造成梗阻的结石；②双侧肾结石或双侧输尿管结石已造成肾功能损害，先治疗功能较好的一侧，如功能减退是由于结石堵塞，则先治疗梗阻严重的一侧；③双侧肾结石原则上分次治疗；④同侧输尿管结石两处以上结石，则先冲击上端结石。

另外多发结石必须进行详细全面的检查，以查明多发结石的原因，有无诱发结石发生的代谢原因，如甲状旁腺亢进或尿路有无异常如梗阻、感染等。如果存在可以找到的原因，则在结石治疗的同时，针对病因进行治疗，防止结石复发。

▶ 参考文献

1. 郭应禄. 体外冲击波碎石. 见：吴阶平泌尿外科学. 山东科学技术出版社. 2004，799
2. Tligui M，Ei Khadime MR，Tchala K，et al. Emergency extracorporeal shock wave lithotripsy（ESWL）for obstructing ureteral stones. European Urol. 2003，43：552-555
3. Tawfiek ER，Bagley DH. Management of upper urinary tract calculi with ureteroscopic techniques. Urology，1999，53：25-31
4. Segura JW，Preminger GM，Assimos DG，et al. Ureteral stones clinical guidelines panel summary report on the management of ureteral calculi. The American Urological Association. J UROL，1997，158：1915-1921

病例 65　右侧腰部胀痛半年，无痛性肉眼血尿伴低热 1 个月

许清泉　王晓峰

▶ 病历摘要

男，45 岁。主因“右侧腰部胀痛半年，无痛性肉眼血尿伴低热 1 个月”入院。患者半年来出现右侧腰部胀痛，持续性，症状不严重，未引起重视。1 个月前无明显诱因出现全程肉眼血尿，深红色，无凝血块，无尿频、尿急及尿痛。次日，肉眼血尿再次出现，颜色较前日淡，含多个米粒大小血块。其后血尿反复出现，1 个月内共出现六次，性质同前，无血块，但右腰胀痛较前加重，无放射痛，且腰痛症状与血尿出现无关。1 个月来发现每天傍晚体温升高，一般 37.5～38.5℃。经门诊 B 超检查发现右肾中下极偏低回声占位性病变，直径约 8cm。自发病以来食欲可，大便正常，半年来体重下降 4 千克，并伴有乏力。既往高血压病史 1 年，否认肝炎、结核及其他传染病史或接触史，否认冠心病、脑血管病、肾病、糖尿病病史。否认药物及食物过敏史。否认家族遗传病史。

体格检查：体温 37.8℃，脉搏 80 次/分，呼吸 16 次/分，血压 160/100mmHg。一般状况可，发育正常，营养中等，自主体位，神志清楚，查体合作。皮肤黏膜无黄染，无紫绀及出血点。全身浅表淋巴结未及肿大。心、肺、腹查体未见明显异常。外科情况：双侧肾区无膨隆，腹部触诊可及右肾下极，并有轻度触痛，右肾区轻叩痛。双侧输尿管走行区无压痛；膀胱区无膨隆，叩诊鼓音；外生殖器检查示右阴囊内蚯蚓样团块，平卧后无减小和消失。前列腺指检：肛门括约肌不松弛，前列腺 I 度，质韧，表面光滑，未触及结节，无触痛，中央沟变浅。

辅助检查：B 超检查提示：右肾中下极偏低回声占位性病变，直径约 8cm。初步诊断为右肾癌。入院后进一步检查：血常规 Hb

102g/L，尿和大便常规正常。ESR 61mm/h，ALT 85U/L，AST 60U/L，BUN 6.4mmol/L，Cr 82μmol/L。胸片显示：两下肺可见多个结节性病灶，圆形，直径约 0.5cm。心电图未见异常。腹部 CT 检查显示（图 1）：右肾盂扩张，右肾中下极可见占位病变，直径约为 8cm。平扫 CT 值为 56Hu，注射造影剂后病变有增强，CT 值为 102Hu。

临床诊断：右肾癌，双肺多发转移，继发右侧精索静脉曲张。

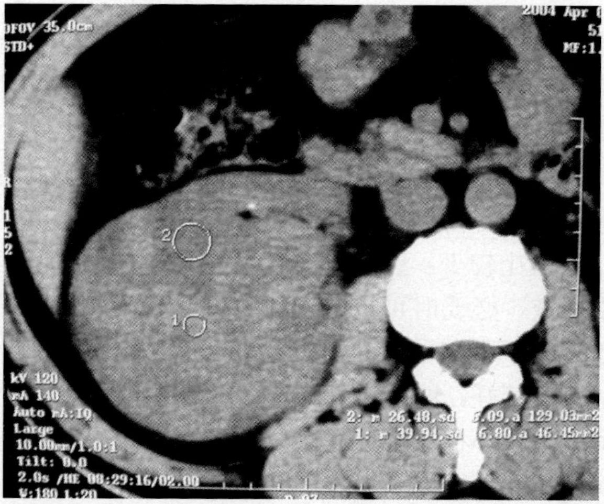

图 1　腹部 CT 检查显示：右肾盂扩张，右肾中下极可见占位病变，直径约为 8cm。平扫 CT 值为 56Hu，注射造影剂后病变有增强，CT 值为 102Hu。

▶ 病历讨论

甲医生（泌尿外科住院医师）：该患者疾病的临床表现有如下几个特点：

1. 患者，男性，45 岁。主因“右侧腰部胀痛半年，无痛性肉眼血尿伴低热 1 个月”入院。

2. 现病史特点：（1）患者半年来出现右侧腰部胀痛；（2）1 个月来反复出现全程肉眼血尿并伴有右腰胀痛；（3）1 个月来出现每天傍晚体温升高（37.5～38.5℃）；（4）半年来体重下降 4 千克，并伴有乏力；（5）高血压病史 1 年。

3. 体征特点：（1）腹部检查右肾下极可及，并有轻度触痛，右肾区轻叩痛；（2）右阴囊内蚯蚓样团块，平卧后无减小和消失。

4. 辅助检查：（1）轻度贫血 Hb 102g/L；（2）血沉快，61mm/h；（3）肝功能异常 AST 60U/L；（4）胸片显示：两下肺多发结节性病灶；（5）B 超检查发现右肾中下极 8cm 占位性病变；（6）腹部 CT 检查显示：右肾中下极可见 8cm 占位病变，病变有增强。右肾盂扩张。

总结该患者的临床特点；（1）肾癌的“三联征”具备其中的两个（腰痛和血尿）；（2）同时伴有多个肾癌的“肾外症状”，如发热、乏力、消瘦、贫血、血沉快、肝功能异常和右侧精索静脉曲张；（3）影像学（B 超和 CT）诊断依据；（4）胸片显示：双肺多发转移病灶。考虑患者右肾占位以肾细胞癌的可能性最大，但是一般肾细胞癌出现肾盂积水比较少，因此还需要和肾盂癌进行鉴别，可以考虑行尿细胞学检查，必要时可以考虑进行静脉和逆行尿路造影。进一步的检查还应该做肺部的 CT 检查，以证实肺部转移灶的存在。该患者一般情况比较好，即使肺部有转移也应该进行手术治疗。

乙医师（泌尿外科主治医师）：主管医生的汇报比较全面，诊断比较明确，诊断依据充分。该患者的症状比较典型。B 超和 CT 检查也都明确地诊断为右肾细胞癌，尤其是 CT 检查显示肿瘤来自肾实质，肿瘤向内生长，侵犯肾盂造成肾盂积水，从这一特点基本可以排除肾盂癌，另外从 CT 片上看对侧肾和肾盂显影良好，说明肾功能没有问题，尿路造影必要性不大，可以不用做。尿细胞学检查为无创性，可以留尿检查，其实对该患者来讲意义不大。由于患者有右侧精索静脉曲张，特别要提出的是做多普勒超声检查，以除外该患者有肾静脉和下腔静脉癌栓的可能。这一点非常重要，是否有静脉的癌栓关系到手术方案的制定，不过从 CT 片上看肾静脉没有增粗，肾静脉和下腔静脉也没有充盈缺损，癌栓的诊断不能成立。此外患者肝功能异常还应该做肝的 B 超检查，除外肝转移的存在。正如主管医生所说的该患者一般情况比较好，肺部转移的存在不是手术治疗的禁忌证，该患者应该进行肾癌的根治性手术。（而后行多普勒超声检查肾静脉和下腔静脉均未见癌栓，肝 B 超未见异常）。

丙医师（泌尿外科主任医师）：肾癌的主要症状是血尿、腰痛和肿块，然而出现“三联征”时，病情已不是早期。血尿是肾癌最常见的症状，程度不一，间歇、无痛、全程肉眼血尿为其特征。肿瘤较大时牵张肾包膜可引起持续性腰部钝痛。一般约 20%的患者会有肾外表现，包括血沉增快、高血压、食欲不振、消瘦、乏力、贫血、发热、肝功能障碍、高钙血症、红细胞增多症、精索静脉曲张等。该患者就具备了其中的 7 个表现。其中患者年龄比较轻，肿瘤大，血沉增快往往提示预后不良。肝功能障碍可能是由于肿瘤产生的毒素所致，并不是由于肝转移造成，如果手术后肝功能能够恢复，一般不影响患者的预后，反之手术后肝功能不能恢复，可能提示肝存在 B 超还看不到的转移灶。手术前应该注意的是要积极地保肝治疗，转氨酶轻度升高不影响手术进行。手术切除肿瘤为主要治疗方法。肾癌手术可分为单纯性肾切除和根治性肾切除，目前比较公认的是根治性肾癌切除术，认为根治性肾切除是治疗局限性肾癌的金标准。肾癌根治性切除术包括肾周围筋膜和肾门的淋巴结清除。手术时争取先结扎肾动脉和肾静脉，减少出血和肿瘤扩散。该患者肿瘤较大，术前行选择性肾动脉栓塞有利于减少术中出血和保证手术的顺利进行，但要注意会引起疼痛、发热、肠麻痹及感染等并发症。综合上述检查结果该患者肾细胞癌的临床分期为 T2N0M1，左肾功能良好，基本排除了手术禁忌证，应尽早手术治疗。

▶ 手术及术后恢复情况

手术前一天行肾动脉栓塞术，次日行肾癌根治术。麻醉成功后，患者平卧位，常规消毒铺无菌单。右上腹肋缘下斜切口，长约 25cm，逐层切开皮肤、皮下组织、肌层，进入腹腔探查，肿瘤位于右肾中下极靠外侧，可以活动，腹腔无腹水，腹腔内各个脏器均未见转移病灶，肾门未见淋巴结转移，肾静脉和下腔静脉均未见癌栓征象。剪开右侧结肠外侧沟腹膜，并向上下游离右半结肠，显露右肾。由肾下极开始向上分离，暴露肾蒂血管，紧贴着下腔静脉右侧缘，将肾蒂行“三钳法”切断处理，10 号丝线结扎及 7 号丝线缝扎近端。而后于肾周筋膜外完整游离肾，保留肾上腺。切断输尿管后将右肾完整切除（图 2）。生理盐水冲洗腹腔，彻底止血后肾窝放置引流管，清点器械纱布无误后逐层缝合关闭切口。术后给予抗炎及支持等治疗，第 2 天拔除引流管，第 3 天肛门排气，拔除胃管，进流食，逐渐过渡到普食。第 8 天伤口拆线，伤口Ⅰ/甲愈合出院。

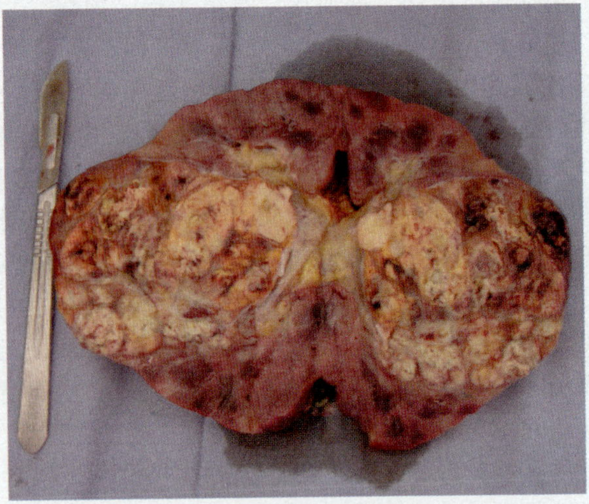

图 2　肿瘤位于右肾中下极靠外侧，侵犯肾被膜，切面为黄色，质地不均匀，部分坏死，肿瘤与肾边界不清，无包膜。

▶ 最后诊断

病理诊断：肾透明细胞癌，侵及肾被膜和肾盂，肿瘤细胞分级Ⅱ-Ⅲ级。肾门淋巴结，0/4，输尿管断端未见癌。

▶ 专家点评

肾肿瘤的发病率和死亡率在全身肿瘤中占 2%左右。肾肿瘤大多数为恶性。原发性恶性肾肿瘤主要为肾癌。肾癌又称肾细胞癌，是肾最常见的实质性肿瘤，占成人肾实质恶性肿瘤的 85%～95%，在泌尿系恶性肿瘤中，肾癌发病率仅次于膀胱癌。肾癌的发病率呈逐年上升趋势。欧美国家的发病率明显高于亚洲国家。肾癌的病因尚不清楚。吸烟、肥胖、职业、高血压、糖尿病等为危险因素。肾癌有家族发病倾向，家族性肾癌有 3 种类型，即常染色体显性型、第 3 号染色体短臂易位的遗传性非乳头状肾细胞癌（Von Hippel-Lindau 病，该病患者肾癌的发生率为 45%），以及常染色体显性型乳头状肾癌。分子学研究发现肾癌多数有原癌基因 c-myc 和 EGFR 过度表达，而 HER-2 低表达。

肾癌的好发年龄为 50～70 岁，男女发病之比约为 2∶1。肾癌绝大多数发生于一侧肾，双侧先后或同时发病者约占 2%左右。常为单个肿瘤，边界清楚。肾癌没有真正的组织学包膜，常有被压迫的肾实质和纤维组织形成假包膜。病理学上肾癌又可分为透明细胞癌、颗粒细胞癌、梭形细胞癌及混合性细胞癌。透明细胞癌与颗粒细胞癌预后相似，梭形细胞癌预后不良。肾癌可有钙化，青少年多于老年患者。远处转移常见于肺，其次为肝、骨、脑、皮肤及甲状腺等，也可转移至对侧肾。

肾癌的主要症状是血尿、腰痛和肿块，然而出现三联征时，病情已较晚期。近年来，不少肾癌是体检偶然发现，有人称之为偶发癌，偶发癌往往病灶比较小，预后比较好。血尿是肾癌最常见的症状，程度不一，间歇无痛全程肉眼血尿为其特征。肿瘤较大时牵张肾包膜可引起持续性腰部钝痛，并可在上腹肋下触及实质性肿块，随呼吸上下活动。约 20%患者有肾外表现，包括血沉增快、高血压、食欲不振、消瘦、乏力、贫血、发热、肝功能障碍、高钙血症、红细胞增多症、精索静脉曲张等。肾癌全身症状严重的，如有发热、血沉快、贫血、肝功能损害及虚弱消瘦等常为预后不良的征兆。该患者右肾癌造成右侧精索静脉曲张的原因并不是肾静脉和下腔静脉癌栓所致，而是由于右肾下极较大的肿瘤压迫了右侧的精索静脉，造成静脉回流受阻而出现平卧不能消失的精索静脉曲张。

辅助检查包括尿常规检查、细胞学检查及经皮穿刺活检等。对诊断不明的肾占位性病变可考虑在超声或 CT 引导下经皮细针穿刺活检，行细胞学病理检查及免疫组化等检查。影像学检查是诊断肾癌的最重要手段，包括超声检查，可以检出直径 1cm 以上的肾内肿块。X 线检查亦为肾癌的重要诊断手段。肿瘤较大时可见肾影增大、变形，有时可见瘤内钙化或呈“蛋壳状”之钙化环。静脉尿路造影可了解双肾功能，较大肿瘤由于压迫引流系统，可见肾盂肾盏变形、拉长、移位。CT是诊断肾癌的重要手段，分辨率高，可测定CT值并作增强扫描，以了解肾功能并与其他肿瘤相鉴别。磁共振成像对肾癌诊断的准确性与CT相仿，对肿瘤分期的判断和是否有肾静脉和下腔静脉的癌栓诊断优于CT。其他检查方法还有肾动脉造影及正电子发射断层显像等。

根据详尽的病史分析和影像学检查，肾癌的诊断多无困难。对血尿或镜下血尿患者应及时行B超检查。为进一步明确肿瘤位置、大小及腔静脉有无肿瘤侵犯，应作CT或MRI检查。对肾占位病变良恶性的鉴别诊断是临床工作的重点。主要应与肾囊肿、血管平滑肌脂肪瘤、黄色肉芽肿性肾盂肾炎等鉴别。

手术切除肿瘤为主要治疗方法。肾癌手术可分为单纯性肾切除和根治性肾切除，目前比较公认的是根治性肾癌切除术，是治疗局限性肾癌的金标准。根治性肾癌切除术包括肾周围筋膜及其内容。手术时争取先结扎肾动脉和肾静脉，减少出血和肿瘤扩散。是否进行局部淋巴结清扫术存在争议。对较大肿瘤，术前行选择性肾动脉栓塞术可减少术中出血，利于手术进行，但也可引起疼痛、发热、肠麻痹及感染等并发症，因此，不应常规应用。肺部的转移不是手术的禁忌证，有文献报告有约4%的患者原发灶切除后，肺部的转移灶会消失。因此即使有肾癌的肺部转移也应该积极地行手术治疗。

一般肾癌行肾切除后的5年生存率为35%～40%，10年生存率17%～30%。肾癌预后与病理分期、肿瘤大小及肿瘤分级等因素有关，其中最重要的是病理分期。严重影响肾癌预后的因素有局部淋巴结转移、肿瘤侵犯肾周筋膜外、邻近脏器和远处转移等。

无转移的局限肾癌手术后也应该行免疫治疗，其理论基础有三点：(1) 肾癌有远期转移的特点；(2) 肾癌原发灶切除肺转移灶有自动消失的报告；(3) 有报告肾癌病灶有自动消失的病例。因此术后免疫治疗对患者有积极意义。最常用的是干扰素和白介素2。肾癌对放疗及化疗不敏感，无转移的患者不作为常规的术后治疗。对于该患者（有肺部转移）手术后应该结合免疫治疗和化疗，常用的是

5-FU，干扰素和白介素2联合治疗。有文献报告联合治疗对患者生存时间要高于单独用药。新近采用针对表皮细胞生长因子受体和血管内皮细胞生长因子的抗体治疗肾癌，疗效有显著提高，但需要大宗临床资料支持。

▶ 参考文献

1. 顾方六. 肾肿瘤. 见：吴阶平泌尿外科学. 第一版. 济南. 山东科学技术出版社，2005. 887-918
2. 吴文斌. 肾肿瘤. 见：黄家驷外科学. 第6版. 北京. 人民卫生出版社，2000. 1678-1680
3. Rowinsky EK，Schwartz GH，Gollob JA et al. Safety，pharmacokinetics，and activity of ABX-EGF，a fully human anti-epidermal growth factor receptor monoclonal antibody in patients with metastatic renal cell cancer. J Clin Oncol 2004，22：3003-3015
4. Elaraj DM，White DE，Steinberg SM，et al. A pilot study of anti-angiogenic therapy with bevacizumab and thalidomide in patients with metastatic renal cell carcinoma. J Immunother 2004，27：259-264
5. Yang JC. Bevacizumab for patients with metastatic renal cancer：an update. Clin Cancer Res 2004，10：6367S-6370S

病例66 间歇全程无痛肉眼血尿5个月

李 清 王晓峰

▶ 病历摘要

女，63岁，主因“间歇全程无痛肉眼血尿5个月”门诊以“右肾盂占位，肾盂癌?”收入院。患者5个月前无明显诱因出现无痛全程肉眼血尿，尿色鲜红，无血块，无尿频、尿急、尿痛。于外院行B超检查未见异常，诊断为“泌尿系感染”，予抗炎输液治疗，血尿消失。1周前，患者再次出现肉眼血尿，症状较前加重，于外院复查泌尿系B超，未探及异常。进一步行腹部CT检查，结果提示左肾盂占位，现为进一步行手术治疗收入我科。患者自发病以来，无尿频、尿急、尿痛，无发热，无腰腹疼痛等症状。近来饮食、睡眠可，精神欠佳，大便正常，体重无明显变化。既往史：30年前乙型肝炎病史，药物治疗，已愈。30余年前急性肾小球肾炎病史，药物治疗，已愈。10余年前行甲状腺腺瘤切除术。室早病史7年余，口服药物治疗，现控制良好，平素无不适。8年前脑梗病史，现未遗留后遗症。

体格检查：体温36.6℃，脉搏80次/分，呼吸18次/分，血压142/89mmHg。一般状况好，发育正常，营养佳，神志清楚。皮肤黏膜无黄染，面部无苍白、紫绀及出血点，无水肿。全身浅表淋巴结未及肿大。眼睑无浮肿，睑结膜无充血，巩膜无黄染。心、肺、腹部查体未见异常。外科情况：双侧肾区无膨隆、无叩痛，双肾下极未触及；双侧输尿管走行区无压痛，无反跳痛及肌紧张；膀胱区无膨隆，叩诊鼓音；肛查未查。外生殖器未见明显异常。

辅助检查：血常规、便常规、尿常规正常。肝肾功能正常。尿找瘤细胞：未见肿瘤细胞。心电图：正常心电图。胸片未见异常。膀胱镜检查：膀胱未见异常。KUB＋IVP（见图1）：右肾盂、肾盏显影良好，杯口清晰锐利，未见明显充盈缺损及龛影，左肾盂可见类圆形充盈缺损影，左肾上盏不清，其余肾盏、肾杯口形态、位置未见明显异常。腹部CT（见图2）：左侧肾盏内可见一直径约2.5cm大小软组织密度影，增强扫描明显强化，延迟期呈充盈缺损影。右

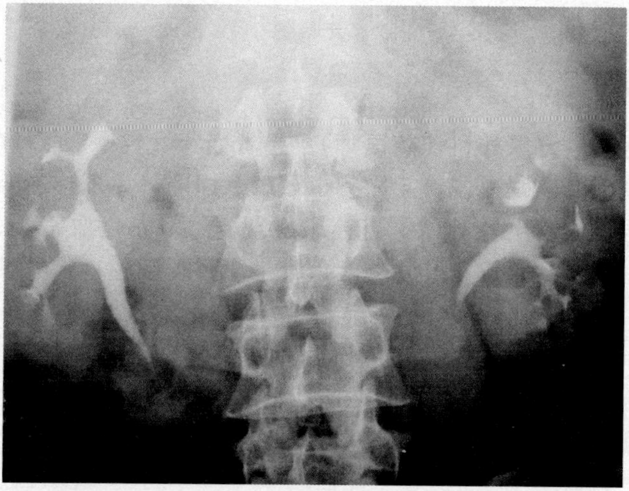

图1 KUB+IVP

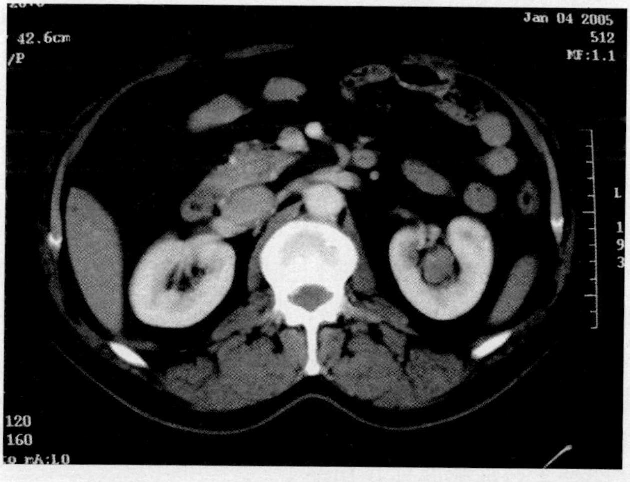

图2 腹部CT

侧肾盂肾盏未见异常，双输尿管通畅，无扩张。膀胱充盈良好，壁均匀，腔内未见异常密度影。腹盆腔内未见明显肿大淋巴结影。印象：左肾盂肿物，肾盂癌可能大。

初步诊断：左肾盂肿物、肾盂癌；甲状腺腺瘤切除术后；室性早搏；脑梗。

▶ 病历讨论

甲医师（泌尿外科住院医师）：患者老年女性，5个月前无明显诱因出现无痛肉眼血尿，无尿频、尿急、尿痛，无发热、腰腹疼痛，一周前再次出现上述症状，查体未发现明显异常，血常规、大便常规正常。尿常规正常。肝肾功能正常。尿找瘤细胞：未见肿瘤细胞。心电图：正常心电图。胸片未见异常。结合各项辅助检查结果：①KUB+IVP：右肾盂、肾盏显影良好，杯口清晰锐利，未见明显充盈缺损及龛影，左肾盂可见类圆形充盈缺损影，左肾上盏不清，其余肾盏、肾杯口形态、位置未见明显异常。②腹部CT平扫及增强扫描：左侧肾盂内可见一直径约2.5cm大小软组织密度影，增强扫描明显强化，延迟期呈充盈缺损影。右侧肾盂、肾盏未见异常，双输尿管通畅，无扩张。膀胱充盈良好，壁均匀，腔内未见异常密度影。腹盆腔内未见明显肿大淋巴结影。初步诊断：左肾盂肿物，肾盂癌可能大。患者症状典型——全程无痛肉眼血尿，IVP及CT均提示左肾盂肿物，恶性肿瘤可能大，应尽早手术，病理明确诊断。

乙医师（泌尿外科主治医师）：同意甲医师的意见，患者无痛肉眼血尿，IVP可见左肾盂缺损，CT可见左侧肾盂内有一直径约2.5cm大小软组织密度影，增强扫描明显强化，延迟期呈充盈缺损影。诊断应首先考虑左侧肾盂癌，肾盂癌的分期参照TNM分期。根据TNM分期将肾盂癌分为5期（见下表）：

此患者依据CT检查应为Ⅱ期，各项术前检查完备，无手术禁忌证，应行手术治疗。手术方式应为根治性左肾、左侧全长输尿管及左侧输尿管入口处膀胱袖状切除术。

肿瘤分期	TNM 级别		
0	Tis	N0	M0
	Ta	N0	M0
Ⅰ	T1	N0	M0
Ⅱ	T2	N0	M0
Ⅲ	T3	N0	M0
Ⅳ	T4	N0	M0
	任何 T	N1-3	M0
	任何 T	任何 N	M1

丙医师（泌尿外科主任医师）：两位医师对病情分析非常准确，诊疗原则正确。肾盂移行细胞癌是肾盂最常见的恶性肿瘤，但肾盂移行细胞癌在尿路移行上皮恶性肿瘤中较少见，文献报道膀胱癌∶肾盂癌∶输尿管癌的发生情况接近51∶3∶1。其肿瘤分期和细胞分化级别与预后密切相关，且因肾盂黏膜层薄，其下有丰富血运及淋巴管，肿瘤易发生局部浸润及远处转移，预后差，故早诊断、早治疗对肾盂癌患者的长期存活有极其重要的意义。近年来由于对本病的认识及腔内诊断技术的提高，对本病的诊断及治疗取得很大提高。肾盂癌的初步诊断有赖于影像学检查，此病人IVP及CT的表现均较典型，诊断比较明确。肾盂癌应积极治疗。治疗原则根据肿瘤的分期和分级。低分期低级肿瘤无论保守手术还是根治性手术疗效都较好。中等分期肿瘤根治手术效果好。高分期肿瘤不论选择保守、根治手术都预后不良。传统经典手术方法是根治性肾输尿管切除术，包括肾、全程输尿管及输尿管入口处膀胱袖状切除。如果保留一段输尿管或其在膀胱的开口，肿瘤在残留输尿管或其开口的复发率可达30％～75％。亦可结合内窥镜或腹腔镜治疗，减少病人的创伤。此病人CT未见明显腹盆腔淋巴结转移，建议行腹腔镜肾、输尿管和膀胱部分切除术。

▶ 手术及术后恢复情况

入院3天行外科手术治疗——经后腹膜腹腔镜左肾输尿管切除+开放输尿管膀胱壁段切除术。先右侧卧位，十二肋下皮肤切开2cm切口，用大弯钳扩张切口，并钝性刺破腰背筋膜，置入自制气囊、注气500ml扩张后腹腔。用手引导致髂嵴上1cm及十一肋尖置入12mm穿刺套管。用超声刀在肾脂肪囊外游离肾，在肾下极水平游离出输尿管和精索内静脉，用钛夹分别结扎后超声刀离断输尿管和精索内静脉。在肾上内方沿肾表面分离出肾上腺，将肾上腺与肾分离，分离出肾上腺中央静脉，用钛夹结扎后离断。钝性游离出肾静脉和肾动脉，分别用GIA先后处理肾动脉和肾静脉。向下游离出远端输尿管，行左输尿管膀胱壁段及部分膀胱切除术，腹膜后放置橡胶管引流，后常规分层缝合切口。术毕。切除标本示肿瘤位于肾盂内，菜花样，直径约2.5cm。术后恢复过程顺利；术后第二天肠鸣音恢复并肛门排气，开始进食，术后3天拔除腹膜后引流管，第8天拔除尿管，并行伤口拆线，伤口Ⅱ/甲愈合；术后复查血常规、生化、电解质正常。术后9天出院。

▶ 最后诊断

左肾盂移行细胞癌（图3）。病理诊断：左肾盂移行细胞癌，直径2.5cm，乳头样，Ⅱ级，肾实质未见肿瘤浸润，输尿管断端未见肿瘤浸润，肾周围脂肪囊未见明显异常。

▶ 专家点评

肾盂癌占肾肿瘤的5%～10%，最常起于肾盂上皮。大多数为移行细胞癌（transitional cell carcinoma，TCC）（80%～90%）。少数为鳞状细胞癌（15%）。好发于中老年人，文献报道男：女为2.4：1。一般认为诱发尿路移行上皮细胞癌变的致癌物源自尿液中的某种致癌物质，从肾盏至尿道近端1/3的尿路均被覆移行上皮，均有机会接触致癌物质而发生癌变，甚至可先后或同时发生不同部位的癌变。肾盂鳞癌的发病与慢性炎症和长期结石刺激有关。肾盂肿瘤易

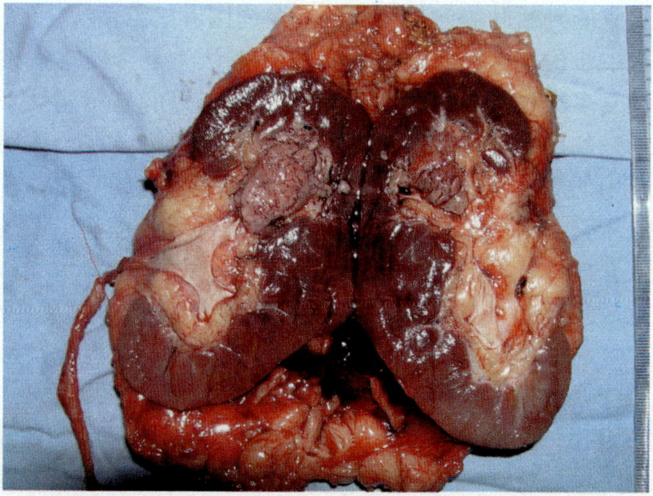

图3 左肾盂移行细胞癌，直径2.5cm，乳头样，肾实质未见肿瘤浸润，输尿管断端未见肿瘤浸润，肾周围脂肪囊未见明显异常

发生局部浸润及远处转移，预后差，故早诊断、早治疗对肾盂癌患者的长期存活有极其重要的意义。

本病临床表现差异较大，无痛肉眼血尿为最常见症状。疼痛亦常见，但其程度不一。少数患者有肾绞痛。大多数表现为腰痛，胀痛或钝痛，有些患者于体检发现肾积水而进一步检查或术中才发现。因此任何不明原因的血尿、腰区疼痛、肾积水的中老年患者都要警惕本病的存在。本病的初步诊断有赖于影像学检查。B超对诊断尿路积水极为敏感，对病灶定位准确率较高。文献报道，B超检查对合并肾积水的肾盂癌准确率为85.7%。当肿瘤小，无肾积水时B超对本病诊断意义不大。IVP一直被认为是上尿路疾病的诊断措施，文献报道在肾盂癌确诊率为34%～37%。IVP检查除了早期肿瘤小易漏诊外，肿瘤造成严重梗阻致尿路显影差，也降低诊断率或病灶定位率。IVP结合B超检查能提高本病诊断率，应作为首选方法。对IVP检查示一侧上尿路不显影者应常规行上尿路逆行造影。CT在本病的诊断及术前分期中具有其他影像学检查无法媲美的优点。在IVP显示肾盂充盈缺损的鉴别诊断或B超定位后未能确诊者意义重大。而且它能判断肿瘤向外浸润程度及周围淋巴结情况。CT 应作为本病的进一步检查。尿细胞学检查一直被认为是诊断本病的常用方法。需反复多次检查。无论何种影像学检查只能显示病灶形态学的改变。本病的确诊要靠组织病理检查。随着内窥镜在上尿路肿瘤诊断及治疗中的应用，输尿管肾盂镜也可用于肾盂癌的诊断。

肾输尿管切除术是肾盂 TCC、且对侧肾功能正常患者的标准手术方式。开放性肾输尿管切除术（open nephroureterectomy，ONU）的临床疗效现已得到肯定，但其对患者造成的创伤以及住院时间、失血量、术后康复时间等方面仍有所欠缺。近年来内窥镜被应用于本病的治疗并取得满意疗效。

1952 年 McDnald 使用电切镜经尿道切除膀胱壁段，再经腰部切口切除肾、输尿管，减少一个手术切口。Jerrett 等及 Lee 等行经皮肾镜治疗肾盂及输尿管上段肿瘤，效果满意。输尿管镜早就被应用于本病的治疗，随着操作技术普遍提高，可弯曲软镜及钕- YAH 激光的应用，使输尿管镜不仅能治疗浅表性输尿管肿瘤，也能治疗浅表性肾盂肿瘤。经皮肾镜或输尿管镜尤其适用于浅表性肿瘤、独肾或对侧肾功能不全患者的治疗。

1991 年美国华盛顿大学首先报道腹腔镜肾输尿管切除术（laparoscopic nep-hroureterectomy，LNU）的疗效与 ONU 相当，并且显著减少了围术期并发症、住院时间及失血量。此后，全球的许多医疗机构开展了 LNU，并在实践过程中不断总结和发展，为泌尿外科微创手术的革新作出了贡献。最近有文献报道采用手辅助的 LNU，手术时间可以节省约 1 h（$P=0.055$）。也有文献报道熟练的腹腔镜操作即使不用手辅助，其手术时间也可与 ONU 相当。欧美国家报道 LNU 的手术时间为 165～462 min，失血量为 199～445 ml，住院时间为 2.3～17.0 d，随访时间为 35 个月。而最近的研究发现，虽然 LNU 的手术时间较 ONU 长，但在失血量（248.0 ml∶441.6 ml）和住院时间（4.1 d∶6.6 d）方面具有显著优势。相信随着临床医师经验的积累和腹腔镜技术的革新，LNU 手术时间将会较前大为缩短。术后长期疗效是评价肿瘤生物性的重要指标，但以往 LNU 很少有相关数据报道。El Fettouh 曾报道过 116 例患者 LNU

术后1、2年的生存率分别为92%和87%。Hattori等报道65例患者LNU术后1、5年的无远处转移生存率分别为88%和72%，与ONU组的差异无显著性。这些报道均很少有膀胱外复发的病例，组间差异无显著性。LNU在围术期并发症发生率、住院时间、术后康复时间方面都显著优于ONU。两者长期生存率相似。由于手术完整移除肿瘤，使切缘阳性率、局部复发率以及远处转移率都大为降低。输尿管远端以及膀胱的术中处理非常重要，应根据肿瘤的分级情况、侵犯程度决定。

总之，肾盂癌是较为少见的恶性肿瘤，对于可切除的肾盂癌而言，患侧肾切除及全长输尿管，包括输尿管开口部位的膀胱壁切除是目前标准的治疗方法。手术方式以ONU及LNU为主，LNU对肾盂癌的患者而言是安全、有效的，其可显著缩短住院时间和术后康复时间，是手术治疗发展方向，但腹腔镜治疗的长期疗效率仍有必要进行长期的随访研究。

对于有浸润高分级、分期的肿瘤，术后配合放疗、化疗，有可能提高生存率。文献报告有些化疗药物如：5-Fu、顺铂、紫杉醇可增加肿瘤组织对放射治疗的敏感性，增加杀伤力。MVAC（甲氨蝶呤、长春花碱、阿霉素、顺铂）化疗方案应用较多，可改善生存率。其他如紫杉醇、吉西他滨等也有应用。

▶ 参考文献

1. Scolieri IJ, et al. Limitations of computed tomography in the preoperative staging of upper tract urothelial carcinoma. Urology, 2000: 56 (6): 930-934
2. Mugiya S, Maruyama S, Nagata M, et al. Retrograde endoscopic laser therapy for transitional cell carcinoma of the upper urinary tract (j). Int J Urol, 2003, 10 (7): 371-376
3. Shalhav Al, Portis AJ, McDougall EM, et al. Laparoscopic nephroureterectomy. A new standard for t he surgical management of upper tract t ransitional cell cancer. Urol Clin Nort h Am, 2000, 27: 7612773
4. El Fettouh HA, Rassweiler JJ, Schulze M, et al. Laparoscopic radical nephroureterectomy. Results of an international multicenter study. Eur Urol, 2002, 42: 4472452

5. Yoshino Y, Ono Y, Hattori R, et al. Retroperitoneoscopic nephroureterectomy for transitional cell carcinoma of the renal pelvis and ureter: Nagoya experience. Urology, 2003, 61: 5332538
6. Johnson DB, Solomon SB, Su LM, et al. Defining the complications of cryoablation and radio frequency ablation of small renal tumors: a multi-institutional review. J Urol, 2004, 172: 8742-877

病例67　间歇性无痛性全程肉眼血尿2年

陈国强　王晓峰

▶ 病历摘要

女，66岁，主因“间歇性无痛性全程肉眼血尿2年”入院。患者2年前无明显诱因出现肉眼血尿，血尿为全程洗肉水样，无血块，无尿频、尿急、尿痛，血尿持续1天自行缓解，未引起注意。2个月后再次出现肉眼血尿，无尿痛，当地医院以“泌尿系统感染”给予抗生素及对症治疗，血尿持续2天缓解。此后不断出现肉眼血尿，偶尔伴右侧腰区胀痛，自行口服或静脉输注抗生素，血尿多可缓解。于2个月前在宁夏医学院附属医院就诊，行B超及CT检查发现右肾、右侧输尿管中上段积水，右侧输尿管下段实性占位，现为进一步诊治门诊以“右肾积水，右输尿管占位”收入院。患者于20年前行双侧输卵管结扎术，术后因粘连性肠梗阻行粘连松解术，9年前因“胆囊结石”行胆囊切除术。否认高血压、冠心病、肾病病史，否认肝炎、结核及其他传染病史或接触史，否认药物及食物过敏史。

体格检查： 体温36.8℃，脉搏82次/分，呼吸17次/分，血压135/75mmHg。一般状况可，发育正常，营养中等，神志清楚。皮肤黏膜无黄染，无苍白，无紫绀及出血点，无水肿。全身浅表淋巴结未及肿大。眼睑无浮肿，睑结膜无苍白，巩膜无黄染；眼球无震颤，无突出或凹陷。心、肺查体未见明显异常。腹软，右侧肋弓下及下腹可见陈旧性手术切口瘢痕，无腹壁静脉曲张，未见明显胃肠型及蠕动波，腹式呼吸存在；腹部无压痛，无肌紧张，未及明显包块，肝、胆囊、脾肋下未及，Murphy征（一）；全腹叩诊鼓音，肝区无叩痛；肠鸣音5次/分。专科检查：双侧肾区无膨隆，双肾下极未触及，右肾区叩痛；双侧输尿管走行区无压痛；膀胱区无膨隆，叩诊鼓音；外生殖器无畸形。

辅助检查： 血常规、尿常规和便常规正常。肝功能和凝血功能正常，血肌酐 152μmol/L，BUN 10.6mmol/L。心电图：窦性心律，心电图大致正常。胸片未见肺部活动性病变。B 超：右肾肾盂积水 2.5cm×1.3cm，右输尿管中上段扩张，左肾、输尿管未见异常。KUB+IVP（图 1）：右侧肾盂、输尿管中上段扩张，右输尿管下段占位，左侧肾盂、输尿管未见异常。CT（图 2、3）：右肾盂、肾盏扩张，右输尿管中上段扩张迂曲，最宽径约 1cm，自髂嵴下水平右输尿管壁增厚、管腔实变，腔内为直径 8mm 大小软组织影，有强化，病变长约 2cm，考虑右输尿管癌可能大。右肾逆行造影（图 4）：右侧输尿管下段占位，输尿管导管无法通过，但造影剂可通过，考虑输尿管癌可能性大；尿脱落细胞学检查：三次中有两次发现可疑移行上皮癌细胞。

入院诊断： 右输尿管占位，右输尿管癌，右肾积水。

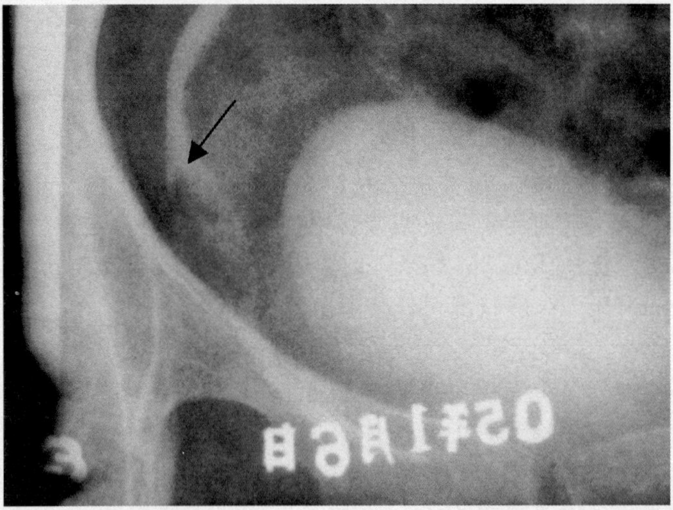

图 1　IVP 可见右侧输尿管下段 1.2cm×3.0cm 大小卵圆形充盈缺损，局部输尿管扩张明显，上段输尿管稍有扩张。印象诊断：输尿管下段占位，输尿管癌可能性大。

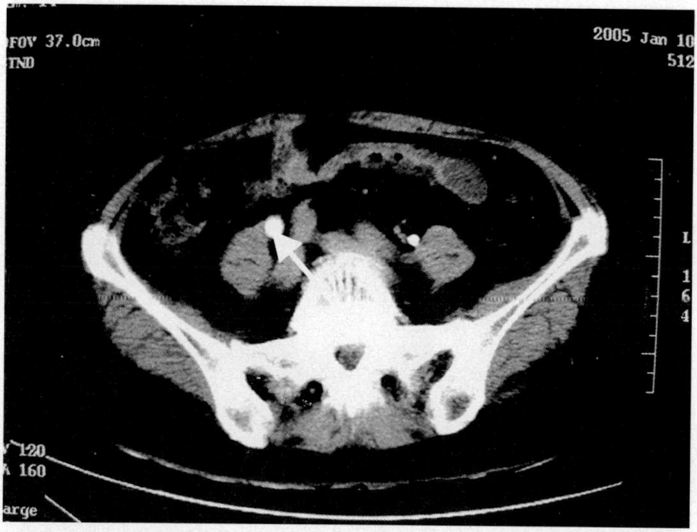

图 2　腹部 CT 增强扫描：可见双侧输尿管，其内为造影剂，右侧输尿管扩张。

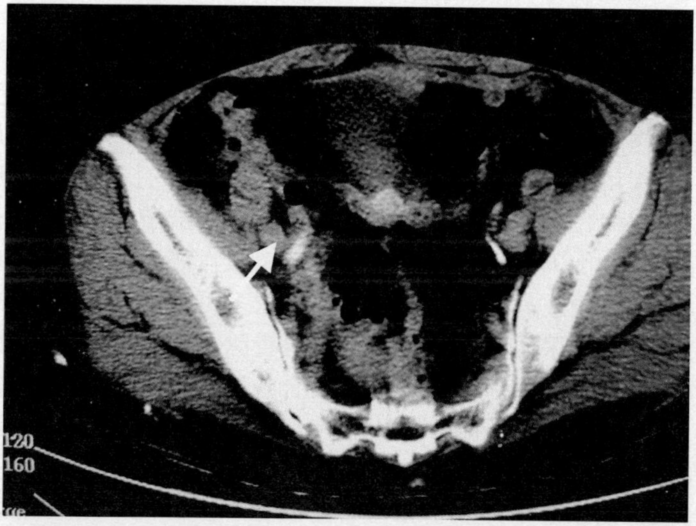

图 3　腹部 CT 增强扫描：可见双侧输尿管，其内为造影剂，右侧输尿管扩张，局部可见占位影，印象为：右侧输尿管下段占位，输尿管癌可能，局部未见外浸，腹膜后淋巴结未见肿大。

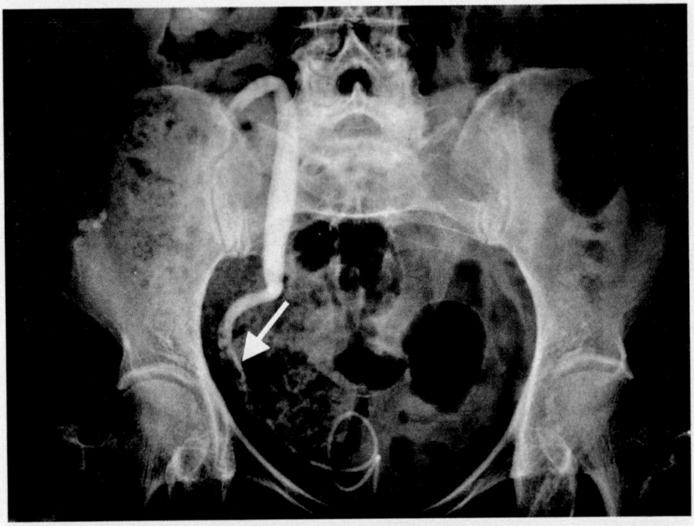

图 4　右侧输尿管逆行造影显示：右侧输尿管下段占位，其上输尿管扩张积水，印象为：右侧输尿管下段占位，输尿管癌可能。

▶ 病历讨论

甲医师（泌尿外科住院医师）：患者为老年女性，2 年前无明显诱因出现肉眼血尿，血尿为全程洗肉水样，无血块，无尿频、尿急、尿痛，血尿持续 1 天自行缓解，未引起注意。2 个月后再次出现肉眼血尿，无尿痛，当地医院以“泌尿系统感染”给予抗生素及对症治疗，血尿持续 2 天缓解。此后不断出现肉眼血尿，偶尔伴右侧腰区胀痛，自行口服或静脉输注抗生素，血尿多可缓解。入院查体未发现明显异常，血尿便常规化验及生化检查除血肌酐和尿素氮稍高外其他均未见异常。胸片未见异常。结合各项辅助检查结果：①B 超（2005－01－05）：右肾肾盂积水 2.5cm×1.3cm，右输尿管中上段扩张，左肾、输尿管未见异常；②KUB＋IVU（2005－01－06）提示：右侧肾盂、输尿管中上段扩张，右输尿管下段占位，左侧肾盂、输尿管未见异常；③CT（2005－01－10）（见图 2、3）：右肾盂、肾盏扩张，右输尿管中上段扩张迂曲，最宽径约 1cm，自髂嵴下水平右输尿管壁增厚、管腔实变，腔内为直径 8mm 大小软组织影，有强化，病变长约2cm，考虑右输尿管癌可能大；④右肾逆行造影提示：右侧输尿管下段占位，输尿管导管无法通过，但造影剂可通过，考虑输尿管癌可能；⑤尿找瘤细胞：三次中有两次发现可疑移行上皮癌细胞。目前患者右肾积水、右输尿管占位诊断明确，但性质尚不清楚，输尿管癌可能性大，所以应尽早手术探查，病理诊断。

乙医师（泌尿外科主治医师）：同意甲医师的意见，患者各项术前检查完备，无手术禁忌证，应行手术治疗。有以下表现时，特别是中老年患者，应警惕发生输尿管癌的可能：无痛性肉眼血尿，原因不明的肾积水、体重减轻等。该患者具有输尿管癌常见的无痛性肉眼血尿症状，并出现肾积水，综合其各项检查资料表明，右肾积水、右输尿管占位，以输尿管癌的可能性大，应选择手术治疗，经典的手术方式为肾、输尿管全切、膀胱袖状部分切除术，但因患者年龄较大，BUN和Crl均高于正常，如果行肾、输尿管全切、膀胱袖状部分切除术，必然使患者的肾功能恶化，甚至需要肾替代治疗，术中应选择下腹部切口，探查输尿管，如果肿瘤局限在输尿管内，切除后输尿管有足够长度吻合，可行局部切除输尿管吻合术。

丙医师（泌尿外科主任医师）：两位医师的分析思路很清晰，治疗原则正确。需要补充的是，输尿管占位中以结石最常见，其次为输尿肿瘤。原发性输尿管癌在临床较少见，在泌尿系肿瘤中仅占0.9%～1.6%，发病年龄多为40～70岁，75%位于输尿管下段。大部分为移行细胞癌，占90%左右；鳞状细胞癌少见，占输尿管原发癌的4.8%～7.8%；输尿管腺癌更少见。原发性输尿管癌因输尿管解剖位置较隐蔽，临床上缺乏特异性，早期诊断较为困难。临床表现以无痛性间歇性血尿、腰部胀痛不适和尿路刺激症状为主。本例患者具有典型的输尿管癌的临床表现，但经过2年才诊断为输尿管癌，临床医师应该提高对本病的认识，血尿经常规检查无异常发现时应考虑行输尿管镜检查和尿液脱落细胞学检查，可早期发现输尿管病变，达到“早期发现，早期诊断，早期治疗”。治疗原则同意乙医师的意见，但病人目前存在轻度肾功能不全，切除一侧肾会加重肾功不全，应尽量保存肾，术中先行输尿管探查，如肿瘤范围不大、局限在输尿管内、局部无外侵，作输尿管局部性切除、输尿管端端吻合术，但术后要定期复查，注意肿瘤复发；如肿瘤穿透输尿管壁或已经侵犯周围组织，可连同周围组织和肾一并切除，术后如果肾功能恶化，行血液透析治疗。切除肿物送病理检查，确定病理分级和肿瘤类型。肿瘤类型、病理分级和肿瘤浸润深度是影响输尿管癌的预后的相关因素。

▶ 手术及术后恢复情况

入院后第 4 天行手术治疗：右输尿管探查、右输尿管肿瘤段切除、右输尿管端端吻合术。取右下腹斜形切口长约 12cm，逐层切开达到腹膜外，向内侧推开腹膜，在髂血管附近找到输尿管，见输尿管上段扩张约 0.8cm，向下游离输尿管，找到输尿管肿瘤所在处，局部输尿管外膜光滑，肿瘤无向外浸润，肿瘤段长约 2.0cm，其下端输尿管正常，局部未触及肿大淋巴结，游离输尿管，在距肿瘤上下缘 2cm 切断输尿管；切除输尿管剖开，见肿瘤呈菜花状（图 5），考虑为输尿管移行细胞癌可能，送病理检查，输尿管内留置 D－J 管，4－0 可吸收线端端吻合输尿管，蒸馏水冲洗局部，放置引流管一根于输尿管吻合口附近并经左下腹戳口引出。彻底止血，逐层关闭切口，术毕。

术后给予静脉输液，抗炎补液治疗，术后恢复过程顺利；术后第 2 天排气进食，术后第 7 天切口引流管无液体引出，拔除引流管，并行切口拆线，伤口Ⅱ/甲愈合；术后复出血常规和电解质基本正常，生化正常，术后 9 天出院。

▶ 最后诊断

病理诊断：右侧输尿管移行细胞癌Ⅱ级，局限在输尿管浆膜内。右侧输尿管移行细胞癌。

▶ 专家点评

原发性输尿管癌在临床较少见，在泌尿系肿瘤中仅占 0.9％～1.6％，发病年龄多为 40～70 岁，75％位于输尿管下段。近 30 年来，输尿管癌发病率呈明显的逐年上升趋势，增幅大于同期膀胱癌

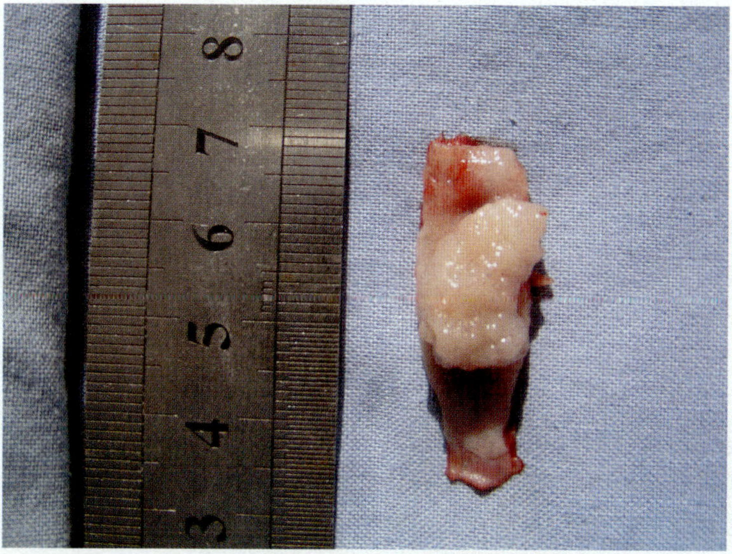

图5　切除的输尿管标本（输尿管已剖开）

和肾盂癌的增幅，在我国新发病比率高于国外文献报道。输尿管癌收治病例数明显增加的原因可能是近30年来该病的发病率确在升高，另一方面与对上尿路上皮癌的认识及诊断水平的提高有关。理论上被覆移行上皮细胞的尿路均有机会接触源自尿液中的某种致癌物质，可先后或同时发生癌变，但输尿管仅作为尿液经过的通道，其上皮接触致癌物的时间远少于作为储尿功能且具有大面积的膀胱，故其癌变发生率低。由于本病的临床表现缺乏特异性、个体差异大，故漏诊误诊率高，而输尿管壁薄、具有丰富淋巴细管、肿瘤易发生局部浸润及远处转移，预后差。因此，如何提高本病的早期诊断率及改善其预后一直是临床医生的一大难题。近年来，随着影像学检查技术的提高及腔内泌尿外科的发展，本病的诊断及治疗取得很大进展。

1. 诊断

本病好发于中老年人，男性多见，临床表现个体差异大，血尿、疼痛为常见的临床表现，但表现的程度不一，少数病人因血块堵塞输尿管而出现肾绞痛，大多数患者因肾积水而表现为腰部胀痛或钝痛，部分病人因肿瘤浸润延伸至膀胱三角区的输尿管下段肌肉而出现膀胱刺激症状，有些病人毫无症状，于体检发现肾积水或镜下血尿而进一步检查或术中发现。

辅助检查：①B超检查可作为首选，B超对诊断尿路积水极为敏感，当肿瘤小，无尿路积水时，B超对本病诊断意义不大，特异性不强，仅作为筛选手段。②静脉肾盂造影（IVU）被认为是上尿路疾病的重要诊断措施之一，在本病中，乳头状肿瘤主要表现为偏心性充盈缺损或杯口状梗阻，浸润型肿瘤表现为管腔狭窄或僵硬，梗阻上方尿路积水扩张。IVU检查还有助于了解患肾及对侧肾功能，对决定手术方案有重要意义。③逆行肾盂输尿管造影是诊断本病的重要手段，其阳性率可达86.7%，对IVU显影不良的患者应该常规行逆行造影检查。④膀胱镜检应作为常规检查方法，移形细胞癌具有多发倾向，故所有考虑患有输尿管癌的病人均应行膀胱镜检查，以了解有无并发膀胱肿瘤及其他病变，为诊断及治疗提供直观依据。在输尿管下段肿瘤中，有6.0%～35.3%的病例可直接从膀胱镜中看到肿瘤从输尿管开口脱出。⑤尿脱落细胞学检查简便易行，可作为筛选手段，如果其他的诊断方法提示有输尿管充盈缺损或梗阻，尿中找到癌细胞则更有临床意义。⑥Planz等回顾性研究了CT扫描在上尿路上皮癌诊断和分期中的应用价值，认为对高分期肿瘤（T3、4）的诊断阳性率可达100%、准确率55.6%，低分期肿瘤（Tis、Ta、T1、2）阳性率接近80%、准确率37%，但无法区分Tis、Ta、T1、T2，故CT有较高的阳性率，但分期准确性不满意。⑦MRU有助于尿路梗阻病变的定位、定性，而且安全、无创、不需造影剂，可多位成像，对于碘过敏及逆行造影失败者可选择。⑧对不明原因血尿、肾积水患者经多次检查仍不能确诊而高度怀疑本病时，最好作输尿管镜检查以进一步明确诊断和指导治疗，它不仅能直接观察病变的部位及形态，还可行组织活检和治疗，确诊率达95.0%以上，是诊断输尿管肿瘤最可靠的方法，但输尿管镜操作技术要求较高，有一定并发症，不宜作为常规检查。

2. 治疗

本病首选手术治疗，对于晚期不能手术治疗的患者可以考虑局部放疗及全身化疗。原发性输尿管癌的手术范围应根据患者的身体状况、健肾功能以及肿瘤分期、分级来确定。肾、输尿管全长及膀胱袖状切除术仍是治疗输尿管癌的首选方法，其适应证广、局部复发率低。近年来，“微创”概念日益广泛地用于临床实践中，联用尿道电切镜和腹腔镜行膀胱袖套状切除及肾输尿管全切是治疗上尿路恶性肿瘤又一重要手术方式。Fettouh 的研究显示：其 5 年生存率、复发率与开放手术无差异，但具有创伤小、恢复快的优势，是治疗原发性输尿管癌的发展方向。另外，随着对于本病认识的不断加深，开始倾向对早期诊断的低分期、低级别的肿瘤行保守性手术，可采用保留肾的手术，即输尿管部分切除、输尿管膀胱吻合术，经输尿管镜肿瘤电切术或钬激光切除术。Zubac 与 Leitenbrger 的研究表明：其 3 年、5 年生存率（68.4%，52.8%）与根治性手术（67.6%，50.3%）比较无明显差异。但也有资料表明，保留输尿管的长度与原发性输尿管癌术后复发率正相关，而输尿管癌切除平面以上则很少再发癌。由此提示我们：对早期的上、中段肿瘤行保守性手术时，应该特别慎重，术后更应严密随访；对低期、低级的下段肿瘤行保守性手术是比较合适的。因此，保守性手术应严格掌握适应证，仅适于肾功能不全、孤立肾或双侧肿瘤；肿瘤早期、恶性度较低、位于输尿管下段；高龄或体质差不能耐受根治手术者。在术前不能准确判断肿瘤分期、分级的情况下，应予首选根治性手术。无论是根治性手术治疗还是保守性手术治疗，术后应加强随访，密切观察有无肿瘤复发。为预防输尿管部分切除或局部切除后同侧输尿管癌复发，可行输尿管内逆行灌注或经肾造瘘滴注卡介苗，但疗效仍需更多研究证实。对于高分期、高分级的肿瘤，无论是否做根治性手术预后均差，术中是否有必要行淋巴结清扫尚存争议。目前，有学者认为术后局部放疗不能提高生存率，尚无公认的有效的新辅助或辅助化疗方法，因此需进一步研究。

3. 预后

原发性输尿管癌的预后差，这可能是由于输尿管壁较薄，肿瘤容易穿过肌层且输尿管周围的淋巴丰富又难于早期诊断，故易发生转移。Stief 认为影响上尿路癌肿的预后因素与肿瘤的分级、分期密切相关，需要在术后常规行膀胱镜检查，进行严密的随诊。我们认为提高对本病的认识，早期诊断，采取合理的手术方式，术后定期复查是提高患者长期生存率的关键。

▶ 参考文献

1. 潘柏年，张争，刘玉立等. 174例原发性输尿管癌的临床分析. 中华外科杂志，2004 12，42（23）：1447-9
2. Fettouh HA，Rasswer JJ，Schulze M. et al. Laparoscopic radical nephroureterectomy：results of an international multicenter study. Eur Urol，2002，42（5）：447-452
3. Klingler HC，Liddc M，Pycha A，et al. Modified laparoscopic nephroureterectomy for treatment of upper urinary tract transitional cell cancer is not associated with an increased risk of tumour recurrence. Eur Urol，2003，44（4）：442-447
4. Mills IM，Laniado ME，Patel A. The role of endoscopy in the management of patients with upper urinary tract transitional cell carcinoma. BJU Int，2001，87（3）：150-162
5. Stief CG，Jonas U，Raab R. Long-term follow-up after surgery for advanced colorectal carcinoma involving the urogenital tract. Eur Urol，2002，41（5）：546-550

病例 68　反复无痛性全程肉眼血尿伴尿频、尿急 3 个月

许清泉　王晓峰

▶ 病历摘要

男，74 岁。主因“反复无痛性全程肉眼血尿伴尿频、尿急 3 个月”入院。3 个月前无明显诱因出现全程肉眼血尿，呈深红色，无血块，伴有尿频和尿急。在当地医院就诊，按照尿路感染给予静脉抗生素和止血治疗，很快血尿消失。1 个月后前述症状又再出现，治疗同前，患者的血尿症状缓解，在此后的 2 个月内血尿症状反复出现，每次经抗生素和止血药物治疗均能够缓解，但是在发病的 3 个月里尿频和尿急症状一直不能缓解，反而比以前加重，但无尿痛和排尿困难症状。1 周前再次出现血尿，遂来我院就诊，B 超检查发现膀胱右后壁肿物，大小约 4cm。为进一步治疗收入院。发病以来进食可，大便无异常，体重无明显变化。既往否认肝炎、结核及其他传染病史或接触史，否认高血压病、冠心病、脑血管病和糖尿病病史。否认药物及食物过敏史。吸烟 10 余年，每天 15 支，无饮酒嗜好。否认家族遗传病史。

体格检查：体温 36.6℃，脉搏 80 次/分，呼吸 16 次/分，血压 120/75mmHg。一般状况可，发育正常，营养中等。皮肤黏膜无黄染，无苍白。全身浅表淋巴结未及肿大。心、肺、腹查体未见异常。外科情况：双侧肾区无叩痛，双肾下极未触及；双侧输尿管走行区无压痛；膀胱区无膨隆，叩诊鼓音；外生殖器无畸形。前列腺Ⅰ度增大，质地中等，表面光滑，中央沟存在。

辅助检查：B 超发现膀胱右后壁肿物，大小约 4cm。

初步诊断：膀胱癌。

入院后完善各项常规检查：血、尿、便常规正常。肝、肾功能及电解质正常。胸片及心电图未见异常。IVP 双肾及输尿管未见异

常。盆腔 CT 示：膀胱右后壁占位（图 1），大小约 4cm×5cm，侵及膀胱壁全层，平均 CT 值 23～28Hu，增强后 CT 值 38～47Hu，双侧膀胱精囊角清晰。盆腔内未见明确肿大淋巴结。膀胱镜检（图 2）见膀胱右后壁实性菜花样肿物，大小约 4cm，表面可见肿瘤坏死，基底宽，肿瘤周围的膀胱黏膜不平，发红，可见多处黏膜隆起，呈乳头样改变。膀胱颈部和后尿道也可见多个小菜花样肿瘤，直径约 0.5cm。于上述六处分别取活检，病理回报均为移行细胞癌，其中最大肿瘤的病理结果为移行细胞癌Ⅲ级。

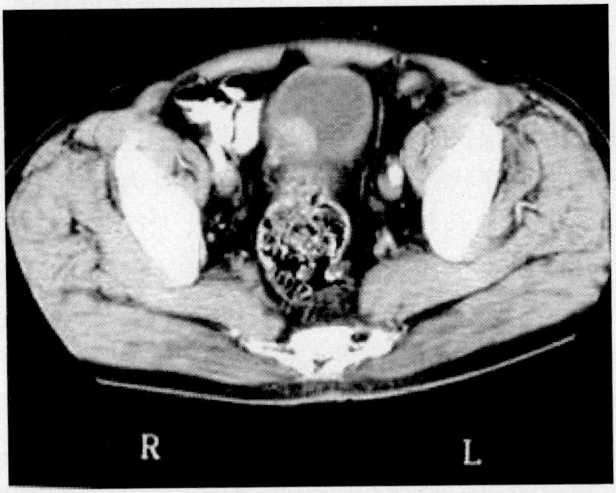

图 1　盆腔 CT 显示：膀胱右后壁占位，大小 4cm×5cm，侵及膀胱壁全层，注射造影剂后肿瘤部位有增强。膀胱壁普遍增厚，膀胱容量较小

▶ 病历讨论

甲医师（泌尿外科住院医）：根据该患者的临床表现和检查结果，可以明确诊断为膀胱多发移行细胞癌（T3N0M0）。诊断依据：①一般资料：患者为男性，74 岁。吸烟 10 余年，每天 15 支。②现病史：反复无痛性全程肉眼血尿三个月，伴尿频、尿急。抗生素和止血药治疗效果不好。③影像学检查：B 超检查发现膀胱右后壁肿物，大小约 4cm。盆腔 CT 示膀胱右后壁占位，大小约 4cm×5cm，侵及膀胱壁全层，平均 CT 值 23～28Hu，增强后 CT 值 38～47Hu。

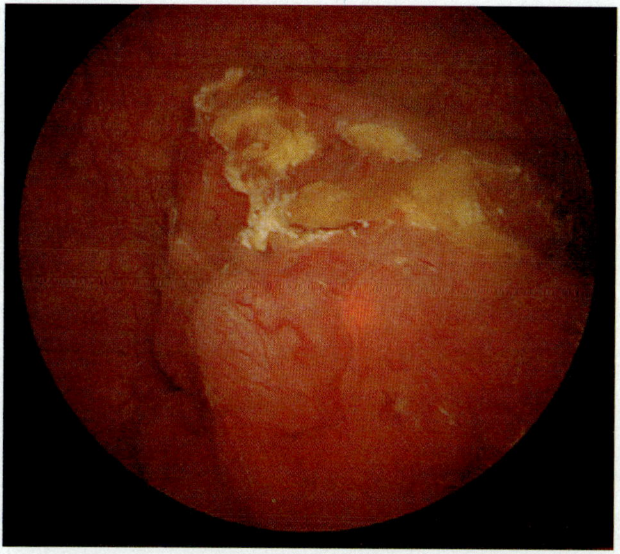

图2　膀胱镜检：膀胱右后壁实性菜花样肿物，大小约4cm，表面可见肿瘤坏死，基底宽，肿瘤周围小菜花样肿瘤，直径约0.5cm

④膀胱镜检和病理：见膀胱右后壁菜花样肿物，大小约4cm，基底宽，取活检，病理回报为移行细胞癌Ⅲ级。

该患者的诊断已经明确，并得到病理证实。应该尽早进行治疗，该患者病理分期为T3N0M0，且膀胱肿瘤为多发，应该行根治性膀胱全切术，盆腔淋巴结清除术，是行膀胱重建术还是行尿流改道请上级医生提出意见。

乙医师（泌尿外科主治医师）：基本同意甲医师意见，患者膀胱癌诊断明确，IVP双肾及输尿管未见异常，术前检查完备，无手术禁忌证，应行手术治疗。考虑到肿瘤较大、基底宽、多发、分化差，不能保留膀胱，应该行根治性膀胱切除术。由于在膀胱颈部和后尿道均有肿瘤，并已有病理证实为移行细胞癌，故不宜行膀胱重建术，应该行尿流改道手术。患者年龄大，手术的耐受性差，作异位可控膀胱手术创伤大，况且患者自我生活能力也比较差，我的意见是做回肠膀胱为好。

丙医师（泌尿外科主任医师）：两位医师的分析思路清晰，治疗原则正确。该患者年龄比较大，但是并没有手术禁忌证，应尽早手术治疗。有一点需要补充：患者除了肿瘤分期比较晚、分化差和膀胱内肿瘤多发以外，还有一个很重要的特点就是膀胱颈部和后尿道也有多个肿瘤存在，这一点是原位膀胱重建术的禁忌证。我建议在行根治性膀胱全切、尿流改道的同时，还应该行尿道切除术，以免手术后在尿道有肿瘤的复发。因此手术的范围应该是根治性膀胱全切、盆腔淋巴结清除、尿道切除和回肠膀胱术。这样的手术创伤很大，患者的年龄也较大，在尿流改道的手术方面越简单越好。手术前要把这些情况和麻醉医生进行交流，充分做好术前准备，同时将我们讨论的结果和治疗方案向患者和家属做充分的说明。

▶ 手术及术后恢复情况

入院后的第 4 天开始肠道准备（3 天），行根治性膀胱全切、盆腔淋巴结清除、尿道切除和回肠膀胱术。

麻醉成功后，患者截石位，常规消毒，铺万能无菌单。作下腹正中切口延长至脐上，逐层切开皮肤、皮下组织、肌层，于膀胱前间隙向右侧分离，显露髂血管，沿髂外静脉上下和闭孔周围的盆腔淋巴组织清除（图 3），游离并切断两侧的输尿管。打开腹腔，于腹膜外游离膀胱，以输精管为标志膀胱后方游离至精囊处。分离耻骨前列腺韧带，缝扎前列腺静脉丛，切开盆底筋膜，于前列腺尖部切断尿道，向近端游离前列腺，切除前列腺、精囊及膀胱。助手在下面择会阴部纵行切口，逐层切开皮肤、皮下组织，分离会阴浅层肌肉，暴露尿道球部并游离尿道至尿道外口，向内游离尿道至前列腺尖部的尿道断端，完整切除全部尿道后，将会阴部逐层缝合。术者于乙状结肠系膜后方游离出一腔隙，将左侧输尿管从腔隙内穿过进入右侧。分离结扎阑尾系膜，切除阑尾，荷包缝合包埋残端。距回盲部约 20cm 处截取约 20cm 长回肠，行回肠断端吻合，浆肌层间断缝合加强，间断缝合关闭肠系膜。截取回肠段远端缝合关闭，4-0 可吸收线缝合，将两侧输尿管与回肠膀胱进行吻合，输尿管内置硅胶支架管。右下腹髂前上棘与脐连线中点下方作圆形皮肤和皮下组织的切除（直径约 3cm），十字切开腹直肌前鞘，将回肠膀胱引出腹壁外，套叠式缝合皮肤和肠管，将回肠膀胱及其系膜与腹膜进行缝合。生理盐水冲洗腹腔，彻底止血后，腹腔及盆腔分别放置引流管，清点器械纱布无误后1号可吸收线连续缝合间断、7号丝线加强关闭腹膜，逐层缝合关闭切口。

术后给予抗炎及静脉营养支持等治疗，第3天拔除盆腔引流管，第4天肛门排气，第5天拔除胃管，少量饮水，第6天起进流食并拔除腹腔引流管，逐渐过渡到普食。第8天伤口拆线，伤口Ⅱ/甲愈合，术后两周出院。

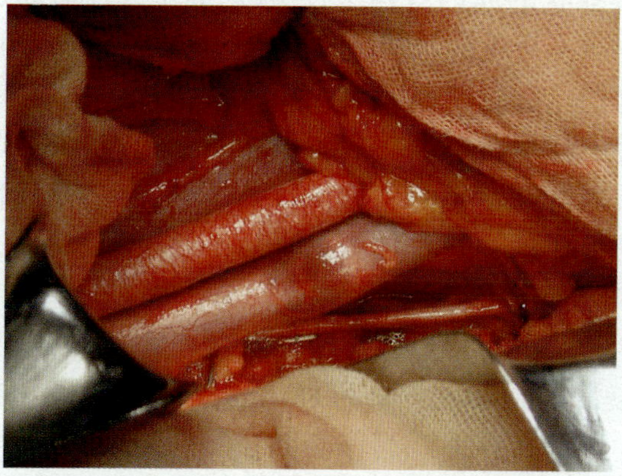

图3 清除盆腔淋巴结组织，包括髂外动脉、髂静脉上下和闭孔周围的盆腔淋巴组织清除

▶ 最后诊断

膀胱癌。病理诊断膀胱多发移行细胞癌Ⅲ级，最大直径4cm，侵及膀胱壁全层。膀胱颈部和后尿道为移行细胞癌Ⅱ级，前尿道未见肿瘤。两侧盆腔淋巴结均未见肿瘤转移（0/19）。

▶ 专家点评

膀胱肿瘤是我国泌尿外科最常见的肿瘤，占全部恶性肿瘤的3.2%。膀胱癌多见于男性，男女比例约为3∶1。90%以上是移行上皮癌，少数为鳞癌和腺癌。膀胱鳞癌和腺癌为浸润性癌，病程短、恶性度高、预后不良。在膀胱移行细胞癌中大多数为浅表型，治疗方法比较简单，主要以 TUR-Bt 和膀胱内灌注治疗为主，但是膀胱移行细胞癌治疗后容易复发，约有 16%～25%复发的肿瘤恶性程度增加，生长方式也会发生变化。膀胱癌一旦发生转移，患者多数在 2 年内死亡。

膀胱肿瘤临床表现有很大差异，肉眼血尿是最常见的症状。在临床上见到肉眼血尿的病人大约有 1/3～1/2 最终诊断膀胱癌。膀胱癌也可表现为膀胱刺激症状，即尿频、尿急和尿痛，约占 10%左右。伴有膀胱刺激症状的原因有两个：（1）继发或伴有膀胱内的感染；（2）由膀胱肿瘤本身所致，即膀胱肿瘤体积大，占据了膀胱的容量；肿瘤侵犯膀胱壁，沿着膀胱壁生长，使得膀胱的顺应性下降；伴有原位癌常常会出现膀胱刺激症状。该患者反复查尿常规未发现有尿路感染，其原因就是肿瘤的生物学特点所致。无论是哪种原因，凡是伴有膀胱刺激症状的患者均提示预后不良。膀胱内的感染使得膀胱黏膜充血水肿，往往使肿瘤细胞更容易扩散。

早期诊断和早期治疗有助于延长生存期。40 岁以上全程无痛性肉眼血尿都应考虑到膀胱癌的可能。膀胱癌确诊后，要对其部位、大小、数目、形态及有无浸润作全面了解。传统膀胱癌的诊断手段为尿常规分析、尿液脱落细胞检查、膀胱镜及影像学检查等。这些方法仍是目前诊断膀胱癌的主要方法。膀胱镜检对膀胱肿瘤的诊断极其重要。原位癌表现为黏膜上似天鹅绒的红色突起。乳头状癌多数为表浅 Ta 和 T1 期肿瘤，肿瘤局限于黏膜层或黏膜固有层，蒂细长。结节团块状、乳头状癌常为 T2 及 T3 期肿瘤，乳头短且融合，广基或短蒂。浸润性癌常为 T3 或 T4 期，实性生长，无蒂，界限不清，局部隆起。近年来，国内外在膀胱癌诊断方面有比较新的突破，如生物学标志、免疫组化法和基因芯片检查可以使检查的敏感性和特异性增高，并能预测疾病发展和治疗结果。

膀胱肿瘤的鉴别诊断主要是血尿的鉴别诊断，膀胱癌血尿可能伴膀胱刺激症状或影响排尿，血尿在开始或终末加重，可能有血块。肾及输尿管肿瘤无膀胱刺激症状，也不影响排尿。需要鉴别的疾病包括非特异性膀胱炎、肾结核、尿石症、腺性膀胱炎、放射性膀胱炎、良性前列腺增生症、前列腺癌、子宫颈癌及肾内科疾病等。一般经B超、CT、MRI和泌尿系造影检查不难鉴别。

临床上按照肿瘤浸润的深度将膀胱癌分为浅表性膀胱癌和浸润性膀胱癌。浅表性膀胱癌包括Ta、T1和Tis。浸润性膀胱癌包括T2、T3及T4期肿瘤。原则上浅表性膀胱癌行保留膀胱的手术，以经尿道电切为主，而浸润性肿瘤以根治性切除为主，切除整个膀胱，男性还包括前列腺和精囊，并行尿流改道。对多发膀胱肿瘤、肿瘤分化不良、伴有黏膜原位癌、多器官发病、三角区、膀胱颈及前列腺尿道肿瘤病例应同时行尿道全切除术。

保留膀胱的手术，术后应灌注化疗药或免疫治疗药物。药物包括噻替哌、丝裂霉素C、阿霉素、羟基喜树碱及卡芥苗等。术后随访也很重要，应定期检查膀胱镜。

既往认为尿路上皮肿瘤对放疗及全身化疗不敏感，近年来，随着新的化疗药的出现，新的化疗方案不断出现。MVAC是经典的化疗方案，以铂类为基础，由Sternberg等1989年设计。MVAC方案有长期疗效差和毒副作用大的缺点，有远处转移的患者中位生存期不足6个月。近几年由健择和顺铂构成的GC方案成为最有希望替代MVAC的化疗方案。多中心、大样本随机对照研究结果表明，GC组的临床有效率及中位生存期与MVAC组相似，但副作用显著减少。以卡铂替代顺铂的方案对肾功能不全的膀胱癌患者，亦取得较好效果。

▶ 参考文献

1. Sternberg CN，Yagoda A，Scher HI，et al. Methotrexate，vinblastine，doxorubicin，and cisplatin for advanced transitional cell carcinoma of the urothelium. Cancer，1989，64：2448-2458
2. Lorusso V，Manzione L，De Vita F，et al. Gemcitabine plus cisplatin for advanced transitional cell carcinoma of the urinary tract：a phase Ⅱ multicenter trial. J Urol，2000，164：53-56
3. 顾方六. 尿路上皮肿瘤的诊断和治疗. 见：吴阶平泌尿外科学. 第一版. 济南. 山东科学技术出版社，2005. 959-980
4. von der Maase H，Sengelov L，Roberts JT，et al. Long-term survival results

of a randomized trial comparing gemcitabine plus cisplatin, with methotrexate, vinblastine, doxorubicin, plus cisplatin in patients with bladder cancer. J Clin Oncol. 2005, 23: 4602-4608
5. Rosenberg JE, Carroll PR, Small EJ. Update on chemotherapy for advanced bladder cancer. J Urol. 2005, 174: 14-20

病例 69　全程肉眼血尿 3 天

黄晓波　王晓峰

▶ 病历摘要

男，75 岁。主因“全程肉眼血尿 3 天”入院。患者 3 天前无明显诱因出现全程肉眼血尿，为深褐色，无凝血块，无尿频、尿急、尿痛、发热等不适，随后尿色恢复正常，外院尿常规检查为镜下血尿，2 天前再次出现全程无痛肉眼血尿，B 超检查提示膀胱右侧壁可见一 6cm×4cm 大小肿物。又行 CT 检查（图 1），结果提示：膀胱右侧壁 6cm×4cm 大小肿物，明显增强，盆腔无肿大淋巴结，精囊及直肠无侵犯，诊断为膀胱癌，为进一步治疗收入院，患者自发病以来，精神、睡眠尚可，大便无明显异常，食欲可，体重无明显下降。既往高血压病史 20 年，血压最高达 220/120mmHg。10 年前因急性心肌梗死于外院行溶栓治疗。2 型糖尿病病史 5 年，服用药物控制，血糖维持平稳的正常水平。

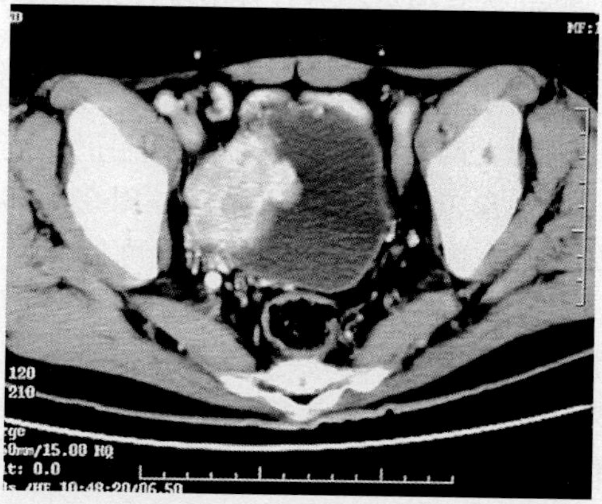

图 1　膀胱右壁 6cm×4cm 大小肿物，肿瘤呈实性生长，基地宽大，注入造影剂后肿瘤组织明显增强，盆腔无肿大淋巴结，精囊及直肠无侵犯

体格检查：体温 36.4℃，脉搏 80 次/分，血压 120/80mmHg。一般状况可，发育正常。皮肤黏膜无黄染，全身浅表淋巴结未及肿大，巩膜无黄染，结膜无苍白。心、肺查体未见明显异常。腹部未及明显包块，肝脾肋下未及，肠鸣音正常，脊柱四肢活动不受限。双侧膝腱反射正常引出，双侧病理反射（一）。外科情况：双肾未触及，双肾区无叩痛，双侧输尿管走行区无压痛；膀胱区不胀。

辅助检查：B 超显示“膀胱右壁可探及 6cm×4cm 大小的肿物，形状不规则，不随体位改变而活动”。CT 检查提示：膀胱右壁 6cm×4cm 大小肿物，肿瘤呈实性生长，基地宽大，注入造影剂后肿瘤组织明显增强，盆腔无肿大淋巴结，精囊及直肠无侵犯。

初步诊断：（1）膀胱癌，（2）2 型糖尿病，（3）陈旧性心梗，（4）高血压病。

入院后详细询问病史患者有高血压病史 20 余年，10 年前因急性后壁、下壁心肌梗死行冠状动脉造影尿激酶溶栓治疗，此后患者血压明显降低，维持在（90～100）/(60～70）mmHg，5 年前患者开始出现排尿后不适症状，表现为头痛、头晕、心悸、胸闷、四肢乏力等症状，发作时患者自测血压，排尿后 2 分钟内血压高达 220/120mmHg，随后降至 70/40mmHg，6～8 分钟后血压恢复正常，1 年来上述排尿后的症状有加重趋势，并出现过排尿后晕厥 3 次。

入院后完善各项常规检查，血尿便常规，肝肾功能及空腹血糖均正常，餐后 2 小时血糖为 10mmol/L。心电图提示陈旧性下壁心梗，胸片均未见异常，两次查血儿茶酚胺均在正常范围。入院后患者排尿后高血压的现象未再出现。入院后一周在局部尿道麻醉下行膀胱镜检查，见膀胱右侧壁靠近顶部的位置可见一个直径约 5cm 的新生物，形状不规则，呈实性生长，基地宽广，表面不平，局部有出血和坏死，肿瘤周围的膀胱黏膜未见异常。于肿瘤表面取活检送病理检查，结果报告：膀胱黏膜非典型性增生，部分细胞有异形性，不除外膀胱移行细胞癌。

▶ 病历讨论

甲医生（泌尿外科住院医师）：该患者疾病的临床表现有如下几

个特点：

（1）患者老年男性间断全程无痛肉眼血尿3天入院。

（2）现病史：患者3天前无明显诱因出现全程肉眼血尿，为深褐色，无凝血块，患者无尿频、尿急、尿痛、发热等不适，随后尿色恢复正常，外院查尿常规示镜下血尿，2天前再次出现全程无痛肉眼血尿，于我院门诊B超示膀胱右侧壁可及6cm×4cm大小肿物；门诊行CT检查示：膀胱右壁6cm×4cm大小肿物，明显增强，盆腔无肿大淋巴结，精囊及直肠无侵犯，考虑膀胱癌。

（3）既往史：高血压病史20年，10年前因急性心肌梗死于外院行溶栓治疗。2型糖尿病病史5年，药物控制，血糖平稳。

（4）入院查体：体温36.4℃，脉搏80次/分，呼吸18次/分，血压120/80mmHg，一般情况可，心肺腹（—）；膀胱区无膨隆，未及包块。

（5）辅助检查：B超提示：膀胱右壁可见6cm×4cm大小肿物。CT检查提示：膀胱右侧壁6cm×4cm大小肿物，造影剂明显增强，盆腔无肿大淋巴结，精囊及直肠无侵犯，考虑膀胱癌。膀胱镜检查，见膀胱右侧壁靠近顶部的位置可见一个直径约5cm的新生物，形状不规则，呈实性生长，基地宽广，表面不平，局部有出血和坏死，肿瘤周围的膀胱黏膜未见异常。于肿瘤表面取活检送病理检查，结果报告：膀胱黏膜非典型性增生，部分细胞有异形性，不除外膀胱移行细胞癌。结合以往病史询问，患者5年前开始出现排尿后高血压发作并伴有头痛、头晕、心悸、胸闷、四肢乏力等症状，还曾经有过3次排尿后晕厥，临床怀疑有膀胱嗜铬细胞瘤的可能，但是血儿茶酚胺不升高，病理活检又不支持。

乙医生（泌尿外科主治医师）：主管医生的汇报比较全面，但是目前明确诊断还存在问题，就是血儿茶酚胺不升高，病理活检不能确定是膀胱嗜铬细胞瘤。患者入院后没有出现排尿后高血压的发作，所以血儿茶酚胺检测也不会升高，问题是有没有必要人为地诱发高血压发作来检测血儿茶酚胺的水平？用什么方法来诱发症状出现？其次是否有必要再次进行膀胱镜取病理活检证实？我认为这些必要性不大，根据目前所掌握的临床资料，膀胱嗜铬细胞瘤的诊断是成立的，尽管患者现在没有高血压，但是还是应该按照嗜铬细胞瘤进行术前准备，用α受体阻滞剂和扩容进行术前准备。以免手术中和手术后发生血压的剧烈波动。

丙医生（泌尿外科主任医师）：同意两位医生的意见，通常嗜铬细胞瘤的患者血浆基础儿茶酚胺水平较高，但对于膀胱嗜铬细胞瘤患者，情况并非如此。血儿茶酚胺浓度的升高仅出现在排尿时，因此对于这些患者，正确掌握采集血样的时机是诊断的关键。目前根据B超、CT检查结果都清楚了膀胱肿瘤的诊断，结合患者排尿后高血压症状的出现，膀胱嗜铬细胞瘤的诊断应该是明确的，如果再次行经膀胱镜活检也应该在给予α受体阻滞剂一段时间的基础上进行，但是没有必要冒风险进行。目前患者膀胱肿瘤的诊断是明确的，即便是移行细胞癌患者也不能行根治性手术，患者患有高血压，心肌梗死和糖尿病，不能耐受这么大的手术，也只能行膀胱部分切除，术后再根据病理结果进行相应的治疗，但是术前一定要按照嗜铬细胞瘤进行术前准备，应用α受体阻滞剂和扩容。在行术前准备方面应注意几个问题：①患者的基础血压不高，α受体阻滞剂的应用要缓和，我建议用高特灵2mg，每天2～3次口服；②患者有心肌梗死病史，心功能可能有潜在的问题，扩容应该从小量开始，不要量太大，以免诱发患者心衰，不建议用全血进行扩容；③手术中要尽量操作轻柔，减少对肿瘤的挤压，防止术中血压过度升高；④肿瘤切除后的血压控制也是一个关键的问题，可能会出现血压不升。

▶ 手术前准备情况

手术前3天开始用高特灵2mg、每日2次口服，同时每天静脉输入液体1500ml，3天后进行手术治疗。

▶ 手术过程和手术情况

在硬膜外麻醉下行膀胱部分切除术。麻醉成功后，患者取平卧位，常规消毒铺巾后取下腹正中切口，逐层切开进入膀胱，见膀胱右侧壁5cm大小肿瘤，肿瘤呈实性生长，质地较硬，基地宽，侵犯膀胱壁，肿瘤所在膀胱壁的部位血管多，并迂曲扩张，沿肿瘤基底距离 1cm 的位置切开膀胱黏膜，逐渐向深部的肌层切开，在切除的操作过程中，患者的血压明显升高，最高达 220/120mmHg，切除肿瘤时出血比较凶猛，用约 5 分钟时间迅速将肿瘤切除，并止血。切除肿瘤后患者的血压随即降至 70/40mmHg，立即用多巴胺进行升压，5 分钟后血压恢复正常。膀胱切口双层缝合，留置耻骨后引流管和导尿管，手术基本顺利，术后患者安返病房。术后 8 天切口拆线，10 天后患者出院。

▶ 最后病理诊断

膀胱嗜铬细胞瘤（副神经节瘤）（图 2），免疫组化：CgA（＋）；Syn（＋）；S－100 散在（＋）；Vimentin（＋）；EMA（－）；CK（－）。

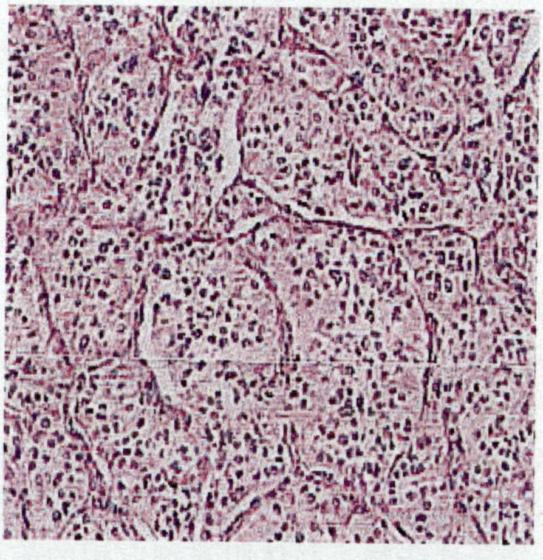

图 2　病理诊断（HE，100×）：膀胱嗜铬细胞瘤。瘤细胞不规则排列，细胞大小比较一致，呈多边形，胞浆丰富，嗜伊红染。核空泡状，无明显异型。间质为富含毛细血管的疏松结缔组织

▶ 专家点评

嗜铬细胞内含有一些可被二铬酸钾染色为棕黄色的颗粒，这种化学反应被称为嗜铬反应，嗜铬细胞瘤也因此得名。嗜铬细胞瘤起源于外胚层母细胞，属于副神经节瘤，多发生于肾上腺内，少数发生在肾上腺以外的地方。根据解剖分布、神经支配和显微镜下结构将非肾上腺副神经节瘤分为4类：鳃节副神经节瘤，迷走神经内副神经节瘤，主动脉交感副神经节瘤，内脏自主副神经节瘤。发生于膀胱的嗜铬细胞瘤属于第4类，嗜铬染色阳性，多数具有功能，在嗜铬细胞瘤中仅占1%左右。本病可以发生于各个年龄阶段，女性发病率稍高，临床表现多变，多表现为与排尿相关的不适症状，典型三联征表现为：头痛、心悸、多汗，有些患者会出现头晕、乏力、视力模糊等不适症状，严重者可出现晕厥，以上这些症状也会于患者膀胱充盈、排便、性交或腹部触诊时出现。65%～80%的患者伴有持续性高血压，或排尿后出现发作性高血压。此外有50%～65%患者有无痛性肉眼血尿病史。肾上腺嗜铬细胞瘤多数伴有持续高血压或阵发性高血压，血浆基础儿茶酚胺水平较高，但对于膀胱嗜铬细胞瘤患者，情况并非如此。大部分患者儿茶酚胺浓度的升高仅出现在排尿不适发生时，因此对于这些患者，正确掌握采集血样的时机成为诊断的关键。由于膀胱嗜铬细胞瘤主要起源于分布在膀胱壁肌层内自主神经的副交感干，因此该肿瘤主要位于肌层，进而在影像学检查方面，也就具有了相应的特点：如肿瘤表面有光滑完整的膀胱黏膜、向膀胱突出较少，肿瘤血供异常丰富，呈网状分布等，这些特征都与膀胱癌的表现明显不同。膀胱镜检更是能直观地观察到肿瘤的情况：肿瘤向膀胱腔内突出，表面光滑、基底广、血管纹理清楚。由于容易引起患者晕厥等不适症状，且肿瘤生长位置较深，表面易出血，不易取得阳性结果，因此不建议进行膀胱深层组织的活检。但是在血管活性药物α受体阻滞剂应用的前提下可以进行膀胱镜检和病理活检，从病理的角度明确诊断。迄今为止，手术切除肿瘤仍是治疗膀胱嗜铬细胞瘤的根本方法，由于在术前麻醉诱导及手术操作中都有可能刺激儿茶酚胺的释放，从而导致血压剧烈波动，甚至会有生命危险，因此充分的术前准备尤其重要。需要特别指出的是，如果术前怀疑膀胱肿物为嗜铬细胞瘤，即使血、尿儿茶酚胺水平未见升高，也不能忽视术前准备的重要性。以往就有病例报告：膀胱嗜铬细胞瘤患者，术前儿茶酚胺水平正常，但在手术切除过程中由于血压波动过大，导致手术失败。与肾上腺嗜铬细胞瘤相同，膀胱嗜铬细胞瘤的术前准备也主要包括降压、扩容、纠正心律失常三大方面。术前扩容尤其不能忽视，由于本病患者多数处于有效循环血量绝对不足状态，充分扩容既有助于维持术中血压的平稳，也为麻醉医生使用血管活性药物提供了安全保证，而且可避免切除肿瘤后由于容量不足而大量迅速扩容可能导致的急性心衰、肺水肿等并发症。同时在麻醉过程中确保平稳诱导，在手术时动作要尽量轻柔，分离肿瘤时避免牵拉、积压瘤体，尽可能早地结扎肿瘤血管，这些细节也是手术顺利进行的关键。由于大多数膀胱嗜铬细胞瘤发生于膀胱壁内，经尿道肿瘤切除无法达到根治效果，而嗜铬细胞瘤如果不能完整切除，术后容易复发，因此开放的膀胱部分切除术是首选治疗方法。有专家指出在切除瘤体前，先沿肿瘤范围将膀胱壁全层结扎可以有效地减少血流动力学改变。

如果是恶性膀胱嗜铬细胞瘤，术后要注意血压的变化，并定期复查血和尿的儿茶酚胺水平，一旦出现异常，就应立即进行 CT、MRI 和 I－MIBG 检查，其中 I－MIBG 为首选。有研究表明，对于复发或转移灶 I－MIBG 检查敏感性及特异性比原发灶更高，局部复发或新的原发灶可能出现于副神经节组织存在的任意部位，而转移灶可能出现在区域淋巴结、骨、肝或肺部。复发或转移一经证实，就应再次行手术切除，如果无法切除则可选择药物控制血压，放疗、化疗的疗效有限。

▶ 参考文献

1. Segawa N，Osafune T. Malignant pheochromocytoma of the urinary bladder. Hinyokika Kiyo. 2005 Apr；51（4）：291-6
2. Minagawa T，Sato T，Furuhata M，Hirabayashi N，Kato H. Extra-adrenal pheochromocytoma（paraganglioma）of the urinary bladder：a case report Hinyokika Kiyo. 2004 Nov；50（11）：787-90
3. Tan SM，Chan ST. An undiagnosed pheochromocytoma of the urinary bladder. Anaesth Intensive Care. 2002；30（5）：668-70
4. Takezawa Y，Inoue M，Kurita S，Nakata S，Kobayashi M，Kosaku N，Yamanaka H. Pheochromocytoma of the urinary bladder：a case report.

Hinyokika Kiyo. 2001；47（2）：105-7

5. Shu-Ping Lee，Gwung-Gwo Wang，Shan-Chyi Hwang，Ming-Tsun Chen，Hong-Da Lin. Pheochromocytoma of the Urinary Bladder：A Case Report. Chin Med J（Taipei）1996；57：297-300

6. Kato H，Suzuki M，Mukai M，Aizawa S. Clinicopathological study of pheochromocytoma of the urinary bladder：immunohistochemical，flow cytometric and ultrastructural findings with review of the literature. Pathol Int. 1999 Dec；49（12）：1093-9

病例70　终末肉眼血尿3个月

许克新　王晓峰

▶ 病历摘要

男，45岁，主因“终末肉眼血尿3个月”收入院。患者3个月前无明显诱因出现终末肉眼血尿，无尿频、尿急，就诊于北京某院，查前列腺明显增大，质韧，怀疑恶性病变。遂行前列腺穿刺活检，病理诊断为前列腺平滑肌肉瘤，现为进一步诊治收入我院。患者自发病以来，睡眠、饮食好，二便无异常，体重无明显变化。

体格检查：体温36.5℃，脉搏78次/分，呼吸17次/分，血压120/75mmHg。一般状况可，发育正常，营养好，自主体位，神志清楚。皮肤黏膜无黄染，无苍白，无紫绀及出血点，无水肿。全身浅表淋巴结未及肿大。心、肺、腹查体未见明显异常。外科情况：双侧肾区无膨隆、无叩痛，双肾下极未触及；双侧输尿管走行区无压痛；膀胱区无膨隆，叩诊鼓音；前列腺指检：肛门括约肌张力正常，前列腺Ⅲ°，质地韧，右侧明显，表面光滑，中央沟消失，未及明显结节。

辅助检查：PSA 0.6ng/ml，FPSA 0.03 ng/ml。前列腺病理：前列腺梭形细胞恶性肿瘤，平滑肌肉瘤可能性大。B超示前列腺大小4.3cm×5.3cm×4.4cm，右外侧可见一均质回声区，大小4.3cm×5.3cm×4.4cm。膀胱受压，精囊未见异常。MRI示前列腺可见两肿物，大小约4.0cm×5.0cm，边界清。膀胱镜未见明显异常。

▶ 病历讨论

甲医师：患者主因“终末肉眼血尿3个月”收入院。患者主要症状为终末肉眼血尿。查体：肛门括约肌张力正常，前列腺Ⅲ°，质地韧，右侧明显，表面光滑，中央沟消失，未及明显结节。辅助检查：前列腺病理：前列腺梭形细胞恶性肿瘤，平滑肌肉瘤可能性大；

B 超示前列腺大小 4.3cm×5.3cm×4.4cm，右外侧可见一均质回声区，大小 4.3cm×5.3cm×4.4cm。MRI 示前列腺可见两肿物，大小约 2.0cm×3.0cm，边界清；所以前列腺平滑肌肉瘤诊断明确。前列腺平滑肌肉瘤对化疗较为敏感，可先行化疗，并行 CT 检查，以了解肿瘤有无侵及周围组织。化疗后可行手术治疗。

乙医师：患者主要症状为终末肉眼血尿。查体：肛门括约肌张力正常，前列腺Ⅲ°，质地韧，右侧明显，表面光滑，中央沟消失，未及明显结节。前列腺病理：前列腺平滑肌肉瘤可能性大；B 超示前列腺增大，右外侧可见一不均质回声区，大小 4.3cm×5.3cm×4.4cm。MRI 示前列腺可见两肿物，大小约 2.0cm×3.0cm，边界清；所以前列腺平滑肌肉瘤诊断明确。患者存在手术指征。术前注意事项：完善术前准备，了解心肺功能、肝肾功能，明确能否耐受手术，有无手术禁忌。了解患者肿瘤侵犯范围，确定手术方式及范围。现患者 CT 示前列腺肉瘤已侵及膀胱，应行一次 VAC 方案化疗，现准备手术治疗，按前列腺膀胱根治切除术准备，术中根据具体情况进行处理。注意生命体征；术后注意并发症的发生，及早预防及治疗。术前准备：备皮；配血 2400 毫升；青霉素皮试；术前一天禁食水；术前三天灌肠，术前一天清洁洗肠；术前三天口服消炎药；术前留置胃管、尿管。

丙医师（泌尿外科教授）：患者男性，45 岁，3 个月前无明显诱因出现终末肉眼血尿，就诊于外院，查前列腺质硬，怀疑恶性病变，遂回当地医院，行前列腺电切后病理示前列腺平滑肌肉瘤，现为进一步诊治收入院。现各项检查明确，诊断明确，无手术禁忌证，已行化疗一次，现准备于全麻下行“前列腺根治术”。

术前行 VAC 方案化疗，VCR 2mg（1 日），阿霉素 50mg（1 日），CTX 600mg（1、2 日）。患者无恶性、呕吐等症状。查体同前所述，无明显特殊改变。化疗后患者情况好，未诉特殊不适，无恶性、呕吐，查体，无明显特殊改变。血检结果：WBC 5.1×10^9/L，HB 145g/L。

▶ 手术及术后恢复情况

下腹正中脐至耻骨联合切口，长约20cm，依次切开皮肤、肌肉各层进入膀胱前间隙。探查膀胱未及异常，前列腺质软，有结节感，周围未及肿大淋巴结。切断耻骨前列腺韧带及前列腺侧韧带，暴露前列腺和膀胱。探查见前列腺肿瘤稍侵及膀胱颈，前列腺包膜完整。1#丝线相距1厘米横向缝合前列腺包膜，切开前列腺包膜，横断前列腺和膀胱交界，钝锐分离游离前列腺和精囊。以尿管为标志，扪及尿道。游离尿道两侧及尿道直肠间隙后，横断尿道、前列腺交界。牵引Foley尿管提起尿道和前列腺，分离前列腺直肠间隙后，沿包膜外将前列腺及精囊完整切除。尿管置入膀胱，2-0可吸收线于2、5、7、9、12点处吻合膀胱、尿道黏膜5针，创面彻底止血。皮肤另刺口置耻骨后橡皮引流管一根。检查术野无渗血，清点器械纱布无误后分别缝合皮肤各层。

手术后1个月开始化疗，仍采用VAC方案：长春新碱2mg d_1，表阿霉素40mg d_1及环磷酰胺200mg d_{1-2}。并同时给予保肝及止吐药物治疗。

患者定期门诊复查，每月住院化疗一次，术后4个月入院时查体：左下腹可见长约15cm的手术切口瘢痕，肛查：肛门括约肌不松弛，直肠前壁未触及肿物。左下肢明显萎缩，可见多处手术切口瘢痕，左侧膝腱反射消失，病理反射未引出。诊断：前列腺平滑肌肉瘤术后，脊髓灰质炎后遗症。入院完善各项化验检查。给予长春新碱2mg d_1＋表阿霉素40mg d_1＋环磷酰胺200mg d_{1-2}化疗1次，无明显化疗反应，今化疗已结束，准予出院。

术后6个月复查腹部B超示：膀胱后方偏右及左侧分别见6.8cm×4.5cm及4.1cm×3.9cm肿物，边界不清，内部为实性不均匀回声，可见少量血流信号。泌尿科教授查房后认为，腹部B超提示盆腔多发实性占位，患者盆腔肿物考虑复发可能性大。CT检查证实盆腔淋巴结转移，压迫尿道。

▶ 最后诊断

前列腺平滑肌肉瘤，盆腔淋巴结转移。

▶ 专家点评

前列腺肉瘤是一种少见的前列腺恶性肿瘤，与前列腺癌不同，其主要发生于前列腺的间质细胞而非上皮细胞。国外文献报道前列腺肉瘤发生率占前列腺恶性肿瘤的0.10%～0.24%，而国内报道为6.37%～7.50%，这种发生率的显著差异可能与国内前列腺癌的发病率较低有关。

前列腺肉瘤的病理分为三类：（1）肌源性肉瘤：包括平滑肌肉瘤和横纹肌肉瘤；（2）纤维源性肉瘤：包括纤维肉瘤和梭形细胞肉瘤；（3）其他：包括黏液肉瘤、脂肪肉瘤、骨肉瘤、神经源性肉瘤等。横纹肌肉瘤多见于儿童，而平滑肌肉瘤多见于成年人；而纤维肉瘤则多见于老年人。瘤体外观多呈椭圆形，质地柔韧。如发生于老年人，则瘤体质地较硬。在显微镜下观察，横纹肌肉瘤可有不同细胞类型。细胞呈小圆形，也可体积较大，具有横纹和边缘性空泡。细胞亦可呈长形，含有纵行排列的细胞核。瘤体内常有黏液性水肿和分化不良的细胞，核分裂活跃。平滑肌肉瘤的细胞呈长形，有钝端的核。

前列腺肉瘤的临床症状多发生于局部浸润或转移之后，主要表现为膀胱出口梗阻性症状，病情发展快，呈急性进行性排尿困难，可并发急性尿潴留和下尿路感染。部分患者可出现血尿或血精。肛诊时可触及均匀肿大的前列腺，边缘多不能触及，表面光滑无触痛，质地柔软有囊性或波动感。而纤维肉瘤质地较硬。影像学检查对前列腺肉瘤的诊断有重要意义，可以了解病变局部侵犯及远处转移情况。彩色超声除了可诊断本病外，还可通过其特征性的表现来鉴别因盆腔放疗而诱发的前列腺肉瘤。应用不同频率的超声探头检查有助于明确病变的性质。CT检查多能明确前列腺肿瘤的恶性性质，对发现局部转移灶及判断病变临床分期有重要价值。MRI能从不同角度及平面进一步明确肿瘤与周围组织的关系。但本文病例未行MRI

检查。常规X线检查及同位素全身骨扫描可提示骨、肺、纵隔等区域的转移情况。前列腺肉瘤骨转移主要为溶骨性破坏，而前列腺癌转移时常见为成骨性破坏。

前列腺肉瘤多依靠经直肠超声引导下的前列腺穿刺活检来进行组织病理学诊断。前列腺多点穿刺活检是最重要的诊断方法。经会阴或经直肠穿刺活检取材均较方便，而且损伤小，耐受性好。本文有两例经前列腺穿刺活检确诊，另有一例行前列腺电切术后病理检查确诊。正如本报告所示，前列腺肉瘤的实验室检查多无异常发现，特别是血清酸性磷酸酶、碱性磷酸酶及PSA均正常。

前列腺肉瘤分为4期：（1）Ⅰ期：肿瘤局限，能完全切除，区域淋巴结阴性。（2）Ⅱ期：肿瘤浸润到邻近组织，不能完全切除而区域淋巴结镜检阴性。（3）Ⅲ期：肿瘤扩散到邻近组织，不能完全切除，区域淋巴结镜检阳性。（4）Ⅳ期：远处转移。对前列腺肉瘤应根据其临床分期而采取不同的方案进行治疗。对Ⅰ、Ⅱ期者应行根治性肿瘤切除，对Ⅲ、Ⅳ期者行姑息性手术以解决排尿问题（包括单纯性膀胱造瘘和TURP术）。

目前，前列腺肉瘤确切有效的治疗方案仍为以手术切除为主的综合治疗（包括化疗、放疗、免疫治疗等）。对于儿童患者可采用术前化疗、外科手术切除、术后放疗及周期性预防化疗的方案，其预后明显改善，但相同的治疗方案用于成年人，其生存率未见明显的提高。对于成年人可采用以下方案：术前行介入化疗（髂内动脉插管），再行盆腔放疗，然后做根治性肿瘤切除，术后做周期性化疗。近年来免疫治疗恶性肿瘤已取得显著疗效。因此，根治术后配合免疫治疗如肌注α-2b干扰素、白介素-Ⅱ、胸腺肽等，对前列腺肉瘤的治疗具有积极意义。

前列腺肉瘤手术的一般原则：（1）前列腺肉瘤局限于前列腺被膜内，尚未向外浸润时，应尽早行根治性膀胱前列腺切除术。（2）对无法进行手术的病人，放射治疗仅对平滑肌肉瘤有一定帮助，但对横纹肌肉瘤进行放射治疗，反而可能造成肿瘤的发展。（3）化疗以往多采用VAC方案，现在的化疗方案已有很大的改进，许多新的化疗药（如紫杉醇等）对前列腺肉瘤有效。（4）对于已失去根治性手术时机而又不愿做膀胱造瘘的患者，为提高其生存质量行积极的TURP术不失为一种有效的姑息性治疗手段。

成人前列腺肉瘤发展极快，生长迅速，预后差，明确诊断后大多数病例生存不超过一年。横纹肌肉瘤恶性程度极高，生长速度最快，几乎皆在一年内死亡；平滑肌肉瘤及纤维肉瘤生长较慢，预后稍好。影响预后的因素包括年龄、肿瘤组织的细胞类型，临床分期等。生存率的提高有赖于早期诊断和根治性切除。另外，新型放疗技术和化疗方案的应用，有助于改善患者的预后。

前列腺最常见的恶性肿瘤是来源于前列腺上皮的前列腺腺癌，因此要注意两者的鉴别。

前列腺癌起始时常无临床症状，仅能在体检时直肠指诊发现前列腺结节。前列腺癌起源于前列腺外周带，容易摸到。尿潴留和血尿可能和同时伴有前列腺增生有关，前列腺癌晚期可引起排尿困难和血尿。临床上有相当数目的前列腺癌是前列腺增生手术标本病理检查发现的，亦有很多病例因转移症状就诊。

前列腺癌的病因至今尚未明了。1985年美国报告认为癌基因是最重要的因素。性激素与前列腺癌的关系是众所周知的，青春期切除睾丸不会发生前列腺癌，抑制雄激素可使前列腺癌消除。有统计青春期性活动与前列腺癌发病相关，青春期性激素过多是助癌因素。统计证明前列腺癌有家族性发病倾向。在环境因素中，现认为镉对前列腺癌的脂代谢和功能重要，加拿大Alberta地区有一村庄前列腺癌发病率极高，其饮水中镉含量亦高，值得重视。

95%以上为腺癌，其余为移行细胞癌、鳞癌和肉瘤。前列腺癌从其腺泡和导管发生，常起源于外周带（即老年时被增生的尿道周围腺体所压迫引起萎缩的部位）。前列腺任何部位都可发生癌，但绝大多数在外周带。前列腺腺泡是从尿道向四周直线放射排列的结构，癌变时组织学差异极大，破坏了腺体的排列。前列腺癌细胞分级很难，因为不同组织的细胞差异很大，常以其分化最差的细胞代表其生物学特性，影响预后。前列腺癌常为多病灶，单个结节仅占10%以下。前列腺内神经束与腺泡相邻，所以癌最常侵入神经周围间隙，占85%以上。前列腺癌的扩散可分局部、淋巴和血行三个途径。

前列腺癌自腺泡发生后常向尿道方向扩展，前列腺腺泡膜是重要屏障，穿破包膜则预后不良。晚期肿瘤可侵犯尿道、膀胱颈和精囊，侵犯膀胱三角区引起输尿管梗阻者亦不少见，一般不侵犯直肠。

首先侵犯的淋巴结是闭孔一髂内链，在闭孔处的闭孔淋巴结一般不受侵犯。骨转移是最常见的血行播散，常见部位依次为骨盆、腰椎、股骨、胸椎、肋骨。内脏转移为肺、肝、肾上腺等。死于前列腺癌者25%有肺转移，但临床上发现肺转移不足6%。

移行细胞癌和鳞癌<3%，常从前列腺导管末端的移行上皮覆盖处发生，可与腺癌合并。平均发病年龄比腺癌者小10岁，酸性磷酸酶常正常，对放射及内分泌治疗亦无反应，预后极坏。

前列腺癌的治疗可分为前列腺根治术、放射治疗、内分泌治疗和化学治疗。主要根据肿瘤分期选用各种方法。T1a期是前列腺增生手术时偶然发现的癌，病变局限在3个高倍视野以内，多数分化良好，大部分病人病情稳定，约2/3不作治疗者病变可缓慢发展，仅有1%左右可能死于癌。由于其预后良好，一般不主张行前列腺根治术或放射治疗、内分泌治疗。应定期随诊，行直肠指诊和B超检查，测定血酸性磷酸酶。T1b期不作治疗35%可扩展，应考虑行前列腺根治或放射治疗。T2期前列腺癌应行根治性前列腺切除术。T2a期多数分化较好，手术时可发现5%～20%有转移淋巴结，根治手术后15年无癌生存的达50%～70%。T2b期行前列腺根治术可发现50%已侵犯精囊，25%～35%有淋巴结转移，如手术无转移淋巴结，则86%癌病变局限于前列腺。T2b期根治术后15年无癌生存者25%，因此有主张同时进行放疗。T3期治疗比较困难，半数盆腔淋巴结已有转移，一般T3期行根治手术者必须配合放疗或内分泌治疗，5年生存率60%左右。10年生存30%～36%，15年无癌生存者11%。T4期主要用放射、内分泌和化学治疗，5年生存30%左右，以下分别讨论各种治疗方法。

1. 根治性前列腺切除术　主要适用于前列腺癌局限在前列腺以内者，但没有侵犯精囊和淋巴结者经根治手术后获长期生存。以前常用经会阴前列腺切除术，近年普遍采用耻骨后前列腺癌根治术，前列腺癌手术并发症有：阳痿、完全尿失禁、压力性尿失禁、直肠损伤。尿道膀胱吻合口狭窄另外有切口感染，血栓栓塞、淋巴水肿等并发症。前列腺癌根治术的手术死亡率1%～5%。目前较广泛应用的手术即“保留神经的前列腺根治术”。

2. 放射治疗　外照射80%～90%，T1、T2期前列腺癌可得到控制，失败常因为有转移，10%为局部照射无效，25%～30%兼有远处转移和局部无效。5年无肿瘤生存率T2期最高为80%，T3期最高为56%，有统计肿瘤侵犯直肠、膀胱、盆壁、输尿管无癌生存超过3年者。放射治疗可缓解转移骨痛。

放射治疗的并发症：急性胃肠道反应为30%～40%，常在第4周发生，包括腹泻、直肠不适、里急后重，约5%因而停止治疗；慢性胃肠并发症为慢性腹泻，直肠溃疡、狭窄和瘘道，占12%；泌尿系并发症有尿频、排尿困难、血尿。有报告亦可引起尿道狭窄、尿失禁等，亦有外阴和下肢浮肿、阳痿等。

3. 内分泌治疗　前列腺细胞的正常代谢功能依赖于雄激素，在前列腺内变为双氢睾酮，90%睾酮从睾丸产生，在血循环中57%睾酮结合为性类固醇结合球蛋白，40%与白蛋白结合，仅3%为游离的功能性睾酮，进入前列腺细胞质内成为双氢睾酮，随后与受体结合成复合物进入细胞核，结合于核染色质的DNA；激活的DNA产生mRNA，表达前列腺细胞蛋白，对其代谢极为重要。前列腺内细胞对雄激素的依赖各不相同，癌细胞大多数依赖于雄激素，内分泌治疗直接去除雄激素可抑制其生长。癌细胞愈像前列腺细胞者愈依赖雄激素，未分化癌及导管癌常不依赖雄激素，内分泌治疗无效。肾上腺分泌雄素烯二酮和脱氢异雄素酮，近年以为这些雄激素与前列腺癌的发生和发展关系极小。

4. 睾丸切除术　睾丸切除可使血清睾酮从500ng/dl降至50ng/dl，从而有效地阻止了大多数依赖雄激素的前列腺癌代谢，使癌消退。睾丸切除术后可能出现阵发性发热、出汗、阳痿等。

5. 雌激素　无论天然和合成的激素都可通过垂体性腺轴降低睾酮水平，抑制垂体释放促性腺激素黄体化激素（LH），亦可增加性类固醇结合球蛋白，降低睾丸内睾酮的合成，增加垂体催乳素分泌，降低前列腺细胞内DNA合成，常用己烯雌酚每月1～3mg，可使睾酮达到去睾水平，对心血管系统有并发症，雌激素连续应用2年以上去睾成为不可逆。

6. 抗雄激素药物　它们主要作用是阻止雄激素作用于靶细胞，抑制前列腺细胞核的DNA合成。

7. 促性腺释放激素类似物（LHRH－A）　长期大量应用LHRH－A不仅会引起促性腺激素分泌过多，反而抑制垂体释放促性腺激素，LHRH－A开始使Leydig细胞产生睾酮上升约3～5个月，以后下降至21～28日即可达到去睾水平。该药优点是副作用少，无心血管并发症，停药后睾丸功能有可复性。有时可用之检查前列腺癌对雄激素是否依赖，如依赖可继续用药或睾丸切除。LHRH－A常用药为Buserelin，一个月即可达到药物去睾，近年来用常效缓释LHRH－A，一次用药有效期达1个月。

8. 化学治疗　由于前列腺癌70％～80％依赖雄激素，故优先考虑内分泌治疗，化学治疗常用在内分泌、放射等治疗失败以后采用。总之，前列腺癌的化学治疗是不理想的，客观肿瘤消退10％～15％，中间值约6个月，生存时间约8个月。T4期50％ 3年内死于前列腺癌，5年内80％死于癌，10年内90％死于癌。任何内分泌治疗后复发者，90％两年内死亡。

▶ 参考文献

1. 王阳，董德欣，钟江. 前列腺肉瘤2例报告. 海南医学，2001，12（5）：27
2. 许明，张永康，张庆. 前列腺肉瘤11例报告. 复旦学报（医学版），2003，1：84-86
3. 任立新，霍红旭，张杰英. 前列腺肉瘤4例报告. 实用肿瘤杂志，2002，5：339-340
4. 刘本春，王忠，丁强等. 前列腺肉瘤的诊治（附4例报告）. 中华泌尿外科，2002，10：545-547
5. 陈绍典，韦思明，蔡松良. 前列腺肉瘤6例报告. 中华泌尿外科，2002，8：504
6. 齐恒，郑少斌，谭万龙. 前列腺肉瘤（附7例报告）. 中华泌尿外科，2002，1：24-26
7. 王振林，王笑芳，董震等. 前列腺肉瘤6例分析. 中华男科学. 2003，9（1）：

72-73

8. Wu HY, Snyder HM. Pediatric urologic oncology: bladder, prostate, testis. Urol Clin North Am. 2004 Aug; 31 (3): 619-27
9. Varghese SL, Grossfeld GD. The prostatic gland: malignancies other than adenocarcinomas. Radiol Clin North Am. 2000 Jan; 38 (1): 179-202
10. Sexton WJ, Lance RE, Reyes AO, et al. Adult sarcoma: The M. D. Anderson cancer center experience. J of Urol, 2001 (166), Aug, 521-525
11. Russo P, Brady MS, Conlon K, Hajdu SI, et al. Adult urological sarcoma. J of Urol, 1992 (147), 1032-1037
12. Nazeer T, Barada JH, Fisher HA, et al. Prostate carcinosarcoma: Case report and review of literature. J Urol, 1991 (146), 1370-1373

病例 71　左阴囊肿大 1 年余

白文俊　王晓峰

▶ 病历摘要

男，33 岁，主因“左阴囊肿大 1 年余”入院。患者 1 年前洗澡时无意中发现左侧阴囊比右侧大，触之不痛，未引起注意。之后，左侧阴囊逐渐增大，现如鹅蛋大小，伴有坠胀不适。病程中无发热、盗汗，无尿频、尿痛，无肉眼血尿，为进一步诊治门诊以“睾丸肿瘤”收入院。患者自发病以来，精神、食欲、睡眠可，大便正常，体重无明显变化。

体格检查：体温 36.8℃，脉搏 82 次/分，呼吸 18 次/分，血压 135/75mmHg。一般状况可，发育正常，营养中等，自主体位。心、肺、腹查体未见异常。专科检查：双侧肾区无膨隆，双肾下极未触及，双肾区无叩痛；双侧输尿管走行区无压痛；膀胱区无膨隆，叩诊鼓音；阴茎无畸形，左侧阴囊睾丸肿大，大小约 7.0cm×6.0cm×4.0cm，质硬，活动尚可，与皮肤无粘连，无压痛，透光试验阴性。右侧睾丸大小形态正常，双侧精索无增粗，输精管无串珠样改变。B 超：左侧睾丸增大，约 7.0cm×6.0cm×4.0cm，边界清楚，呈均匀一致的低回声改变，右侧睾丸大小正常。

入院诊断：左侧睾丸肿瘤。

入院后完善各项辅助检查：血常规、尿常规和便常规正常；生化指标和凝血功能正常；AFP、β-hCG 均在正常范围内；心电图：窦性心律，正常心电图；胸片和腹部 B 超未发现异常。

▶ 病历讨论

甲医师（泌尿外科住院医师）：患者为青年男性，1 年前洗澡时无意中发现左侧阴囊比右侧大，触之不痛，未引起注意。之后，左侧阴囊逐渐增大，现如鹅蛋大小，伴有坠胀不适，病程中无发热、盗汗，无尿频、尿痛，无肉眼血尿。入院查体未发现明显异常，血、尿、便常规化验及生化检查均未见异常；AFP、β－hCG 均在正常范围内；心电图：窦性心律，正常心电图；胸片和腹部 B 超未发现异常。结合阴囊 B 超：左侧睾丸增大，约 7.0cm×6.0cm×4.0cm，边界清楚，呈均匀一致的低回声改变，右侧睾丸大小正常。目前患者诊断为：左侧睾丸肿瘤，但性质尚不清楚，精原细胞瘤可能性大，所以应尽早手术探查，病理诊断。

乙医师（泌尿外科主治医师）：同意甲医师的意见，患者各项术前检查完备，无手术禁忌证，应行手术治疗。有以下表现时，特别是 20～40 岁患者，应警惕发生睾丸肿瘤的可能：睾丸内结节，睾丸增大而有沉重下坠感或质地改变等。该患者具有睾丸肿瘤常见的睾丸增大，无痛伴坠胀不适等症状，综合其各项检查资料表明，睾丸肿瘤、精原细胞瘤的可能性大，应选择手术治疗，经典的手术方式为腹股沟区睾丸肿瘤根治性切除术，术后根据病理结果决定是否行腹膜后淋巴结清扫、放射治疗或化学治疗。

丙医师（泌尿外科主任医师）：两位医师的分析思路很清晰，治疗原则正确。需要补充的是，睾丸肿瘤并不常见，仅占人体恶性肿瘤的 1%。在最近几十年间，对于睾丸肿瘤的认识有了很大提高，睾丸肿瘤的组织学分类也有了很多改进，最初分为精原细胞瘤、畸胎瘤、畸胎癌、胚胎瘤和绒毛膜上皮癌 5 大类，之后经过几次修改，直到 Richie 于 1998 年将各种常用的分类法做了比较全面的归纳，提出一种新的分类方案（见表 1）。睾丸肿瘤的发病年龄多见于 20～40 岁，占 70%以上，以 29～35 岁最为常见。原发性睾丸肿瘤中精原细胞瘤多见，占 60%。由于睾丸的特殊位置，睾丸肿瘤容易发现，但很多患者虽发现睾丸增大，由于没有明显不适症状而不来就医，延误了疾病的治疗。发现睾丸肿瘤后不宜行穿刺活检，避免造成肿瘤种植和促进肿瘤扩散，应该行腹股沟区高位睾丸切除术，术后根据病理类型和分期决定进一步治疗方案，其病理类型和临床分期是影响其预后的因子。

表1　睾丸肿瘤组织学分类

一、原发性肿瘤	二、继发性睾丸肿瘤	三、睾丸旁肿瘤
（一）生殖细胞肿瘤	1. 网状内皮细胞肿瘤	1. 腺瘤样肿瘤
1. 精原细胞瘤	2. 转移性肿瘤	2. 附睾囊腺瘤
典型精原细胞瘤		3. 间质性肿瘤
间变型精原细胞瘤		4. 间皮瘤
精母细胞性精原细胞瘤		5. 转移瘤
2. 非精原细胞瘤		
（1）胚胎		
（2）畸胎瘤（有无恶性变）		
成熟型		
未成熟型		
恶性畸胎瘤		
（3）绒毛膜上皮癌		
（4）卵黄囊肿瘤（内胚窦肿瘤，胚胎性腺癌）		
（二）非生殖细胞瘤		
1. 性腺基质肿瘤		
间质细胞瘤		
支持细胞瘤		
2. 性腺胚细胞瘤		
3. 其他类型肿瘤		
睾丸网腺癌		
间质性肿瘤		
类癌		
肾上腺残留肿瘤		

▶ 手术及术后恢复情况

入院后4天行手术治疗：左侧睾丸肿瘤根治性切除术。取左侧腹股沟区斜形切口长约5cm，逐层切开皮肤、皮下和腹外斜肌腱膜，找到精索，剪开提睾肌和精索外筋膜，在内环口附近分束结扎、切断精索血管及输精管，将远端精索和睾丸完全切除，送病理。彻底止血，查无活动出血，清点纱布、器械如数后逐层关闭切口术毕。

术后给予静脉输液，抗炎补液治疗，术后恢复过程顺利；术后第 6 小时进食，术后第 7 天切口拆线，伤口 I/甲愈合；术后复查血常规和电解质正常，生化正常，病理为：左侧睾丸精原细胞瘤，局限在睾丸白膜内。切口愈合后行预防性放射治疗，随访至今体健。

▶ 最后诊断

左侧睾丸精原细胞瘤（I 期）。病理诊断：左侧睾丸精原细胞瘤，局限在睾丸白膜内。

▶ 专家点评

精原细胞瘤是最常见的睾丸肿瘤，在原发性睾丸肿瘤中占 60%，其为曲细精管生殖细胞来源的肿瘤。发病年龄多数在 30～49 岁，较其他生殖细胞瘤的年龄稍大。病理分 3 个亚型：（1）典型精原细胞瘤：典型精原细胞瘤占精原细胞瘤的 82%～85%，患侧睾丸呈弥漫性肿大，组织切片肿瘤细胞相当一致，为大圆形或多角形，胞膜清楚，胞浆透明，核大、球形、居中，胞核浓染，肿瘤间质如有淋巴细胞浸润及肉芽肿性反应者，一般预后较好。（2）间变型精原细胞瘤：间变型精原细胞瘤占精原细胞瘤总数的 10%，病理切片大部分肿瘤细胞表现为间变或未分化，瘤细胞不规则，大小、形态和染色质都发生变化，恶性程度高，较易发生转移。（3）精母细胞性精原细胞瘤：精母细胞性精原细胞瘤占各种精原细胞瘤的 8%，其瘤体大、质地软，有黏液样或囊性区，6%为双侧发病，不发生在隐睾患者，预后较好。

睾丸肿瘤发生的危险因素很多，其中隐睾、以前患过睾丸生殖细胞肿瘤、有家族史、真两性畸形和不育症患者这五个因素已被证明。隐睾和睾丸下降不全是睾丸肿瘤发病的主要原因。文献报道 3.0%～7.9%的睾丸肿瘤发生于隐睾，隐睾癌变概率为正常睾丸的 20～30 倍。主要原因为睾丸本身结构异常，局部温度升高，血运障碍，内分泌功能失调以及性腺发育不全等，腹内型隐睾癌变率达 5%，睾丸下降固定术并不能完全防止隐睾的恶变，但它有利于检查和肿瘤的监测。睾丸肿瘤中16%有家族史，近年来睾丸肿瘤与遗传的关系受到重视，肿瘤的发生与癌基因密切相关，染色体畸变在组织细胞恶变过程中起重要作用，12号染色体畸变在睾丸生殖细胞肿瘤中被认为是最具有特异性的变化。睾丸损伤曾一度被认为是睾丸肿瘤发生的原因，但现在认为外伤不是肿瘤的直接原因，但睾丸外伤后局部小血肿或局部发生血液循环及细胞功能障碍，或局部发生组织变性萎缩等，在此基础上易恶变，并推测可能与激素因素和萎缩过程中产生某种物质刺激其他组织恶变有关。

1. 诊断

详尽的病史、全身细致的体检是重要的诊断手段。本病临床表现主要有：无痛性逐渐增大的睾丸肿块，伴轻微坠胀感；少数患者（10%～15%）疼痛伴畏寒、发热，局部红肿，类似急性睾丸炎或附睾炎的症状，多由于肿瘤内出血、梗死、坏死所致；若为隐睾患者，当异位睾丸部位出现逐渐增大的肿块时应高度怀疑隐睾恶变。体检应全面仔细，检查睾丸需用双手触诊，双侧对比，若一侧睾丸增大或扪及肿块，质地较硬，有沉重感时应高度怀疑睾丸肿瘤。

辅助检查：①B超检查可作为首选，B超检查阴囊内疾病诊断正确率可达97%，能直接而准确地测定睾丸肿瘤的大小和形态。精原细胞瘤呈均质低回声；非精原细胞瘤则显示非均质的回声区；B超检查还可了解双肾情况及腹膜后淋巴结有无转移，性腺外生殖细胞肿瘤。②CT和MRI检查可显示肿瘤大小与邻近组织的关系，对检查腹膜后淋巴结有重要意义，已经取代了经足背淋巴造影，对睾丸肿瘤的临床分期有很大帮助。③核素扫描可较影像诊断提前出现阳性，将锝酸盐（TCO_4）自肘静脉注射后，用γ照相，睾丸肿瘤的动脉灌注轻度增加，精原细胞瘤为睾丸内一致性“温区”，畸胎癌为“温区”伴有“冷区”。

睾丸肿瘤标记物检查对于睾丸肿瘤的早期诊断，正确分期、分类，检测治疗，提示淋巴结清扫是否彻底，观察化疗效果及治疗后有无复发等非常重要。睾丸肿瘤标记物包括β-hCG（绒毛膜促性腺激素β亚单位）、AFP（甲胎蛋白）、PALP（胎盘碱性磷酸酶）、LDH（乳酸脱氢酶）、NSE（神经元特异烯酸酶）、PLH（胎盘催乳素）、SPI（妊娠特异抗原）、BFP（碱性胎儿蛋白）和CEA（癌胚抗原）等。其中β-hCG及AFP特异性高，临床意义大。β-hCG正常时由胎盘绒毛的合体营养细胞生成分泌，绒毛膜上皮癌也可分泌hCG，纯精原细胞瘤5%～10%患者hCG轻度增高，胚胎癌40%～60%升高，而且β-hCG值与肿瘤大小与预后相关。AFP是由胎儿肝和卵黄囊细胞产生分泌，睾丸胚胎癌和卵黄囊肿瘤患者50%～70%增高，而纯精原细胞瘤和纯绒毛膜上皮癌患者血清AFP正常。PLAP来源于胎盘的碱性磷酸酶同工酶，70%精原细胞瘤升高，可作为精原细胞瘤的标记物，但并不特异。

综合分析临床表现、查体和辅助检查可明确诊断睾丸肿瘤，但具体的组织类型需要肿瘤切除后病理检查来明确。

2. 治疗

精原细胞瘤的治疗常为手术、放疗和化疗的综合疗法。（1）手术治疗：凡疑有睾丸肿瘤，均应探查或切除睾丸，手术切口要在腹股沟，并先结扎精索血管，以防肿瘤种植或转移，行根治性睾丸切除。最近Marks还指出要注意切片中有无肿瘤细胞血管间隙浸润（VSI），已有浸润者（Ⅰ期病人中约占17%），应加放疗，如无VSI，只需严密监视。VSI是指切片中见：①肿瘤穿透血管壁；②瘤腔与内皮粘连或与栓塞混合；③睾丸网、附睾、鞘膜被累及；④间变型精原细胞中有淋巴浸润或肉芽样反应或肿瘤附近已有原位癌者。睾丸切除病理如为精原细胞瘤，可根据临床分期决定是否行腹膜后淋巴结清扫术，具体而言：Ⅰ期肿瘤病人，睾丸切除之后，可不必立即接受淋巴结清除术，只需密切观察，待有转移后再定；Ⅱ期患者，已有腹膜后淋巴结转移，也可先做放疗或化疗，进行观察，如放疗、化疗效果不好可考虑行腹膜后淋巴结清除术；Ⅲ期患者已有纵隔或肺部转移，则在放疗化疗之后，再争取切除转移病灶；如遇较大的腹内型隐睾精原细胞瘤，术前可先放疗，缩小肿瘤，再行手术。（2）放疗：精原细胞瘤对放射线极度敏感，其适应证是：①Ⅰ期病人，在睾丸切除后，可行预防性放疗；②$Ⅱ_A$、$Ⅱ_B$期患者在睾丸切除后先行放疗，如估计尚有残留病灶，再考虑行腹膜后淋巴结清除术；$Ⅱ_C$、$Ⅱ_D$病例如有肿瘤与血管粘连，于睾丸切除后，先行辅助性放疗，使肿块缩小，再行腹膜后淋巴结清除术；③Ⅲ期患者，如已有纵隔、锁骨上、肺或其他血行转移，也可考虑放疗，再配合手术或化疗。（3）化疗：精原细胞瘤化疗的效果较好，特别对于晚期Ⅱc～Ⅳ期病例适合全身化疗。应用以顺铂为基础的 PVB 方案或 PEB 方案，化疗效果很好，但应注意毒副作用，其中以消化道症状和骨髓抑制为主，常造成无法继续使用药物。

总之，睾丸精原细胞瘤经过手术治疗、放疗和化疗综合治疗，预后较好。提高对本病的认识，早期诊断、早期治疗，可明显提高治愈率。

▶ 参考文献

1. 陈赐龄．睾丸肿瘤．见吴阶平泌尿外科学．山东：山东科技出版社，2003，991-1010
2. Choo R，Thomas G，Woo T，et al. Long-term outcome of postorchiectomy surveillance for stage I testicular seminoma . Int J Radiat Oncol Biol Phys，2005，61（3）：736-740
3. Garcia-Serra AM，Zlotecki RA，Morris CG. et al. Long-term results of radiotherapy for early-stage testicular seminoma. Am J Clin Oncol，2005，28（2）：119-124
4. Huddart RA，Birtle AJ. Recent advances in the treatment of testicular cancer. Expert Rev Anticancer Ther，2005，5（1）：123-138

病例 72　尿频 7 年，进行性排尿困难 6 个月，不能自行排尿 5 天

杨　波　王晓峰

▶ 病历摘要

男，68 岁，主因“尿频 7 年，进行性排尿困难 6 个月，不能自行排尿 5 天”住院。患者 7 年前无明显诱因出现尿频，以夜晚显著，夜间排尿次数 4～5 次/夜，并伴有尿前等待、踌躇，尿后滴沥。6 个月前患者排尿困难症状加重，尿线变细，排尿时间延长，尿流中断，夜间排尿次数增多至 7～8 次/夜。无尿急、尿痛，无肉眼血尿或脓尿。曾就诊于我院，行直肠指诊和 B 超检查，诊断为“前列腺增生症”，给予高特灵 2mg qn 和保列治 5mg qd 口服，症状稍有缓解。患者一天前因饮酒后出现不能自行排尿，于我院急诊以“急性尿潴留”留置导尿管，2 天后撤除，可自行排尿，梗阻症状较前为重，为进一步诊治入院。患者自患病以来无发热，饮食良好，睡眠略差，大便正常，无肉眼血尿，体重无明显改变。

体格检查：T 36.7℃，P 80 次/分，R 18 次/分，BP 170/110mmHg。一般状况好，发育正常，营养中等。皮肤黏膜无黄染，无紫绀及出血点，无水肿。全身浅表淋巴结未及肿大。心、肺、腹查体未见异常。泌尿外科专科查体：双肾区平坦，双肾区无叩痛，双肾未触及，未闻及血管杂音；双侧输尿管走行区无压痛；膀胱区叩诊鼓音；外生殖器无畸形，双侧睾丸正常；直肠指诊：肛门括约肌无松弛，前列腺Ⅲ°大，质韧，表面光滑，中央沟消失，未触及结节，指套无血染。

辅助检查：血清 PSA 7.26ng/ml；尿常规提示镜下血尿；尿流率：最大尿流率（peak flow）8ml/s，平均尿流率（mean flow）5ml/s，排尿时间（voiding time）60s，尿流时间（flow time）35s，达到最大尿流率的时间（time to max）9s，尿量（voided volume）

141ml。膀胱前列腺B超（图1）：膀胱充盈，壁呈小房、小梁样改变；前列腺大小约6.2cm×5.4cm×4.8cm，实质回声不均匀；残余尿约155ml。CDFI未见异常。IPSS症状评分31分，生活素质评分5分。B超引导下行系统性前列腺穿刺活检，结果为“良性前列腺增生”。

初步诊断：良性前列腺增生症。

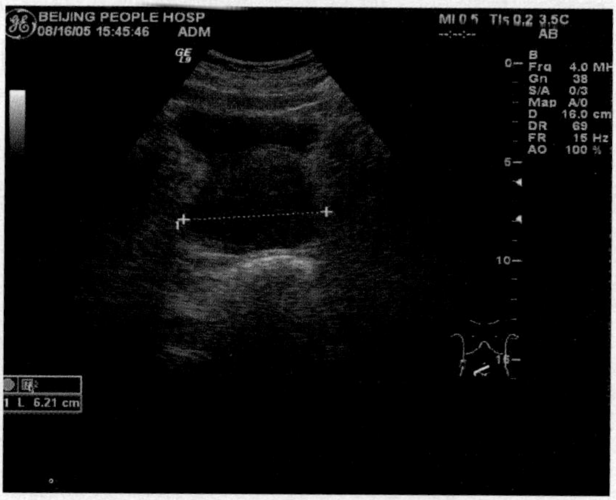

图1 膀胱前列腺B超

▶ 病历讨论

甲医师（泌尿外科住院医师）：患者为老年男性，慢性病程，以尿频为最初症状，进行性排尿困难，并发生急性尿潴留。直肠指诊：肛门括约肌无松弛，前列腺Ⅲ°大，质韧，表面光滑，中央沟消失，未触及结节，指套无血染。血和大便常规未见异常，尿常规提示镜下血尿，肝肾功能指标在正常范围内，心电图正常，胸片未见肺部活动性病变。辅助检查：①血清PSA 7.26ng/ml；②膀胱前列腺B超：膀胱充盈，壁呈小房、小梁样改变；前列腺大小约6.2cm×5.4cm×4.8cm，实质回声不均匀，残余尿约155ml；③尿流率：最大尿流率8ml/s，平均尿流率5ml/s，尿量141ml；④IPSS评分：症状评分31分，生活素质评分5分。根据患者病史、症状、体征和辅助检查的情况，初步诊断为“良性前列腺增生症”。

乙医师（泌尿外科主治医师）： 同意甲医师的诊断，该患者为典型的良性前列腺增生症。虽然血清 PSA 高于正常，但急性尿潴留、留置导尿管均可以使 PSA 升高，所以仍然考虑诊断为“良性前列腺增生症”。目前“前列腺增生症”的诊断明确，急性尿潴留史，残余尿＞50ml，最大尿流率 8ml/s，平均尿流率 5ml/s，以及 IPSS 评分 31 分，均提示有手术指征。但是患者的血清 PSA 升高及镜下血尿，需要排除同时存在其他疾病的可能。当然 BPH 也可以引起血清 PSA 升高和镜下血尿，尤其是尿潴留和留置尿管后，但患者长期口服保列治，PSA 的值经验上应该乘以 2，因此仍需与前列腺癌相鉴别。前列腺穿刺活检和膀胱镜检查是必要的。从 B 超结果估算前列腺重量为 80g（前列腺三径乘积×0.52），估计手术时间在一小时左右，应该考虑经尿道前列腺电切（TURP）。

丙医师（泌尿外科主任医师）： 两位医师的基本诊断是一致的，也是正确的，但还需排除可能同时存在的其他病患。随着时代和科学的发展，过去所称的良性前列腺增生症（benign prostatic hyperplasia，BPH），现被定义为组织学检查证实的前列腺增生，病人可以没有症状。而临床上所见的尿液储存和排空症状则统称为下尿路症状（lower urinary tract symptoms，LUTS）。所以临床上我们现在一般都讲治疗下尿路症状，而较少说治疗良性前列腺增生。另外，良性前列腺肥大（benign prostatic enlargement，BPE）是指前列腺腺体的增大，这种增大与下尿路症状也不一定有关。至于膀胱出口梗阻（bladder outlet obstruction，BOO），则指尿动力学的变化。良性前列腺肥大，下尿路症状和膀胱出口梗阻可独立存在，也可混合存在。术前应行前列腺穿刺活检及病理学检查以排除前列腺癌的可能，膀胱镜检查和手术同时进行可以排除膀胱肿瘤的可能。目前辅助检查缺乏对上尿路的了解，由于存在较多的残余尿，要警惕上尿路的损害。如果上尿路有积水，术前需要一定时间的引流。前列腺增生症的治疗包括：等待观察、药物治疗和手术治疗。这名患者实际上也经历了这样三个治疗过程。6 年的等待观察和 6 个月的标准药物治疗，并没有防止急性尿潴留的发生。虽然有激光、等离子等新技术的发展，经尿道前列腺电切目前是前列腺手术的“金标准”，我科目前超过90%的患者采用这一术式，具有创伤小、恢复快的特点。但有它的适应证和禁忌证。手术方式的选择除了要考虑前列腺的大小，还应考虑患者有无膀胱结石、疝等需要一并处理的并发症，术前应该了解是否存在尿道狭窄、膀胱容量过小、肢体畸形不适于截石位等手术禁忌，另外是否口服阿司匹林等影响凝血功能的药物和是否佩戴心脏起搏器等需要术前处理的情况也是不能忽略的问题。

▶ 手术及术后恢复情况

患者入院第3天在硬膜外麻醉下行膀胱镜检查、经尿道前列腺电切术。见膀胱内有肌小梁形成，余未发现异常，前列腺以两侧叶增生为主，前列腺部尿道明显延长，呈倒“V”字形（图2）。行耻骨上膀胱穿刺造瘘后退出膀胱镜，更换F24电切镜，5%甘露醇持续膀胱冲洗，120W环状电切刀切除精阜以近、膀胱颈以远的前列腺侧叶增生组织，深达前列腺被膜，80W电凝止血，冲洗球将切除的前列腺组织冲出，称重共40g（干重）。手术共耗时48分钟，5%甘露醇16 000ml。术后留置膀胱造瘘管和尿管，持续膀胱冲洗，标本留送病理学检查。

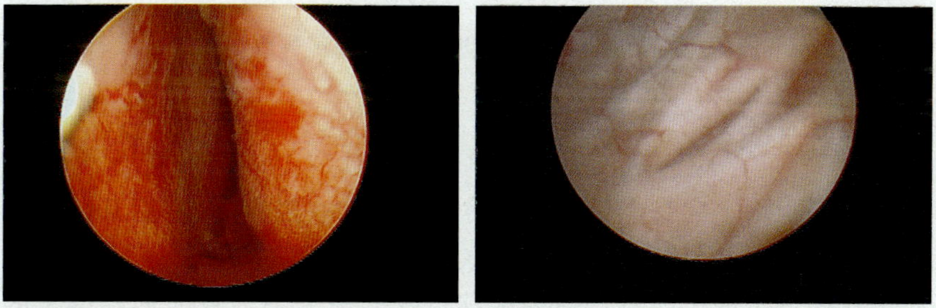

图2 手术中膀胱镜所见：前列腺以两侧叶增生为主，前列腺部尿道延长，呈倒“V”字形改变。膀胱内壁有肌小梁和小室形成。

术后给予抗生素，持续膀胱冲洗，术后次日进食，并停止膀胱冲洗，第四天撤除导尿管，夹闭膀胱造瘘管后排尿通畅，稍有尿频、尿痛，测残余尿<10ml，第五天拔除膀胱造瘘管，治愈出院。

▶ 最后诊断

良性前列腺增生症。病理诊断：良性前列腺增生，个别腺体轻度非典型增生。免疫组化：34βE12（+），p63（−），p504s（−）（图 3）。

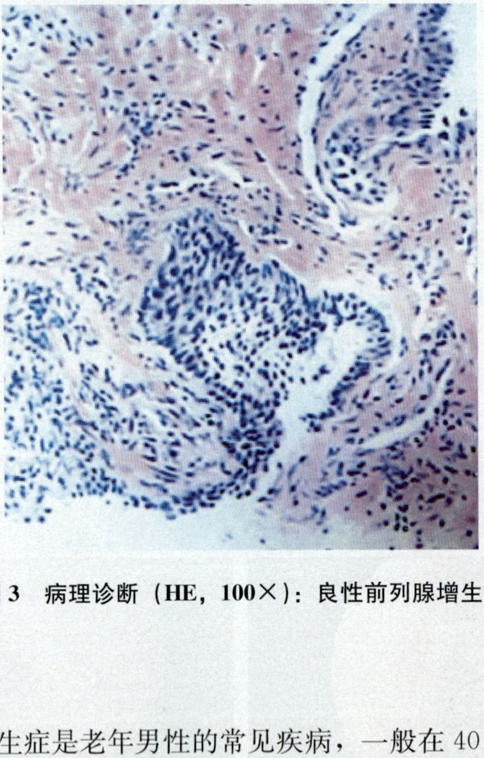

图 3 病理诊断（HE，100×）：良性前列腺增生症

▶ 专家点评

前列腺增生症是老年男性的常见疾病，一般在 40 岁后开始发生增生的病理改变，50 岁后出现相关症状。

从病理生理角度看，前列腺移行带的增大是导致前列腺增生的原因，也是导致膀胱出口梗阻、尿道梗阻以及继发性膀胱壁增厚的原因。前列腺增生可对膀胱产生一系列不良影响，例如排空困难、膀胱壁增厚、憩室形成、三角区抬高、膀胱结石形成等。最终还可影响上尿路，形成上尿路梗阻。

下尿路症状主要分成排尿困难（梗阻症状）和储尿困难（刺激症状）两大类。排尿困难包括排尿踌躇、尿线细而乏力、排空困难、排空时间延长、排空不全、尿潴留等；储尿困难包括尿急、尿频、夜尿增多、尿失禁等。

1. 前列腺增生症的发病率

国外的一组尸检报告显示，40岁以后前列腺增生发生率逐年增加，51～60岁有50%的男性出现病理上的前列腺增生，90岁有90%的男性伴有前列腺增生。国内夏同礼等对321例尸检结果显示，前列腺增生发生率51～60岁为20%，61～70岁为50%，71～80岁为57.1%，81岁以上为83.3%。并认为40～80岁各年龄段，国人前列腺增生发生率均低于国外。

根据最近的流行病学资料，成年男性的发病率依次为：法国为14.2%，英格兰为20.4%，加拿大为23.0%，苏格兰为25.3%，西班牙为30.4%，在美国则高达33.7%。法国共有中等以上前列腺增生症症状的患者114万人，而其总人口还不到6000万。俄罗斯圣彼得堡总人口约450万，而仅1993～1994年间，接受治疗的前列腺增生症患者有15 777名，其中3844名为新患者。在美国，每年大约要做3万次手术来治疗前列腺增生症，术中使用的手术器械花费约3亿多美元，手术住院及对其并发症治疗的总费用每年达30亿美元。国内目前尚缺乏大宗流行病学资料，对浙江平湖市40岁以上男性2217人进行调查，发现前列腺增生症患者456例，发病率为20.6%；其中城镇居民发病率为27.2%，农村居民发病率为13.4%。有人对755例前列腺增生症住院病人进行了调查，发现近十年的住院比例为14.1%，高于前十年的10.1%；71岁以上高龄组的住院比例由十年前的19.7%增加到29.7%，但发病年龄仍以61～70岁组为最高。顾方六等调查全国20个大中城市医院，前列腺增生症约占泌尿外科住院人数的13.6%。城区居民前列腺增生症的增长速度明显高于农村，但又远低于发达国家的增长速度。尸检由1936年的6.6%增加到1992年的36.6%。流行病学的统计结果显示，前列腺增生症的发病率随年龄增长而递增，但临床症状以61～70岁最明显。此外，工业化程度高、生活水平高、动物蛋白摄入多的国家或地区的发病率亦高，因此认为本病的发生与环境和饮食等因素有关，以职业来看，脑力劳动者的发病率亦明显高于体力劳动者。

2. 前列腺增生症的病因和发病机制

目前，前列腺增生症的病因仍不十分明了，但有以下几种理论颇值得重视：

（1）性激素的作用：1972 年，Willson 首先用放免法测得增生的前列腺腺体内的 DHT（双氢睾酮）含量比正常腺体高 2～3 倍，在同一腺体内最先增生的尿道周围腺体 DHT 含量比其他区域高，并据此提出了双氢睾酮学说。认为前列腺增生的发生与双氢睾酮在腺体内的积聚有关，功能性睾丸的存在为前列腺增生发生的必要条件，其发病率随年龄增高而增高。睾酮进入前列腺细胞以后，并不能直接发挥作用，而是被微粒体中的 5α-还原酶转化为 5α-双氢睾酮（DHT），5α-双氢睾酮的活性比睾酮强 2～3 倍，它可与特殊受体结合形成复合物进入细胞，再与核受体连接并与染色质结合进而影响 RNA 及 DNA 的合成。也有人认为，前列腺增生组织中雌激素与雄激素在结合状态下可刺激细胞合成和分泌细胞外基质蛋白，在细胞周围形成一层致密的纤维结缔组织而参与前列腺增生的发生发展，即前列腺增生发生发展变化中存在着雌、雄激素的相互协同作用，雌、雄激素的平衡改变是前列腺增生发生的原因。

（2）前列腺细胞为胚胎再唤醒：有研究发现，前列腺增生最初的病理改变即增生结节的形成只发生于占前列腺腺体 5%～10%的区域内，即接近前列腺括约肌的移行区和位于此括约肌内侧的尿道周围区，前列腺增生结节的最初改变是腺组织的增生，即以原有腺管形成新的分支，长入附近间质内，经过复杂的再分支后形成新的构架结构（即结节），McNeal 根据胚胎发育就是形成新的结构的基本特征提出了前列腺增生的胚胎再唤醒学说，认为前列腺增生结节的形成是某个前列腺间质细胞在生长过程中自发地转为胚胎发育状态的结果。

（3）细胞群比例的改变：有人认为，前列腺结构存在着严格的等级方式：干细胞→放大细胞→过渡细胞，其中干细胞处于基底细胞层，是前列腺细胞正常生长的稳定因素，干细胞中一部分可发育成放大细胞，对前列腺细胞的生长有着正性作用，若其数目过多可致前列腺细胞整体数量的增加，但要通过其中一部分细胞在雄激素的作用下衍化成过渡细胞来实现，即雄激素刺激了所有过渡细胞的克隆增生才导致了前列腺增生的形成。

（4）多肽类生长因子：多肽类生长因子是一类调节细胞分化、生长的多肽类物质。有研究表明多肽类生长因子可直接调节前列腺细胞的生长，而性激素只起间接的作用。目前发现在前列腺增生发生过程中起重要作用的多肽类生长因子，主要包括表皮生长因子（EGF）、转化生长因子α和β、成纤维细胞生长因子（FGF）和胰岛素样生长因子-Ⅰ等，其中碱性成纤细胞生长因子（bFGF）被证实具有促人类前列腺匀浆中几乎所有细胞的有丝分裂的作用，在前列腺增生发病中的地位正日益受到重视。

3. 良性前列腺增生症的病理改变

前列腺由腺体和平滑肌组成。腺体分为两组，外组称前列腺组，构成腺主体，内组称尿道腺组，分布于尿道黏膜和黏膜下层。前列腺增生的最初部位多认为在尿道腺组形成结节，其中既有纤维组织和平滑肌组织，也有腺组织，三者所占的比例各有不同。增生结节的不断生长，使其周围真正的前列腺组织受到挤压，并被推向外围而形成所谓外科性包膜。此包膜与增生的前列腺组织之间有明显的界限，给手术摘除增生的前列腺提供了有利条件。

前列腺增生常发生在两侧叶及中叶，前叶很少发生，从不发生于后叶。增生部分特别是中叶和两侧可突入膀胱内，使膀胱出口抬高超过膀胱底部水平，这种活瓣作用可引起膀胱排尿障碍。前列腺及膀胱颈部有丰富的α肾上腺素能受体。前列腺增生后主要引起尿道的机械性梗阻，但α肾上腺素能受体兴奋时，加重了尿路梗阻的症状。前列腺增生的主要危害是尿道梗阻，但梗阻的程度与前列腺增生的大小不一定成正比，而主要取决于增生的前列腺对尿道压迫的程度。梗阻早期膀胱有代偿功能，并不出现残余尿。晚期由于膀胱代偿功能衰竭，膀胱残余尿越来越多，使膀胱内压增高，引起输尿管扩张和肾积水，使肾功能受损，严重者可出现慢性肾衰竭。

4. 良性前列腺增生症的临床评估

良性前列腺增生症的病人就医主要有三个目的：其一，病人想了解引起症状的原因是什么；其二，病人想了解应该采取哪些措施来进行治疗；其三，病人担心癌症的发生。因此，医生应针对这三方面对病人进行有关的评估，即：评估症状的严重程度；评估病人是否存在与良性前列腺增生症相关的并发症；评估病人是否有癌症的可能性。在评估与良性前列腺增生症相关的并发症时，应该考虑的症状包括：上尿路症状恶化（如肾衰竭）、反复尿路感染、难治性血尿、尿潴留、膀胱结石、憩室形成等。

临床上，根据症状、体征以及辅助检查的综合情况将前列腺增生症分为三期：Ⅰ期（刺激期），主要临床表现是尿频，以夜尿频数为主，轻度排尿困难及尿道、会阴部不适等尿路刺激症状，残余尿很少（50毫升以下），最大尿流率降低不明显。Ⅱ期（残余尿发生期），排尿困难进行加重，残余尿量增加（50～150毫升），排尿用力，最大尿流率明显降低，排尿时间显著延长，尿流图形呈多波形曲线。在这个时期，很多诱因（劳累、遇寒凉、憋尿、饮酒、性交等）均可引起尿潴留的发生。由于残余尿的增加，诱发尿路感染的机会增多，故常可伴有排尿痛，使尿频加重。Ⅲ期（膀胱扩张伴尿闭期），此期残余尿量可达150毫升以上，甚至数百毫升，膀胱扩张，膀胱机能处于失代偿状态，排尿困难更为严重，常可发生充溢性尿失禁、输尿管反流、肾功能受损、排尿踌躇、细弱无力，有时需外力辅助排尿。严重的尿频可使患者失眠，生活质量下降。尿路感染还可进一步加重，并加快肾功能损害，甚至出现尿毒症而危及生命。此期的尿流图形大都为低平曲线。

所以，医生每年都应记录病人的病史，包括IPSS评分表和生活质量问卷表评估症状的严重程度。同时，病人每年应进行常规体检，包括下腹部扪诊（检查膀胱能否被触及）、直肠指检、前列腺体积检测、尿液分析、尿流率以及PSA水平测试。

在评估尿流率和症状评分时应注意，尿流率检查是一种客观的测量方法，泌尿科医生对此非常重视，但患者对检查所得的数据不很关注；而IPSS是一种主观的评分方法，泌尿科医生认为它较不重要，而病人则对此极为重视。一旦两者之间存在矛盾或疑问时，医生应尊重病人，按照他们的理解来帮助解决问题，应谨记“病人永远正确”这句话。

前列腺增生应与其他膀胱颈梗阻性病变相鉴别，例如膀胱颈硬化症、前列腺癌、膀胱肿瘤、尿道狭窄和神经源性膀胱功能障碍等。

5. 良性前列腺增生症的治疗

（1）观察等待

因为良性前列腺增生症是一种良性疾病，所以应该认识到观察等待也是一种治疗方式。此外，良性前列腺增生症的病情往往时轻时重，许多患者不治疗或者用安慰剂治疗也能使病情稳定或有所改善。当然，有极少数患者对不治疗会感到不安，这点也应注意。必须指出，在观察等待中有可能出现的并发症包括：急性尿潴留、由于症状加重而需进行手术、发生上尿路梗阻/膀胱失代偿等。那些前列腺较大，PSA水平较高的患者，发生这些并发症的机会较大。一般而言，与PSA＜1.3ng/ml的患者相比，PSA≥3ng/ml患者每年发生急性尿潴留或需要手术的危险性预计为5％。另外，在观察等待中约有55％病人的病情会恶化，30％病人的病情会逐渐稳定，15％的病人的病情会有所改善。对医生来说，应了解到大多数病人的症状都会恶化的事实，病人最终均需要药物或手术治疗。

（2）药物治疗

前列腺增生的治疗药物很多，包括α受体阻滞剂、激素、降胆固醇药物以及植物药等。

根据2002年的美国泌尿学会（AUA）会议上公布的MTOPS（前列腺症状药物治疗研究）研究结果，对于良性前列腺增生症病例，α受体阻滞剂（多沙唑嗪）和5α还原酶抑制剂（非那雄胺）联合用药是最有效的药物治疗方案。因为这能减少病情进展的危险性，显著减少急性尿潴留和手术治疗的危险性；改善症状积分；改善最大尿流率；而且长期联合治疗是安全和有效的。

（3）手术治疗

治疗良性前列腺增生症的手术方式包括：早期的经膀胱、经耻骨后或经会阴开放前列腺切除术，以及经尿道前列腺切除术

(TURP)。后者为良性前列腺增生症手术治疗的“金标准”，由于其安全有效、对病人打击小、恢复快，目前在我国三等甲级医院超过95%的患者采用此种手术方式。TURP技术目前也不断发展，汽化、激光和等离子相继用于临床，据报道有出血少、手术时间短等优势。但每一种术式都有其适应证和禁忌证，要严格掌握指征。

另外还有其他治疗技术作为补充，经尿道气囊高压扩张术、经尿道高温治疗、体外高强度聚焦超声、前列腺尿道支架等，适用于不能耐受手术的危重病人。

▶ 参考文献

1. 吴阶平主编. 吴阶平泌尿外科学. 第1版，山东济南：山东科学技术出版社，2004，下卷：1127-1235
2. Walsh PC, Retik AB, Darracott Vaughan E, et al. Campbell's Urology. 7ed, Philadelphia, WB Saunders Co. 1998, Vo12: 1379-1540, 1511-1522
3. Lee KL, Peehl DM. Molecular and cellular pathogenesis of benign prostatic hyperplasia. J Urol. 2004 Nov; 172 (5 Pt 1): 1784-91
4. Trachtenberg J. Treatment of lower urinary tract symptoms suggestive of benign prostatic hyperplasia in relation to the patient's risk profile for progression. BJU Int. 2005 Jun; 95 Suppl 4: 6-11
5. Chapple CR. Pharmacological therapy of benign prostatic hyperplasia/lower urinary tract symptoms: an overview for the practising clinician. BJU Int. 2004 Sep; 94 (5): 738-44

病例 73　溢尿 9 年，膀胱颈悬吊术后 5 年，症状复发 1 年

许克新　王晓峰

▶ 病历摘要

女，54 岁，主因“咳嗽后漏尿 9 年，膀胱颈悬吊术后 5 年，症状复发 1 年”入院。患者 9 年前开始出现咳嗽、大笑、用力时漏尿，量不多，漏尿前无尿意，无其他不适，未予重视。后上述症状逐渐加重，甚至站立时也出现漏尿。遂于 5 年前至外院就诊，诊断为“压力性尿失禁”，行“膀胱颈悬吊术”，术后漏尿消失。1 年前上述症状再次出现，且逐渐加重，为进一步治疗近日来我院门诊就诊，并以“压力性尿失禁”收入院。既往史：1985 年因“宫外孕”行手术治疗。个人史：无特殊。月经史：15 岁，7 天/28 天，50 岁绝经，月经量中，无痛经。婚育史：27 岁结婚，孕 3 产 1 流 2。家族史：无特殊。

体格检查：体温 36.7℃，脉搏 80 次/分，呼吸 16 次/分，血压 110/60mmHg。一般状况可，营养中等，神志清楚。皮肤黏膜无黄染，无苍白及出血点，无水肿。全身浅表淋巴结未及肿大。心、肺查体未见明显异常。腹膨隆，无腹壁静脉曲张，未见胃肠型及蠕动波，腹式呼吸存在；腹软，无压痛、反跳痛及肌紧张，未及明显包块，肝、胆囊、脾肋下未及，Murphy 征（一）；叩诊鼓音，肝区无叩痛；肠鸣音 4 次/分。脊柱无畸形，椎体无压痛，四肢肌力、肌张力正常，腱反射对称引出，双侧巴氏征（一），双侧 Hoffmann 征（一）。外科情况：双侧肾区无膨隆、无叩痛，双肾下极未触及；双侧输尿管走行区无压痛；膀胱区无膨隆，叩诊鼓音；外生殖器无畸形；诱发试验阳性，膀胱颈抬高试验阳性。棉签试验（一）。

入院诊断：真性压力性尿失禁。

入院后复查诱发试验（+），膀胱颈抬高试验（+），棉签试验

(一)。尿动力学检查提示：压力性尿失禁，膀胱功能未见异常。

▶ 病历讨论

甲医师（泌尿科住院医师）：患者中年女性，慢性病程。9 年前开始出现咳嗽、大笑、用力后漏尿，后上述症状逐渐加重，5 年前诊断为“压力性尿失禁”，行膀胱颈悬吊术，术后漏尿消失。1 年前上述症状再次出现，且逐渐加重。查体：诱发试验阳性，膀胱颈抬高试验阳性，棉签试验（一）。故压力性尿失禁诊断明确。

乙医师（泌尿科主治医师）：妇科会诊考虑阴道前壁中度膨出，子宫脱垂Ⅰ度，会阴陈旧性Ⅱ度裂伤，建议行阴道前壁修补术。患者有活动后漏尿，尿动力学检查未见膀胱自主收缩，故考虑真性压力性尿失禁诊断明确。

压力性尿失禁需与急迫性尿失禁、混合性尿失禁和真性尿失禁等相鉴别。急迫性尿失禁常由于炎症、膀胱过度活动等原因引起不能抑制的排尿。当流尿开始后，漏尿过程直到尿液流尽才结束。常伴有尿频、尿急等膀胱刺激症状。本病例漏尿前无尿意，与此症状不符合，因此基本排除急迫性尿失禁。混合性尿失禁为同时伴有急迫性尿失禁的压力性尿失禁，本病例无尿急症状，漏尿量少，尿动力学检查未发现储尿期膀胱的抑制性收缩，因此可以基本除外混合性尿失禁的诊断。真性尿失禁常由于尿道括约肌损伤所致，或见于先天性或获得性神经源性疾病。尿液呈连续性流出，膀胱空虚。本病例为腹压增高时方有尿液溢出，故可以完全排除真性尿失禁的可能。充溢性尿失禁常由于下尿路梗阻或其他原因引起膀胱过度充盈，膀胱内压力随尿液增加不断升高，当高于尿道阻力时出现尿液持续或间断溢出，见于各种原因引起的慢性尿潴留。根据病史和查体，不支持充溢性尿失禁的诊断。现在，对于真性压力性尿失禁的病人，常规采用经阴道尿道无张力悬吊术（TVT）。

丙医师（泌尿科主任医师）：根据尿道中段理论，现今真性压力性尿失禁的手术治疗主要为耻骨后途径的经阴道尿道无张力悬吊术（TVT）和闭孔途径的经阴道尿道无张力悬吊术（TVT－O）。该患者曾有膀胱颈悬吊的手术史，若行 TVT 手术，需要经耻骨后路径，由于耻骨后存在手术瘢痕，因此造成副损伤可能性较大，据此考虑需行TVT－O手术。妇科会诊考虑阴道前壁中度膨出，子宫脱垂Ⅰ度，会阴陈旧性Ⅱ度裂伤，建议行阴道前壁修补术。可以进一步增强疗效。目前各项检查已完备，患者有手术指征，近期在硬膜外麻下行TVT－O及阴道前壁修补术，注意术中术后可能出现的各种并发症。

▶ 手术及术后恢复情况

入院3天后行“闭孔途径经阴道尿道无张力悬吊及阴道前壁修补术”。患者取截石位，阴道准备，碘伏消毒铺巾，留置尿管。分别于尿道口外上各2厘米处标记穿刺点。距尿道口1厘米处阴道前壁至子宫颈纵行切开阴道前壁，并向两侧分离至阴道侧壁，分别于左右两侧置入导引套管。将穿刺针沿导引套管刺入，经闭孔由标记点穿出。拉入无张力吊带，将尿道悬吊，张力适度，Allis钳夹起0.5厘米的吊带。4号丝线加固阴道前壁近端2针，分别去除阴道前壁黏膜左右各0.5cm，2-0可吸收线连续缝合阴道前壁，术毕。术中顺利，出血不多，术后病人安返病房。手术时间25分钟。术后恢复好。伤口无疼痛，无渗血。术后第一天拔除尿管。拔管后患者排尿通畅，无尿失禁现象发生。术后第二日仍排尿通畅，无尿失禁现象，出院。

▶ 最后诊断

真性压力性尿失禁，阴道前壁膨出。

▶ 专家点评

压力性尿失禁（stress incontinence）是指在腹压骤然增加（如咳嗽、打喷嚏、大笑、举提重物等）时，尿液不自主地从尿道口流出。它是成年妇女常见疾病，可以发生在任何年龄，但以肥胖的中年经产妇居多。中国人群尿失禁的发病率约30％。一般认为如果偶有溢尿现象，不能属于病态，只有尿失禁的症状频繁、明显时，才能成为真正的压力性尿失禁。

一、病因

1. 分娩及分娩创伤：压力性尿失禁多见于经产妇有难产史或第二产程延长、或施行经阴道手术分娩等。在分娩过程中，盆底、膀胱颈、尿道等组织受到了损害，使支托组织松弛。

2. 阴道及尿道手术：如阴道前壁囊肿切除术、尿道憩室切除术、尿道阴道瘘修补术、阴道前壁膨出修补术等，手术后可发生压力性尿失禁。这可能与手术中损伤尿道及尿道周围组织，手术后尿道的生理长度缩短，或与尿道阻力降低、关闭压下降有关。

3. 尿道及尿道组织功能障碍：中年妇女发病者，常常因营养不良、体质弱，使尿道膀胱颈部肌肉及筋膜萎缩，盆底阴道肌肉松弛变弱，失去支托功能。绝经后因女性激素减退，使尿道周围及盆底组织萎缩，也会造成尿失禁。

4. 盆腔内肿块：盆腔内有巨大肿块（如妊娠、子宫肌瘤、卵巢囊肿等）可引起尿失禁，待肿块消失，尿失禁也就自愈。可能与腹压增加，膀胱尿道连接处位置降低有关。

5. 膀胱膨出或子宫脱垂：这些患者中有15%～30%有尿失禁。

从以上病史分析，压力性尿失禁的发病原因很多，有时是几个原因相互影响，必须仔细分析，寻出主要发病因素。

二、发病机理

1. 女性骨盆特点与压力性尿失禁：由于女性骨盆出口前部宽大，盆底肌肉平坦，不像男性那样倾斜，因而对前盆腔脏器的支持力量较男性薄弱。此外，女性的尿道外括约肌不如男性的有力。因此，压力性尿失禁多发生于女性。

2. 尿道缩短及尿道张力减退：女性尿道近端3cm相当于男性后尿道。正常情况下，不排尿时尿道内阻力大于膀胱内压力，故无尿失禁。动物实验中发现尿道短于3cm时，就不能阻止尿液外流，同时证明尿道壁的张力越高，则尿道内阻力愈大，成正比关系；而与尿道内腔的直径成反比。临床观察表明，体位的改变可使尿道长度和阻力随之改变。正常女性尿道的平均长度在平卧位和站立位时均为3.8cm，而压力性尿失禁女性在站立位的尿道平均长度为2.3cm。膀胱内压力正常的女性卧位时平均为17cmH_2O，站立位时为

32cmH_2O；当咳嗽、喷嚏等腹压中度增加状态下可达60cmH_2O，当腹压增加更大时，尿道由于有一定的长度和张力，尿液最多达到近端1/3尿道，以后又可回到膀胱。而压力性尿失禁时，尿液不像正常人一样进入尿道后再能回到膀胱。相反由于尿道短缩、张力减退而使尿液不随意流出。由此可见，女性正常的尿流控制是与尿道的长短和张力有密切关系的。

3. 尿道膀胱后角消失：正常尿道和膀胱底部的后角应为90°～100°，后尿道轴与站立位垂直线形成的尿道倾斜角约30°，而在压力性尿失禁时，膀胱尿道后角消失，尿道倾斜角增大。

压力性尿失禁的发病机理有很多不同的学说，但是各种学说是相互关联的，有的是因果关系，有的可能是几种情况同时存在。只有腹压增加使膀胱颈、尿道近端及外括约肌三者同时松弛时，才会产生尿失禁。

三、临床表现

女性压力性尿失禁的症状是膀胱内压增高，如咳嗽、打喷嚏、大哭大笑、上楼梯或提举重物时，尿液不自主地从尿道口流出；严重者行路、直立时即可发生。上述症状最常在分娩后或外伤后发生。发生症状的时间随个人而有差异，有的在分娩后立即出现，有的在数周或数月后才发生。妊娠期和老年人，也多在无意中发现。发生尿失禁后不伴有尿频、尿急症状，失禁的尿量也不多，站立活动时尿失禁加重，平卧后症状减轻。

临床根据症状程度可分为4度：

1度：咳嗽等腹压增高时，偶尔有尿失禁发生。

2度：任何屏气或用力时均可发生尿失禁。

3度：直立时即可发生尿失禁。

4度：直立或斜卧位时都可发生尿失禁。

由于重度尿失禁起立后即可发生，患者常常需要佩戴尿布，严重影响生活及工作，甚至丧失劳动力，给精神上也带来创伤，因此不愿外出，不愿意接近他人，怕被人嘲笑，有的还会引起夫妻感情不和等社会问题。

四、诊断

首先必须明确诊断，排除其他原因所致的尿失禁，应从以下几方面进行诊断。

1. 病史询问：应注意下面几个问题：①尿失禁的诱因（如咳嗽、打喷嚏等），与尿失禁发生的时间顺序，尿失禁时流出的尿量，尿失禁时有无尿意等；②既往分娩、阴道手术、尿道手术以及外伤等病史；③注意尿失禁的程度，便于确定治疗方法。轻度及中度尿失禁应与逼尿肌运动失调及急迫性尿失禁相鉴别；重度者应与膀胱阴道瘘、尿道阴道瘘、输尿管异位开口相鉴别。

2. 妇科检查：如见外阴有湿疹、皮炎，说明尿失禁病史较长；触诊尿道瘢痕坚固，阴道缩小是过去有过阴道手术或损伤的表现。尿道如有触痛表明阴道、尿道有炎症。此外，还要注意有无阴道前壁脱垂、尿道憩室、囊肿等。用阴道窥镜检查时，如果在阴道后穹窿持续流出较多的液体，并证实这些液体不是从尿道外口返回的，则应考虑为尿漏或输尿管口异位。

3. 诱发试验：患者卧于妇科检查床上，观察尿道口。嘱患者用力咳嗽使腹压增高，如有尿液自尿道口喷出或溢出，而患者并无排尿感；当停止腹部加压后，流尿随即停止者，即为诱发试验阳性。但应重复几次才能准确判断。

4. 膀胱颈抬高试验：即 Marshall Marchetti 试验。压力性尿失禁患者在膀胱内有尿液充盈时，不论在站立位还是截石位时，屏气增加腹压都会有尿液流出。检查时，患者取膀胱截石位，检查者用右手中指和食指放于阴道前壁尿道的两侧，向前上方将膀胱颈抬高(但不要压迫尿道)，再行诱发试验，如果尿失禁现象消失即为阳性。尿道抬高试验不仅是一个诊断方法，而且还可预测手术的效果，一般在抬高试验时尿失禁能消失者，预计手术效果往往满意。

5. 尿道长度测定：患者在膀胱截石位，消毒外阴后插入气囊导管，气囊内注入 5ml 盐水，轻轻将导管向外牵拉，感到有阻力时，在尿道外口导管上缚一丝线做标记，然后抽出气囊内的盐水，拔出导管，测量气囊到标记线的长度即为尿道的长度，然后再改变直立位以同样的方法测量尿道的长度。

6. 棉签试验：患者采取截石位，消毒外阴后，向尿道内插入一根蘸有2%利多卡因的棉签，深约3cm。此时棉签与水平线所成的角度为$-5^{\circ}\sim+10^{\circ}$，然后嘱患者屏气增加腹压，仔细观察棉签可有三种情况：①如尿道无解剖上的缺陷，棉签将维持在原有的水平位置；②如膀胱尿道后角已消失，但尿道尚未向下移位，则棉签的游离端仍可在原处或稍向上翘，但不超过10°；③如尿道支持组织有严重削弱，尿道已远离耻骨联合，下垂显著，则棉签将有明显上升，与水平线形成45°以上的角度。

7. 膀胱镜检查：作膀胱镜检查可以了解尿道长度和张力，同时还可以了解膀胱内有无其他病变，如憩室、小梁、尿漏、膀胱黏膜病变、乳头状瘤或结石等，并观察输尿管口有无异常或异位。如果发现有较多的残余尿，则应考虑有神经源性膀胱存在。

8. 膀胱尿道造影：应作X线前后位及侧位摄片。在前后位X光片上正常人在刚开始排尿时，才显示膀胱尿道处漏斗状表现，而压力性尿失禁严重的患者，即使在没有排尿的静止状态下也可见漏斗状表现，而咳嗽等腹压增高时，漏斗状表现更为明显。在侧位X光片上可见到正常尿道和膀胱后壁之间呈90°角，当咳嗽等腹压增高时也不改变，而排尿时角度变平。压力性尿失禁者，即使在静止状态下该角度也呈平坦状，而咳嗽等动作下更为平坦。因此，X线检查在诊断压力性尿失禁中有一定的价值。

9. 尿动力学检查：

①膀胱压力测定：膀胱测压可以判断压力性尿失禁的程度，还可以排除是否为神经源性膀胱。应用膀胱测压计做膀胱测压，在轻度压力性尿失禁膀胱内压力约为60～80cmH_2O，中度为20～60cmH_2O，重度为小于20cmH_2O。

②静态尿道压力图测定：对真性压力性尿失禁的诊断价值较大。包括解剖尿道长度，功能性尿道程度，最大尿道压，最大尿道关闭压等。

③膀胱尿道同步测压：包括压力性尿道压力图和漏尿点压测定。漏尿点压是指尿液从尿道口溢出时的膀胱压力，漏尿点压测定是尿失禁的重要尿动力学检查。漏尿点压分膀胱漏尿点压（BLPP）和腹

压漏尿点压（ALPP）。若膀胱压＞150cmH_2O仍不出现漏尿，则表示尿道关闭功能正常，可以排除压力性尿失禁。ALPP越低，尿道关闭功能越差，ALPP＜60cmH_2O时，尿道关闭功能很差。

五、鉴别诊断

压力性尿失禁须与急迫性尿失禁、逼尿肌运动失调及膀胱膨出等相鉴别。

1. 急迫性尿失禁：临床上有2/3的急迫性尿失禁误诊为压力性尿失禁，但急迫性尿失禁与压力性尿失禁从发病原因、临床表现均有不同，治疗方法也各异，因此应认真鉴别。急迫性尿失禁的尿量较多，有膀胱刺激症状，排尿时有尿意，做诱发试验多为阴性。膀胱尿道造影其后角及倾斜角均正常，膀胱测压显示反射亢进。而压力性尿失禁的失禁尿量少，无膀胱刺激症状，排尿时并无尿意，膀胱尿道造影其后角消失及倾斜角增大，膀胱测压正常。

2. 逼尿肌运动失调：与压力性尿失禁症状十分类似，但二者的发病机理完全不同。逼尿肌运动失调是逼尿肌异常收缩，同时尿道外括约肌功能减退，而压力性尿失禁逼尿肌功能正常，主要是尿道阻力降低。二者诱发试验均可使膀胱压力升高，但逼尿肌运动失调是通过逼尿肌收缩引起的，而压力性尿失禁则是腹压传导至膀胱引起的。二者在行诱发试验时，膀胱颈的关闭压都降低，但是降低的原因不同。逼尿肌运动失调是在腹压增加时，逼尿肌收缩使膀胱颈部开放，该部尿道阻力下降；而压力性尿失禁是在腹压增加时，膀胱颈位置下降，膀胱颈部开放，而尿道阻力下降。膀胱测压时，逼尿肌运动失调可见逼尿肌异常收缩，压力性尿失禁则正常。膀胱尿道造影在逼尿肌运动失调的病例，其后角正常、膀胱颈位置正常，而压力性尿失禁的膀胱后角消失，膀胱颈位置降低。

3. 膀胱膨出：压力性尿失禁常有膀胱膨出，有人认为阴道前壁组织松弛既是膀胱膨出的原因，也是压力性尿失禁的原因，故常将二者混淆。但是这两种疾病的发病机理不同。压力性尿失禁是尿道肌肉、盆底肌肉及尿道膀胱前等组织损害造成的；而膀胱膨出是膀胱后组织及阴道前壁支撑固定的功能不足引起的。若尿道肌肉、盆底肌肉、尿道膀胱前及其后面同时受到损害时，则两种疾病可以同时存在。作膀胱尿道造影时，膀胱膨出者其后角及尿道倾斜角均正常，压力性尿失禁则后角消失，膀胱颈位置降低。施行手术治疗时，膀胱膨出作阴道前壁修补术即可，而压力性尿失禁则需将膀胱向前向上提起固定，手术方法不同。

六、非手术治疗

对于轻度压力性尿失禁可以采用非手术治疗。某些需要手术治疗的病例，也可以在手术前采用，以加强手术的疗效。进行非手术治疗的目的，在于加强盆底肌肉及尿道周围横纹肌的张力，使尿道伸长，尿道阻力增加，并使膀胱颈上升，增强控制排尿的能力。具体方法有以下几种：

1. 加强盆底锻炼：嘱患者做肛门及会阴部收缩后又放松的动作，也可以躺在床上弯曲膝部或站立时手支撑在桌上使髋部倾向前方，以加强盆底肌肉及尿道横纹肌的张力，使尿道伸长，尿道阻力增加，并使膀胱颈上升，增强控制尿的能力，每日应自行练习3遍，每遍50次，至少半年后有一定效果。还可以在排尿时反复控制中断排尿，使尿道括约肌收缩。

2. 局部注射疗法：采用涤纶软膏（含Teflon粉及甘油）注射后尿道邻近膀胱颈内口的黏膜下和肌层，效果满意。方法是：在腰麻下插入膀胱镜，经膀胱镜插入16号针头，再插入1.5cm带针细塑料导管，由后尿道邻近膀胱颈内口的3、6、9点处，穿刺其中的2～3个点，将涤纶软膏分别注射到黏膜下和肌层。注射后尿道留置尿管48小时。由于涤纶为高分子化合物，组织反应轻微，有异物肉芽肿形成而无炎症反应，可以长期压缩尿道而不会引起局部纤维化和狭窄。

3. 雌激素治疗：对绝经后或雌激素水平低而发生压力性尿失禁的患者，可口服己烯雌酚，每日0.5mg；或戊炔雌醇，每次5mg，每月服1次，症状改善后用维持量，每次1～2mg，每月2次。

4. 电刺激疗法：通过感应电流，使盆底肌肉收缩，以作为被动辅助锻炼。可通过放置直肠电极或阴道电极栓，给予9伏电压及20～200次/秒脉冲进行刺激。此法操作简便，有一定的疗效。

5. 药物治疗：轻型的压力性尿失禁还可以通过药物进行治疗，

以改善膀胱的关闭功能。例如膀胱内括约肌可能被 α 肾上腺素的药物刺激而引起收缩，现采用管通 2.5mg 口服，每日 3 次，30 天一疗程，可以提高尿道平滑肌的张力，并能达到改善症状的目的。但应注意高血压、冠心病、甲亢等患者应禁用这类药品。

如果单纯应用肾上腺素能药物，有时尚不能取得满意的疗效，可同时试用小剂量士的宁制剂，如摩威拉，可兴奋盆底肌肉群，增强其张力，达到改善症状的目的。

七、手术治疗

适用于经过非手术治疗无效或尿失禁严重者。要严格掌握手术指征，并做好术前的治疗，有尿路感染者应首先控制感染；加强盆底肌肉锻炼以增强其张力；有慢性咳嗽者必须治愈后再手术；有外阴湿疹或皮炎者经治愈后再手术。

手术方法的选择：治疗压力性尿失禁的手术方法名类繁多，其目的是延长尿道长度，缩小尿道内径，增强尿道括约肌作用，矫正尿道与膀胱颈部后角度等。常用的手术方法概括为四类，可以根据各类手术原理，结合病人情况选择恰当的手术方法。

（一）传统手术

1. Marshall-Marchetti-Krantz 手术：该术式成功率在 85%～90%，适用于：①膀胱颈抬高试验阳性；②膀胱尿道造影：尿道后角消失，尿道倾斜角大于 45°的Ⅱ型压力性尿失禁者；③需伸长尿道者；④经阴道修补失败，需要再次手术者。

2. 经阴道前壁修补术：此术式的主要作用是增强膀胱颈及尿道后壁的力量，改变尿道与膀胱的角度，增强阴道壁的张力，对尿道过短（＜3cm）者，同时适当延长尿道。适用于：①尿失禁合并膀胱膨出；②膀胱颈位置正常，尿道长度正常，如尿道短的同时延长尿道；③尿道后角消失的Ⅰ型压力性尿失禁；④尿道倾斜角＞45°的Ⅱ型压力性尿失禁，有阴道前壁膨出者行阴道前壁修补术时，应同时实施经腹阴针膀胱颈悬吊术或耻骨后尿道固定术。

3. 经腹阴针膀胱颈悬吊术（Stamey 术式）：1959 年 Pereyra 首创采用长针从阴道到腹壁前筋膜吊线的膀胱悬吊术，用以提高膀胱颈的固定组织，包括骨盆内筋膜、尿道旁组织及其耻骨上的附着点、

病例75 发现血压升高10余年，发现低血钾3年

季　勇　王晓峰

▶ 病历摘要

男，55岁。主因"发现血压升高10余年，发现低血钾3年"入院。患者10余年前查体发现血压偏高，约145/95mmHg，由于患者无任何不适，未予以正规诊治。患者三年多前出现持续性头晕，就诊于我院测血压为170/110mmHg，收入院治疗。入院期间发现低血钾（2.2mmol/L），醛固酮、皮质醇和儿茶酚胺检查未见异常，肾上腺CT检查也未见异常，对症予以补钾和降压（具体降压药物不详）治疗。患者出院后血压控制仍不理想，血压波动于（135～150）/（90～100）mmHg。患者两年半前再次因头晕、血压升高180/120mmHg收入住院，继续予以补钾和降压治疗。出院后口服蒙诺、博苏和波依定降压，间断口服补钾治疗，血压控制仍旧不理想。患者一个月前再次行肾上腺CT检查发现"右侧肾上腺内支小腺瘤"，遂以"右肾上腺腺瘤、原发性醛固酮增多症可能性大"收入住院，以进一步明确诊断和治疗。患者自发病来无血压突然升高及头痛、心慌和濒死感，无肌无力和肌麻痹，食欲好，睡眠佳，大小便正常，体重无明显改变。既往史、个人史、婚育史、家族史无特殊。

体格检查：体温36.5℃，脉搏62次/分，呼吸16次/分，血压150/90mmHg。一般状况好，发育正常，神志清楚。皮肤黏膜无黄染，无苍白，无紫绀及出血点，无水肿。全身浅表淋巴结未及肿大。心、肺、腹部查体未见明显异常。外科情况：腹软，无腹壁静脉曲张，未见明显胃肠型及蠕动波，全腹无压痛、无肌紧张，未及明显包块，肝、脾肋下未及，Murphy征（一）；肝区叩痛（一）；肠鸣音正常，4次/分。双侧肾区无膨隆、无叩痛，双肾下极未触及；双侧输尿管走行区无压痛；膀胱区叩诊鼓音。

辅助检查：血常规、尿常规正常；便常规镜检正常，大便潜血（－）；血沉正常；肝肾功能正常。心电图：窦性心动过缓，左室高电压、T波轻度改变。胸片：未见肺部活动性病变。肿瘤标志物：癌胚抗原、甲胎蛋白正常。血电解质：钠 140.7mmol/L，钾 2.94 mmol/L，氯 98.9 mmol/L。血儿茶酚胺检查：去甲肾上腺素 2.34pmol/ml（正常值：0.51～3.26 pmol/ml），肾上腺素 0.44 pmol/ml（正常值：0.05～1.39 pmol/ml），多巴胺 0.35 pmol/ml（正常值：0.31～0.68pmol/ml）。皮质醇节律：（8:00AM）190ng/ml，（4:00PM）64.8ng/ml，（0:00AM）67.8ng/ml（正常值：50～250ng/ml）。腹部超声：双肾上腺区扫描未见异常回声，双肾、输尿管及膀胱未见异常。肾上腺 CT 扫描：右侧肾上腺内支可见一类圆形低密度影，边界清楚，最长径直径 1.4cm，平扫 CT 值－18.2Hu，增强扫描可见强化，CT 值 46.1Hu。右侧肾上腺内支小腺瘤（图1）。血醛固酮、肾素检查结果见下表：

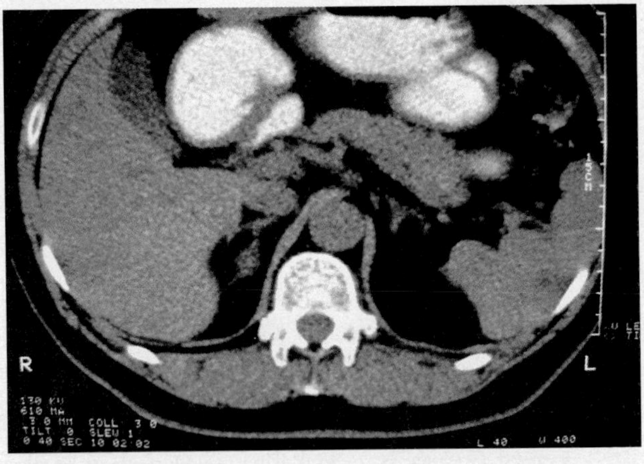

图1 右侧肾上腺内支小腺瘤

体位	检查值	正常值范围
卧位	肾素活性：0.001ng/(ml·h)	(0.05～0.79) ng/(ml·h)
	血管紧张素Ⅱ：39.1pg/ml	(28.2～52.2) pg/ml
	醛固酮：334.9pg/ml	(48.5～123.5) pg/ml
立位	肾素活性：0.06ng/(ml·h)	(0.93～6.56) ng/(ml·h)
	血管紧张素Ⅱ：37.2pg/ml	(55.3～115.3) pg/ml
	醛固酮：327.5pg/ml	(63～239.6) pg/ml

▶ 病历讨论

甲医生（泌尿外科住院医师）：患者为55岁的中年男性，主因“发现血压升高10余年，发现低血钾3年”入院。患者十余年前查体发现血压偏高，未予以正规诊治。患者三年多前出现持续性头晕，血压170/110mmHg，低血钾2.2mmol/L，当时醛固酮和儿茶酚胺检查无异常，肾上腺CT检查也无异常，对症予以补钾和降压治疗。降压效果一直不理想，血压波动于（135～150）/(90～100）mmHg。患者两年半前再次因头晕、血压升高180/120mmHg住院治疗。患者出院后口服蒙诺、博苏和波依定降压，间断口服补钾治疗，血压控制仍旧不理想。患者一个月前再次行肾上腺CT检查发现“右侧肾上腺内支可见一类圆形低密度影，边界清楚，最长径直径1.4cm，平扫CT值－18.2Hu，增强扫描可见强化，CT值46.1Hu。右侧肾上腺内支小腺瘤”。患者入院后血钾明显降低2.94 mmol/L，低肾素、高醛固酮血症，儿茶酚胺未见异常。入院查体可见BP 150/90mmHg，HR 62次/分，腹部查体未见异常。患者目前口服螺旋内酯（spironolactone），血钾有所回升，血压也有所缓解。综合以上特点，考虑右侧肾上腺内支小腺瘤、原发性醛固酮增多症（primary hyperaldosteronism，PA）可能性最大，患者一般身体条件可，完善术前准备，准备手术治疗。

乙医生（泌尿外科主治医师）：基本同意甲医生意见，患者的病情有以下特点：①持续性高血压，无突发性血压升高和头痛、心慌等症状；②普通降压药难治性高血压；③顽固性低钾血症；④低肾素、高醛固酮；⑤口服螺旋内酯后血钾有所回升，血压也有所缓解；⑥肾上腺 CT 检查发现右侧肾上腺内支小腺瘤，边界清楚，直径 1.4cm，有强化。因此诊断比较明确。患者目前口服螺旋内酯 40mg，tid，合并静脉补钾和低钠饮食，目前血钾 4.2mmol/L，血压波动于（120～130)/(80～85）mmHg。患者年轻，一般情况好，无其他内科疾病，可以耐受手术，手术无禁忌，可以准备手术治疗，行右肾上腺腺瘤切除术。

丙医生（泌尿外科主任医师）：基本同意两位大夫的意见，但还需要补充几点意见：①关于诊断的问题。患者目前的诊断考虑为“右肾上腺腺瘤、原发性醛固酮增多症”，但还需与特发性醛固酮增多症相鉴别。IHA 对体位试验敏感，肾上腺静脉导管术可以确诊。②关于肿瘤良、恶性和预后的问题。产生醛固酮的肾上腺腺瘤是一个可以手术治愈的良性病变。该肿瘤不大，直径约 1.4cm，边界清楚，周围无浸润，无其他激素分泌增多的症状，考虑肿瘤良性可能性大。该疾病愈后良好，腺瘤切除后，多数患者电解质可以迅速恢复，血压也可逐渐下降甚至正常。③关于手术方式的问题。对于小的良性肾上腺肿物目前多采用腹腔镜手术治疗。腹腔镜手术创伤小、恢复快、治疗效果与开放手术相同。该患者有行腹腔镜手术治疗的适应证。

▶ 手术及术后恢复情况

入院后完善术前准备，待血压平稳、血钾正常后，行腹腔镜右肾上腺切除术。患者全麻成功后，取左侧卧位，常规消毒铺无菌单，采用腹膜后腔技术，在肾上极内侧发现 1.5cm×1.0cm 肾上腺肿物，将肿物充分游离后完整切除并顺利取出。仔细检查无出血，置引流管后缝合切口。手术时间 40min，术中出血约 10ml。标本切面橙黄色，1.5cm×1.0cm 大小，质地均匀，有完整包膜，无坏死。

术后患者予以常规抗炎、补液等治疗，术后恢复顺利。术后第二天拔除胃管并予以普食。术后引流量少，5ml/d，于术后第三天拔除引流管。术后第二天患者可自由下床活动。监测血压平稳波动于

(120～130)/(70～80) mmHg之间，电解质正常，未见进行性下降。患者于术后3天出院，1周后回病房拆线。

▶ 最后诊断

右肾上腺皮质腺瘤，原发性醛固酮增多症。病理诊断（图2）：符合右肾上腺皮质腺瘤。

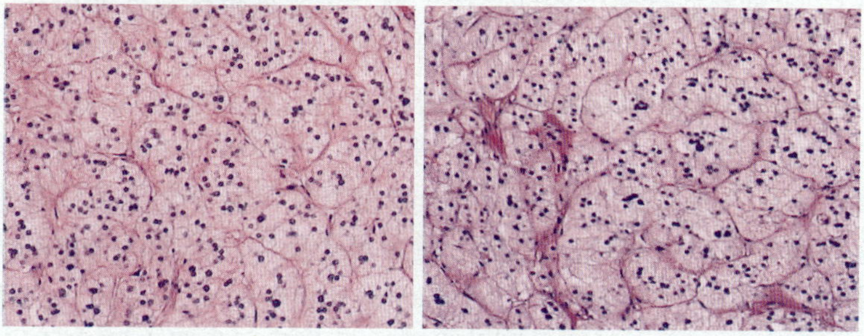

图2 病理诊断（HE，100×）：来源于肾上腺皮质，符合肾上腺皮脂腺瘤。

▶ 专家点评

原发性醛固酮增多症是指由于肾上腺皮质原发病变，体内醛固酮自主性或部分自主性分泌增加，肾素分泌继发被抑制；临床以高血压、低血钾为主要特征的综合征。约占高血压的5%～10%。

原发性醛固酮增多症病因分类为：①产生醛固酮的肾上腺腺瘤(aldosterone-producing adenoma，APA)：发生在肾上腺皮质球状带并分泌醛固酮的良性肿瘤，亦称醛固酮瘤（aldosteronoma)，即经典的Conn综合征，约占原发性醛固酮增多症的65%～90%，以单一腺瘤最为常见。②产生醛固酮的肾上腺皮质癌（aldosterone-producing adrenocortical carcinoma，APC)：极少见，约占原发性醛固酮增多症的1%，肿瘤体积一般大于3cm，预后极差，往往同时合并有糖皮质激素分泌过多及症状、体征。③原发性肾上腺增生(primary adrenal hyperplasia，PAH)：罕见，组织学表现类似特发性双侧肾上腺皮质增生，一侧肾上腺切除及对侧次全切除可取得良好的效果。④特发性醛固酮增多症（idiopathic hyperaldosteronism，

IHA)：约占低肾素醛固酮增多症的 32%，占儿童原发性醛固酮增多症之首，分为微结节增生型和大结节增生型两种。外源性因子可刺激醛固酮分泌，血清素拮抗剂赛庚啶（cyproheptadine）可抑制其分泌。因此特发性醛固酮增多症病因不在肾上腺本身，可能在肾上腺之外。手术治疗效果不佳，应以药物治疗为主。⑤糖皮质激素可抑制的原发性醛固酮增多症（glucocorticoid-suppressible hyperaldosteronism，GSA)：也称家族性醛固酮增多症 1 型，为常染色体显性遗传病，可能是 *CYP11B1*/*CYP11B2* 基因突变。糖皮质激素可纠正肾素和醛固酮的分泌，高血压和低血钾也可得到控制。病理为微结节性增生。GSA 可能会转化为 IHA，具体机制不详，此时糖皮质激素将无治疗效果。还有一种是家族性醛固酮增多症 2 型，也为常染色体显性遗传病，可能与 7p22 有关，对糖皮质激素无反应。⑥异位分泌醛固酮的肿瘤（ectopic aldosterone-producing neoplasms)：罕见，文献仅见于卵巢癌和肾癌，可能是胚胎发育时异位残留的肾上腺皮质组织，是这六种中唯一完全自主性分泌醛固酮的病变。

醛固酮具有水钠潴留的功能，血容量增加抑制肾素-血管紧张素系统，导致高血压。高血压呈良性发展，持续性升高，普通降压药疗效不佳。醛固酮具有排钾保钠作用，远曲小管 Na^+-K^+ 交换被促进、Na^+-H^+ 被抑制，表现顽固性低血钾和碱中毒，继发有肌无力和肌麻痹、心律失常等。醛固酮本身可增加左室壁厚度、降低心脏舒张功能，因此原发性醛固酮增多症比单纯高血压更易造成各种并发症比如猝死、心肌梗死和房颤。

对于临床中发现高血压、低血钾的患者应怀疑该疾病，应常规进行血电解质、尿钾、血及尿醛固酮和血浆肾素活性的检查。高度怀疑该疾病的须进行醛固酮抑制试验以明确诊断：原发性醛固酮增多症的醛固酮分泌是相对自主的，不会被高钠饮食所抑制。CT 是定位诊断的金标准，1cm 以上瘤体诊断率高达 90%以上，MRI 相对 CT 并无太大优势。血浆醛固酮和肾素活性的比值（plasma aldosterone to renin activity ratio，ARR）在诊断原发性醛固酮增多症中具有敏感性高的优点：ARR>27［醛固酮单位 ng/dl，肾素活性单位 ng/(ml·h)］、血醛固酮>12ng/dl 对原发性醛固酮增多症具有确诊意义。螺旋内酯敏感试验（每天口服螺旋内酯50mg，1个月）也是明确诊断的重要方法。

APA多采用手术治疗，效果很好；IHA手术治疗效果不佳，主要依靠药物治疗，因此对它们的鉴别诊断尤为重要。正常人和单纯高血压患者立位醛固酮比卧位时要增加2～4倍；IHA至少增加33%，而APA则无明显增加。如果ARR≥100、血醛固酮≥20ng/dl基本可诊断为APA。肾上腺静脉导管采血检测醛固酮在鉴别诊断中止确率儿乎达100%，但有创伤性。IHA为双侧病变，CT扫描显示双侧肾上腺大小正常或增大，腺瘤多单发、多在一侧。

原发性醛固酮增多症术前准备的目标：纠正电解质紊乱、使血钾恢复正常、使心电图低钾表现消失并适当降低血压。螺旋内酯为首选，优点有①使血压下降、纠正低血钾；②预测手术效果；③防止术后发生低醛固酮症。同时应口服或静脉补钾和低钠饮食。如果对侧肾上腺有萎缩或行双侧肾上腺的手术应术前和术后应规律补充糖皮质激素。

腹腔镜肾上腺切除（laparoscopic adrenalectomy）是肾上腺手术治疗的金标准。对于直径小于5cm的肾上腺肿物行腹腔镜肾上腺切除是首选。腹腔镜手术有两个途径，一是腹膜后腔，一是经腹腔。经腹腔镜手术对患者的血压影响小，术后疼痛小，因此建议如果有条件应经腹腹腔镜手术。对于诊断明确的仅一侧肾上腺腺瘤的患者应行腹腔镜一侧肾上腺或腺瘤切除术。IHA标准药物治疗为螺旋内酯加氨氯吡咪（amiloride），也可选用醛固酮受体拮抗剂坎利酸钾(potassium canrenoate)。

APA术后疗效好，一般电解质可迅速恢复，血压变化有以下三种情况：①逐渐下降至正常或接近正常；②血压一度下降至正常或接近正常后又升高，但不如术前明显，且降压药易控制；③血压无明显下降，可能由于病程长，血管器质性改变或同时合并有原发性高血压。

总之，原发性醛固酮增多症在临床上并不难诊断，关键是APA和IHA的鉴别诊断，因为它们的治疗方法完全不同；ARR在诊断和鉴别诊断中具有越来越明显的优势。APA的标准治疗是经腹腹腔镜一侧肾上腺切除术，IHA 主要是药物治疗。原发性醛固酮增多症的预后良好。

▶ 参考文献

1. Gockel I，Heintz A，Kentner R，et al. Changing pattern of the intraoperative blood pressure during endoscopic adrenalectomy in patients with Conn's syndrome. Surg Endosc，2005 Sep（29）
2. Armanini D，Scaroni C，Mattarello MJ，et al. Idiopathic primary hyperaldosteronism：normalization of plasma aldosterone after one month withdrawal of long-term therapy with aldosterone-receptor antagonist potassium canrenoate. J Endocrinol Invest，2005 Mar，28（3）：236-240
3. Ishidoya S，Ito A，Sakai K，et al. Laparoscopic partial versus total adrenalectomy for aldosterone producing adenoma. J Urol，2005 Jul，174（1）：40-43
4. Stowasser M，Sharman J，Leano R，et al. Evidence for abnormal left ventricular structure and function in normotensive individuals with familial hyperaldosteronism type I. J Clin Endocrinol Metab，2005 Sep，90（9）：5070-5076
5. Kater CE，Biglieri EG. The syndromes of low-renin hypertension："separating the wheat from the chaff". Arq Bras Endocrinol Metabol，2004 Oct，48（5）：674-681

病例 75　阵发性心悸，伴头痛、冷汗、大汗 10 年，偶然发现左上腹部肿物 1 月余

黄晓波　王晓峰

▶ 病历摘要

女，39 岁，农民，主因“阵发性心悸，伴头痛、冷汗、大汗 10 年，偶然发现左上腹部肿物 1 月余”入院。患者 10 年前开始出现阵发性心慌，伴冷汗、大汗、面色苍白，约每周 1 次，多于情绪激动、体位改变、剧烈活动和劳动时发作，持续 10～20 分钟左右自行缓解，当时未测血压，一直未作特殊处理。一年前于当地医院就诊，心电图检查后诊为心律失常、房室传导阻滞，放置人工心脏起搏器。于半年前发现血糖升高，空腹血糖 9mmol/L，诊为糖尿病，口服二甲双胍，一个月后血糖控制正常停药。一个月前无意间发现左上腹部有一包块，无明显疼痛，无恶心及呕吐，无发热及黄疸，无明显头晕、出虚汗等异常表现。再次于当地医院就诊，B 超检查发现左上腹部左肾上方有一巨大肿物，内有多发低回声区，为进一步诊治收入我院。患者自发病以来，精神睡眠可、食欲可，大小便正常，半年体重减轻 10 千克。

体格检查：体温 36.6℃，脉搏 80 次/分，血压 105/70mmHg。一般状况良好，发育正常，营养中等。皮肤黏膜无黄染和苍白，全身浅表淋巴结未及肿大。巩膜无黄染，睑结膜无苍白，气管居中，甲状腺不大。双肺叩诊清音，双肺呼吸音清，未闻及干湿啰音。心界不大，心率 80 次/分，心律齐，心音有力，未闻病理性杂音。脊柱及四肢活动不受限。双侧膝腱反射正常对称，双侧病理反射(一)。外科情况：腹壁无静脉曲张，未见明显胃肠型及蠕动波，腹式呼吸存在；腹部无压痛，无肌紧张，肝、胆囊、脾肋下未及。左上腹可及巨大肿物，左肋下 10cm 可及，表面光滑，质地饱满，无明显触痛，肝区无叩痛；肠鸣音正常，4 次/分。双肾肋下未触及，双

侧肾区无叩痛，膀胱区无膨隆。

入院诊断：左肾上腺巨大肿物，嗜铬细胞肿瘤（性质待定），继发糖尿病。

入院后完善各项常规检查：血尿便常规，肝肾功能及血糖均正常。心电图和胸片均未见异常。CT 显示左肾上腺巨大圆形占位，直径约 17 厘米，其间有囊性坏死区。病变将左肾明显向下推移，将胰腺和结肠脾区向前推移。IVP 显示左肾明显向下移位，变成横位，肾盂和上段输尿管受压变形。血儿茶酚胺检测 NE 9.11pmol/ml，E 0.37pmol/ml。血管紧张素Ⅱ 34.4pg/ml，怀疑左肾上腺嗜铬细胞瘤，不除外恶性可能。在住院检查的 20 天里曾发作过一次，症状基本同前，发作时血压升高，达 180/110 mmHg，心率 110 次/分。同时检测血儿茶酚胺 NE 26.31pmol/ml，E 4.74pmol/ml。经与内分泌科医生共同会诊，一致同意左肾上腺嗜铬细胞肿瘤的诊断，但是良恶性不能确定。

▶ 病历讨论

甲医生（泌尿外科住院医师）：该患者疾病的临床表现有如下几个特点：

1. 患者：女性，39 岁，农民，主因“阵发性心悸，伴头痛、冷汗、大汗 10 年，偶然发现左上腹部肿物 1 月余”入院。

2. 现病史：患者十年来经常出现阵发性心悸，伴冷汗、大汗、面色苍白，约每周 1 次，多于情绪激动、体位改变、剧烈活动或劳动时发作，持续 10～20 分钟，不治疗可以自行缓解。一年前于当地医院就诊，心电图检查后诊为心律失常、房室传导阻滞，放置人工心脏起搏器。此后症状发作减少，并且出现的症状较前减轻。一个月前无意间发现左上腹部有一包块，再次于当地医院就诊，B 超检查发现左上腹部左肾上方有一巨大肿物，内有多发低回声区，怀疑肿瘤来源于肾上腺。

3. 既往史：半年前发现血糖升高，空腹血糖 9mmol/L，口服降糖药血糖可以控制正常。

4. 查体：左上腹可及巨大肿物，左肋下 10cm 可及，表面光滑，质地饱满，无明显触痛。

5. 辅助检查：外院B超提示左腹部巨大肿物，疑为左肾上腺来源。

6. 入院后进一步检查和临床观察：①CT显示左肾上腺巨大圆形占位，直径约17厘米，其间有囊性坏死区（图1)。②在症状未出现时血压和血儿茶酚胺检测均在正常范围之内，而在症状发作时血压升高，心率加快并出现儿茶酚胺的两项均有不同程度升高。

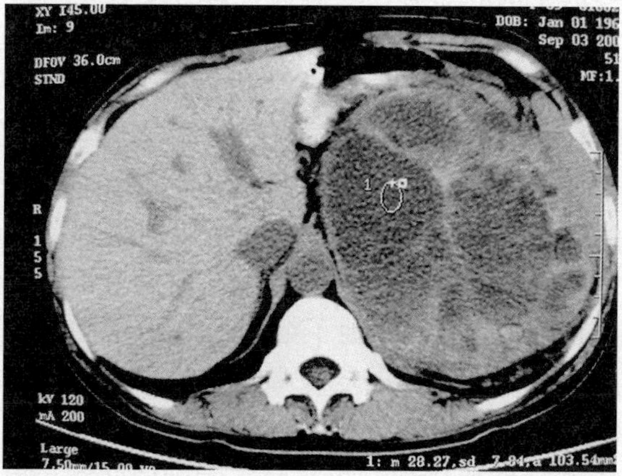

图1　CT检查提示：左上腹部肾上腺区域可见一个直径约17cm的肿物，将周围的脏器（脾，胃，结肠和左侧肾）挤压、移位，肿物内部有大片的坏死区。未见肿物向周围浸润和淋巴结转移。

根据上述疾病特点临床诊断为左肾上腺巨大嗜铬细胞瘤，患者近半年来体重下降比较明显，尽管患者的一般状况较好，仍然不能除外恶性嗜铬细胞瘤的可能，必要时可以考虑进行穿刺活检，病理证实病变的性质。

乙医生（泌尿外科主治医师)：主管医生的汇报比较全面，诊断是比较明确的，诊断依据也是充分的，有一个问题就是病变的性质目前还不能确定，穿刺活检有一定的危险性，可能会诱发高血压发作，我不建议行穿刺活检。无论病变性质如何，都应该行手术治疗，手术前的积极准备是非常重要的，术前准备是否充分是能否进行手术治疗的前提。患者体重比较轻，体质不如正常人，对α受体阻滞剂的耐受性可能比较差，所以开始时服用的剂量不宜过大，应该从小剂量应用，逐渐增加剂量，并且结合扩容，以免出现低血压反应。

丙医生（泌尿外科主任医师）： 同意两位医生的意见，患者的诊断明确，有手术指征，各项术前检查也显示没有手术禁忌证。首选的治疗方法应该是手术治疗。手术前应该按照常规的嗜铬细胞瘤的术前准备，α受体阻滞剂应用是必须的，患者的体质并不很好，我建议扩容可用一定比例的血浆，一方面扩容效果好，另外也有利于手术后的恢复。有几个问题应该加以强调：（1）患者的肿瘤非常大，手术难度高，风险大，手术中出血会很多，要预备充足的血源，能否切除肿瘤还是一个难以预测的问题；（2）手术中的血压上下剧烈波动会给患者带来致命的危险，因此充分的术前准备是非常关键的问题，术前的准备时间不能少于2周。手术前还要请麻醉科医生会诊，对手术中可能出现的问题共同讨论和商量对策，让所有参加手术治疗的医生对该患者有充分地了解；（3）由于肿瘤对周围器官的压迫，手术中伤及邻近脏器的危险很大，肿瘤对左肾和胰腺压迫非常明显，尤其是肿瘤的下缘将肾蒂挤压，拉长，手术有可能同时切除肾；（4）手术后的血压控制也是一个关键的问题，可能会出现血压不升，术后建议回外科重症监护病房。

▶ 手术前准备情况

首先用酚苄明5mg，每日三次口服，用药后的第二天患者在起床时出现心悸、面色苍白、出冷汗，当时测得血压为70/40mmHg，心率为50次/分。即刻静脉输入胶体液，很快血压就恢复到原来的110/70mmHg。而后将酚苄明的剂量改为2.5mg，每日三次，未再出现低血压。又将酚苄明的剂量改为5mg，每日三次口服，并同时每天静脉输入胶体液500ml，这样又维持稳定的血压一周后，将酚苄明的剂量改为5mg，每日四次口服，同时每天输血浆200ml，胶体液500ml，此间患者的血压一直维持在患者的原有水平，而且比较稳定，三天后进行了手术治疗。

手术前麻醉科医生会诊意见： 根据上述情况，患者的诊断明确，术前的准备是充分的，有关术中的麻醉问题有如下考虑：（1）采用全身麻醉，一方面是麻醉效果好，腹肌松弛，有利于手术的顺利进行，另一方面对术中的血压变化也比较容易控制；（2）术中要预先准备好降压药和升压药，降压药采用硝普钠，此药的特点是降压效果好，代谢快。在切除肿瘤过程中血压会急速升高，用硝普钠能够很快有效地降低血压，避免出现高血压危象。在切除肿瘤后血压患者会出现血压的急速下降，硝普钠半衰期短，停药后很快会失去其降压作用。升压药采用多巴胺和去甲肾上腺素两种，肿瘤切除后血压下降首先用多巴胺，多巴胺的优点是在升压的过程中对肾的供血影响不大，会有一定的保护作用。如果多巴胺的升压效果不好，应该及时改用去甲肾上腺素，尽管该药会造成内脏的血管收缩，但是其升压效果快，根据病情的需要有可能是必须的选择；（3）在手术过程中一方面麻醉医生要仔细观察手术的进度和具体操作过程，也请手术医生及时和麻醉医生进行沟通，尤其是在游离肿瘤和切断肿瘤的血供时要及时通知麻醉医生，以便事先做好控制血压的准备。

▶ 手术过程和手术情况

全麻后仰卧位，将左侧腰部垫起约 20°。左侧肋缘下切口，右侧过腹直肌，左侧达腋中线。探查腹腔没有发现腹水，左肾上腺肿瘤巨大（直径约 18cm），将胃和胰腺向右前挤压，将结肠和向前推移，左肾变为横位，肾门朝向上方，肿瘤的内下缘紧压肾蒂血管，并将肾蒂拉长，脾向上挤压。沿结肠外侧沟向上游离结肠脾区后暴露肿瘤，肿瘤表面有多条粗大，迂曲扩张的血管（图 2）。先由肿瘤的外下开始游离肿瘤，肿瘤对周围的组织和器官只是挤压和压迫，并未见直接侵犯。由外下方逐渐向内侧游离于左肾与肿瘤之间，而后于肿瘤的上前方游离胰腺尾部，最后游离肿瘤的内侧上方。在游离过程中先后结扎多条肿瘤的供应血管，此间游离的过程中患者的血压明显地升高，最高达 220/110mmHg，用硝普钠控制血压，手术中由于血压过高不得不多次停止手术操作。在肿瘤的内侧靠近下腔静脉处可见粗大的静脉直接回流入下腔静脉，先试夹闭该静脉发现血压迅速下降，停止夹闭该静脉，告知麻醉医生准备升压药物，加快补液和输血，待血压平稳后结扎该静脉，完整切除肿瘤，此时血压明显下降，最低达到 70/40mmHg，加快补液、输血和增加升压药物的用量，此时多巴胺的升压效果不好，而改用去甲肾上腺素静脉滴入，半小时后血压逐渐回升至平稳，创面进行彻底止血，将左肾、结肠脾区归回原位，局部放置腹腔引流管，腹壁切口逐层缝合。手术难度很大，切除非常困难，出血约 2000ml，术中输血 1600ml。术后回外科重症监护病房。

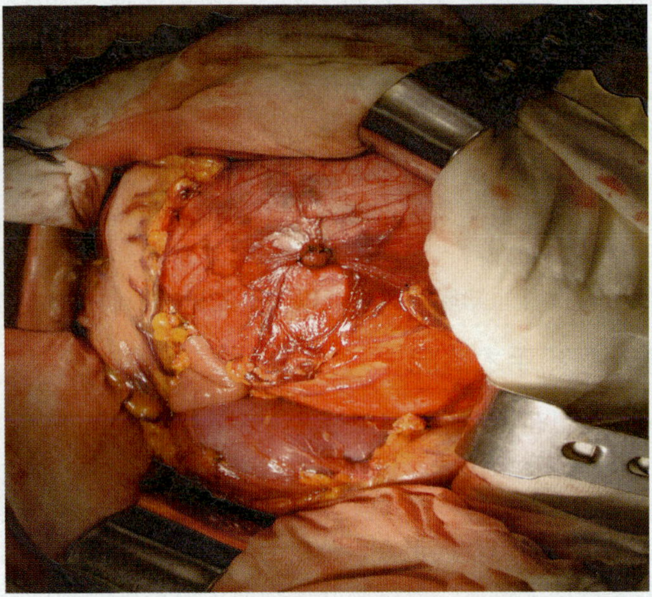

图 2　左肾上腺巨大肿瘤

术后在监护病房停留 24 小时，其间用去甲肾上腺素维持血压 12 小时，以后逐渐减量，20 小时后停用去甲肾上腺素，血压可以维持比较稳定的正常水平，24 小时后返回泌尿外科病房，术后第一天的腹腔引流量为 600ml，第二天的引流量为 200ml，从术后的第二天开始给予静脉营养支持，术后第四天肠鸣音恢复，有肛门排气，开始少量进流食，逐渐过渡到半流食，术后一周可以进普食，拔除腹腔引流管。术后 10 天切口拆线，于手术后的两周出院。

▶ 最后诊断

左肾上腺巨大嗜铬细胞瘤。病理诊断：左肾上腺巨大嗜铬细胞瘤（肿瘤重量为 2.4 千克），肿瘤直径为 16cm，切面为多房囊实性，肿瘤内有多发坏死病灶，肿瘤外包膜完整（图 3，4）。

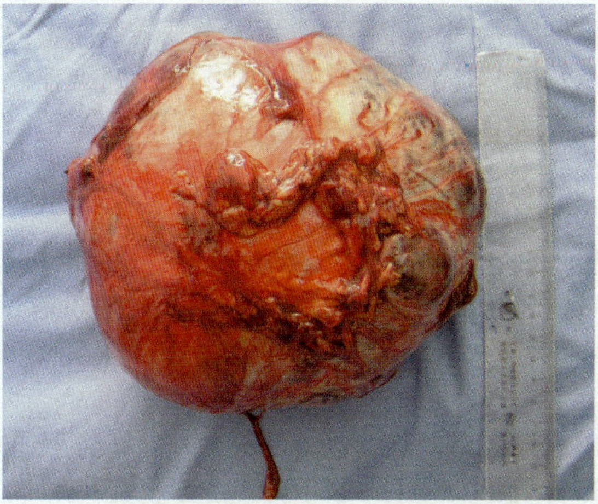

图 3　肿瘤完整切除，直径 16cm，肿瘤表面包膜完整

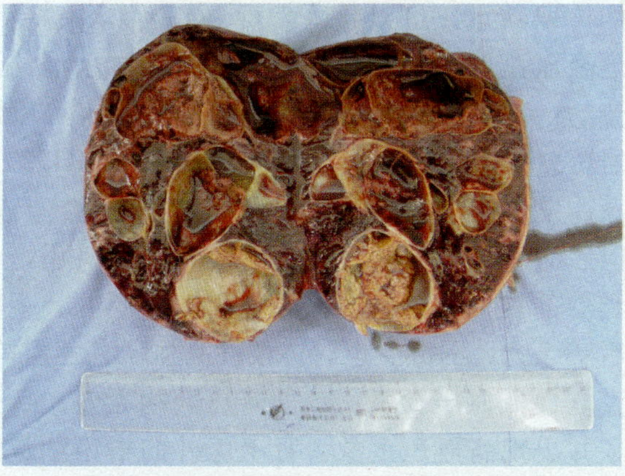

图 4　标本切面可见肿瘤为囊实性，并有大范围的出血和坏死

▶ 专家点评

嗜铬细胞瘤起源于由神经嵴中移行出来的嗜铬细胞。嗜铬组织能合成儿茶酚胺，在胚胎期分布广泛，出生后仅少量残留在肾上腺髓质、交感神经节和体内其他部位。这些部位若发生肿瘤并合成及释放过量的儿茶酚胺，引起高血压等症状。

嗜铬细胞瘤约85%～90%起源于肾上腺髓质，多为单侧。肾上腺外的肿瘤从颈动脉体到盆腔均可，常发生于交感神经节，如腹主动脉两侧（占患者的10%～15%）及后纵隔。嗜铬细胞瘤大小不同，但平均直径仅5～6cm，通常重量50～200g，巨大嗜铬细胞瘤，尤其是恶性肿瘤比较罕见。嗜铬细胞瘤中恶性肿瘤少于10%，许多嗜铬细胞瘤显微镜下细胞形态似恶性，如细胞有许多怪异外形伴有致密，大核或多核等。不管组织学形态如何，假如肿瘤没有①包膜浸润；②肌层血管内瘤栓形成；③其他部位的肿瘤转移，均可以看作为良性肿瘤。

嗜铬细胞瘤最突出的临床表现是高血压，正常肾上腺髓质合成的儿茶酚胺以肾上腺素为主，去甲肾上腺素仅占15%。肾上腺嗜铬细胞瘤释放的儿茶酚胺中去甲肾上腺素约占3/4，肾上腺外肿瘤所释放者几乎全部为去甲肾上腺素。故两者的临床表现有所不同。高血压是该疾病的主要特点，可以是阵发性（45%），或持续性（50%）和罕见的缺乏高血压性（5%）。高血压的发作常因情绪激动、体位改变、体力劳动、手术麻醉等各种原因所诱发，也可以没有明显诱因。发作时血压急骤升高，收缩压经常达（200mmHg）以上，舒张压也相应升高。发作持续时间长短不等，数秒钟至数十分钟甚至24小时以上，以后血压降至正常。发作时自觉剧烈头痛，心前区及上腹部紧迫感和心前区疼痛，大汗淋漓、恶心、呕吐、视物模糊、复视等。发作后感乏力、困倦。也有持续性高血压并伴有阵发性加重，也可以出现直立性低血压。服用一般降压药物无效。部分病人呈急进性高血压，并出现高血压危象。肾上腺外的嗜铬细胞瘤只分泌去甲肾上腺素，故一般只有高血压的临床表现，往往没有心动过速和心律失常的症状。肾上腺的嗜铬细胞瘤除分泌去甲肾上腺素以外，还分泌肾上腺素，因此不但有高血压，发作时往往和心脏的症状同时存在。这些病人由于处在功能亢进状态，可有甲状腺功能亢进的临床表现，儿茶酚胺升高可以刺激胰高血糖素的分泌，可以引起糖尿病。

本病例有如下几个特点区别于典型病例：

1. 患者的病史很长，最初的临床表现主要为心律失常。

2. 最初的临床症状比较重，发作频繁，并伴有糖尿病，后来随肿瘤体积的增大症状反而减轻，血糖水平也恢复等，可能与肿瘤内部坏死，儿茶酚胺的分泌减少有关。

3. 肿瘤巨大，内部大片的坏死以及患者体重下降都是恶性肿瘤的特点，但是最终的病理诊断是良性病变。

▶ 参考文献

1. Brown H，Goldberg PA，Selter JG，Cabin HS，Marieb NJ，Udelsman R，Setaro JF. Hemorrhagic pheochromocytoma associated with systemic corticosteroid therapy and presenting as myocardial infarction with severe hypertension. J Clin Endocrinol Metab. 2005 Jan；90（1）：563-9
2. Shen SJ，Cheng HM，Chiu AW，Chou CW，Chen JY. Perioperative hypertensive crisis in clinically silent pheochromocytomas：report of four cases. Chang Gung Med J. 2005 Jan；28（1）：44-50
3. Antedomenico E，Wascher RA. A case of mistaken identity：giant cystic pheochromocytoma. Curr Surg. 2005 Mar-Apr；62（2）：193-8
4. Sparks JW，Seefelder C，Shamberger RC，McGowan FX. The perioperative management of a patient with complex single ventricle physiology and pheochromocytoma. Anesth Analg. 2005 Apr；100（4）：972-5
5. Stifelman MD，Fenig DM. Work-up of the functional adrenal mass. Curr Urol Rep. 2005 Feb；6（1）：63-71
6. Yeo H，Roman S. Pheochromocytoma and functional paraganglioma. Curr Opin Oncol. 2005 Jan；17（1）：13-8
7. Baguet JP，Hammer L，Mazzuco TL，Chabre O，Mallion JM，Sturm N，Chaffanjon P. Circumstances of discovery of phaeochromocytoma：a retrospective study of 41 consecutive patients. Eur J Endocrinol. 2004 May；150（5）：681-6

8. Iijima T, Takagi T, Iwao Y. An increased circulating blood volume does not prevent hypotension after pheochromocytoma resection. Can J Anaesth. 2004 Mar; 51 (3): 212-5

9. Porcaro AB, Novella G, Ficarra V, D'Amico A, Antoniolli SZ, Curti P. Incidental adrenal pheochromocytoma. Report on 5 operated patients and update of the literature. Arch Ital Urol Androl. 2003 Dec; 75 (4): 217-25

病例76　阴茎不能勃起5年

白文俊　王晓峰

▶ 病历摘要

男，54岁，主因“阴茎不能勃起5年”入院。患者5年前无明显诱因出现勃起功能减退，需要海绵体注射罂粟碱或口服万艾可才能完成性生活，一次行海绵体注射罂粟碱60mg后出现阴茎持续勃起48小时，虽经保守治疗后恢复阴茎疲软，但以后多种疗法均无法使阴茎充分勃起。为行阴茎假体植入术而入院。既往健康，无手术及外伤史，无食物和药物过敏史。吸烟25年，每日15～20支，少量饮酒。26岁结婚，有1子，配偶及儿子体健。

体格检查： T 36.8℃，P 82次/分，R 18次/分，BP 135/75mmHg。一般状况可，发育正常，营养中等，自主体位，神志清楚，查体合作。皮肤黏膜无黄染，无苍白，无紫绀及出血点，无水肿。心、肺、腹查体未见异常。专科检查：双侧肾区无膨隆，双肾下极未触及，双肾区无叩痛；双侧输尿管走行区无压痛；膀胱区无膨隆，叩诊鼓音；阴茎无畸形，阴茎海绵组织稍韧，未及明显结节；双侧睾丸大小形态正常，双侧精索无增粗。

入院后完善各项辅助检查： 血常规、尿常规和便常规正常，生化检查正常；血清性激素测定：黄体生成素（LH）、睾酮（T）和催乳素（PRL）均在正常值范围内；海绵体血管活性药物试验（罂粟碱60mg，酚妥拉明1mg）结果显示阴茎海绵体充盈，硬度不足；阴茎彩色双功能超声检查（CDU采用Aloka SSD-1700型超声仪，7.5 MHz探头）：海绵体注射罂粟碱60mg＋酚妥拉明1 mg诱发阴茎勃起，测量海绵体动脉收缩期最大血流流速（PSV）为13 cm/s，舒张末期血流流速（EDV）是9cm/s，血流阻力指数（RI）为0.54；阴茎海绵体造影（cavernosography）：海绵体注射罂粟碱60mg＋酚妥拉明1 mg诱发阴茎勃起，以9#针头穿刺海绵体并注射30％的泛影葡胺 100 ml，观察阴茎背深静脉和阴部内静脉异常回流。国际勃起功能评分（IIEF－5）总分为 5 分。

入院诊断：阴茎勃起功能障碍（erectile dysfunction，ED），阴茎海绵体纤维化？

▶ 病历讨论

甲医师（泌尿外科住院医师）：该患者 54 岁，发生阴茎勃起功能障碍 5 年，曾经海绵体注射罂粟碱而异常勃起 48 小时，以后多种疗法均无法使阴茎充分勃起。入院后体检阴茎海绵组织稍韧，未及明显结节，血尿便常规检查、性腺激素、生化检查均无异常。勃起功能评分（IIEF－5）为 5 分。综合各种辅助检查结果：①海绵体血管活性药物试验结果显示硬度不足；②阴茎彩色双功能超声检查测量海绵体动脉收缩期最大血流流速（PSV）为 13 cm/s，舒张末期血流流速（EDV）是 9 cm/s，血流阻力指数（RI）为 0.54；③海绵体造影显示阴茎背深静脉和阴部内静脉异常回流。考虑诊断阴茎勃起功能障碍，阴茎勃起功能严重受损。口服万艾可（100mg），海绵体注射罂粟碱（60mg），真空缩窄装置等均不能获得足够硬度的阴茎勃起，认为患者适宜接受阴茎假体植入术。

乙医师（泌尿外科主治医师）：同意甲医师的意见，患者诊断考虑为海绵体性勃起功能障碍，已应用多种常规治疗方法均不能获得足够硬度的阴茎勃起，认为患者适宜接受阴茎假体植入术，患者各项术前检查已毕，无手术禁忌证，可行手术治疗。目前治疗阴茎勃起功能障碍最有效的口服药万艾可（Viagra，枸橼酸西地那非），其作用机制是选择性地抑制 PDE_5（type 5 phosphodiesterase，5 型磷酸二酯酶）的活性，使平滑肌细胞内 cGMP 增高，平滑肌细胞内 Ca^{2+} 降低，平滑肌舒张，而维持阴茎勃起。临床研究证实万艾可对各种不同类型的 ED 均有不同程度的疗效（56%～84%），疗效的大小与 ED 的病因、严重程度及用药剂量有关。约 30%～40%的病人开始用万艾可时，效果不满意，另有 10%的患者由于不良反应而终止治疗。该患者曾多次口服万艾可（100mg）效果不满意。多数意见认为，万艾可治疗失败者可采用 PGE_1 尿道乳剂、真空缩窄装置或海绵体注射治疗。PGE_1通过刺激海绵体平滑肌细胞膜外的G蛋白耦联受体，活化腺苷酸环化酶（adenylyl cyclase，AC），进而激活cAMP依赖性蛋白激酶（cAMP-dependent protein kinase，cAKI），使肌动蛋白-肌原蛋白系统磷酸化，细胞膜上的钙通道（L-型钙离子通道，其开放的程度决定于平滑肌的膜电位及通道的磷酸化与否）开放，细胞内Ca^{2+}降低，而诱发平滑肌舒张。

对口服药物和PGE_1尿道乳剂等反应不佳者，可接受海绵体注射治疗。常用的药物有PGE_1、罂粟碱和酚妥拉明等。PGE_1的作用机制前面已述及。海绵体注射罂粟碱和酚妥拉明后，前者抑制了海绵体平滑肌细胞内的$PDE_{2\sim5}$（type 2～5 phosphodiesterase，2～5型磷酸二酯酶，主要是PDE_3和PDE_5），使平滑肌细胞内cAMP和cGMP均增高，后者抵消了去甲肾上腺素的收缩作用，其共同作用的结果是使平滑肌的舒张因素起主导作用，平滑肌舒张，阴茎勃起。该患者注射罂粟碱后发生了阴茎异常勃起（48h），进而出现阴茎海绵体纤维化。海绵体纤维化的结果是海绵体不能充分舒张，对多种血管活性药物反应失效，只能采用ED治疗，最终选择假体植入。

丙医师（泌尿外科主任医师）：两位医师的分析思路很清晰，治疗原则正确。需要补充的是：阴茎勃起功能障碍（ED）是成年男子的常见多发病，2000年美国麻省男性增龄研究资料表明，在被调查的1709名年龄在40～69岁的男性中，勃起功能障碍的发病率为每年2.59%（每万人259例），而且随着年龄增加发病率不断上升。年龄因素调整后统计分析表明：受教育程度低、糖尿病、心血管疾病、高血压、抑郁症是重要的危险因素，此外吸烟和酗酒等不良生活习惯也与勃起功能障碍的发生有关。目前治疗勃起功能障碍（ED）的倾向是，不论原因均使用万艾可。ED的定义和发病情况提示我们，ED患者的年龄、伴发疾病、严重程度各不相同，而且患者的治疗目标也有差异，任何单一疗法不能解决所有问题。一般年轻患者要求较高，希望深入了解病因并彻底治疗。反之，中老年患者多数倾向于简化手续，并愿选择较安全的疗法。因而，针对不同患者的目标采取相应的诊断方法，更能使ED的诊断与治疗个性化。

对心理治疗和口服药物（万艾可等）反应不佳，拟接受海绵体注射治疗（或要求深入检查）的患者可选择 ICI 试验。反应正常（阳性）者可选择 ICI 治疗，反之可以进一步检查。ICI 试验被作为 ED 病因诊断的筛查手段，各种不同类型的反应被赋予不同的含义。对 ICI 试验可疑阴茎血管病变者，可选择彩色双功能超声（CDU）检查鉴别，后者是诊断血管性 ED 较为敏感和准确的方法，而且痛苦小。CDU 检查时，首先要探察阴茎海绵体的内部回声，有无纤维化和钙化等改变，而后测量阴茎疲软状态下的收缩期最大血流流速（PSV）。Roy 等发现阴茎在疲软状态下以 PSV 10 cm/s 为界诊断动脉性 ED 最准确，其敏感度是 0.96，特异度是 0.92。海绵体注射血管活性药物后 PSV 的正常值各家报告不一，但范围较窄，为 25～30 cm/s，低于 25 cm/s 为动脉供血不足。阴茎动脉供血不足的原因不仅是狭窄病变，还有可能是动脉痉挛或血管内皮功能障碍等所致的血液流变学的改变。由此可知，血管搭桥或转流的效果不稳定。

CDU 诊断静脉性 ED 的主要指标是舒张末期最大血流流速（EDV）和血流阻力指数（RI），两者的正常值是＜5 cm/s 和＞0.9。CDU 诊断静脉性 ED 易出现假阳性，主要原因是阴茎勃起不充分。Furst 等将 CDU 诊断静脉性 ED 的价值与海绵体测压及造影术相比，主要以 EDV 和 RI 等参数评价。结论认为 CDU 对反复海绵体注射治疗失败者诊断静脉性 ED 的可靠性较低，不能替代海绵体测压及造影术。海绵体造影能部分弥补彩超对静脉性 ED 的诊断，合并海绵体灌注测压更能提高诊断的准确率。但该法属侵袭性检查。应慎重选择，因为除上述原因外，并非所有静脉性阳痿均需手术治疗。

目前，对 ED 患者常规激素检查的认识不一，该群体中激素异常者为 1.7%～35%，而且病例数愈多比例愈低（近 1.7%）。有报告称，近 20%因前列腺癌而接受雌激素或去势治疗的患者仍能维持正常的勃起功能。性激素异常的患者常表现为性欲的改变，而非勃起功能异常。但近来 Aversa 等发现男性血清游离睾酮（FT）水平与阴茎血流阻力指数（RI）正相关（$R=0.47$，$P=0.002$），认为 FT 与海绵体平滑肌细胞的舒张功能密切相关。对伴发雄激素缺乏的勃起功能障碍患者，补充睾酮制剂能使少数患者提高性欲并改善勃起功能，性欲的改善一般超过勃起功能的改善。这也提示患者除了血清雄激素水平降低以外，还存在其他影响勃起功能的因素。在经历3个月以上的雄激素补充治疗后应全面评价患者的性欲及勃起功能状况，治疗效果不佳者可选择其他疗法。

该患者病史长，治疗曲折，曾发生异常勃起，目前非手术治疗结果均不满意，考虑假体植入是最终选择。阴茎假体植入的主要并发症有机械故障、圆柱体泄漏、连接管泄漏、感染、白膜穿孔、持续性疼痛和自发性充水。我们应特别注意，预防上述并发症的发生。

▶ 手术及术后恢复情况

入院后4天行手术治疗：阴茎假体植入术。留置尿管，取阴茎阴囊切口，切开各层暴露左侧阴茎海绵体。先在左侧阴茎海绵上以2-0可吸收线作两道牵引线，在其间切开白膜。先后以8、9、10、11和12号扩张器扩张阴茎海绵体远、近端，分别至阴茎头和阴茎角。用抗生素（万古霉素）生理盐水彻底冲洗海绵体腔，以3-0可吸收线预置白膜缝合线4道。同样方式切开、扩张并冲洗右侧海绵体腔。分别测量两侧阴茎海绵体长度为15cm（左）和15cm（右），选择12cm棒状体植入。将贮水囊、充吸泵及棒状体内气体排出，并以无损伤血管钳夹闭备用。在扩张器远端作一牵引线，牵引线挂于导引器尖端的穿刺针上，再从阴茎头引出。拔出引导器，牵拉缝线，棒状体即进入海绵体隧道远端，双侧棒状体均配以3cm的尾套植入妥当。关闭双侧海绵体。用食指经左侧腹股沟管，在膀胱前间隙分离出一个空隙，将贮水囊置于其内，囊内充以生理盐水50ml。以一个指头扩张阴囊，将阴囊顶出切口之外，切开并分离皮下组织，使之形成空腔，电凝止血，将充吸泵置于阴囊最低部，并与睾丸隔开，吸回钮放在外侧。安装毕，将充吸泵的出入管用阑尾钳在皮下夹住。将贮水囊管道与充吸泵的输入管连接，充吸泵的两根输出管与两假体连接。管子过长，适当剪短。管子连接完毕后，试验充吸泵数次，检查阴茎勃起是否一致和充分，直径及长度是否合适。局部以抗生素盐水冲洗后，以3-0可吸收线间断缝合皮下组织，缝合皮肤。弹力绷带包扎阴茎。术毕。

术后恢复顺利，伤口愈合良好。假体长度及位置合适，但阴囊内充吸泵周围组织粘连较重，吸回钮使用受限。热敷阴囊后松解，吸回钮工作正常。术后随访 1 年，患者自述阴茎假体工作正常，性生活满意。

▶ 最后诊断

阴茎勃起功能障碍（海绵体性，重度）。

▶ 专家点评

海绵体性（静脉性）阳痿可按其病因分为 5 型，Ⅰ型：有大静脉引流海绵体（此型大概为先天性）；Ⅱ型：由于白膜变形（如 Peyronie 病或老龄性白膜薄弱）而使静脉通道增大；Ⅲ型：海绵体平滑肌由于纤维化、退行性变或缝隙连接功能失调而不能舒张；Ⅳ：神经递质释放不足（神经性和心理性 ED，或内皮功能失调）；Ⅴ型：阴茎海绵体与尿道海绵体或阴茎头之间存在异常交通（先天性，创伤性，或异常勃起分流后）。在阴茎假体植入时，从糖尿病和动脉硬化患者取样的海绵体勃起组织在电子显微镜下显示平滑肌萎缩、纤维化和内皮破坏均常见；针刺活检标本也显示阳痿患者海绵体内平滑肌/胶原比例下降，内皮和弹力纤维减少，糖尿病患者平滑肌舒张障碍。

近 20 年来，泌尿外科学中最显著的变化之一是引进了海绵体血管活性药物注射，用以 ED 的诊断和治疗。目前在临床中使用的血管活性药物有以下几种：

1. 罂粟碱

罂粟碱是提取自罂粟的生物碱，其作用的分子机制是抑制磷酸二酯酶，增加阴茎勃起组织中的 cAMP 和 cGMP 浓度，使海绵体和血管平滑肌舒张。罂粟碱在肝代谢，其血浆半衰期约 1～2h。罂粟碱注射的平均剂量为 15～60mg，对心理性和神经性 ED 有效。罂粟碱的优点是费用低廉，能在室温下保持稳定。其主要的缺点是海绵体纤维化较多见（1%～33%），原因是 pH 较低，还有就是偶尔发生肝酶的增高。

2. 甲基酚妥拉明

甲基酚妥拉明是竞争性 α 肾上腺素能受体拮抗剂，对 α_1 和 α_2 受体有相同的亲和力。甲基酚妥拉明最常见的不良反应是系统性低血压、反射性心动过速、鼻塞和胃肠功能紊乱。甲基酚妥拉明的血浆半衰期较短，为 30 分钟。海绵体单独注射甲基酚妥拉明只能增加海绵体血流，并不能使海绵体内压显著增高。

3. 前列地尔（前列腺 E_1）

前列地尔是 PGE_1 的合成品，而后者是自然存在的，含 20 个碳的不饱和脂肪酸。也就是说，前列地尔是外源性 PGE_1，而 PGE_1 是内源性化合物。前列地尔通过提高细胞内 cAMP 水平而使平滑肌舒张，血管扩张和抑制血小板聚集。前列地尔被海绵体内的前列腺素 15-羟基脱氢酶代谢。海绵体注射后，96％的前列地尔在 60 分钟内局部代谢，外周血浓度未见变化。注射 10～20μg 剂量的前列地尔可使 70％～80％的 ED 患者获得充分的勃起。前列地尔海绵体注射最常见的不良反应是注射部位的疼痛（16.8％）、血肿/淤斑（1.5％）和阴茎持续勃起/异常勃起（1.3％）。全身的不良反应很少见。

4. 联合用药

几种药物的组合也被用于海绵体注射治疗。最常用的是不同浓度的二联（罂粟碱/酚妥拉明）和三联（罂粟碱/酚妥拉明/前列地尔）药物组合。一项比较罂粟碱、酚妥拉明和罂粟碱/酚妥拉明组合治疗器质性 ED 效果的研究显示，单用罂粟碱可使 40％的患者获得充分的勃起，单用酚妥拉明只能使 7％的患者获得充分勃起，而罂粟碱/酚妥拉明组合则能使 87％的患者获得充分勃起。接受二联药物治疗的患者中，阴茎持续勃起的报告率是 1％～23％，海绵体纤维化的报告率是 1.4％～16％。二联药物组合最常用的浓度是罂粟碱 30mg＋酚妥拉明 1mg/ml。对于罂粟碱/酚妥拉明/前列地尔三联药物组合而言，3 种药物的作用机制不同，联合用药可以取协同作用之长，以显著降低用药量，避免高剂量用药带来的不良反应。

ED 治疗的其他方法还有真空缩窄装置，真空缩窄装置由 1 个塑料圆桶与真空发生器（手动或电池驱动泵）直接或以管道连接构成。阴茎被负压抽吸而胀大后，在其根部放置缩窄环以维持勃起。缩窄环应在 30 分钟内去除，以避免阴茎损伤。

真空装置诱导的勃起与生理性勃起或海绵体注射引发的勃起不同，缩窄环近段阴茎不硬，稳定性差。阴茎皮肤凉而发暗，射精也可能受缩窄环的阻碍。缩窄环本身也可导致不适或疼痛。然而，许多患者使用真空缩窄装置能产生接近正常的勃起和足够的硬度以完成性交。真空缩窄装置还能使阴茎头胀大，对勃起时阴茎头硬度差者有效。对有严重血管供血不足者，真空缩窄装置可能导致勃起不充分。海绵体注射与真空缩窄装置联合应用可能改善勃起质量。

使用真空缩窄装置可能出现的并发症有阴茎疼痛和麻木、射精困难、淤斑和斑点。服用阿司匹林或华法林钠盐者应慎用。据报告，使用真空缩窄装置的患者满意率在 68%～83%。该疗法更易被有稳定性关系的老年患者所接受。如果使用得当，真空缩窄装置也是安全和经济的疗法。

ED 手术治疗包括阴茎血管手术和假体植入术，阴茎外动脉的局限性狭窄或闭塞适于手术修复，已有报告称髂内动脉和阴部内动脉术后的患者勃起功能得以恢复。目前，最常用的阴茎血管再造术是腹壁下动脉与阴茎背动脉或背深静脉吻合。该手术只适用于先天性或创伤性动脉供血不足的年轻患者。而继发于高脂血症、糖尿病、慢性高血压和类似疾病的全身性血管病变者术后效果不持久，因而不宜施行血管手术。

阴茎静脉手术也只适用于先天性或创伤性静脉瘘的年轻患者。先天性静脉瘘典型的表现是阴茎脚或背浅静脉的异常回流，易于被手术治愈。创伤性静脉瘘的原因通常是白膜的局部损伤或阴茎海绵体与尿道海绵体间形成内瘘。修补白膜或关闭静脉瘘能使勃起功能显著改善。对慢性系统性疾病的老年患者而言，静脉瘘的原因是海绵体平滑肌萎缩和海绵体纤维化，阴茎静脉结扎术只能暂时改善勃起，因而也不宜施行。

阴茎假体有 3 种类型：可弯（半硬）式、机械式和可充式。可弯式假体由硅橡胶和其核心交织的金属丝构成。机械式假体也由硅橡胶制成，内含聚四氟乙烯包被的聚磺酸环交锁成柱状体。当聚磺酸环排列成行时阴茎勃起，当阴茎弯曲时即疲软。可充式（水压式）

假体也有2型：2件套和3件套。2件套假体由1对柱状体和与其相连的阴囊水泵-贮水囊构成。3件套假体由1对柱状体、1个阴囊水泵和1个耻骨上贮水囊组成。

一般来说，可弯式假体比可充式假体更耐用。应该告知患者假体在前5年的失败率在5%～15%，多数假体在10～15年内报废，需要更换。假体植入潜在的并发症有机械故障、圆柱体泄漏、连接管泄漏、感染、白膜穿孔、持续性疼痛和自发性充水。我们应特别注意，预防上述并发症的发生。

总之，ED是成年男子的常见病和多发病，多数患者可以通过口服药物或局部注射药物等保守方法治疗，效果较好，但对重症血管性ED经保守治疗效果不显著时，可以行手术治疗，达到满意效果。

▶ 参考文献

1. Johannes CB, Araujo AB, Feldman HA, et al. Incidence of erectile dysfunction in men 40 to 69 years old: longitudinal results from the Massachusetts Male Aging Study. J. Urol, 2000, 163: 460～463
2. Roy C, Saussine C, Tuchmann C, et al. Duplex Doppler sonography of the flaccid penis: potential role in the evaluation of impotence. J Clin Ultrasound, 2000, 28: 290-294
3. Rosen RC. Management of complicated and treatment refractory ED: clinical issues and guidelines. Int J Impot Res, 2000, 12 (Suppl 3): S59-60
4. Gupta M, Kovar A, Meibohm B. The clinical pharmacokinetics of phosphodiesterase-5 inhibitors for erectile dysfunction. J Clin Pharmacol., 2005, 45: 987-1003
5. Hatzimouratidis K, Hatzichristou DG. A comparative review of the options for treatment of erectile dysfunction: which treatment for which patient? Drugs, 2005, 65: 1621-1650

病例 77　肾移植术后 3 年，间断无痛肉眼血尿 20 天

曲星珂　王晓峰

▶ 病历摘要

男，51 岁，主因“肾移植术后 3 年，间断无痛肉眼血尿 20 天”经门诊以“肾移植术后、输尿管及膀胱占位”收入院。患者 3 年曾因“慢性肾衰竭”在我院住院，术前经过全面详细的检查未发现肿瘤阳性表现。并按术前计划为患者进行了同种异体肾移植手术治疗，手术及术后恢复非常顺利，移植肾于右侧髂窝内，血清肌酐 3 天后即降至正常，出院后尿量大约保持在 2500ml/24h，常规给予环孢素 A、骁悉、强的松口服抗排异治疗，术后定期复查。此次住院前 20 天出现间断、全程、无痛性、肉眼血尿，门诊 B 超检查显示左肾积水、输尿管扩张、输尿管膀胱壁段等回声占位；行膀胱镜检，发现左输尿管开口处肿物及周围膀胱黏膜异常，取病理提示移行细胞癌Ⅱ-Ⅲ级，为进一步治疗以“肾移植术后、输尿管及膀胱移行细胞癌”收入院。患者自患病以来，饮食、睡眠可，大便可。尿量约 2500ml/24h，无尿频、夜尿增多、排尿困难，无发热、胸闷、憋气、心慌、气短，无咳嗽、咳痰。体重尚平稳。既往史：慢性肾功能不全、尿毒症期 5 年；有输血史。

体格检查：体温 36.6℃，脉搏 80 次/分，呼吸 18 次/分，血压 133/91mmHg。一般状况好，发育正常，营养中等，神志清楚。皮肤黏膜无黄染，面部肤色无苍白、无紫绀及出血点，无水肿。全身浅表淋巴结未及肿大。眼睑无浮肿，睑结膜苍白。心、肺、腹部查体未见异常。外科情况：双侧肾区无膨隆、无叩痛，双肾下极未触及；双侧输尿管走行区无压痛，无反跳痛，肌紧张；膀胱区无膨隆，无压痛，叩诊鼓音；外生殖器无畸形。右下腹可见长约 20cm 的 L 型手术瘢痕，髂窝可触及移植肾，质韧，无压痛。

辅助检查：血常规正常、尿常规大量红细胞。大便常规正常。肝肾功能正常。心电图：窦性心率，大致正常。胸片未见肺部活动性病变。腹部B超移植肾未见异常，左肾大小约9.6cm×4.9cm×5.3cm，实质最厚处0.6cm，肾盂、肾盏扩张，范围4.3cm×7.2cm。左输尿管下段宽0.8cm。左侧输尿管膀胱壁段及入口处见等回声，范围6cm×1.2cm×1.7cm，提示：左肾重度积水、左侧输尿管膀胱壁段实性占位。腹部CT示：肾移植术后，移植肾未见异常，自体双肾萎缩，左肾积水（见图1），输尿管扩张，输尿管下段及开口处周围膀胱实性占位（见图2～4），增强示输尿管、膀胱肿瘤。经尿道膀胱镜检查可见：移植肾输尿管开口位于膀胱前壁偏右，可见正常喷尿，左侧输尿管开口处可见菜花状肿物自输尿管膨出，周围膀胱黏膜片状隆起，表面粗糙，直径3厘米面积范围左右，上述两处分别取活检均提示移行细胞癌II级，并侵犯黏膜下层（见图5～6）。

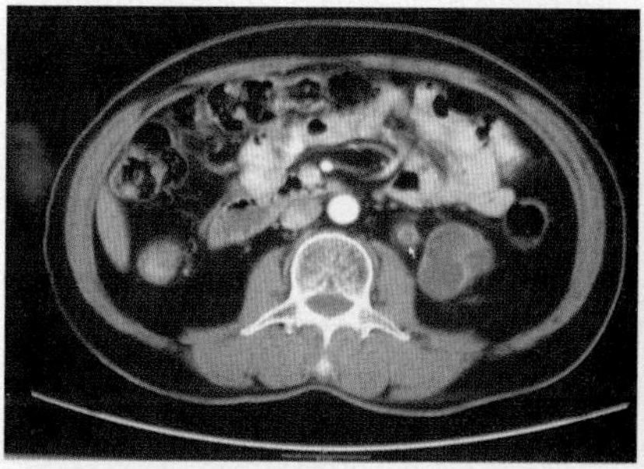

图1

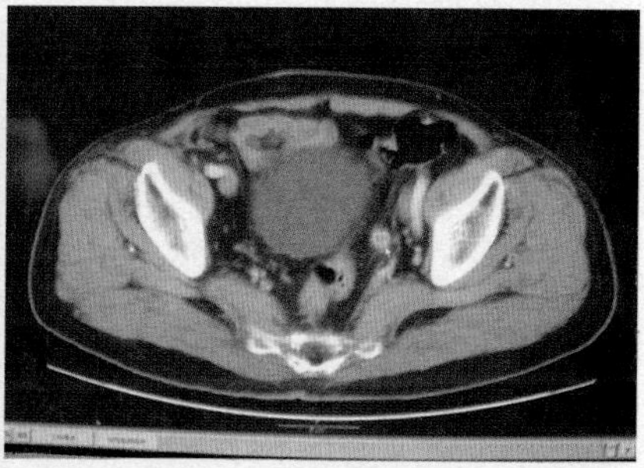

图2

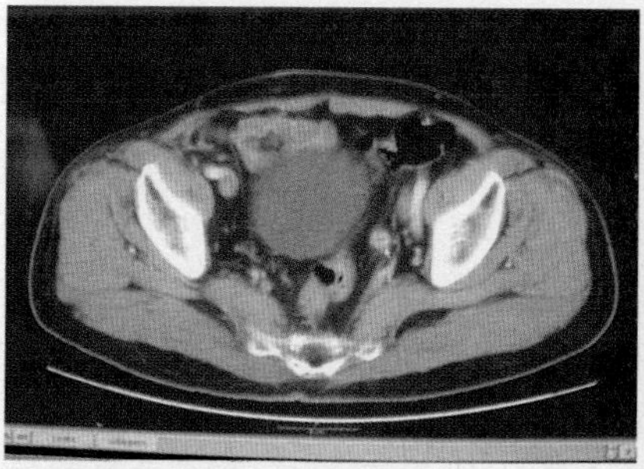

图3

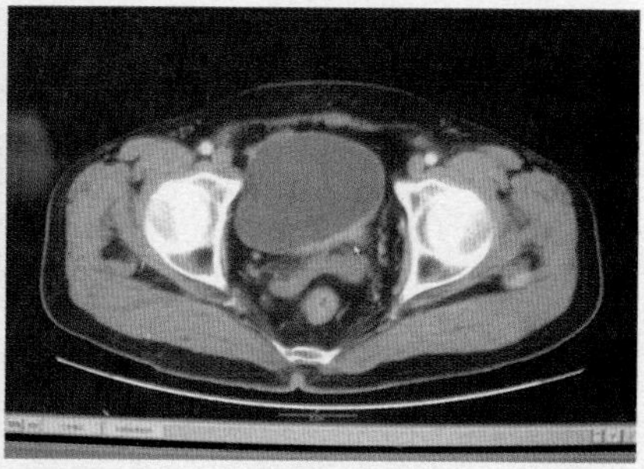

图4

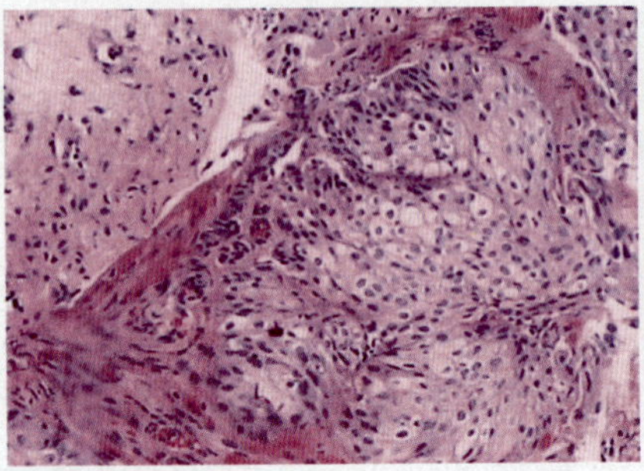

图 5

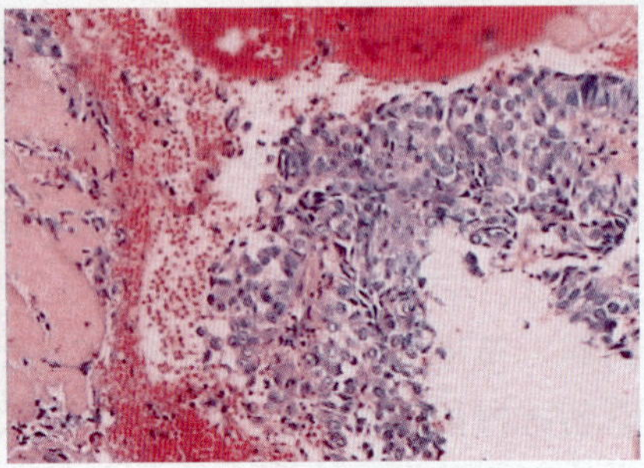

图 6

初步诊断： 同种异体肾移植术后，输尿管、膀胱移行细胞癌（左侧）。

▶ 病历讨论

甲医师（泌尿外科住院医师）： 患者为中年男性，其显著特点为肾移植术后 3 年，20 天前出现全程无痛性肉眼血尿，不伴有尿频、尿急、腰痛和全身发热等症状，全天尿量正常，血生化及电解质正常。但由于有肉眼血尿，门诊医生及时行 B 超无创检查，发现左肾重度积水、左输尿管扩张、膀胱壁段等回声占位。住院后进一步 CT 检查，移植肾未见异常，自体双肾萎缩，左肾重度积水，输尿管下端及开口处周围膀胱实性占位，输尿管扩张，增强示输尿管、膀胱肿瘤。经尿道膀胱镜检查：左侧输尿管开口处可见菜花状肿物自输尿管膨出，周围膀胱黏膜粗糙隆起，上述两处活检提示移行细胞癌Ⅱ-Ⅲ级。结合上述辅助检查，肾移植术后并发泌尿系恶性肿瘤诊断清楚明确，假如作为一般病人毫无疑问要手术治疗，但患者的特殊性为肾移植术后，且长期服用免疫抑制剂的患者，请上级医师做出恰当的治疗方案。

乙医师（泌尿外科主治医师）： 甲医师汇报的病史很清楚，患者 3 年前主因“慢性肾衰竭”于我院行同种异体肾移植手术治疗。术后恢复顺利，血肌酐降至正常，尿量约 2500ml/24h，术后常规给予环孢素 A、骁悉、强的松口服抗排异治疗，其剂量上无特殊之处。通过回顾上次的住院病历，术前常规细致的全面查体，未发现有肿瘤情况，但术后曾给予ALG 50mg/d共用7天，我想这也可能造成术后患者肿瘤发生的原因之一吧！这种特殊病人群体，从服用免疫抑制剂那一刻开始，就应该密切注意是否有肿瘤的发生，例如有无镜下血尿、有无腹部不适的症状等，并应定期B超检查，一旦发现问题就尽快采取正确措施。就本例患者来讲，如果仅仅是单纯的膀胱肿瘤，可行简单的经尿道膀胱肿瘤电切术即可，但影像学检查，同时输尿管也有占位，病理证实为移行细胞癌、肾盂重度积水，不能除外肾盂同时有肿瘤，应该按肾盂癌根治术处理，即行左肾及输尿管全切除，膀胱部分切除术。同时按肾移植后出现恶性肿瘤的治疗原则应进行免疫抑制剂调整，至于怎样调整文献上目前没有统一的标准，需要大家一起讨论一下。

丙医师（泌尿外科主任）：上述两位医生的陈述条理比较清楚、全面，较为透彻。提出的治疗原则是正确的。肾移植术后恶性肿瘤的发病率欧美国家较高，大概在4%左右，而国内报告一般在1%左右。在我国，肾移植后肿瘤之所以发生率低的原因可能与人种、地域、生活习惯、免疫抑制剂的应用等有关外，大多数移植中心开展移植时间晚、随访时间短和失访病例多也是其中的原因之一。肿瘤类型也以泌尿系肿瘤居多。肾移植术后易患恶性肿瘤原因复杂，可能与免疫抑制剂具有致突变、畸变、致瘤的作用，机体免疫监视功能下降，瘤细胞得以不受控制而增长，致癌病毒使感染率增加等因素有关。另外，随着患者的带肾存活时间延长，肿瘤发生风险也会增加，有资料显示环孢素A应用以来，恶性肿瘤的发生率明显上升。肾移植术后发生恶性肿瘤的另外一个特点是其恶性程度往往较高、进展快，易扩散和转移，且预后较差，因此做到早诊断早治疗是提高治愈率的关键。所以对移植后的患者，一些肿瘤常见临床表现应引起充分的重视。我们国家肿瘤发生的类型和国外不尽相同，根据国内学者的报道是以泌尿系肿瘤为最为常见，故对于术后无痛性肉眼血尿应引起重视，尤其有以下表现者，如血尿、积水、感染等，常规进行影像学检查、B超或尿细胞学检查。对于明确诊断或高度怀疑的恶性肿瘤，应首选根治性手术切除，同时调整免疫抑制方案，减少环孢素A和骁悉的用量。综合多个移植中心的做法，我认为环孢素 A 减为原来的一半、骁悉减为原来的 2/3 比较恰当，当然同时也要看病情发展，必要时为保全性命，配合肿瘤的治疗可能还要进一步减量甚至完全停掉。术后按照尿路肿瘤的治疗原则同样需要进行局部或全身的化放疗。综上所述，为该患者做积极术前的准备，排除手术禁忌证后尽快安排手术。

▶ 手术及术后恢复情况

入院后第 4 天行手术治疗：左肾及输尿管全切除，膀胱部分切除术。手术过程按标准的肾盂癌根治术手术方式，分上下两个切口进行。具体过程如下：麻醉成功后右侧卧位，常规消毒铺巾，取左十二肋缘下切口，长约 20cm，依次切开皮肤、肌肉各层并电凝止血，切开腰背筋膜进入腹膜后腔，向内推开腹膜，在肾脂肪囊内游离肾，内侧则游离至肾静脉前面，可及明显变小且积水的肾，与周围组织粘连不重，在肾下极水平游离出扩张的输尿管，近膀胱处输尿管明显变为实性，且与周围组织粘连，将肾上腺与肾上极游离开并保留，肾门未触及肿大淋巴结，分离出肾蒂后以三钳法钳处理肾蒂，完整切除左肾、部分输尿管，肾蒂以 10＃线结扎后再以 7＃线缝扎、结扎各 1 遍，左肾及输尿管送至下腹部。检查术野渗血不多，清点器械纱布无误后分别逐层缝合。

患者改为平卧位，常规消毒铺无菌单，左侧腹直肌旁“L”形切口，长约 10cm。依次切开腹壁各层，将侧腹膜及腹内器官向内侧推移，暴露腹后壁，沿着已游离出的左肾及输尿管，继续向下游离，下端游离至入膀胱处。输尿管与周围组织粘连严重，输尿管下段至膀胱壁段增粗、质地较硬，直径约 1cm，可扪及实性肿物段长约 3cm。由膀胱前壁切开，可见左侧输尿管口周围膀胱黏膜粗糙隆起，个别处呈现菜花状，输尿管口也已被菜花状肿物填充，围绕输尿管口切除周围异常部分膀胱壁，在距异常膀胱黏膜 1.5cm 处并尽量扩大切除范围，完整切除带有肿瘤的输尿管和部分膀胱。从该切口将左肾、输尿管及部分膀胱一并取出。膀胱内置蘑菇头引流管并双层缝合膀胱切口，耻骨后膀胱外置代侧孔胶管引流，清点器械纱布无误后分别逐层缝合。切除标本显示：输尿管实性菜花样占位，10％

福尔马林固定后送病理检查。

病理诊断：肾实质萎缩纤维化（见图7），输尿管、膀胱移行细胞癌，Ⅱ-Ⅲ级，浸及全层（见图8）。

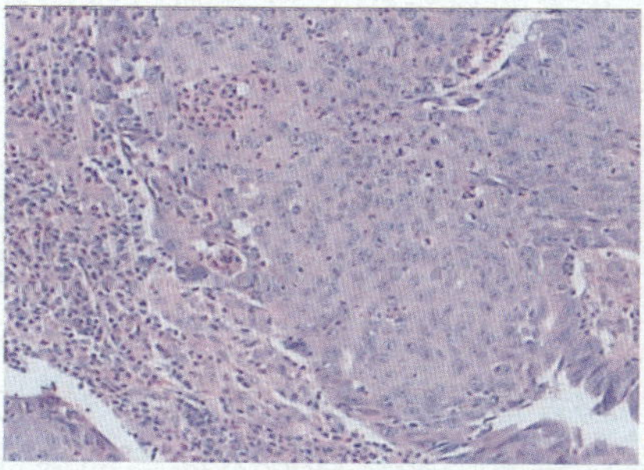

图7

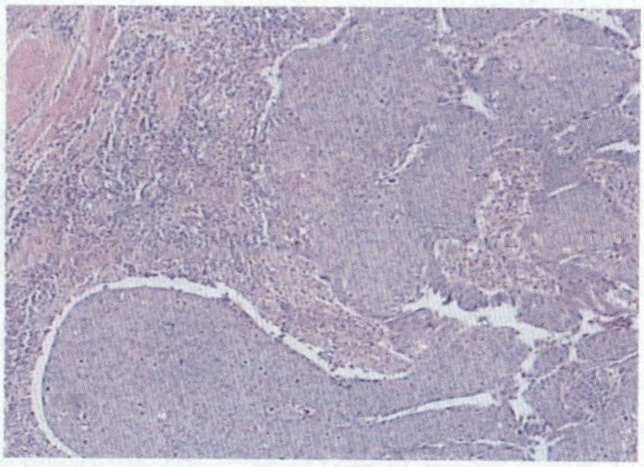

图8

术后服用常规的免疫抑制剂中环孢素A、骁悉均减至原来的1/2，短期内给予抗炎补液给支持治疗，恢复过程顺利，各引流管通畅量少。术后一天肠鸣音恢复，由半流食逐步恢复正常饮食。在连续3天引流量几乎为零时，拔除伤口引流管，10天后伤口拆线，伤口Ⅱ/甲愈合，12天夹闭膀胱造瘘管自行排尿，观察2天后无异常反应后，拔出造瘘管，术后尿量保持每天2000ml左右。术后复查血尿常规、生化、电解质基本正常。术后16天出院。

▶ 最后诊断

同种异体肾移植术后，输尿管及膀胱移行细胞癌Ⅱ-Ⅲ级（见图8）。

▶ 专家点评

肾移植是目前治疗终末期尿毒症的最有效方法之一。随着我国肾移植工作经验的积累和免疫抑制剂的发展，移植肾的存活时间越来越长，因而肾移植患者恶性肿瘤发病率也明显高于普通人群。在影响肾移植后长期存活的因素中，恶性肿瘤是重要的和严重的并发症之一，研究表明在十年以上肾移植死亡的患者中，有26%的患者死于肿瘤，而透析患者中只有1%死于肿瘤，可见移植后肿瘤的发生对患者长期存活有重要影响，其发病率国外在30‰～60‰，高于正常人100倍；我国为10‰～15‰。肿瘤类型欧美国家以皮肤癌、淋巴癌最为常见，分别占到40%和12%～30%。亚洲的韩国和日本，以消化道肿瘤最为常见，我国尤其北方的移植中心报道则以泌尿系肿瘤为最多，而泌尿系肿瘤中又以移行细胞癌最为多见，其次为肝癌。国内外这种肿瘤的发病率和类型的差异，可能与地域或种族不同导致的遗传背景、饮食习惯和接受日晒程度等的差异及我国免疫抑制剂用量普遍较国外低有关，另外国外术后抗胸腺细胞球蛋白或单克隆抗体（ATG/ALG、OKT3等）诱导治疗较为普遍，国内应用较少。我国肾移植工作起步晚，患者带肾时间短，以及术后随访工作不够完善等因素，也对我国肾移植术后恶性肿瘤发病率的统计产生影响，这可能都与国内的肿瘤发病率较低有关。

肾移植患者易患恶性肿瘤的原因复杂，其主要原因：免疫抑制剂治疗与肾移植术带来的影响两个方面。肾移植术后因强力免疫抑制剂的应用，患者处于免疫缺陷状态，尤其是细胞免疫功能被严重抑制，导致机体免疫监视功能下降，不能及时清除癌变细胞，并导致病毒，包括致癌病毒感染率增加，肿瘤发生率大大增加。免疫抑制剂应用量的不同导致免疫功能受抑制程度的不同，因而导致肿瘤发生率不同。Hojo等报道环孢素A除具有抑制机体免疫功能的作用外，还可以促使转化生长因子（TGF-β）表达，从而促进肿瘤浸润、转移和复发，而对正常细胞的癌变似无作用。该过程是独立于受者的免疫系统之外的，同为钙调磷酸酶抑制剂的普乐可复（FK506）也具有这一作用，由于移植后肿瘤的发生对患者的长期存活有重要影响，因此从事移植工作的医生对其发生应提高警惕性，定期对移植患者进行腹部B超检查及胸部X线检查，应指导患者时时刻刻细致观察自身的异常现象，有问题及时就诊。在患者的随访中应重视患者的主诉，不应放过任何异常情况。对怀疑肿瘤的患者，应进一步检查，只要警惕性提高，经过相应的检查，对移植后发生的肿瘤不难作出诊断。

对于肾移植后肿瘤的治疗原则，首先就是大幅度减少或停用部分免疫抑制剂，其他治疗措施应该和普通人群一样。我们应强调早期作出明确诊断，根据病情早期采取以手术为主要手段的综合治疗，同时调整免疫抑制剂的用量。有作者报告减少免疫抑制的用量，甚至停用免疫抑制，可对大部分淋巴细胞增生性疾病及Kaposi肉瘤有治疗作用，部分肿瘤甚至可消退，但有导致排斥反应、进而使移植物功能丧失的危险。至于如何减少免疫抑制剂的用量，目前尚无统一的标准和规范，在治疗中怎样处理好肿瘤治疗与移植肾功能之间的关系是目前所面临的重要问题。国内目前多采用减少用量的方案，怎样调整移植后肿瘤患者的免疫抑制用量，应综合分析减量后的利弊得失做出决定，兼顾治疗肿瘤抢救患者生命与最大可能保住移植物功能。对晚期广泛转移肿瘤如需应用细胞毒性药物，则应停用硫唑嘌呤或骁悉，以免加重骨髓抑制。有学者提出用兼有抗肿瘤作用的雷帕霉素替换环孢素A的方案，另外肿瘤发生时机体的免疫功能处于抑制状态，适当减少免疫抑制剂的用量是安全的。

恶性肿瘤作为一种肾移植术后主要的并发症越来越受到关注。随着移植工作的进展，带肾者增加以及带肾时间的延长，其发生率会进一步增高。有统计表明，肾移植术后发生恶性肿瘤的危险性15年为33%，20年为50%。因此要重视肿瘤的预防工作，以下几点应特别引起重视：①对供者做好体检，防止将患有肿瘤的供者器官移植给受者；②术前对患者进行全面体检，防止对自身有肿瘤的患者进行移植；③术后合理应用免疫抑制剂，尽可能采用不致发生排斥反应的最低剂量的免疫抑制方案，防止过度抑制；④术后可预防性应用抗病毒药物；⑤既然ATG/ALG、OKT3有增加患肿瘤的危险，减少它们的应用就可能减少肾移植后肿瘤的发生；⑥及时调整免疫抑制剂方案，应用具有抗排斥反应的同时有抗肿瘤效应的新型免疫抑制剂；⑦对患者要定期进行健康教育，保持良好的医从性，采取健康的生活方式，消除危险因素；⑧在定期复查时，要进行包括肿瘤方面全面仔细的检查，提高对肿瘤的警惕，如有发生务必做到早期发现、早期治疗。

▶ 参考文献

1. 孟惠林，杨德安，李香铁等. 肾移植术后并发恶性肿瘤12例分析. 中华器

官移植杂志，2002，23：148

2. Ondrus D，Pribylincova V，Breza J，et al. The incidence of tumors in renal transplant recipients with long-term immunosuppressive therapy. Int Urology Nephrology，1999，31：417-422
3. Hojo M，Morimoto T，Maluccio M，et al. Cyclosporine induces cancer progression by a cell-autonomous mechanism. Nature，1999，397：530-534
4. Penn I. Post-transplant malignancy：the role of immunosuppression. Drug Saf，2000，23：101-103
5. 周梅生，闵志廉，朱有华等. 肾移植患者并发泌尿系统恶性肿瘤. 中华器官移植杂志，2003，24：141-142

病例78　肾移植后7个月，伴重度贫血3个月

徐　涛　王晓峰

▶ 病历摘要

男，40岁。主因“肾移植后7个月，伴重度贫血3个月”入院。入院7个月前，患者由于慢性肾小球肾炎导致的慢性肾功能不全（尿毒症期）接受同种异体肾移植手术治疗。手术过程顺利，术中输红细胞200ml。术后常规接受口服三联免疫抑制剂维持治疗（环孢素A，硫唑嘌呤，强的松）。手术后11天出现急性排斥反应，给予甲地强的松龙冲击治疗，每天1000mg，连续3天；同时将环孢素改为FK506。治疗后肾功能很快恢复正常，病情平稳，术后35天准予出院。出院时的血红蛋白为72g/L，血清肌酐水平为123μmol/L。术后2个月复查血红蛋白为112g/L。3个月前（移植手术后4个月），患者定期检查时发现血红蛋白降低为81g/L，为正常血红蛋白正常红细胞性贫血。1周前，血红蛋白下降至50g/L。血常规：白细胞计数4600/mm^3，血小板计数331 000/mm^3，红细胞平均体积89.5fl，平均红细胞血红蛋白浓度30.4pg。直接Coombs' test（－），铁蛋白929ng/ml，血清铁水平89mg/dl，血清红细胞生成素水平94.13 IU/L，总胆红素0.7 mg/dl，便潜血（－）。血FK506浓度11.9ng/ml，肌酐132μmol/L。骨髓穿刺活检显示“纯红系细胞发育不良，可见巨原红细胞”。骨髓和血清应用PCR技术扩增细小病毒B19－DNA结果为阳性。既往史、婚育史、家族史无特殊。

体格检查： 体温36.7℃，脉搏75次/分，呼吸19次/分，血压126/75mmHg。一般状况可，发育正常，营养中等，神志清楚。皮肤黏膜无黄染，面部苍白，无紫绀及出血点。全身浅表淋巴结未及肿大。心、肺检查无明显异常。腹平软，未见腹壁静脉曲张，未见胃肠形，蠕动波，右下腹有一25cm斜形切口瘢痕。腹部触诊腹软，未触及压痛及反跳痛，肝、脾、胆囊未触及，麦氏点无压痛，Murphy

征（—），振水音（—），移动性浊音（—），肠鸣音 3～4 次/分。脊柱四肢活动自如，生理反射正常，病理反射未引出。肛查（—）。

辅助检查：

1. 血常规：白细胞计数 4600/mm^3，血小板计数 331 000/mm^3，血红蛋白 50g/L，红细胞平均体积 89.5fl，平均红细胞血红蛋白浓度 30.4pg。

2. 直接 Coombs' test（—）。

3. 血清铁蛋白 929ng/ml（正常 15～332ng/ml），血清铁水平 89mg/dl（正常 50～170mg/dl）。

4. 血清红细胞生成素水平 94.13 mU/ml（正常 10.2～25.2 mU/ml），总胆红素 0.7 mg/dl，（正常 0.2～1.2 mg/dl），肌酐 132μmol/L。

5. 尿常规（—），便常规（—），便潜血（—）。

6. 血 FK506 浓度 11.9ng/ml。

7. 骨髓穿刺活检：纯红系细胞发育不良，可见巨原红细胞。(图 1)

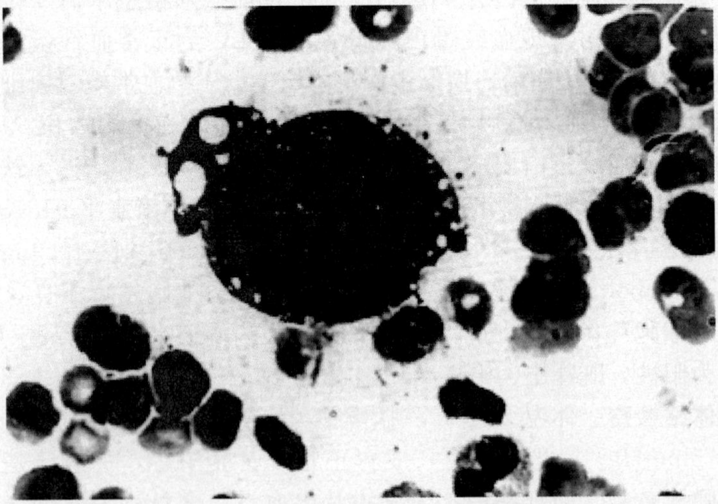

图 1　骨髓穿刺活检标本。可见巨原红细胞，嗜碱性胞浆，有伪足形成。

8. 骨髓和血清细小病毒 B19 - DNA - PCR（+）（图 2）。

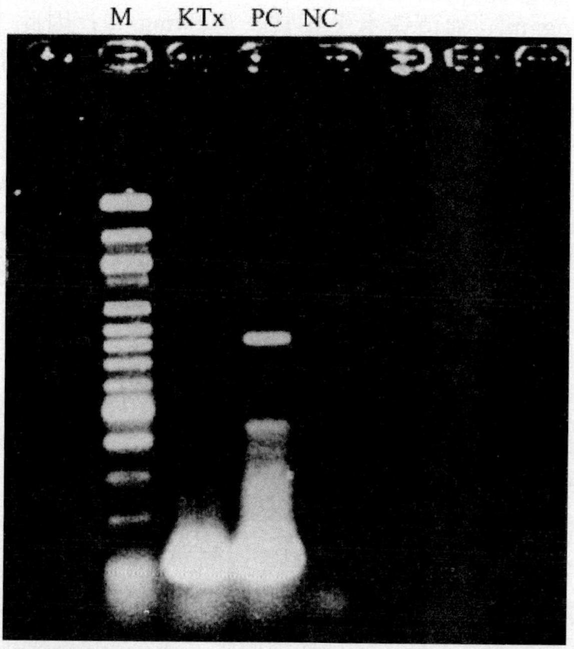

图2　血清微小病毒B19-DNA-PCR结果。M：100bp marker；KTx：肾移植患者血清；PC：阳性对照；NC，阴性对照。

▶ 病历讨论

甲医师（泌尿科住院医师）：患者为中年男性，7个月前接受同种异体肾移植手术治疗，手术后恢复良好，肾功能正常。有输血史。术后一直接受口服三联免疫抑制剂维持治疗，即环孢素A、硫唑嘌呤和强的松。手术后11天曾出现急性排斥反应，经激素冲击治疗后缓解，同时应用环孢素替代FK506。术后5周出院时的血红蛋白为72g/L，血清肌酐水平为123μmol/L。术后2个月时复查血红蛋白为112g/L。术后4个月出现血红蛋白降低，为81g/L。此后反复查血红蛋白水平持续下降，至1周前，复查血红蛋白降至50g/L。综合该患者的检查和化验结果，其病情特点主要包括：（1）白细胞和血小板计数正常，红细胞平均体积和平均红细胞血红蛋白浓度正常。（2）直接Coombs' test（一），可除外自身免疫性溶血；铁蛋白升高，为 929ng/ml；血清铁水平正常，为 89mg/dl；因此不存在缺铁性贫血的问题。血清红细胞生成素水平升高，为 94.13 mU/ml；总胆红素正常，为 0.7 mg/dl；便潜血（－）。（3）血 FK506 浓度 11.9ng/ml；肾功能正常，血肌酐 132μmol/L。（4）骨髓穿刺活检显示“纯红系细胞发育不良，可见巨原红细胞”，符合典型的微小病毒 B19 感染骨髓表现。（5）骨髓和血清应用 PCR 扩增细小病毒 B19-DNA（＋）。（6）查体除贫血外貌，没有其他阳性体征。综合上述病情特点，应为肾移植术后合并微小病毒感染 B19 导致的贫血患者。目前应该针对两方面进行治疗，即抗病毒和恢复正常血红蛋白水平。

乙医师（血液科主任医师）：人类微小病毒 B19（Human parvovirus B19）是 1975 年 Cossart 等在常规筛查献血员血清乙型肝炎表面抗原时偶然发现的。之后发现它与慢性溶血患者的短暂红细胞发育不良性贫血有关。近年来，有报道该病毒可能导致尸体肾移植后的贫血症。人类微小病毒 B19 是一种单链小 DNA 病毒，它通过与人骨髓红系祖细胞表面的人类微小病毒 B19 受体 P 抗原结合而抑制骨髓造血。P 抗原是细胞膜上的一种中性糖鞘脂（glycosphingolipids，GSLs），存在于红细胞、血小板、粒细胞、内皮细胞、心、肺、肝、肾等多种细胞和组织中，B19 与其受体 P 抗原结合，引起人体多种疾病。

微小病毒 B19 感染多为无症状或自限性呼吸道疾病，临床可以表现为短暂的病毒血症和网织红细胞抑制。研究证明，正常人感染微小病毒 B19 大约 1 周后就可出现保护性 IgM 抗体，而病毒血症随之消失。感染后大约第三周就可检测到血中的特异性 IgG 抗体。这是唯一稳定表达的针对微小病毒 B19 的抗体，可以提供终生免疫保护。微小病毒 B19 的感染多发生于 4～11 岁的儿童，超过 50％的成人由于有过既往感染，表现为微小病毒 B19 的血清阳性反应。不过，在血液透析以及接受免疫抑制治疗的患者，由于免疫力低下，可能发生微小病毒 B19 的持续性感染病毒血症，并导致长时间的贫血症状。肾移植患者由于大量使用环孢素 A、强的松等免疫抑制剂，机体的免疫功能特别是细胞免疫功能明显下降，更容易引起人类微小病毒 B19 的感染，引起以贫血为主的多种并发症，甚至导致肾移植的失败。因此，肾移植术后人类微小病毒 B19 的医院感染逐渐引起人们的重视。

由于文献报道中的微小病毒B19病例并无大宗研究，尤其针对器官移植后患者的研究更为少见。因此对于肾移植后微小病毒B19感染并没有成熟的治疗方案。免疫球蛋白治疗是目前认为效果良好的治疗手段，其治疗机理可能是通过其中含有的抗体来中和血液中的病毒颗粒。也有个别报道通过输注新鲜血液作为治疗方法并获得治愈的，其机理可能也是类似的。

丙医师（泌尿科主任医师）：微小病毒B19是目前已知的唯一可致人类疾病的微小病毒，它可以引起传染性红斑，妊娠期间的胎儿水肿、流产或死胎，有免疫缺陷的患者感染了微小病毒B19可致慢性贫血甚至突发再障危象，近年研究提出微小病毒B19感染与睾丸恶性肿瘤有关。目前国内外对微小病毒B19感染的研究很多，包括病毒的致病机理、实验室诊断、分子及流行病学特性、感染的预防及治疗等。

肾移植后的患者由于长期接受免疫抑制剂维持治疗，因此抗感染能力受到损害。微小病毒在正常成人少见致病，而免疫力低下的尿毒症和器官移植人群容易表现出临床症状。在肾移植患者中，感染后的肺部炎症一般很少出现，这不同于巨细胞病毒，后者感染后很容易导致严重的病毒性肺炎。而微小病毒B19由于对人类祖红细胞具有感染趋向性的特点，常常首先侵袭人类祖红细胞，并进一步在这类细胞中存留和复制，破坏细胞。正常人由于对于这种外来抗原很快识别并产生特异性保护抗体，因此很快能够应用大量生成的抗体达到中和病毒的作用，因此红系细胞的产生仅会受到短暂的影响，不会导致明显的临床症状。只有在器官移植后的特殊人群，由于免疫反应受到抑制，难以产生足够的抗体来中和病毒，导致病毒持续存在于体内，因此对红系细胞生成的影响才会持续存在，以致出现明显的贫血症状。

目前治疗仍以免疫球蛋白的疗效最为明显。疗程和剂量并不统一，应根据病情和疗效来决定。另外，有关治疗过程中是否停用或减量使用免疫抑制剂的问题，一般认为，微小病毒的感染并不像巨细胞病毒性肺炎那么凶险，如果停用免疫抑制剂还可能导致急性排斥的发生，反而加重病情，使治疗更为复杂。因此，除非病情十分必要，仍应维持常规免疫抑制剂治疗。

▶ 治疗情况及预后

入院后给予输血并应用免疫球蛋白治疗，剂量 400 mg/(kg·d)，共 10 天。复查网织红细胞计数逐渐升高，血红蛋白逐渐恢复正常。入院 2 周后病情平稳出院。

出院 2 个月后，复查血红蛋白水平恢复至 119 g/L，网织红细胞计数 1.42%，但细小病毒 B19 - DNA - PCR 仍为阳性。

出院 5 个月后，复查血红蛋白水平再次出现降低，为 66 g/L，网织红细胞计数也下降至 0.22%。患者再次入院，给予 1 单位红细胞输注；同时再次给予免疫球蛋白治疗，400mg/(kg·d)，共 7 天。由于发现合并白细胞减少（2700/mm^3），遂停用硫唑嘌呤。2 周后，复查血红蛋白升高至 77g/L，周围白细胞计数恢复正常（8700/mm^3）。4 周后，将 FK506 改为环孢素 A。此后，血红蛋白和网织红细胞迅速恢复。在停用 FK506 的 2 个月后，血红蛋白为 115g/L，网织红细胞计数为 0.88%，复查血清 B19 - DNA - PCR 仍为阳性。该患者随访 1 年病情平稳。

▶ 最后诊断

1. 微小病毒 B19 感染性贫血，
2. 肾移植术后。

▶ 专家点评

人类微小病毒 B19 发现于 1975 年。微小病毒 B19 属单链 DNA 病毒，无包膜，病毒颗粒直径约为 23nm，衣壳呈对称的二十面体结构。在氯化铯中的浮力密度为 1.41g/ml。基因组全长约 5.6 kb，编码两个结构蛋白 VP1、VP2 和一个非结构蛋白 NS。目前在 B19 检测及临床应用方面的研究非常活跃，更新更好的试验方法不断涌现，有关的临床应用研究也很多，包括微小病毒 B19 可引起儿童传染性红斑；孕期感染微小病毒 B19 可引起胎儿水肿、流产及死胎；成年

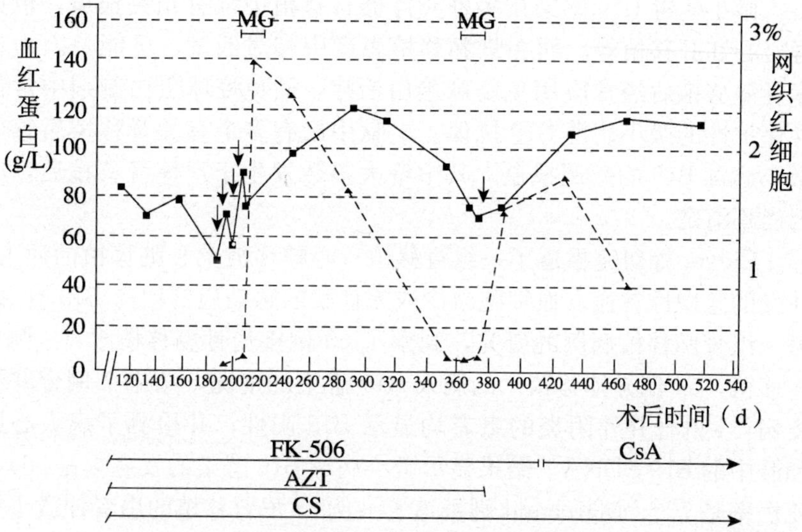

图3　血红蛋白浓度、网织红细胞计数及免疫抑制剂治疗、免疫球蛋白治疗的关系。■代表血红蛋白浓度，▲表代表网织红细胞计数。箭头位置代表输注红细胞治疗。CsA：环孢素A；AZT：硫唑嘌呤；CS：强的松；IVIG：静脉输注免疫球蛋白。

妇女可引起暂时性的关节痛或多关节炎；免疫缺陷的病人（如血液病、自身或获得性免疫疾患等）感染了B19，可处于持续的感染状态并可导致慢性贫血及再障危象。

微小病毒B19感染可以发生在任何年龄段的人群，最多见于4～11岁的儿童。在成年人，文献报道B19 IgG阳性率约占50%～70%。微小病毒B19对人类祖红细胞具有感染趋向性的特点，最容易感染人类祖红细胞，随之在细胞中复制，最终溶解细胞。在病毒血症阶段，能够导致红系细胞生成停滞大约1周左右。之后由于机体反应性生成特异性抗体中和病毒，使红系细胞机能重新得以恢复。通常情况下，上述短暂的红系细胞生成停滞并无显著的临床征象。但如果发生在免疫抑制患者，由于特异性抗体产生不足，病毒血症便可能持续存在，并由此导致持续性感染。临床上表现为正常血红蛋白正常红细胞性单纯红细胞贫血，并伴网织红细胞减少。

微小病毒 B19 感染在多种实体器官移植中都有相关报道，包括肾、心和肝移植等。而在骨髓移植患者中相对低发，可能是因为临床骨髓移植后经常应用免疫球蛋白治疗，而免疫球蛋白制剂中常包含保护性的微小病毒 B19 抗体。文献中已有多个有关肾移植后感染微小病毒 B19 的病例报道，其中绝大多数发生于尸体肾移植后，原因尚不清楚。

Calvet 等研究报道了一组肾移植、心肺移植及心脏移植的病人，并发的急慢性贫血、血细胞减少或无症状的感染病例均与 B19 有关。另一组骨髓移植病例的研究，观察了 60 例接受骨髓移植术（8 例自体移植，52 例异体移植）的病人 B19 感染的情况，结果 7 例合并红皮病，1 例合并外阴炎的患者均显示 B19 阳性，并检测了病人心肌和肝中的 B19－DNA，结果显示微小病毒 B19 感染的发病率是 15%，死亡率是 7%。Marchand 则报道了一例 61 岁肾移植的患者伴微小病毒 B19 感染，于移植后一个月出现了严重的全血细胞减少，当静脉给予免疫球蛋白后不久减少的血细胞就得到了纠正。

器官移植后感染微小病毒的途径并不十分明确，可能包括呼吸道、输血、既往感染病毒的再激活以及通过移植器官感染等。此例感染患者的患病原因也并不清楚。由于他发病前输过一单位的压积红细胞，因此不能除外通过输血感染的可能。另外，通过移植器官感染病毒的可能性也不能除外。由于这些原始标本都不能得到，因此我们不能得到明确的病因。

实验室检查方法中，PCR、斑点杂交等都能够直接检测病毒，抗体检测方法结果的敏感性则需依赖于宿主的免疫反应情况。因此，尤其当用于检测免疫抑制患者时，前者更为敏感。如果骨髓穿刺涂片发现存在巨原红细胞，并有细胞核内包涵体，同样也提示病毒感染的诊断。

多数文献中都报道应用免疫球蛋白治疗能够有效去除微小病毒 B19 的感染。并且在许多病例中（包括本病例），由于病毒感染复发，需要重复给予免疫球蛋白治疗。有报道由于难控制的微小病毒 B19 感染不得不停用免疫抑制剂治疗，最终感染得到控制，而移植肾由于急性排斥后功能丧失而丢失器官。

由于应用免疫球蛋白治疗费用较为昂贵，因此是否选择应用以及何时开始应用都需要做出适宜选择。我们推荐以下几点建议：①如果应用了 FK506 作为免疫抑制剂，最好改用环孢素 A；②如果 2 周以上病情仍无缓解，即考虑开始应用免疫球蛋白治疗。至于免疫球蛋白治疗的剂量和疗程，应根据治疗后的效果进行调整。我们推荐起始剂量为 400mg/(kg・d)，至少应用 5 天。在我们的病例中，应用免疫球蛋白治疗的时间两次分别为 10 天和 7 天。文献中报道免疫球蛋白开始治疗后血红蛋白恢复的时间平均需要 3.9 周。该例患者治疗约 6 周后血红蛋白水平才基本恢复正常，这可能是由于治疗并没有彻底清除体内的病毒，从治疗后血清微小病毒 B19 - PCR 仍为阳性也证实这一点。总之，结合文献中报道的结果，我认为免疫球蛋白治疗很难彻底清除体内病毒的存在，而主要用于减少体内病毒负荷，恢复红系造血机能。

免疫球蛋白治疗的准确机制其实并不清楚。可能是由于成年人群中微小病毒 B19 的高感染率，因此免疫球蛋白中会含有其特异性中和抗体。不过，应该注意的是，免疫球蛋白治疗本身还有可能导致急性肾衰竭。因此，建议在给予免疫球蛋白治疗过程中，一定要密切监测肾功能变化，同时最好应用低浓度的免疫球蛋白制剂，并且尽量缓慢滴注。

在本例中，尽管治疗后微小病毒 B19 的血清 DNA - PCR 仍为阳性，但将 FK506 改为环孢素 A 之后病情迅速得到缓解。这既可能是由于第二次免疫球蛋白治疗的效果，也不排除应用环孢素 A 替代治疗的原因。有文献报道接受 FK506 治疗的肾移植后患者，当患有微小病毒 B19 相关单纯红细胞发育不全症后，尽管多次重复应用免疫球蛋白治疗仍难以控制病毒感染。另外，有多宗文献报道 FK506 介导的单纯红细胞发育不全症患者，一旦应用环孢素 A 替代治疗后，病情便迅速得以缓解。因此，许多学者认为，FK506 对机体清除微小病毒的作用可能存在不良影响。

肾移植后出现贫血症的原因很多，如失血、铁缺乏、红细胞生成素不足等，这些都是肾功能不全以及感染、免疫抑制药物等导致的骨髓抑制的结果。微小病毒 B19 也是一个常被忽视的疾病。当肾移植后贫血患者表现为低网织红细胞计数时，应该注意鉴别是否存在微小病毒 B19 感染的可能。并且应注意，FK506 还可能损害机体清除微小病毒的能力。因此，在进行器官移植前，建议进行供体和受体的微小病毒 B19 的监测。

▶ 参考文献

1. Kumar J，Shaver MJ，Abul-Ezz S. Long-term remission of recurrent parvovirus-B associated anemia in a renal transplant recipient induced by treatment with immunoglobulin and positive seroconversion. Transpl Infect Dis. 2005 Mar；7（1）：30-33
2. Liefeldt L，Plentz A，Klempa B，et al. Recurrent high level parvovirus B19/genotype 2 viremia in a renal transplant recipient analyzed by real-time PCR for simultaneous detection of genotypes 1 to 3. J Med Virol. 2005 Jan；75（1）：161-169
3. Rerolle JP，Morelon E，Helal I，et al. Parvovirus B19-related anaemia after renal transplantation. Scand J Infect Dis. 2004；36（6-7）：513-516
4. Garewal G，Ahluwalia J，Varma N，et al. Parvovirus B19 infection-associated red-cell aplasia in renal-transplant recipients：clues from the bone marrow. Transplantation. 2004 Jan 27；77（2）：320-321
5. Cavallo R，Merlino C，Re D，et al. B19 virus infection in renal transplant recipients. J Clin Virol. 2003 Apr；26（3）：361-368

六 烧伤

病例 79　大面积烧伤合并 ARDS 的救治

陈　欣

▶ 病历摘要

男，38 岁，因高压电弧烧伤 4 小时急诊入院。

患者系供电局电工，工作时在配电柜附近操作，因发生短路事故，10 千伏高压电放电并产生巨大火球，击倒患者并引燃衣物致全身 85%大面积烧伤，烧伤创面分布于除头部（发际内）、前胸、右上臂及双足底的全身大部区域；呼吸道通常，无声音嘶哑和呼吸困难。伤后 4 小时，从外院转来我院。入急诊室时，患者主诉口渴，躁动不安，呼吸 28 次/分，心率 140 次/分，血压 90/56mmHg。化验：血常规：RBC 6.87×10^{12}/L，WBC 48.3×10^{9}/L，HGB 227g/L，PLA 213×10^{9}/L，HCT 74.5%，存在严重脱水血浓缩现象；血气分析：pH 7.254，PO_2 89.7mmHg，PCO_2 24.4 mmHg，HCO_3^- 10.4mmol/L，BE－15.3 mmol/L，存在代谢性酸中毒。

入院诊断：（1）热烧伤 85%，其中Ⅱ°5%，深Ⅱ° 50%，Ⅲ° 30%；（2）冲击伤；（3）烧伤休克；（4）代谢性酸中毒。

随即按 700～800ml/h 的速度给予快速补液纠正休克，给予碱性药物纠正酸中毒。约 4 小时后（伤后 8 小时），累计补液 3200ml，休克症状得以缓解，心率 96 次/分，呼吸 22 次/分，血压 130/60mmHg，神志清楚、安静。烧伤休克期第一个 24 小时共补液 9580ml，其中晶体液 3500ml，胶体液 1800ml，水 4280ml，尿总量 1278ml，平均 53.2ml/h。第二个 24 小时共补液 10330ml，其中晶体液 2950ml，胶体液 2200ml，水 5180ml，尿量 1600ml，平均 70ml/h。患者休克期度过相对平稳，至伤后第 3 天，神态安静，无呼吸困难表现。复查血气分析：在鼻管吸氧，流量 3L/min 的条件下，pH 7.427，PO_2 71.1mmHg，PCO_2 34.6 mmHg，HCO_3^- 22.6mmol/L，BE －0.9 mmol/L。伤后第 4 天，患者开始出现呼吸急促，40余次/分，心率130次/分，神志恍惚，时有谵语和躁动，听诊心音稍遥远，双肺呼吸音稍粗，未闻干湿性啰音。血气分析：在鼻管吸氧，流量4L/min的条件下，pH 7.462，PO_2 59.5mmHg，PCO_2 28.2 mmHg，HCO_3^- 19.9mmol/L，BE －2.3mmol/L。此时胸部X光片未见明显异常。根据病史、体检、化验和X光检查，确定为急性呼吸窘迫综合征。

▶ 治疗经过

诊断一经确定，立即开始如下针对性治疗：（1）应用呼吸机经面罩辅助呼吸，SIMV呼吸模式，呼吸频率20～24次/分，潮气量400ml；压力支持通气15～20 mmHg；PEEP 5～8 mmHg；吸入氧浓度由开始时的80％到后来维持在50％，使血氧分压维持在100mmHg左右。（2）适当限制液体入量，每日控制在4800～5200ml（包括口服），增加胶体液入量，补充血浆和白蛋白。（3）给予利尿剂（主要是速尿），利尿脱水改善间质水肿。（4）短期小量应用激素，地塞米松10～20mg/d，连续应用3天。（5）加强抗感染，给予广谱抗生素并根据细菌培养药敏结果及时调整。具体给药方式是：先输入白蛋白20g，随即给予速尿20mg小壶，约1小时后输入抗生素，并给予地塞米松10mg，这样可以充分发挥药物的相互作用，以提高疗效。

治疗3天后，患者病情减轻，意识、神志恢复正常，呼吸窘迫状态明显改善。此时复查胸片可见双肺纹理增多，并有斑片状的阴影，进一步证实了ARDS的诊断。继续治疗一周后，呼吸状况基本恢复正常，停用呼吸机，改用氧疗器给氧（鼻塞方式正压给氧）。同时自入院开始持续给予鼻饲肠内营养（能全力），小量开始逐渐增加到2500ml/d（2500大卡），改善了大面积烧伤患者的能量需求。但该患者在伤后10天ARDS日趋好转的同时，由于不能进行积极的创面处理，创面出现大面积的溶痂并由于激素的应用，出现了较严重的阴性杆菌感染的迹象。表现为躁动、谵语，神志不清，腹胀，血象WBC为29.8×10^9/L，并有明显的核左移和中毒性颗粒。创面细菌培养为绿脓和大肠杆菌。遂给予加强抗杆菌的抗生素用量，温盐水灌肠辅助排气，应用 654－2 对抗肠毒素，改善微循环。并在病情相对稳定的情况下，于 3 天后行后背、臀部、双下肢削痂扩创，异体皮创面覆盖术，术后病人病情稳定，后又经 4 次植皮手术创面痊愈，伤后 60 天顺利下床行走并出院。

▶ 经验与教训

1. ARDS 是以多种发病因素为诱因，以急性、进行性低氧血症性呼吸窘迫为主要临床表现的综合征。诱因有休克、严重感染、创伤、大量输液等，都与大面积烧伤的病情有关，特别值得注意的是冲击伤、爆震伤对肺这样的空腔脏器损伤严重，极易引起 ARDS 的发生。轻者早期症状可不明显，重者早期即表现为与呼吸道烧伤情况不符的严重呼吸窘迫，而此时血气往往是正常的，随着病情的发展可于 2～3 天后出现呼吸衰竭的临床表现。因此切不可忽视病史中受爆震冲击的主诉，密切观察呼吸情况的变化。

2. 烧伤休克期不当的补液也是 ARDS 的主要诱因之一。本例病人入急诊室时存在明显的休克症状，在快速补液纠正休克时，注意到了量的补充，忽视了质的调整，胶体液入量明显不足；尿量偏少时，一味补充液体，忽视了利尿，导致大量水分滞留于第三间隙，引起肺水肿，教训值得吸取。

3. 治疗上贵在早，临床上出现难以纠正的呼吸困难和缺氧时应考虑 ARDS，并尽早开始治疗。一旦 ARDS 诊断确立或高度可疑，应不失时机地应用呼吸机治疗。

4. 鉴于大量液体输入及肺毛细血管，静水压升高是 ARDS 肺水肿的重要因素，故在满足烧伤补液的同时应适当限制液体输入，特别是水的输入，多补充胶体如白蛋白和血浆。并予以利尿排水，减轻肺水肿。

5. 关于激素的应用有不同的认识。肾上腺皮质激素对 ARDS 的治疗是有益的，可减轻血管通透性和炎症反应，对抗肺水肿；可缓解支气管痉挛；阻止血管活性物质释放，稳定溶酶体膜，扩张改善微循环；还有减轻后期肺纤维化的作用。但 ARDS 不是应用激素的绝对指征，特别是对于大面积烧伤患者，激素的应用可导致感染的扩散和爆发，应慎重。应用的原则是中小量、短疗程、抗生素保驾。地塞米松 10～20mg/d，3 天为宜。

6. 积极的创面处理，在病情相对平稳的情况下不失时机的以手术促进创面愈合。

7. 贯穿始终的胃肠道营养。根据不同时期病情的需要，早期以维持改善胃肠道功能和内环境为主，少量进食；中后期以补充能量，加强合成代谢为目的，足量补充，为疾病的痊愈提供了能量物质基础。

▶ 专家点评

大面积烧伤合并 ARDS 死亡率高，如救治不及时，常引起序贯性的多器官功能不全和衰竭。该病例系烧伤总面积 85%合并冲击伤的患者，伤后 4 小时入院时已有烧伤休克体征，严重烧伤抢救的黄金时间已过，经过快速补液及复苏治疗虽然度过休克期，但液体入量较多，且以晶体液和水分为主。尿量 48 小时仅 2874 毫升，偏少，近 17000 毫升液体滞留在第三间隙并通过创面和呼吸道丢失。伤后 4 天，滞留在组织间隙的液体回收，在严重烧伤和肺部冲击伤的基础上，循环内水过多，肺组织水肿加重，这个教训值得吸取。如果在早期液体复苏时，注意到水潴留的问题，及时利尿并在第 2 个 24 小时提高胶体液补充的比例，有可能会防止 ARDS 的发生。在 ARDS 的发生早期及时诊断并采取了有效的措施，控制了病情是本例病人抢救成功的关键。在严重烧伤合并 ARDS 的治疗中，激素的应用是有争议的，激素带来的副作用，诸如严重感染、消化道溃疡出血等不容忽视。但在 ARDS 早期短疗程小量应用（10～20mg/d），还是有明显效果的。

宫颈耻骨组织和尿道耻骨韧带。而Stamey对该术式进行了改良。

4. 筋膜悬吊术：此手术利用下腹部的盘膜，将膀胱颈部悬吊起来，以提高膀胱颈及尿道的位置，增强膀胱颈的阻力和控制排尿的作用。

（二）新式手术

1. 经阴道尿道无张力悬吊术（Tension-free vaginal tape，TVT）：1996年Ulmsten首先发表了TVT术式及其疗效。TVT术是在尿道中段放置一条特制的聚丙烯网带，该网带无组织排异反应，因其有倒钩编织，网带可直接贴附和固定在组织上。平时无张力，腹压增加时网带在尿道中段形成压力而使尿自禁。该术式开展10年左右，文献报道术后治愈率为85%～90%，另有6%～8%为明显改善。TVT术式是基于压力性尿失禁的发生机理。压力性尿失禁发生学说之一的“吊床”假说对腹压增加时发生尿失禁的解释是盆底支持结构虚弱不能使尿道中段在腹压增加时向前形成良好的“吊床”，尿道关闭压不能增高而尿失禁。TVT术则是在尿道中段放置一条网带，在无腹压增加时，并不对尿道中段形成压力，而腹压增加时，吊带对尿道中段形成压力，通过增高尿道关闭压而维持尿自禁。TVT术的并发症为排尿困难和膀胱损伤。TVT术后排尿困难发生率为0～15%，TVT术后膀胱损伤的发生率约为3.5%，膀胱损伤多发生于手术医生操作初期阶段和既往有悬吊术和盆腔手术史的病例。穿刺过程中，使穿刺针尽可能地紧贴耻骨后，可以避免发生损伤。TVT术的其他手术并发症有切口部位感染、耻骨后血肿、泌尿系感染和肠管损伤等，发生率均较低。

2. 经闭孔尿道中段悬吊术（transobturator tension-free vaginal tap，TVT-O）：TVT简单有效，并发症少，然而膀胱穿孔及术后排尿困难仍是常见的并发症。TVT-O是一种新的手术，吊带放置于尿道中段，经由闭孔筋膜穿出于大腿根部，操作方便且不易穿破膀胱，并发症少，在手术中不需看膀胱镜，近期的成功率为90%左右，而长期成功率尚未有报道。

术前诊断的正确与否非常重要，如误将急迫性尿失禁和逼尿肌运动失调或神经源性膀胱功能失调，误诊为压力性尿失禁而实施手术，结果事与愿违，手术后症状仍将存在，有的甚至发生排尿困难。

▶ 参考文献

1. Christofi N，Hextall A. Which procedure for incontinence? J Br Menopause Soc. 2005 Mar；11（1）：23-7
2. Pelosi MA 2nd，Pelosi MA 3rd. The transobturator sling：newest tension-free suburethral sling for treatment of stress urinary incontinence. Surg Technol Int. 2004；13：173-9
3. Ramsay IN. The treatment of stress incontinence—is there a role for laparoscopy? BJOG. 2004 Dec；111 Suppl 1：49-52
4. Nilsson CG. Latest advances in TVT tension-free support for urinary incontinence. Surg Technol Int. 2004；12：171-6
5. Cody J，Wyness L，Wallace S，et al. Systematic review of the clinical effectiveness and cost-effectiveness of tension-free vaginal tape for treatment of urinary stress incontinence. Health Technol Assess. 2003；7（21）：iii，1-189
6. Bazian Ltd. Stress incontinence. Clin Evid. 2004 Jun；（11）：2543-57

病例80　大面积烧伤后期急性肾衰竭的治疗

张普柱　覃凤钧

▶ 病历摘要

男，35岁，于2004年11月10日在工作中被钢水烫伤全身，伤后到当地医院诊治，予以输液抗休克，双下肢焦痂切开减张，于2004年11月19日转来我院。

入院诊断：热烧伤65%，深Ⅱ度20%，Ⅲ度45%，创面感染，Ⅲ度创面主要位于双下肢。

诊治经过：入院时后背及双下肢后侧部分已开始溶痂。于2004年11月24日行双下肢切痂，微粒皮移植，异体皮覆盖术。术后一周给予双下肢换药，双下肢微粒皮因感染较重存活不佳，又分别于12月8日，12月13日，12月20日三次行双下肢创面扩创植皮术。于12月6日出现腹泻，大便检查球菌/杆菌为1∶1，创面细菌培养为大肠杆菌、阴沟杆菌及绿脓假单胞菌，血培养为大肠杆菌、阴沟杆菌及耐药金黄色葡萄球菌，这期间应用过泰能、复达欣、力派等抗生素治疗。于12月12日开始应用去甲万古霉素治疗。于12月18日出现全身肿胀，尿量开始减少，停用去甲万古霉素，应用速尿利尿。12月21日，全身肿胀更明显，24小时尿量1055ml，化验检查尿素氮10.9mmol/L，肌酐93μmol/L。12月23日，24小时尿量为940 ml，尿素氮14.8 mmol/L，肌酐138μmol/L，于12月24日经锁骨下静脉穿刺行血液透析治疗。12月24日出现呼吸困难、咳嗽、咳痰，痰培养为阴沟杆菌，尿常规检查蛋白、红细胞均为阳性，诊断为严重烧伤后合并急性肾衰竭、肺部感染，给予应用泰能、大扶康抗感染治疗。一周后肺部感染好转，但患者尿量进行性减少，尿素氮、肌酐进行性升高，并出现贫血、低蛋白血症。从27日起隔日行血液透析一次，每日输血浆400 ml，口服铁剂和叶酸，并皮下注射促红细胞生成素，尿量最少时24小时为105 ml，尿素氮最高

20.66 mmol/L，肌酐最高468μmol/L。从2005年1月7日起加服汤药进行调理，其间三次局麻下行双下肢残余创面扩创植皮，头部取皮。从1月9日起尿量逐步增加，尿素氮、肌酐逐步下降；从2005年1月5日起改用倍能抗感染治疗，2005年1月16日尿量已达1420 ml，每日仍输血浆，口服铁剂和叶酸，皮下注射促红细胞生成素；从2005年1月17日起每周行血液透析2次；1月24日尿量已达2890 ml，尿素氮已正常，为7.7 mmol/L，肌酐177μmol/L，停血液透析治疗，其余治疗同前；2月5日全身创面基本愈合，3月9日尿素氮，肌酐基本正常，但尿常规检查仍有大量蛋白及红细胞；于2005年5月17日行肾穿刺活检检查，病理为局灶增生型IgA肾病，给予口服强的松治疗，每次5mg，每日一次。

▶ 病历讨论

肾内科医师： 此患者烧伤后出现可逆性急性肾衰竭加肾炎和肾病综合征表现。考虑感染或药物等因素所致急性肾小管坏死，病理检查为局灶增生型IgA肾病。急性肾衰竭的治疗主要是血液透析加全身支持，同时积极消灭烧伤创面，消除感染来源；增生型IgA肾病的治疗主要口服激素治疗。

烧伤科医师： 患者大面积严重烧伤，深度创面主要位于双下肢，但双下肢微粒皮移植因感染而失败，从而导致创面脓毒症，由于感染及应用多种抗生素等因素导致急性肾衰竭，治疗过程中还出现肺部感染及肠道菌群失调，治疗比较棘手，一方面行血液透析治疗急性肾衰竭，保护各重要脏器功能，加强全身支持，另一方面积极消灭创面，尽量减少感染来源，同时配合中医汤药进行调理。

烧伤严重感染发生率与烧伤面积和深度密切相关，特别是大面积深度烧伤患者，由于未采取早期切痂植皮术或植皮成活不佳，都可造成大量肉芽组织外露，从而诱发严重的创面感染，最后导致脓毒症的发生。而严重感染细菌释放大量内毒素进一步加重了脏器功能的损害，造成恶性循环，最后导致急性肾衰竭的发生。因此，合理应用高效敏感的抗生素是必须的。对诊断有严重感染者，根据临床表现或细菌培养药敏结果选择抗生素抗感染，怀疑有真菌感染者，给予抗真菌药物。抗生素的选用尽量避免有肾毒性的抗生素，必须应用经过肾排泄的抗生素时，应注意给药方案，以确保有效的药物浓度而不出现各种毒性反应。

透析是治疗急性肾衰竭的有效手段。大面积烧伤后并发急性肾衰应用透析疗法治疗已有很多成功的报道，估计肾功能有进行性损害的情况下早期实行预防性透析可大大提高特重烧伤合并急性肾衰竭的治愈率。

▶ 经验与教训

1. 一般来说，严重烧伤后早期因大量体液渗出，如输液量不足可引起肾前性急性肾衰竭，但此患者是伤后一个多月方出现急性肾衰竭，可能与双下肢微粒皮存活不佳，创面感染以致全身感染所致，也不除外因应用去甲万霉素导致肾小管坏死引起。此患者还有肾炎综合征及肾病综合征表现，病理检查为局灶增生型 IgA 肾病，更提示可能与感染有关。

2. 此患者治疗过程中出现肠道菌群失调，原因主要与长期应用广谱抗生素有关，提示我们要规范使用抗生素，要根据细菌培养结果有针对性使用抗生素。

3. 患者出现急性肾衰竭后治疗难度很大，主要表现在急性肾衰竭，主要治疗是血液透析及全身支持，此患者双下肢仍有较多创面需植皮修复，且有贫血和低蛋白血症，一方面创面修复需补充大量蛋白质，另一方面肾衰竭需限制蛋白入量，血液透析需抗凝治疗，而植皮又必须减少出血，创面感染需应用抗生素治疗，而急性肾衰竭又尽量减少应用对肾功能损害的药物。治疗过程中要抓住主要矛盾，兼顾全局，方使患者转危为安，最终痊愈出院。

▶ 专家点评

烧伤创面是侵袭性感染的重要侵入途径，随病程的延长细菌量呈几何级数增加，菌种也变为耐药和复合感染，并向健康组织侵袭，形成创面脓毒症。该病例早期未抓紧时间处理，伤后两周才进行手术，植皮又失败，必然使用大量、多种抗生素，导致菌群失调。由于感染、细菌毒素和抗生素复合作用，从而导致急性肾衰竭、增生型 IgA 肾病，死亡率很高，但及时采用血液透析和全身支持疗法，抓紧时间植皮封闭创面，使病人转危为安，该例抢救教训与经验都十分可贵，把握重点，抓主要矛盾，树立必胜的信心，终于想出办法，走出困境。

▶ 参考文献

1. Davies MP. The dialysis debate：acute renal failure in burn patients [J]. Burns，1994，20（1）：72

2. Holm，C，Horbrand，F，von-Donnersmarck，GH，etc. Acute renal failure in severely burned patients. Burns. 1999，25（2）：171-8

3. 刘达恩，王润秀，张立明等. 严重烧伤并发急性肾衰竭的治疗. 广西医学. 2004，26（9）：1363

病例81　严重烧伤合并多脏器功能损伤病例的救治

张国安　于东宁

▶ 病历摘要

男，32岁，因全身热水烧伤在伤后3.5天从新疆转来我院。入院诊断：热烧伤92%，深Ⅱ°8%，Ⅲ°81%。特殊部位：颜面、颈部、双手、双耳、会阴。

入院后继续予输液、抗感染等治疗，在全身情况相对稳定条件下，2天后行“双下肢、左上肢切痂，自体皮浆、大张异体皮混合移植术”；术中切痂面积40%；并行双侧胸壁焦痂切开减张术（因局部肿胀明显，影响呼吸）。术后，因颈部肿胀明显（低蛋白水肿可能性大），术前插管欠顺利，呼吸情况欠佳，请耳鼻喉科行气管切开术，术中患者突然出现呼吸、心跳停止。经积极心、肺、脑复苏，1小时后出现规律心跳，血压渐回升，偶见自主呼吸。急查动脉血气分析示：pH 6.885，PCO_2 66.4mmHg，PO_2 69.6 mmHg，BE －18.1mEq/L，HCO_3^- 12.6 mEq/L。继续予以机械通气，碱性药物，脱水治疗，头部降温，静脉输注含高氧晶体液等。近4小时后患者返回病房，又出现支气管痉挛，双肺遍布哮鸣音。予以解痉、地塞米松等治疗，呼吸机维持。

术后3天，神志不清，呼之不应，但压眶反射阳性。体温38～39.5℃，心率124～140次/分，呼吸机持续使用，SIMV，指令呼吸次数16次/分；因腹胀，胃肠反流（伴引流物潜血、大便潜血），予以持续胃肠道减压。每日静脉输高氧晶体液1000ml，术后4天，呼之有反应，但仍神志不清，且四肢肌张力大。

术后8天，患者呼吸情况进一步好转，仍持续机械通气，SIMV，指令呼吸次数减为0，PSV 8 mmHg。PEEP 4 mmHg。腹胀消失，但仍有胃肠反流。体温38～39℃，呼吸21～32次/分。

术后 9 天，再次请神经内科会诊。示：广泛皮层缺氧损伤，反应较前有所好转，但仍无自主意识。浅反射存，其他神经科查体因烧伤创面原因无法进行。予以纳洛酮、脑复康、爱维治、能量合剂、高氧晶体液、神经营养药物等，甘露醇可以清除自由基、脱水利尿。给予纳洛酮后，患者一度有轻度躁动。但仍无自主意识。

术后 10 天，出现一次败血症表现，予以对症处理、更换静脉导管等处理，病情稳定。

术后 12 天，停用机械通气。继续予以氧疗器使用。停用胃肠减压。

术后 18 天开始，加强创面处理，平均 3～10 天手术植皮一次，7 周内，共进行 9 次手术植皮。并加强创面换药、营养支持等。

至伤后 56 天，患者神志缓慢好转，但仍始终欠清。自伤后 57 日始，突然出现神志明显好转，每日均有好转。一周后，应答切题、定向清楚、语言理解和表达能力基本恢复（患者语言稍缓，但其家属确认，其语言能力和语速与伤前几乎无异）。

伤后 60 天，拔除导尿管。患者能够自行排尿。之后曾无明显诱因出现室上性心动过速一次，经对症治疗，缓解。未再复发。

伤后 78 天，因创面大部分愈合，予以功能锻炼床，开始下地试行走准备训练。因双下肢肌力弱，训练 18 天后，能够自行下地行走。10 天后，行走自如，神志、智力、语言表达能力同伤前无异（患者家属评价）。伤后 113 天，患者出院。

曾出现化验异常：低钠血症（130mmol/L），低钙血症（1.93mmol/L），高氯血症（116mmol/L），低蛋白血症（TP 35.8g/L，ALB 21.3g/L），贫血（HGB 71g/L），肝酶升高（ALT 47IU/L），心肌酶谱高（CK－MB 50IU/L）。经对症治疗，到出院时均治愈。住院期间一度出现上消化道出血，经对症治疗，亦治愈。

▶ 病例特点及经验

1. 大面积深度烧伤，伤后在休克期长途转运。

2. 手术时全身创面肿胀明显，双侧胸壁焦痂已影响呼吸，同时伴有颈部肿胀，严重低蛋白血症。

3. 切痂、自体皮浆/大张异体皮移植术，切痂面积40%。

4. 术后因呼吸情况欠佳，在气管插管情况下行气管切开术，突发心跳、呼吸停止；经紧急心、肺、脑复苏，持续数小时后，初步复苏成功。

5. 复苏成功后

(1) 心脏情况尚稳定，虽有一过性心肌酶谱高，经过对症处理后缓解。

(2) 呼吸道情况相对严重，机械通气、加强呼吸道护理等，仍是治疗成功的最重要因素；此外，补充胶体，酌情利尿；经上述处理，呼吸道情况逐渐稳定；10余天后，逐渐脱机，改为氧疗器治疗。

(3) 因广泛皮层缺氧性损伤，出现长时间神志、意识障碍，肌张力高。经积极对症治疗，高氧晶体液使用等，随着创面修复，感染控制，神志、意识逐渐好转；至出院前，神志、意识、语言理解和表达能力、运动功能几乎完全恢复。

(4) 消化道症状一度相对严重，经积极对症处理，缓解。且中、后期进行胃肠道营养治疗，效果良好，为患者的救治成功奠定了较好基础。

(5) 酸碱平衡紊乱严重，经补充碱性药物、机械通气等相应积极治疗，逐渐稳定。

(6) 肾功能、电解质一度异常，因创面感染控制良好，虽创面修复，未出现进一步恶化。

6. 创面修复

(1) 因切痂术后，出现严重并发症，短时间难以进行手术治疗；导致治疗的难度大大增加。

(2) 对于深度创面的恰当治疗，尤为重要。

(3) 采用气垫床，及时更换体位，避免创面长时间受压。

(4) 加强创面处理：选用恰当的外用药物，及时更换敷料，保证稍浅的创面顺利愈合，术区顺利愈合，深度创面不出现侵袭性感染是最终治疗成功的保障。

(5) 全身情况允许条件下，及时、积极地进行手术，覆盖深度创面，每次手术范围不必很大，但宜确保植皮存活率。

7. 加强支持治疗，注重营养等治疗

（1）总计输红细胞 2000ml，血浆 3800ml，全血 4400ml。

（2）胃肠以及静脉营养支持。

（3）生长激素使用，促进合成代谢。

8. 全身抗感染治疗

（1）因系大面积深度烧伤，早期一次性手术切除 40%焦痂创面后，在相当长一段时间内难以进行手术等相对大的创面处理，在大部分创面修复以前，全身的抗感染治疗非常重要。

（2）对于大面积深度烧伤患者而言，静脉导管感染应警惕；本例患者虽经常、及时更换静脉通道，但仍然出现一次明显的可疑静脉导管败血症症状。

（3）参考创面等部位的细菌培养结果，结合患者病情演变，及时予以恰当的对症抗生素治疗。

（4）二重感染是需要警惕的继发性感染。以预防为主，抗生素敢用敢停。一旦有二重感染迹象，及时予以对症处理，避免进一步恶化，成为主要矛盾。

▶ 专家点评

此类特重度烧伤患者，同时伴有严重合并症，死亡率非常高。回顾诊疗过程，其成功的关键在于不轻易放弃。即使在严重酸碱失衡、呼吸系统损伤、神经系统损伤且难以预料其最终预后情况下，始终按照高标准的抢救措施来治疗。认真对待每一项治疗措施的选择和实施，仔细权衡利弊，保证点滴获益，尤其创造性的使用静脉输注高氧液体及时保证氧供都是治疗成功关键的因素。

病例82　严重烧伤合并吸入性损伤、中毒的休克期治疗

孙永华

▶ 病历摘要

女，28岁。主因“火焰烧伤全身伴神志不清1小时”入院。患者一小时前因某大厦游泳池施工防水材料（沥青及其他材料）着火被困于室内（具体滞留时间不详），后被人救出。四肢、后背、臀部烧伤，神志不清，急送医院急诊室。既往史不详。

入院检查：体温36.9℃，脉搏153次/分，呼吸24次/分，血压90/55mmHg。发育正常，营养状况良好。神志不清，呼之不应，瞳孔对光反射及角膜反射消失，压眶反射消失。病理反射未引出。听诊双肺呼吸音粗，未闻干湿性啰音，心率齐，各瓣膜未闻病理性杂音。腹部平软，肝脾肋下未触及。肠鸣音正常。烧伤情况：全身皮肤乌黑，去除乌黑碳末后见烧伤创面大部位于身体后侧，即双上肢、背部、腰部、臀部、双下肢。表皮脱落，基底部分苍白，部分青黑，渗出不多。鼻毛烧焦，口咽部可见有较多黑炭样颗粒。

化验检查：血常规WBC 40.80×10^9/L，HGB 147.00g/L，HCT 42.9%，PLT 813.00×10^9/L，血生化：谷丙转氨酶105 IU/L，谷草转氨酶307 IU/L，总胆红素43.1μmol/L，直接胆红素7.5μmol/L，磷酸肌酸激酶18530 IU/L，乳酸脱氢酶1376 IU/L，α-羟丁酸脱氢酶1042 IU/L，肌酸激酶同工酶532 IU/L。动脉血气分析：PCO_2 34.50mmHg，PO_2 81.00mmHg。血清钾4.2mmol/L，血清钠139 mmol/L，血清氯98 mmol/L。

入院诊断：热烧伤50%，深Ⅱ度5%，Ⅲ度45%。吸入性损伤（重）。混合气体吸入中毒（重度）。深昏迷。

▶ 诊治经过

经急诊室处理：开放静脉输液。行气管切开术，给氧。全身清创术。必要的物理检查，化验检查，X线胸片，心电图等。收入烧伤病房。

1. 抗休克治疗

（1）治疗原则：立刻开始有效的液体复苏治疗，注意兼顾合并中毒、意识障碍和吸入性损伤时要加强监测，同时采取脱水治疗。即“边补边脱”。

（2）治疗方案：第一个24小时液体总入量13250ml，其中晶体液4750ml，胶体液4250ml，水4250ml，平均尿量233ml/h。第二个24小时液体总入量8375ml，其中晶体液3525ml，胶体液2250ml，水2600ml。平均尿量259ml/h。每8小时给予甘露醇250ml并给予白蛋白。

2. 吸入性损伤的治疗

（1）治疗原则：畅通气道，解除梗阻，合理补液，纠正低氧血症，防治感染。

（2）治疗方案：严格执行气管切开后护理常规（包括：翻身、拍背、雾化滴水、吸痰等），根据患者呼吸监测情况先后应用导管吸氧、氧疗器给氧、机械通气，给予抗感染治疗。

3. 中毒治疗

（1）治疗原则：严密观察病情变化，静脉补液并给予利尿剂使毒物尽快排出体外，给予重要脏器功能保护和支持。进一步追踪明确毒物性质，选用相应的解毒剂或对抗剂治疗。

（2）治疗方案：结合复苏制定液体治疗方案（见抗休克治疗），即刻给予乌司他丁、佛迪、凯西莱（硫普罗宁）、泰特（还原型谷胱甘肽）、高舒达、抗脏衰等脏器支持治疗。

4. 其他治疗

（1）给予全身激素治疗（48小时地塞米松总量160mg），呼吸道局部激素治疗（脂溶性激素普米克令舒加入超声雾化液中）。

（2）碱性药物治疗：给予5%碳酸氢钠。

（3）镇静治疗：先后应用安定、异丙酚等。

5. 治疗效果

该患者顺利度过休克期，一周后神志逐渐恢复。

▶ 病历讨论

本例临床特点：患者为年轻女性，严重烧伤合并吸入性损伤、中毒，存在意识障碍，重要脏器损伤重。

烧伤科医师： 患者严重烧伤合并吸入性损伤、中毒，存在意识障碍，重要脏器损伤，复苏治疗不能机械按照补液公式制定方案，要兼顾吸入性损伤、中毒和意识障碍的治疗，液体复苏治疗相对复杂，不确定因素增加，要加强休克期监护措施。同时对吸入性损伤采取积极的治疗并适时给予不同方式的呼吸支持措施。在毒物性质明确前应立刻给予一般性解毒措施，并加强脏器保护，同时追踪毒物性质，寻求对症治疗。对患者意识障碍要在治疗的同时进一步检查（如眼底、CT、核磁、脑电图等），明确其程度、原因、预后等。

职业中毒科医师： 患者于建筑施工火灾中受伤，有明确的混合气体吸入史，目前患者浅昏迷，化验结果显示有肝、心肌、肾的损伤，根据国家《职业性急性化学物中毒性呼吸系统疾病诊断标准》（GBZ73－2002）可诊断为混合气体吸入中毒（重度）。明确毒物性质较难，同意烧伤科医师的治疗，在病情允许的情况下，可使用激素治疗。

外科 ICU 医师： 目前患者从胸片及血气结果看，肺功能尚可，今后应加强呼吸道护理，预防肺部感染。关于中枢神经系统，目前患者昏迷，病理反射均阳性（第二个 24 小时），估计脑水肿存在，治疗上已使用白蛋白和甘露醇，甘露醇应用期间可加用速尿，神志完全清醒后甘露醇可递减至 q12h 或停用。同时脑水肿患者极易并发消化道溃疡和严重高血糖症，可给予奥美拉唑，若血糖过高说明脱水过度。患者肝功能损害存在，缺氧、缺少能量及胰岛素都会加重肝损害，要避免。应观察凝血因子、胆红素等，目前胆红素有下降，说明措施得当。若患者不合作可应用异丙酚泵入。

▶ 相关知识

1. 烧伤休克的防治

对烧伤休克的防治工作强调“早期”和“有效”。所谓早期，既不失时机地、尽早地开始针对休克血流动力学等方面的治疗，杜绝组织缺血、缺氧的发生；所谓有效，就是使患者的有效循环血量和组织灌流始终保持良好的状态，最大限度地降低患者全身各系统、各脏器代谢和功能的紊乱，平稳渡过休克期。在目前的治疗水平和医疗条件下，休克期死亡的烧伤患者已为数不多。但如果休克期度过不平稳，组织缺血、缺氧和再灌注损伤会严重削弱患者的防御和修复能力，休克期的后续病程中合并严重全身感染和多脏器功能衰竭的机会就会大大增加，后者是当前烧伤患者的主要死亡原因。临床上应用公式指导早期液体复苏治疗，这些公式一般都以烧伤后体液丢失的规律性为依据，并将烧伤面积和体重作为公式的核心因素来考虑，但每个公式的产生又有其特定条件、地域性、不同的经验背景和理论依据，再加上烧伤患者的个体差异和病情复杂性，因此在选择和执行公式时要灵活掌握，在治疗过程中应严密观察临床和监测指标，根据患者对治疗的反应，及时做出调整。

2. 合并吸入性损伤时的合理补液治疗

临床吸入性损伤伤员常合并体表烧伤，甚至可能是大面积烧伤。因此，该类伤员如何掌握休克复苏补液的质与量是治疗的关键问题。过去多数主张限制补液量，其目的是防止肺水肿的发生。目前认为，过分限制输液量不但难以纠正休克，致肺缺血加重，反而可促使肺水肿的发生与发展。此类伤员的补液量应根据具体病情而增减，同时注意防止补液过多，可适当增加胶体的入量，提高血浆胶体渗透压，降低肺毛细血管静水压，减少肺含水量。此类伤员休克复苏期间应严密监测心肺功能。如应用血流动力学监测来指导输液量和输液速度，同时行动脉血气分析以了解肺的通气和换气功能，以及机体酸碱代谢变化，从而及时有效地纠正了休克，保护了内脏功能，减少了肺水肿的发生。

3. 烧伤合并中毒的治疗

现代人群多生活在较密闭的空间，同时化学制品增多，如塑料、化纤、油漆、涂料等已广泛用于日常生活中，这些物品不仅易于燃烧引起火灾，而且产生多种有毒气体，增加吸入性损伤的严重程度。短时间吸大量毒物可引起急性中毒，发病急骤，症状严重，变化迅速，如不积极治疗，可危及生命。治疗包括以下要点：

（1）立即停止毒物接触：毒物由呼吸道或皮肤侵入时，要立即将患者撤离中毒现场。立即脱去污染的衣服，清洗接触部位的皮肤。

（2）清除体内尚未吸收的毒物。

（3）促进已吸收的毒物排出：可利用利尿、供氧、透析疗法（包括腹膜透析和血液透析）和血液灌流等方法排出毒物。

（4）特殊解毒药的应用：要尽一切可能明确毒物性质，寻求特殊解毒药。

（5）对症治疗：很多急性中毒并无特殊解毒疗法。对症治疗很重要，可帮助危重患者渡过难关，重要在于保护生命脏器，使其恢复功能。中毒严重，出现昏迷、肺炎、肺水肿以及循环、呼吸、肾衰竭时，应积极采取相应有效的抢救措施。昏迷患者必须注意保持呼吸道通畅，维持呼吸和循环功能。惊厥时应使用抗惊厥药物并保护患者避免受伤。有脑水肿时应用脱水疗法。

▶ 专家点评

该病例病情复杂，危重。既有严重皮肤烧伤和重度吸入性损伤，又合并化学中毒、脑水肿，病人处于深度昏迷状态。何种毒物中毒一时难以确定。抢救中又存在许多矛盾之处。在复杂的矛盾中需要当机立断，找出主线，抓住主要矛盾，又要标本兼顾，打破常规，采用“边补边脱”的补液方法，综合处理。既迅速改善组织灌流，减轻缺血缺氧性损伤，同时又通过利尿排除大量毒性物质和保护脏器减轻脑水肿和其他组织损伤。在抢救中赢得时机，使患者度过危险期，为进一步治疗打下了基础。

▶ 参考文献

1. 常致德，张明良，孙永华等主编. 烧伤创面修复与全身治疗. 北京出版社，1993. 4
2. 盛志勇等主编. 危重烧伤治疗与康复学. 科学出版社，2002. 5
3. 黎鳌等主编. 黎鳌烧伤学. 上海科学技术出版社，2001. 11
4. 中华人民共和国卫生部卫通［2002］8 号：GBZ73 - 2002 职业性急性化学物中毒性呼吸系统疾病诊断标准，2002. 4

病例83　特殊原因烧伤治疗的思考

孙永华

磷烧伤

▶ 病例摘要

病例一

男，27岁，化工厂工人，工作时不慎将盛有黄磷的桶碰倒，熔解的黄磷飞溅周身，当即用清水冲洗，急送附近医院，转送途中创面仍见小火苗燃烧。曾去两个医院，于伤后2小时才转来我院。烧伤总面积80%，其中三度烧伤面积占50%。来院时病人叫喊剧痛，躁动不安，呼吸急促不均匀，心率190次/分，血压140/90毫米汞柱，尿呈酱油色，病室内充满大蒜气味。

在急诊室，用大量自来水冲洗周身创面，反复应用0.5%硫酸铜溶液冲洗，用4%碳酸氢钠溶液和1/1000高锰酸钾溶液交替湿敷，经24小时处理后，在闭灯暗环境里，周身创面可见闪烁星点状磷荧光，用手术刀刮除不掉。

给病人吸氧，镇静止痛和静脉补液，第一个24小时静脉输入总量为8504ml，晶体液：胶体液为1：1.5，第一个24小时总尿量为1133ml，每小时44ml。入量和出量比为7.5：1；伤后16小时少尿，24小时无尿，给予利尿剂无效，于伤后31小时给予腹膜透析治疗。

伤后2天，创面广泛出血，正常皮肤出现散在出血点；呕吐物呈咖啡样；大便为鲜血，后转为柏油样黑便；静脉抽出的血样，溶血不能分离血清，随后出现黄疸。血化验检查，尿素氮11.1mmol/L，肌酐780μmol/L，钾7.5mmol/L，谷丙转氨酶171U/L，血磷含量16.7mmol/L。

病人始终神智清楚，体温不高，于伤后三天半（84小时）后同家属谈话时突然心脏骤停，抢救无效死亡。家属未能同意尸检。

病例二

女，21 岁，农药厂工人，在制作三氯化磷时，向加温熔解磷的反应罐内添加黄磷过程中爆炸起火，熔解的黄磷颗粒飞溅，周身烧伤，衣服几乎烧光，伤后两小时用敞篷汽车、创面洒水转来入院，烧伤总面积 80%，其中三度烧伤面积占 50%，合并吸入性损伤。

来院时病人头、面、颈、双下肢、右上肢和右胸部均冒白烟，以头部最浓，包盖病人的被单可见烧毁的孔洞。病人呼喊叫痛，烦躁不安，声音嘶哑，呼吸急促，大蒜味扑鼻，血压 150/100mmHg，心率 132 次/分，尿呈酱油样。立即用大量自来水冲洗，创面用浸透水的湿布包裹以阻止磷燃烧，用 3%碳酸氢钠溶液持续湿敷以中和创面上形成的磷酸。静脉切开补液，除给予胶体液、电解质液和水分补充血容量外，较早较多地给予碱性药和和利尿药，并同时给予保肾、保肝的全身解毒药，如二巯基烷磺酸钠、依地酸钙钠、肝太乐、硫代硫酸钠和地塞米松等。口服中药解毒汤剂（绿豆、生甘草、广角粉、鲜茅根、金银花和连翘）。

入院 2 小时后，用硫酸铜悬浮液（配方：2%硫酸铜溶液内加 5%碳酸氢钠、1%的羟乙基纤维素、十二烷基硫酸钠）擦洗创面，清水冲洗后，再用 3%碳酸氢钠溶液持续湿敷。伤后 12 小时，在氯胺铜静脉全麻下行双下肢、右上肢和右肩背切削痂手术，三度创面切痂后覆盖冷冻同种异体皮，切削痂总面积达 40%，手术顺利，术后情况良好。术后 6 天，异体皮孔内嵌植自体皮，植皮均成活。

伤后 4 天，呼吸微弱，鼻翼扇动，点头样呼吸，氧分压低，经行气管切开术，予以人工机械呼吸，输氧、吸痰、喷出脱落的气管黏膜组织后，呼吸好转。

病人伤后一周内病情危重，先后出现不同程度的磷中毒表现，神志恍惚，昏迷不醒，四肢颤抖，恶心呕吐，呼出气为大蒜味，曾出现柏油样大便，潜血（++++）。尿于伤后 2 天转黄清，伤后三天又出现酱油样血红蛋白尿。血尿素氮 38mmol/L，血肌酐 240mmol/L。伤后 4 天出现黄疸，血胆红素 25μmol/L，间接 19μmol/L，尿三胆试验尿胆原、尿胆红素和尿胆素均为阴性，血清 GPT 269U/L。血清磷 4.8mmol/L，将血标本经醋酸处理使红细胞破碎后，测得血磷含量达 3.8mmol/L。心电图表现为心肌损害改变（此段标准化单位）。

经大量补液，甘露醇利尿，酸泵抑制剂——洛赛克（LOSEC），口服氢氧化铝凝胶控制消化道出血，保肝和营养心肌的治疗，病情逐渐稳定，未手术的创面反复应用硫酸铜悬浮液和碳酸氢钠溶液处理，至伤后 16 小时，创面涂磺胺嘧啶银混悬液烤干，经换药、脱痂、植皮等治疗，伤后 59 天抢救，病人痊愈出院。

▶ 病案分析

磷烧伤并非罕见，常被误诊误治，现就以上述两个典型病例分析在诊治过程中的经验与教训。

1. 磷的特性

磷有四种异构体，即黄磷、红磷、紫磷和黑磷，其中黄磷为剧毒物质。一般来讲，磷烧伤就是黄磷烧伤。黄磷是蜡样半透明结晶体，初为无色（故又名白磷），遇光颜色变黄，比重为水的两倍，熔点为 44.2℃，性质极不稳定，易氧化。干燥的黄磷在 34℃空气中即可自燃，产生黄色火焰和浓厚白烟，散发出大蒜样气味，在暗视野里可见蓝绿色荧光。黄磷是一种有毒性的脂溶性物质，不溶于水，当与铜或钾等金属结合成暗色的盐类之后，即失去其特性。黄磷早已成为武器弹药的原料，第一次世界大战时，用黄磷制作烟幕弹；第二次世界大战中，用黄磷制造燃烧弹和磷弹；目前又以可塑性磷（为黄磷的泥浆状黏合液）制造杀伤武器，因此黄磷烧伤在现代战争中也较多见。据美国陆军外科研究所收治的 111 例化学烧伤伤员中，黄磷烧伤为 96 例，其中 2/3 都是在战争环境下造成的。黄磷在工业上用途也很广泛，如制药、染料、农药和化肥等工业生产中；都要以黄磷作为原材料。随着化学工业的发展，黄磷烧伤在平时也会增多。黄磷烧伤是一种严重的特殊性烧伤，是热力和化学的复合烧伤，不仅直接损伤皮肤黏膜，并可因吸收而造成全身中毒内脏损害。目前，对无机磷既没有满意的局部中和剂，也没有有效的全身解毒药，黄磷对人体毒性极大，0.5～1.0 克的黄磷即可致人死亡。即使烧伤面积不大（12%～15%），亦可因磷中毒而丧生。

黄磷燃点低，遇空气即可自燃，因此黄磷与皮肤接触可直接引起皮肤烧伤；这种损伤是持续的，直至所有黄磷耗尽或该处与氧隔绝或黄磷与金属结合成盐后方才终止。黄磷可氧化为五氧化二磷（P_2O_5），遇水形成磷酸，此时产生的热和磷酸的腐蚀作用会进一步损伤皮肤。Walker通过动物实验证明，黄磷烧伤对组织的热凝固和形成磷酸复合物烧伤穿入皮肤更深，像氢氟酸烧伤一样引起剧烈疼痛，若创面的磷颗粒未清除干净，在暗处可见磷光，并发出典型的大蒜气味；创面呈黄棕色，愈合迟缓。

黄磷燃烧产生的烟雾含有三氧化二磷（P_2O_3）和五氧化二磷（P_2O_5），对黏膜有强烈的刺激性，对呼吸道黏膜有脱水和夺氧作用，易引起气管、支气管黏膜细胞坏死，造成呼吸道和肺损伤。当机体吸入含P_2O_5烟雾后，可使呼吸增快、短促，发出哮鸣音甚至窒息，严重者可致支气管肺炎和肺水肿。

黄磷以烟雾和磷酸的形态通过呼吸道和创面被吸收，燃烧的磷颗粒可穿入皮下；因磷易溶于脂类，在皮下脂肪组织内可迅速扩散而被吸收，引起各脏器损伤，而造成全身性磷中毒。其早期死亡原因多为肾衰竭，导致钾中毒，引起心脏骤停。

2. 经验与教训

从病例一来看烧伤面积达80%，这样广泛的体表烧伤，很难避免全身中毒，且周身创面又反复应用0.5%硫酸铜溶液。因创面大，硫酸铜溶液用量也大，用的次数又多，铜吸收量也必然增多，势必合并铜中毒。所以病人在磷中毒情况下，又合并铜中毒，出现全身广泛溶血、出血、肝、肾严重损害，最后因急性肾衰竭、高血钾症、低钙症导致心脏骤停而死亡。从这一死亡病例中应该吸取的教训是：

（1）磷烧伤应立即灭火，脱去已污染的衣服，并迅速脱离现场，应以争分夺秒的速度尽快用清水冲洗创面，在缺水的情况下，可用湿布覆盖，防止磷颗粒继续燃烧。转送途中切勿让创面暴露于空气中，以免复燃。创面一般采取包扎疗法，禁用任何油质纱布或敷料，防止磷元素溶解于油质内被吸收。该例在初期救治中治疗没有到位，伤情逐渐加重。

（2）硫酸铜作为磷烧伤创面的“解毒剂”沿用已久，但铜离子可以由创面吸收中毒。因而硫酸铜溶液不能作为创面外用药，如果有准备可用2%硫酸铜、5%碳酸氢钠中加入1%羧甲基纤维素，制成一种悬浮溶液，可使铜离子呈悬浮状态，防止其沉积在创面上。用该溶液进行创面冲洗，可防止磷及铜中毒，本例使用大量硫酸铜冲洗，反而又增添铜中毒，使病情加重。

（3）烧伤早期休克期补液要充分，早使用利尿药，保持尿量在100ml/h左右，尿碱化以及保肝营养心肌药物，虽然做了努力，但抗休克不力，磷铜吸收量大，发生急性肾衰和高钾。

（4）钙剂治疗是纠正低钙，防止出血和对抗磷中毒的重要措施。一般每日静脉补充葡萄糖酸钙高达10g以上并注意监测，随时调整用量。该病例没有应用钙剂，出血严重。

（5）在保证病情平稳的前提下应尽快彻底切除焦痂，清除被磷沾染的组织，是减少磷吸收、防止和减轻磷中毒的最有效方法，也是救治大面积黄磷烧伤病人成功的关键，该病例失去切痂时机，全身中毒死亡是必然的。

在总结了病例一的教训后，病例二抢救成功主要的经验是：

（1）积极防治伤员休克，尽早切除磷烧伤的焦痂，以防磷中毒。磷烧伤的焦痂是病人机体吸收磷的主要来源。嵌入皮下的磷微粒，用水冲不掉，局部用药也不能奏效；穿入皮下脂肪组织的磷微粒，可迅速溶解扩散而被吸收。因此，对大面积黄磷烧伤病人应尽快切除焦痂，这是防止致命性磷中毒的最有效的办法。为了尽早切痂，必须积极防治病人休克，输液量要适当多些，同时给予利尿药维持足够的尿量（每小时多于80ml），给予碱性药物碱化尿液，镇静止痛，纠正缺氧，维持呼吸功能，使病人休克期平稳，为行早期切痂手术创造条件。病例二伤后12小时切削痂面积达40%，由于积极补液防治休克，术中输全血仅1000毫升，经过顺利，术后病情平稳。切削痂手术的术中、术后反应良好。大蒜气味很浓，测其组织液磷含量为0.1mg/dl，说明磷已在皮下扩散。由于切痂时间早，切痂面积够大，变性组织清除彻底，切痂后创面冲洗充分，所以大大减少了对磷的吸收，虽然还有不同程度的磷中毒，但经精心治疗后都转危为安。

（2）采用硫酸铜悬浮液为创面用药，可避免铜中毒。该例在入院时，由于休克，状态尚不平稳，在积极抗休克的同时，创面用积水潭医院配制的硫酸铜悬浮液。即在硫酸铜溶液内加入悬浮剂羧甲基纤维素（carboxymethyl cellulose）和表面活性剂十二烷基硫酸钠（sodium lauryl sulphate），悬浮液使硫酸铜呈悬浮状态，不但能阻止磷在创面燃烧，并能防止铜盐沉淀、吸收，从而避免铜中毒的危害。

（3）注意保护内脏功能，减轻磷中毒的危害。病人血清磷含量和溶血后全血磷含量的悬殊差别，说明磷被吸收后主要分布于红细胞内，因此对大面积黄磷烧伤病人，不可单凭血清磷含量来诊断磷中毒。大面积黄磷烧伤病人发生磷中毒是很难避免的，因此，从病人入院开始，防治休克的同时，就应自始至终给予保肾、保肝、补钙处理，使其平衡度过休克期；早期给予甘露醇和碱性药物，维持尿碱化和较多尿量，减轻肾损伤。

（4）全身支持治疗和防治感染贯彻治疗的全过程，该例的抢救成功为大面积磷烧伤积累了经验。

3. 点评

处理好学习间接经验与实践的关系：虚心学习他人的经验可使自己少走弯路。一生中人们绝大部分知识都来自间接经验，不断充实自己，在实践中发展和完善认识。实践-认识、再实践-再认识，是认识世界、改造世界的基本过程。在认识的过程中难免有不全面的地方，特别是临床医学中，经验与教训都是宝贵的财富。医疗实践中在遇到困难时，一定要面对困难，敢于挑战，勇于实践，勤于总结，必然有所发现和创新。

急性一氧化碳中毒合并严重烧伤的治疗

我国北方使用火炉、火炕取暖，常发生急性一氧化碳中毒。中毒时由于神志丧失，常同时受到严重烧伤。这种因一氧化碳中毒合并大面积深度烧伤的病例机体损伤重，增加了治疗的难度。

▶ 病例摘要

男，32 岁，因一氧化碳中毒坐卧在地炉上约数小时之久。病人来院时已昏迷、高烧、呕吐不止，导出极深的血色素尿。腰骶部、双臀、右髋关节烧焦；髋关节及右股骨中上 1/3 外露；右坐骨神经、直肠、肛门、会阴（包括阴茎、阴囊）烧毁；形成从腰至双大腿中段以上深达骶骨、耻骨、坐骨之巨大创面，大小便不能控制，创面污染严重，全身情况极差，经给氧、输血、补液纠正休克，保肾，预防全身感染，并肌肉注射 TAT 3000 单位等治疗，2 天后病人渐清醒。为避免大便对创面的进一步污染，伤后 3 天在局麻下行结肠造瘘术。

右大腿前内侧尚残留 2.5 厘米宽一窄条正常皮肤，可触及股动脉搏动。股骨上 1/3 及股骨头烧焦，肌肉坏死如豆渣状。左小腿及大腿中下段尚完好，但右下肢已无活动功能。巨大创面开放，感染重。体温 39～40℃，脉搏 120 次/分以上，白细胞 22.4×10^9/L，创面已成为危及病人生命的主要威胁。为及时修复巨大创面、挽救病人的生命，于伤后第 9 天在全麻下先取平卧位，行下腹、会阴及双大腿前面扩创，右下肢剔骨（保护好血管束），切取复合组织皮瓣至足背，皮瓣全长 83 厘米，最宽处 41 厘米，最窄处 2.5 厘米呈不规则形，面积约 2000 平方厘米。然后使病人翻身俯卧行腰、臀、大腿后面扩创，切除坏死软组织和表层坏死骨组织，保存下层骶骨、坐骨、耻骨坏死部分以做支架，右残肢行髋关节处离断。采用已备好的右下肢剔骨复合组织皮瓣倒转覆盖在不能接受游离植皮的创面及坏死的骨组织上，将肌肉充填在双臀缺肉部位，局部应用新毒素粉 2 克、丁胺卡那霉素 400 毫克后缝合固定，皮瓣血运良好。其余创面能接受游离植皮区者，再取自体断层皮片约 600 平方厘米移植封闭创面。术中病人血压一度下降 50/40 毫米汞柱，经快速输全血 5200 毫升、血浆 1000 毫升后，病情逐渐稳定。手术历时 11 小时。一周后检查创面，巨大皮瓣全部成活，游离皮绝大部分成活。少许肉芽创面又经二次游离植皮全部封闭，双臀外形匀称。伤后 28 天发现病人说话迟钝，唇动而不出声，远近记忆力差，智力减退，不能计算百数加减法。诊断为一氧化碳中毒续发症。除给氧外，还采用神经营养药物烟酸等治疗。伤后 30 天，病人突然心率增快达 180 次/分、呼吸 40 次/分（不匀），随即出现深昏迷，每隔 5～15 分钟抽搐一次，并呈大脑强直性瘫痪，Babinski 征阳性，瞳孔散大，动脉血氧分压 64.2mmHg。白细胞 21×10^9/L～39×10^9/L，中性分叶(88%)，病情危重，急予口罩加压给氧，静脉滴入安定 10 毫克，肌肉注射鲁米那 0.2 克，控制抽搐。用 20%甘露醇 200 毫升静脉输入脱水，地塞米松 20 毫克加维生素 B_{12} 500μg 溶于 10%葡萄糖液中滴入，每日一次降颅压，同时还辅以三磷酸腺苷、辅酶 A、细胞色素丙等神经营养药物配合治疗。为预防全身感染，联合应用抗生素。两天后抽搐被控制，昏迷程度变浅，氧分压升高至 115.6～320.4mmHg，脑电图检查示广泛重度异常，为改善缺氧性损伤，进入高压氧舱治疗。8 次治疗后神智逐渐清醒，智力、记忆力有所恢复，病理反射消失，又继续用高压氧治疗 45 次，除神智、记忆力、肢体活动恢复外，脑电图也基本恢复正常。伤后 4 个月可坐在床上，半年后能持拐下地行走，痊愈出院。

▶ 病例分析

1. 急性一氧化碳中毒合并严重烧伤的特点

本症多发生于夜间或下夜班的人员。在密闭有火炉的房内洗澡或睡眠，由于一氧化碳中毒昏迷不省人事，直接接触火源造成烧伤。烧伤创面可达肌肉骨骼，烧伤局部的肌肉、组织大量坏死，有碳氧血红蛋白、肌红蛋白形成，全身缺氧易发生肾功能障碍，严重者可致肾衰竭。吸入一氧化碳过多，可出现深昏迷和肺水肿。重度一氧化碳中毒续发症死亡率可高达 80%。由于创面深、易腐烂、感染重，中毒症状明显。厌氧菌感染机会多。

2. 一氧化碳中毒并发症

（1）经验与教训

一氧化碳中毒续发症是高浓度一氧化碳对脑组织的继发作用造成的损伤，病变波及皮层、皮质下白质、苍白球等部位，这些损伤并非在中毒时形成，而需要一个发展过程，临床上病人多出现一段清醒期。一般数天到一个月后突然昏迷或根据中毒的程度、范围，病人具有多样性的临床表现。该病例于伤后昏迷两天后清醒，经治医生没有意识到一氧化碳中毒续发症的发生，因而没有进行高压氧治疗，伤后 28 天出现呼吸、心率改变，说话迟钝、远记忆力差，不能计算百数以上加减法。伤后 30 天突然深昏迷时才认识到一氧化碳中毒后续症的严重性。这时需要冷静分析病因，不要放弃治疗，在坚持加强全身支持治疗的基础上，进行高压氧治疗而由危转安。对一氧化碳中毒昏迷的病人要警惕续发症的发生，最好的方法早期应用以高压氧为主的综合治疗。

（2）一氧化碳中毒合并大面积烧伤伴有大量烧伤的坏死组织易引起急性肾衰竭，电解质紊乱，高钾。为预防肾衰竭，宜采取以下措施：

①进行肾功能、电解质、尿常规和自由水清除率的检查。②如有肌红蛋白尿出现，则应适当加大输液量，保持碱性化。③维持血容量，适当使用作用于肾小管的利尿药如速尿、甘露醇等。④一旦发生肾衰竭，应尽早采取透析疗法。⑤待病情稳定后，宜尽早切除坏死组织，防止坏死毒素致全身中毒和全身感染。

（3）根据组织坏死的程度和范围采取最有效的方法修复创面，保存功能，该病例尽可能地保留了存活组织，利用全长 83cm 去骨复合瓣，蒂最窄处仅 2.5 厘米，远端最宽处达 41cm，复合瓣面积约 $2000cm^2$，再造双臂成功。

3. 点评

医生要详细了解所接待的每一个病人的病史，重视病人的主诉，进行全面体检，掌握第一手资料。客观地分析病情，注意个性特征，是诊治病人的重要内涵。在医疗实践中，常遇到一些病例有共性，亦有个性，要用共性指导医疗实践，同时更要发现个性，注重特异变化，处理好差异才能做到有所创新，不断充实和丰富医学知识。

▶ 参考文献

1. Curreri PW. The Trentment of chemical burn J Trauma. 1970，10（8）：634-642

2. Ben-Har N. The phosphorus burn. Brit J Plast Surg. 1972，25（3）：238

3. 曹大鑫等. 大面积黄磷烧伤的治疗. 中华外科杂志. 1979，17：357-360

4. 孙永华等. 一例广泛深度烧伤合并重症一氧化碳中毒续发症抢救成功. 北京医学. 1984，6（1）：59

5. 胡安军等. 磷烧伤 28 例钙补防治并发出血的效果. 人民军医. 1998，41（8）：451

七 骨科

病例 84　计算机导航下齿状突内螺钉固定治疗前路齿状突骨折

田　伟

▶ 病历摘要

男，35 岁。车祸外伤，颈部疼痛，活动受限，颈部有运动痛和明显的压痛。没有四肢的感觉运动障碍，反射正常。X 光侧位片显示颈椎齿状突基底横断骨折，并向前方移位 2mm。但是后伸位可以完全复位。

▶ 病历讨论

甲医师：患者症状较轻，后伸可以复位，应该进行颈部石膏托固定三个月。

乙医师：齿状突骨折不稳定，石膏固定时间太长，也不能保证骨的愈合，应该考虑从后方行颈 1/2 的椎弓间固定和植骨融合手术，比较简单易行。

丙医师：这两种方法各有可取之处，但是更为优势的方法是在计算机导航下进行，但是石膏固定需要很长时间，患者比较痛苦，而且外固定很难确切固定，容易出现移位和不愈合，也会出现因为长期固定颈部活动受限，肌肉萎缩明显。并且康复时间过长，使患者社会复归困难，甚至丢失工作。后方颈椎 1/2 椎弓固定手术比较简单，可以保证复位位置，并获得良好稳定性。但是有两个缺点：一个是会丧失颈椎 1/2 间的稳定性，对颈椎整体的旋转和屈伸都有明显影响；另一个方面是后方手术会对枢椎的棘突的肌肉附力点有影响；同时需要取髂骨植骨融合，手术较大。建议使用在计算机导航下进行前路的齿状突内螺钉固定，优点是不影响颈椎活动，不需要植骨，手术创伤较小，导航可以保证操作简单安全。

▶ 手术方法

全麻下，仰卧位，头部用 MAYFILD 架固定，使颈椎处于后伸位，透视确认齿状突处于复位的良好状态。消毒铺单后手术从 C5 椎体水平取右侧横切口。逐层分离到颈前椎体。将导航的患者示踪器固定在 C5 椎体上，并进行必要的工具注册。进行 ISO－C 的三维上颈椎 X 线扫描。两分钟后自动将图像输入计算机导航仪（图 1，2）。虚拟导航图像下，使用指示器找到从 C2 椎体基底向齿状突尖部的最佳入钉路线。进行入钉通路制作后，根据导航测定的长度，选择合适松质骨螺钉经过骨折面将骨折牢固固定，再次三维扫描确认螺钉位置，如导航引导正确打入良好位置（图 3）。关闭伤口，不放置引流。术后颈托固定六周。

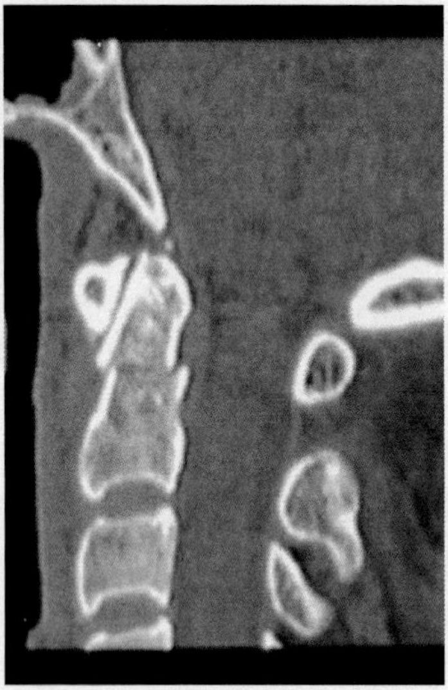

图 1　齿状突骨折 CT 像。

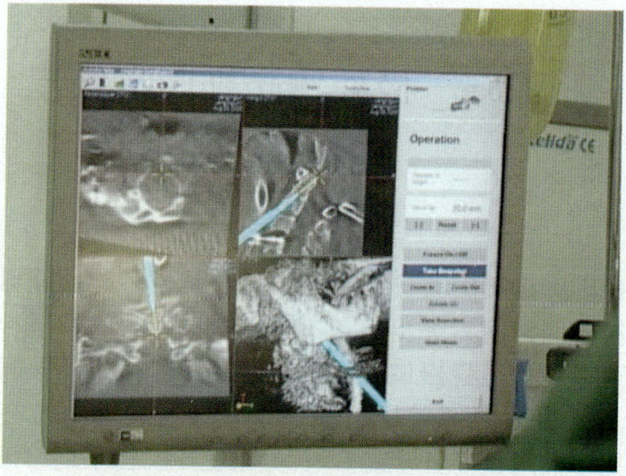

图 2　导航下进行螺钉通路制作。

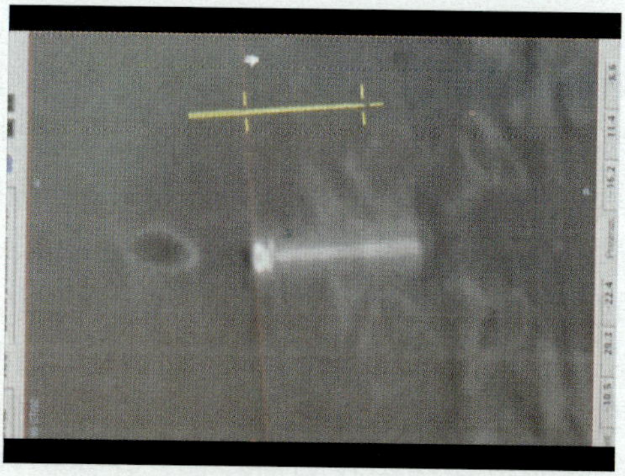

图 3　导航下螺钉固定在正确位置。

病例 85　极外侧腰椎间盘突出

刘　波

在腰椎椎间盘突出的病例中有少部分是椎管外椎间盘突出，也有人称为极外侧椎间盘突出，它不会压迫椎管内的马尾神经和神经根，但是可以在神经管出口外压迫神经根，这种孔外椎间盘突出被认为是破入椎弓根之侧并压迫同一水平神经的椎间盘突出，例如 L5/S1 的孔外椎间盘突出导致 L5 神经根受压。在早期诊断极外侧椎间盘突出都很困难。因为在椎管外不能通过椎管造影发现，而 CT 检查有时也会漏诊。MRI 和椎间盘造影及造影后 CT（CTD）更能帮助诊断。

治疗极外侧椎间盘突出的手术与传统椎管内椎间盘突出的手术有所不同，因为不需要打开椎管，而对椎板的开窗也无法暴露突出的椎间盘，Wiltse 等推广用背最长肌和多裂肌的间隙入路，这一肌肉间隙无血管并可直达腰椎关节外侧界与横突。此入路对部分极外侧椎间盘突出的微创治疗有独到之处。而无论什么入路最终要显露关节突关节，在暴露关节突后要想显露突出的椎间盘和神经根必须首先切除部分上关节突，其方法可用窄骨刀或磨钻和 Kerrison 钳咬除上关节突，而此时可在深层找到神经根，在保护神经根的前提下切除压迫神经根的突出椎间盘，用探钩沿神经根走行方向探察无压迫则可结束手术。

在一些患者单纯切除部分上关节突不能探察到神经根，有时需要将关节突关节全部切除势必影响腰椎的稳定性，在手术前应通过影像学检查作出判断，如果切除关节突对腰椎的稳定有影响，应同时做腰椎内固定，有条件时可经神经孔做椎间融合（TILF），这样既充分暴露外侧椎间盘又可以彻底切除椎间盘突出，起到防止复发的作用。

造成手术效果不理想的最主要原因并不是手术本身，而是对极外侧椎间盘突出的判断，在普通椎间盘突出不能解释神经根的症状时，应想到有极外侧椎间盘突出的可能，需要做 MRI 和椎间盘造影证实。

▶ 典型病例 1

男，39 岁，腰痛间断性发作 10 余年，骶髂关节轻度硬化，HLA - B27（+），曾经认为是强直性脊柱炎，服用柳氮磺胺吡啶。腰痛发作时，常常休息和服用非甾体类止痛药缓解。三个月前运动后腰痛再次发作，后向左下肢放射，左侧胫前肌力Ⅲ级，伸踇肌Ⅲ级，入院 X 线平片未见明显异常（图 1），MRI 纵切面也未见明显异常（图 2），MRI 横切面发现 L5/S1 椎间盘极外侧突出（图 3）。

手术经过：手术俯卧位，Wiltse 入路，用磨钻和 Kerrison 钳切除部分 S1 上关节突，找到 L5 神经根，保护神经根，切除压迫神经根的极外侧突出的椎间盘组织。手术后下肢疼痛消失，半年后左下肢肌力恢复正常。

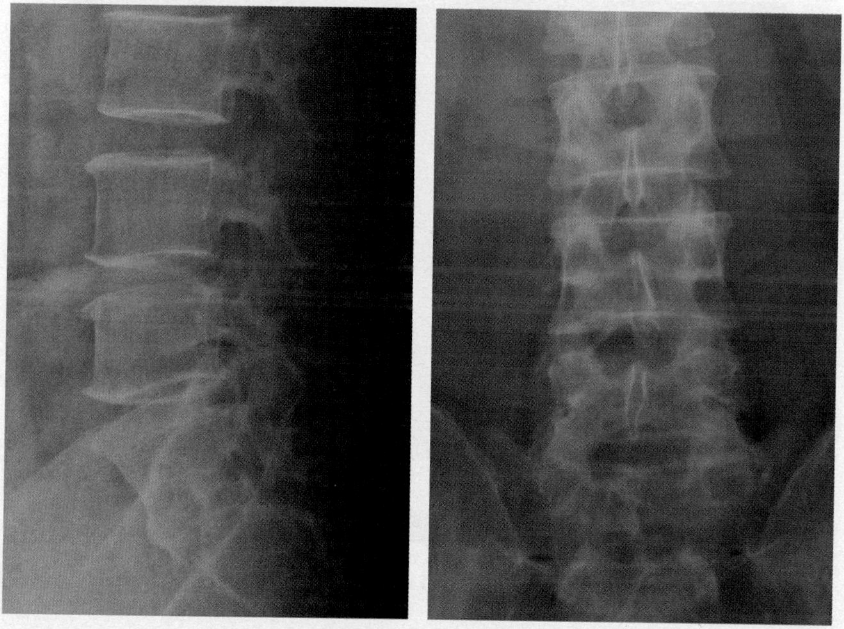

图 1　入院时 X 线片

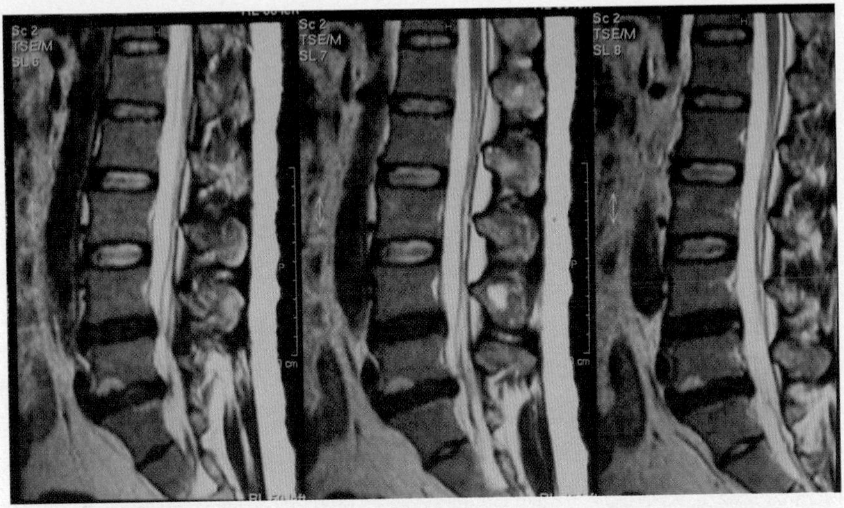

图 2 入院时 MRI 纵切面

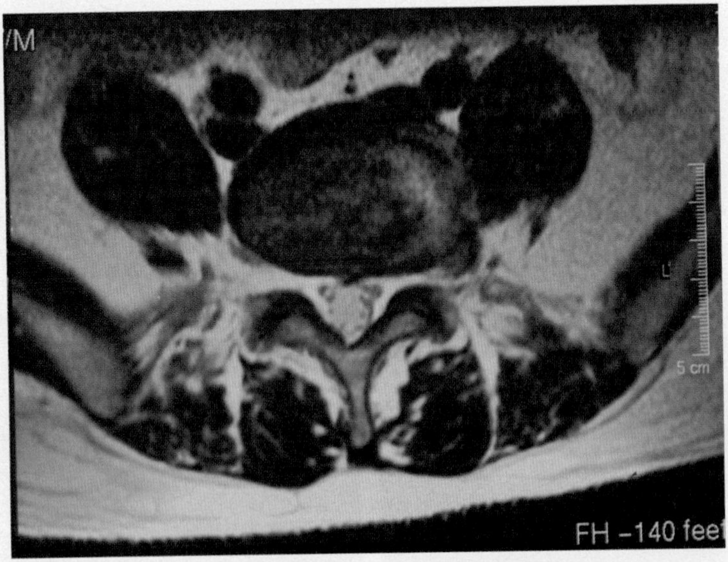

图 3 MRI 横切面示 L5/S1 椎间盘外侧突出

▶ 典型病例 2

男，47 岁，腰腿痛一年余，右下肢放射痛，入院后体检右侧股四头肌力弱，MRI 纵切面也未见明显异常（图 4），MRI 横切面发现 L4/L5 椎间盘极外侧突出（图 5）。

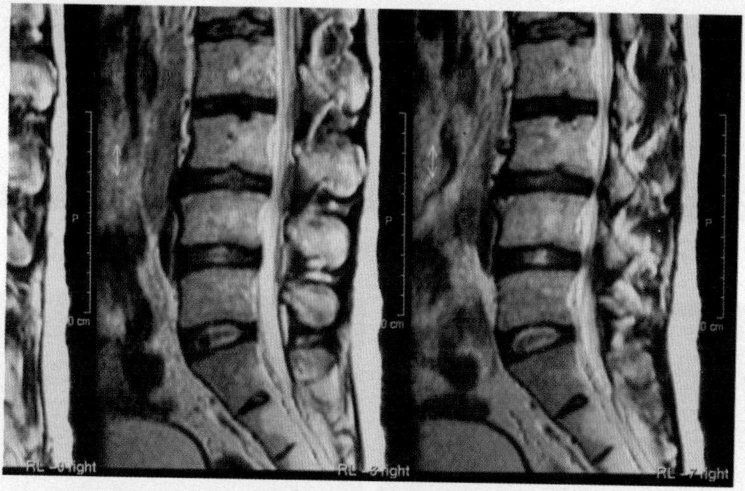

图 4　MRI 纵切面

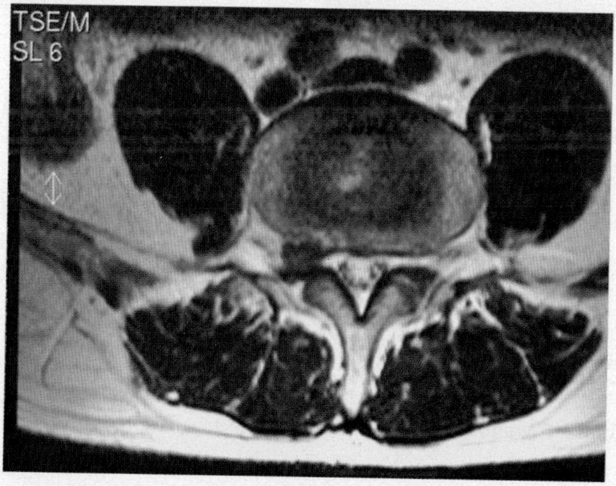

图 5　MRI 横切面

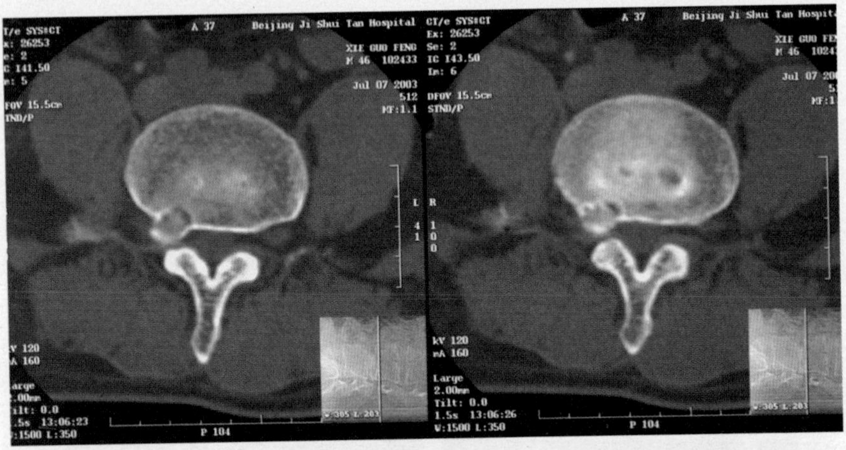

图 6　CTD

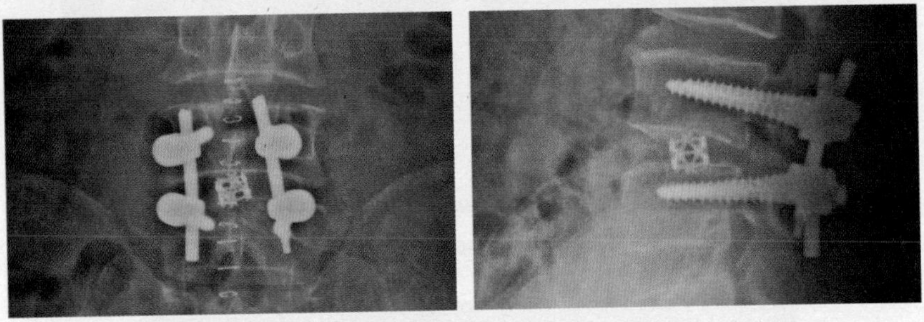

图 7　手术后 X 线片

手术经过：椎间盘造影后 CT（CTD）显示极外侧椎间盘突出(图 6)。因突出部位在 Facet 关节附近，减压必然伤及小关节，而且患者有慢性腰痛，因此手术采用椎间盘切除，经椎间孔椎体融合的方法（TLIF)，并用椎弓根螺丝钉固定（图 7)。手术后患者腰腿痛症状缓解。复诊时肌力恢复正常。

▶ 参考文献

1. Postacchini F, Montanaro A. Extreme lateral herniations of lumbar disks. Clin Orthop. 1979, 138: 222-227

2. Patrick BS. Extreme lateral ruptures of lumbar intervertebral discs. Surg

Neurol. 1975，3：301-4

3. Sturm PE，Armstrong GWD，O'Neil DJ，Belanger JMEG. Far lateral lumbar disc herniation treated with an anterolateral retroperitoneal approach. Spine 1992，17：363-5
4. Porchet F，Fankhauser H，de Tribolet N. Extreme lateral lumbar disc herniation：clinical presentation in 178 patients. Acta Neurochir（Wien）. 1994，127：203-9

病例 86　腰椎后凸畸形截骨矫形

张　波

▶ 病历摘要

男，13 岁。入院后常规化验检查未见异常，拍摄腰椎正侧位 X 线片，并行 CT、MRI 检查（图 1～3）。依据临床表现、X 线、CT、MRI 检查，入院诊断：腰 2 椎体发育不良后凸畸形。

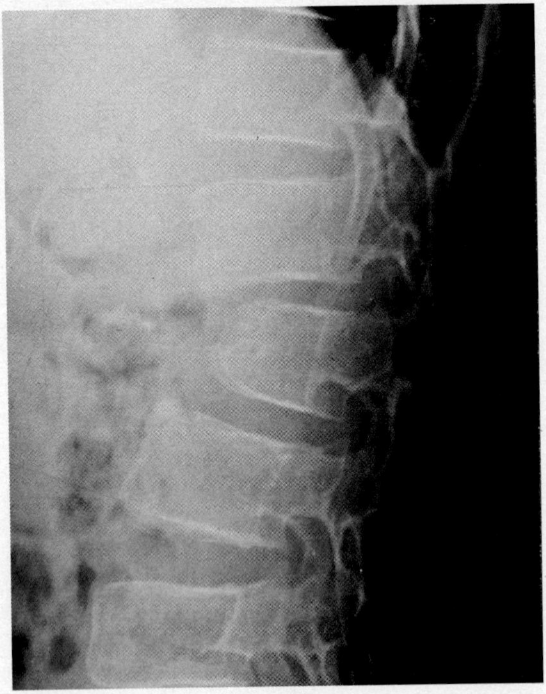

图 1　术前腰椎 X 线片

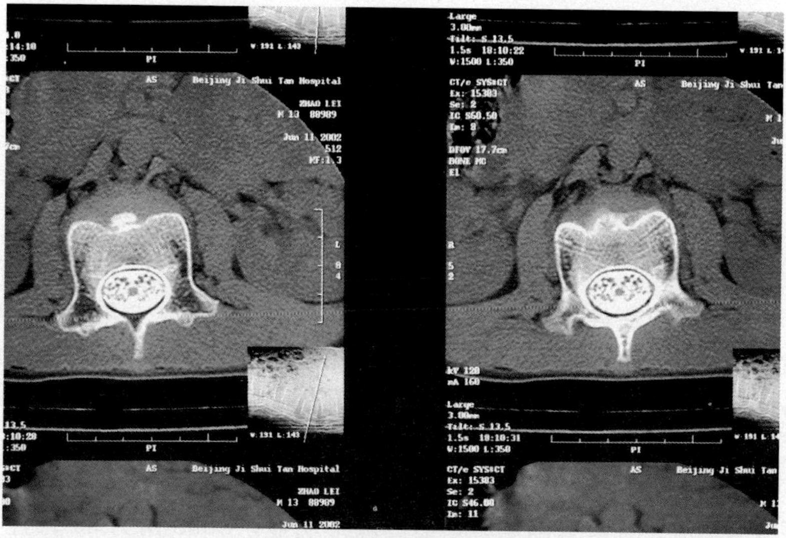

图 2　术前畸形椎体 CT

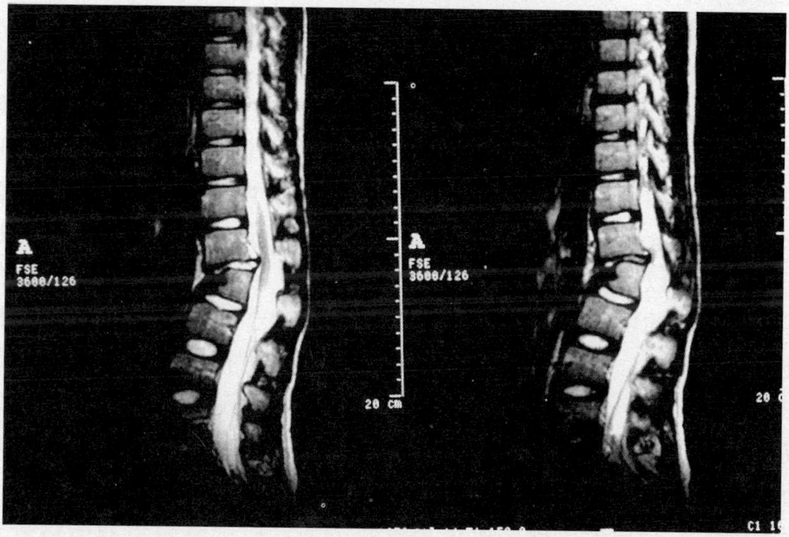

图 3　术前腰椎 MRI

入院诊断： 腰 2 椎体发育不良后凸畸形。

▶ 手术适应证与禁忌证

患者为年轻男性，后凸畸形明显，Cobb 角为 35°；双下肢无力，小便无力，查体双侧髂腰肌肌力Ⅳ级，双大腿前面疼痛、麻木。手术指征明确。从病史和检查方面，未见明确手术禁忌。

▶ 病历讨论

甲医师（脊柱外科住院医师）：患者为少年男性，6 年余前发现"驼背"，并逐渐加重，1 年余前无明显诱因出现双大腿前面行走后疼痛、麻木，休息后缓解，1 个月前出现小便无力、行走无力并逐渐加重。入院后常规化验检查未见异常，拍摄腰椎正侧位 X 线片，并行 CT、MRI 检查，诊断为腰 2 椎体发育不良后凸畸形。患者术前 JOA 评分为 9 分。患者诊断明确，后凸畸形明显，Cobb 角为 35°；且有明确的脊髓功能障碍，故手术指征明确。从病史和检查方面，未见明确手术禁忌，因此应择期行手术治疗。

乙医师（脊柱外科主治医师）：同意甲医师的意见，患者各项术前检查完备，无手术禁忌证，应行手术治疗。后凸的截骨矫形手术由手术入路可分为后路手术，前路手术和前-后路联合手术，目前使用最多的还是后路手术。后路截骨后凸矫正术可归纳为 Smith-Peterson 术和经椎弓根截骨术两种方式以及两种方法的改良术式。Smith-Peterson 术最为常用，该方法简单易行，对大多数后凸可进行矫正，所以得到了最广泛的应用。但是，该术式仅缩短了椎体的后柱，后凸的矫正需要前柱的开放延长，对于前柱僵硬融合的脊柱难以开放前柱，或需要行前路松解术后才可进行。同时该矫形术属于"开角"矫形术，开放的椎间没有支撑，固定融合仅依靠后柱完成，或需要另行脊柱前柱的支撑融合术。更重要的是，该术矫正后凸后使脊柱的前柱延长，对脊柱前方的脏器，特别是动静脉造成一定的危险，特别是在畸形矫正角度较大时。已经有报道表明这种损伤的发生，且可为致命性的。多节段截骨可减少每一节段的矫正角度，减小脏器损伤的风险，但需要对更多的脊柱节段进行手术和固定融合。

经椎弓根截骨术由 E. Thomasen 首先报道，所以有人称之为 Thomasen 截骨术。根据其经椎弓根去除椎体内的松质骨，保留薄层皮质骨好似鸡蛋壳的操作过程，更多的人称之为“蛋壳”（egg shell）法。其方法如图 4 所示，行经椎弓根的楔形截骨术，其尖端位于椎体前方的前纵韧带上，然后闭合截骨完成后凸矫正。该法经单纯后路手术就可完成脊柱三柱的截骨矫形，同时其矫形属“闭角”矫形术，没有脊柱前柱的延长，从而避免了前方脏器损伤的危险。该术截骨闭合面宽广，更有利于骨性愈合。因此，此患者可行后路截骨矫形术。

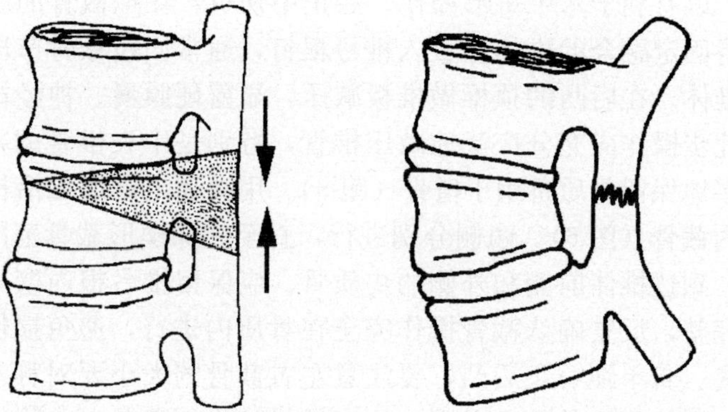

图 4　经椎弓根截骨术图示。行经椎弓根的楔形截骨术，其尖端位于椎体前方的前纵韧带上，然后闭合截骨完成后凸矫正。脊柱的前、中、后柱均有所短缩。

丙医师（脊柱外科主任医师）：两位医师的分析思路很清晰，治疗原则正确。需要补充的是，之所以选择经椎弓根截骨，是因为椎弓根是脊柱后柱与前中柱间的唯一骨性连接，经椎弓根可从后路经骨性通路安全地进入脊柱前中柱的椎体完成截骨，最大限度地减少神经损伤的风险。1992 年田慧中开始应用截骨术矫正后凸畸形，但应用骨刀截骨的出血量大，手术风险也大。而我科 1998 年开始应用微型磨钻截骨，这样使失血降低，安全性得到了提高。

▶ 术前设计

根据腰椎正侧位 X 线片，并行 CT、MRI 检查，Cobb 角为 35°，且有明确的脊髓功能障碍，压迫位于 L2 椎弓根近端 L1、L2 间隙，L2 椎体高度为 2cm，决定 L1/L3 椎弓根钉固定即足够，L2 椎弓最大截骨高度为 1.1cm，即可完成后凸矫正，将 Cobb 角完全纠正。

▶ 手术方法

常规气管插管全麻，俯卧体位，使拟截骨矫形的后凸节段腹侧空虚，以有利于术中矫形操作。后正中切口，在拟截骨的后凸顶椎上下待固定融合的椎体上置入椎弓根钉，通常固定截骨节段上下各两个椎体。在后凸的顶椎做椎板减压，显露硬膜囊、神经根和椎弓根。此步操作应充分广泛地减压椎管，特别是中央椎管的减压，并尽量多地保留骨质备用于植骨（图 5)。用高速电动磨钻沿椎弓根向椎体内截骨（图 6)，两侧分别进行，直至去除楔形截骨范围内的松质骨，到达椎体前侧和外侧的皮质骨。应保留椎弓根内壁和椎体后壁的完整，反复确认截骨操作完全在骨质内进行，避免损伤神经和硬膜囊。若单纯矫正后凸，要注意左右截骨的大小要对称。若想同时矫正冠状面上的侧凸畸形，则应按设计进行截骨。去除松质骨的操作也可用刮匙或刮刀完成，可获得更多的植骨用骨质。但使用磨钻可以显著减少术中的出血量，且使操作更精确。使用椎板咬骨钳去除椎弓根内壁，用反向刮匙在硬膜囊前方将椎体后壁打入空虚的椎体内，完成截骨，神经组织完成了 360°的全周减压。此时常可见到后凸畸形在重力的作用下得到部分矫正。后伸患者的体位并向顶椎加压使后凸矫正，安装内固定连杆可使后凸进一步得以矫正（图 7)。在矫正过程中要仔细探察有无椎管狭窄或神经受压，若有应行进一步的椎板减压。后凸矫正后，后柱的截骨线可闭合（图 8)，不过即使中央椎板未闭合也不会影响骨质的融合。行椎体后外侧植骨融合，常规放置引流，逐层关闭切口。

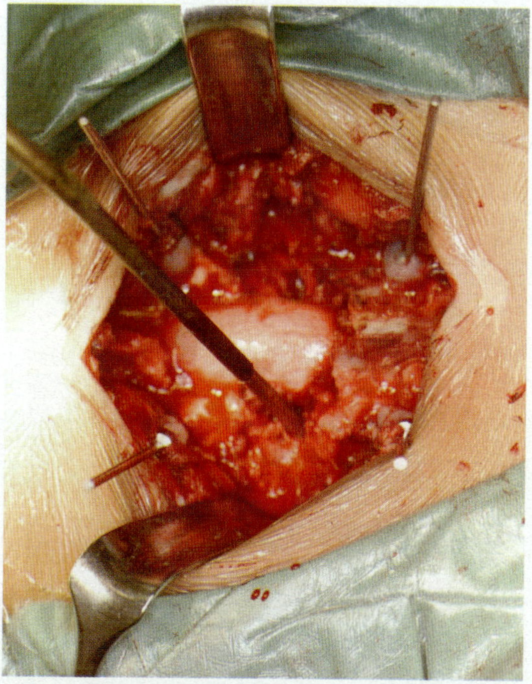

图 5　椎管减压，显露硬膜囊，神经根和椎弓根

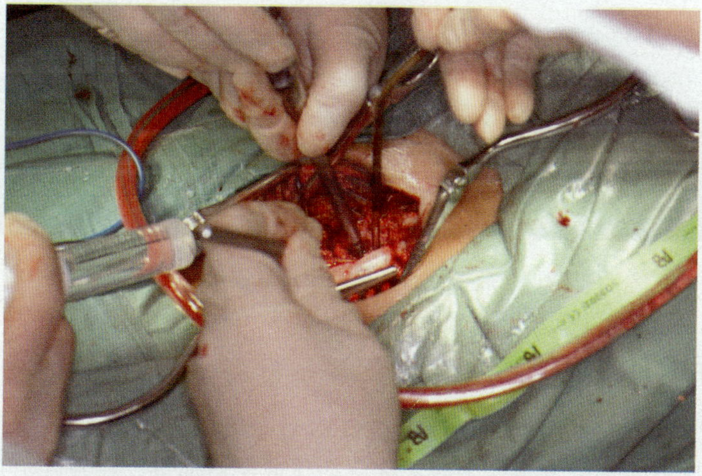

图 6　使用磨钻沿椎弓根向椎体内截骨

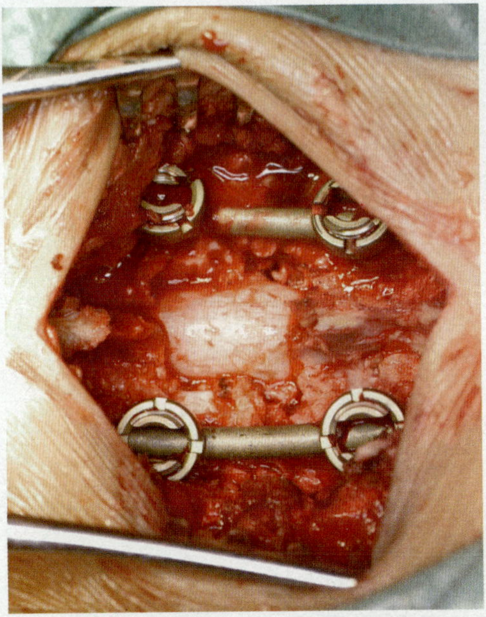

图 7　截骨已完成，神经组织获得了 360°的全周减压。安装内固定连杆。后凸进一步被矫正

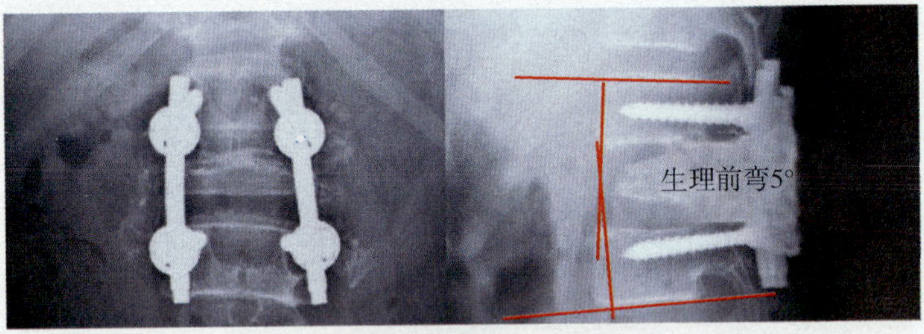

图 8　术后 X 线片，后凸矫正，恢复生理前凸

▶ 手术并发症

所有病人术后均无高热；切口均为甲级愈合，如期拆线。无红肿，渗出，感染发生。术后无症状恶化或突然加重。在我院治疗的 4 例病人术后早期发生的下肢疼痛均在 1 个月内恢复，考虑为术中神

经受牵拉刺激所致。除 1 例螺钉折断外（目前该患者在密切随诊中），其余患者复查时内固定均稳定，无松动移位脱出。

▶ 参考文献

1. Berven SH，Deviren V，Smith JA et al Management of fixed sagittal plane deformity. Spine 26（18）：2036-2043；2001
2. Murrey DB，Brigham CD，Kiebzak GM et al Transpedicular decompression and pedicle subtraction osteotomy（eggshell procedure）. Spine 27（21）：2338-2345；2002
3. Bridwell K，Lewis SJ，Rinella A et al Pedicle subtraction osteotomy for the treatment of fixed sagittal imbalance. J Bone Joint Surg. 86-A：Suppl 1；2004
4. Kim KT，Suk KS，Cho YJ et al Clinical outcome results of pedicle subtraction osteotomy in ankylosing spondylitis with kyphotic deformity. Spine 27（6）：612-618；2002
5. Bridwell KH，Lewis SJ，Edwards C et al Complication and outcome of pedicle subtraction osteotomies for fixed sagittal imbalance. Spine 28（18）：2093-2101；2003

病例 87　粉碎性肱骨髁间骨折

苏永刚

▶ 病历摘要

女，32 岁。因骑自行车摔伤左肘部。伤后左肘关节肿胀、疼痛、活动受限。否认伤后意识丧失及胸腹部疼痛史。立即来我院急诊就诊。患者既往体健，有青霉素过敏史。查体：患者生命体征平稳，左肘关节明显肿胀，压痛（+），可及反常活动和骨擦感，左手感觉、运动正常，尺桡动脉搏动可及，余（—）。常规化验未见明显异常，拍摄左肘关节正侧位 X 片，并行肘关节 CT 检查（图 1～3）。

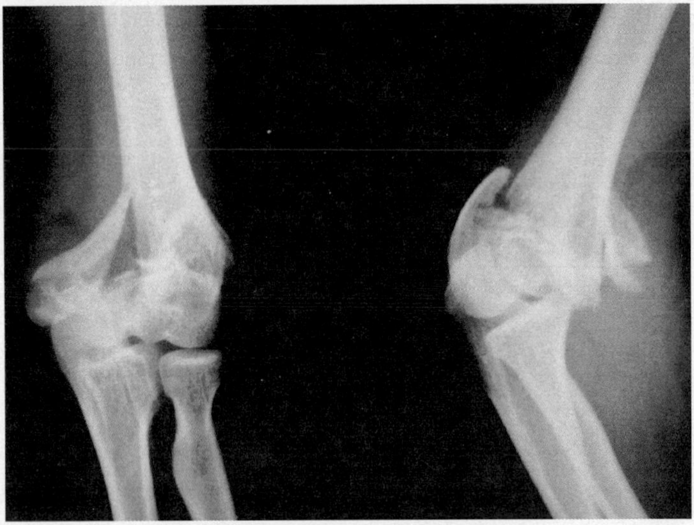

图 1　肘关节正侧位 X 片显示肱骨髁间粉碎性骨折，骨折移位严重

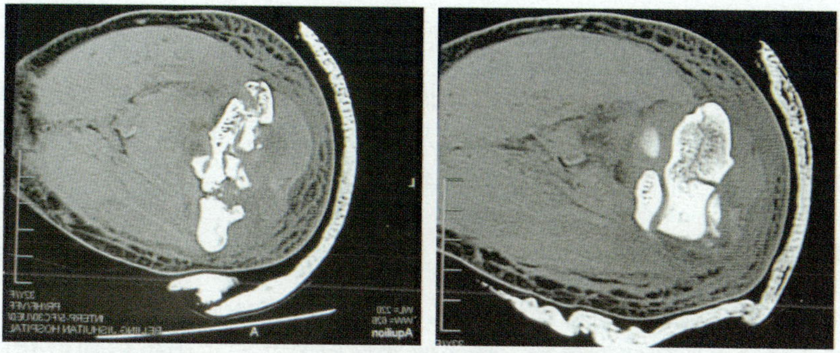

图 2　肘关节 CT 显示肱骨髁间骨折粉碎情况

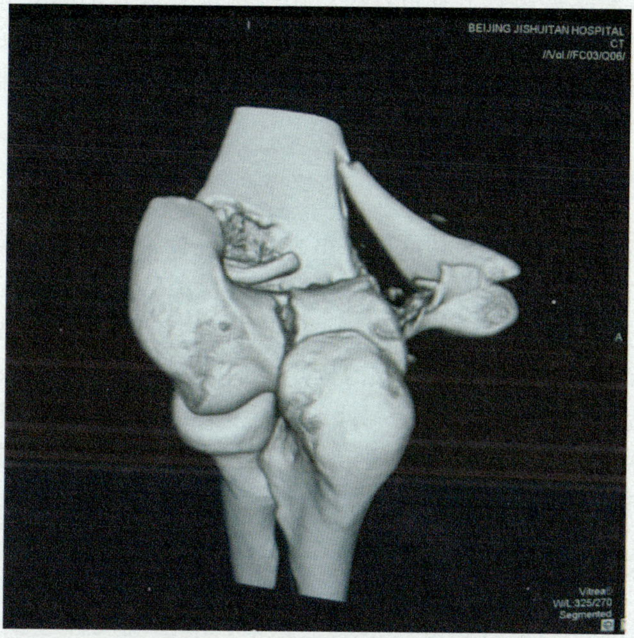

图 3　CT 三维重建图像更能直观显示肱骨髁间骨折的粉碎情况

入院诊断：肱骨髁间骨折（左，AO C3 型）。

▶ 手术适应证与禁忌证

患者为年轻女性，关节内骨折，严重粉碎及移位。为恢复肘关节的正常解剖结构，并使患者能及早功能锻炼，手术指征明确。从病史及检查方面，未见明显手术禁忌证。

▶ 术前设计

患者左肱骨髁间粉碎性骨折，手术必需充分显露肱骨远端关节面才能使之达到解剖复位，故入路选择肘关节后正中纵行切口并尺骨鹰嘴截骨达到充分显露。先对髁部进行解剖复位并固定，把肱骨髁间骨折变成肱骨髁上骨折，然后用两块接骨板分别固定肱骨远端内、外侧柱达到稳定固定，最后复位尺骨鹰嘴并张力带固定。操作过程中时刻注意尺神经的保护与处理，并尽量减少对局部血运的破坏。

▶ 手术技巧

伤后 6 天手术。臂丛麻醉。患者右侧卧位，采用左肘关节后正中纵切口，仔细显露内侧的尺神经并小心保护。尺骨鹰嘴 V 形截骨并牵向近端，充分显露肱骨远端关节面和骨折近端骨干。先复位髁部关节面的骨折块，克氏针临时固定，从内侧向外侧用一枚 3.0mm 空心钉固定，再将髁部与近端骨干进行复位并临时固定，内外侧分别用一块重建板及螺钉稳定固定。复位尺骨鹰嘴并用张力带稳定固定，尺神经未进行前移（图 4）。

▶ 手术并发症

手术后伤口愈合良好，未发生感染，未出现尺神经损伤表现。术后四周拍片发现肱骨远端前方出现异位骨化（图 5）。术后三个月，肘关节屈曲：100°，伸：15°，活动受限。

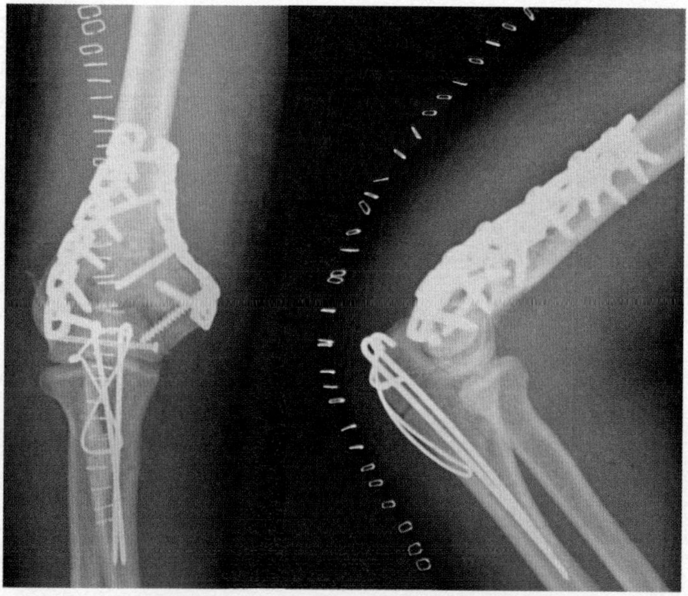

图 4　术后正侧位 X 线片显示骨折复位及固定良好

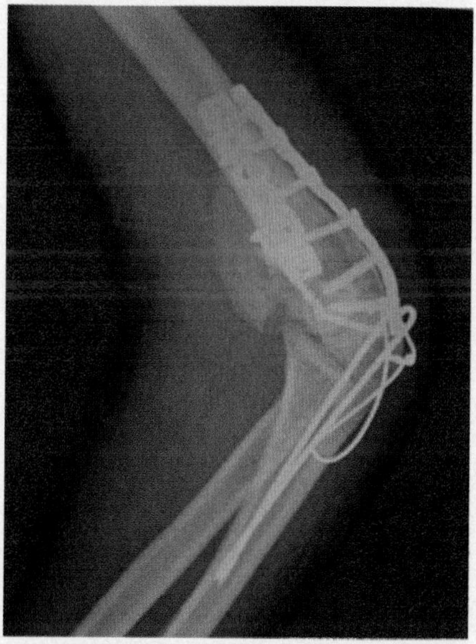

图 5　术后四周发现肱骨远端前方异位骨化

▶ 参考文献

David Ring. Fractures and dislocations of the elbow. In：Rockwood and Green's Fractures in adults. 6th ed. 2006，989-1049

病例 88　肱骨远端前方骨折

李　莹

▶ 病历摘要

男，44 岁。2006 年 8 月因车祸致伤。伤后右肘关节疼痛、活动受限。否认伤后意识丧失及胸腹痛病史。伤后 2 天由急诊收入院。患者否认肝炎等慢性病史。入院后常规化验检查未见异常，拍摄肘关节正侧位 X 线片，并行 CT 检查（见图 1～3）。

入院诊断：肱骨外髁骨折（右Ⅱ型）。

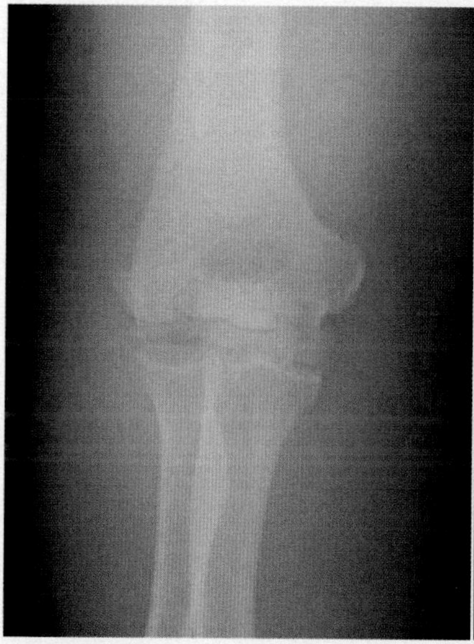

图 1　术前肘关节正位 X 线片

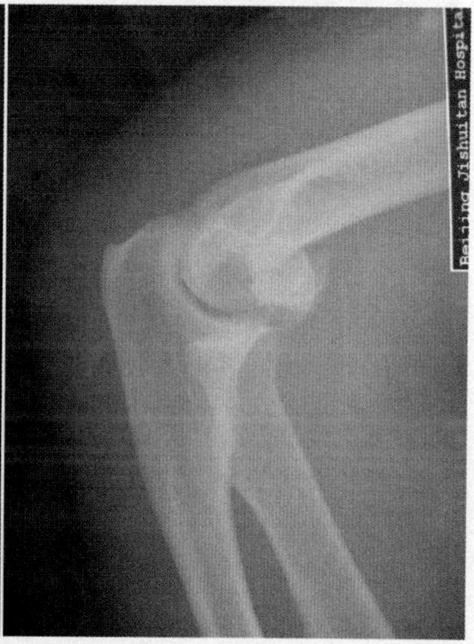

图 2　术前肘关节侧位 X 线片

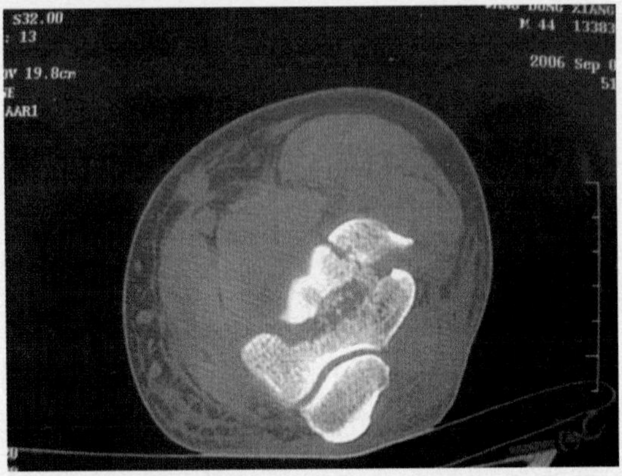

图 3　术前肘关节 CT 片

▶ 手术适应证与禁忌证

患者为年轻男性，关节内骨折，有移位。骨折涉及肱骨小头后方非关节面部分及滑车桡侧半（见图 3），故诊断为肱骨外髁骨折（右Ⅱ型），保守治疗无效，手术指征明确。从病史和检查方面，未见明确手术禁忌。

▶ 术前设计

患者肱骨远端前方外髁及滑车均有骨折，术前 CT 示骨折粉碎，从骨折位置看如果单独前方骨折块较大也可以用单独外侧入路由后向前拉力螺钉固定，但该病例单纯行肘关节外侧入路复位及固定滑车骨块较困难。后方入路行尺骨鹰嘴截骨也可显露但损伤较大。手术入路宜选择肘关节前方 Henry 入路，能直视下复位骨折块，并行拉力螺钉埋头固定。

▶ 手术技巧

伤后 8 天手术。臂丛麻醉仰卧位，气囊止血带下操作。Henry 入路手术，弧形切口避开肘横纹，自肱二头肌外侧进入，在肱肌与肱桡肌间显露并保护桡神经，向内侧牵开肱肌显露肘关节前方，切开关节囊可清晰显露骨折块，以克氏针暂固定骨折块后，以 3 枚半螺纹松钉埋头固定（图 4、5）。术后未缝合前方关节囊。手术用时 1 小时 45 分钟，手术中出血约 300ml。术后以长臂石膏后托固定 1 周。

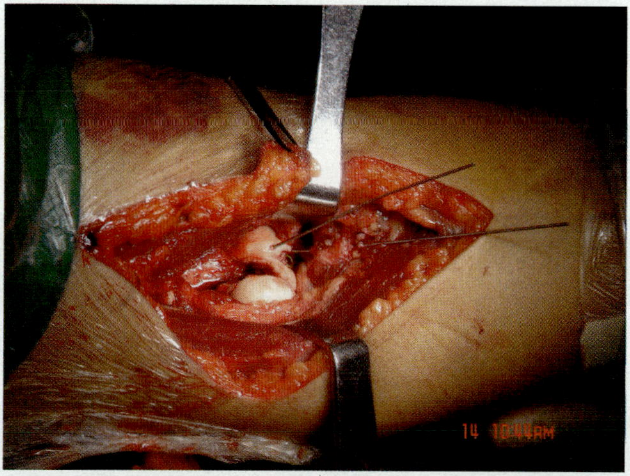

图 4 术中肘关节前方入路操作，滑车处骨折块以克氏针暂固定后拉力螺钉固定

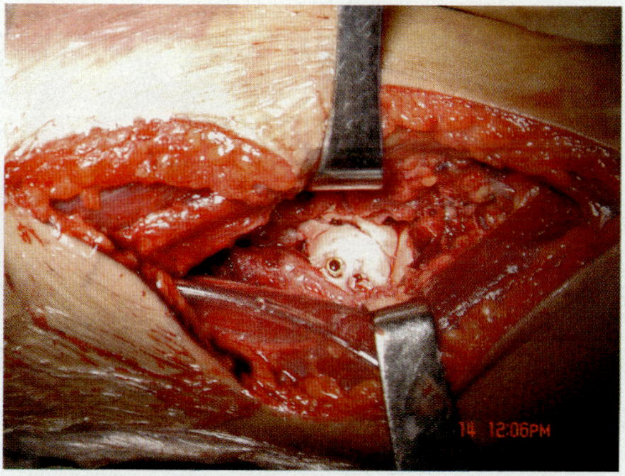

图 5 术中骨折固定后

▶ 手术并发症

术后发现伸拇及伸指无力，判断为桡神经牵拉损伤，3 天后感觉及肌力开始恢复，桡神经损伤症状术后 3 个月完全恢复。手术后伤口愈合好。石膏固定 1 周，练习关节活动。术后 CT 示骨折复位好（图 6、7）。术后 7 个月复查时（2007－3）肘关节活动度伸 30°、屈 100°（见图 8、9），前臂旋前 80°、旋后 80°，术后 X 线片见肘关节前方轻微异位骨化（图 10、11），患者肘关节 Mayo 评分 95 分，功能优。

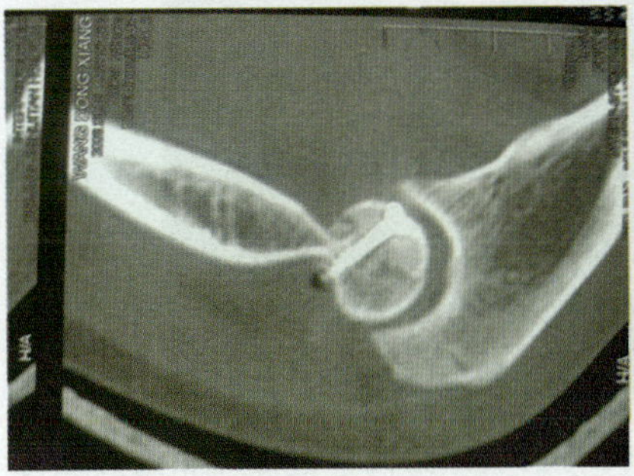

图 6　术后肘关节 CT 冠状位

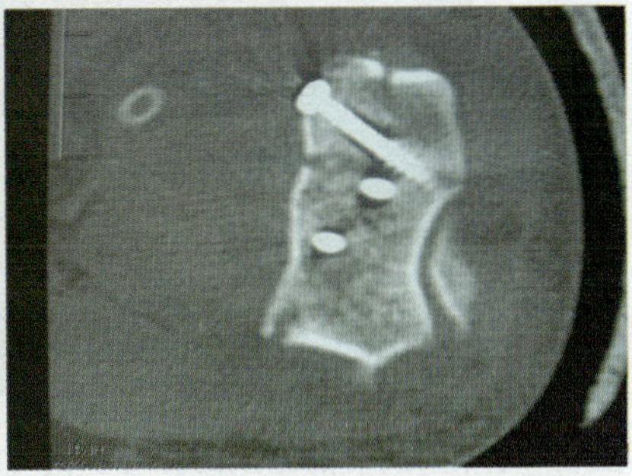

图 7　术后肘关节 CT 横断位

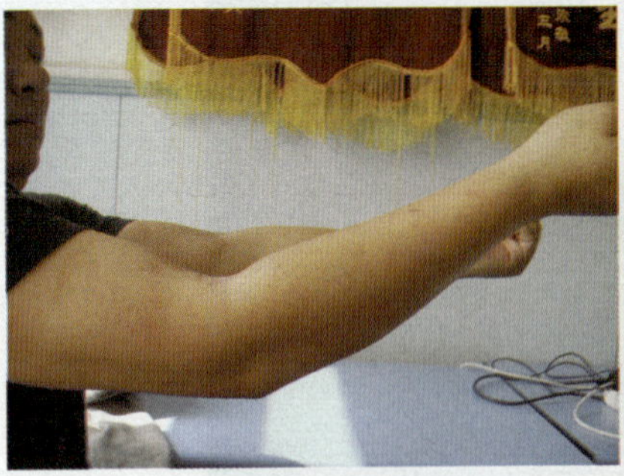

图 8　术后 7 个月体位像，伸肘 30°

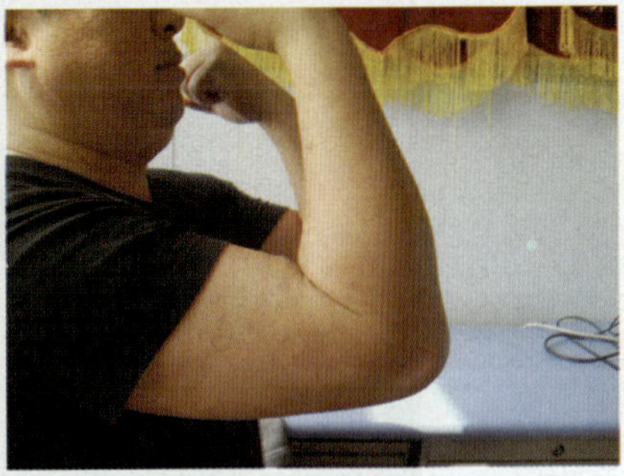

图 9　术后 7 个月体位像，屈肘 100°

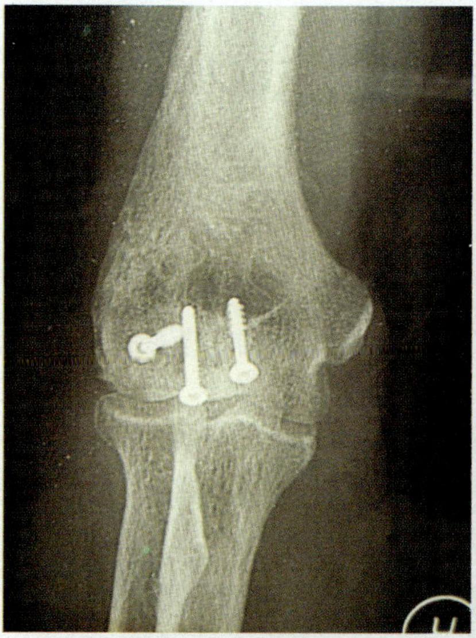

图 10　术后 7 个月肘关节正位

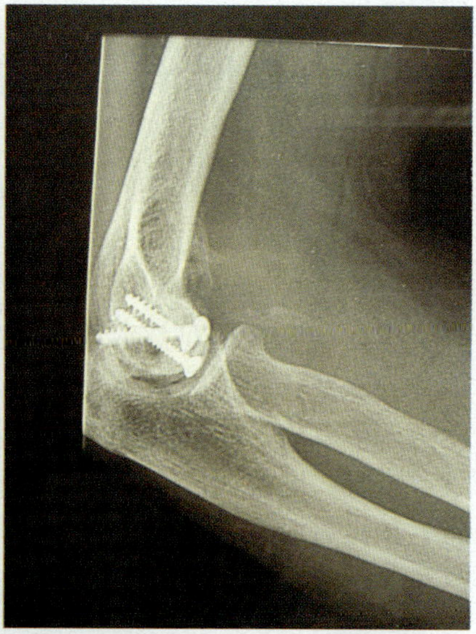

图 11　术后 7 个月肘关节侧位，可见肘关节前方异位骨化影

病例 89　肘关节损伤三联征

蒋协远

▶ 病历摘要

男，39 岁。因足部踩空摔伤右肘部。伤后右肘关节疼痛、畸形、明显肿胀及活动受限。否认伤后意识丧失及胸腹痛病史。伤后曾到附近医院就诊，诊断为“肘关节骨折脱位”。伤后 3 天由我院创伤急诊收入院。患者否认肝炎等慢性病史。入院后常规化验检查未见异常，拍摄右肘关节正位、侧位 X 线片，并行 CT 检查（见图 1～3）。

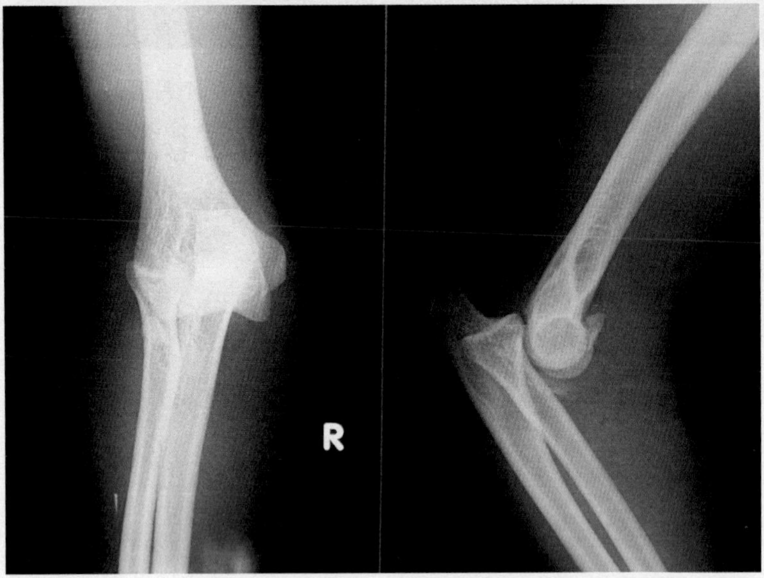

图 1　原始右肘关节正、侧位 X 线片

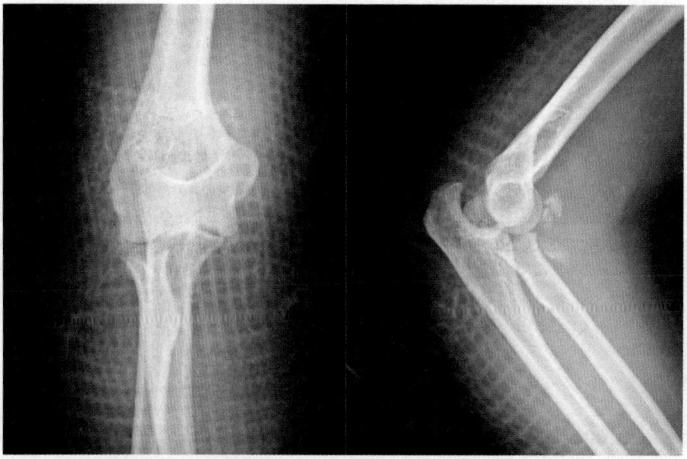

图 2　手术前闭合复位后右肘关节正侧位 X 线片

入院诊断：肘关节损伤三联征（右）（terrible triad of the elbow, right）。

▶ 手术适应证与禁忌证

患者为年轻男性，肘关节损伤三联征（右）。桡骨头骨折及尺骨冠状突骨折移位明显，手术指征明确。此患者不符合保守治疗的条件，即（1）肱尺、肱桡关节获得了同心圆性中心复位；（2）桡骨头骨折块较小（< 25%），或骨折无移位且不影响前臂旋转；（3）肘关节获得了充分的稳定性，能够在伤后 2～3 周内开始活动。从病史和化验检查等方面，也未见明显手术禁忌。

▶ 术前设计

患者肘关节脱位，同时合并桡骨头粉碎骨折（Mason Ⅲ型）及冠状突骨折（Regan 和 Morrey 分型Ⅱ度），手术入路宜选择 Kocher 入路。虽然术前 CT 显示桡骨头骨折为粉碎性，有数个骨块，关节内也有游离体（见图 1～3），但手术中仍应尽可能保留桡骨头的完整性，对其进行复位，然后再用微型接骨板进行稳定的内固定。冠状突骨折因骨折块较小，可采取克氏针自后向前固定。

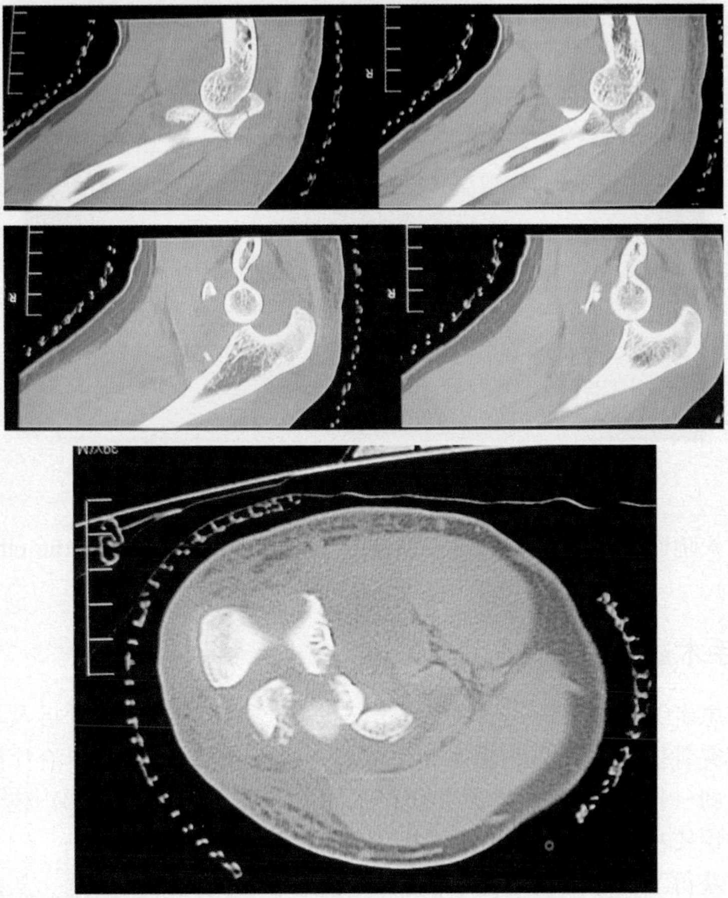

图 3　术前 CT 扫描可清楚显示肘关节后脱位、冠状突骨折（Regan 和 Morrey 分型Ⅱ度）及桡骨头粉碎骨折（Mason Ⅲ型）

▶ 手术技巧

伤后 1 周手术。臂丛仰卧位。患侧上肢置于胸前。止血带下手术。取右肘关节外侧 Kocher 入路。手术用时 2 小时 15 分钟。由于采取的是肘外侧入路，按照由内至外、由深层至浅层的步骤进行手术，即首先对冠状突骨折进行复位，用克氏针自后向前进行固定，然后对桡骨头骨折进行复位，用微型钢板进行固定，最后再对外侧复合体进行修补（图 4）。术中 X 线片证实肘关节脱位已复位，冠状突骨折及桡骨头骨折复位固定满意。

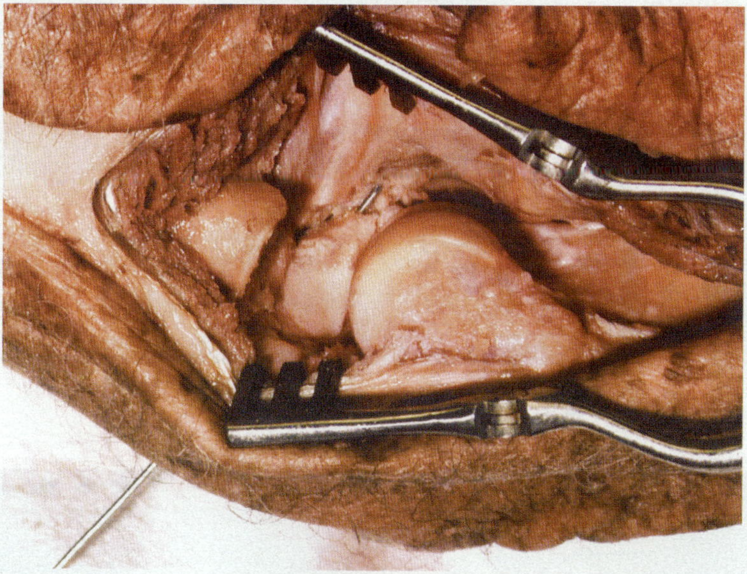

图 4　术中示意图

▶ 手术并发症

由于原始损伤存在肘关节后脱位，术后用石膏后托将肘关节制动于屈肘 90°位、前臂旋转重力位 10 天。去石膏后开始肘部及前臂的功能锻炼。手术后伤口愈合好，未发生感染。术后 3 个月复查时右肘关节屈伸及前臂旋转功能恢复满意，X 线片显示骨折愈合良好。未见异位骨化（图 5～7）。

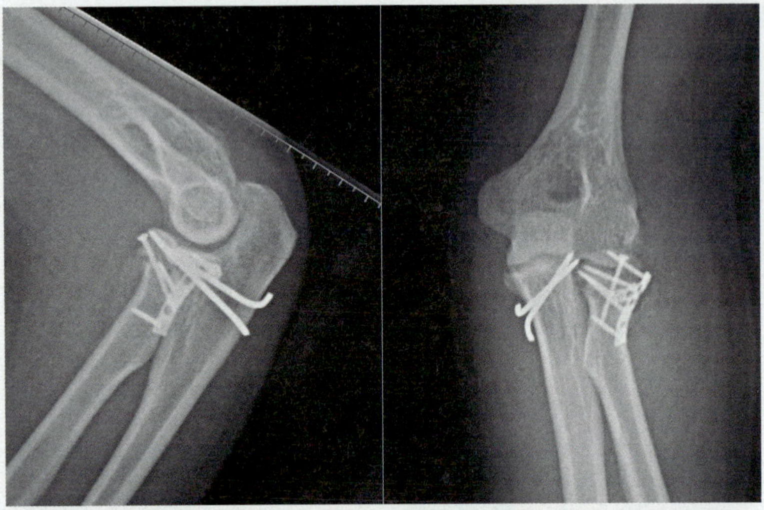

图 5　术后 3 天右肘关节正、侧位 X 线片

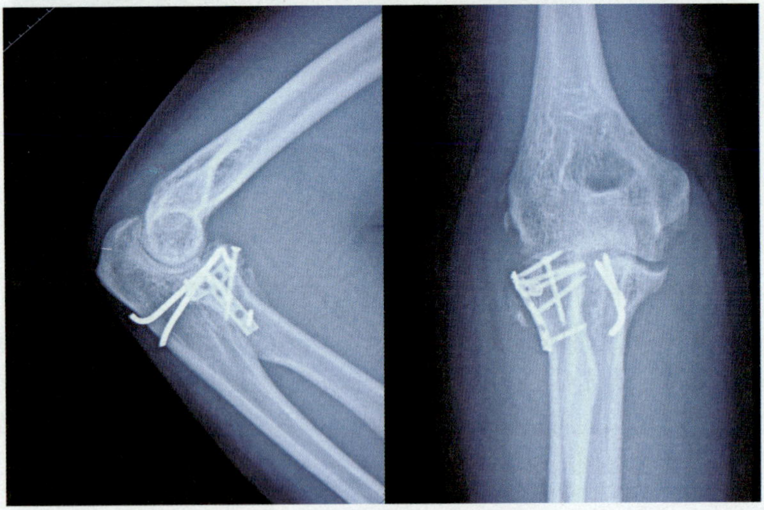

图 6　术后 3 个月右肘关节正、侧位 X 线片

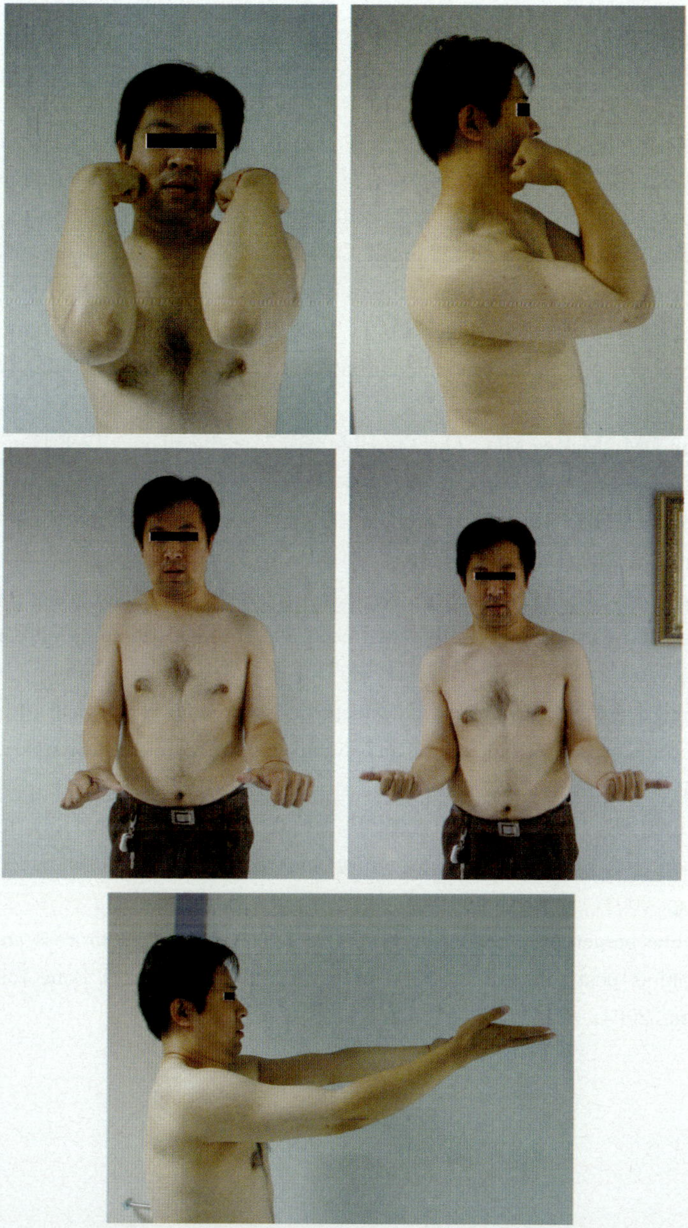

图7　术后3个月随访时右肘关节屈伸及前臂旋转功能恢复满意

▶ 参考文献

1. Tashjian RZ，Katarincic JA. Complex elbow instability. J Am Acad Orthop Surg. 2006；14 (5)：278-86
2. Broberg MA，Morrey BF. Results of treatment of fracture dislocations of the elbow. Clin Orthop，1987；(216)：109-119
3. Josefsson PO，Gentz CF，Johnell O，et al. Dislocations of the elbow and intraarticular fractures. Clin Orthop，1989；(246)：126-130
4. Ring D，Jup iter JB，Zilberfarb J. Posterior dislocation of the elbow with fractures of the radial head and coronoid. J Bone Joint Surg，2002；(84) A：547-551
5. Pugh DM，McKee MD. The "terrible triad" of the elbow. Tech Hand Upper Extrem Surg，2002；(6)：21-29
6. Doornberg JN，Ring D. Coronoid fracture patterns. J Hand Surg (Am). 2006；31 (1)：45-52
7. Pugh DM，Wild LM，Schemitsch EH，et al. Standard surgical protocol to treat elbow dislocations with radial head and coronoid fractures. J Bone Joint Surg Am. 2004；86-A (6)：1122-30
8. Beingessner DM，Dunning CE，Stacpoole RA，et al. The effect of coronoid fractures on elbow kinematics and stability. Clin Biomech (Bristol，Avon). 2006 (11)
9. Deutch SR，Jensen SL，Tyrdal S，et al. Elbow joint stability following experimental osteoligamentous injury and reconstruction. J Shoulder Elbow Surg. 2003；12 (5)：466-71
10. Schneeberger AG，Sadowski MM，Jacob HA. Coronoid process and radial head as posterolateral rotatory stabilizers of the elbow. J Bone Joint Surg Am. 2004；86-A (5)：975-82

病例 90　Essex-Lopresti 损伤

李　庭

▶ 病历摘要

男，46 岁。2004 年 1 月 3 日滑雪摔伤左前臂，即感疼痛，活动受限，急来我院急诊，诉左肘疼痛，当日经急诊入院。否认高血压、糖尿病、肝炎等慢性病史。入院查体见左肘及左前臂明显肿胀，左肘外侧压痛明显，肘关节活动受限。拍摄左肘关节 X 线片（图 1），发现左桡骨头粉碎骨折，且桡骨有向近端移位趋势。进一步拍摄左腕关节（图 2）及左前臂全长 X 线片（图 3），并拍摄健侧前臂、腕关节 X 线片（图 4）作为对照。发现左侧下尺桡关节脱位，桡骨整体向近端移位。术前进一步做左肘关节 CT 扫描（图 5），了解骨折情况，发现桡骨头骨折严重粉碎。

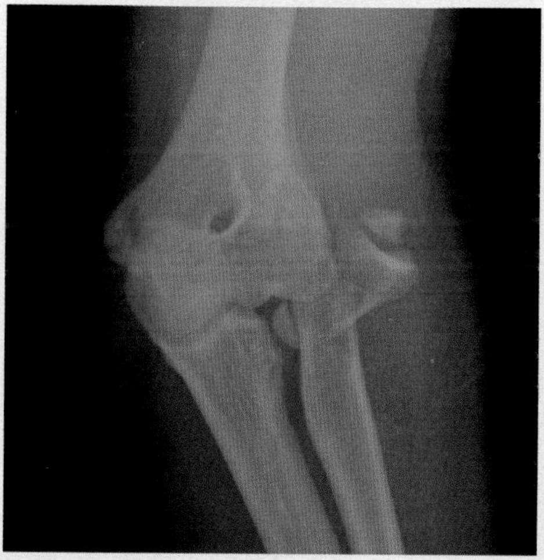

图 1　左肘关节 X 线片，发现左桡骨头粉碎骨折，且桡骨有向近端移位趋势

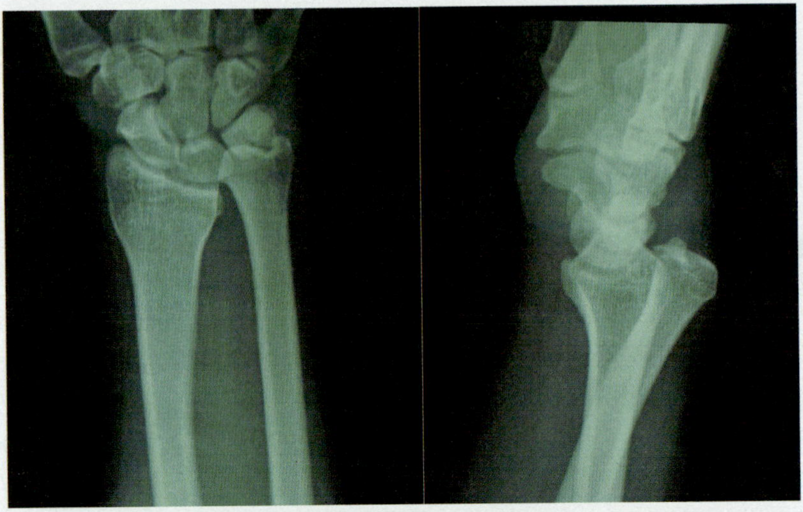

图 2　左腕关节 X 线片，发现左侧下尺桡关节脱位

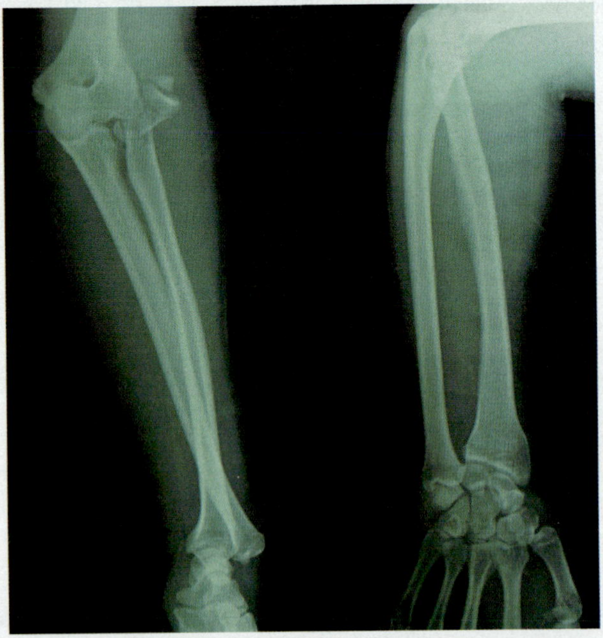

图 3　左前臂全长 X 线片，发现桡骨整体向近端移位

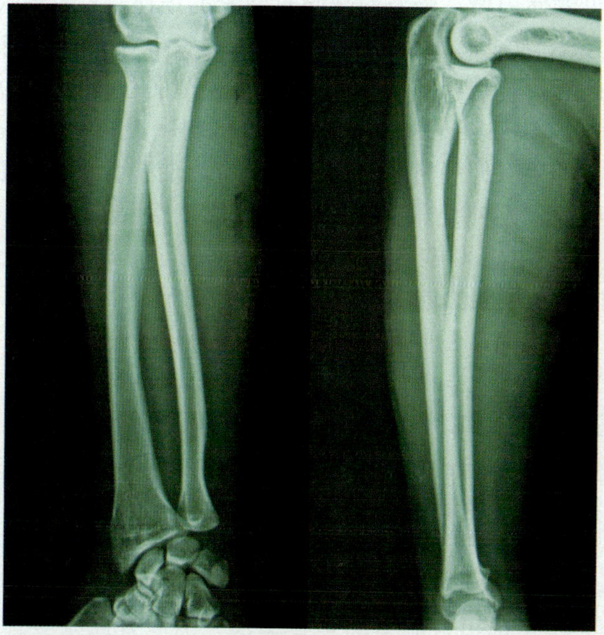

图 4　健侧前臂 X 线片

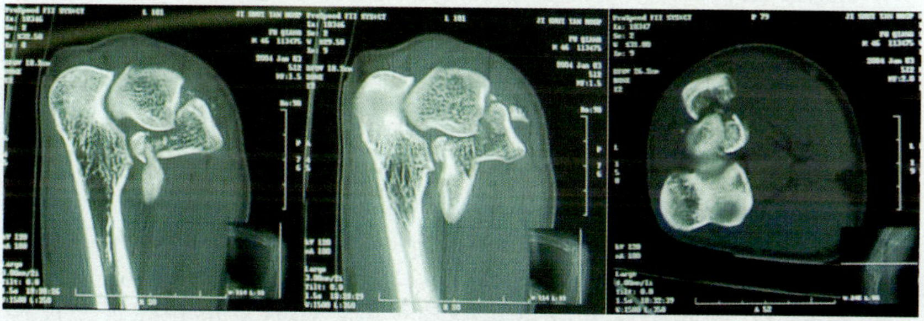

图 5　左肘关节 CT 扫描，了解骨折情况，发现桡骨头骨折严重粉碎

入院诊断：Essex-Lopresti 损伤（左）。

▶ 手术适应证及禁忌证

Essex-Lopresti 损伤是指桡骨头骨折合并下尺桡关节脱位，是一种比较少见的使前臂、腕及肘部同时受累的损伤。Essex-Lopresti 在1951 年较为详细地报告了 2 例急性桡骨头骨折合并下尺桡关节脱位的病例。此后，桡骨头骨折合并下尺桡关节脱位即被称为“Essex-Lopresti 损伤”。Essex-Lopresti 损伤的机制和大多数单纯的桡骨头骨折类似，即手臂伸展时所受到的纵向应力使桡骨头撞击肱骨小头，若应力足够大，则使桡骨头骨折发生移位，然后破坏下尺桡关节和前臂骨间膜，并使得整个桡骨向近端移位（图 6）。对于 Essex-Lopresti 损伤，早期诊断非常重要。初诊时患者的症状和医生的注意力往往集中在肘部的桡骨头骨折，前臂和腕部的表现经常不是很明显，所以很多 Essex-Lopresti 损伤在早期未能被发现。如果早期不能得到适当的治疗，这种严重损伤的预后很差，严重影响前臂以及肘、腕关节的功能。因此，一定要加强对这种损伤的认识，争取早期诊断。一般都建议对于所有桡骨头骨折尤其是桡骨头骨折有移位的患者，在初诊时应当常规检查下尺桡关节或拍摄包括肘部、腕部的前臂全长 X 线片。但由于损伤程度的不同，很多患者初诊时在腕部 X 线片上可能没有明显的异常表现，因此有些学者提出可以用 MRI 或超声来早期诊断骨间膜是否有损伤。

Essex-Lopresti 损伤需要手术治疗。但由于此损伤严重，且涉及整个前臂，往往肿胀严重，有时会在伤后很快出现水泡，此时出现软组织并发症的可能较大，是过早手术的一个相对禁忌证。本例病人即在伤后肿胀严重，没有进行急诊手术，在进行消肿、对症治疗后 5 天进行手术。

▶ 术前设计

主要治疗原则是恢复或重建桡骨长度，同时复位并稳定下尺桡关节。恢复或重建桡骨长度是首要任务。在可能的情况下应尽量在早期对桡骨头骨折施行切开复位内固定（ORIF），如桡骨头骨折粉碎严重不能施行内固定，则可考虑进行人工桡骨头假体置换。如果早期进行单纯桡骨头切除术，一般都会导致桡骨向近端移位，并产生严重的前臂以及肘、腕关节疼痛、功能障碍。关于人工桡骨头假体的选择，近年来许多生物力学研究都表明硅胶桡骨头假体置换无

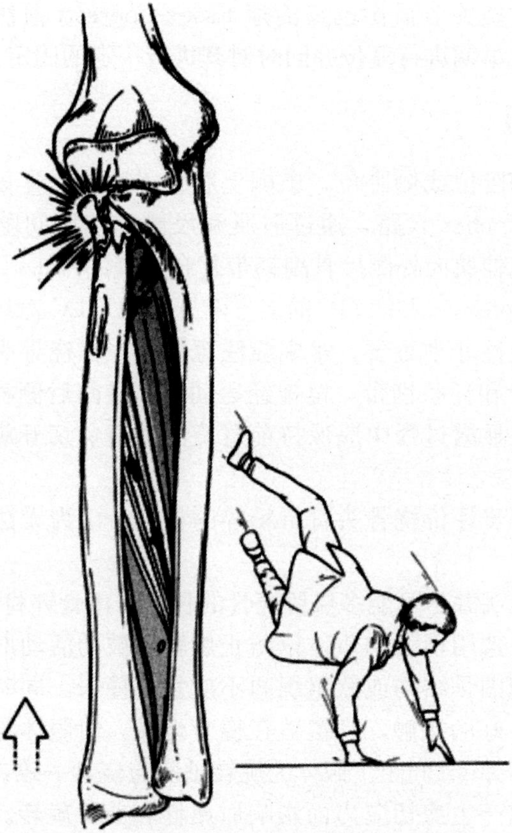

图 6　Essex-Lopresti 损伤的机制，手臂伸展时所受到的纵向应力使桡骨头撞击肱骨小头，若应力足够大，则使桡骨头骨折发生移位，然后破坏下尺桡关节和前臂骨间膜，并使得整个桡骨向近端移位

法提供足够的生物力学强度，不能重建肘部的生物力学稳定性，也并不能有效地防止桡骨向近端移位。近来的研究均表明金属桡骨头假体的生物力学特性更接近于正常的桡骨头。

本例病人桡骨头骨折是 Mason Ⅲ型，CT 显示是严重粉碎，术前估计基本无复位内固定的可能，手术做好两手准备，将内固定材料和人工假体均备好。术前根据双侧肘和腕关节 X 线片，用模板估测所需人工桡骨头假体的型号和大小。

处理下尺桡关节损伤也是治疗 Essex-Lopresti 损伤的一个重要组成部分，应早期进行复位并同时对其进行一定的固定。

▶ 手术技巧

患者取仰卧位或侧卧位，患侧上肢置于胸前，常规消毒、铺无菌巾。采用 Kocher 入路，通过肘肌和尺侧腕伸肌间隙显露肱桡关节，将尺侧腕伸肌向外侧尺骨副韧带复合体（lateral ulnar collateral ligament complex，LUCLC）的上方牵开，LUCLC 对维持肘关节内翻和旋转稳定性非常重要，术中应注意保护。在桡骨头水平纵行分开桡侧副韧带和环状韧带，桡神经运动支（骨间后侧神经）绕行桡骨头经过，在显露过程中应保持前臂旋前并避免切开旋后肌，以保护此神经。

术中进一步评价桡骨头骨折粉碎的程度，认为无法进行复位内固定。

切除桡骨头并尽可能多保留桡骨的长度。用骨锉将骨断端磨平，髓腔锉扩髓。选用稍大的假体以防止旋转。被动活动肘关节和前臂时，假体与周围骨结构或软组织间不应发生撞击，同时假体与肱骨小头间应有良好的接触，且覆盖在桡骨近端，使假体与肱骨小头软骨面之间维持 2mm 间距。假体的旋转轴应与桡骨一致，以防止在假体柄的基底部产生剪切应力而影响肘屈伸和前臂旋转。用打入器轻轻敲击假体头部使其充分插入。假体牢固置入后，再次被动活动肘和前臂，以证实肘和前臂活动范围良好且肘外翻稳定性较术前明显改善。

冲洗伤口，放置引流管，修补关节囊和环状韧带，但不要缝合过紧，否则将影响前臂旋转。

在恢复桡骨长度后，对下尺桡关节进行闭合复位并检查其稳定性，如稳定则可用石膏或支具将前臂固定于充分旋后位，此病人的下尺桡在术中闭合复位后不稳定，因此用螺钉将其固定（图 7）。

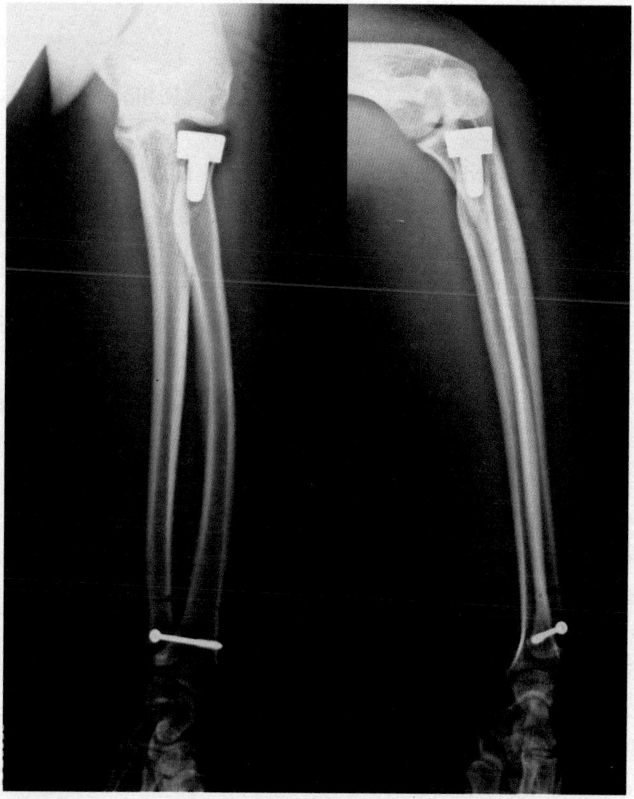

图 7　术后 X 线片，桡骨头骨折无法施行内固定，进行人工桡骨头假体置换，下尺桡在术中闭合复位后不稳定，因此用螺钉将其固定。

▶ 手术并发症

术后第 3 天即开始在理疗师指导下行功能锻炼，颈腕吊带制动 3 周。术后 7～10 天或肘关节稳定后开始行主动屈伸活动。因下尺桡有脱位，术中进行了螺钉固定，先不能进行前臂旋转练习。术后 6 周取下尺桡螺钉，进行前臂旋转练习。

手术的并发症可能会有感染、伤口裂开、不愈合、桡神经深支损伤、桡骨长度恢复不足、下尺桡再脱位、肘关节异位骨化等。

此例病人未发现明显的手术并发症。

▶ 参考文献

1. Trousdale RT, Amadio PC, Cooney WP, et al. Radio-ulnar dissociation, A review of twenty cases. J Bone Joint Surg (Am), 1992, 74: 1486-1497
2. Eglseder WA, Hay M. Combined Essex-Lopresti and radial shaft fractures: case report. J Trauma, 1993, 34: 310-312
3. Capuano L, Craig N, Ashcroft PG, et al. Distraction lengthening of the radius for radial longitudinal instability after distal radio-ulnar subluxation and excision of the radial head: a case report. Scand J Plast Reconstr Surg Hand Surg, 2001, 35: 331-335
4. Szabo RM, Hotchkiss RN, Slater RR Jr. The use of frozen-allograft radial head replacement for treatment of established symptomatic proximal translation of the radius: preliminary experience in five cases. J Hand Surg (Am), 1997, 22: 269-278
5. Rockwood CA, Greens DP, Bucholz RW, et al. Fracture in Adlts. 4th ed. Lippincott-Raven: New York, 1996. 929-1024
6. Wallace AL, Walsh WR, van Rooijen M, et al. The interosseous membrane in radio-ulnar dissociation. J Bone Joint Surg (Br), 1997, 79: 422-427
7. Browner BD, Jupiter JB, Levine AM, et al. Skeletal Trauma. 2nd ed. W. B. Saunders: Philadelphia, 1992. 1456-1464
8. Canale ST, Daugherty K, Jones L. Campbell's operative orthopeadics. 9th ed. Mosby: Saint Louis, 1999. 2281-2362
9. Failla JM, Jacobson J, van Holsbeeck M, et al. Ultrasound diagnosis and surgical pathology of the torn interosseous membrane in forearm fractures/dislocations. J Hand Surg (Am), 1999, 24: 257-266
10. Knight DJ, Rymaszewski LA, Amis AA, et al. Primary replacement of the fractured radial head with a metal prosthesis. J Bone Joint Surg (Br), 1993, 75: 572-576
11. Jaakkola JI, Riggans DH, Lourie GM, et al. Ultrasonography for the evaluation of forearm interosseous membrane disruption in a cadaver model. J Hand Surg (Am), 2001, 26: 1053-1057

病例91　桡骨远端骨折切开复位钢板螺丝钉内固定术

贡小英

▶ 病历摘要

男，45岁。右腕摔伤四小时，伴有腕关节肿胀、疼痛。患者从近一米高处摔落，以右手撑地，导致右腕受伤，来我院就诊拍片诊为“桡骨远端骨折（右）”收入院。入院检查：右腕部肿胀、疼痛，活动受限，桡骨远端明显压痛，手指感觉运动好。身体其他部位无不适。患者既往体健，无传染病史。化验检查血糖稍高，其余无明显异常。拍摄腕关节正侧位片，X光平片上桡骨远端距关节面约1.5cm有一可疑骨密度增高区域（图1）。行腕关节CT检查（图2～3）。

▶ 手术适应证与禁忌证

患者为中年男性，桡骨远端骨折、粉碎、短缩、移位，关节面有破坏。CT检查发现桡骨远端骨折粉碎程度远比X光平片上表现的严重得多，而且月骨窝大约有1.2cm×1.5cm×1.8cm的不规则骨缺损区域，月骨窝的关节面被压缩到了关节面水平下约1.5cm处。手术指征明确。患者经控制血糖后，行手术治疗。这种损伤类型在临床上非常容易被忽略。

▶ 术前设计

患者桡骨远端骨折属Coony通用分类法中的Ⅳb型，属关节内不稳定骨折。从CT片上可以看到，月骨窝压缩塌陷，桡骨远端掌背侧各剩一骨皮质壳，还不完整，有多处骨折移位。仅桡骨茎突处存留一块相对稍大的骨块。手术将尽量恢复桡骨远端的完整性，将压缩的关节面撬起，其下方必然形成一较大的骨缺损区域，用人工骨充填，复位满意后用掌侧T型接骨板螺钉固定。

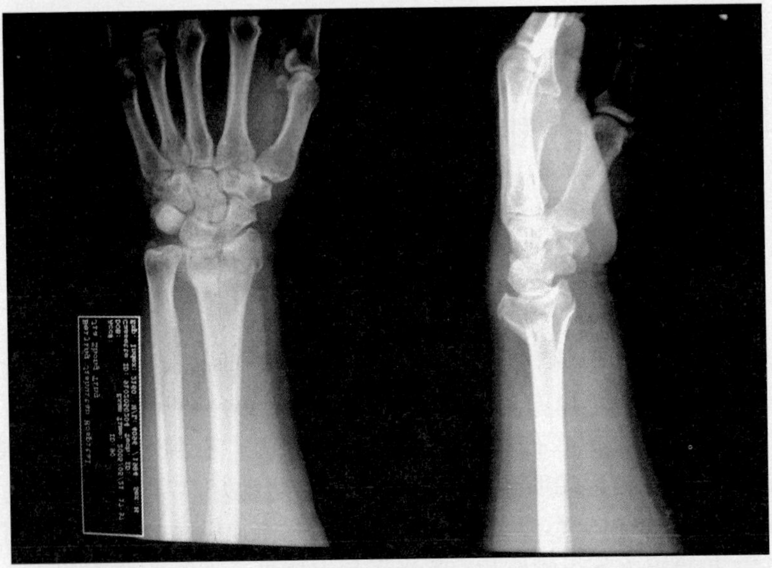

图 1　桡骨远端骨折。腕关节正侧位片显示，桡骨远端骨折累及关节面，但关节面连线尚完整，伴有向掌侧成角和桡骨短缩。桡骨远端距关节面约 1.5cm 处有一可疑骨密度增高区域

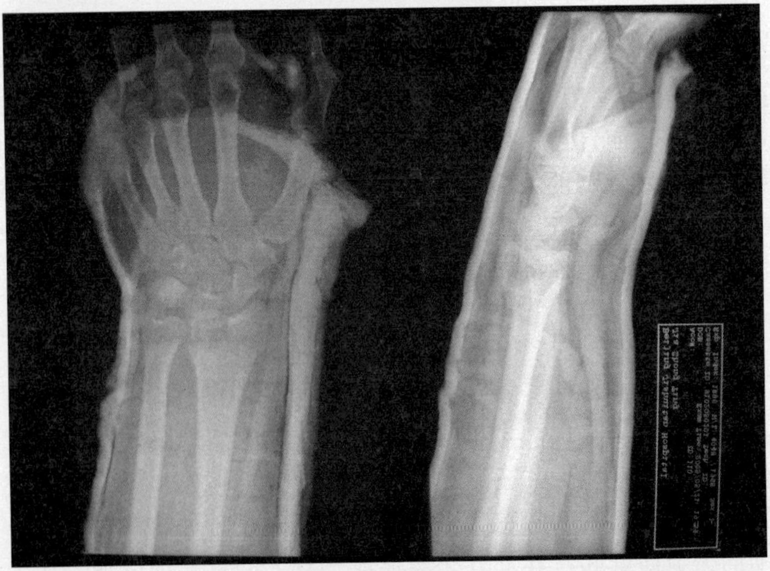

图 2　手法复位后短缩和成角纠正，但骨密度增高区仍存在

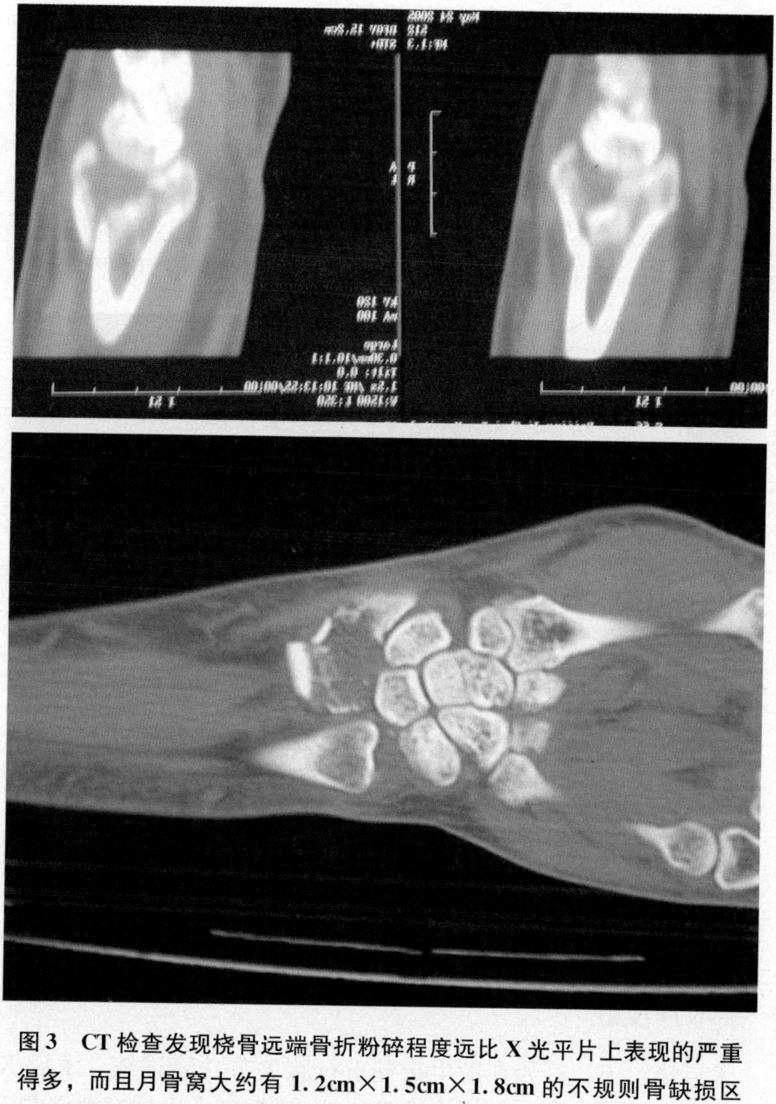

图3　CT检查发现桡骨远端骨折粉碎程度远比X光平片上表现的严重得多，而且月骨窝大约有1.2cm×1.5cm×1.8cm的不规则骨缺损区域，月骨窝的关节面被压缩到了关节面水平下约1.5cm处

▶ 手术技巧

伤后一周行手术。手术采用右腕掌侧 Henry 切口（图 4～6），手术用时 1 小时。术中暴露骨折端发现骨折极粉碎，骨折块小而薄。经骨折端进入，将月骨窝压缩的关节面完整撬起，牵引下复位，透视下反复调整复位，关节面下骨缺损处填入人工骨，再次透视下调整至复位满意。于桡骨远端掌侧置一枚 T 型接骨板，用螺钉固定。

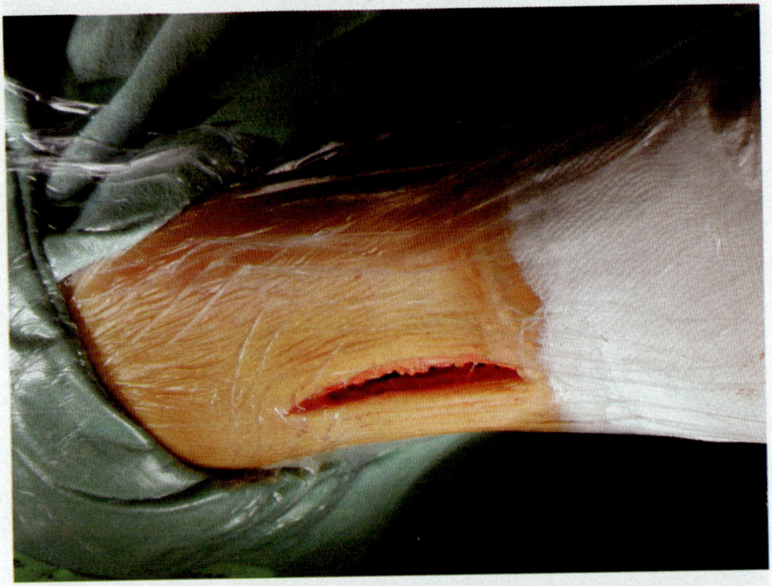

图 4　掌侧 Henry 切口

▶ 手术并发症

术后第二天，开始在医生指导下行腕关节功能训练。术后 X 片显示桡骨远端畸形纠正，长度恢复，CT 检查显示桡骨远端关节面复位良好（图 7、8）。术后两周拆线，伤口愈合好。三个月骨折愈合。功能恢复良好。

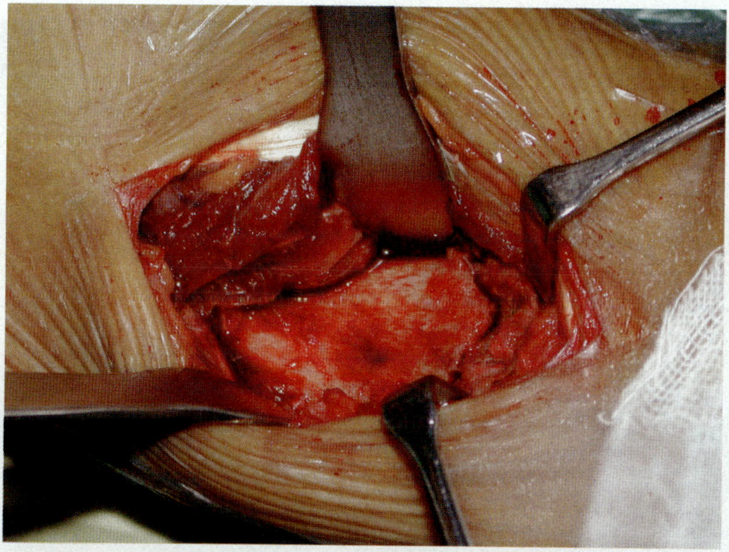

图 5　暴露骨折端

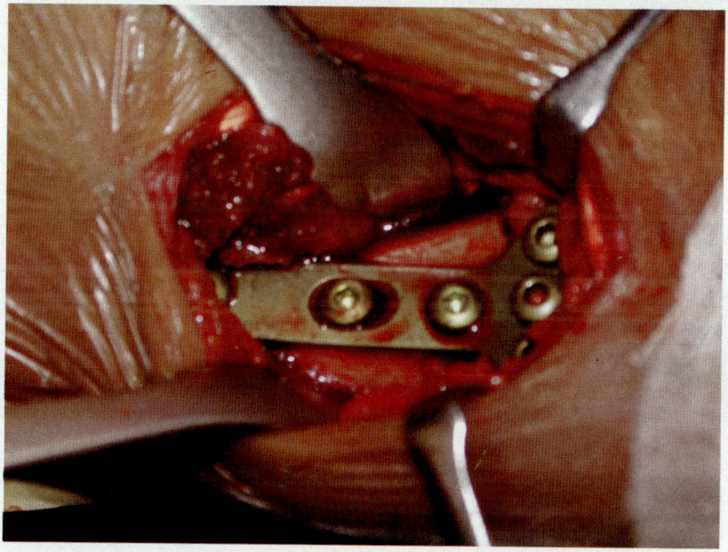

图 6　桡骨远端掌侧置一枚 T 型接骨板，用螺钉固定

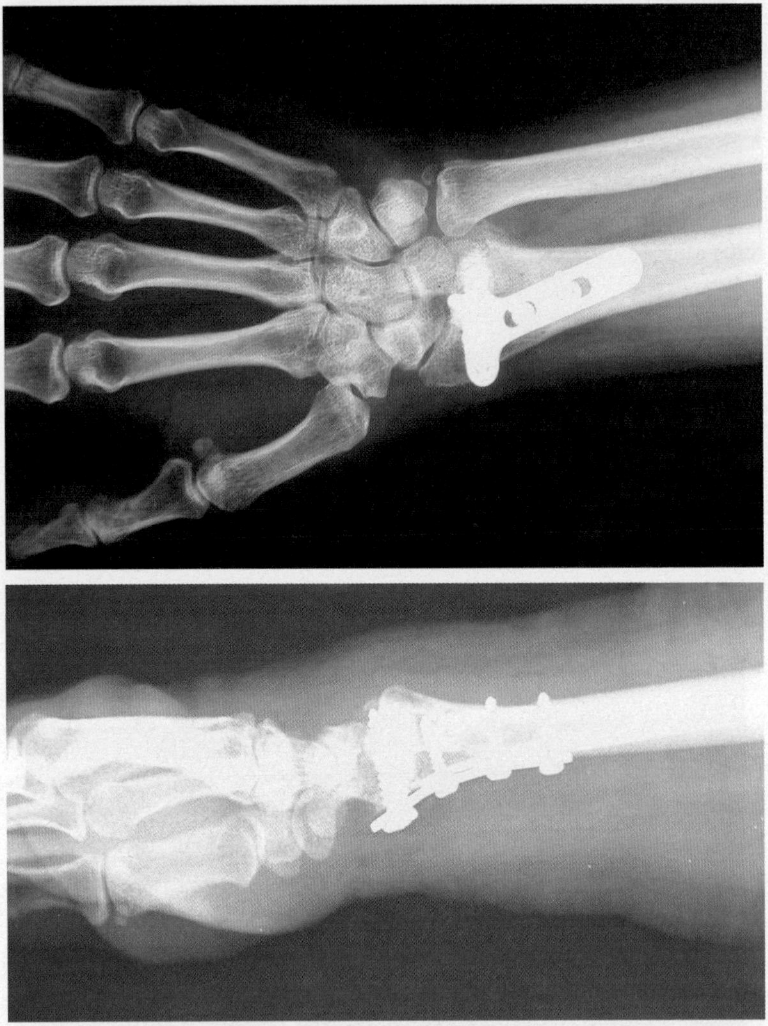

图 7　术后 X 线片：桡骨远端畸形纠正，长度恢复，桡骨关节面下方密度增高区为植入的人工骨

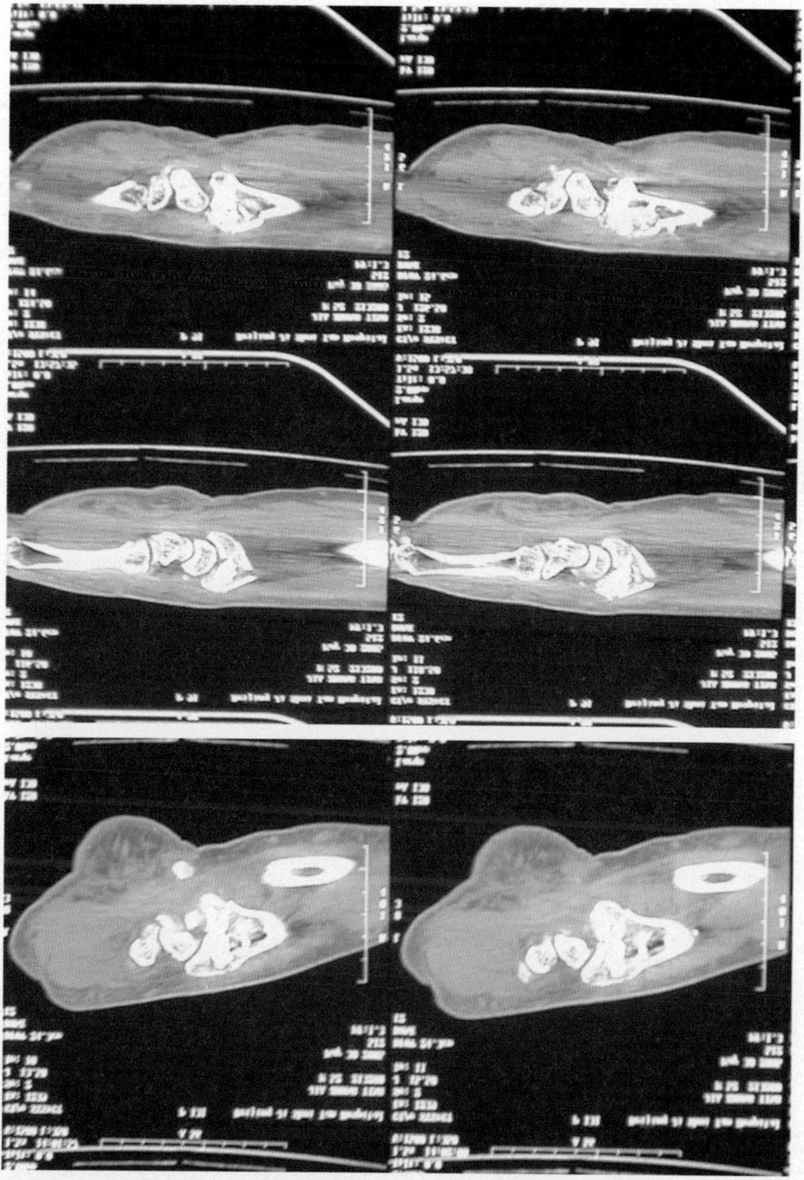

图 8　术后 CT 检查显示桡骨远端塌陷的关节面已复位，骨缺损区域已被人工骨充填，关节面复位良好

▶ 参考文献

1. Jupiter JB，Lipton H. The Operation of Intraarticular Fractures of the Distal Radius. Clin Othop，1993；292：48-61

2 Fernandez DL，Jupiter JB. Fractures of the Distal Radius：A Practical Approach to Management. Springer-verlag New York. 1996

3. Conwell HE，et al. Fractures of the Distal Radius in Adults. Clin Othop，1972，83：13-19

4. 蔡锦芳，于胜吉主编. 腕关节外科学. 人民卫生出版社. 2002

5. Mark AK，Pedro KB，Computed tomography scanning of intra-articular distal radius fractures：Does it influence treatment? J Hand Surg，2001；26A：415-21

病例 92　改良的 Sauve-Kapandji 手术治疗下尺桡关节陈旧性脱位

高志强

▶ 病历摘要

男，28 岁，摔倒后致伤，伤后左前臂肿胀、疼痛、活动受限，于当地医院诊断为左桡骨骨折，行切开复位钢板内固定术，术后给予中立位石膏固定 2 个月。术后 10 个月出现左腕部疼痛、旋转受限，术后 1 年来我院治疗。入院后查体：左尺骨头背侧脱位，弹性固定，左侧下尺桡关节及腕尺侧压痛阳性。左腕关节活动度：掌屈 50°，背伸 70°，旋前 60°，旋后 45°。入院后行 X 线及 CT 检查（见图 1～5）。

入院诊断： 盖氏骨折术后（左）、下尺桡脱位（左，陈旧）。

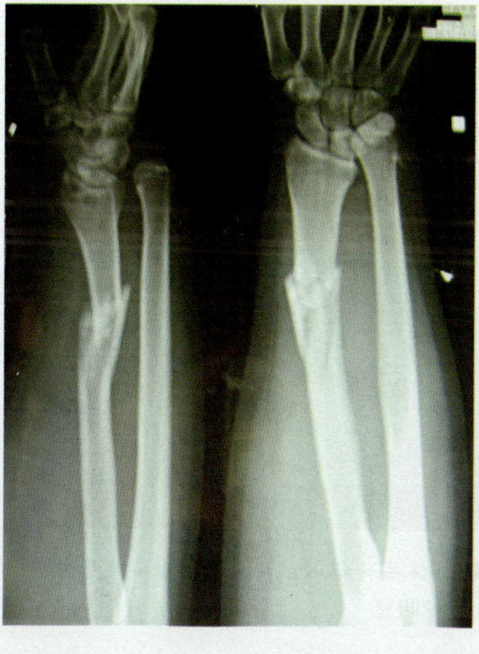

图 1　伤后 X 线片示桡骨中下 1/3 骨折，下尺桡关节脱位，尺骨头背侧脱位明显，诊断应为盖氏骨折

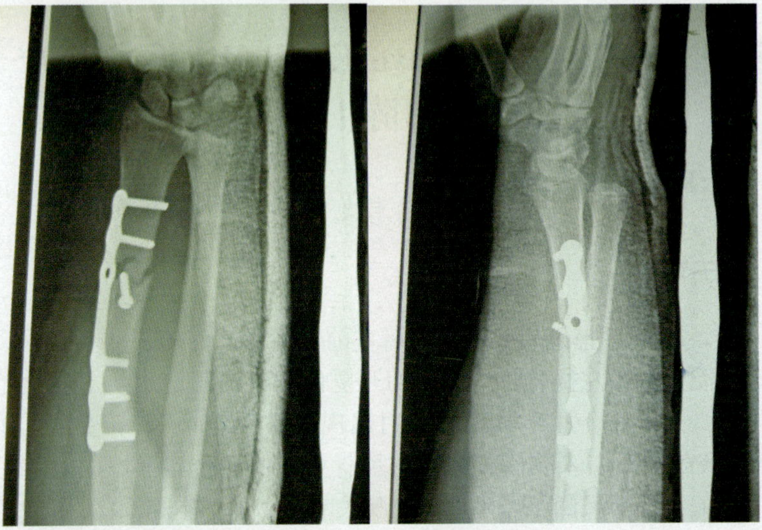

图 2　盖氏骨折切开复位内固定术术后 X 线片，尺骨头仍然向背侧脱位，尺骨轻度正向变异

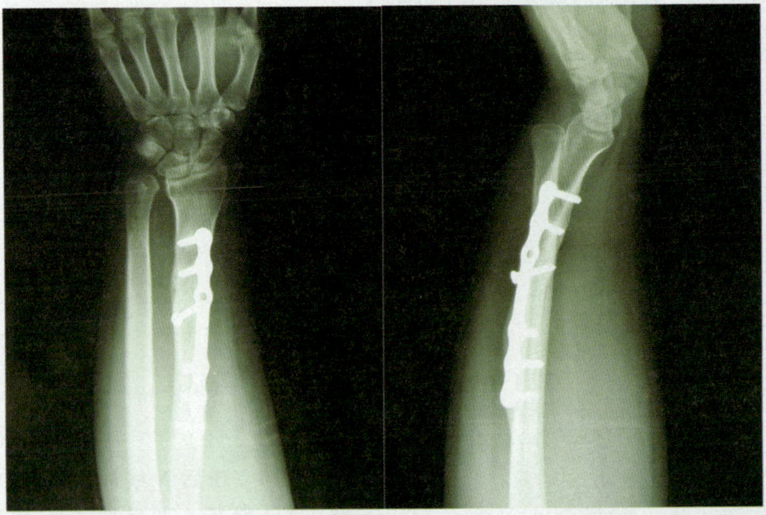

图 3　盖氏骨折切开复位内固定术术后一年 X 线片，示尺骨头背侧脱位，桡骨弧度增大，尺骨正向变异明显

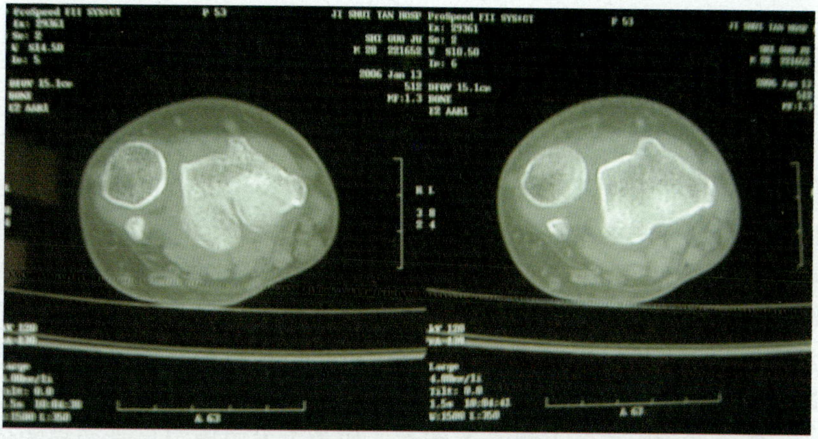

图 4　盖氏骨折切开复位内固定术术后一年下尺桡关节 CT 示尺骨头背侧脱位

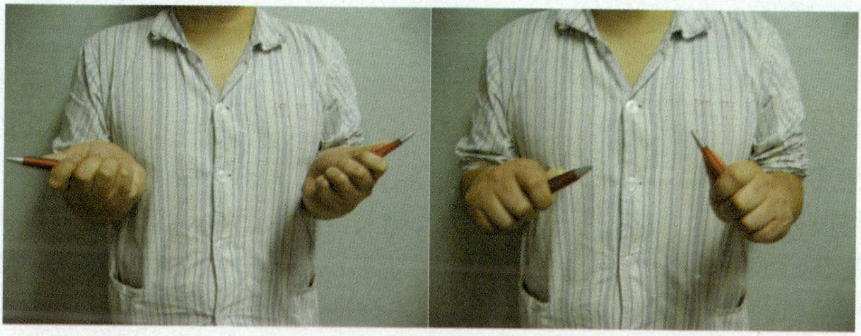

图 5　盖氏骨折切开复位内固定术术后一年前臂旋转体位像（左侧为患侧），我们可以看到前臂旋转受限，以旋后受限明显

▶ 手术前讨论

对于陈旧的不可复位的下尺桡脱位，可以行尺骨远端切除术、尺骨远端半切除关节成形术或韧带重建下尺桡关节等手术，但是这些术式仅仅对于功能要求较低的老年患者有较好的疗效，而对于功能要求较高的年轻患者往往疗效不佳。患者为年轻男性，职业为急诊科医生，患者的要求为解决疼痛和前臂旋转受限问题，早日恢复正常的工作。因此我们决定行改良的 Sauve-Kapandji 手术来解决腕部和下尺桡的疼痛以及前臂旋转受限问题。改良的 Sauve-Kapandji 手术适用于功能要求高、活动量大的年轻患者，这种手术能够明显地改善前臂的旋转功能，并且解决疼痛症状。同时，由于保留了三角纤维软骨复合体和腕尺侧韧带以及腕关节尺侧的骨性支撑，使得这种手术在解决疼痛的同时保证了腕关节的生物力学的稳定性，并且使患者较好地恢复握力。另一方面改良的 Sauve-Kapandji 手术通过尺侧屈腕肌或尺侧伸腕肌悬吊尺骨近端，避免了常规的 Sauve-Kapandji 手术远期发生由于尺骨与桡骨撞击而导致的疼痛问题。

拍摄健侧腕关节正侧位 X 线片，作为手术中确定尺骨变异的依据。术前行腕关节 CT 检查，以明确下尺桡脱位的程度和下尺桡关节创伤性关节炎的严重程度。

▶ 手术技巧

尺侧屈腕肌与尺侧伸腕肌之间纵行切口，注意保护尺神经的背侧感觉支。尺骨远端保留 1～1.5cm，段截尺骨 1～1.5cm，去除段截部分的骨膜，防止骨化和再愈合，去除下尺桡关节的关节软骨，将段截的尺骨中的松质骨植于下尺桡关节，以 2 枚螺钉固定下尺桡关节，术中根据健侧 X 线片调整尺骨变异。采用尺侧屈腕肌或尺侧伸腕肌的一半悬吊尺骨近端，以防止远期发生由于尺骨与桡骨的撞击所导致疼痛（图 6～8）。

▶ 术后处理

术后肘下石膏托固定，可以允许前臂轻度的旋转功能锻炼，术后 2 周更换位腕关节支具，开始前臂主动旋转功能锻炼，术后 6 周开始腕关节屈伸功能锻炼。X 线证实下尺桡关节融合后去除腕关节支具。

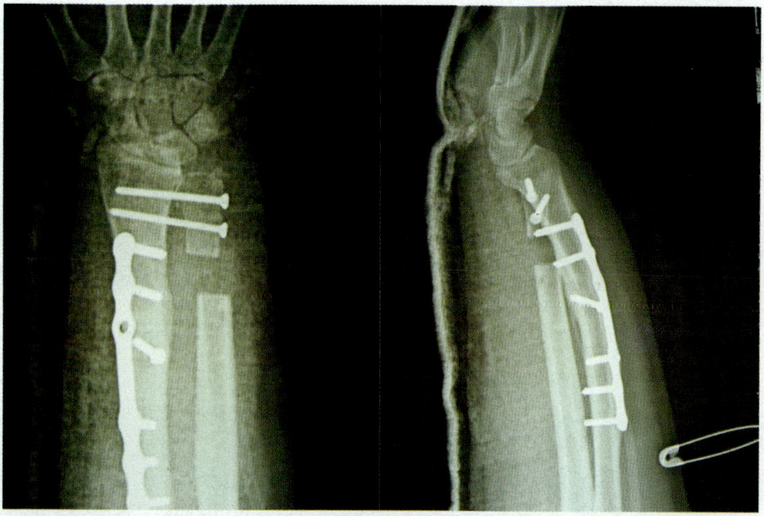

图 6　改良的 Sauve-Kapandji 手术术后一周 X 线片，尺骨正向变异和背侧脱位均得到纠正，尺骨段截后以 2 枚螺钉固定下尺桡关节，同时将下尺桡关节植骨融合，尺骨近端的透光处为尺侧伸腕肌悬吊点

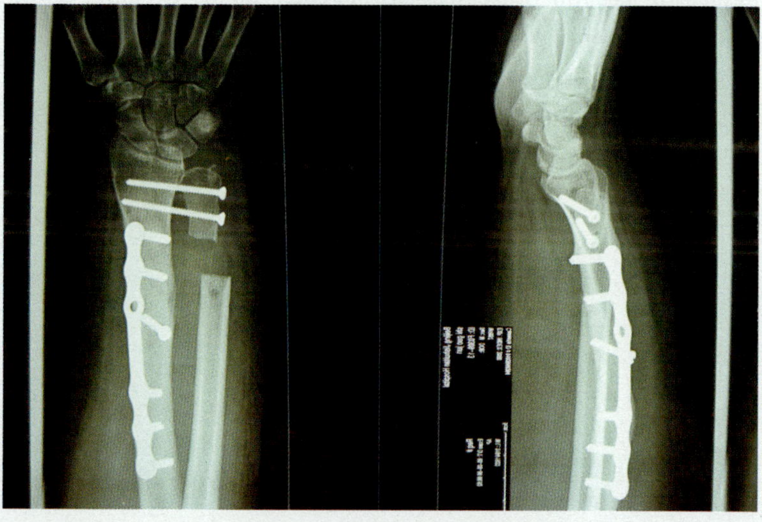

图 7　改良的 Sauve-Kapandji 手术术后八周 X 线片

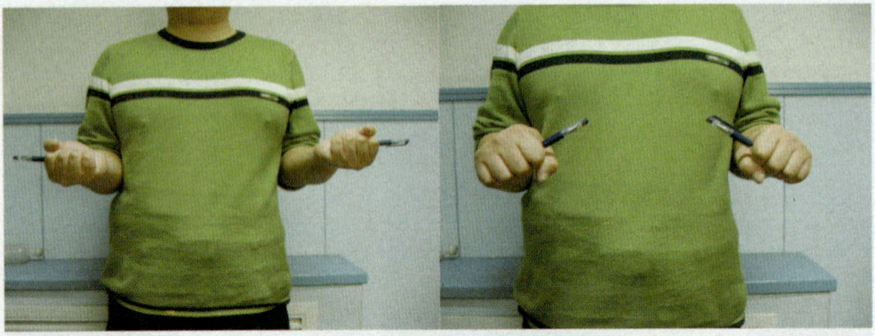

图 8　改良的 Sauve-Kapandji 手术术后八周前臂旋转体位像，前臂旋转恢复良好。

▶ 并发症

手术的并发症主要有尺神经背侧感觉支的损伤，下尺桡关节融合失败以及尺骨段截处的骨性愈合。

▶ 参考文献

1. Results of modified Sauve-Kapandji procedure in the treatment of chronic posttraumatic derangement of the distal radioulnar joint. JBJS, 80-A, No 12, 1758-69, 1998
2. The Sauve-Kapandji procedure for osteoarthritis of the distal radioulnar joint. J Hand Surg, 20-A, 602-08, 1995

病例 93　舟骨骨折 A-O 空心钉内固定术

田　文

▶ 病历摘要

男，24 岁，左腕关节摔伤后肿痛伴活动障碍 1 周。患者 1 周前滑雪时摔倒，左手撑地，后发现左腕部肿胀、疼痛，自行保守治疗后效果不明显，来我院就诊。

骨科检查：左腕关节肿胀，尤以桡背侧明显，鼻咽窝饱满，局部皮下可见瘀斑。鼻咽窝及周骨结节压痛明显，腕关节纵向挤压试验（+）。腕关节屈、伸及桡、尺偏活动受限。

辅助检查：X 线片及 CT 扫描见图 1～2。

入院诊断：周骨骨折（左、腕）。

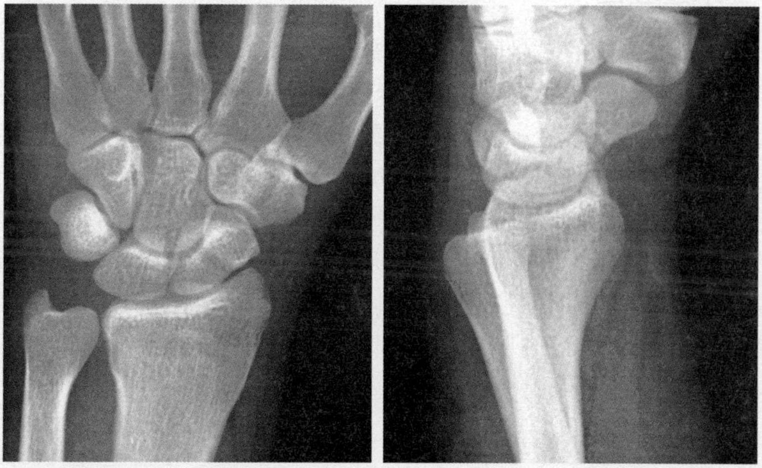

图 1　左腕关节正、侧位 X 线片显示舟骨腰部皮质断裂，骨折线与舟骨长轴垂直，未见明显骨折移位

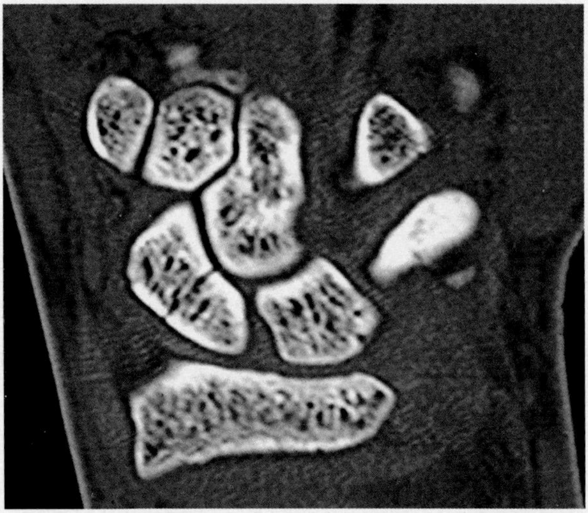

图 2　左腕关节冠状位 CT 扫描显示舟骨骨折，骨折移位不明显

▶ 手术适应证

1. 新鲜稳定的舟骨骨折。传统观点认为，新鲜稳定的舟骨骨折可以采用保守治疗，如短臂或长臂管型石膏外固定，一般固定时间长达 3～6 个月，而 A－O 空心钉或 Herbert 螺钉内固定术可以大大减少腕关节固定时间，达到早期功能锻炼的目的，最终减少因长期外固定引起的腕关节僵硬和功能丧失。

2. 其他类型的舟骨骨折，如新鲜不稳定舟骨骨折、舟骨骨折不愈合、经舟骨月骨周围脱位、舟骨缺血坏死等，也可采用 A－O 空心钉或 Herbert 螺钉内固定术。因术中需要行骨折复位或植骨，手术操作相对较为复杂。

▶ 手术操作的注意事项

1. 对于稳定型舟骨骨折可采用舟骨结节或舟-大多角关节附近小切口，为了显露清楚，可适当切除部分大多角骨嵴，但切除过多可能引起舟-大多角关节不稳定，术中应有所注意。

2. 一般情况下，骨折复位后，先穿入一枚克氏针作为固定所用，然后穿入第二枚克氏针（或导针），该克氏针除有固定作用外，还将作为空心钉的导针，空心钉导向系统可在其引导下钻孔，然后再拧入空心钉。本例所示舟骨骨折稳定，也可以用一枚克氏针或导针，兼有固定和引导作用，但测量完所需空心钉长度后，应将其进一步穿过舟骨近端，进入桡骨远端背侧缘，然后再拧入空心钉，以保持螺钉拧入时相对的稳定。

3. 舟骨复位后，用克氏针固定舟骨及穿入螺钉时，应尽量让腕关节背伸，此时舟骨处于伸直位，有利于将固定针或导针、空心螺钉穿入，同时该体位也更方便手术者的操作。

4. 对于复杂的舟骨骨折、骨折不愈合、需植骨的舟骨骨折或不愈合等，切口往往较大，手术操作中一定要保护相关重要的腕关节韧带，如舟月韧带、桡舟头韧带、腕背侧韧带等，以免损伤后引起腕关节不稳定，如术中发现韧带有损伤，应该同时给予修复。

5. 如骨折位于舟骨近端，应采用逆行穿针和螺钉的方法。此时，手术操作技巧要求较高，操作中应注意保护邻近组织和结构，避免不必要的损伤。

▶ 手术方法

手术采用臂丛阻滞麻醉，手术主要操作步骤见图3～16。

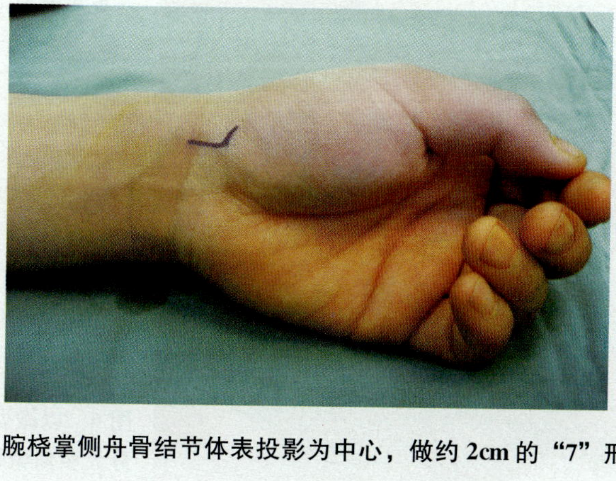

图3 腕桡掌侧舟骨结节体表投影为中心，做约2cm的“7”形切口

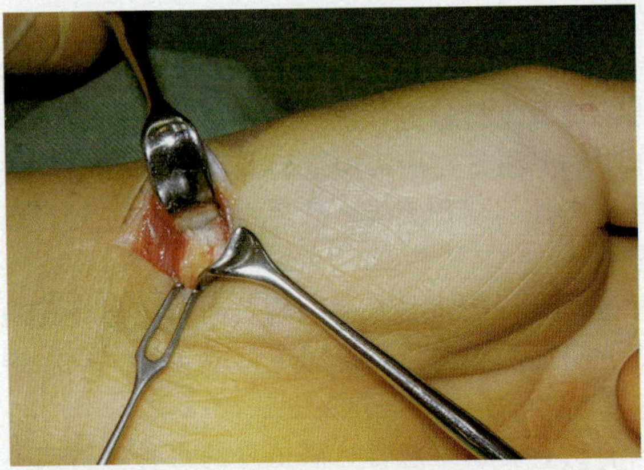

图 4　切开皮肤及皮下组织，分离大鱼际肌肌纤维，显露大多角骨嵴

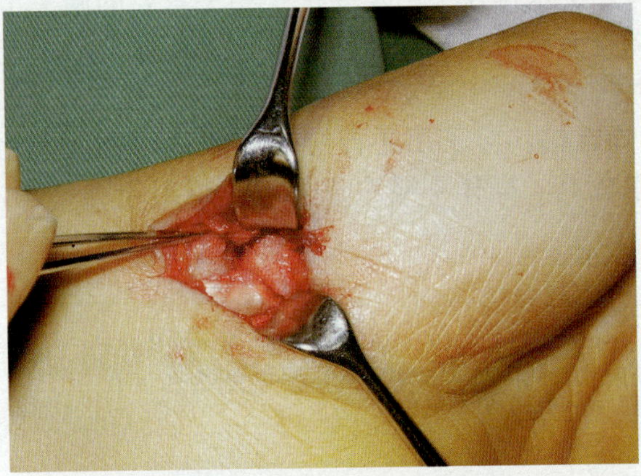

图 5　进一步显露桡侧腕屈肌腱，舟骨结节、舟-大多角关节

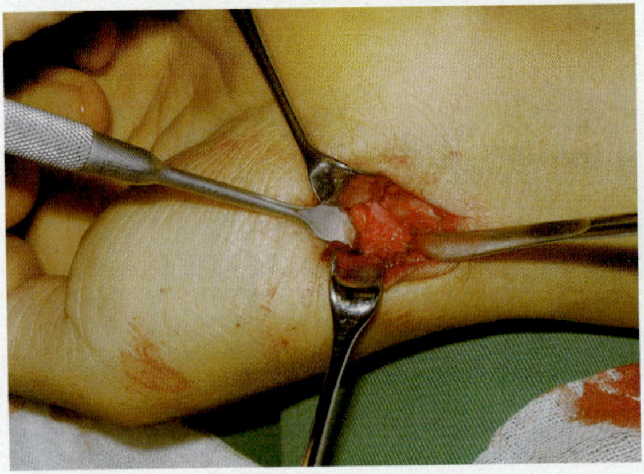

图 6　以微型骨刀切除部分大多角骨嵴

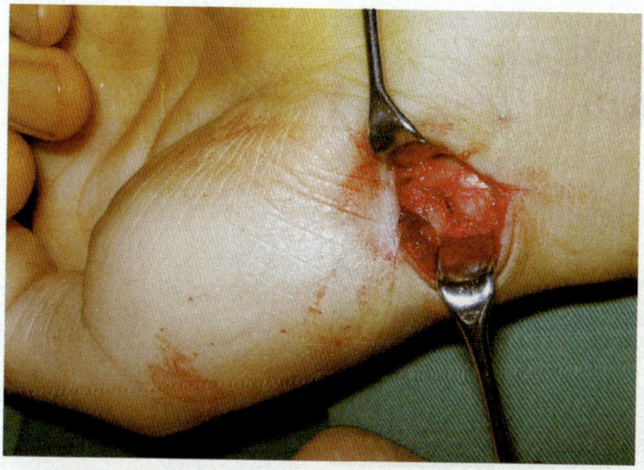

图7　舟骨结节显露清楚，以便确认导针或克氏针入针点

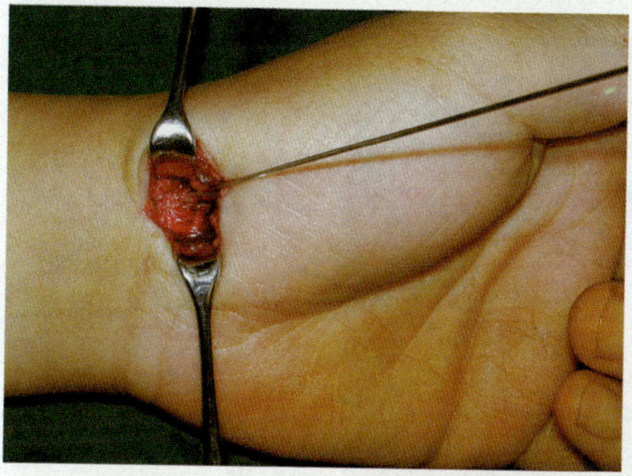

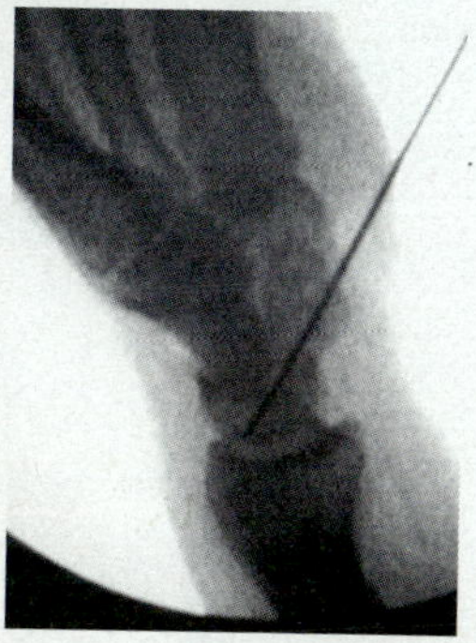

图8　C型臂X光机引导下。以电动转将导针穿入骨折之舟骨，并确定骨折固定及位置良好

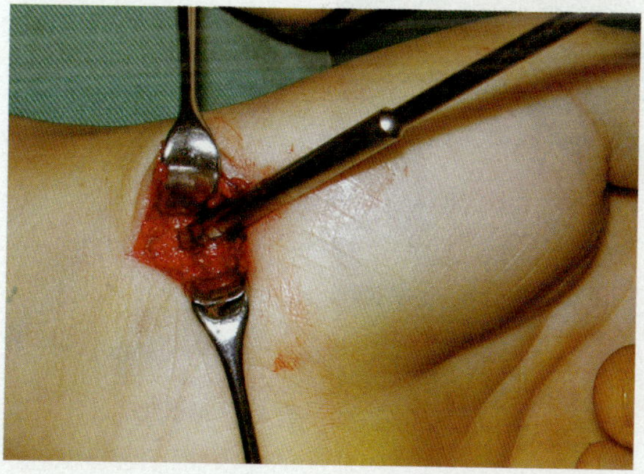

图9　用测量尺测量舟骨长度后，在导针引导下，导入空心转头

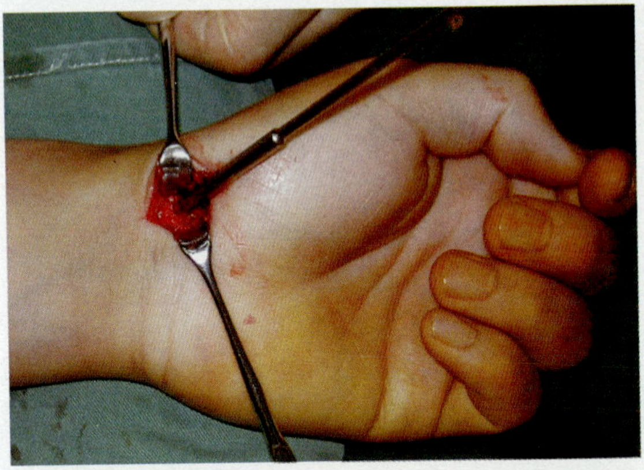

图 10　空心转按预定长度进入舟骨

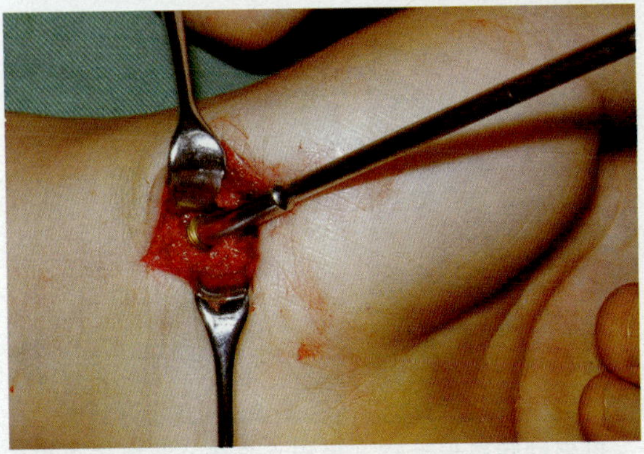

图 11　以磨头转扩大空心钉入口，以便安放螺钉钉帽

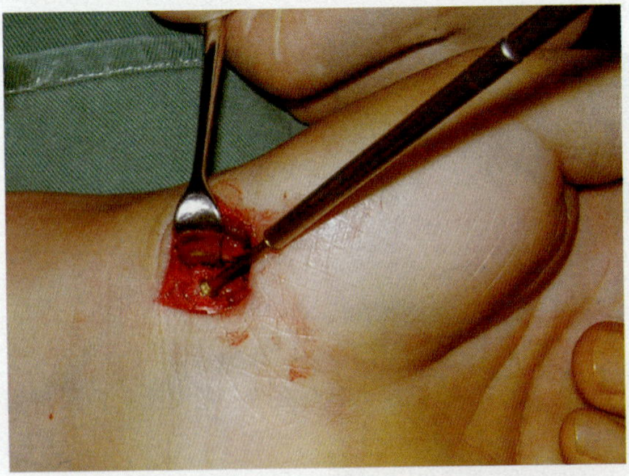

图 12　拧入空心钉

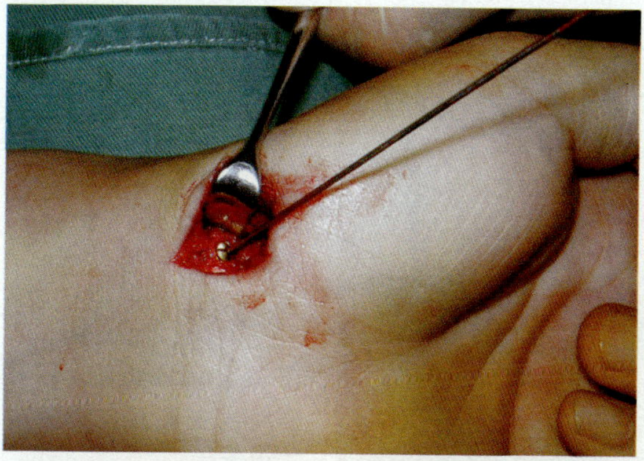

图 13 空心钉安放完毕，然后再拧入螺帽

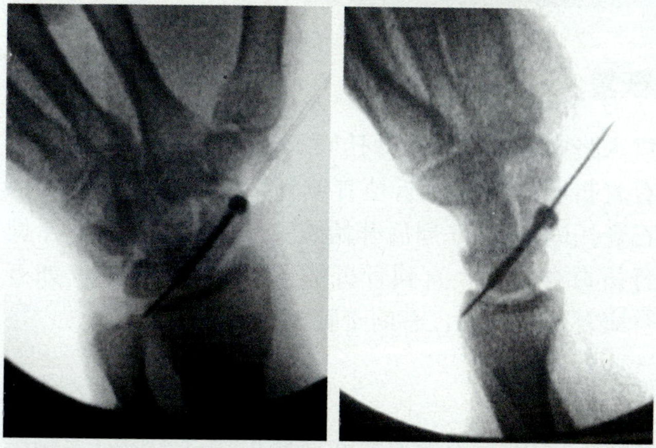

图 14 术中 C 臂 X 光机显示复位及固定情况，退出导针或克氏针

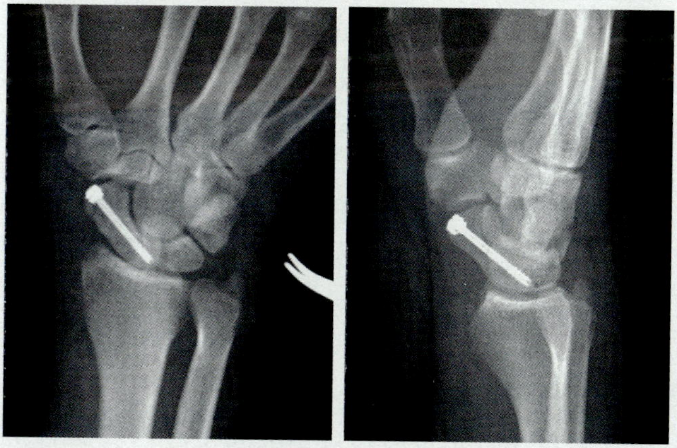

图 15 拍摄 X 线片，确认骨折复位及内固定满意

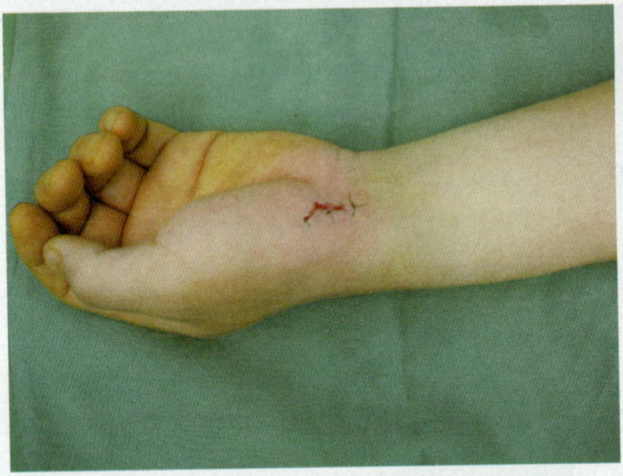

图 16　缝合伤口，用石膏托或支具固定腕关节于中立位

▶ 术后处理及恢复

如采用小切口入路，术后可用石膏托固定 2～3 周左右，然后开始功能锻炼。如有骨折不稳定或骨折植骨或韧带修复等情况，则根据具体情况采用石膏托固定 4～6 周后开始腕关节活动。术后每 4 周复查拍片，了解骨折愈合情况，直到骨折坚强愈合取出螺钉。如有条件，术后可配合康复功能训练，有助于腕关节功能恢复。

▶ 手术有关的合并症

1. 腕关节不稳定：常因手术操作损伤或原损伤已造成有关韧带损伤，如果能在术中给予相应的修复，则可避免。

2. 关节软骨损伤：原有损伤或手术操作均可造成此类损伤，手术中应进行无创操作，保护关节软骨，否则将引起远期创伤性关节炎。

3. 骨折复位不良：常发生于不稳定舟骨骨折或同时植骨时，术中应在 C 型臂 X 光机下反复确认复位满意后再行其他的操作，如发现复位欠佳，应在术中及时纠正。

4. 空心钉位置不正：常为引导针位置不良所致，术中应在 C 型臂 X 光机下反复确认导针位置合适后再拧入空心螺钉。

5. 空心钉钉帽外露过多：正常时，钉帽应完全埋入皮质骨下方，一旦钉帽外露过多，可引起钉帽与大多角骨摩擦和撞击，术后活动时腕关节疼痛明显，特别是腕关节桡偏时更为严重。术中在 X 光机下加以确认即可。

6. 空心钉过长或过短：空心钉过长可导致舟骨近端关节面破坏，关节活动时进一步磨损和破坏桡骨远端关节面。主要原因为术中测量失误引起。空心钉过短则引起骨折固定不牢固。

病例 94　加空心钉治疗特殊类型的股骨颈骨折

刘兴华

▶ 病历摘要

男，32 岁。因坠落致伤。伤后左髋关节疼痛、活动受限。否认伤后意识丧失及胸腹痛病史。伤后 6 小时由急诊收入院。患者否认肝炎等慢性病史。入院后常规化验检查未见异常，拍摄双髋正位、左髋侧位 X 片，并行 CT 检查（图 1～4）。

入院诊断：股骨颈骨折，股骨大粗隆骨折（左）。

▶ 手术适应证与禁忌证

患者为年轻男性，股骨颈骨折，股骨大粗隆骨折，移位明显（见图 1～4），手术指征明确。因患者年轻，虽股骨头坏死可能性大，但治疗原则仍考虑先行复位固定。从病史和检查方面，未见明显手术禁忌。

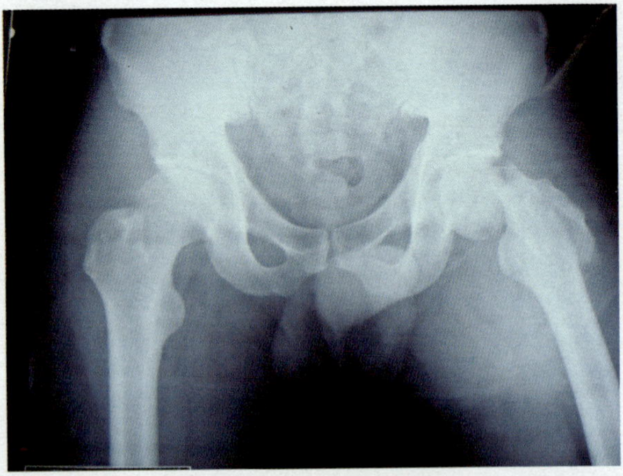

图 1　术前双髋正位 X 线片

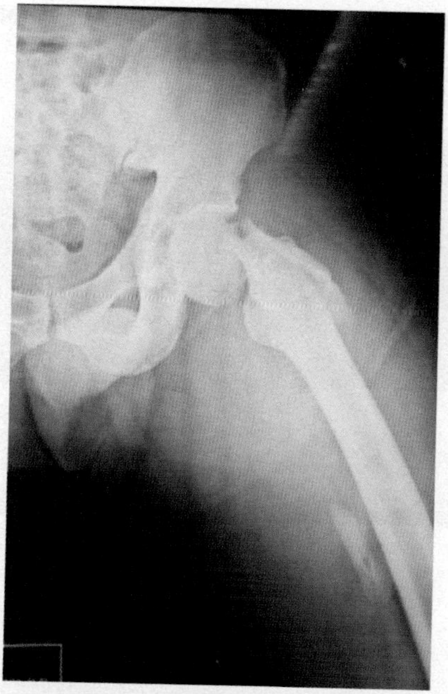

图 2　术前左髋侧位 X 线片

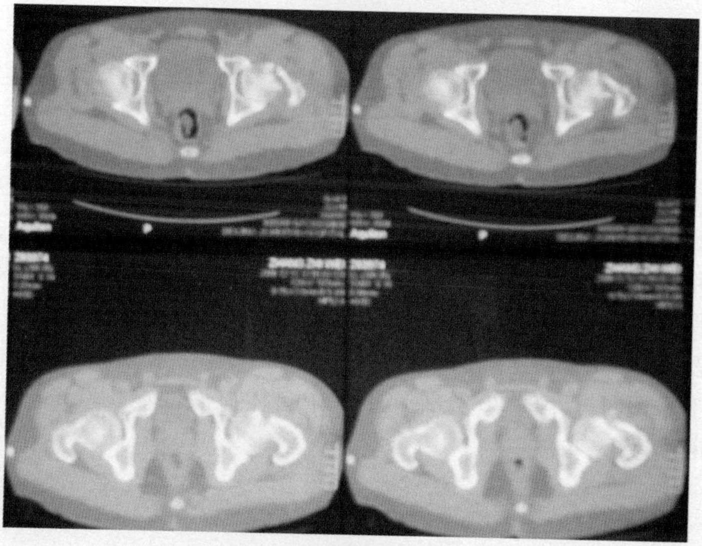

图 3　术前双髋 CT－1

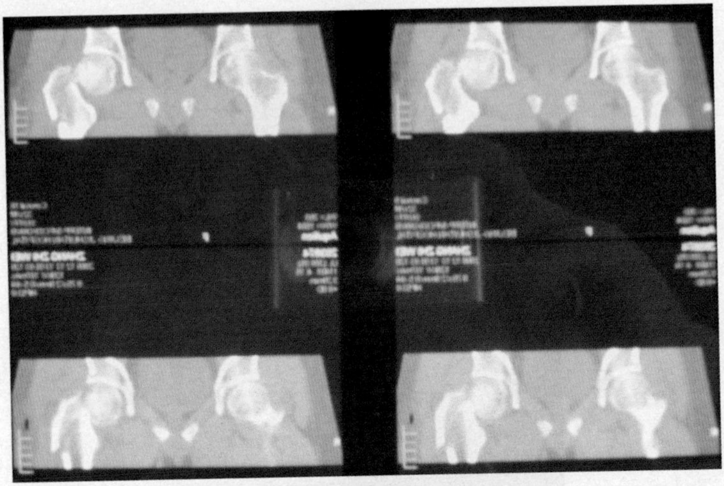

图 4　术前双髋 CT－2

▶ 术前设计

患者股骨颈骨折，股骨大粗隆骨折，移位明显，考虑股骨颈骨折可试行闭合复位，大粗隆骨折考虑行切开复位。手术入路可选择髋外侧入路。内固定可考虑 DHS 加以空心钉固定。

▶ 手术技巧

伤后 5 天手术。联合麻醉仰卧位。先试行牵引复位（图 5），牵引下股骨颈骨折复位良好，大粗隆骨折复位欠佳（图 6），之后取外侧入路（图 7），大粗隆骨折行切开复位。先以两枚螺钉固定股骨大粗隆骨折以尽量恢复股骨颈之解剖形态（注意两枚螺钉应避开 DHS 入点及 DHS 头钉走行），之后以 DHS 加一枚空心钉固定股骨颈骨折。手术用时 3 小时 30 分钟，手术中自体血液回输 120ml，未输异体血液（图 8～9）。

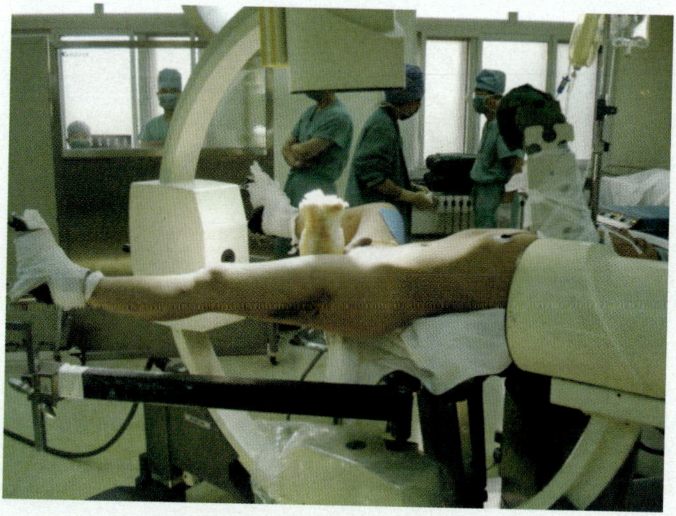

图 5　于牵引床上操作

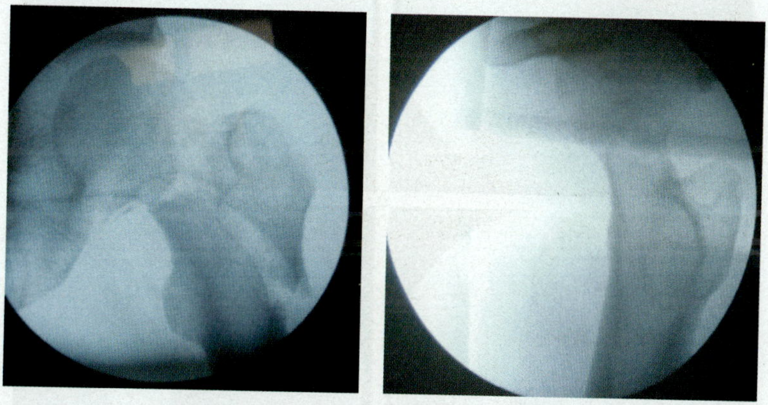

图 6　牵引下见股骨颈骨折复位良好，大粗隆骨折未能复位

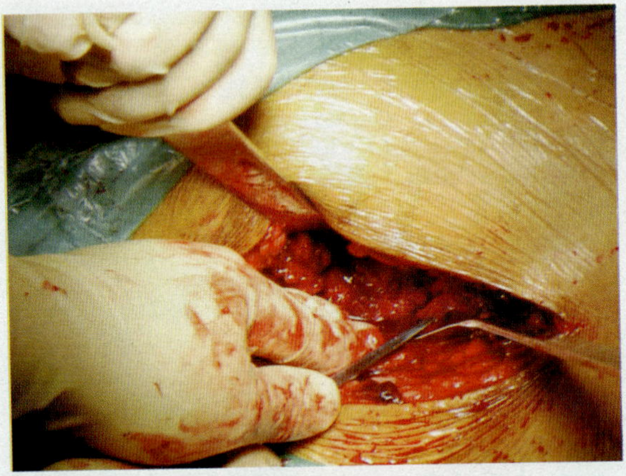

图 7　取左髋外侧切口

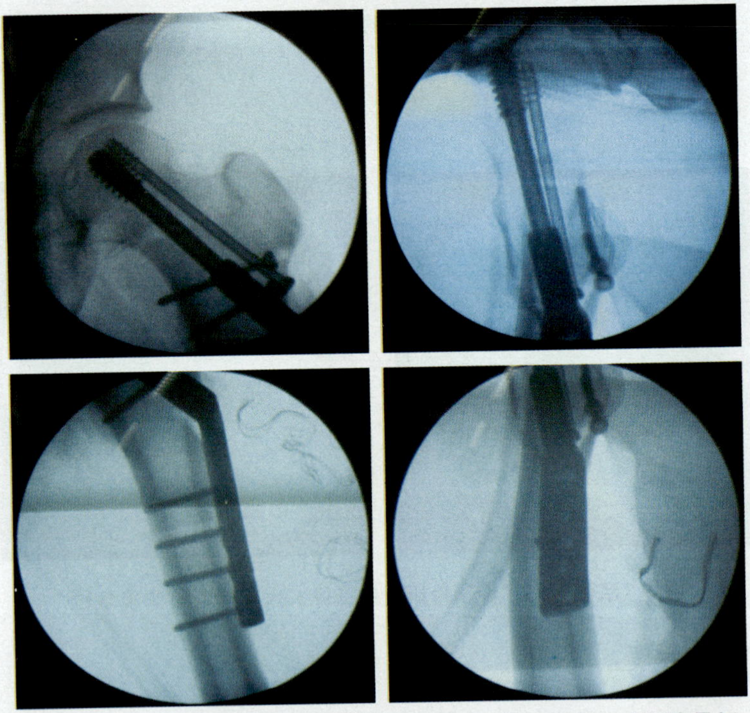

图 8　以 DHS 加一枚空心钉固定骨折，并以两枚螺钉固定大粗隆骨折。

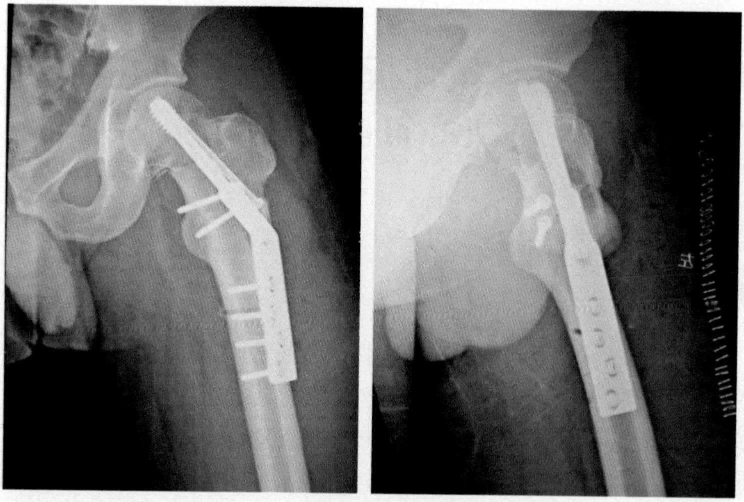

图9　术后左髋关节正、侧位X线片

▶ 手术并发症

手术后伤口愈合好，未发生感染，患者恢复良好。

病例 95　股骨颈骨折：闭合或切开复位，空心钉内固定

毛玉江

▶ 病历摘要

男，19 岁，因车祸致伤左髋部，诊断股骨颈骨折（左，Garden Ⅳ型）。于伤后 11 小时行骨折闭合复位，经皮空心钉内固定术。骨折复位及固定良好。术后第一天下地，扶双拐部分负重至术后 2 个月改用单拐，术后 3 个月弃拐完全负重行走。骨折于术后 10 周愈合，至术后五年未发生股骨头缺血坏死（图 1）。

▶ 手术适应证及禁忌证

股骨颈骨折行内固定术的适应证包括：移位型股骨颈骨折，嵌插型股骨颈骨折及部分无移位型股骨颈骨折。患者年龄是一个参考指标，年龄超过 65 岁可以考虑行人工关节置换术，但骨骼质量、患者的生理年龄及伤前活动能力对于手术方案的选择更为重要。

手术禁忌证包括：患侧髋关节中度以上的骨性关节炎；类风湿性关节炎；股骨头缺血坏死；骨骼质量差难以获得稳定固定；预期寿命较短以及病理性骨折。

股骨颈骨折的复位质量对于预后非常重要，理想的目标是获得解剖复位。但正侧位影像监视下获得的良好复位仍有可能存在一定程度的移位，因此应通过多个角度透视观察复位情况。多数股骨颈骨折通过闭合方法可以获得满意的复位。试行闭合复位不能成功时，不应反复操作，应有限切开前关节囊行撬拨复位或直视下复位。前关节囊切开的意义还在于清除关节内血肿，降低囊内压，改善股骨头血供。由于股骨头供应血管很少位于前方，因此前关节囊切开不会带来对股骨头血运的额外损害。但目前前关节囊切开尚不作为常规手段应用。

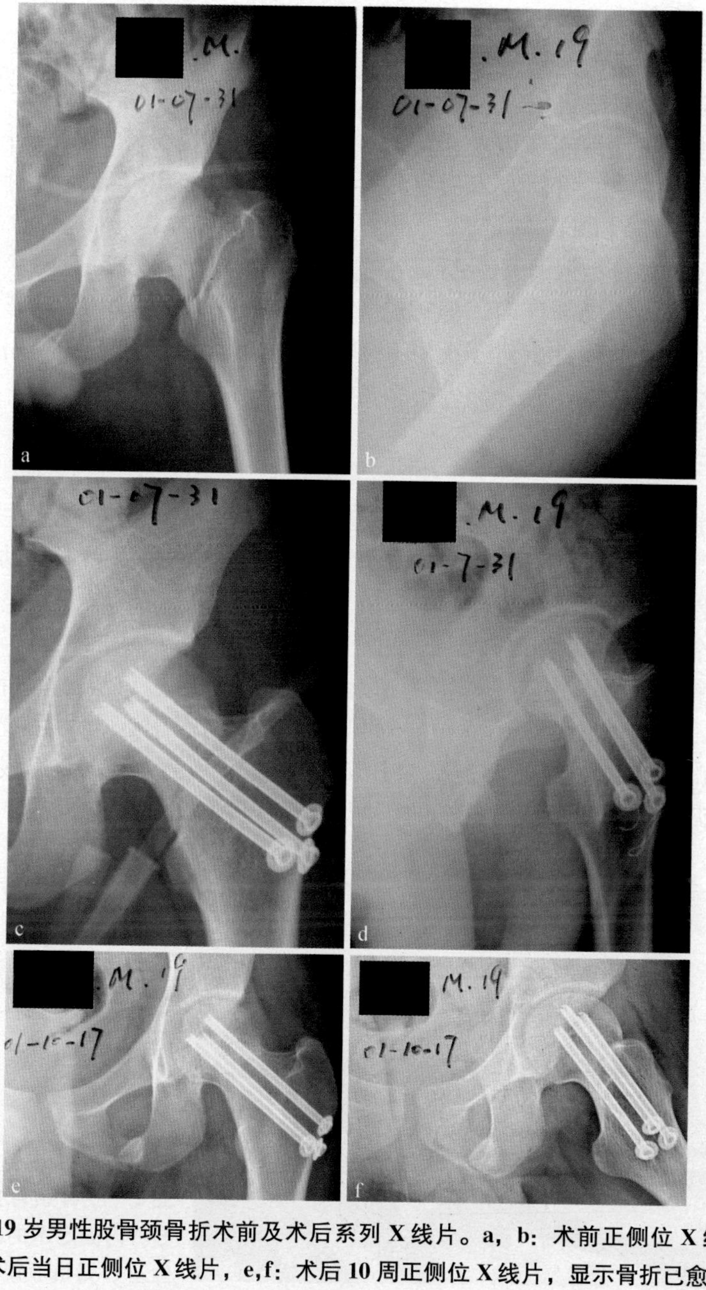

图 1　19 岁男性股骨颈骨折术前及术后系列 X 线片。a，b：术前正侧位 X 线片，c,d：术后当日正侧位 X 线片，e,f：术后 10 周正侧位 X 线片，显示骨折已愈合

▶ 术前讨论

应拍摄双髋正位及患髋侧位 X 线平片及患髋 CT 扫描。CT 能更准确地反映骨折的移位及粉碎程度。对于骨折端粉碎严重或骨质较差的患者，空心钉固定术后易发生内固定失效和粗隆部位骨折的并发症，应选用 DHS 固定。

对于移位型股骨颈骨折，术前可予小重量（一般为 5 磅）布兜牵引，以缓解局部疼痛，但理论上存在使关节囊压力增高，影响股骨头血供的危险性。对于无移位型及嵌插型骨折，则不必牵引。对于多发骨折患者，股骨颈骨折多数情况下应优先治疗。

▶ 手术方法

手术时机：股骨颈骨折内固定手术应作为一个相对急诊手术看待，尤其是对于年轻患者更应如此。在伤后 12 小时内手术有助于减少股骨头缺血坏死的发生。

全麻或椎管内麻醉均可。对于老年合并内科疾病的患者，椎管内麻醉对全身干扰较小，更为适合。把患者仰卧位放置于骨折牵引床上，患侧下肢置于中立位，对侧肢体外展，牵引床会阴柱置放于会阴部偏患侧，应注意避免挤压阴囊。放置 C 臂或 G 臂 X 线透视仪，调整其位置至获得标准的正侧位影像（图 2）。

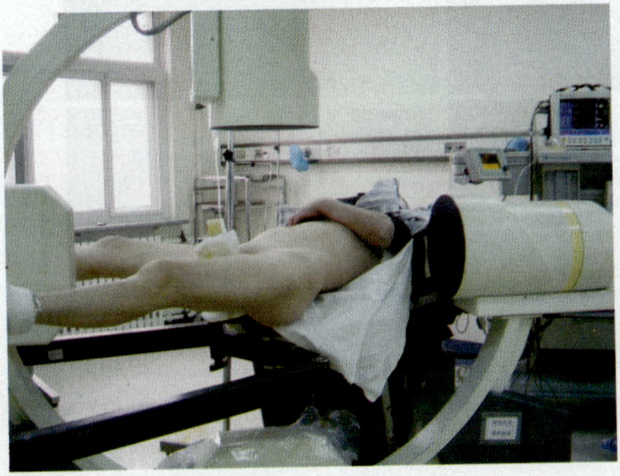

图 2 股骨颈骨折行空心钉内固定术的患者体位及 G 臂机放置

闭合复位：股骨颈骨折后骨折端通常的移位方式表现为远端上移、外旋及股骨头后倾。因此复位顺序依次为：①牵引患肢：应逐渐、轻柔地施加牵引力，严格根据正侧位影像决定牵引力的大小，一定要避免发生过牵而导致骨折端分离。②调整肢体旋转位置：在影像监视下逐渐内旋肢体，通常患肢在轻度内旋位可以获得满意的复位。③逐渐内收肢体。通过以上步骤，骨折远端的上移、外旋得到纠正，股骨头后倾由于牵引使关节囊紧张而得到纠正，多数股骨颈骨折通过以上步骤可以获得满意复位。一些骨折可能由于关节囊撕裂无法通过牵引纠正股骨头后倾，此时可把患肢从牵引床释放出来，屈膝屈髋 90°行轴向牵引，然后逐渐内旋并内收髋关节，再逐渐伸直髋关节（Leadbetter 法）。若仍不能纠正股骨头后倾，可让助手维持患肢于屈髋牵引位，以远端对近端，恢复股骨近端轴线后快速向股骨头内打入两枚克氏针，再缓慢伸直髋关节，注意克氏针务必不能穿入髋臼内。

撬拨复位：通过上述闭合复位方法不能获得满意复位者，可试行撬拨复位。在大粗隆下方偏前侧作约 2cm 皮肤切口，切开筋膜及肌层，沿股骨颈前缘插入一枚斯氏针越过骨折端，透视下定位后钻入股骨头内，即可以斯氏针控制股骨头，影响监视下调整其位置至获得满意的骨折端对位。

切开复位：对上述方法仍不能获得满意复位者，需行直视下切开复位。沿大粗隆向下作约 8～10cm 的直切口，切口近侧弧向前方髂前上棘方向（图 3）。沿皮肤切口线切开阔筋膜以及臀中肌与阔筋膜张肌的间隙，并部分切断股外侧肌的止点。辨认髋关节前关节囊并清除其前方脂肪组织，以一把尖撬插至髋臼前缘以助显露。T 型切开（远侧沿股骨颈基底，近侧沿股骨颈轴线）前关节囊，以缝线标记关节囊边缘并牵开关节囊，吸出关节内积血后即显露出股骨颈骨折端。近骨折端通常后倾，可用骨膜剥离器等器械协助向前抬起，远骨折端可在大粗隆下插入 Schan 针，连接手柄，通过手柄牵引并纠正旋转及前后方向移位。直视下获得解剖复位后，即以两至三枚克氏针临时固定。

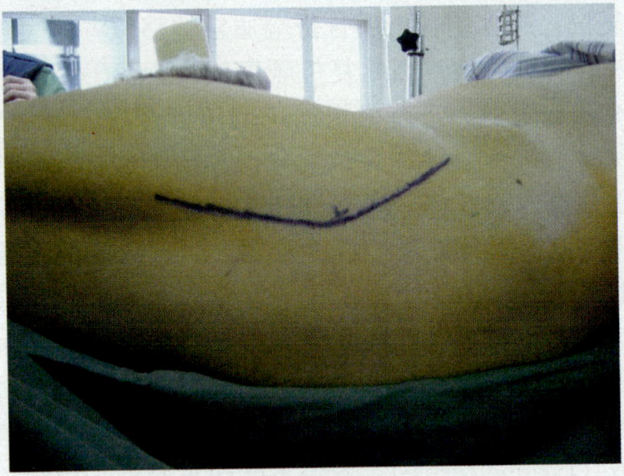

图 3　股骨颈骨折切开复位皮肤切口

固定：闭合复位满意者，可在大粗隆下 3～4cm 处作约 2cm 皮肤切口，切开阔筋膜。影像监视下首先打入近侧（或远侧）一枚导针，再通过平行导向器打入另两枚导针。通常三枚导针呈正三角形分布，三枚导针应尽量分散，避免集中。下方两枚导针尽量贴近股骨颈内侧皮质，以增加螺钉在骨内的把持力，但其入点不能低于小粗隆下缘，以免术后发生粗隆下骨折。上方导针在侧位影像上位于股骨颈中部或偏前侧，以避开股骨颈后上方滋养动脉进入股骨头的主要区域（图 4）。通常用三枚 7.3mm 自攻空心螺钉固定，钻孔时钻透皮质即可，不需攻丝，最好选用钛材料螺钉，以方便术后 MRI 检查。对于股骨颈后方皮质粉碎或有缺损者，应首先拧紧前方两枚螺钉，最后拧紧后方螺钉时避免加压，以免骨折端向前成角。同样对于上方皮质有压缩者（外展嵌插型骨折），应最后拧紧上方螺钉，并避免加压。对于骨质较差者，螺钉尾部必须加用垫片。为避免螺钉尖端穿出股骨头，在正侧位影像上螺钉尖端距离股骨头边缘应至少为 7mm（假设影像中股骨头直径为 5cm），并通过多角度透视确认。

对于切开复位者，固定完成后，应严密缝合关节囊，并放置负压引流管至术后 48 小时以内。

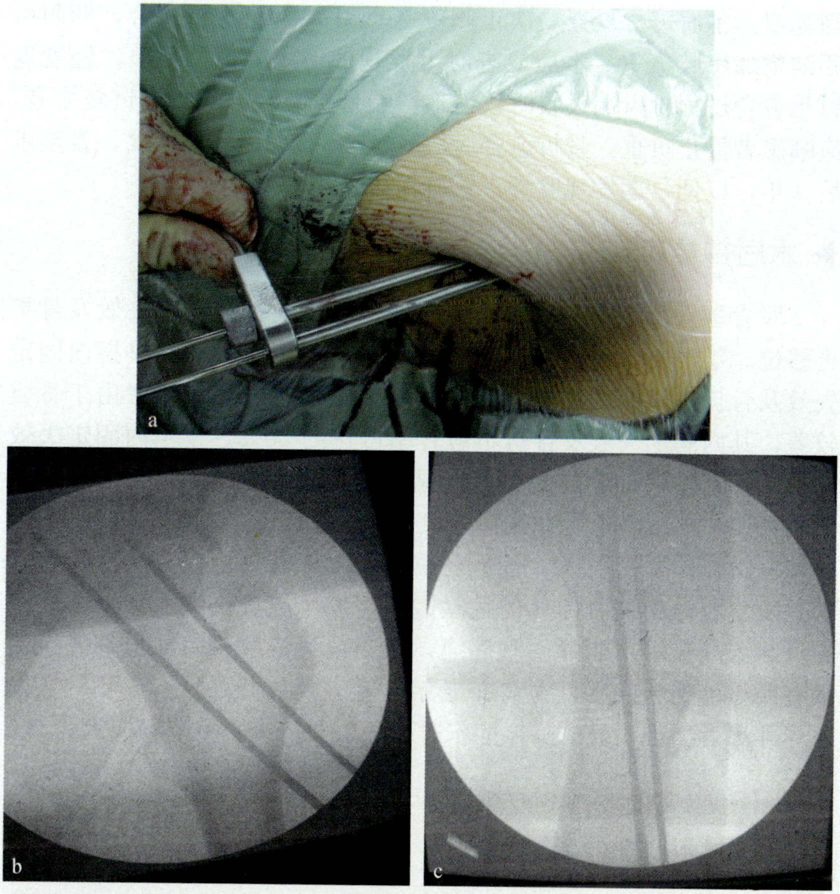

图 4　平行导向器的使用及空心钉导针置放。a：平行导向器的使用，b，c：正侧位影像中的导针位置，呈正三角形平行分布，导针位置应尽量分散

▶ 术后管理

术后第一天即可令患者坐起，并行髋、膝关节被动活动。术后 2～3 天可扶双拐下地，患足平放于地面，站立时应避免屈髋屈膝，患足离地位以免增加股骨颈部肌肉收缩力所致的负荷。对于骨质较好、复位满意、固定可靠者，患肢可负重 15kg，否则避免负重。对于高龄患者可扶助行器行走，患肢不负重。在床上应禁止做直腿抬高练习。术后每月复查一次正侧位 X 线片，直至骨折愈合，期间可逐渐增加患肢负重。术后复查时可发现“钉尾外退”现象，轻度退钉是愈合过程骨折端吸收所致，不影响骨折愈合。对于退钉较多者，应嘱患者停止负重。骨折愈合后，应每 3～6 个月复查一次，直至术后 3 年，以便早期发现股骨头缺血坏死。

▶ 术后并发症

股骨颈骨折内固定术后的早期并发症主要是内固定失效及骨折再移位。年轻患者的骨折愈合率可达 90％～95％，导致早期内固定失效及骨折再移位的主要原因为骨折复位不良。老年患者由于骨质较差，其内固定失效及骨折不愈合率可达约 20％。发生内固定失效和骨折再移位后，可根据患者情况选择再次内固定加植骨术或人工关节置换术。另一主要并发症为股骨头缺血坏死，发生率约为 30％。原始骨折移位程度较大，骨折复位不良，年龄较小以及伤后延迟手术是发生股骨头缺血坏死的危险因素。发生股骨头缺血坏死并非一定意味着严重的功能障碍和疼痛，相当数量的股骨头缺血坏死患者没有明显的临床症状，尤其在老年患者表现如此。只有当股骨头缺血坏死患者出现明显的临床症状时，才需要行人工关节置换术。

病例 96　股骨颈骨折：闭合或切开复位，光电导航系统辅助空心钉内固定

赵春鹏

▶ 病历摘要

男，49 岁，因滑倒摔伤右髋部，诊断股骨颈骨折（右，Garden Ⅲ型）。于伤后 3 日行骨折闭合复位，光电导航系统辅助经皮空心钉内固定术。骨折复位及固定良好。术后第二天拄双拐下地（患肢不负重），术后 3 个月内每月复查拍片，至术后 3 个月 X 光显示骨折愈合（图 1）。

▶ 术前准备

如常规化验检查合格，应该尽早安排手术，如果有条件，急诊手术最好，较早的复位固定骨折有利于减少股骨头的缺血坏死。

麻醉和体位：根据患者一般情况全麻或椎管内麻醉均可。患者需仰卧牵引台，健侧肢体尽可能外展，以利于 C 型臂操作。双足固定可靠，会阴部以会阴柱对抗牵引，以利于复位操作。

相关设备的合理摆放：使用光电导航系统进行手术，需要使用多组相关设备，包括导航仪；C 型臂（包括管球部分和影像显示部分）；手术床和患者；器械车。我们必须合理安排这些设备和手术相关人员的位置（图 2），否则很容易在手术中出现红外线遮挡，系统找不到手术工具，采集的图像不能用作导航操作等情况，不利手术的顺利进行。通常，我们以手术床和患者为中心，将导航仪置于患者的尾侧，偏向于患肢一侧的方向，这样导航仪照相机的有效空间可以将手术空间内的所有相关设备以及手术部位全部覆盖，防止因导航仪照相机采集不到导航相关设备信号而使导航操作无法进行；C 型臂的影像显示部分位于健侧肢体的外侧；术者位于患肢外侧，便于手术操作和观察 C 型臂影像和导航仪影像；器械车和护士位于术者

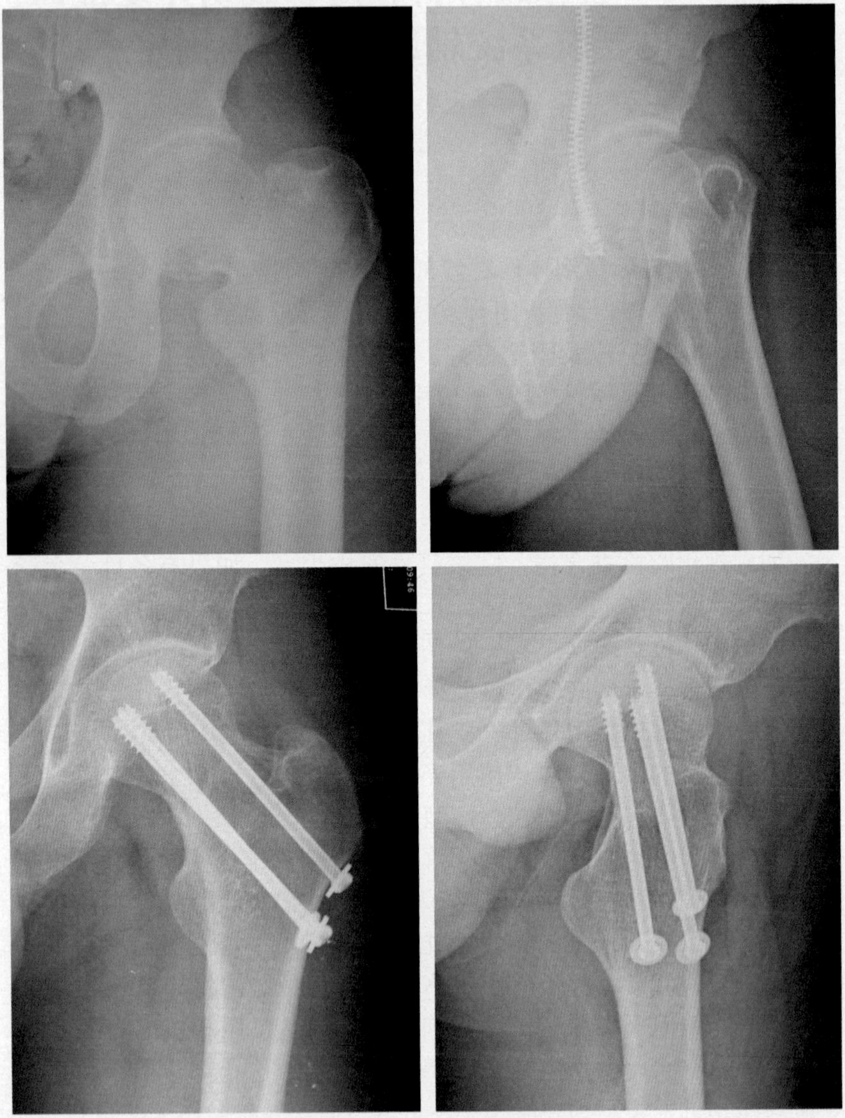

图 1　患者手术前和术后 3 个月股骨颈正侧位片

同侧偏向患者尾侧，便于与术者配合；C型臂管球部分位于患者两腿之间，调节C型臂管球可以获得导航所需要的股骨颈正侧位图像。另外还要连接好C型臂和导航仪之间的数据传送线，保证采集图像能顺利传送给导航系统。

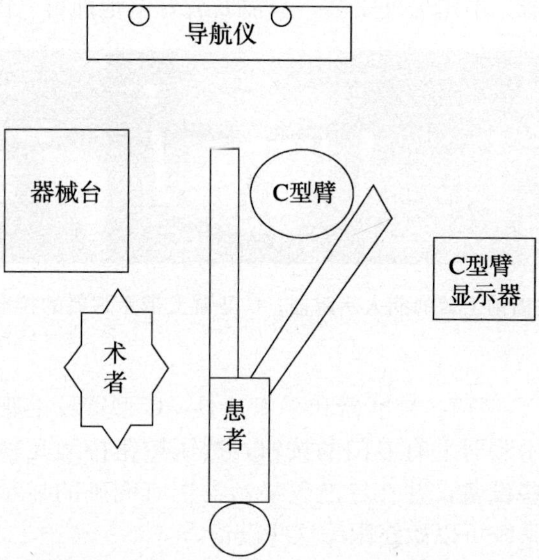

图2　导航相关设备以及手术相关人员在手术室的空间位置安排(左侧股骨颈骨折为例)

骨折的复位：复位包括闭合复位，部分切开撬拨复位，完全切开复位等方法，目的是使骨折达到解剖复位或近似解剖复位，减少因复位不良而发生骨折不愈合和股骨头缺血坏死等并发症。

导航系统的准备

1. 安放示踪器。包括①病人示踪器，可以选择放在患侧的髂前上棘，使用合适的锚钉（随导航仪配套提供）固定。锚钉应该插在髂骨内外板之间，保证锚钉的稳定。也可以将病人示踪器固定在患肢大粗隆顶端，选择何种方式可根据医生的习惯。②工具示踪器，本手术中我们使用的工具为导针的套筒，我们通过合适的适配器将示踪器和套筒连接。注意务必使示踪器和病人及工具牢固固定，因为系统是根据示踪器的空中姿态来判断手术区域解剖结构位置和工具的位置，如果示踪器的位置与病人和工具之间的位置发生相对变化，系统就不能准确地提供病人手术部位的解剖结构和工具的空间姿态及彼此间的位置关系，产生巨大的误差。③C 型臂上有提前预制好的示踪器，不用另外安装，只需安放好电池即可（图 3）。

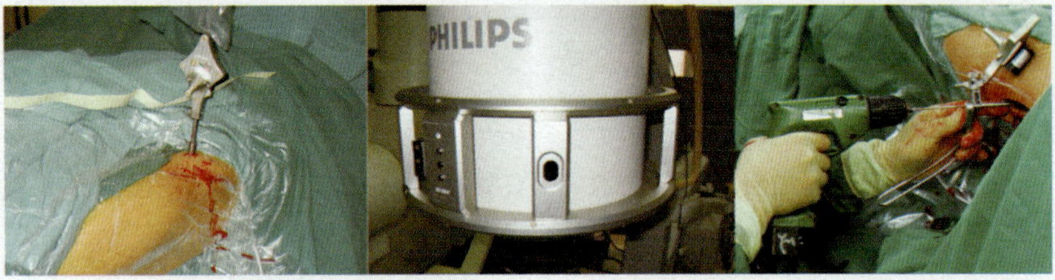

图 3　安放在髂前上棘的病人示踪器，C 型臂上带示踪器的校准靶，带示踪器的套筒

2. 注册 C 型臂、校准器和手术工具：C 型臂校准靶上，校准其本身，工具示踪器上有专门的按钮，按压按钮持续几秒钟，系统即可以注册这些设备，并在导航仪显示器上有明确的显示。此后的操作过程中，系统可以始终跟踪这些设备。

3. 校准工具：这是手术的关键步骤，因为我们使用的空心钉导针套筒不是专门的导航工具，系统不了解我们所用工具的几何参数，无法识别，所以使用前我们必须对工具进行注册，使之成为导航系统可以识别的工具。由于我们需要知道植入空心钉导针的长度和空间位置，所以我们需要注册工具尖端的位置和轴向的方向，使用校准器我们可以方便地完成工具的尖端和轴向的注册。值得注意的是在注册和校准设备时要保证所有的设备和工具都要尽可能聚集在手术部位的周围，并位于导航仪照相机有效空间（在导航仪显示器上有显示）的中心（图 4）。因为根据导航仪的设计，中心位置的空间数据的误差为最小，因此在中心位置注册的所有设备的空间数据也最为准确，如此操作可以增加手术的精度。

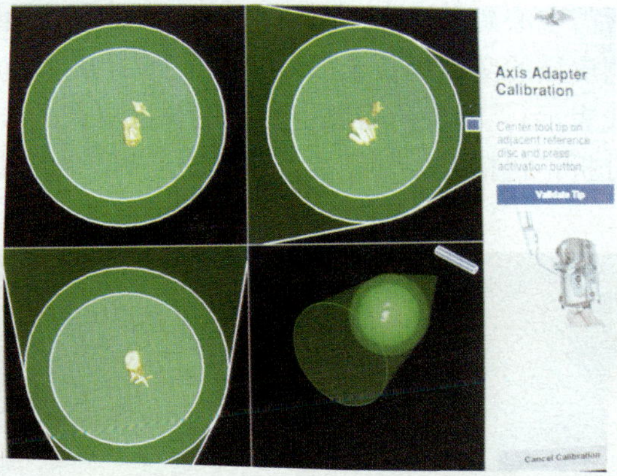

图 4　使得需要校准的工具位于导航仪照相机的中心

4. 采集图像：首先采集病人示踪器图像，传入导航仪，供系统建立坐标。其次采集标准的股骨颈正测位图像，传入导航系统，供手术使用。在采集正位图像时，由于C型臂管球距离病人示踪器较近，要注意管球的高度既不遮挡病人示踪器，又能采集到完整的股骨近端图像。必要时可以调节导航仪照相机的位置，完成图像的采集。

▶ 手术操作

利用股骨颈正侧位导航界面，使用已经注册的套筒，可以很直观地确定股骨颈远侧骨距导针的位置，沿套筒尖端切开皮肤，切口长度约2～3cm，切开阔筋膜，钝性劈开股外侧肌。将套筒贴于骨质表面。根据导航显示器上的导针方向位置的虚拟图像，调节套筒的入点和角度（图5）。通常我们先打入远后方的导针，因为打入这枚导针后，我们可以使用平行套筒很方便地完成另外两枚导针的置入。即我们在工具套筒近手柄侧安装平行套筒，将其套在远后方的导针上，以其为中心，经已经注册过的工具套筒向前可以打入远前方的导针，向近端可以打入近端的导针，完成三枚空心钉导针的置入（图6）。使导针呈正立的三角形分布，彼此平行，达到手术标准的要求，而手术中又不需要时刻依赖X线透视。同时，利用导航系统所提供的测量所需空心钉长度的功能，系统可以自动测量沿导针方向从导针与外侧皮质的交点延长至股骨头关节面下方 5mm 的距离（导航系统以黄线表示），即为所需要空心钉的长度（图 5）。余下工作同常规股骨颈骨折，包括经导针钻孔，植入空心钉，加压固定。

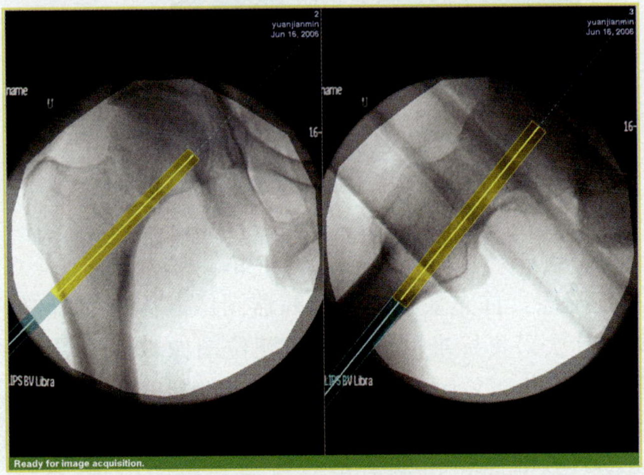

图 5　导航界面可以同时清晰显示即将植入螺钉的入点、角度、位置。同时黄线部分为所需适合的螺钉长度，计算机可以提供准确的数值

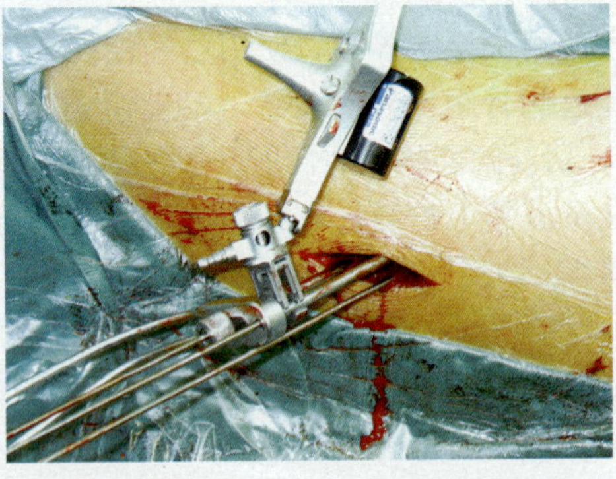

图 6　使用平行套筒植入位于股骨颈近端的空心钉

注意事项：①植入导针时套筒因该紧贴骨面，防止导针在骨面上产生侧滑，使得导针实际路径和导航指示路径不符。②植入导针时不要用力过猛，因为股骨颈的骨质不均匀，同时人手操作的不稳定性，容易使导针发生变形，使得导针实际路径和导航指示路径不符。③每植入一枚导针后应该透视确认，以便及时发现导针变形等误差，从而及时调整，保证手术质量。④由于我们只是使用股骨颈正侧位图像进行导航手术，不能从多角度观察螺钉的位置，所以植入螺钉后还要进行多角度的透视确认，以保证螺钉的位置安全、可靠。

病例 97　粗隆间骨折 PFN 内固定

孙　林

▶ 病历摘要

女，68 岁，摔伤致右髋部疼痛、活动受限急诊入院。体检：一般情况好，右下肢短缩、外旋畸形。住院检查，心肺功能正常，实验室检查无异常。

X 线表现为粗隆间骨折，小粗隆骨折移位明显。（图 1）

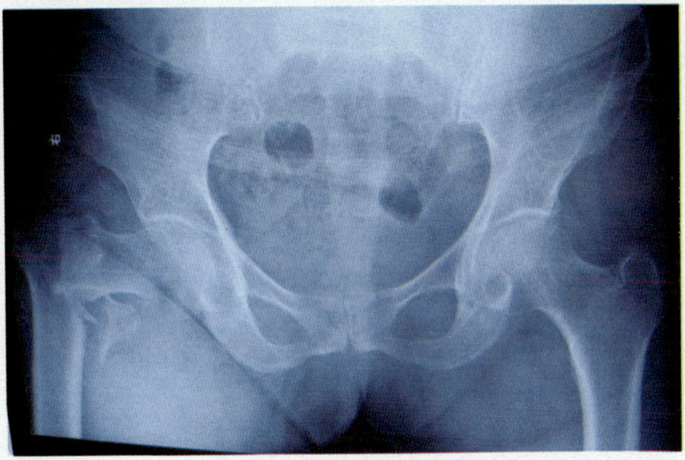

图 1

入院诊断：右股骨粗隆间骨折。

▶ 术前设计

患者老年女性，存在骨质疏松，X 线表现为小粗隆移位明显，为不稳定的粗隆间骨折，选用近端有 2 枚螺丝钉固定的髓内针固定，我们常用 PFN（股骨近端髓内针）。

▶ 手术方法

伤后 3 天，在连续硬膜麻醉下手术治疗，把患者仰卧位放置于骨科牵引床上，患肢中立位牵引复位，闭合复位不满意，骨折近端向前移位（图 2）。消毒、铺单完毕后，利用近端锁钉孔的切口，在骨折的前方撬拨复位，复位满意后（图 3），在大粗隆顶点插入克氏针，用钻开孔，插入 PFN。调整 PFN 末端的位置，保证近端髋部螺丝钉在股骨颈的下 1/3，侧位居中（图 4），先锁定近股骨颈螺丝钉，然后锁定髋部螺丝钉，螺丝钉居股骨头软骨下 1cm，股骨颈螺丝钉比髋部螺丝钉短 1cm（图 5）。然后锁定远端的静力孔。

术后病人进行髋、膝关节功能锻炼，术后第二天扶助行器下地行走。术后拍 X 片（图 6）。

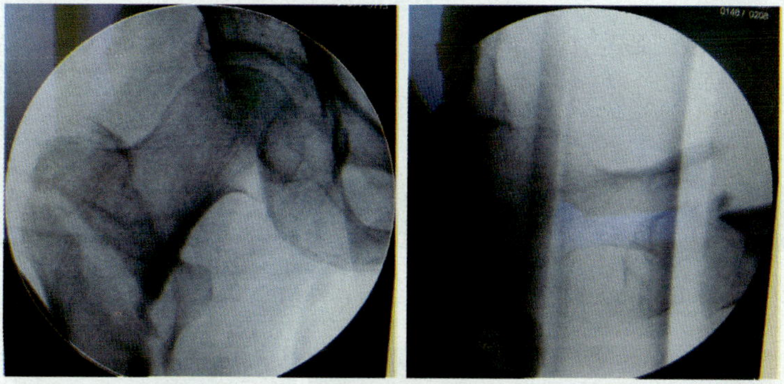

图 2　闭合复位不满意，侧位骨折近端向前移位

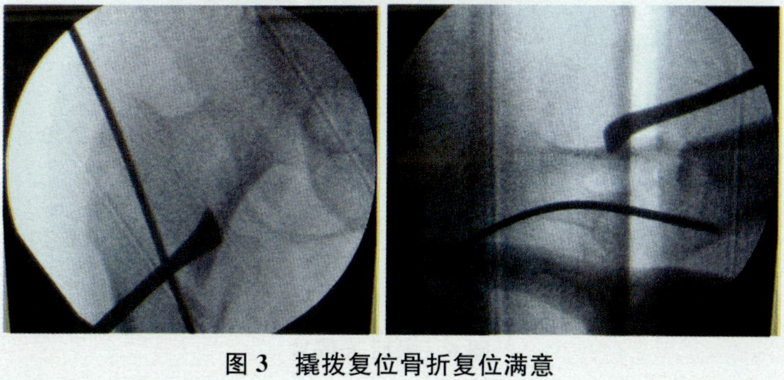

图 3　撬拨复位骨折复位满意

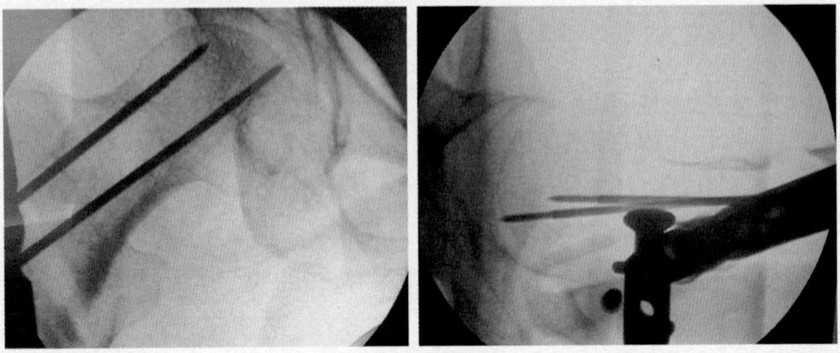

图 4

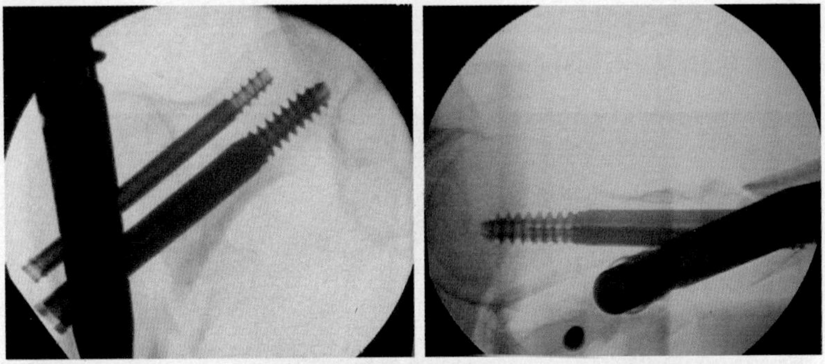

图 5　先锁定近股骨颈螺丝钉，然后锁定髋部螺丝钉

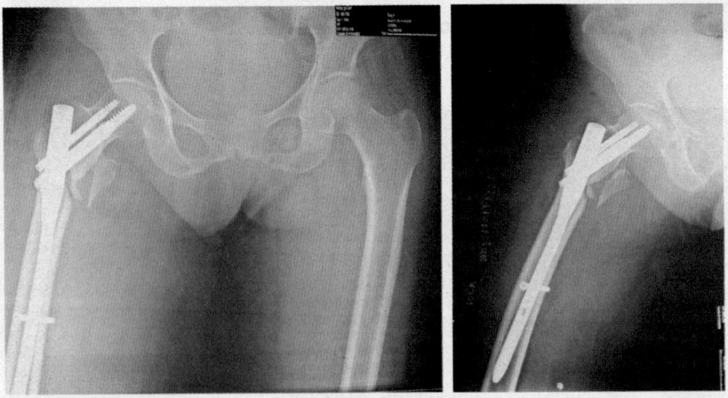

图 6　术后 X 线片

病例 98　股骨干骨折感染性不愈合

张伯松

▶ 病历摘要

男，28 岁。主因左下肢外伤后功能障碍 11 个月而入院。患者在 11 个月前因车祸致左股骨干骨折（闭合）（图 1），在当地医院行切开复位带锁髓内针内固定术（图 2）。术后伤口愈合好，但间断出现左大腿部胀痛、发热、患肢不能负重行走。

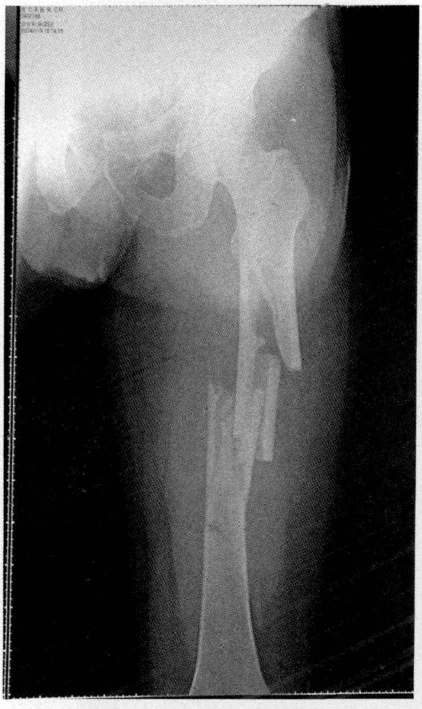

图 1　原始骨折情况

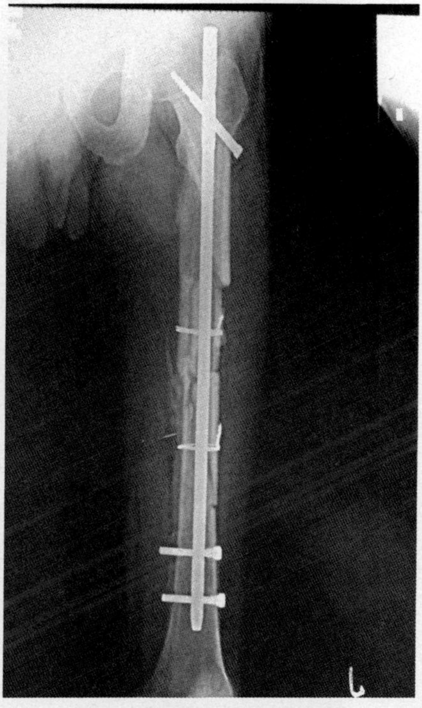

图 2　骨折内固定术后

入院查体：体温 36.7℃，扶双拐行走，左股部无红肿，无压痛，局部皮温不高。无局部异常活动、压痛及纵向叩击痛。足部活动感觉正常。化验检查：白细胞 8.95×10^9/L，中性粒细胞 63%。血沉第一小时 27mm，C 反应蛋白 2.36mg/dl（参考值：0.00～0.80mg/dl）。X 片示：左股骨干骨折有带锁髓内针固定，骨折端内侧有骨痂生长，但不能确认骨痂通过骨折端，骨折端有 2 匝钢丝固定骨折块，可发现髓内针体近端周围明显的骨透亮/硬化带及近端头钉和远端锁钉周缘的透亮区，骨折端存在失血运（图 3）。

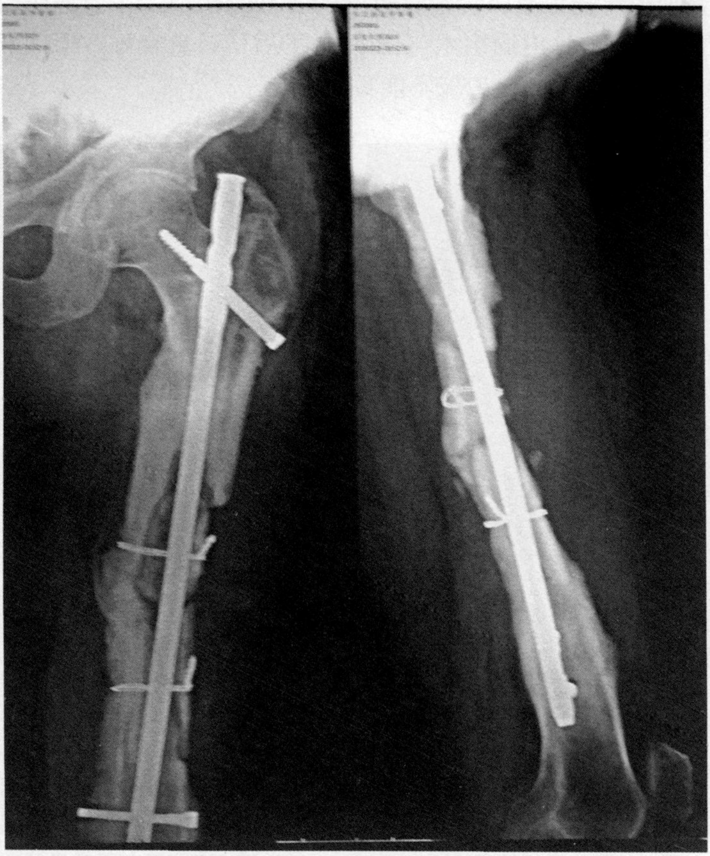

图 3　入院时 X 片

入院诊断： 左股骨干骨折感染性不愈合；内固定失效。

▶ 手术适应证与禁忌证

患者为年轻男性，功能障碍影响日常生活和工作，骨折不愈合伴有感染及内固定失效，手术指征明确。从病史和检查方面，未见明显手术禁忌。

▶ 术前设计

治疗目标为：控制感染、尽快使骨折愈合、最大限度地恢复病人的下肢功能。初期控制感染，尽快行植骨术促进骨折愈合。先行清创＋抗生素骨水泥植入术，3～6 个月后行植骨术。

▶ 手术经过

手术 1：按原切口进入取出髓内针、清创、髓腔锉扩髓，去除骨折端钢丝。术中发现髓内针体周围有大量肉芽组织伴有渗液。骨折端有异常活动（图 4）。取骨折端钢丝行细菌培养、局部组织行病理检查。庆大霉素骨水泥 40 克＋万古霉素 8 克制成抗生素骨水泥药珠，分别置于髓腔内和骨折端。骨折未固定。细菌培养结果为：金黄色葡萄球菌。病理检查为：中性粒细胞为主的炎性肉芽组织。术后静脉输抗生素（万古霉素）1 周。术后 X 片显示骨折端有移位（图 5）。

手术 2：手术 1 后 1 周再次行清创术，见髓腔内及骨折端无明确炎性渗出物，去除原骨水泥药珠，髓腔锉再次扩髓并植入新的骨水泥药珠。用外固定架稳定骨折端（图 6）。术中取材细菌培养阴性。术后仍然静脉输抗生素（万古霉素）2 周，之后口服利福平 4 周。

手术 3：手术 2 后 3 个月病人再次入院。术前检查 ESR、CRP 正常。手术取出骨折端药珠，骨折端仍有异常活动。髓腔内药珠大部分不能去除，取自体髂骨与人工骨混合植骨（图 7、图 8）。术中取材细菌培养未生长。术后静脉输抗生素（万古霉素）2 周，之后口服利福平 4 周。

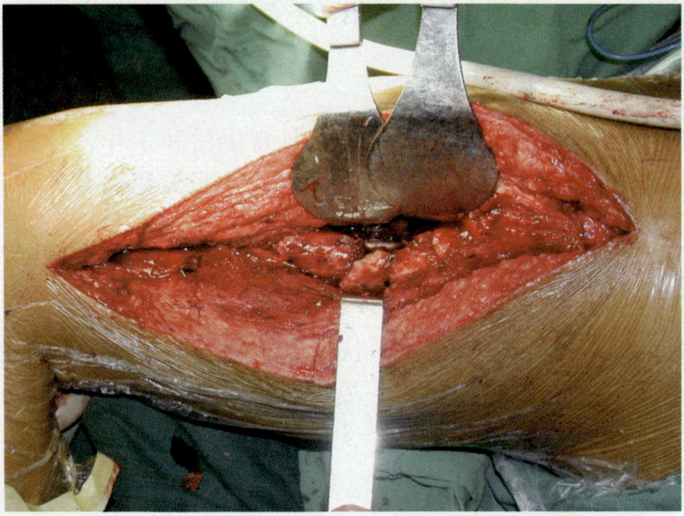

图 4　术中的骨折端

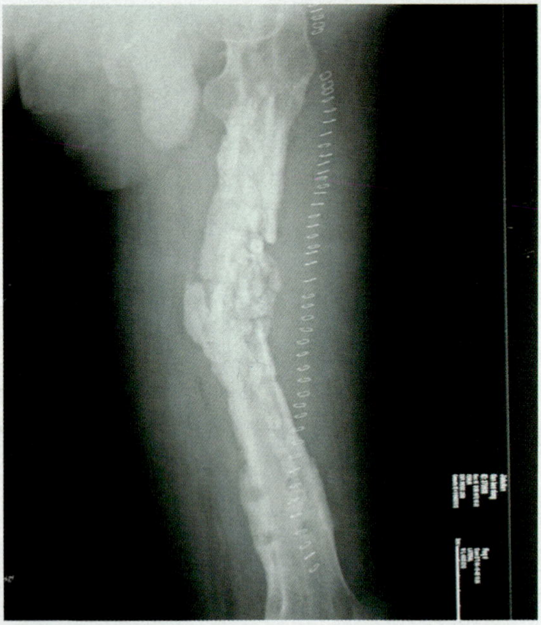

图 5　手术 1 后的 X 片中可见骨水泥药珠位于髓腔内和骨折端。折端成角畸形说明骨折未愈合

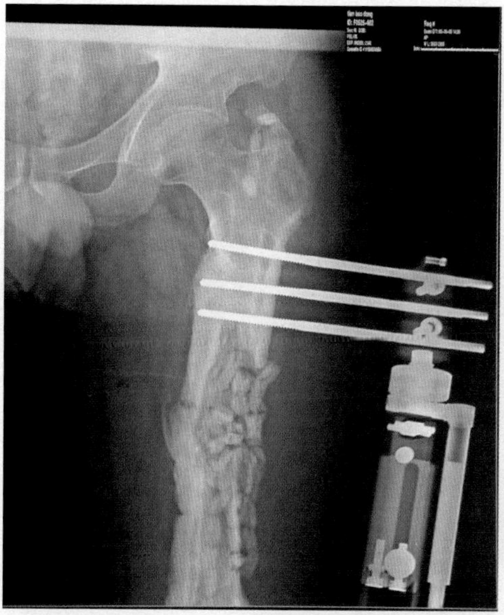

图6　手术2后的X片显示重新更换后的骨水泥药珠，外固定架稳定骨折端，骨折对位好

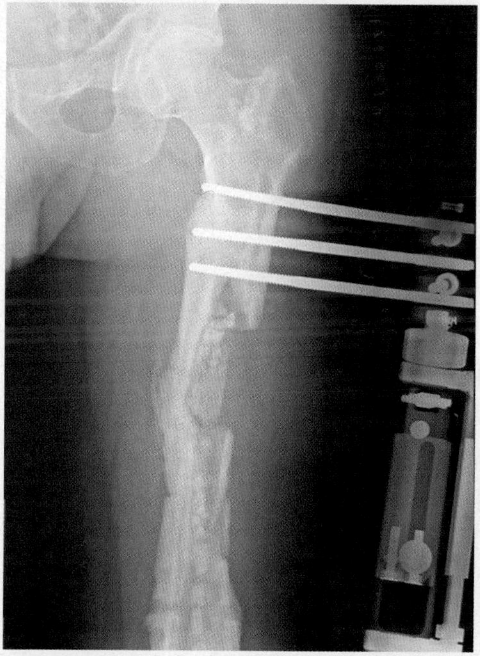

图7　手术3后的X片显示髓腔内未能取出的骨水泥药珠。骨折端及相邻髓腔内的颗粒物为注射型人工骨与万古霉素混合后制成的人工骨万古霉素颗粒。骨折端植入的松质骨显示不十分明显

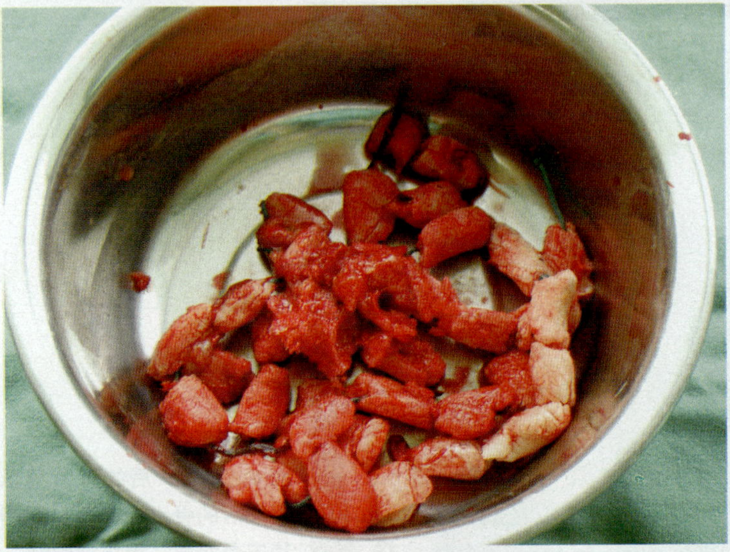

图 8　手术 3 中取出的骨水泥药珠

▶ 手术并发症

手术后伤口愈合好，未发生伤口流脓。病人每个月复查一次 X 片、ERS、CRP，肢体部分负重。至术后 8 个月骨折端有明确骨痂通过骨折端（图 9），开始松动外固定架使骨折端逐步加大负重。术后 10 个月完全负重并去除外固定架（图 10、11）。

▶ 诊治要点

该病例诊治的要点为做了 2 次清创术。手术 1 的目的：①明确细菌的种类，为使用抗生素提供依据；②应用骨髓腔内抗生素一周为使用位于髓腔内的外固定架针提供了保障；③去除了金属内固定物，更易看清楚骨的结构。手术 2 的目的：①清创更彻底；②可针对性地调整抗生素的使用；③可根据手术 1 的发现挑选固定物稳定折端。

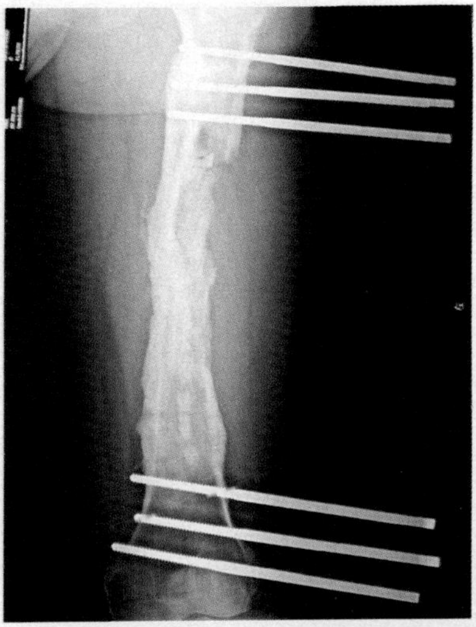

图 9　手术 3 术后 8 个月的骨折愈合情况

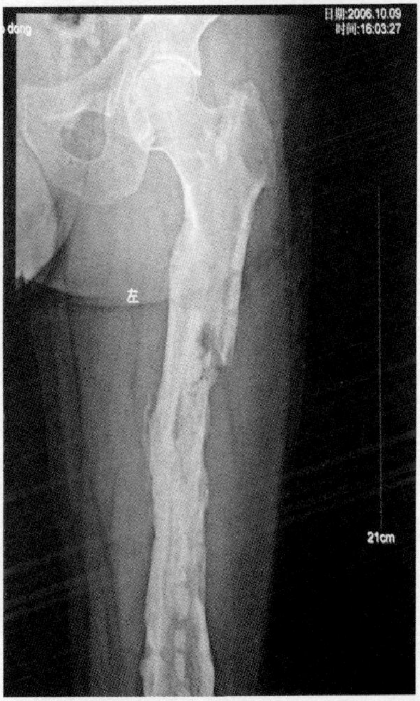

图 10　手术 3 后的 10 个月去除了外固定架，髓腔内有未取出的骨水泥药珠和未吸收的人工骨颗粒

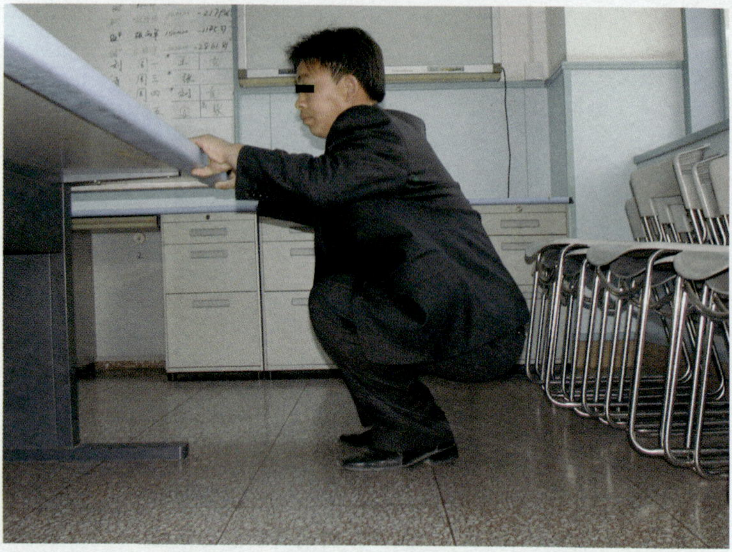

图 11　病人患肢的功能结果

病例 99　开放植骨治疗胫骨感染性骨折不愈合

黄　雷

▶ 病历摘要

男，30 岁。胫骨骨折术后伤口持续渗出 2 年。2002 年 7 月因车祸致右胫骨开放性骨折，于当地医院治疗。术后胫骨骨折端感染，多次手术未治愈。于 2004 年 8 月来我院治疗。

入院体查：一般情况好。右小腿广泛斑片状瘢痕，中段前方可见 3 个黄豆大小窦道。胫骨以单边外固定架固定，拆除外架连杆后，折端有异常活动，4 枚针未松动（如图 1）。各项化验正常。左胫骨正、侧位 X 线片如图 2。

入院诊断：胫骨开放骨折术后感染性骨折不愈合（右，中下段）。小腿皮肤缺损植皮术后，植皮成活（左）。

▶ 开放植骨术的适应证

①感染性骨折不愈合或合并软组织缺损胫骨骨外露面积＜14 cm×6 cm。②节段性骨缺损＜4cm。③患侧肢体远端血运、感觉、活动良好。④骨髓炎行一期碟形切除术后残留的骨缺损腔隙。

▶ 术前准备

对患者进行全面体检，特别明确有无糖尿病及贫血，并做对症治疗。局部检查包括判断软组织血运条件、骨缺损的大小、骨折端的稳定性。通过 X 线片了解以下内容：①骨折的部位和类型；②有无死骨及死骨的大小、部位；③骨缺损的大小，估计植骨量；④了解原内固定物的形式和数量；⑤明确骨质疏松程度；⑥决定外固定方式。取创面上的分泌物做细菌培养及药敏试验。测定血型，备足全血。

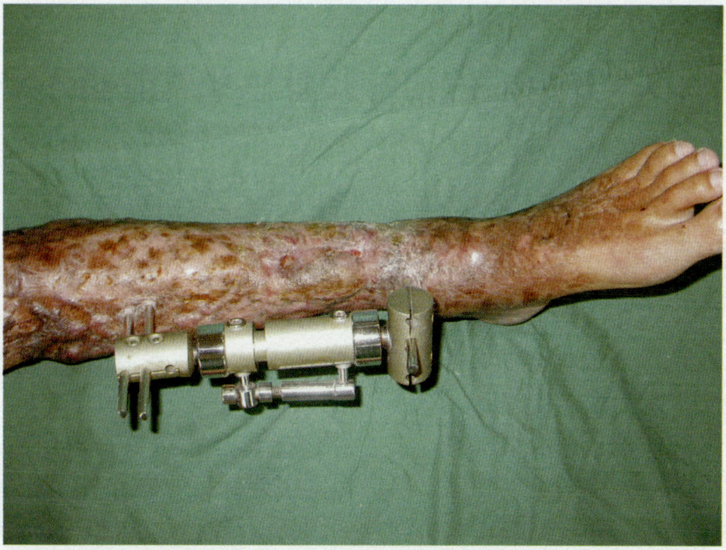

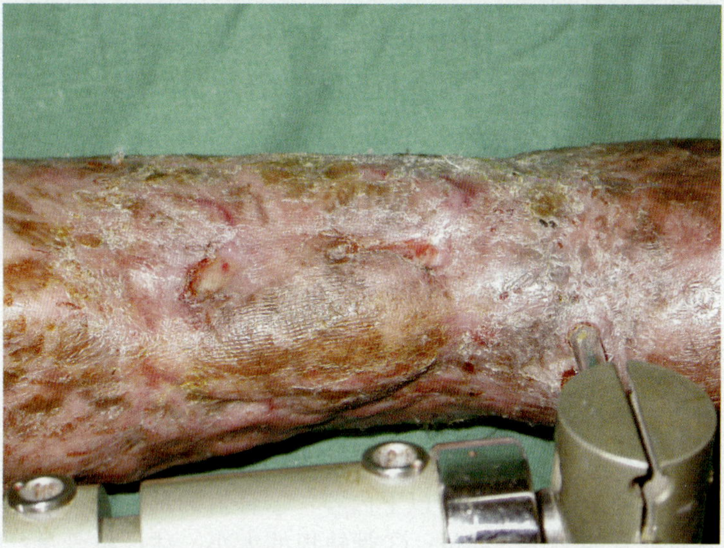

图 1　示左小腿广泛斑片状瘢痕，中段前方可见 3 个黄豆大小窦道。胫骨以单边外固定架固定

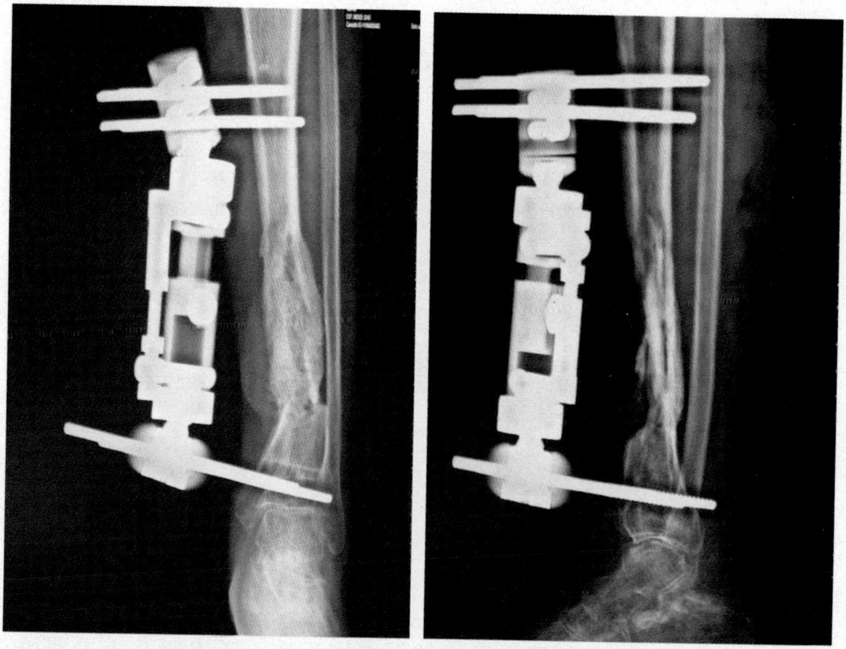

图 2　左胫骨正、侧位 X 线片示胫骨骨折不愈合

▶ 手术方法

手术在连续硬膜外麻醉或全身麻醉下进行。抬高患肢 5 分钟后，气囊止血带充气。

(1) 清创术：消毒一定要按照感染伤口消毒的顺序进行。尽可能切除所有失活及感染的骨质和软组织，送细菌培养并行药敏试验。取出内固定物（如果有）。清创结束后，松止血带。在彻底止血的基础上继续清创，直到两骨折端骨质和周围软组织表面全部渗血。清创后常导致骨质和软组织缺损（图 3）。在作者治疗的病例中，节段性胫骨骨缺损最长为 6.5 cm，碟形骨缺损最长者 6.5 cm。依次以大量生理盐水、双氧水、生理盐水、碘伏和生理盐水冲、浸洗伤口。

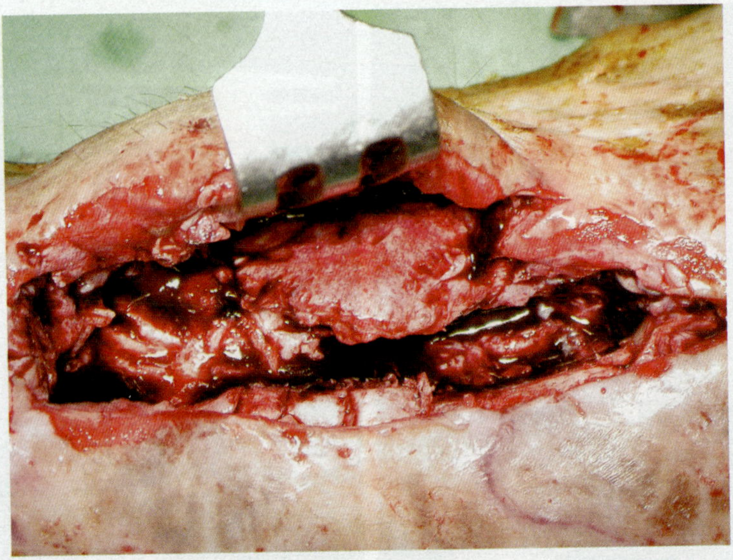

图3 清创后导致骨质和软组织缺损

（2）采用外固定架固定骨折端：更换手套、手术服并手术器械。重新铺无菌单。置放外固定架。

（3）取骨、植骨：由另一组大夫实施。将取自自体髂嵴的大量松质骨（其中部分可带有骨皮质）修剪成细小颗粒紧密地塞、压入骨折端并超过折端上下各 2cm。对于节段性骨缺损，植入的骨条要超过该管状骨的直径。取下的髂骨最好立刻剪碎后植入，如需等待必须用在取骨部浸有鲜血的纱布包裹（图 4、图 5）。无张力缝合伤口的远近部分，伤口中部常因皮肤缺损或张力较大而无法关闭，以油纱覆盖创面，无菌敷料加压包扎（图 6）。

▶ 术后仔细观察、换药

术后必须观察全身状况，根据术后化验血红蛋白值，决定是否输血。术后患者卧床最少两周。抬高患肢。保持外敷料干燥。对于创面大、渗出多、局部炎症反应明显者，须每日换药。对于创面小、渗出少者，可隔 1～2 日换药。直到肉芽组织完全覆盖外露的移植骨面。每次换药均须保证严格的无菌操作。更换渗湿的敷料，以林格液或生

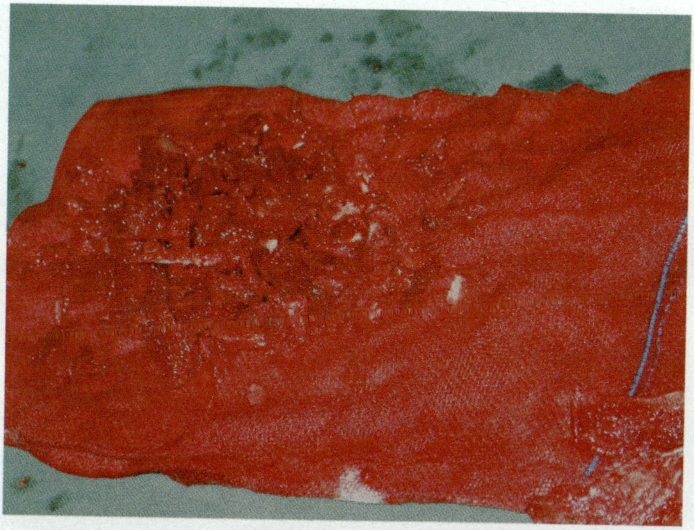

图 4 取下的髂骨最好立刻剪碎后植入，如需等待必须用在取骨部浸有鲜血的纱布包裹。左侧为剪好的骨条，右侧为未剪的骨片

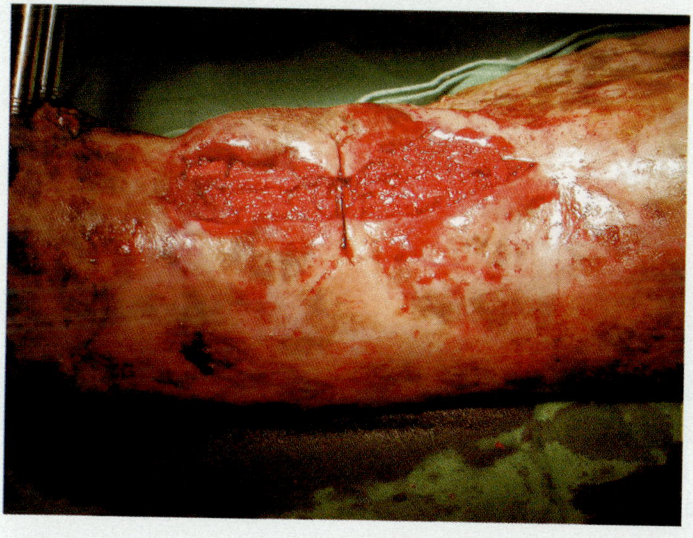

图 5 将取自自体髂嵴的大量松质骨（其中部分可带有骨皮质）修剪成细小颗粒紧密地塞、压入骨折端并超过折端上下各 2cm，对于节段性骨缺损，植入的骨条要超过该管状骨的直径

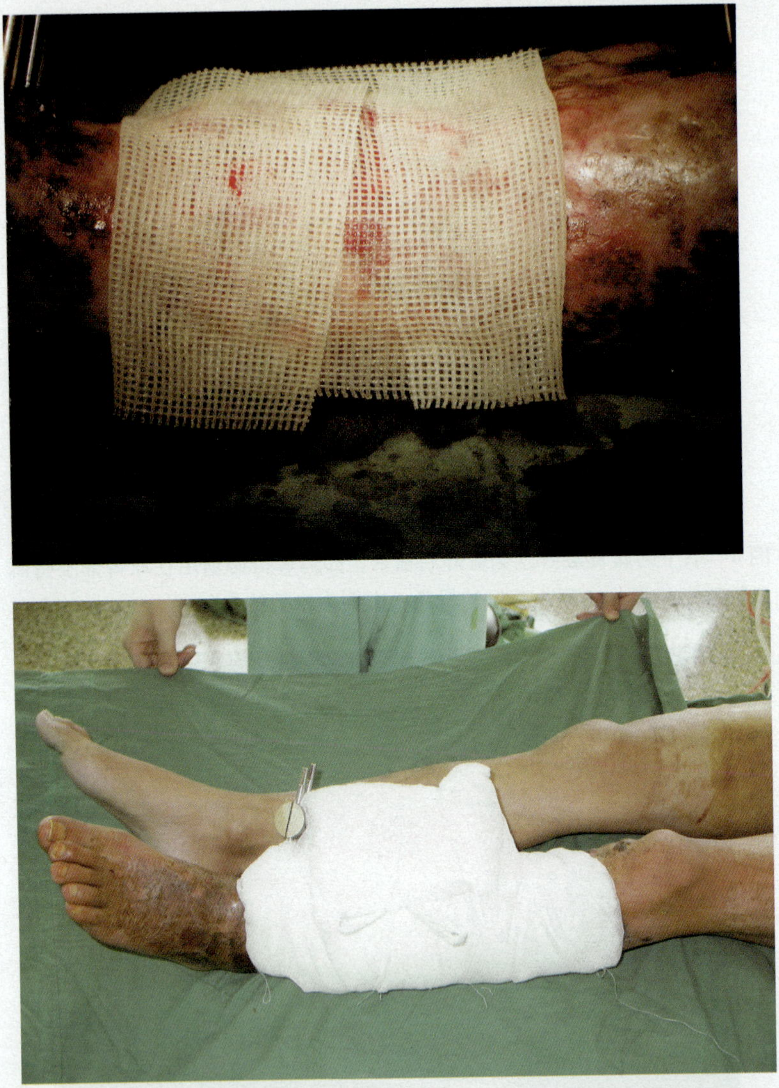

图 6　伤口中部常因皮肤缺损或张力较大而无法关闭，以油纱覆盖创面，无菌敷料加压包扎

理盐水清洗伤口，凡士林油纱外敷，无菌敷料包扎伤口。早期决不能将表层无血运的骨条去除。直至术后 6～8 周才可以小心地去除表面失活的骨条，将无肉芽组织生长的骨面轻轻刮至渗血。可在肉芽组织上面行游离皮片移植术，从而缩短换药及住院时间。

▶ 敏感抗生素的应用

于术后当天静脉滴注相应敏感抗生素，直至患者体温、血常规正常，创面无感染表现。平均用药 11d（7～18d）。

▶ 定期随访

恢复情况见图 7～10。

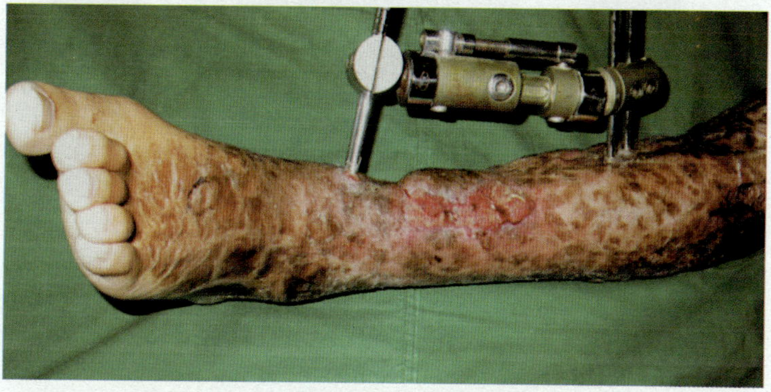

图 7　术后 4 周肉芽组织已覆盖开放的植骨面

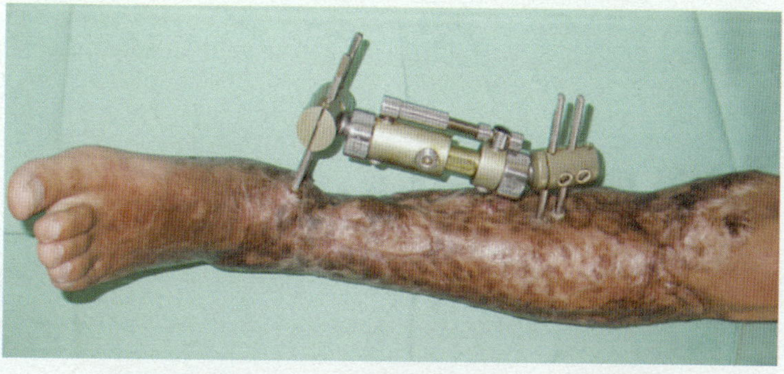

图 8　植骨术后 6 个月创面植皮成活，无感染复发

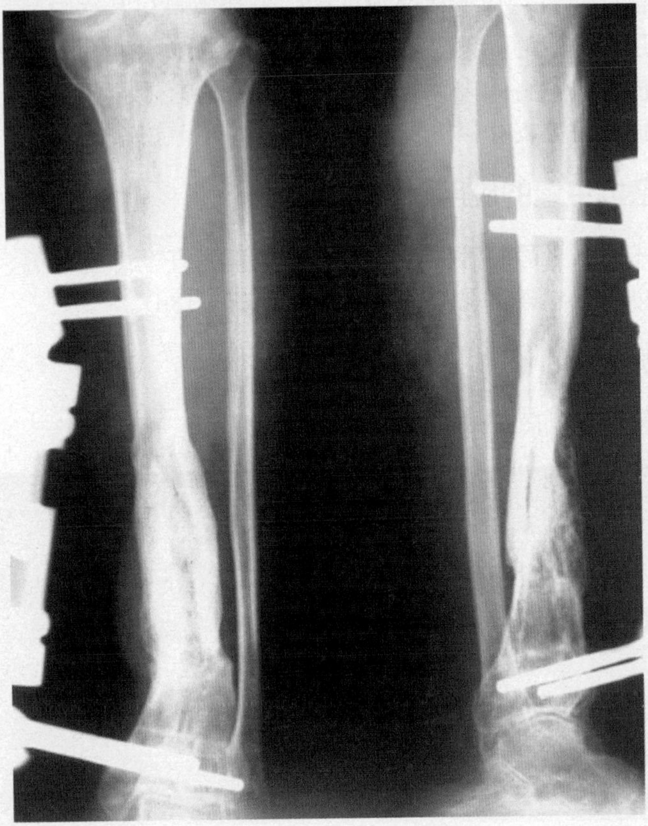

图 9　植骨术后 6 个月 X 线片示：胫骨远段骨折愈合。准备拆除外固定架

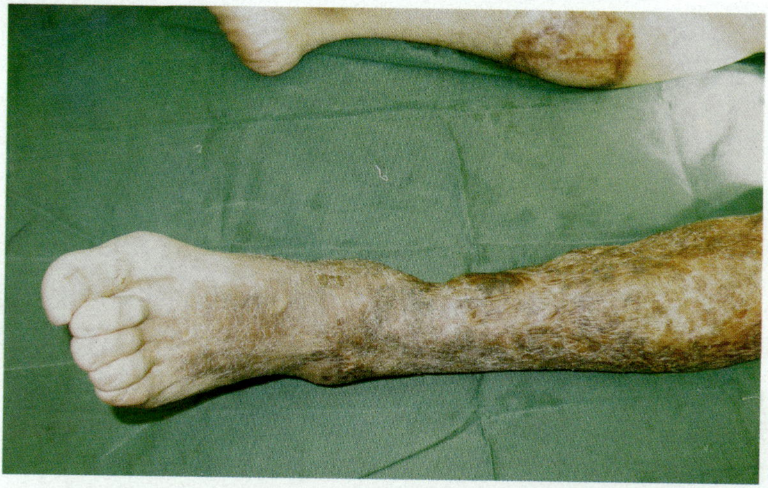

图 10　拆除外固定架后 6 个月，无感染复发

▶ 参考文献

1. Papineau II, Alfageme A. Chronic osteomyelitis of long bone resection and bone grafting with delayed skin closure. J Bone Joint Surg (Br), 1976, 58: 138-141
2. Rhinelander FW. Minimal internal fixation of tibial fractures. Clin Orthop, 1975, (107): 188-220
3. Cabanela ME. Open cancellous bone grafting of infected bone defects. Clin Orthop, 1984, (185): 427-440
4. 黄雷，刘沂，李瑞海等. 一期开放植骨治疗感染性骨折和骨不愈合. 中华外科杂志，1998，36（增刊）：32-35
5. 黄雷，李兵，刘沂等. 开放植骨治疗感染性骨折不愈合. 中华骨科杂志. 2005，25：30-35

病例100　距骨骨折

龚晓峰

▶ 病历摘要

女，16岁，摔倒后致伤。伤后左踝内翻畸形、疼痛严重、活动受限。伤后急诊拍片并行闭合整复，为进一步治疗由急诊收入院。患者既往体健。入院后常规化验检查未见异常，拍摄左足正侧斜位片及左踝正位片，并行左后足双平面CT扫描（见图1～6）。

入院诊断：距下关节脱位、距骨体骨折、距骨后侧突骨折、距骨头骨折（左）。

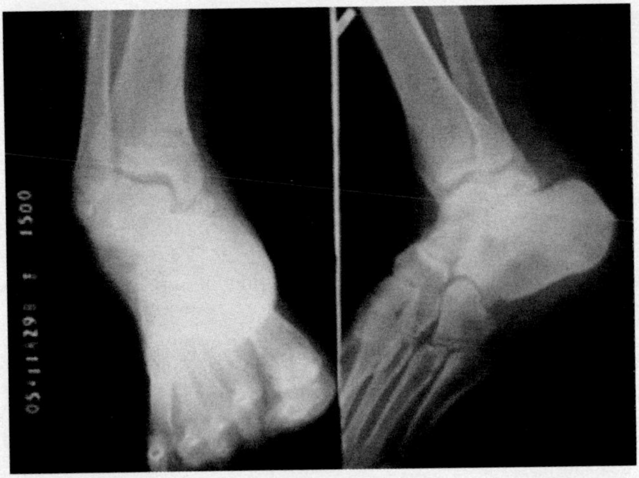

图1　伤后踝关节正侧位X片：距跟关节内侧脱位，距舟关节距骨侧高度降低，有旋转半脱位表现

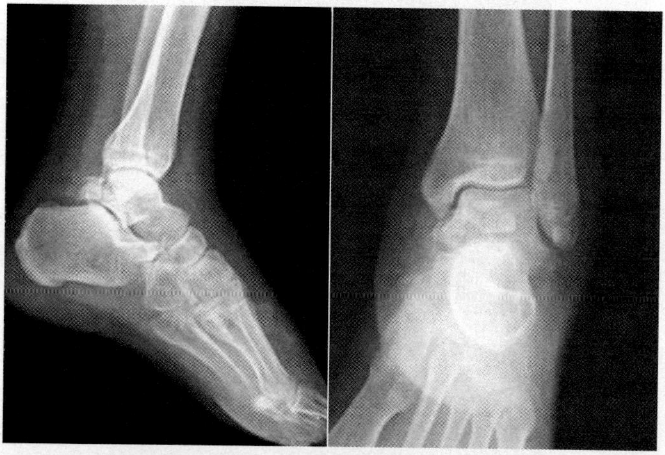

图 2　急诊闭合整复后踝关节正侧位片：距骨后侧多个骨折块，位置偏内，距舟关节关系正常

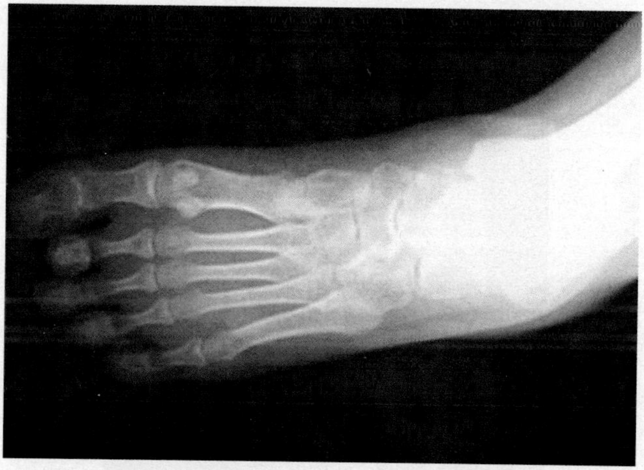

图 3　足正位片：距骨头关节面骨折

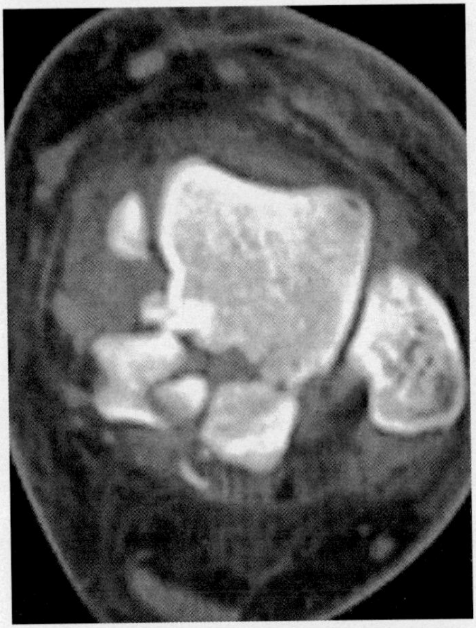

图 4　后足横断面 CT 扫描：距骨后侧突骨折，累及距骨体部

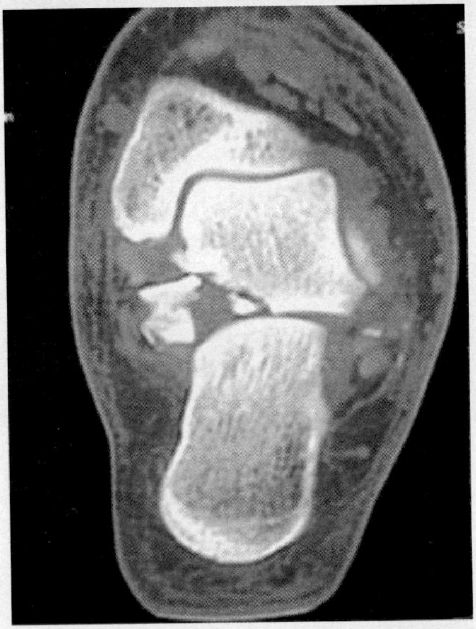

图 5　后足冠状面 CT 扫描:距骨后内侧骨折,距跟关节对合丧失,跟骨轻微内翻

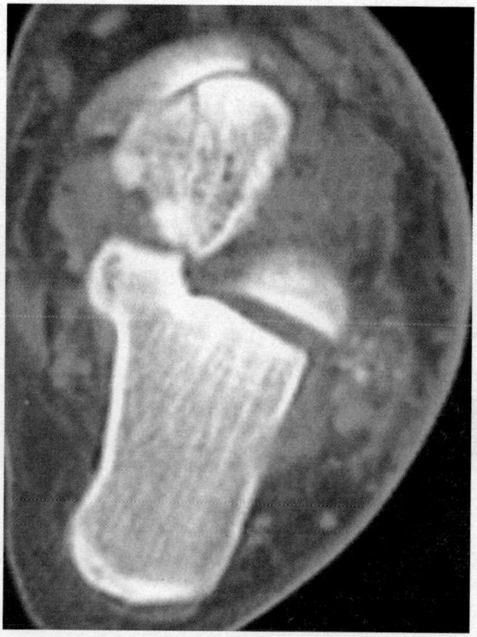

图 6　后足横断面 CT 扫描：距骨头劈裂骨折

▶ 手术适应证与禁忌证

患者为年轻女性，距骨关节内骨折，累及距跟关节和距舟关节，关节面粉碎，移位及台阶较大，手术指征明确。没有绝对手术禁忌证。

▶ 术前设计

距骨后侧突骨折，累及距跟关节面和距舟关节面，手术切口宜选择后内侧入路（图 7），同时暴露距骨后方和距舟关节。术前 CT 示粉碎性骨折，关节内碎块较多，术中重点在于恢复关节面，由于骨块较小，可能需要克氏针及细螺钉进行固定，术后需要石膏保护性制动。

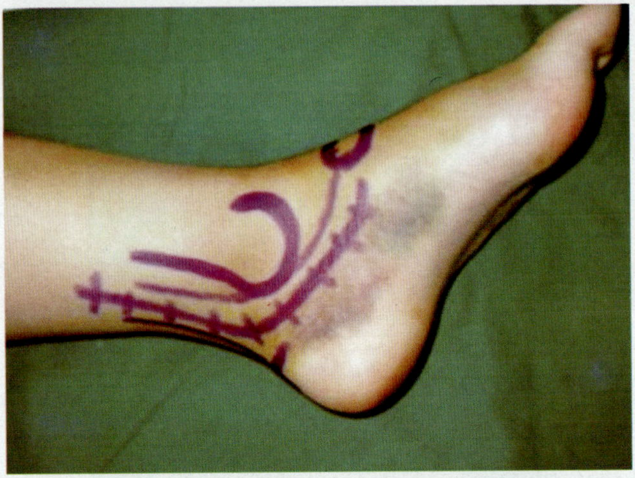

图 7　伤后 13 天患足肿胀情况及手术切口

▶ 手术方法

伤后 13 天手术。经后内侧入路切开复位内固定。弧形切口的中心位于内踝和跟腱之间，向前弧形切开至距舟关节。手术界面位于内侧的胫后肌腱，趾长屈肌腱，胫后动静脉，胫神经与外侧的踇长屈肌腱之间。在显露骨折端之前需要仔细游离神经血管束。小切口切开关节暴露骨折。使用 1.5mm 拉力螺钉及克氏针完成骨折块固定距骨后侧突。在切口远端显露距舟关节面后，撬起压缩的距骨头关节面，两枚 1.5mm 螺钉固定，所有内固定物均位于骨面或关节面以下，保证不影响踝关节、距跟关节和距舟关节活动（图 8～12）。

▶ 手术并发症

术后伤口愈合良好。术后 6 周开始部分负重。2 个月复查时踝关节活动良好，X 片显示距骨后侧骨折线消失。术后 1 年复查距跟关节内外翻角度同健侧，X 片示距下关节间隙良好，没有关节炎表现。

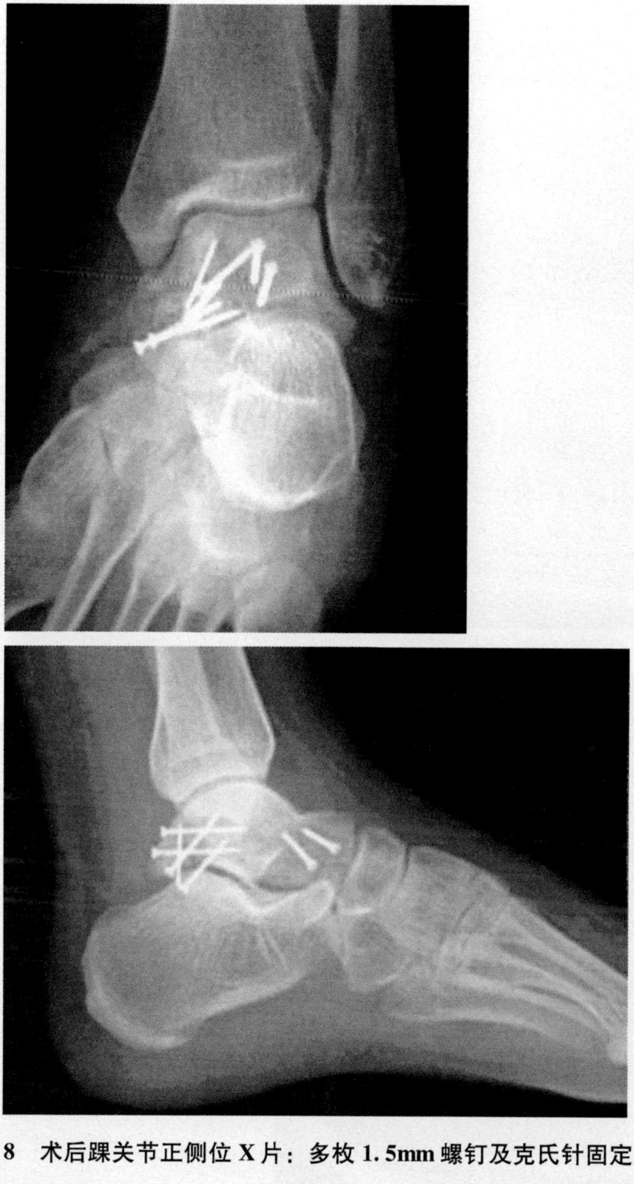

图 8　术后踝关节正侧位 X 片：多枚 1.5mm 螺钉及克氏针固定距骨

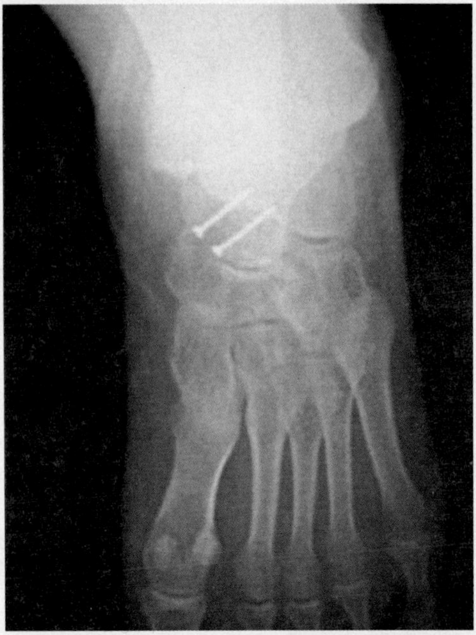

图 9　术后足正位 X 片：距骨头骨折螺钉固定情况，距骨关节面台阶消失

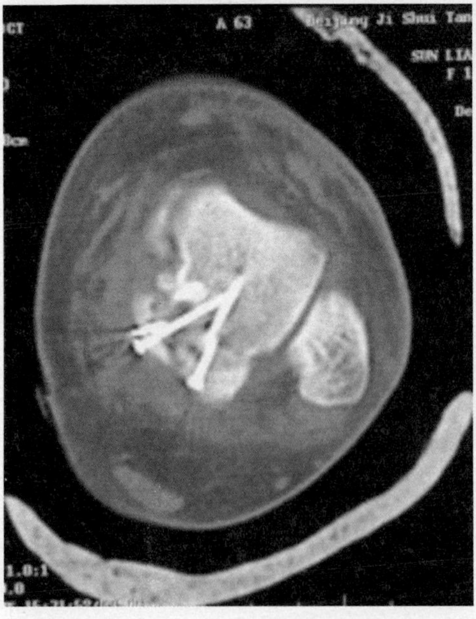

图 10　术后后足横断面 CT 扫描：克氏针螺钉固定情况

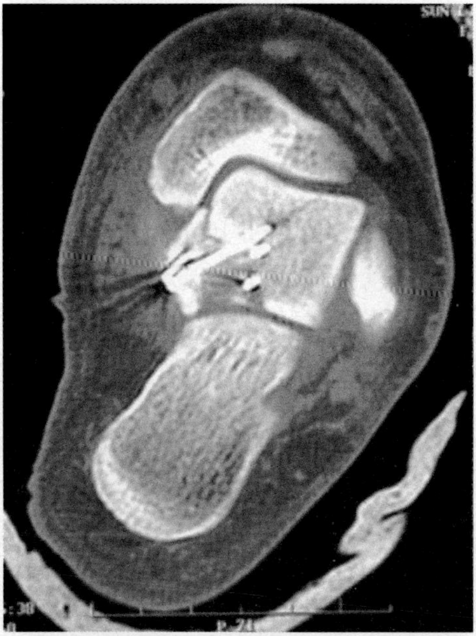

图 11　术后后足冠状面 CT 扫描：距跟关节内翻纠正

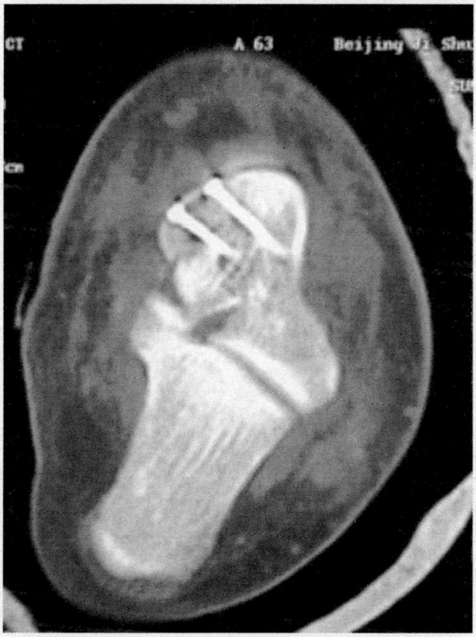

图 12　术后后足横断面 CT 扫描：距骨头关节面恢复

▶ 病例特点

距下关节脱位通常都伴有距舟关节脱位，从损伤机制上讲，通常意义上的距下关节内侧脱位都是以载距突为支点，首先出现距舟关节脱位，当跟骨也发生内移时，会造成距跟关节脱位。但该患者没有明显的距舟关节脱位表现，究其原因可能是因为距骨体后侧骨折后，后侧稳定性及关节连续性丧失，造成跟骨、舟骨及骰骨以距舟关节为轴旋转（即整个足臼与距骨发生旋转），虽然距舟关节没有明显脱位，但侧位片可见距舟关节距骨侧关节面高度降低，说明有旋转半脱位。

距骨后侧突由内外侧结节组成，二者之间是足蹬长屈肌腱沟。后距跟韧带和后距腓韧带都附着在外侧结节上。内侧结节较小，是三角韧带后三分之一在距骨的附着点，其下方是分歧距跟韧带内侧支的附着点。两个结节的下表面共同组成距下关节顶部的后侧部分。距骨后侧突的整体骨折相当少见。外侧突骨折又称为“滑雪者骨折”，常见损伤机制是踝关节背伸和足固定旋前位时的内翻。后侧突骨折有两种可能损伤机制。一是暴力过度跖屈和内翻造成距骨后侧受压于胫骨后缘和跟骨后关节面背侧缘之间。另一种损伤是在过度背伸和内翻运动时由后距腓韧带牵拉造成的后侧突外侧结节的撕脱骨折。而内侧结节骨折是由旋前-背伸暴力引起后三角韧带附着点撕脱而造成的。

该患者是后内侧结节、后外侧结节均有骨折，而且累及构成距跟关节面后侧部分的距骨体。同时还伴有距跟关节脱位、距舟关节旋转半脱位和距骨头骨折。所以，推断其损伤机制可能是踝关节跖屈位时，受到内翻暴力合并后侧挤压暴力；首先是距骨体后侧及距骨后侧突在垂直挤压暴力下发生骨折，之后由于后侧稳定性的丧失，在内翻暴力的作用下，发生足臼与距骨之间的旋转半脱位，在半脱位的同时，距骨头内侧受到挤压力，造成关节面的劈裂骨折。

病例 101　陈旧跟骨骨折

武　勇

▶ 病历摘要

女，52 岁。因从 1 米高处坠落致伤。伤后感右足肿痛、活动受限。否认伤后意识丧失及腰背疼痛病史。伤后立即到当地医院就诊，并被给予保守治疗，手法复位石膏外固定。石膏固定一个月后拆除，开始活动，伤后两个月后部分负重。患者自伤后一年内始终感患足肿痛，以外侧为重，负重时足底外侧着地并感疼痛，行走困难。于伤后一年来我处就诊。

入院检查：患足肿胀明显，后足成轻度内翻，外踝后下方隆起，局部压痛明显，踝关节活动可，距下关节活动无，足趾感觉活动无异常。入院后常规化验检查未见异常，拍摄双足正位、斜位、负重侧位，并行 CT 检查（见图 1～5）。

入院诊断：跟骨骨折后畸形愈合（右）。

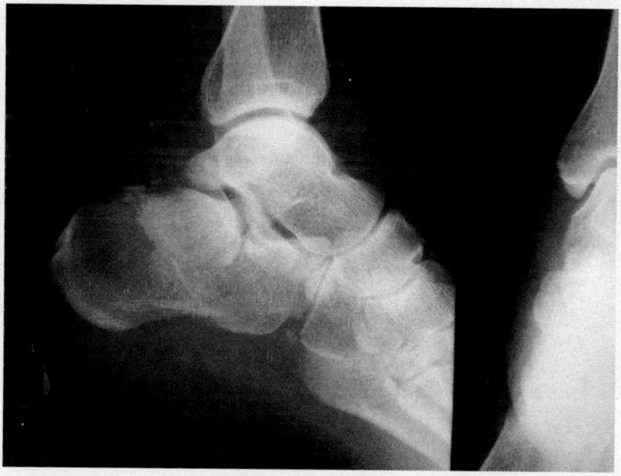

图 1　伤后侧位

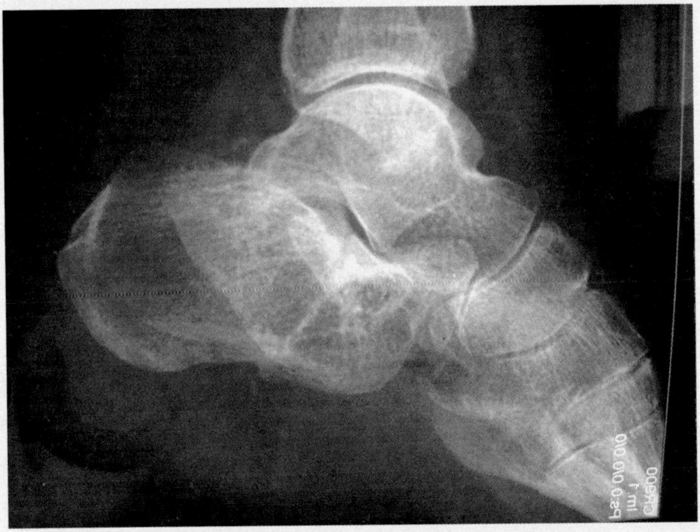

图 2　伤后一年侧位

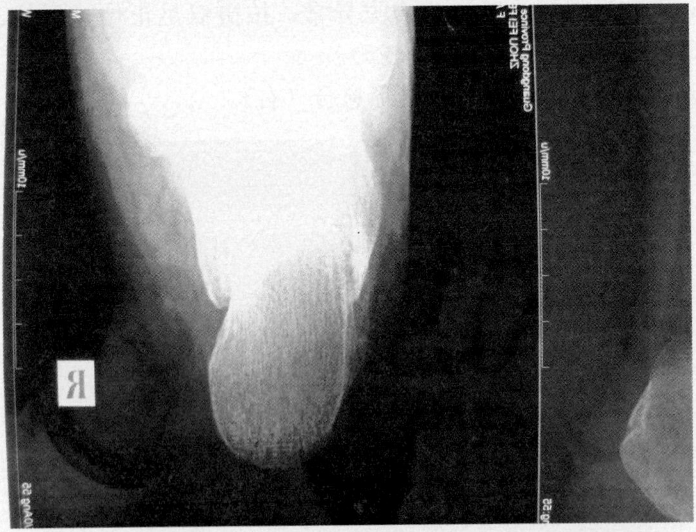

图 3　伤后一年轴位相

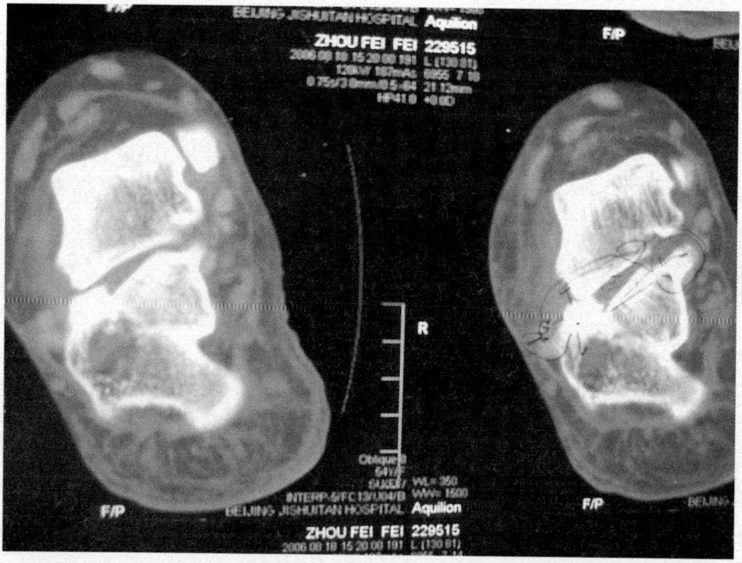

图 4　伤后一年 CT

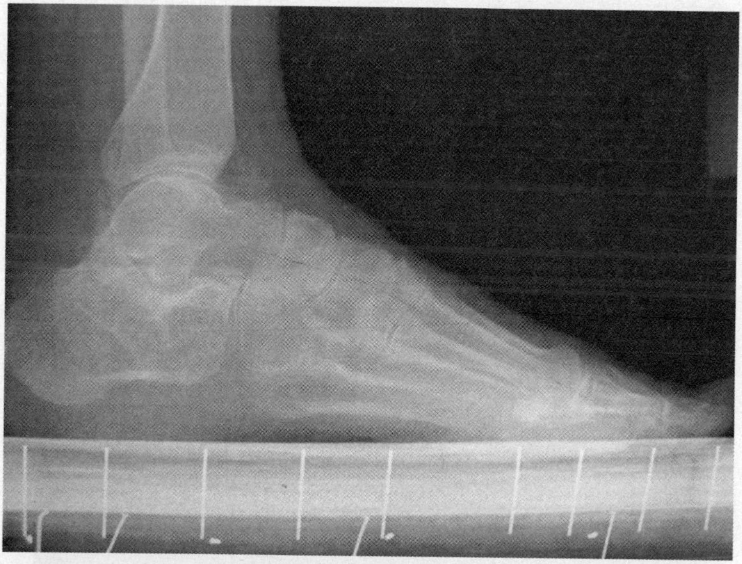

图 5　伤后一年术前负重位侧位

▶ 手术适应证与禁忌证

手术名称为右足距下关节撑开植骨融合术。患者跟骨骨折后一年，跟骨变宽，高度降低，后足内翻，外侧骨突撞击腓骨长短肌腱，距下关节破坏严重，形成创伤后关节炎。患者生活质量低下，AOFAS 评分仅为 34，要求改善强烈（见图 4）。手术指征明确。从病史和检查方面，未见明显手术禁忌。

▶ 术前设计及手术技巧

患者跟骨骨折畸形愈合，其病理改变包括跟骨增宽外侧骨突形成、距下关节骨性关节炎和跟骨内翻畸形。手术之目的是逐一纠正。手术采用跟腱外侧直切口（图 6），沿跟骨外侧将突出的骨性组织充分切除，远端达跟骰关节，使腓骨长短肌松弛。用撑开器暴露距下关节，切除软骨面，将取好的有三层皮质骨的三角形骨块挤压于撑开的关节间隙中（图 7），注意骨块放置应偏内侧，这样当加压时内侧形成支点，跟骨将外翻。用空心钉导针从跟骨结节后和下方打入距骨体内，透视证实位置好后拧入合适长度的空心钉。将外侧切除的骨组织植于关节间隙处使之尽早愈合。逐层关闭伤口后加压包扎。

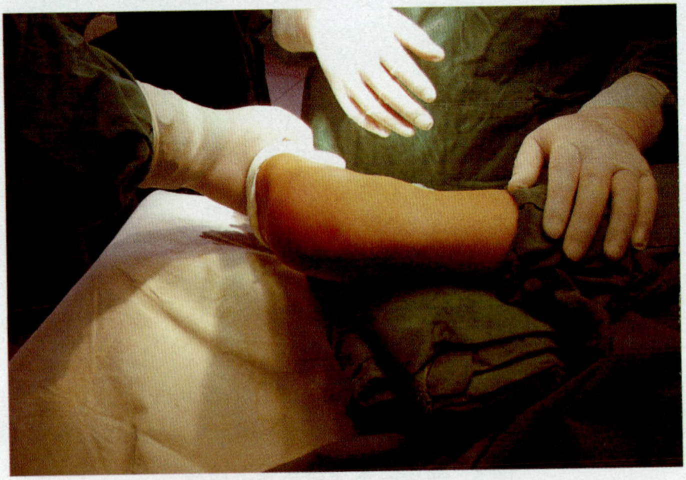

图 6　术中侧卧位，跟腱外侧入路

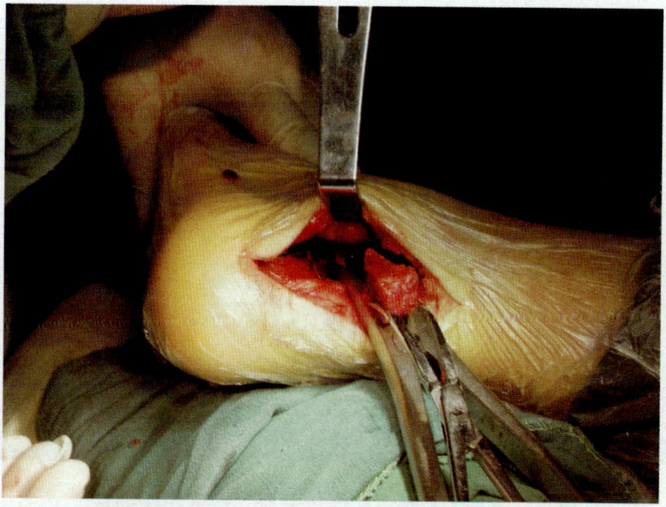

图 7　术中撑开距下关节并植入三角形骨块

▶ 术后注意

术后不用外固定，注意观察伤口情况，鼓励踝关节主动活动，六周后 10～20 千克部分负重，三个月骨性融合后完全负重(图 8、图 9)。

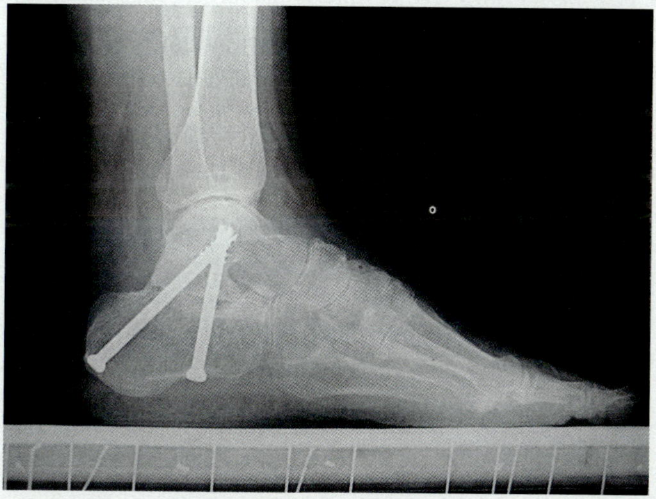

图 8　术后一年负重位侧位

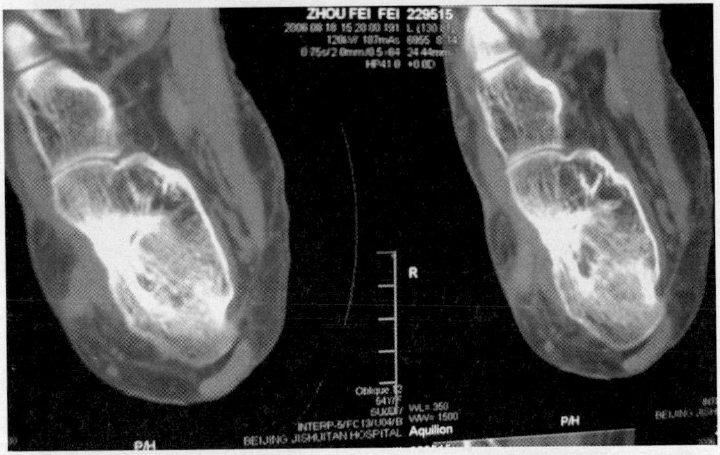

图 9　术后 CT 显示外侧壁平整，骨突切除彻底

▶ 参考文献

1. Florian Nickisch，Robert Anderson. Post-calcaneus fracture reconstruction. Foot Ankle Clin N Am 11，2006，85-103
2. Trnka HJ，Easley ME，et al Subtalar distraction bone block arthrodesis. JBJS，2001，(8)：6
3. Jon F Robinson，Andrew Murphy G. Arthrodesis as salvage for calcaneal malunions. Foot Ankle Clin N Am，2002，107-120

病例 102　跟骨骨折

苏永刚

▶ 病历摘要

男，37 岁。因“从 3 米高处坠落致伤左足跟部，肿痛、活动受限 2 天”急诊入院。否认其他病史。

入院体检：左足肿胀明显，足跟部压痛（+），踝关节因疼痛活动受限，胸腹部、脊柱、骨盆等其他部位未见阳性体征。

辅助检查：跟骨侧位 X 线片显示跟骨后关节面严重塌陷，可见“双线征”，跟骨 Böhler 角为－8°（图 1）。跟骨轴位 X 线片显示跟骨增宽明显（图 2）。跟骨 CT 扫描显示跟骨后关节面有 2 条主要骨折线，关节面移位并有碎块（图 3）。

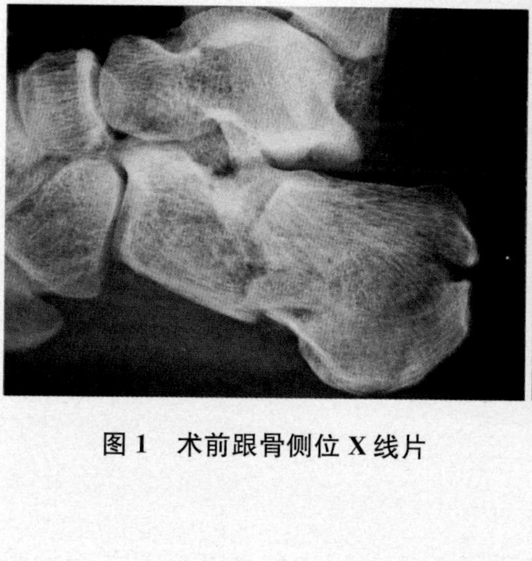

图 1　术前跟骨侧位 X 线片

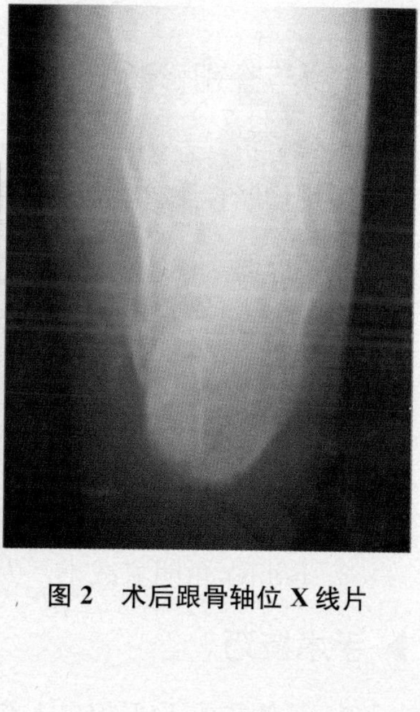

图 2　术后跟骨轴位 X 线片

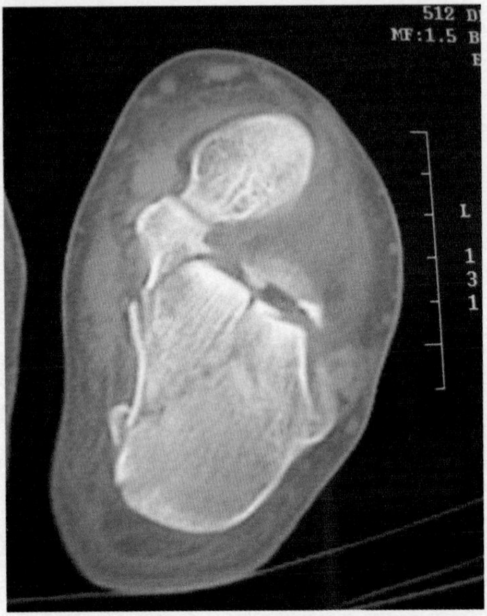

图 3　跟骨 CT

▶ 诊断与鉴别诊断

跟骨骨折（左侧，Sanders IIIAC）。

鉴别诊断：除外胸腹部、脊柱、骨盆等其他部位损伤。

▶ 治疗方案

左侧跟骨骨折切开复位内固定术。

▶ 手术指征

1. 关节内骨折，移位明显（>2mm）。
2. 跟骨高度严重丧失、宽度增加。
3. Böhler 角明显减小，为−8°。

▶ 手术技巧

1. 外侧扩大 L 形切口入路适用于 90%以上的累及后关节面的跟

骨骨折。

2. 充分显露跟骨外侧和距下关节的同时，注意保护皮瓣的血运和腓骨长短肌腱。

3. 在直视下争取使后关节面达到解剖复位。

4. 恢复跟骨的高度，纠正跟骨的增宽和内外翻畸形。

5. 依据三点固定方法进行有效固定。

6. 若骨缺损严重，可植入自体骨或替代材料。

7. 微创关闭切口，避免张力过大。

▶ 术后 X 光片

术后跟骨侧位 X 片显示跟骨高度恢复，后关节面复位优良，固定好（图 4）。跟骨轴位 X 线片显示跟骨增宽，纠正良好，固定好(图 5)。

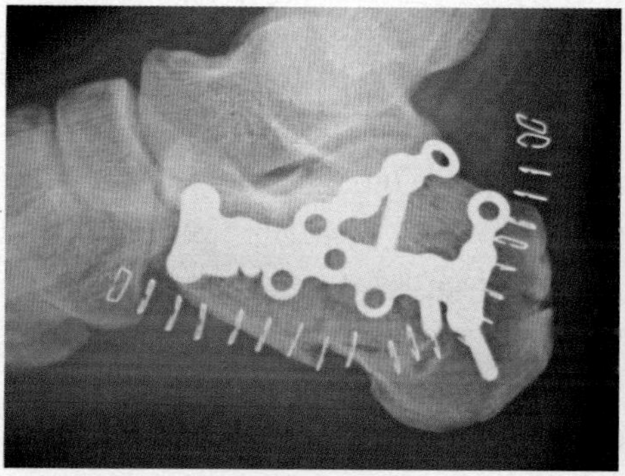

图 4　术后跟骨侧位 X 线片

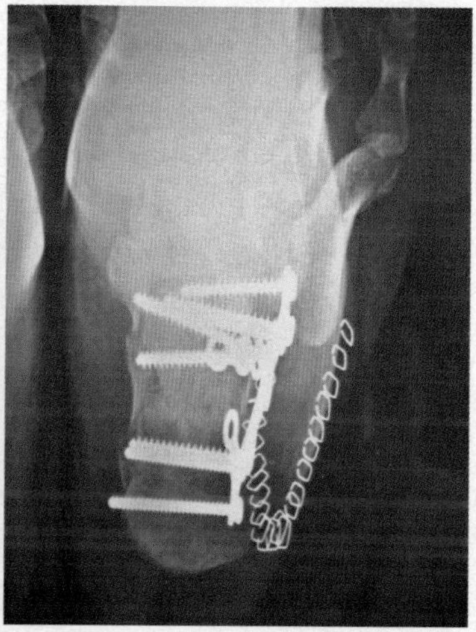

图 5　术后跟骨轴位 X 线片

▶ 术后 6 天功能情况

患者在术后第 2 天开始功能锻炼，未见皮肤坏死表现。术后 6 天，患者踝关节跖屈可达 40°，背伸达 10°（图 6）。

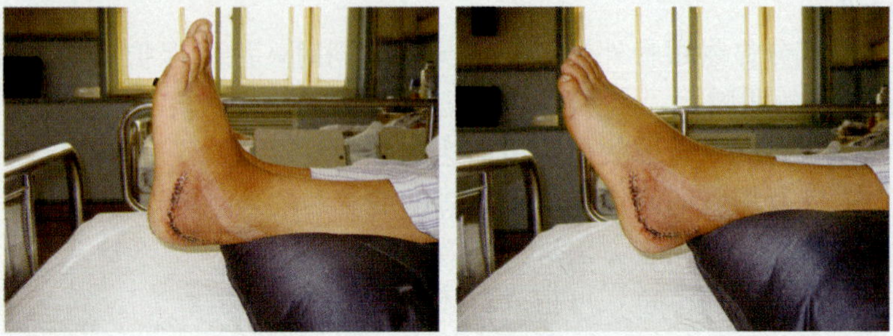

图 6　术后 6 天患者踝关节恢复情况

▶ 参考文献

1. Essex-Lopresti P. The mechanism, reduction technique, and result in fractures of the oscalcis. Br J Surg, 1952, 39: 395-419
2. Sanders R, Fortin P, DiPasquale A, et al. Operative treatment in 120 displaced intra-articular calcaneal fractures: results using a prognostic computed tomography scan classification. Clin Orthop Relat Res, 1993, (290): 87-95
3. Mulcahy DM, McCormack DM, Stephens MM. Intra-articular calcaneal fractures: effect of open reduction and internal fixation on the contact characteristics of the subtalar joint. Foot Ankle Int, 1998, 19: 842-848
4. Buckley R, Tough S, McCormack R, et al. Operative compared with nonoperative treatment of displaced intra-articular calcaneal fractures: a prospective, randomized, controlled multicenter trial. J Bone Joint Surg (Am), 2002, 84: 1733-1744
5. Rammelt S, Zwipp H. Calcaneus fractures: facts, controversies and recent developments. Injury, 2004, 35: 443-461
6. Benirschke SK, Sangeorzan BJ. Extensive intraarticular fractures of the foot: surgical management of calcaneal fractures. Clin Orthop Relat Res, 1993, (292): 128-134
7. Longino D, Buckley RE. Bone graft in the operative treatment of displaced intraarticular calcaneal fractures: is it helpful? J Orthop Trauma, 2001, 15: 280-286

病例103　骨盆骨折

吴新宝

▶ 病历摘要

女，19岁。因车祸致双髋关节、左大腿活动受限9天收入院。患者伤后因腹痛在当地医院行开腹探查，空肠及结肠浆膜层肠壁修补术，并给予腹腔引流。因双侧髋关节、左大腿疼痛，活动受限，拍片发现骨盆骨折、左股骨干骨折。在拔除腹腔引流管，一般情况稳定后转来我院。患者否认肝炎等慢性病史。

入院体检：一般情况好。左大腿压痛，骨盆分离挤压试验阳性，在右侧大阴唇处可以触及移位的耻骨。双髋活动受限。左足背感觉减退，左足趾背伸肌力3级。常规化验检查未见异常，拍摄骨盆正位、骨盆入口位、出口位及股骨X片，并行CT检查（见图1～5）。

入院诊断：骨盆骨折（Tile C2型）；股骨干骨折（左）；腰5神经损伤（不全性）。

▶ 手术适应证与禁忌证

患者为年轻女性，骨盆骨折，左半骨盆移位明显，主要是向后方移位。左股骨干骨折。为恢复患者骨盆的正常解剖结构，并使患者能及早功能锻炼，骨盆骨折及左股骨骨折均应手术治疗，手术指征明确。从病史和检查方面，未见明显手术禁忌。

▶ 术前设计

患者左股骨骨折和骨盆骨折均需手术治疗。手术先行股骨骨折闭合复位，髓内针固定。患者骨盆骨折由侧方挤压的外力引起，左侧骨盆骨折涉及骶骨，并有骶髂关节的骨折脱位，左半骨盆后移明显，有垂直不稳定。患者伤后时间较长，左侧骨盆骨折闭合复位困难，需切开复位，手术入路宜选择后方骶髂关节入路。患者右侧耻

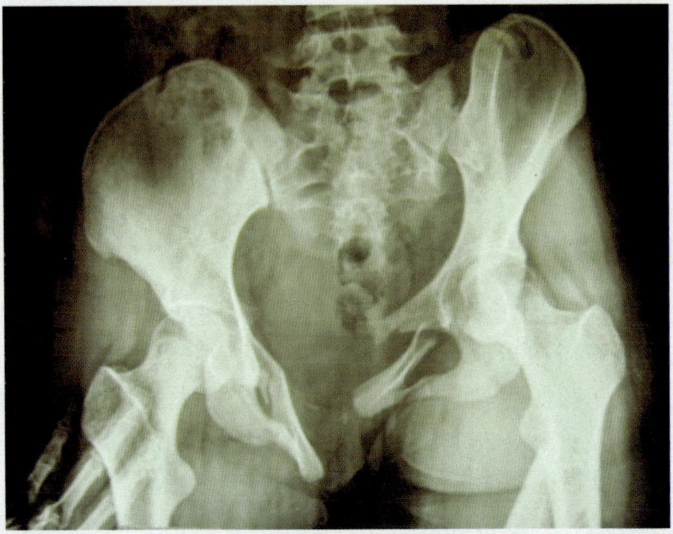

图 1　骨盆正位 X 线片，左侧骶髂关节骨折脱位，左侧半骨盆向上移位；双侧耻坐骨支骨折，右侧耻骨支骨折向下外旋转移位，耻骨联合分离。左侧股骨上段骨折

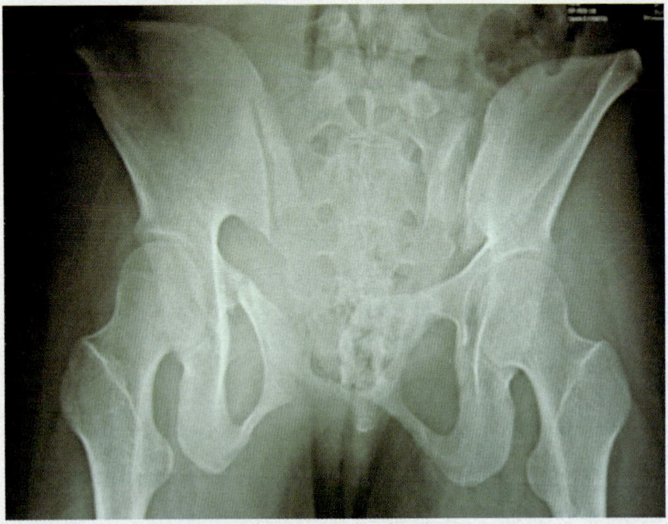

图 2　出口位 X 线片示左侧骶髂关节脱位，双侧耻坐骨支骨折，右侧耻骨支旋转移位

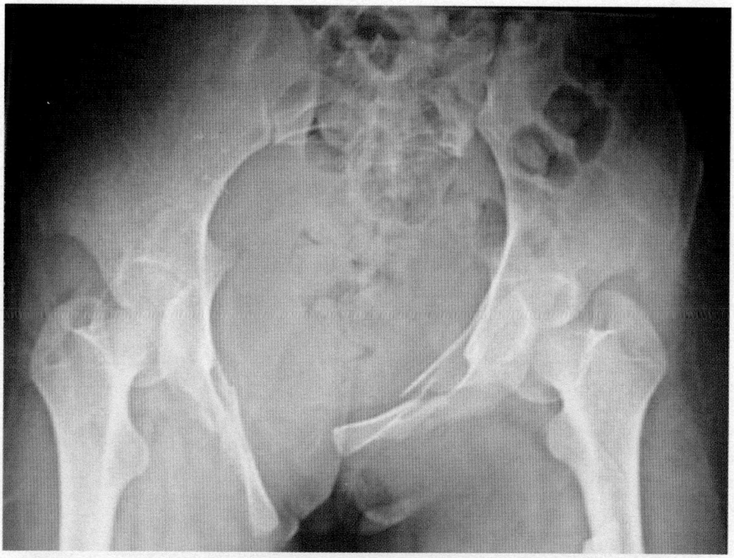

图 3　入口位 X 线片示左侧骶髂关节向后方移位，右侧耻骨支旋转移位非常明显

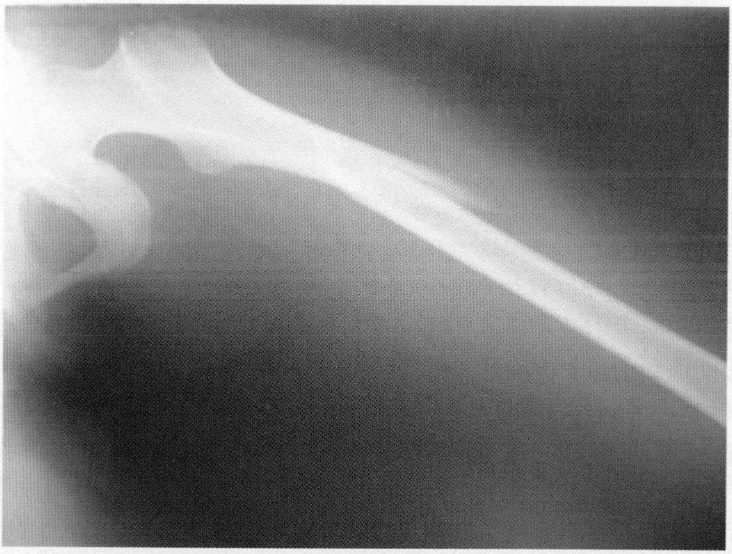

图 4　左股骨正位 X 线片示股骨上段骨折，轻度移位

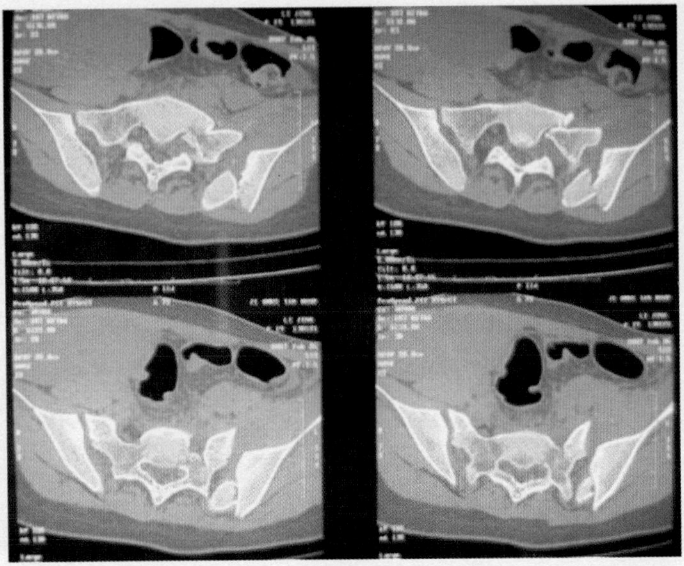

图 5　术前 CT 进一步显示左侧骶髂关节骨折脱位，骶骨骨折，左侧半骨盆后移

骨支骨折向下移位、并伴有旋转，术中试行闭合撬拨，若复位良好，则骨盆的前环损伤以外固定架固定。

▶ 手术技巧

伤后 15 天手术。全麻。首先在牵引手术床上行左股骨骨折闭合复位，髓内针固定（见图 6）。然后俯卧位，左侧骶髂关节后方入路，复位左侧骶髂关节骨折脱位，手术时发现左侧髂骨明显后移，手术中利用轴向牵引克服向上移位，用骨刀插入到髂骨骨折端中将左侧髂骨推顶到前方，从而复位骨折。将 16 孔 3.5mm 系列重建板塑形后放到双侧骶髂关节后方固定双侧髂骨。术中透视观察骨盆后环复位好。然后平卧位，经皮用斯氏针推顶右侧耻骨上支位置有所改善，但不满意（见图 7）。因患者伤情重，手术时间较长，临时用外固定架固定骨盆前环。在 1 周后，耻骨联合前方入路行双侧耻骨支骨折切开复位内固定术，手术中发现左侧耻骨支骨折移位很大，复位困难，复位后以重建板螺钉固定。术后 X 线片见图 8～10。

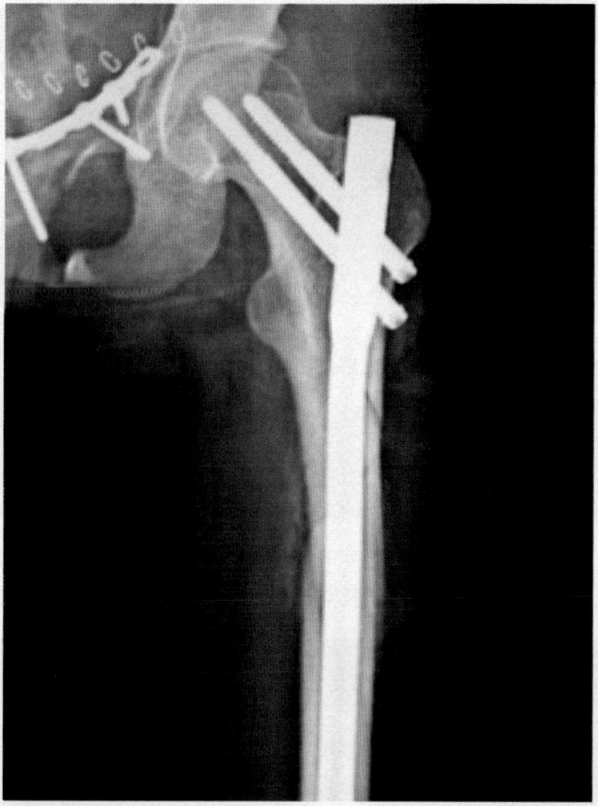

图 6　术后左股骨正位 X 线片示骨折复位固定满意

▶ 手术并发症

手术后伤口Ⅰ期愈合，未发生感染。术后患者左侧腰 5 神经损伤未加重，一周后伸趾肌力恢复到 4 级。

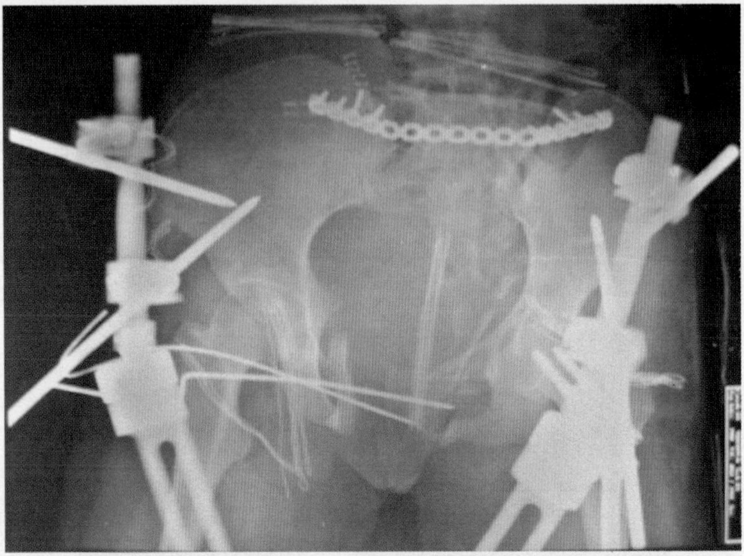

图 7　术中 X 线片示左骶髂关节复位良好，但右侧耻骨支骨折移位仍较大，术中临时外固定架及克氏针固定

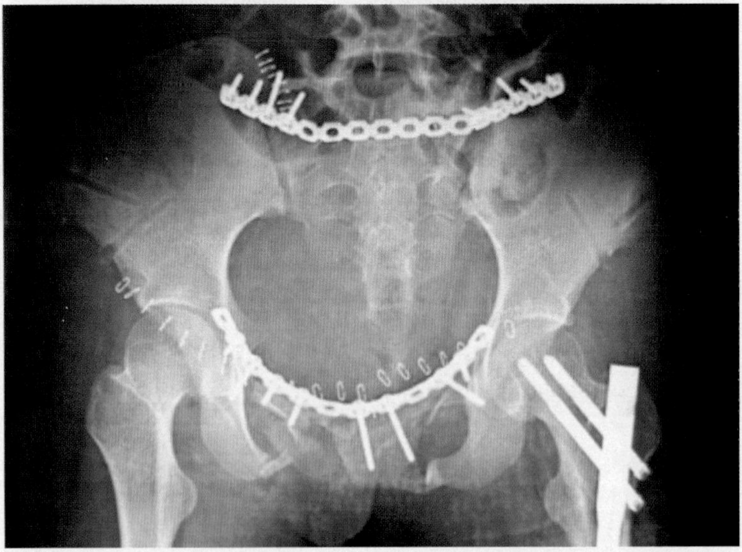

图 8　术后骨盆正位 X 线片示骨盆环轮廓恢复，前后环复位好

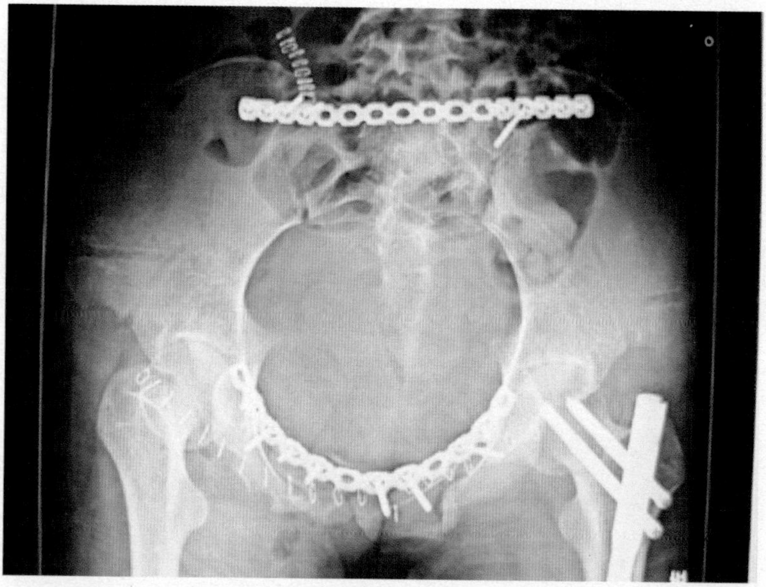

图 9　术后入口位 X 线片示左侧骶髂关节后移纠正，右侧耻骨支骨折得到复位，骨盆前环得到重建

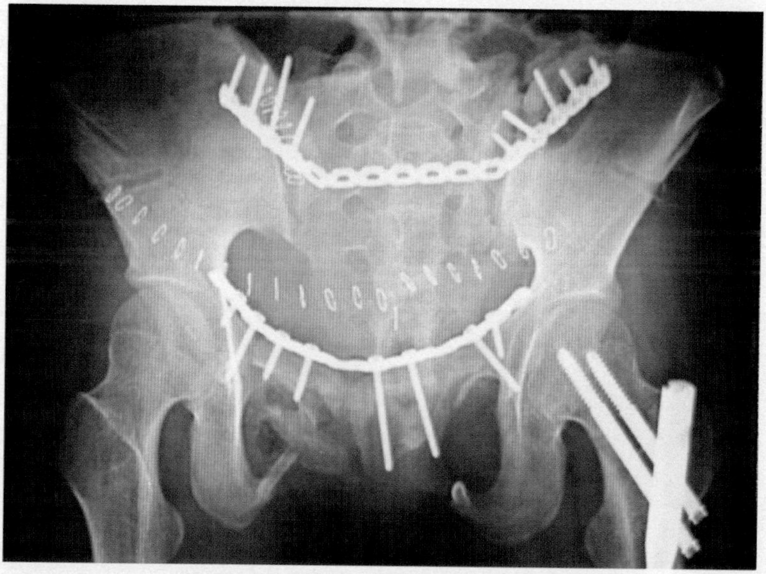

图 10　术后出口位 X 线片显示手术后复位固定情况

▶ 参考文献

1. Tile M，Helfet DL，Kellam JF. Fractures of the pelvis and acetabulum. 3rd. Lippincott Williams & Wilkins. 2003

病例104　髋臼骨折

吴新宝

▶ 病历摘要

男，38岁。因车祸致右髋关节疼痛、活动受限。否认伤后意识丧失及胸腹痛病史。伤后3天由急诊收入院。入院后常规化验检查未见异常，拍摄双髋正位、髂骨斜位、右髋闭孔斜位X线片，并行CT检查（图1～4）。

入院诊断：髋臼骨折（右，后壁）；髋关节半脱位（右）。

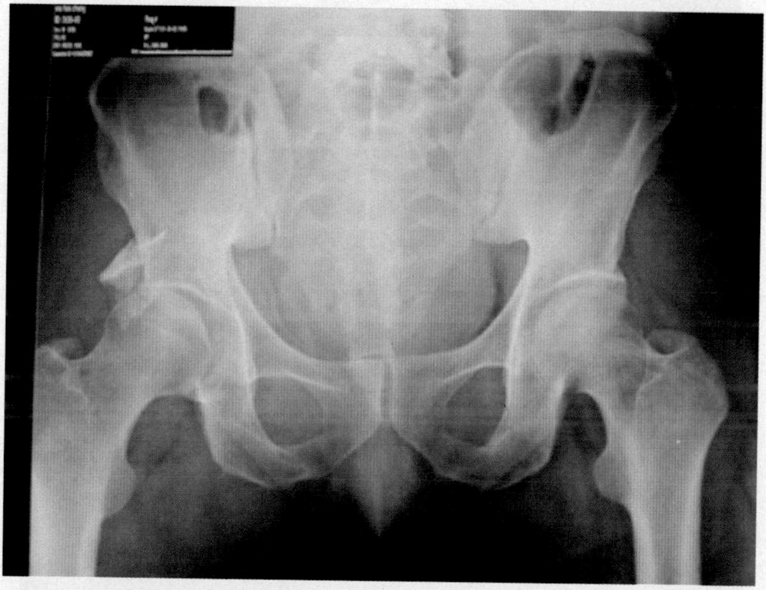

图1　术前双髋正位X线片，显示髋关节半脱位，股骨头外上方有骨折块，代表前后柱的髂耻线和髂坐线完好

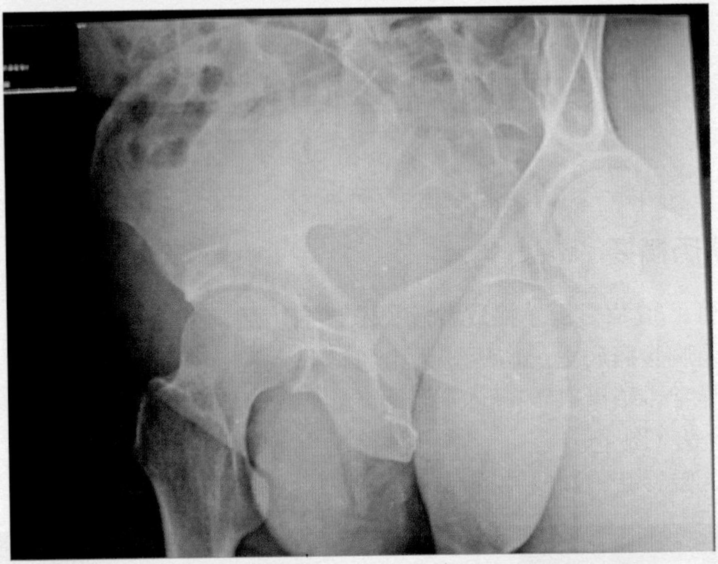

图 2　术前右髋髂骨斜位片，显示后柱和前缘无骨折

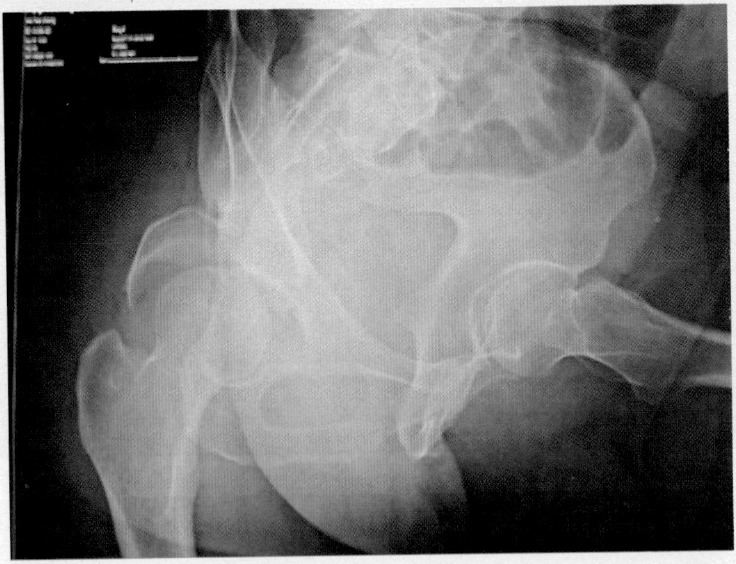

图 3　术前右髋闭孔斜位片，显示前柱无骨折；股骨头脱位，在其后上方，后壁的骨块就像是股骨头的帽子

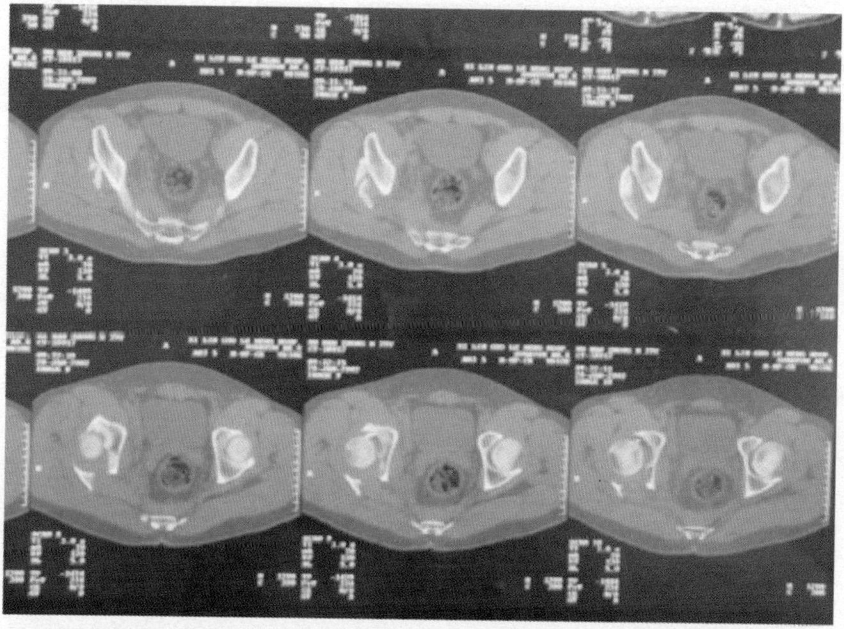

图 4　术前 CT，显示关节内有游离体，头臼关系异常，后壁骨折为粉碎性，并可见后壁边缘压缩

▶ 手术适应证与禁忌证

患者为年轻男性，髋臼后壁骨折，移位。骨折涉及整个后壁的 60%（图 5）；且髋关节半脱位，关节内游离体，手术指征明确。从病史和检查方面，未见明显手术禁忌。

▶ 术前设计

患者髋臼骨折分型为后壁骨折，手术入路宜选择 Kocher-Langenbeck 入路。术前 CT 示后壁骨折为粉碎性，有 3 个骨块，关节内有游离体，且后壁边缘软骨下骨折压缩（marginal impaction）（见图 4）。手术应取出游离体，将压缩的关节面撬起复位，软骨下缺损处植骨。然后再用钢板螺钉固定后壁骨块。

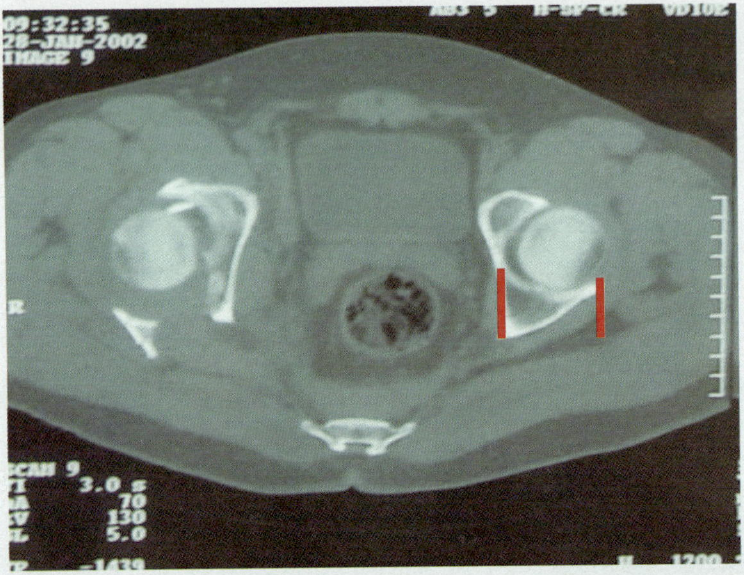

图 5　术前 CT。显示后壁最大的层面，如图中两个竖直的红线所夹持的区域的宽度定义为 100%，分析伤侧后壁骨折涉及整个后壁的范围，此患者后壁骨折涉及整个后壁的 60%

▶ 手术技巧

伤后 8 天手术。全麻俯卧位。Kocher-Langenbeck 入路。手术用时 1 小时 45 分钟，术中自体血液回输 285ml，未输异体血液。术中发现后壁成 3 个骨块，从关节内取出一个游离骨块。在取游离体时，未将髋关节再次脱位，而是通过扩大关节间隙的方法，将游离骨块取出。髋臼后缘有 1cm×3cm 压缩，将关节面撬起以股骨头为模板复位后，从大粗隆取骨植于软骨下缺损处，将后壁的骨折块逐一复位，再用重建板螺钉固定（图 6～13）。在整个的复位固定过程中，一位助手始终使患侧膝关节处于屈曲位，在术中放松坐骨神经，减少神经牵拉损伤的机会。

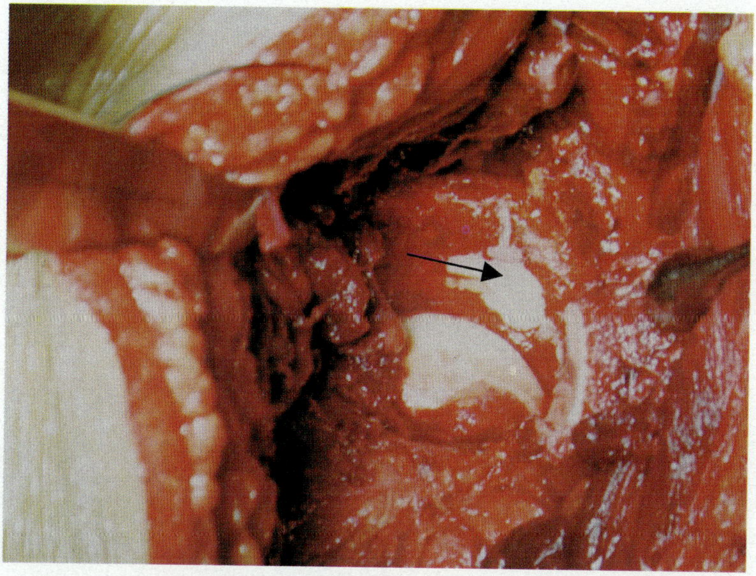

图 6　术中见后壁边缘压缩，图中箭头所示为被压缩的关节软骨面

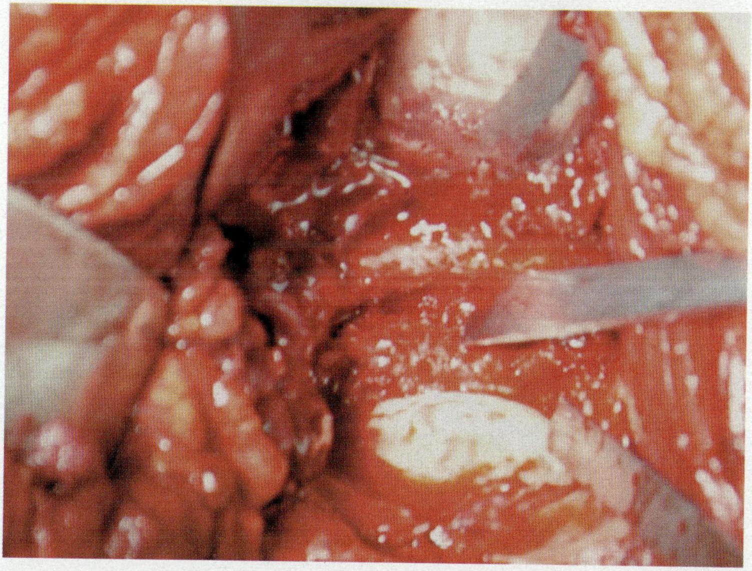

图 7　术中以股骨头为模板，将压缩软骨面复位，其后方为一个缺损区

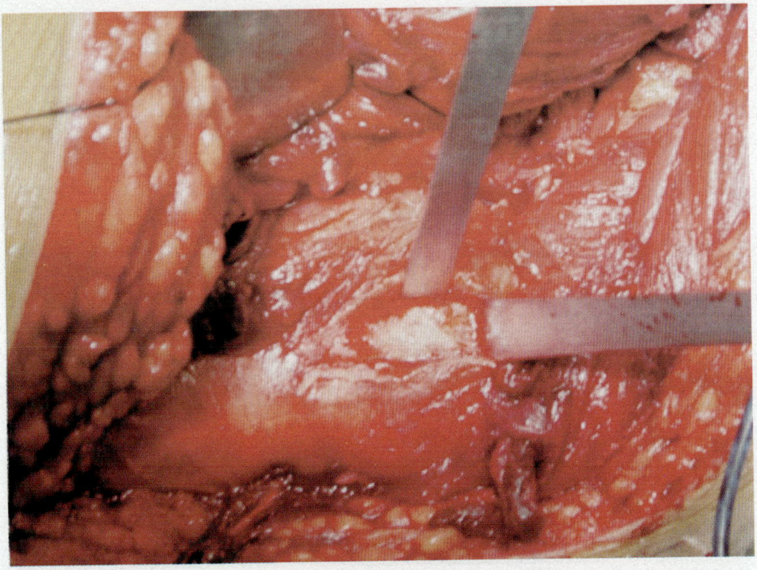

图 8　骨刀切取大粗隆的松质骨块

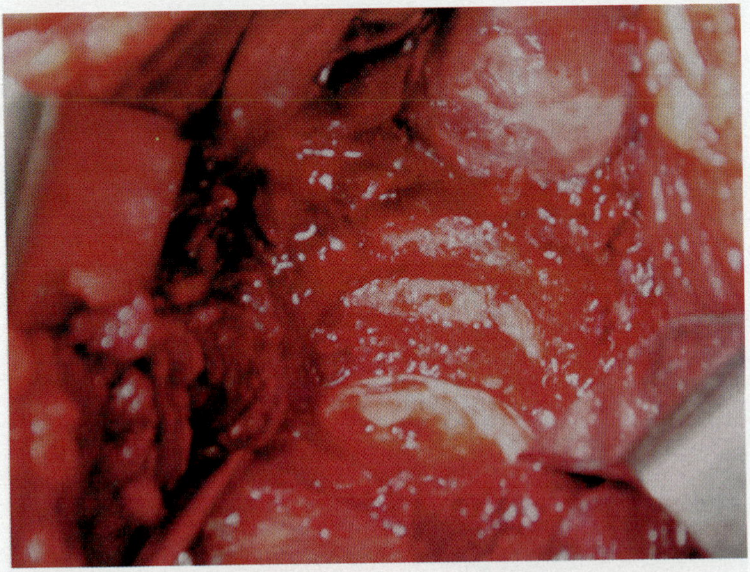

图 9　将取下松质骨植于骨软骨下缺损处，以防止关节面再移位

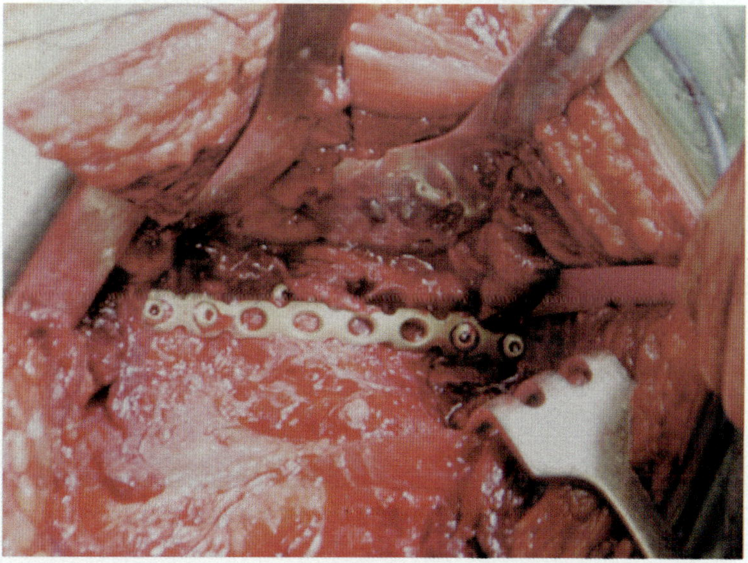

图 10　将后壁骨折块完全复位后用重建板螺钉固定

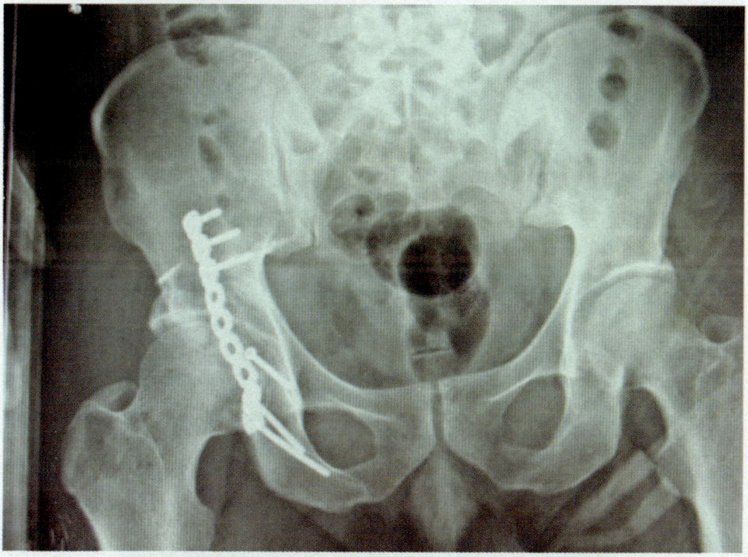

图 11　术后正位示关节对合关系正常，髋臼后缘轮廓恢复

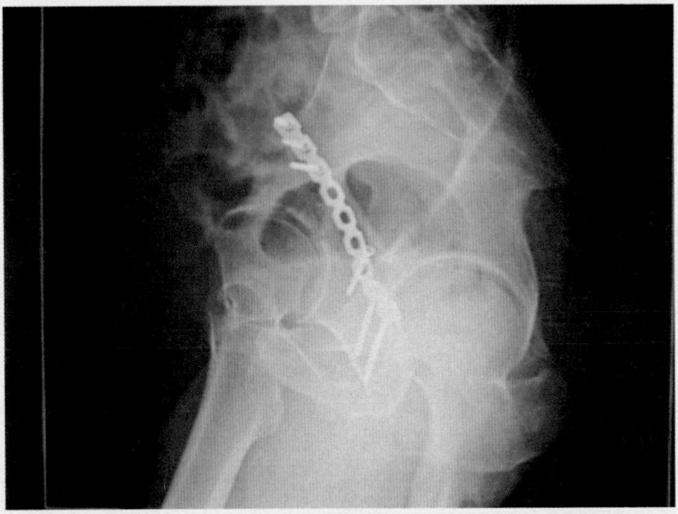

图 12　术后髂骨斜位显示头臼关系恢复正常

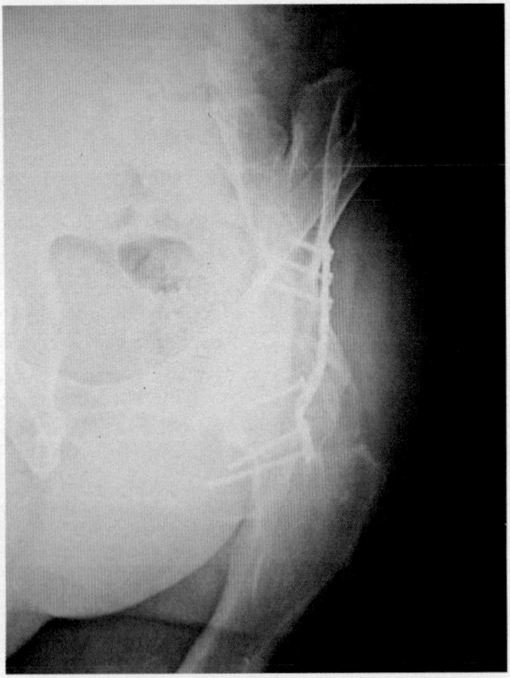

图 13　术后闭孔斜位显示后壁复位满意

▶ 手术并发症

手术后伤口Ⅰ期愈合，未发生感染。术后 3 个月负重。术后 42 个月复查时未见股骨头缺血坏死（图 14）。髋关节功能良好。此患者治疗的关键在于对髋臼后缘关节面压缩的处理：如果术前和术中未发现此种损伤，则仍存在头臼关系异常，术后易较早出现创伤性关节炎。另外要指出的是：在后壁骨折复位后的固定过程中，不宜单纯使用螺丝钉固定，需使用重建接骨板保护，这样才能稳定地固定骨折，而不出现术后骨折的再移位，保证患者能及早进行功能锻炼。

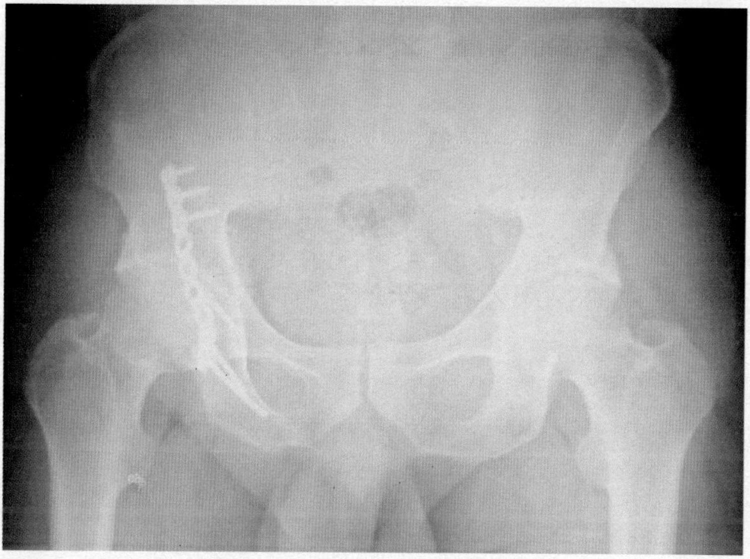

图 14　术后 42 个月正位 X 片，未表现股骨头坏死征象

▶ 参考文献

1. Judet R, Judet J, Letournel E. Fractures of the acetabulum: classification and surgical approaches for open reduction. J Bone Joint Surg (Am), 1964, 46: 1615-1638
2. Merle d'Aubigne R, Postel M. Functional results of hip arthroplasty with acrylic prosthesis. J Bone Joint Surg (Am), 1954, 36: 451-476

3. Brooker AF，Bowerman JW，Robinson RA，et al. Ectopic ossification following total hip replacement：Incidence and a method of classification. J Bone Joint Surg（Am），1973，55：1629-1632
4. Letournel E. The treatment of acetabular fractures through the ilioinguinal approach. Clin Orthop，1993，292：62-70
5. Matta JM. Operative treatment of acetabular fractures through the ilioinguinal approach：a 10-year perspective. Clin Orthop，1994，305：10-19
6. Matta JM，Merritt PO. Displaced acetabular fractures. Clin Orthop，1988，230：83-97
7. Matta JM. Fracture of the acetabulum：accuracy of reduction and clinical results in patients managed operatively within three weeks after the injury. J Bone Joint Surg（Am），1996，78：1632-1645

病例105　骨盆骨折伴股骨干骨折

曹奇勇

▶ 病历摘要

男，28岁。因混凝土机挤压致骨盆、左大腿肿痛，活动受限，伴右大腿根流血伤口6小时来我院急诊。

急诊检查：BP 100/70 mmHg，P 100次/分；颅脑，胸腹无异常；双侧腹股沟区，阴囊明显青紫肿胀，右侧腹股沟区内侧有长约10cm皮肤裂口，渗血明显，耻骨联合处空虚；左大腿近1/3明显肿胀畸形，搬动时反常活动明显；腰背部有约30cm×15cm皮肤剥脱伤，膨隆且波动感明显，双侧骶区压痛；左侧L4以下平面感觉麻木，踝、趾活动无异常。查Hb 126g/L，HCT 37.2%，尿潜血++++；拍摄骨盆正位，股骨干正侧位，腰椎正侧位片及胸片（图1～2）。

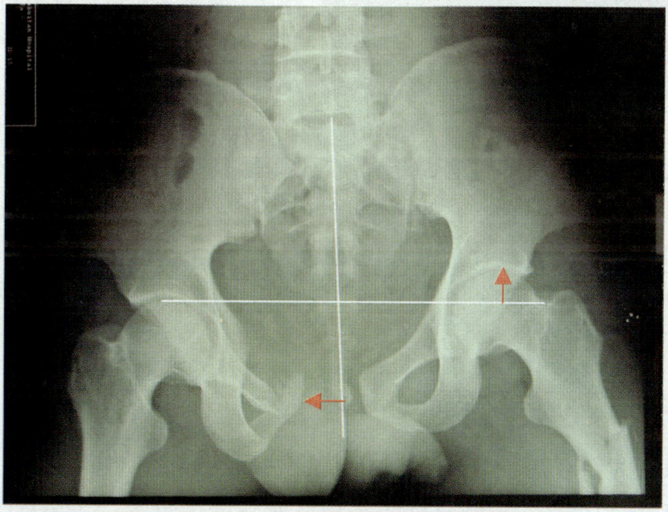

图1　术前骨盆正位，左侧明显垂直移位，右侧明显外旋伴骶髂关节轻分离，属Tile C2型

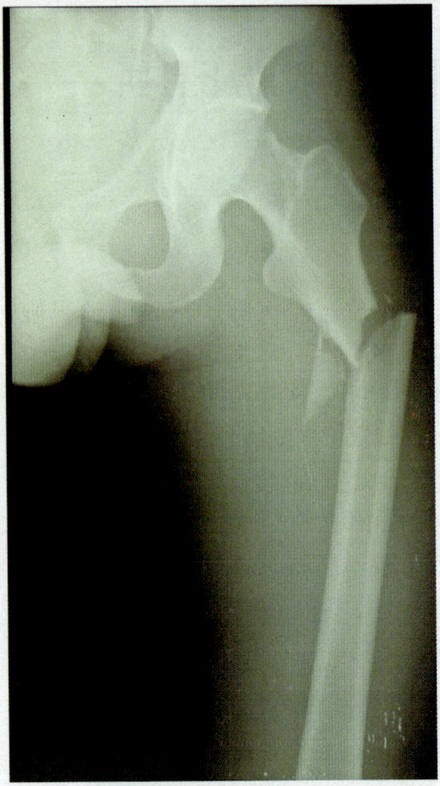

图 2　股骨干正位，显示粗隆下骨折，内侧有粉碎骨块，骨折线靠近小粗隆

急诊处理：局麻清创缝合右腹股沟区伤口；局麻左侧胫骨结节骨牵引；腹带捆绑骨盆后收入病房。

入院诊断：骨盆骨折（Tile C2，开放）；股骨干骨折（左，粗隆下）；腰骶部皮肤剥脱伤（Morel-Lavalle 损伤）；腰骶丛损伤（左，不全）；尿道挫伤。

▶ 手术适应证与禁忌证

患者为年轻男性，骨盆骨折，前后环均显著损伤，左侧明显垂直移位（>1cm），右侧有旋转不稳（耻骨联合分离>3cm）；股骨干近 1/3 粉碎骨折；腰背部大面积皮肤剥脱伤。以上三种病情手术指征明确。入院后予牵引，生命体征平稳，有关检查无显著异常，术前 Hb 100g/L，HCT 29.4%，抗生素预防感染 3 天，伤口干燥无明显感染征象，故无明显手术禁忌。

▶ 术前设计

骨盆为开放骨折，且腰背部有大面积皮肤剥脱伤，前后方切开复位感染风险大，首选闭合复位，前方外固定架，后方骶髂螺钉固定，尽可能解剖复位后方移位以保证骶髂螺钉正确置入而降低医源性神经损伤；股骨干粗隆下骨折，内侧有粉碎骨块，骨折线紧邻小粗隆，首选闭合复位重建型带锁髓内钉固定，因骨盆前方耻骨联合分离显著，不适合做会阴部反牵引，因此应骨盆骨折固定后再上牵引床行髓内钉术；腰骶部剥脱伤应充分引流，消灭死腔，加压包扎以防复发或感染。

不稳定骨盆骨折，复位时可能破坏血肿，引发小动脉或小静脉再出血，股骨干骨折手术也有一定出血量，因此配血须充分。

▶ 手术技巧

伤后 5 天全麻下手术。普通床仰卧位，骨盆分离挤压及纵向推拉确认骨盆显著不稳。透视下首先一枚骶髂螺钉固定右侧骶髂关节。双侧髂前下棘处外固定 Schanz 针置入，牵引复位，前方损伤复位理想，但左侧后方移位不能纠正，遂沿髂嵴前 1/3 作切口，骨盆复位钳（Farabeuf 钳）直接钳夹髂骨，复位满意后外固定架固定。透视下打入左侧骶髂螺钉。

更变成骨科牵引床，仰卧位闭合复位，重建带锁髓内钉固定左侧股骨干粗隆下骨折（图 3）。侧卧位，小切口引流剥脱伤皮下血肿，剥脱区经皮带腰背筋膜全层缝合，消灭死腔，放置引流管（图 4～6）。

▶ 手术并发症

术中 Hb 降至 86g/L，予输血浆 400ml，悬浮 RBC 1600ml，血压平稳。术后发现右侧股外侧皮神经医源性损伤。伤口顺利愈合，无感染。

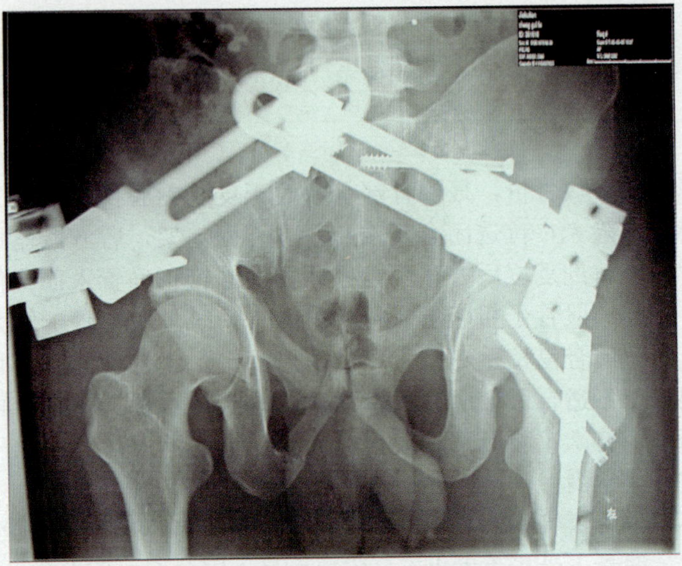

图 3　术后骨盆出口位，显示骨盆骨折复位满意；粗隆下骨折重建髓内钉固定

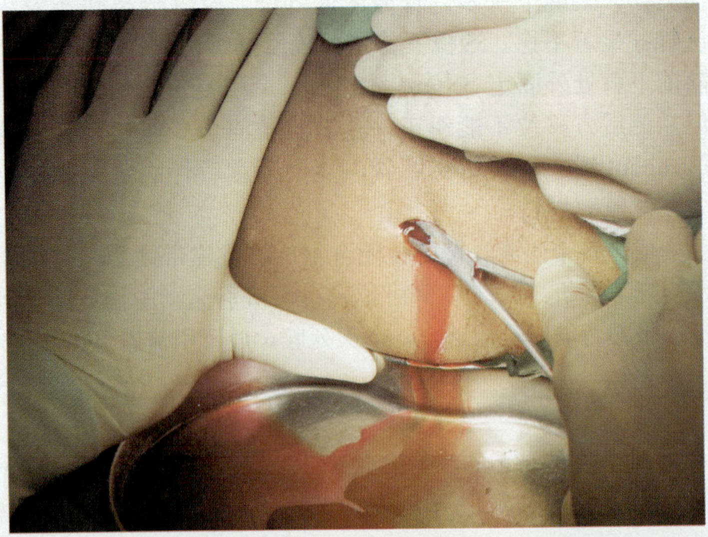

图 4　腰背部皮肤剥脱伤（Morel-Lavalle 损伤），小切口充分引流血肿

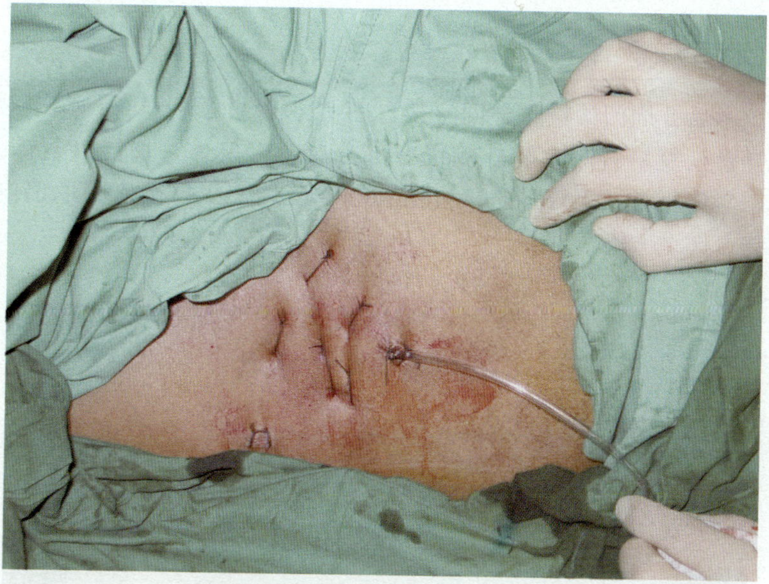

图 5　剥脱伤经皮带腰背筋膜全层缝合，消灭死腔，并放置引流

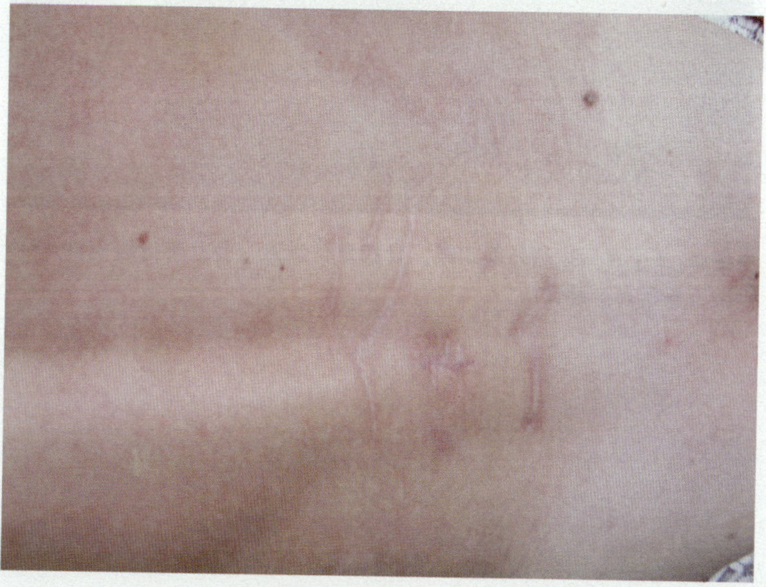

图 6　腰背部剥脱伤顺利愈合，无感染及复发

▶ 术后恢复

术后 8 周门诊拔除外固定架（图 7）。骨折顺利愈合；左下肢感觉异常恢复，右侧大腿外侧仍有部分感觉轻麻木；功能恢复满意：步态坐姿正常，无疼痛，恢复工作。术后约 2 年再次入院取出内固定物（图 8～9）。

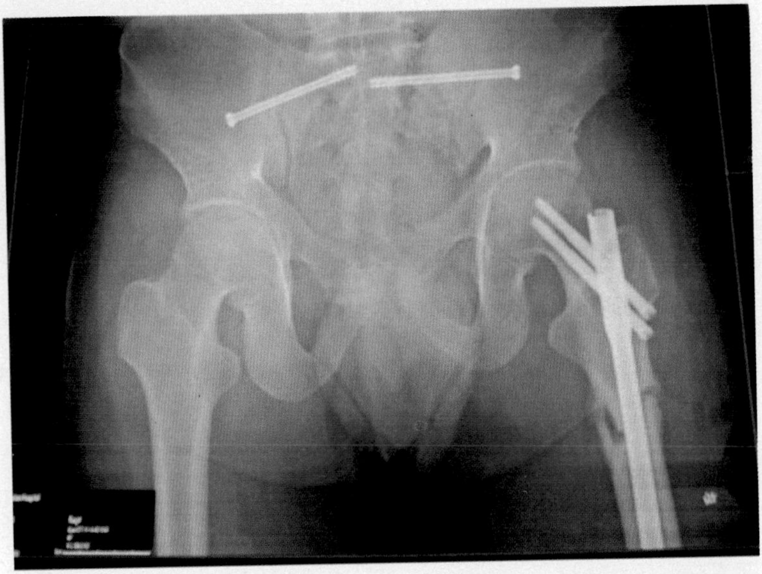

图 7　2 个月后拔除外固定架，骨折复位满意，骨盆骨折线模糊，粗隆下骨折有少量骨痂

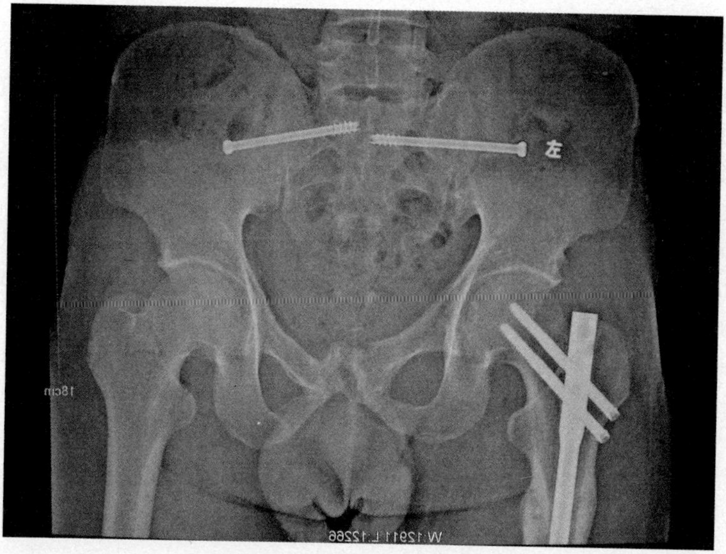

图 8　2 年后骨盆正位，显示骨折愈合，位置满意

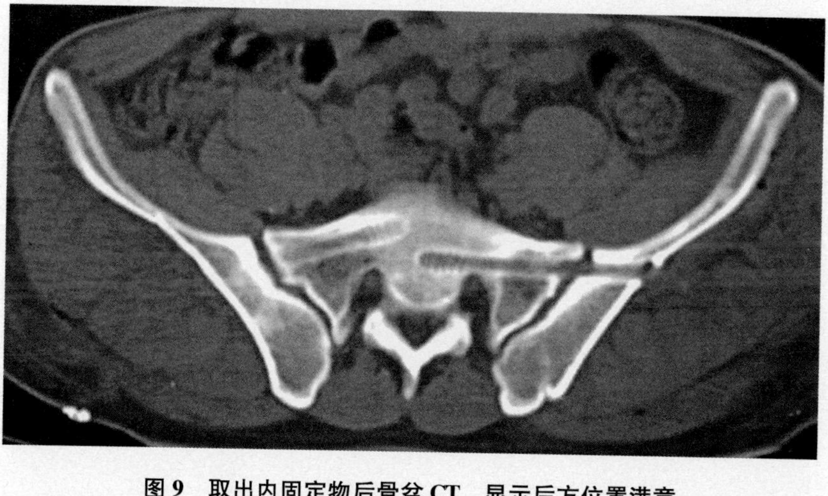

图 9　取出内固定物后骨盆 CT，显示后方位置满意

▶ 参考文献

1. Tile M. Pelvic ring fractures：should they be fixed? J Bone Joint Surg，1988，70B：1-12
2. Tile M，Helfet DL，Kellams JF. Fractures of the pelvis and acetabulum. 3rd ed. Philadelphia：Lippincott Williams & Wilkins，2003
3. Olson SA，Burgess A. Classification and initial management of patients with unstable pelvic ring injuries. AAOS instructional Course Lectures，Volume 54，2005：383-393
4. Templeman DC，Simpson T，Matta JM. Surgical management of pelvic ring injuries. AAOS instructional Course Lectures，Volume 54，2005：395-400

病例106　肱骨近端骨折

朱以明

▶ 病历摘要

女，71岁。下楼时摔伤。伤后自觉左肩疼痛、活动受限。否认伤后意识丧失及胸腹痛病史。伤后12天由门诊收入院。患者否认肝炎等慢性病史。查体见左肩明显肿胀，青紫。左三角肌区域皮肤痛触觉未见明显减退。左肘关节屈伸活动及左前臂旋转活动未见受限。左手感觉、血运、活动好。左桡动脉搏动有力。入院后常规化验检查未见明显异常。拍摄左肩胛骨正位（肩关节外旋位），肩胛骨侧位X线片并行左肩CT检查（见图1～3）。

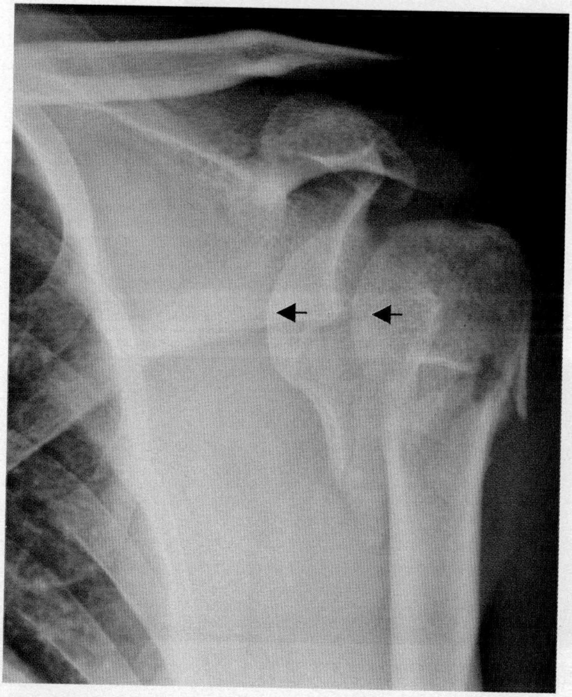

图1　术前患者肩关节外旋位肩胛骨正位X线片。可以看到代表肱骨头劈裂型骨折的典型的"双线征"（double curve sign）

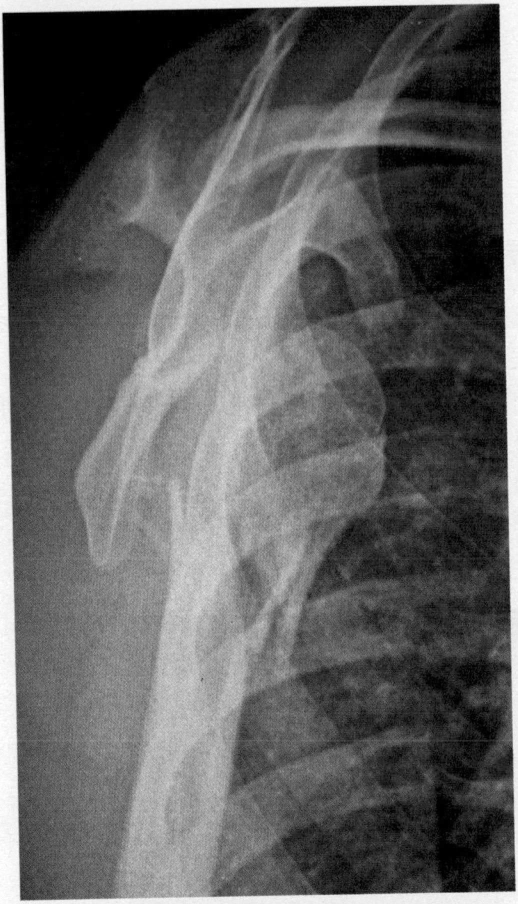

图 2　术前患者肩胛骨侧位 X 线片

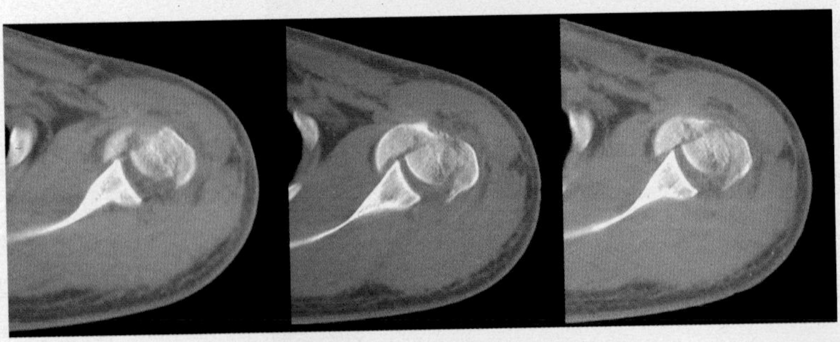

图 3　术前患者肩关节 CT 平扫

入院诊断：肱骨近端骨折（左，肱骨头劈裂型）。

▶ 手术适应证和禁忌证

患者为老年女性，肱骨近端骨折，肱骨头劈裂型，手术指征明确。术式选择方面，由于考虑到病人的年龄、骨质情况、术前诊断、如行骨折复位固定则术后肱骨头坏死几率较高等多方面因素，决定选择人工肱骨头置换术治疗。从病史及术前检查方面，未见明显手术禁忌证。

▶ 术前设计

患者肱骨近端骨折的分型为肱骨头劈裂型，手术选择行人工肱骨头置换术。手术入路宜选择三角肌-胸大肌入路。术前 CT 显示：肩盂完整。小结节骨折，其内侧缘与已劈裂的前部肱骨头关节面相连。结节间沟完整，大结节前部、结节间沟、小结节及劈裂的前部肱骨头关节面形成完整的前部骨折块。大结节后部骨折块向后方移位。术中需从前部骨块的外侧骨折线进入，打开关节。将前部骨折块上所带的肱骨头关节面截下，但要注意保持大小结节的完整，以备置入假体后重建。

▶ 手术技巧

术中患者被置于沙滩椅位。三角肌-胸大肌入路切开，保护头静脉。在胸大肌肱骨侧止点附近找到肱二头肌长头腱（图 4），作为指引大小结节的解剖标志（图 5，6）。从结节间沟外侧折线进入，打开关节，取出肱骨头后，显露肩盂（图 7），明确肩盂无损伤。根据术中取出肱骨头的大小以及肱骨干髓腔扩髓的大小，选择肱骨头假体以及假体柄的型号（图 8）。在肱骨干近骨折端处钻孔，穿过 5＃ Ethinbond 线，以备捆绑固定大小结节用。肱骨干内置入髓腔塞，打入骨水泥，插入假体柄，待其固定牢固后，安装肱骨头假体。复位关节，在肱骨干折端处充分植骨，然后以事先准备好的穿过肱骨干骨孔的 5＃Ethinbond 线固定大小结节（图 9，10）。

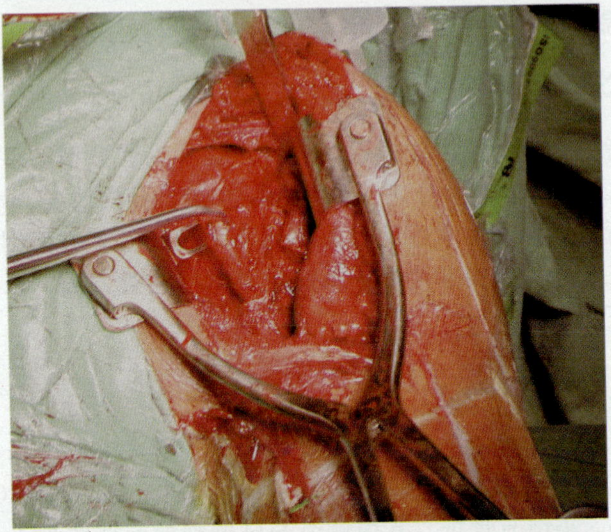
图 4　术中显露肱二头肌长头腱以指引大小结节的位置

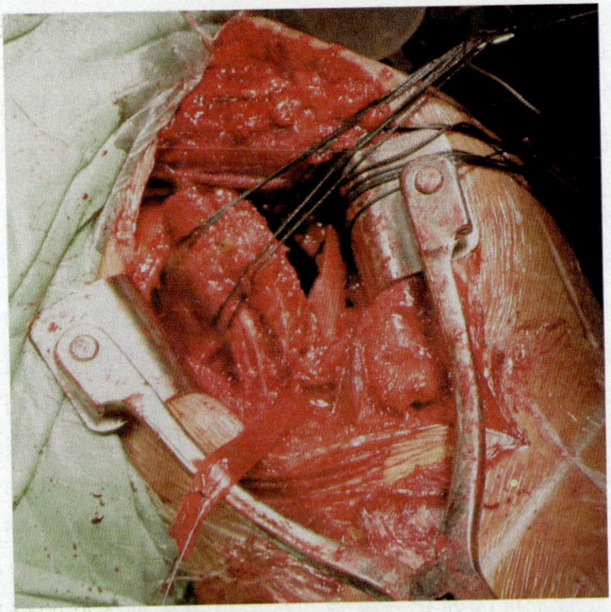
图 5　保护并标记小结节

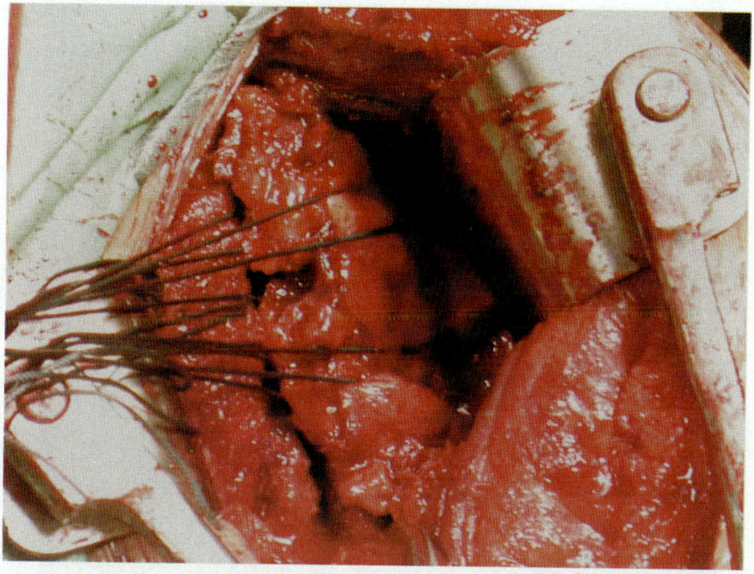

图 6　保护并标记大结节

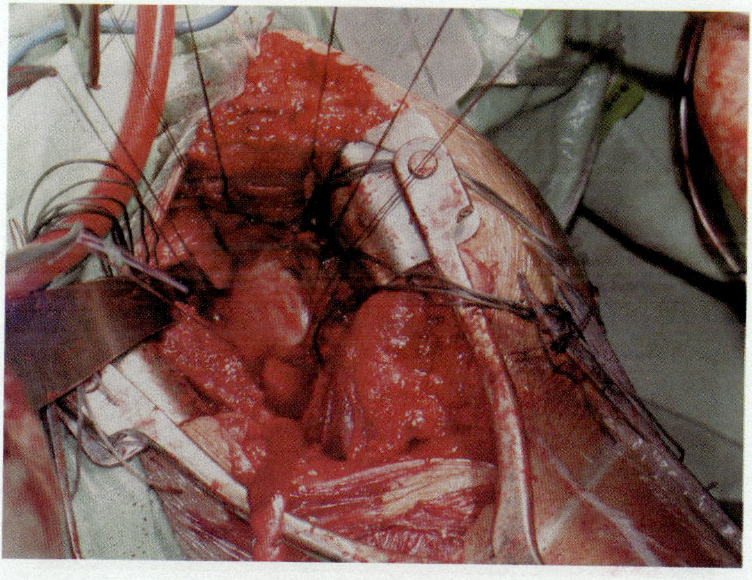

图 7　显露肩盂

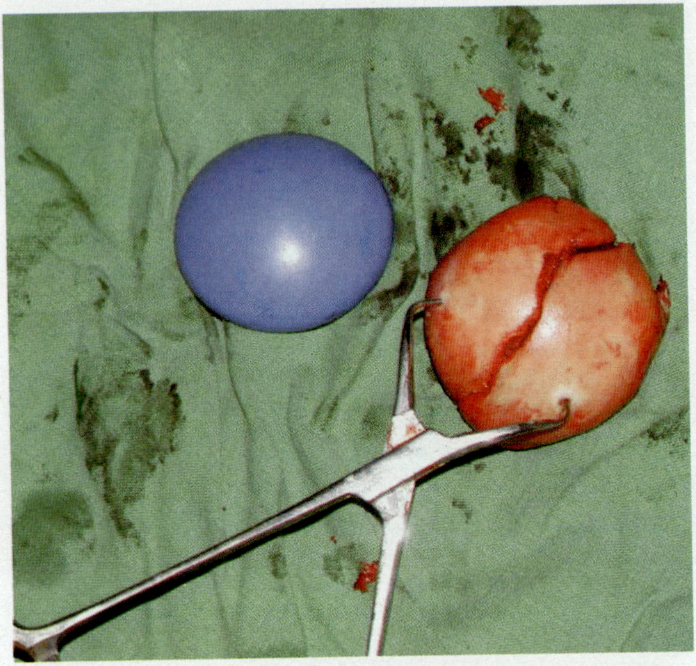

图 8　选择肱骨头假体

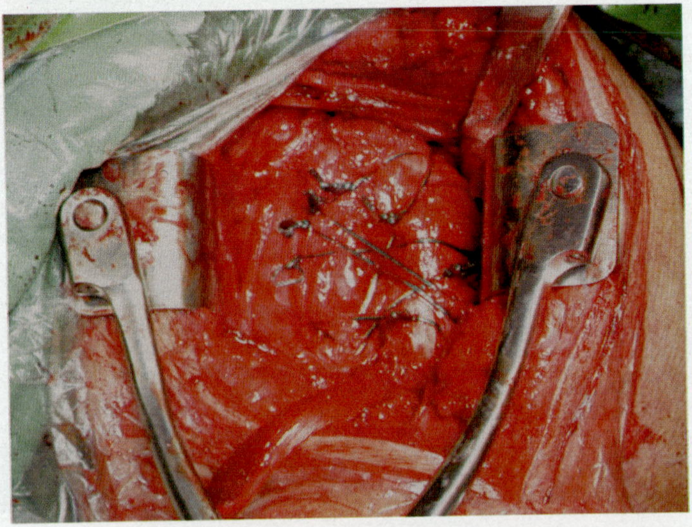

图 9　重建后效果

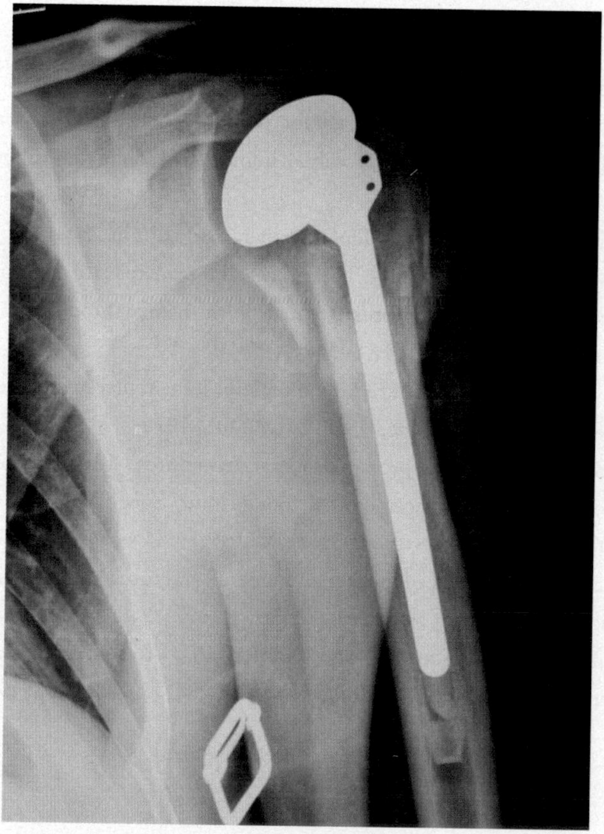

图 10　术后患者肩胛骨正位 X 线片

▶ 术后康复

术后，患肢被固定于外展 30°旋转中立位 2 周。然后，开始被动关节活动练习。其被动活动度限制在前屈上举不超过 150°，体侧外旋不超过 10°的范围内。待术后 6 周拍片示大小结节与远端骨干之间有初步的骨痂生长后，可以开始辅助主动功能练习。术后 3 个月开始肌力练习以及肩关节向各个方向的牵拉练习。

▶ 参考文献

1. Boileau P, Krishnan SG, Tinsi L, Walch G, Coste JS and Mole D. Tuberosity malposition and migration: reasons for poor outcomes after hemiarthroplasty for displaced fractures of the proximal humerus. J Shoulder Elbow Surg, 11 (5): 401-12, 2002
2. FAM Charles A. Rockwood: The shoulder. 3rd edition. 2004
3. MA Frankle and MA Mighell : Techniques and principles of tuberosity fixation for proximal humeral fractures treated with hemiarthroplasty. J Shoulder Elbow Surg, 13 (2): 239-47, 2004
4. Hughes M and Neer CS, 2nd : Glenohumeral joint replacement and postoperative rehabilitation. Phys Ther, 55 (8): 850-8, 1975
5. Neer CS, 2nd : Displaced proximal humeral fractures. II. Treatment of three-part and four-part displacement. J Bone Joint Surg Am, 52 (6): 1090-103, 1970
6. Neer CS, 2nd : Displaced proximal humeral fractures. I. Classification and evaluation. J Bone Joint Surg Am, 52 (6): 1077-89, 1970
7. Neer CS, 2nd, Watson KC and Stanton FJ : Recent experience in total shoulder replacement. J Bone Joint Surg Am, 64 (3): 319-37, 1982

病例 107　创伤后复发性肩关节前脱位

朱以明

▶ 病历摘要

男，26 岁。7 年前打篮球时右肩第一次脱位，在医院复位。至今右肩共脱位约 10 次，平均每年 1～2 次，每次均去医院复位。术前最后一次脱位为 2 周前。患者否认慢性疾病史。查体示：右肩主动活动度与对侧一致，未见受限。无多发韧带松弛表现。Sulcus 征：（++），Anterior translation（++），Apprehension 征（+），Jerk 征（-），Speed 征（-），O'Brien 征（-），Kim 试验（-）。入院后查常规化验检查未见异常。拍摄右肩关节正位，冈上肌出口位以及腋位 X 片，行右肩 CT 及 MRI 造影检查（图 1～5）。

入院诊断： 创伤后复发性肩关节前脱位（右）。

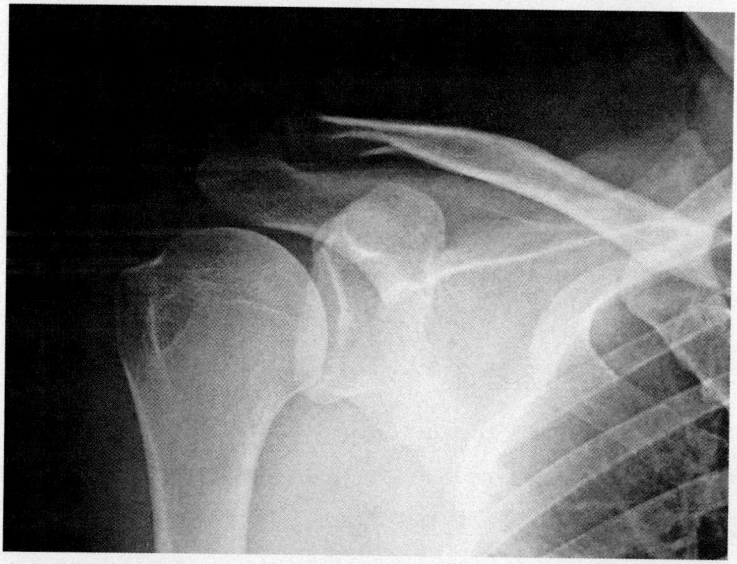

图 1　术前肩关节正位 X 片

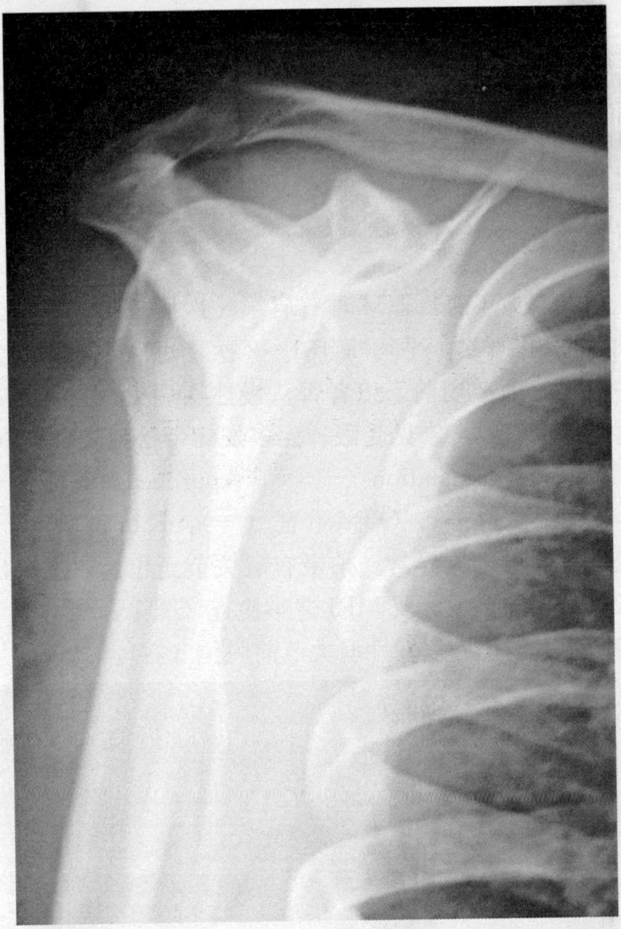

图 2　术前冈上肌出口位 X 片

▶ 手术适应证和禁忌证

患者为年轻男性，从病史、查体、影像学检查来看，诊断明确。由于患者第一次脱位时较为年轻，至今已有多次复发，因此有明确手术指征。从病史及术前检查来看，未见手术禁忌证。

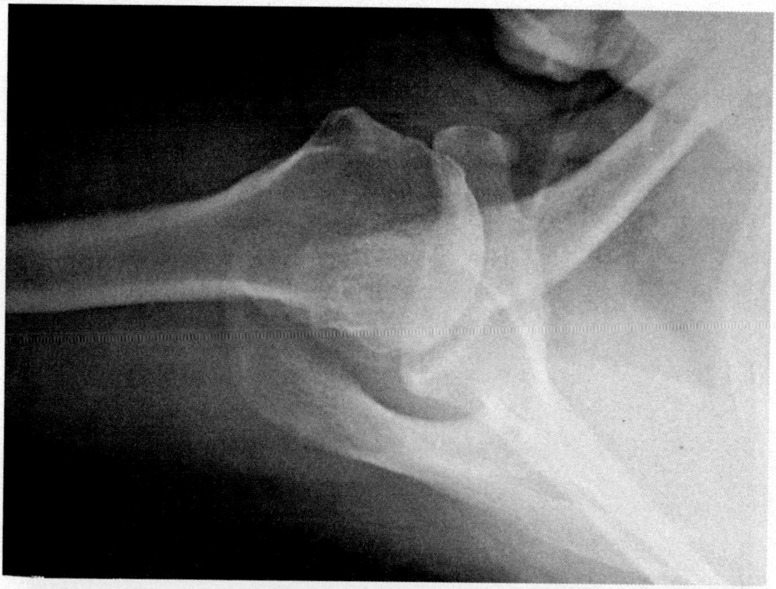

图3　术前腋位X片

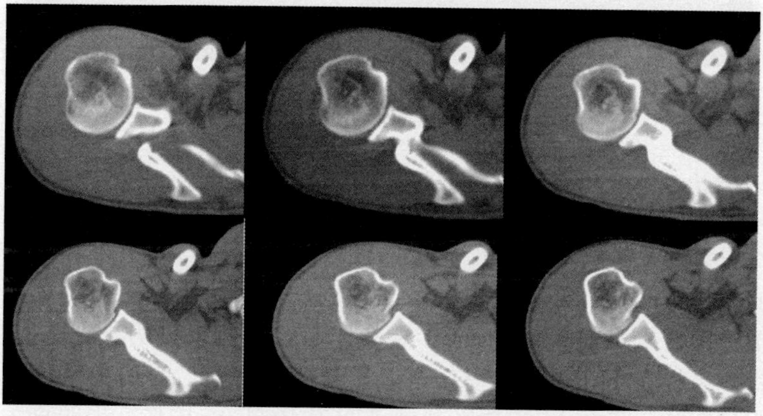

图4　术前右肩CT检查

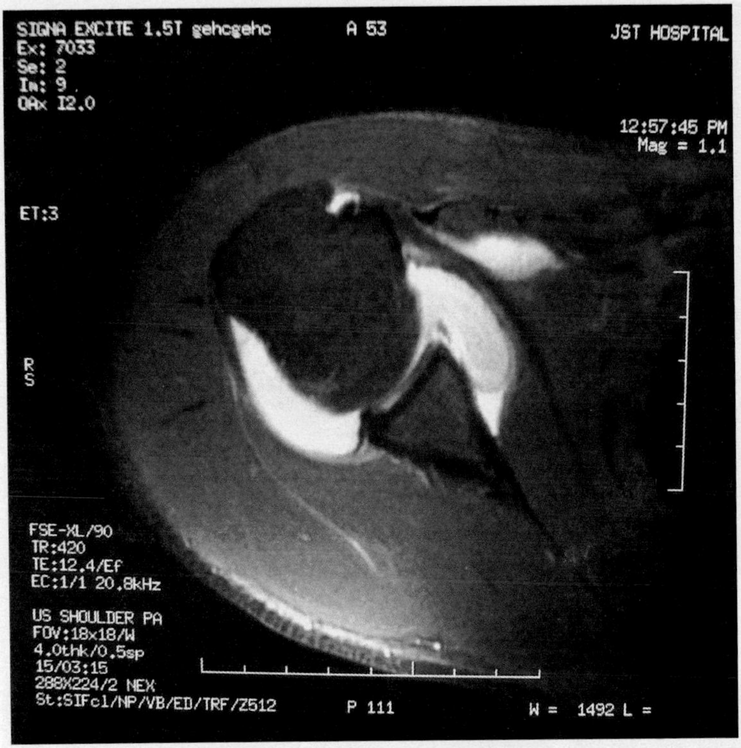

图 5　术前右肩核磁造影检查

▶ 术前设计

患者为复发性肩关节前脱位，查体时未发现肩关节存在其他方向的不稳定问题，亦无多发关节松弛表现，因此手术主要处理其前方不稳定。从术前 X 线片，CT 检查来看，盂侧未见明显骨质损伤。肱骨侧虽存在 Hill-Sachs 损伤，但累及范围不大，对肩关节稳定性无明显影响。术前 MRI 造影基础可明确 Bankart 损伤，无明显关节囊损伤或肩盂侧关节囊撕脱（HAGL lesion）表现，因此考虑可在关节镜下重建。

▶ 手术技巧

术中采用全身麻醉，病人取侧卧位，患肢以 6 kg 重物牵引。首先建立盂肱关节标准后方通道，关节镜进入关节后全面探查，见明显肩盂前下缘关节囊盂唇复合体撕脱（Bankart 损伤）（图 6），肱骨头后上方可见 Hill-Sachs 损伤（图 7）。无关节囊肱骨侧止点撕脱，无 SLAP 损伤，后方盂唇未见损伤。以从外向内技术建立盂肱关节前上及前下通道。将撕脱并粘连在肩盂颈部的关节囊盂唇组织松解下来。打磨肩盂前下缘骨质，准备骨床。先后在肩盂相当于 5 点、4 点及 3 点处打入 3 枚金属缝合锚，通过镜下过线打结操作，将撕脱的盂唇韧带复合体重新固定于肩盂前下缘（图 8，9）。

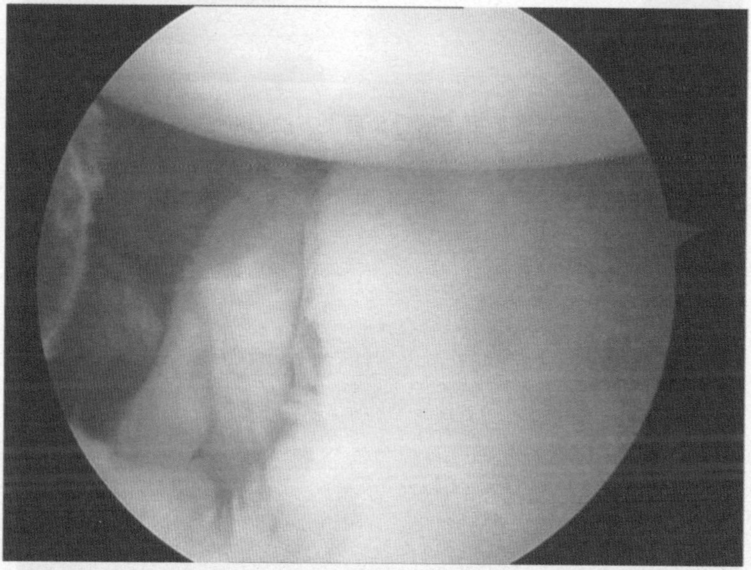

图 6　关节镜下可见肩盂前下缘盂唇撕脱（Bankart 损伤）

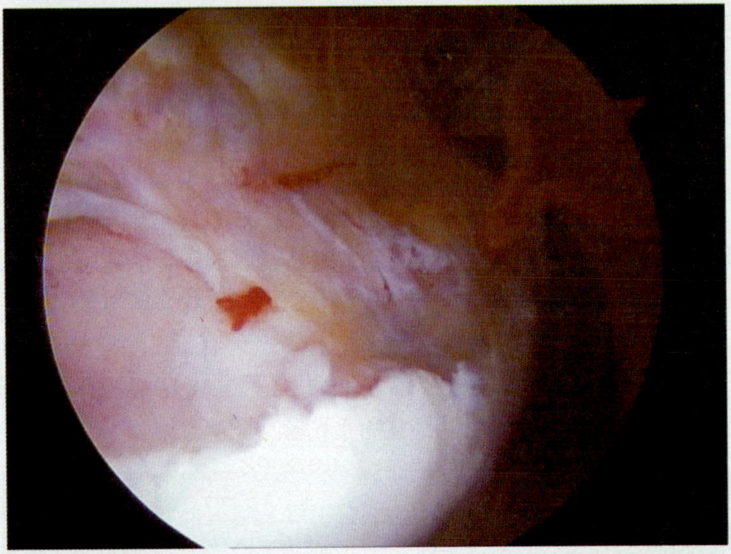

图 7　关节镜下可见肱骨头后上方的 Hill-Sachs 损伤

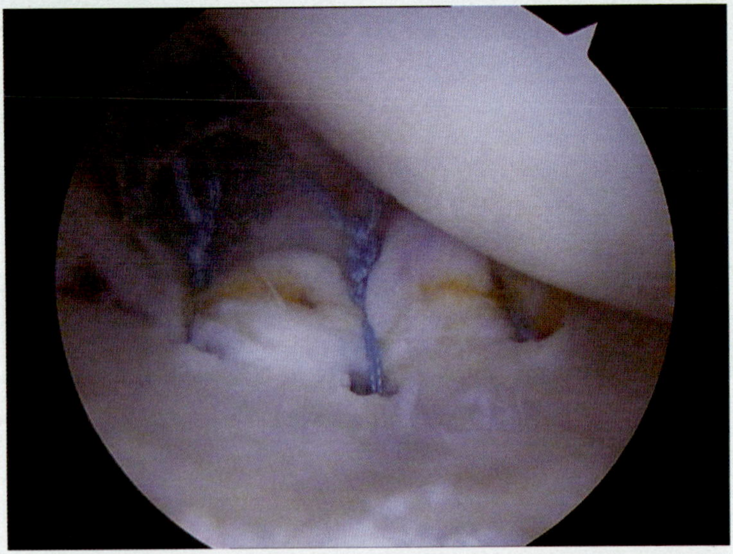

图 8　镜下修复后效果

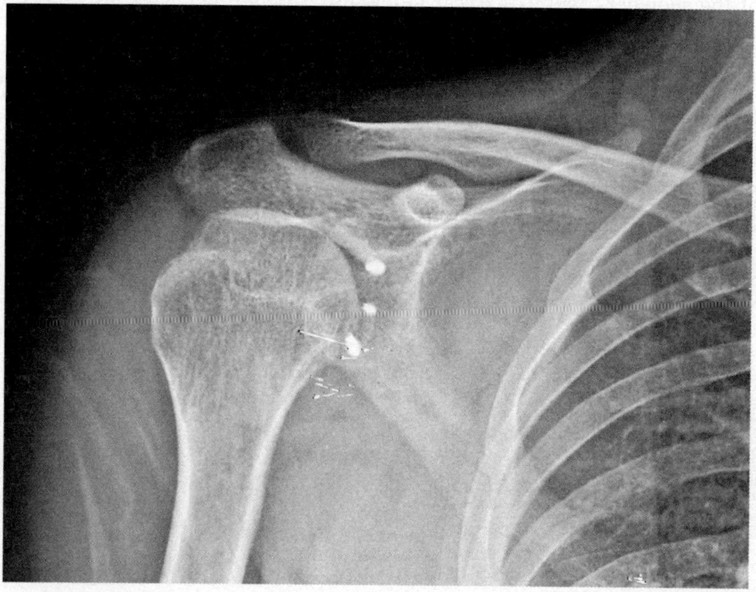

图 9　术后肩关节正位 X 线片

▶ 术后康复及功能随访

手术后患肢颈腕吊带制动 6 周。6 周后开始被动关节活动练习。3 个月时开始主动练习。术后 1 年内禁止高强度接触性体育运动。患者在术后半年时随访，无脱位复发，右肩关节活动度恢复较好，体侧外旋较对侧相差约 10°，Apprehension 征（—）。

▶ 参考文献

1. Bacilla P，Field LD and Savoie FH. Arthroscopic Bankart repair in a high demand patient population. Arthroscopy，13（1）：51-60，1997
2. FAM Charles A. Rockwood. The shoulder 3rd edition. 2004
3. Cole BJ，Millett PJ，Romeo AA，Burkhart SS，Andrews JR，Dugas JR and Warner JJ ： Arthroscopic treatment of anterior glenohumeral instability：indications and techniques. Instr Course Lect，53：545-58，2004
4. Kim SH，Ha KI，Cho YB，Ryu BD，Oh I. Arthroscopic anterior stabilization

of the shoulder：two to six-year follow-up. J Bone Joint Surg Am，85-A（8）：1511-8，2003

5. Kim SH，Ha KI，Kim SH. Bankart repair in traumatic anterior shoulder instability：open versus arthroscopic technique. Arthroscopy，18（7）：755-63，2002.
6. Snyder SJ. Shoulder arthroscopy. 179-215，1994
7. Wolf EM. Arthroscopic capsulolabral repair using suture anchors. Orthop Clin North Am，24（1）：59-69，1993

病例 108　右膝前交叉韧带损伤，内侧半月板损伤

张　辉

▶ 病历摘要

男，35 岁。2002 年 10 月 23 日踢足球时扭伤右膝关节。伤后右膝关节肿胀、疼痛、活动受限，在当地医院就诊未作特殊治疗，休息 3～4 周后右膝关节肿痛消失可以正常行走。以后反复出现右膝关节扭伤，特别是在体育运动中做急转、急停动作时。患者于 2006 年 11 月来我院就诊，门诊收入院。

入院体检：Lachman 试验 3＋，轴移试验 2＋，KT－1000 测量胫骨最大前移（MMD）为 12mm（图 1～3）。

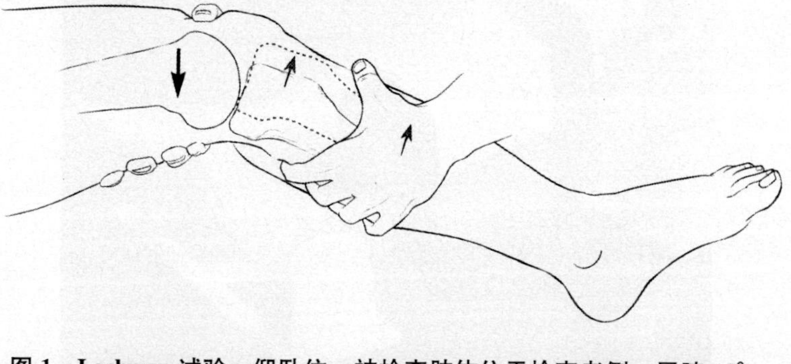

图 1　Lachman 试验：仰卧位，被检查肢体位于检查者侧，屈膝 15°～30°，一手自外侧紧握固定股骨，另一手拇指握住胫骨上端前面内侧关节缘，其余四指在膝后施加向前的提升力，这时拇指感觉胫骨相对于股骨的前移

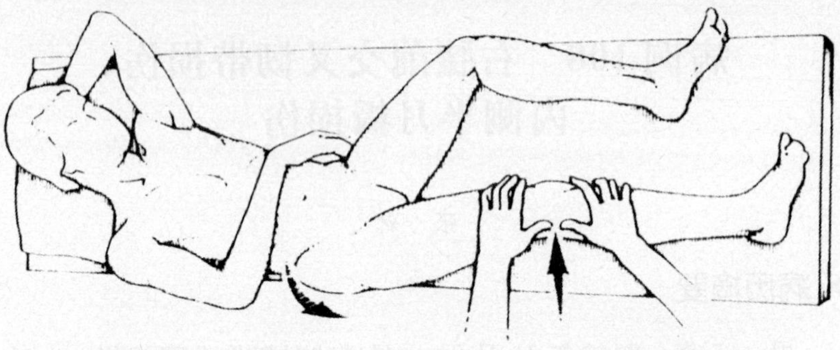

图 2　轴移试验：半侧卧位，被检查肢体在上，被检查足内侧紧贴检查台，膝关节伸直。检查者站于背侧，双手拇指分别顶在关节线两端后侧，食指放在关节线两端的前侧，双手同时施加外翻前推力，在 25°～45°有脱位和复位出现为阳性

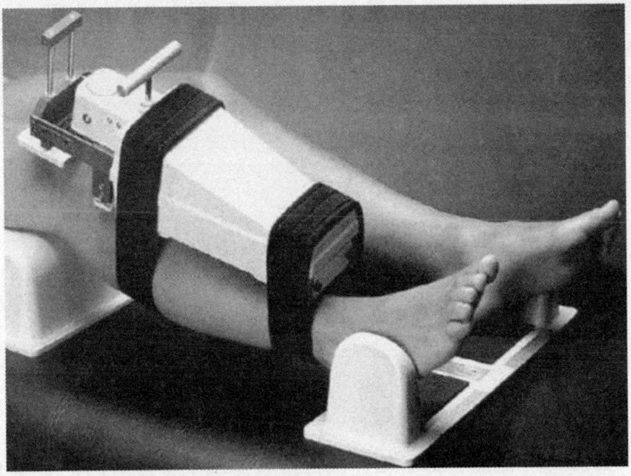

图 3　KT－1000 测量胫骨前移

辅助检查：常规化验检查未见异常，拍右膝关节正侧位片未见异常。右膝关节核磁共振检查，可见前交叉韧带信号消失，内侧半月板后角信号中断，在 T2 压脂相上可见前交叉韧带损伤特有的“对吻征”，即股骨外髁和胫骨外髁后方髓内水肿（图 4～6）。

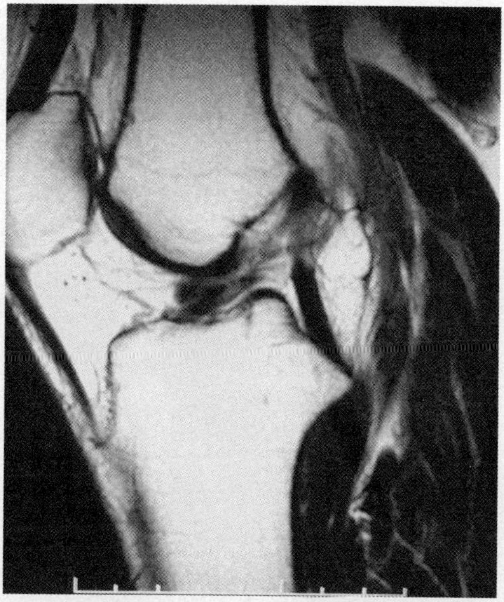

图 4　前交叉韧带信号消失

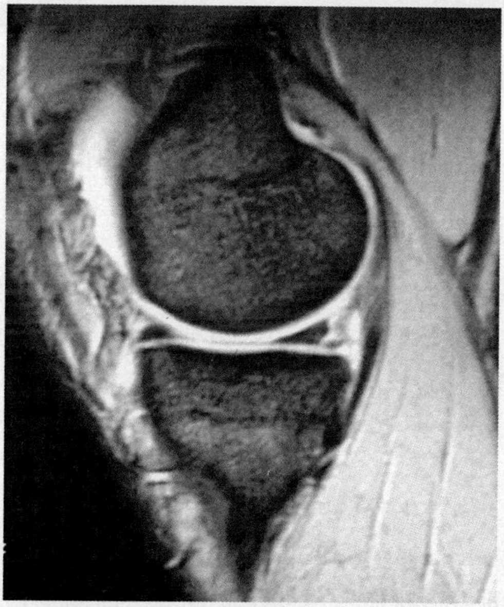

图 5　内侧半月板后角信号中断

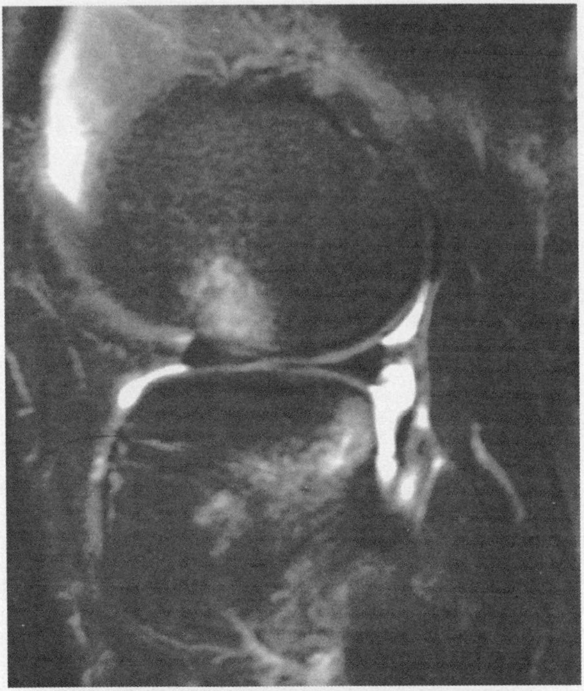

图 6　前交叉韧带损伤特有的"对吻征"，即股骨外髁和胫骨外髁后方髓内水肿

入院诊断： 右膝前交叉韧带损伤，内侧半月板损伤。

▶ 手术适应证与禁忌证

患者为年轻男性，右膝关节前交叉韧带损伤，内侧半月板损伤。患侧膝关节存在明显不稳定，手术指征明确。从病史和检查方面，未见明显手术禁忌。

▶ 术前设计

患者前交叉韧带损伤，准备行前交叉韧带重建术，移植物选择自体骨-髌韧带-骨，移植物两端使用金属挤压螺钉固定（图 7）。术中根据患者髁间窝形状做适当的扩大成形。内侧半月板损伤位于后角滑膜缘（图 5），准备做全内缝合。

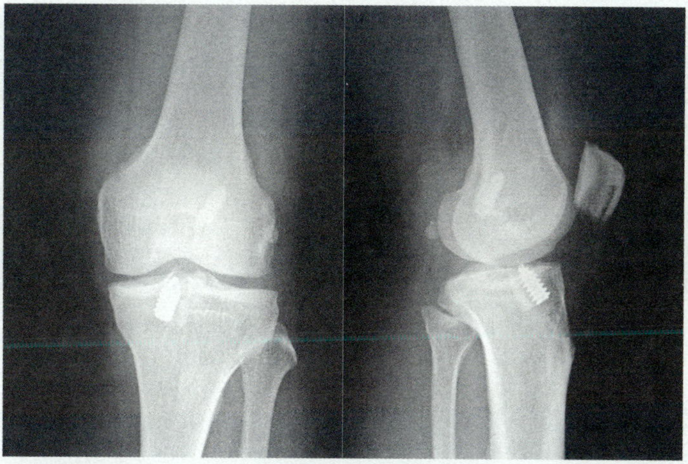

图 7　前交叉韧带重建术后 X 线片

▶ 手术技巧

硬膜外麻醉，平卧位，患侧膝关节屈曲至 90°，使用气囊止血带。膝前纵切口约 6cm，取骨-髌韧带-骨作为移植物。做关节镜前外、后内入路，重建前交叉韧带（图 8），内侧半月板全内缝合 3 针（图 9）。

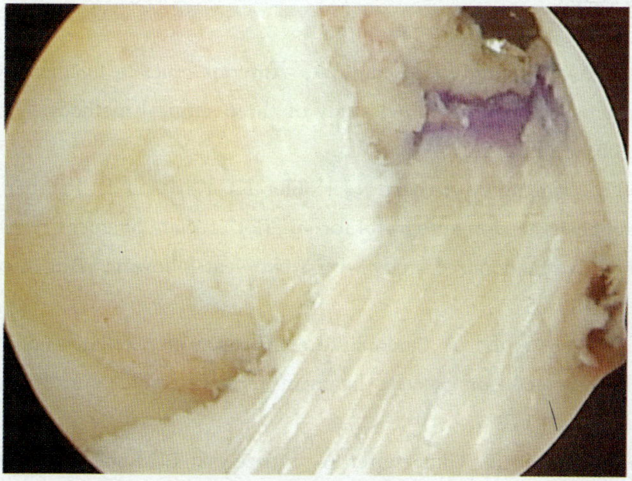

图 8　前交叉韧带重建术后

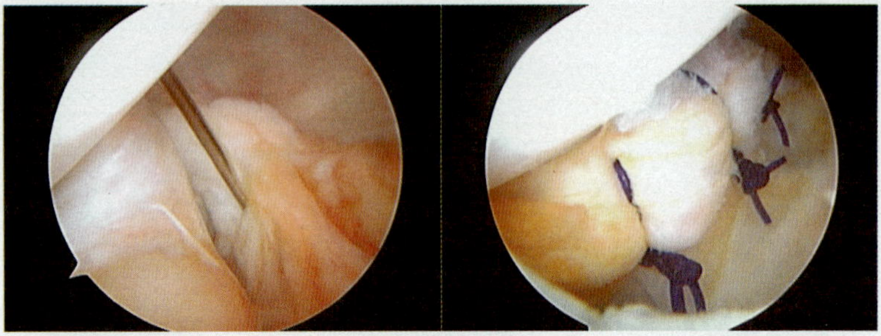

图 9　内侧半月板后角损伤，全内缝合 3 针

▶ 术后处理

术后佩戴支具 4 周，伸膝位固定。早期被动伸膝功能锻炼，3～4 天肿胀高峰期过后开始 CPM 关节活动度练习，术后 4 周内膝关节活动在 0～90°范围，术后 6～8 周膝关节活动恢复至正常。术后 4 周患肢开始部分负重，6 周完全负重。

患者术后 3 个月复诊时步态正常，Lachman 试验和轴移试验阴性，KT－1000 测量胫骨最大前移（MMD）为 1mm。

▶ 参考文献

1. Anderson A, Snyder R, Lipscomb A. Anterior cruciate ligament reconstruction: a prospective randomized study of three surgical methods. Am J Sports Med. 2001; 29: 272-279
2. Ejerhed L, Kartus J, Sernert N, Köhler K, Karlsson J. Patellar tendon or semitendinosus tendon autografts for anterior cruciate ligament reconstruction? A prospective randomized study with a two-year followup. Am J Sports Med. 2003; 31: 19-25
3. Feller J, Webster K. A randomized comparison of patellar tendon and hamstring tendon anterior cruciate ligament reconstruction. Am J Sports Med. 2003; 81: 564-573
4. Jomha N, Borton D, Clingeleffer A, Pinczewski L. Long-term osteoarthritic changes in anterior cruciate ligament reconstructed knees. Clin Orthop Relat Res. 1999; 358: 188-193

5. Pinczewski L, Deehan D, Salmon L, Russell V, Clingeleffer A. A fiveyear comparison of patellar tendon versus four-strand hamstring tendon autograft for arthroscopic reconstruction of the anterior cruciate ligament. Am J Sports Med. 2002; 30: 523-536
6. Shelbourne K, Gray T. Results of anterior cruciate ligament reconstruction based on meniscus and articular cartilage status at the time of surgery: five- to fifteen-year evaluations. Am J Sports Med. 2000; 28: 446-452
7. Mae T, Shino K, Miyama T, et al. Single-versus two-femoral socket anterior cruciate ligament reconstruction technique: Biomechanical analysis using a robotic simulator. Arthroscopy 2001; 17: 708-716
8. Ahn JH, Wang JH, Yoo JC. Arthroscopic all-inside suture repair of medial meniscus lesion in anterior cruciate ligament-deficient knees: results of second-look arthroscopies in 39 cases. Arthroscopy 2004; 20: 936-945
9. Ahn JH, Kim SH, Yoo JC, et al. All-inside suture technique using two posteromedial portals in a medial meniscus posterior horn tear. Arthroscopy 2004; 20: 101-108